Kapitelübersicht

1	Einführung in die Pflege von Menschen mit neurologischen Erkrankungen	1
2	Pflege von Menschen mit vaskulären Veränderungen	63
3	Pflege von Menschen mit Wirbelsäulen- und Rückenmarkserkrankungen	87
4	Pflege von Menschen mit Erkrankungen des peripheren Nervensystems	107
5	Pflege von Menschen mit degenerativen Erkrankungen des Nervensystems	119
6	Pflege von Menschen mit infektiösen und entzündlichen Erkrankungen des ZNS	133
7	Pflege von Menschen mit ZNS-Tumoren	155
8	Pflege von Menschen mit Verletzungen des ZNS	163
9	Pflege von Menschen mit zerebralen Krampfanfällen	175
10	Pflege von Menschen mit intrakranieller Druckerhöhung	185
11	Pflege von Menschen mit Muskelerkrankungen	195
12	Pflege von Menschen mit Schmerzen	201
13	Einführung in die Pflege von Menschen mit psychischen Erkrankungen	227
14	Pflege von Menschen mit Erkrankungen des schizophrenen Formenkreises	273
15	Pflege von Menschen mit affektiven Störungen	287
16	Pflege von Menschen mit organisch bedingten psychischen Störungen	299
17	Pflege von Menschen mit Persönlichkeitsstörungen	307
18	Pflege von Menschen mit Angst-, Zwangs-, Belastungs- und somatoformen Störungen	317
19	Pflege von Menschen mit psychophysiologischen Störungen und Ess-Störungen	329
20	Pflege in der Kinder- und Jugendpsychiatrie	339
21	Pflege in der Gerontopsychiatrie	371
22	Pflege von Menschen mit Abhängigkeitserkrankungen	401
23	Pflege von suizidgefährdeten Menschen	419
	Register	427

Abkürzungsverzeichnis

↑	Werte ansteigend bzw. oberhalb der Norm	**mind.**	mindestens
↓	Werte abfallend bzw. unterhalb der Norm	**Min., min**	Minute
➤	vergleiche mit, siehe, Querverweis	**MRT**	Magnetresonanztomogramm (Kernspintomogramm, „Kernspin")
<	kleiner		
>	größer	µg	Mikrogramm (10^{-6} g)
®	Registered Name, Handelsname	µl	Mikroliter (10^{-6} l)
A. Aa.	Arterie, Arterien (lat. Arteria, Arteriae)	mg	Milligramm
Abb.	Abbildung	ml	Milliliter
Abk.	Abkürzung	ms	Millisekunde(n)
AIDS	Acquired Immune Deficiency Syndrome	**N., Nn.**	Nerv, Nerven (lat. Nervus, Nervi)
Amp.	Ampulle	ng	Nanogramm (10^{-9} g)
Ätiol.	Ätiologie	nl	Nanoliter (10^{-9} l)
AZ	Allgemeinzustand	Na^+	Natrium-Kation
BB	Blutbild	**NW**	Nebenwirkung(en)
BE	Broteinheit	**OP**	Operation
BGA	Blutgasanalyse	**Pat.**	Patient, Patientin
BSG	Blutsenkungsgeschwindigkeit	pg	Pikogramm (10^{-12} g)
BZ	Blutzucker (korrekt: Blutglukosekonzentration)	pl	Pikoliter (10^{-12} l)
bzw.	beziehungsweise	**postop.**	postoperativ (nach der Operation)
ca.	circa (ungefähr)	**präop.**	präoperativ (vor der Operation)
Ca^{2+}	Kalzium-Kation	**Rö**	Röntgen
Ch	Charrière (1 Ch = ⅓ mm Durchmesser)	**RR**	Blutdruck
Cl^-	Chlorid-Anion	**SAB**	Subarachnoidalblutung
CT	Computertomogramm	**s. c.**	subkutan (unter die Haut)
d. h.	das heißt	**Sek., s**	Sekunde
EKG	Elektrokardiogramm	**Std.**	Stunde
evtl.	eventuell	**Supp.**	Suppositorium (Zäpfchen)
fl	Femtoliter (10^{-15} Liter)	**Tab.**	Tabelle
ggf.	gegebenenfalls	**Tabl.**	Tablette(n)
h	Stunde	**Tr.**	Tropfen
Hb	Hämoglobin	**U**	Unit (engl. Einheit)
IE	Internationale Einheit	**u. a.**	unter anderem
i. m.	intramuskulär	**usw.**	und so weiter
i. v.	intravenös	**u. U.**	unter Umständen
K^+	Kalium-Kation	**v. a.**	vor allem
kg	Kilogramm	**V. a.**	Verdacht auf
kJ	Kilojoule	**V., Vv.**	Vene, Venen (lat. Vena, Venae)
KG	Körpergewicht	**Vit.**	Vitamin(e)
l	Liter	**z. B.**	zum Beispiel
lat.	lateinisch	**ZNS**	zentrales Nervensystem (Gehirn und Rückenmark)
M.	Morbus		
M., Mm.	Muskel, Muskeln	**ZVD**	zentraler Venendruck
max.	maximal	**zz., zzt.**	zurzeit

K. Gold, Y. Schlegel, K. Stein (Hrsg.)
Pflege konkret
Neurologie Psychiatrie

Zur Reihe „Pflege konkret" gehören folgende Bände:

Pflege konkret Chirurgie Orthopädie Urologie
4. Auflage 2013
Hrsg. von Meike von zur Mühlen und Christine Keller
ISBN 978-3-437-25764-3

Pflege konkret Gynäkologie Geburtshilfe
5. Auflage 2014
Hrsg. von Kay Görke und Christa Junginger
ISBN 978-3-437-25594-6

Pflege konkret Innere Medizin
6. Auflage 2013
Hrsg. von Nicole Menche und Ina Brandt
ISBN 978-3-437-26963-9

Mehr Informationen finden Sie unter www.elsevier.de

Pflege konkret Neurologie Psychiatrie

Lehrbuch für Pflegeberufe

5. Auflage

Herausgegeben von:
Kai Gold, Ibbenbüren; Yamela Schlegel, Essen; Klaus-Peter Stein, Hannover

Mit Beiträgen von:
Maren Asmussen-Clausen, Aabenraa/DK (Kapitel 1); Gabriele Bartoszek, Essen (Kapitel 1); Giulio Calia, Drensteinfurt (Kapitel 13, 14, 15, 16, 20, 21, 22, 23); Beatrix Cormann, Münster (Kapitel 20); Eva-Maria Frings, Olpe (Kapitel 17, 18, 19); Nikolaus Gerdelmann, Lingen (Kapitel 1); Kai Gold, Ibbenbüren (Kapitel 14, 15, 16, 22); Martina Gühne, Münster (Kapitel 13, 17, 18, 19, 23); Alexandra Janik, Essen (Kapitel 1, 2, 3, 4, 7, 8, 10); Claudia Kuster, Bern/CH (Kapitel 1); Petra Mummel, Essen (Kapitel 2, 4, 5, 6, 9, 11, 12); Peter Nydahl, Kiel (Kapitel 1); Petra Runge-Werner, Essen (Kapitel 6, 9, 12); Yamela Schlegel, Essen (Kapitel 1, 2, 5, 11); Matthias Schulte (Kapitel 21); Klaus-Peter Stein, Hannover (Kapitel 2, 3, 4, 7, 8, 10)

Unter Mitarbeit von:
Katja Renn, Münster (Kapitel 21)

Autoren der Vorauflage:
Karl-Heinz Brinker, Münster; Nicole Menche, Langen; Bernd Peschers, Kerken; Ulrich Sure, Essen; Michael Teepker, Lahntal; Erika Vogel-Stirnberg, Hamm; Rolf Wrede, Münster;

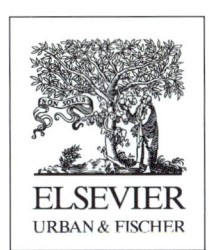

ELSEVIER
URBAN & FISCHER

URBAN & FISCHER München

Zuschriften an:
Elsevier GmbH, Urban & Fischer Verlag, Hackerbrücke 6, 80335 München
E-Mail: pflege@elsevier.de

Wichtiger Hinweis für den Benutzer
Die Erkenntnisse in der Pflege und Medizin unterliegen laufendem Wandel durch Forschung und klinische Erfahrungen. Herausgeber und Autoren dieses Werkes haben große Sorgfalt darauf verwendet, dass die in diesem Werk gemachten therapeutischen Angaben (insbesondere hinsichtlich Indikation, Dosierung und unerwünschter Wirkungen) dem derzeitigen Wissensstand entsprechen. Das entbindet den Nutzer dieses Werkes aber nicht von der Verpflichtung, anhand weiterer schriftlicher Informationsquellen zu überprüfen, ob die dort gemachten Angaben von denen in diesem Werk abweichen, und seine Verordnung in eigener Verantwortung zu treffen.
Für die Vollständigkeit und Auswahl der aufgeführten Medikamente übernimmt der Verlag keine Gewähr.
Geschützte Warennamen (Warenzeichen) werden in der Regel besonders kenntlich gemacht (®). Aus dem Fehlen eines solchen Hinweises kann jedoch nicht automatisch geschlossen werden, dass es sich um einen freien Warennamen handelt.

Bibliografische Information der Deutschen Nationalbibliothek
Die Deutsche Nationalbibliothek verzeichnet diese Publikation in der Deutschen Nationalbibliografie; detaillierte bibliografische Daten sind im Internet über http://www.d-nb.de/ abrufbar.

Alle Rechte vorbehalten
5. Auflage 2014
© Elsevier GmbH, München
Der Urban & Fischer Verlag ist ein Imprint der Elsevier GmbH.

15 16 17 18   5 4 3 2

Für Copyright in Bezug auf das verwendete Bildmaterial siehe Abbildungsnachweis auf S. VIII.

Das Werk einschließlich aller seiner Teile ist urheberrechtlich geschützt. Jede Verwertung außerhalb der engen Grenzen des Urheberrechtsgesetzes ist ohne Zustimmung des Verlages unzulässig und strafbar. Das gilt insbesondere für Vervielfältigungen, Übersetzungen, Mikroverfilmungen und die Einspeicherung und Verarbeitung in elektronischen Systemen.

Um den Textfluss nicht zu stören, wurde bei Patienten und Berufsbezeichnungen die grammatikalisch maskuline Form gewählt. Selbstverständlich sind in diesen Fällen immer Frauen und Männer gemeint.

Planung: Martina Lauster, München
Redaktion und Lektorat: Dr. Stephan Voß, Senden (Westf.)
Projektmanagement: Stefanie Schröder, München
Herstellung: Kadja Gericke, Arnstorf; Nicole Kopp, München
Satz: abavo GmbH, Buchloe/Deutschland; TnQ, Chennai/Indien
Druck und Bindung: Printer Trento, Trento/Italien
Umschlaggestaltung: SpieszDesign, Neu-Ulm
Titelfotografie: Pfleger: © Minerva Studios – Fotolia.com, EKUG: © mauritius image/Haag + Kropp, Pflegerin: © Susanne Arendts

ISBN Print   978-3-437-25555-7
ISBN e-Book   978-3-437-29296-5

Aktuelle Informationen finden Sie im Internet unter www.elsevier.de und www.elsevier.com

Vorwort zur 5. Auflage

Pflege konkret Neurologie Psychiatrie ist seit der 1. Auflage durch die Vernetzung von Pflege und Krankheitslehre geprägt. In dieser 5. Auflage haben wir weiterhin den Schwerpunkt auf eine ganzheitliche, gesundheitsfördernde Pflege gelegt. Denn Pflege beschränkt sich nicht auf die kurativen Aspekte einer Erkrankung. Sie kann gleichsam *präventiv, kurativ, rehabilitativ* und *palliativ* wirksam werden. Mit vielen neuen Inhalten besonders im Neurologie-Teil werden diese pflegerischen Tätigkeitsbereiche vollständig in die aktuelle Auflage integriert.

Mit einem völlig neuen Herausgeberteam und einer Mischung aus neuen und bewährten Autorinnen und Autoren möchten wir mit diesem Buch an die Erfolge der vorherigen Auflagen von *Pflege konkret Neurologie Psychiatrie* anknüpfen. Die nun vorliegende und mittlerweile 5. Auflage wurde von Experten der unterschiedlichsten medizinischen, psychologischen und vor allem pflegerischen Fachbereiche erneut umfassend überarbeitet und auf den aktuellsten Stand der Wissenschaft gebracht. Das Autorenverzeichnis verdeutlicht dies eindrucksvoll. Ferner wurde eine erhebliche Anzahl neuer und anschaulicher Abbildungen aufgenommen, die das Lernen und Verstehen der dargestellten Erkrankungen erleichtern.

Eine gute Lern- und Unterrichtshilfe ist die Anbindung des Buches an das *PflegeHeute-Portal*.

Im Internet finden Sie weiterführende Literatur sowie für das Lernen sinnvolle Wiederholungsfragen.

Wie bei jeder neuen Auflage hoffen wir, mithilfe dieses Lehrbuchs die notwendigen Lernprozesse der in der Neurologie und/oder Psychiatrie pflegerisch Tätigen zu unterstützen. Ob uns dies gelingt, können wir jedoch nur von Ihnen – unseren Lesern – erfahren. Wir bitten Sie daher herzlich um Ihre Rückmeldung. Schreiben Sie dem Verlag per E-Mail, was Ihnen gefallen hat und was nicht. Nur mit Ihrer Hilfe kann die ständige Weiterentwicklung dieses Lehrbuchs gelingen!

Juni 2014
Der Verlag, die Herausgeber, Autorinnen und Autoren

Aus dem Vorwort zur 1. Auflage

[…] Lehrbücher beider Fachrichtungen sind in der Regel entweder sehr medizinisch oder psychologisch ausgerichtet und pflegerisches Wissen kommt zu kurz, oder die Pflege steht isoliert ohne medizinische Informationen im Raum.

Dieses Buch verbindet beides: ausführliche medizinische und psychologische Informationen zu den Krankheitsbildern inkl. Diagnostik und Therapie sowie umfassendes und aktuelles Pflegewissen. Um dies zu erreichen, haben viele Pflegende aus der Neurologie und Psychiatrie sowie Fachärztinnen und -ärzte sowie andere Health Professionals an diesem Buch mitgeschrieben. Auf diese Weise ist aus unserer Sicht ein höchst informatives, fachlich fundiertes Buch entstanden, mit dem Lesen und Lernen Spaß machen. […]

Kennzeichnend für die Reihe Pflege konkret sind:

- **Konsequente Ausrichtung der Stoffauswahl auf die Bedürfnisse der Pflegenden**
  Häufige Krankheiten werden sehr ausführlich und seltene Krankheiten nur knapp behandelt.
- Durchgehende **Verzahnung von Pflege und Medizin**
  Pflege- und Medizintexte sind, wo immer möglich, unmittelbar miteinander verzahnt. Dies macht die Zusammenhänge zwischen ärztlichem und pflegerischem Planen und Handeln deutlich.
- **Standardisierte Gliederung** nahezu aller Kapitel des Werkes, um das rasche Nachschlagen wie auch das effiziente Lesen und Lernen zu erleichtern.
- Durchgängiges **Farbleitsystem**
  Pflegetexte (und) Medizintexte […] sind durch verschiedene Farben gekennzeichnet und dadurch leicht voneinander zu unterscheiden.
- **Ausführliche Darstellung von diagnostischen und therapeutischen Prinzipien,** denen in bisherigen Lehrbüchern für die Pflege kaum Raum eingeräumt wurde. Im Arbeitsalltag auf neurologischen und psychiatrischen Stationen entfällt jedoch ein ganz erheblicher Teil der Arbeitszeit der Pflegenden auf die Unterstützung bei diagnostischen und therapeutischen Maßnahmen.
- Durchgängige **didaktische Hilfsmittel**
  Nicht nur das Farbleitsystem des Werkes, sondern auch verschiedenfarbige Kästen für Definitionen, […] Notfälle und Literaturtipps bzw. Kontaktadressen erleichtern die Orientierung im Buch. Daher ist es möglich, sich sekundenschnell zurechtzufinden und das Buch auch als kompetentes und praxisorientiertes Nachschlagewerk zu nutzen.
- **Wiederholungsfragen** […] ermöglichen aktives Lernen und Wiederholen der zentralen Informationen. […]

Herausgeberin und Herausgeber, Autorinnen und Autoren

Adressen

Herausgeber

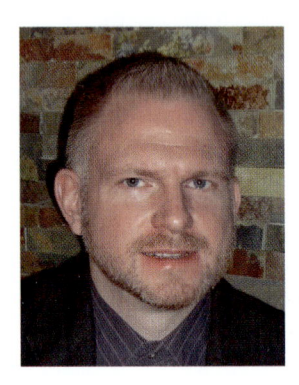

Kai Gold
Permer Stollen 33
49479 Ibbenbüren
E-Mail: kaigold@gmx.de

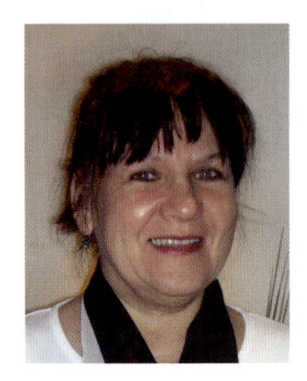

Yamela Schlegel
Universitätsklinikum Essen
Hufelandstraße 55
45147 Essen
E-Mail: yamela.schlegel@uk-essen.de

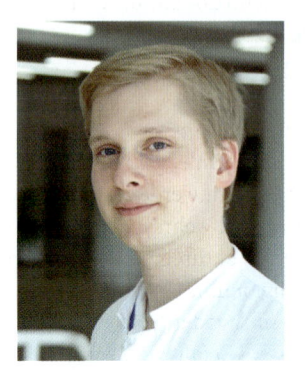

Dr. Klaus-Peter Stein
Klinikum Hannover Nordstadt
Neurologische Klinik
Haltenhoffstr. 41
30167 Hannover
E-Mail: klaus-peter.stein@krh.eu

Autoren

Maren Asmussen-Clausen
E-Mail: mail@marenasmussen.de

Gabriele Bartoszek
Universitätsklinikum Essen
Hufelandstraße 55
45147 Essen
E-Mail: gabriele.bartoszek@web.de

Giulio Calia
Chefarzt der Tagesklinik Walstedde; Facharzt für Kinder- und Jugendpsychiatrie und -psychotherapie, Psychotherapie, Suchtmedizin, Spezielle Psychotraumatherapie (DeGPT);
Supervisor/Dozent
Tagesklinik Walstedde
Dorfstr. 9
48317 Drensteinfurt

**Dipl.-Berufspäd. (Fachrichtung Pflege)
Beatrix Cormann**
Gartenstr. 55
48147 Münster
E-Mail: bea.cormann@t-online.de

Dipl.-Psych. Eva-Maria Frings
Kreiskrankenhaus Siegen GmbH

Nikolaus Gerdelmann
E-Mail: gerdelmann-lingen@online.de

Martina Gühne
Auf der Horst 24
48147 Münster
E-Mail: m.guehne@web.de

Alexandra Janik
Universitätsklinikum Essen
Hufelandstraße 55
45147 Essen
E-Mail: alexandra-janik@uk-essen.de

Claudia Kuster
E-Mail: claudia-kuster@bluewin.ch

Dr. Petra Mummel
Universitätsklinikum Essen
Hufelandstraße 55
45147 Essen
E-Mail: Petra.Mummel@uk-essen.de

Peter Nydahl
E-Mail: nydahl@arcor.de

Petra Runge-Werner
Universitätsklinikum Essen
Hufelandstraße 55
45147 Essen
E-Mail: petra.runge-werner@uk-essen.de

Dipl.-Theol. Matthias Schulte
Aegidiistr. 11
48143 Münster
E-Mail: m.schulte@srh-telgte.de

Wichtige Fachbegriffe in Medizin und Pflege

absorbieren: aufnehmen
Ätiologie: Ursache(n) einer Erkrankung
afferent: zum Zentrum hinführend
Aminosäure: Grundmolekül der Eiweiße
Anatomie: (griech. zerschneiden), Lehre vom Bau der Körperteile
Anastomose: operativ hergestellte Verbindung
Antigen: alle Molekühle, die vom Immunsystem über dessen Rezeptoren erkannt werden
Antikörper: vom Abwehrsystem als Antwort auf ein Antigen produzierter, strukturell passender Abwehrstoff (Eiweißkörper), Immunglobulin
Aorta: Körperschlagader
Arteriosklerose: „Gefäßverkalkung"
aspirieren: ansaugen
autonom: selbstständig
benigne: gutartig
Chromosom: Träger von Erbinformation
dexter, dextra: rechts
DNA: (engl. Abk. für Desoxyribonukleinsäure, kurz DNS) Erbsubstanz
dys…: Wortteil für krankhafte Störung eines Zustands oder einer Funktion
efferent: vom Zentrum wegführend
Elektrolyt: (gelöstes) Körpermineral, z. B. Natrium oder Kalium
endogen: im Körper selbst entstehend
exogen: von außen
extra: außerhalb von
fixieren: befestigen
gastrointestinal: den Magen-Darm-Trakt betreffend
Gen: Erbanlage
genital: zu den Geschlechtsorganen gehörend
hormonal: das innersekretorische System betreffend
hyper…: das normale Maß übersteigend
hypo…: das normale Maß unterschreitend
Hypophyse: Hirnanhangsdrüse
Hypothalamus: wichtiger Abschnitt des Zwischenhirns
Immunität: erworbene Abwehrkraft gegen Krankheitserreger
Indikation: „Heilanzeige", Kriterium, bei dessen Vorliegen ein bestimmtes Verfahren zu wählen ist
injizieren: einspritzen
Insuffizienz: unzureichende Funktionstüchtigkeit
intrazellulär: innerhalb der Zellen
ischämisch: nicht (ausreichend) durchblutet
Joule: Einheit für Energie – sowohl bei der Berechnung von Nahrungsmitteln (4,1 Joule = 1 kcal [Kilo-Kalorie]) als auch in der Elektrizitätslehre
Kapillare: kleinstes Blutgefäß
kardiovaskulär: das Herz-Kreislauf-System betreffend
Karzinom: bösartiger epithelialer Tumor
kaudal: Richtung Fuß

Koma: tiefe Bewusstlosigkeit
Kompensation: Ausgleich
komprimieren: zusammenpressen
kranial: Richtung Kopf
lateral: seitwärts, von der Medianebene entfernt
maligne: bösartig
Manifestation: Offenbarwerden, Zutagetreten
medial: in der Mitte gelegen, mittelwärts
Membran: dünne Scheidewand
Morbus: Krankheit (Abk. M.)
motorisch: die Bewegung betreffend
nerval: durch das Nervensystem vermittelt
oral: den Mund betreffend, durch den Mund
Parasympathikus: „entspannungs-" und regenerationsorientierter Teil des vegetativen Nervensystems
Parenchym: Organfunktionsgewebe
parenteral: unter Umgehung des Magen-Darm-Traktes
Pathologie: Lehre von den erkrankten Geweben
peri …: um … herum
Physiologie: Lehre von den normalen Körpervorgängen, Grundlagenfach der Medizin
post…: nach, hinter
prä…: vor
primär: erstrangig, auch ursprünglich, ohne andere Ursachen
Prognose: zu erwartender Krankheitsverlauf
Protein: Eiweiß
pulmonal: die Lunge betreffend
Punktion: Einstechen
reflektorisch: auf dem Reflexwege
rektal: den Mastdarm betreffend
retro…: zurück-, rückwärts liegend
Rezeptor: „Empfänger" für bestimmte Reize oder Stoffe
Rezidiv: Rückfall
Sekretion: Ausscheidung
sekundär: nachfolgend, als Folge einer Erkrankung
sensibel: die Sinne betreffend, empfindungsfähig
sensorisch: die Sinne betreffend, empfindungsfähig
sinister, sinistra: links
spinal: das Rückenmark betreffend
superfizial: oberflächlich, zur Körperoberfläche hin
superior: oberer
Sympathikus: „leistungsorientierter" Teil des vegetativen Nervensystems
Symptom: Krankheitszeichen
Syndrom: Symptomenkomplex, Gruppe von Krankheitszeichen
Trauma: Verletzung, Wunde
Tumor: Geschwulst
Ulkus: Geschwür
vegetativ: das autonome (vegetative) Nervensystem betreffend
ventral: bauchwärts, vorn
zerebral: das Gehirn betreffend

Abbildungsnachweis

Der Verweis auf die jeweilige Abbildungsquelle befindet sich bei allen Abbildungen im Werk am Ende des Legendentextes in eckigen Klammern.

A400	Reihe Pflege konkret, Elsevier GmbH, Urban & Fischer Verlag, München
E437	Salvo, S. G. Mosby's Pathology for Massage Therapists, 2nd edition 2008, Mosby, ISBN 978-0-323-05588-8 (fig. 5-58)
E789	Sproat, C., Burke, G. & McGurk, M. Essential Human Disease for Dentists, 1st edition 2006, Churchill Livingstone, ISBN 978-0-443-10098-7 (pp. 71–97, fig. 5.11)
G048	Haenel, T. Suizidhandlungen, 1. Aufl. 1989, Springer Verlag (S. 43–51, Tab. 6 „Fragenkatalog nach Pöldinger [1982]")
G051	Clayton, B. D., Stock, Y. N. & Cooper, S. Basic Pharmacology for Nurses, 15th edition 2010, Mosby, ISBN 978-0-323-05780-6, pp. 223–239, fig. 15-1
G092, L190	Normative Data Copyright © 2013, Verlag Hans Huber, Hogrefe AG, Länggass-Strasse 76, CH-3000 Bern 9, Switzerland. Conners 3rd Edition® © Multi-Health-Systems Inc. German edition translated, adapted and published by Verlag Hans Huber, Hogrefe AG under license from Multi-Health-Systems Inc. International copyright in all countries under the Berne Union, Bilateral and Universal Copyright Conventions. All rights reserved. Not to be translated or reproduced in whole or in part, stored in retrieval system, or transmitted in any form or by any means, photocopying, mechanical, electronic, recording or otherwise, without prior permission in writing from Verlag Hans Huber, Hogrefe AG. Applications for written permission should be directed in writing to Verlag Hans Huber, Hogrefe AG, Länggass-Strasse 76, CH-3000 Bern 9, Switzerland. (www.testzentrale.ch, www.testzentrale.de)
J747	GraphikBureau, Kronsgaard
K115	A. Walle, Hamburg
K183	E. Weimer, Würselen
K340	Andreas Rumpf, Ottobrunn
K342	Thomas Auffahrt, Ibbenbüren
L104	T. Braun, Wiesbaden
L138	M. Kosthorst, Borken
L157	S. Adler, Lübeck
L190	G. Raichle, Ulm
L215	S. Weinert-Spieß, Neu-Ulm
M117	G. Grevers, München
M123	Dr. Thomas Dirschka, Ennepetal
M161	M. Zimmer, Bammental
M180	V. Hach-Wunderle, Frankfurt/Main
M205	P. Nydahl, Kiel
M292	B. Dammshäuser, Haina-Hüttenrode
M298	M. Teepker, Marburg
M322	Kai Gold, Ibbenbüren
M325	Martina Gühne, Münster
M344	N. Gerdelmann, Lingen
O124	Karin Kühnel, München
O166	M. Asmussen-Clausen, Tinglev (DK)
O179	B. Heiden, A. Berthele, München
O403	U. Sure, Marburg
O408	Martina Gärtner, Gauting
O495	Peter Seiderer, München
O499	Dreischer, T.; Senf, D. (Universitätsklinikum Carl-Gustav-Carus an der TU Dresden, Klinik für Neurologie) Dysphagie rechtzeitig erkennen. In Heilberufe 5 (2008), S. 24 ff.
O622	I. Winata, Kirchlengern
O646	Dr. med. J. Vater, Klinik für Anästhesie, Intensiv- und Notfallmedizin und Schmerztherapie, Klinikum Ansbach
R132	Classen, M. et al. Innere Medizin, 5. Auflage 2004, München/Jena Urban & Fischer Verlag (Abb. 6.13)
R261	Prof. Dr. med. Matthias Sitzer, Klinik für Neurologie, Klinikum Herford, & Prof. Dr. med. Helmuth Steinmetz, Zentrum der Neurologie und Neurochirurgie, Universitätsklinikum Frankfurt, Frankfurt am Main
R262	Klingelhöfer, J. & Berthele, A. Klinikleitfaden Neurologie, 4. Auflage 2009, München Elsevier Urban & Fischer Verlag
T112	J. Bennek, em. Ordinarius für Kinderchirurgie der Universität Leipzig
T113	G. Schuierer, Münster
T127	P. Scriba, München
T145	U. Spetzger, Aachen
T183	C. Kuster, Bern
T387	Uni Lübeck, Institut für Neuroendokrinologie
T388	Informationszentrum Epilepsie (ize) der Dt. Gesellschaft für Epileptologie, Berlin
T422	Uniklinik Essen
T623	Mike Sucker, Fachinformatiker für Anwendungsentwicklung, Klinik für Neurochirurgie, Universitätsklinikum Essen
T624	Prof. Dr. med. Martin Bendszus, Abteilung für Neuroradiologie, Universitätsklinikum Heidelberg
T625	Priv.-Doz. Dr. med. Rüdiger Schellenberg, Dr. Schellenberg Institut für Ganzheitliche Medizin und Wissenschaft GmbH, Hüttenberg
U233	Mundipharma GmbH, Limburg a. d. Lahn
V121	Fa. Meyra, Wilhelm Meyer GmbH & Co. KG, Kalktal-Kalldorf
V137	Siemens AG, Erlangen
V159	Reck Medizintechnik, Betzenweiler
V194	FBI Fred Berninger Importe OHG, München
V558	ArjoHuntleigh GmbH, Mainz-Kastel
W188	Bundesdruckerei, Berlin
W193	Statistisches Bundesamt, Wiesbaden
W224	Deutsche Migräne und Kopfschmerzgesellschaft (DMKG), Regensburg
W867	Bundesärztekammer (BÄK), Berlin. Abbildung „Protokoll zur Feststellung des Hirntodes", Seite A-1.866 der Bundesärztekammer Richtlinien zu Feststellung des Hirntodes. Dritte Fortschreibung 1997 mit Ergänzungen gemäß Transplantationsgesetz (TPG). In Deutsches Ärzteblatt 95, Heft 30, 24. Juli 1998, A-1.861–1.868. http://www.bundesaerztekammer.de/downloads/Hirntodpdf.pdf (Zugriff am 16.9.2013).

Inhaltsverzeichnis

1	**Einführung in die Pflege von Menschen mit neurologischen Erkrankungen**	**1**
1.1	Der neurologisch erkrankte Mensch	2
1.2	Besonderheiten der Pflege in der Neurologie	2
1.3	Rehabilitative Pflege in der Neurologie	3
1.3.1	Stationen der rehabilitativen Pflege	3
1.3.2	Psychische Begleitung des Patienten von der Aufnahme bis zur Entlassung	4
1.3.3	Pflegesystem: Bezugspflege	5
1.3.4	Zusammenarbeit im interdisziplinären Team	6
1.3.5	Begleiten und Einbeziehen der Angehörigen in die rehabilitative Pflege	7
1.3.6	Beobachten, Beurteilen und Intervenieren in ausgewählten Pflegesituationen	8
1.3.7	Entlassungsmanagement	12
1.4	Basale Stimulation® in der Pflege	12
1.4.1	Wahrnehmungsstörungen	12
1.4.2	Zentrale Ziele des Konzepts Basale Stimulation® in der Pflege	14
1.4.3	Das Selbst unterstützen	15
1.4.4	Reflexion – zum Pflegeverständnis	19
1.5	Das Bobath-Konzept in der Neurologie	20
1.5.1	Das Konzept der normalen Bewegung	22
1.5.2	Stabilität für Mobilität	22
1.5.3	Gleichgewicht	23
1.5.4	Pflegerische Befundung des Betroffenen	24
1.5.5	Gestaltung von Bewegungsübergängen	25
1.5.6	Lagerungen/Positionierungen	27
1.5.7	Sitzen im Stuhl (am Tisch)	29
1.5.8	Gehen mit dem Patienten	30
1.6	Das therapeutische Führen nach Affolter	31
1.7	Kinaesthetics	32
1.7.1	Patienten im Bett an die Seite bewegen	33
1.7.2	Patienten im Bett auf die Seite drehen	34
1.7.3	„Gehendes" Bewegen im Liegen zum Kopfende	35
1.7.4	„Gehendes" Bewegen im Sitzen nach vorne oder hinten	36
1.7.5	Patienten an die Bettkante setzen	36
1.8	Neurologische Leitsymptome und Syndrome	37
1.8.1	Motorische Lähmungen	37
1.8.2	Sensibilitätsstörungen	38
1.8.3	Schwindel	39
1.8.4	Tremor	39
1.8.5	Bewegungs- und Koordinationsstörungen	40
1.8.6	Bewusstseinsstörungen	42
1.8.7	Vegetative Syndrome	43
1.8.8	Neuropsychologische Syndrome	44
1.8.9	Schmerz	46
1.9	Der Diagnoseprozess in der Neurologie	46
1.9.1	Anamnese und körperliche Untersuchung	46
1.9.2	Lumbalpunktion und Liquoruntersuchung	48
1.9.3	Radiologische bildgebende Verfahren	52
1.9.4	Elektrophysiologische Verfahren	57
1.9.5	Doppler-Sonografie	60
1.9.6	Intrakranielle Druckmessung	61
1.9.7	Biopsien	61
1.9.8	Stereotaktische Eingriffe	61
	Literatur und Kontaktadressen	62
2	**Pflege von Menschen mit vaskulären Veränderungen**	**63**
2.1	Schlaganfall	63
2.1.1	Krankheitsentstehung und Risikofaktoren	63
2.1.2	Symptome und Diagnostik	64
2.1.3	Therapie des Schlaganfalls und Rezidivprophylaxe	67
2.1.4	Pflege eines Menschen nach einem Schlaganfall	70
2.2	Intrazerebrale Blutung	78
2.2.1	Krankheitsentstehung, Symptome und Diagnostik	78
2.2.2	Behandlungsstrategie und Prognose	80
2.3	Subarachnoidalblutung	81
2.3.1	Krankheitsentstehung, Symptome Komplikationen	81
2.3.2	Diagnostik und Differenzialdiagnose	82
2.3.3	Behandlungsstrategie und Prognose	83
2.3.4	Pflege von Menschen mit einer SAB	84
2.4	Sinusthrombose und andere venöse Thrombosen des Gehirns	85
2.4.1	Krankheitsentstehung, Symptome und Diagnostik	85
2.4.2	Behandlungsstrategie und Prognose	85
	Literatur und Kontaktadressen	86
3	**Pflege von Menschen mit Wirbelsäulen- und Rückenmarkserkrankungen**	**87**
3.1	Querschnittslähmung	87
3.1.1	Symptome und Untersuchungsbefund	87
3.1.2	Diagnostik und Behandlung	89
3.1.3	Pflege von Menschen mit einer Querschnittslähmung	90

3.2	Verletzungen von Wirbelsäule und Rückenmark	95	6	**Pflege von Menschen mit infektiösen und entzündlichen Erkrankungen des ZNS**	133
3.2.1	Symptome und klinischer Befund	95	6.1	Meningitis	133
3.2.2	Behandlungsstrategie und Diagnostik	96	6.1.1	Krankheitsentstehung und Symptome	134
3.3	Degenerative Wirbelsäulenerkrankungen	99	6.1.2	Diagnostik und Differenzialdiagnose	135
3.3.1	Bandscheibenvorfall	99	6.1.3	Behandlungsstrategie	135
3.3.2	Spinalkanalstenose	104	6.1.4	Pflege von Menschen mit Meningitis	136
3.3.3	Spinale Tumoren	105	6.2	Enzephalitis	136
	Literatur und Kontaktadressen	106	6.2.1	Krankheitsentstehung und Symptome	137
			6.2.2	Diagnostik	137
4	**Pflege von Menschen mit Erkrankungen des peripheren Nervensystems**	107	6.2.3	Behandlungsstrategie und Pflege	138
			6.3	Hirnabszess	138
4.1	Erkrankungen einzelner Hirnnerven	107	6.4	Neurologische Manifestationen bei HIV-Infektion und AIDS	139
4.1.1	Periphere Fazialisparese	107			
4.1.2	Trigeminusneuralgie	109	6.4.1	Krankheitsentstehung und Symptome	139
4.2	Plexusläsionen	110	6.4.2	Diagnostik und Behandlungsstrategie	141
4.2.1	Armplexusläsionen	110	6.4.3	Pflege von Menschen mit HIV/AIDS	141
4.2.2	Beinplexusläsionen	111	6.5	Zeckenbedingte ZNS-Infektionen	142
4.3	Schädigungen einzelner peripherer Nerven	112	6.5.1	FSME	142
			6.5.2	Lyme-Borreliose	143
4.3.1	Schädigungen des N. medianus	113	6.6	Poliomyelitis	143
4.3.2	Schädigungen des N. radialis	113	6.7	Neurolues	144
4.3.3	Schädigungen des N. ulnaris	113	6.8	Herpes zoster	146
4.3.4	Weitere Nervenschädigungen	113	6.9	Spongiforme Enzephalopathien	147
4.4	Polyneuropathie	114	6.10	Multiple Sklerose	149
4.4.1	Krankheitsentstehung und Symptome	114	6.10.1	Krankheitsentstehung und Symptome	149
4.4.2	Diagnostik und Behandlungsstrategie	115	6.10.2	Diagnostik und Behandlungsstrategie	150
4.4.3	Pflege von Menschen mit Polyneuropathie	115	6.10.3	Pflege von Menschen mit Multipler Sklerose	152
4.5	Guillain-Barré-Syndrom	116		Literatur und Kontaktadressen	154
	Literatur und Kontaktadressen	117	7	**Pflege von Menschen mit ZNS-Tumoren**	155
5	**Pflege von Menschen mit degenerativen Erkrankungen des Nervensystems**	119	7.1	Hirntumoren	155
			7.1.1	Allgemeine Symptome von Hirntumoren	155
5.1	Demenz	119	7.1.2	Diagnostik	156
5.2	Erkrankungen der Stammganglien	119	7.1.3	Allgemeine Behandlungsstrategien	156
5.2.1	Parkinson-Syndrom	119	7.1.4	Pflege von Menschen mit Hirntumoren	157
5.2.2	Multisystematrophie	125	7.1.5	Prognose	158
5.2.3	Restless-legs-Syndrom	125	7.2	Ausgesuchte Hirntumoren	158
5.2.4	Chorea Huntington	126	7.2.1	Meningeome	158
5.2.5	Dystone Bewegungsstörungen	127	7.2.2	Gliome	159
5.2.6	Gilles-de-la-Tourette-Syndrom	128	7.2.3	Metastasen	159
5.3	Erkrankungen der Motoneurone	128	7.2.4	Hypophysenadenome	160
5.3.1	Amyotrophe Lateralsklerose	128	7.2.5	Pflege von Menschen mit spinalen Tumoren	162
5.3.2	Spastische Spinalparalyse	130			
5.3.3	Spinale Muskelatrophie	130		Literatur und Kontaktadressen	162
5.4	Degenerative Erkrankungen mit Leitsymptom Ataxie	130	8	**Pflege von Menschen mit Verletzungen des ZNS**	163
5.4.1	Spino-ponto-zerebelläre Atrophien	130	8.1	Schädel-Hirn-Trauma	163
5.4.2	Funikuläre Myelose	130	8.1.1	Einteilung der Schädel-Hirn-Traumen	163
	Literatur und Kontaktadressen	131	8.1.2	Symptome und Untersuchungsbefund	164

8.1.3	Diagnostik und Behandlungsstrategie	165	
8.1.4	Pflege von Menschen mit SHT	167	
8.2	Epiduralhämatom	168	
8.3	Akutes Subduralhämatom	169	
8.4	Chronisches Subduralhämatom	169	
8.5	Apallisches Syndrom	171	
8.6	Hirntod	172	
	Literatur und Kontaktadressen	173	

9 Pflege von Menschen mit zerebralen Krampfanfällen ... 175

9.1	Zerebraler Krampfanfall	175
9.2	Epilepsie	176
9.2.1	Krankheitsentstehung	176
9.2.2	Einteilung, Symptome und Untersuchungsbefund	176
9.2.3	Diagnostik und Differenzialdiagnosen	177
9.2.4	Behandlungsstrategie	179
9.2.5	Pflege von Menschen mit Epilepsie	180
	Literatur und Kontaktadressen	184

10 Pflege von Menschen mit intrakranieller Druckerhöhung ... 185

10.1	Pathophysiologie der intrakraniellen Druckerhöhung	185
10.2	Symptomatik und Einteilung der intrakraniellen Druckerhöhung	186
10.3	Chronische intrakranielle Druckerhöhung: Hydrozephalus	187
10.3.1	Krankheitsentstehung und Symptomatik	188
10.3.2	Diagnostik und Differenzialdiagnose	188
10.3.3	Behandlungsstrategie	189
10.4	Akute intrakranielle Druckerhöhung	191
10.4.1	Krankheitsentstehung und Symptomatik	191
10.4.2	Diagnostik	191
10.4.3	Behandlungsstrategie und Pflege	192
10.5	Idiopathische intrakranielle Hypertension	194
	Literatur und Kontaktadressen	194

11 Pflege von Menschen mit Muskelerkrankungen ... 195

11.1	Myasthenia gravis	195
11.1.1	Krankheitsentstehung und Symptome	195
11.1.2	Diagnostik und Behandlungsstrategie	196
11.2	Progressive Muskeldystrophie	198
11.3	Entzündliche Muskelerkrankungen	198
11.3.1	Polymyositis und Dermatomyositis	199
11.3.2	Einschlusskörperchen-Myositis	199
11.4	Myotonie	199
11.5	Metabolische und mitochondriale Muskelerkrankungen	200
	Literatur und Kontaktadressen	200

12 Pflege von Menschen mit Schmerzen ... 201

12.1	Schmerzbedeutung und Schmerzerleben	201
12.1.1	Mit dem Schmerz konfrontiert sein	202
12.1.2	Psychische und kulturelle Einflüsse auf das Schmerzerleben	203
12.2	Schmerzassessment	203
12.2.1	Schmerzanamnese	204
12.2.2	Standardisierte Schmerzeinschätzungsinstrumente	205
12.2.3	Expertenstandard „Schmerzmanagement in der Pflege"	207
12.3	Schmerztherapie	207
12.3.1	Allgemeine Grundsätze der Schmerztherapie	207
12.3.2	Einführung in die medikamentöse Schmerztherapie	208
12.3.3	Systemische medikamentöse Schmerztherapie: Nicht-Opioid-Analgetika	208
12.3.4	Systemische medikamentöse Schmerztherapie: Opioid-Analgetika	210
12.3.5	Systemische medikamentöse Schmerztherapie: Co-Analgetika und Begleitmedikamente	214
12.3.6	Grundsätze der systemischen medikamentösen Schmerztherapie	214
12.3.7	Lokale medikamentöse Schmerztherapie: Lokalanästhetika	216
12.3.8	Operative Therapien	217
12.3.9	Physikalische Therapien	217
12.3.10	Weitere Schmerztherapien	219
12.4	Pflege von Menschen mit Kopfschmerzen	221
12.4.1	Migräne	221
12.4.2	Cluster-Kopfschmerz	223
12.4.3	Spannungskopfschmerz	224
	Literatur und Kontaktadressen	225

13 Einführung in die Pflege von Menschen mit psychischen Erkrankungen ... 227

13.1	Bewertung psychischer Krankheiten durch die Gesellschaft	228
13.2	Theorien zur Krankheitsentstehung	229
13.3	Einteilung psychischer Erkrankungen	230
13.3.1	Einteilung nach DSM 5	230
13.3.2	Einteilung nach ICD-10	230
13.3.3	Triadisches System nach Huber	231
13.4	Besonderheiten der Pflege in der Psychiatrie	232
13.4.1	Arbeitsfelder in der psychiatrischen Pflege	232
13.4.2	Der psychisch kranke Mensch	232
13.4.3	Professionelle psychiatrische Pflege – Voraussetzungen und Rahmenbedingungen	233
13.4.4	Ziele der psychiatrischen Pflege	235
13.4.5	Aufgaben und Handlungsfelder in der psychiatrischen Pflege	235
13.4.6	Beobachten, Beurteilen und Intervenieren	240

13.4.7	Interaktion in besonderen Situationen	241	15.1.4	Pflege eines Menschen mit einer Depression ... 290
13.4.8	Pflege bei Zwangsmaßnahmen	244	15.2	Manie ... 294
13.5	Erhebung des psychopathologischen Befunds	247	15.2.1	Erscheinungsbild und Behandlungsmöglichkeiten ... 294
13.5.1	Erkennen von Bewusstseinsstörungen	248	15.2.2	Pflege eines Menschen mit einer Manie ... 295
13.5.2	Erkennen von Orientierungsstörungen	249	15.3	Bipolare affektive Störungen ... 297
13.5.3	Erkennen von Aufmerksamkeits- und Konzentrationsstörungen	249		Literatur und Kontaktadressen ... 298
13.5.4	Erkennen von Gedächtnisstörungen	250	**16**	**Pflege von Menschen mit organisch bedingten psychischen Störungen** ... 299
13.5.5	Erkennen von Denkstörungen	251	16.1	Gemeinsame Kennzeichen organisch bedingter psychischer Störungen ... 299
13.5.6	Erkennen von Ängsten und Zwängen	252	16.1.1	Ursachen ... 299
13.5.7	Erkennen von Wahrnehmungsstörungen	253	16.1.2	Einteilung ... 299
13.5.8	Erkennen von Störungen des Ich-Erlebens	254	16.1.3	Diagnostik und Differenzialdiagnose ... 300
13.5.9	Erkennen von Affektstörungen	254	16.2	Organisch bedingte psychische Syndrome ... 300
13.5.10	Erkennen von Antriebs- und psychomotorischen Störungen	255	16.2.1	Demenz und Delir ... 300
13.6	Therapien in der Psychiatrie	255	16.2.2	Organisches amnestisches Syndrom ... 301
13.6.1	Medikamente in der Psychiatrie	255	16.2.3	Sonstige psychische Störungen körperlicher Ursache ... 302
13.6.2	Somatische Verfahren	257	16.2.4	Organisch bedingte Persönlichkeitsveränderungen ... 303
13.6.3	Psychotherapeutische Verfahren	259	16.3	Organisch bedingte psychische Störungen bei speziellen Erkrankungen ... 303
13.6.4	Entspannungsverfahren	266	16.3.1	Infektionskrankheiten des Gehirns ... 303
13.6.5	Kreative Therapieverfahren	267	16.3.2	Hirntumoren ... 304
13.6.6	Hypnotische Verfahren	268	16.3.3	Epilepsie ... 304
13.6.7	Ergotherapien	268	16.3.4	Schädel-Hirn-Trauma ... 304
13.6.8	Sozialarbeit	268	16.3.5	Hormonstörungen ... 305
13.6.9	Coping	269	16.3.6	Metabolische Enzephalopathien ... 305
13.7	Rehabilitation bei psychischen Störungen	269	16.3.7	Degenerative Hirnerkrankungen ... 305
	Literatur und Kontaktadressen	271	16.4	Psychische Störungen in der Schwangerschaft und im Wochenbett ... 305
14	**Pflege von Menschen mit Erkrankungen des schizophrenen Formenkreises**	273	16.4.1	Medikamentöse Therapie in der Schwangerschaft ... 305
14.1	Schizophrenie	273	16.4.2	Wochenbettpsychosen ... 306
14.1.1	Gemeinsame Kennzeichen schizophrener Erkrankungen	273		Literatur und Kontaktadressen ... 306
14.1.2	Paranoid-halluzinatorische Schizophrenie	282	**17**	**Pflege von Menschen mit Persönlichkeitsstörungen** ... 307
14.1.3	Hebephrene Schizophrenie	282	17.1	Persönlichkeitsstörungen ... 307
14.1.4	Katatone Schizophrenie	283	17.1.1	Die histrionische Persönlichkeitsstörung ... 310
14.1.5	Schizophrenia simplex	284	17.1.2	Die paranoide Persönlichkeitsstörung ... 310
14.1.6	Zönästhetische Schizophrenie	284	17.1.3	Die schizoide Persönlichkeitsstörung ... 310
14.1.7	Schizophrene Residuen	284	17.1.4	Die zwanghafte Persönlichkeitsstörung ... 310
14.2	Schizoaffektive Psychosen	285	17.1.5	Die dissoziale Persönlichkeitsstörung ... 311
14.2.1	Schizomanische Psychose	285	17.1.6	Die emotional instabile Persönlichkeitsstörung ... 311
14.2.2	Schizodepressive Psychose	285	17.1.7	Die Borderline-Persönlichkeitsstörung ... 312
14.3	Anhaltende wahnhafte Störungen	286	17.1.8	Die narzisstische Persönlichkeitsstörung ... 313
	Literatur und Kontaktadressen	286		
15	**Pflege von Menschen mit affektiven Störungen**	287		
15.1	Depression	288		
15.1.1	Krankheitsentstehung	288		
15.1.2	Symptomatik	288		
15.1.3	Diagnose und Behandlungsmöglichkeiten	289		

17.1.9	Die ängstlich-vermeidende Persönlichkeitsstörung	314	20.2	Indikationen zur stationären Aufnahme, Anamnese und Behandlung	344
17.1.10	Die abhängige Persönlichkeitsstörung	314	20.2.1	Ätiologie psychischer Störungen im Kindes- und Jugendalter	344
17.2	Störungen der Sexualpräferenz und der Geschlechtsidentität	314	20.2.2	Stationäre Aufnahme	344
17.2.1	Störungen der Sexualpräferenz	314	20.2.3	Anamnese und Diagnostik	345
17.2.2	Störung der Geschlechtsidentität	315	20.2.4	Therapieformen bei Kindern und Jugendlichen	346
17.3	Andauernde Persönlichkeitsveränderung nach Extrembelastung	315	20.3	Häufige Krankheitsbilder im Kindes- und Jugendalter	349
17.4	Störungen der Impulskontrolle	316	20.3.1	Frühkindlicher Autismus	349
	Literatur und Kontaktadressen	316	20.3.2	Autistische Psychopathie nach Asperger	350
			20.3.3	Enuresis	351
18	**Pflege von Menschen mit Angst-, Zwangs-, Belastungs- und somatoformen Störungen**	**317**	20.3.4	Enkopresis	352
18.1	Angststörungen	317	20.3.5	Aufmerksamkeitsdefizit-Hyperaktivitäts-Syndrom (ADHS)	352
18.1.1	Spezifische Phobien	319	20.3.6	Angstsyndrome	355
18.1.2	Panikstörungen	321	20.3.7	Zwangsstörungen	356
18.1.3	Generalisierte Angststörung	322	20.3.8	Hysterische Störungen	357
18.2	Zwangsstörungen	323	20.3.9	Schizophrenie	358
18.3	Belastungsreaktionen und Anpassungsstörungen	324	20.3.10	Affektive Störungen	358
18.3.1	Belastungsreaktionen	324	20.3.11	Ess-Störungen	360
18.3.2	Anpassungsstörungen	325	20.3.12	Abhängigkeitserkrankungen	360
18.4	Dissoziative Störungen	326	20.4	Geistige Behinderung	361
18.5	Somatoforme Störungen, Somatisierungsstörungen und hypochondrische Störungen	327	20.5	Gewalt gegen Kinder und ihre Folgen	365
			20.5.1	Deprivation	365
			20.5.2	Kindesmisshandlung	365
	Literatur und Kontaktadressen	328	20.5.3	Sexueller Kindesmissbrauch	367
				Literatur und Kontaktadressen	370
19	**Pflege von Menschen mit psychophysiologischen Störungen und Ess-Störungen**	**329**	**21**	**Pflege in der Gerontopsychiatrie**	**371**
			21.1	Einführung in die Pflege von alten Menschen	372
19.1	Psychophysiologische Erkrankungen	329	21.1.1	Ganzheitlich orientierte und aktivierende Pflege	373
19.1.1	Asthma bronchiale	330	21.1.2	Zentralnervöse und psychische Veränderungen im Alter	374
19.1.2	Schlafstörungen	330	21.2	Diagnostik und Therapie bei alten Menschen	376
19.1.3	Magengeschwür (Ulcus ventriculi)	332	21.2.1	Diagnostik bei alten Menschen	376
19.1.4	Sexuelle Funktionsstörungen	333	21.2.2	Medikamentöse Therapie bei alten Menschen	376
19.2	Ess-Störungen	334			
19.2.1	Anorexia nervosa	334	21.3	Demenz	378
19.2.2	Bulimie	337	21.3.1	Alzheimer-Demenz	379
	Literatur und Kontaktadressen	338	21.3.2	Vaskuläre Demenz	381
			21.3.3	Lewy-Körperchen-Demenz	382
20	**Pflege in der Kinder- und Jugendpsychiatrie**	**339**	21.4	Pflege bei Demenz	383
20.1	Besonderheiten der Pflege in der Kinder- und Jugendpsychiatrie	340	21.4.1	Bezugspflege	384
			21.4.2	Milieutherapie und Milieugestaltung	384
20.1.1	Die Rolle von Pflege und Erziehung im stationären Alltag	340	21.4.3	Pflegekonzepte	385
			21.4.4	Pflegeinterventionen	388
20.1.2	Beziehungsgestaltung	341	21.4.5	Angehörigenarbeit	394
20.1.3	Probleme und Konfliktsituationen	343	21.4.6	Beobachten, Beurteilen und Intervenieren	394

21.5	Depressive Zustände: Involutionsdepression	398
21.6	Paranoide Symptomatik	399
	Literatur und Kontaktadressen	400

22 Pflege von Menschen mit Abhängigkeitserkrankungen ... 401

22.1	Einführung und Begriffsklärung	401
22.2	Entstehung von Abhängigkeitserkrankungen	402
22.3	Behandlung von Abhängigkeitserkrankungen	404
22.4	Entgiftung/Entzugsbehandlung	405
22.4.1	Pflegerischer Umgang mit Patienten in der Entgiftungsbehandlung	406
22.4.2	Alkoholentgiftung	409
22.4.3	Medikamentenentgiftung	412
22.4.4	Drogenentgiftung	413
22.5	Folgeerkrankungen infolge von Drogenkonsum	416
22.5.1	Körperliche Folgeerkrankungen	416
22.5.2	Psychische Erkrankungen und Komorbidität	417
	Literatur und Kontaktadressen	417

23 Pflege von suizidgefährdeten Menschen ... 419

23.1	Erkennen suizidaler Tendenzen	419
23.1.1	Suizidgefährdete Personen	420
23.1.2	Präsuizidales Syndrom	420
23.1.3	Beobachten, Beurteilen und Intervenieren	421
23.2	Maßnahmen bei akuter Eigengefährdung	423
23.3	Vorgehen nach einem Suizidversuch	424
23.3.1	Erstversorgung	424
23.3.2	Behandlungsstrategien nach Suizidversuch	425
23.3.3	Umgang mit Selbsttötungen auf der Station	426
	Literatur und Kontaktadressen	426

Register ... 427

KAPITEL 1

Maren Asmussen-Clausen, Gabriele Bartoszek, Nikolaus Gerdelmann, Alexandra Janik, Claudia Kuster, Peter Nydahl, Yamela Schlegel

Einführung in die Pflege von Menschen mit neurologischen Erkrankungen

1.1	Der neurologisch erkrankte Mensch	2
1.2	Besonderheiten der Pflege in der Neurologie	2
1.3	**Rehabilitative Pflege in der Neurologie**	3
1.3.1	Stationen der rehabilitativen Pflege	3
1.3.2	Psychische Begleitung des Patienten von der Aufnahme bis zur Entlassung	4
1.3.3	Pflegesystem: Bezugspflege	5
1.3.4	Zusammenarbeit im interdisziplinären Team	6
1.3.5	Begleiten und Einbeziehen der Angehörigen in die rehabilitative Pflege	7
1.3.6	Beobachten, Beurteilen und Intervenieren in ausgewählten Pflegesituationen	8
1.3.7	Entlassungsmanagement	12
1.4	**Basale Stimulation in der Pflege**	12
1.4.1	Wahrnehmungsstörungen	12
1.4.2	Zentrale Ziele des Konzepts Basale Stimulation in der Pflege	14
1.4.3	Das Selbst unterstützen	15
1.4.4	Reflexion – zum Pflegeverständnis	19
1.5	**Das Bobath-Konzept in der Neurologie**	20
1.5.1	Das Konzept der normalen Bewegung	22
1.5.2	Stabilität für Mobilität	22
1.5.3	Gleichgewicht	23
1.5.4	Pflegerische Befundung des Betroffenen	24
1.5.5	Gestaltung von Bewegungsübergängen	25
1.5.6	Lagerungen/Positionierungen	27
1.5.7	Sitzen im Stuhl (am Tisch)	29
1.5.8	Gehen mit dem Patienten	30
1.6	Das therapeutische Führen nach Affolter	31
1.7	Kinaesthetics	32
1.7.1	Patienten im Bett an die Seite bewegen	33
1.7.2	Patienten im Bett auf die Seite drehen	34
1.7.3	„Gehendes" Bewegen im Liegen zum Kopfende	35
1.7.4	„Gehendes" Bewegen im Sitzen nach vorne oder hinten	36
1.7.5	Patienten an die Bettkante setzen	36
1.8	**Neurologische Leitsymptome und Syndrome**	37
1.8.1	Motorische Lähmungen	37
1.8.2	Sensibilitätsstörungen	38
1.8.3	Schwindel	39
1.8.4	Tremor	39
1.8.5	Bewegungs- und Koordinationsstörungen	40
1.8.6	Bewusstseinsstörungen	42
1.8.7	Vegetative Syndrome	43
1.8.8	Neuropsychologische Syndrome	44
1.8.9	Schmerz	46
1.9	**Der Diagnoseprozess in der Neurologie**	46
1.9.1	Anamnese und körperliche Untersuchung	46
1.9.2	Lumbalpunktion und Liquoruntersuchung	48
1.9.3	Radiologische bildgebende Verfahren	52
1.9.4	Elektrophysiologische Verfahren	57
1.9.5	Doppler-Sonografie	60
1.9.6	Intrakranielle Druckmessung	61
1.9.7	Biopsien	61
1.9.8	Stereotaktische Eingriffe	61
	Literatur und Kontaktadressen	62

Neurologie: Teilgebiet der Medizin, das sich mit der Prophylaxe, Diagnostik, *nichtoperativen* Behandlung und Rehabilitation bei Erkrankungen des zentralen und peripheren Nervensystems sowie bei Muskelerkrankungen befasst.

Neurochirurgie: Teilgebiet der Medizin, das sich v. a. mit der *operativen* Behandlung von Erkrankungen, Verletzungen und Fehlbildungen des zentralen und peripheren Nervensystems sowie den entsprechenden diagnostischen und rehabilitativen Maßnahmen befasst.

Neurologische Erkrankungen verlaufen oft chronisch und führen nicht selten zu bleibenden Behinderungen. Bei vielen Krankheitsbildern sind die Grenzen zwischen Neurologie und Psychiatrie fließend. Alle unsere Gefühle und Gedanken sind eng mit den organischen Strukturen des Nervensystems verknüpft. Daraus ist ersichtlich, warum einerseits neurologische Erkrankungen oft auch Auswirkungen auf Psyche und Verhalten haben und weshalb auf der anderen Seite einige psychiatrische Erkrankungen auf Störungen des Gehirns zurückgeführt werden können.

Da die Nervenbahnen durch den ganzen Körper ziehen, können neurologische Erkrankungen alle Organe in Mitleidenschaft ziehen. Viele Erkrankungen des Nervensystems wiederum sind durch Krankheiten anderer Organsysteme bedingt oder Folge von Infektionen oder Entwicklungsstörungen des Gesamtorganismus. Beispielsweise führt ein Diabetes mellitus zur Schädigung der peripheren Nerven und dadurch auch zu Empfindungsstörungen und Störungen der Magen-Darm-Bewegungen. Überschneidungen zwischen Neurologie und *Innerer Medizin* sind demzufolge häufig. In kleineren Krankenhäusern ohne neurologische Fachabteilung werden Patienten mit neurologischen Erkrankungen auf internistischen Stationen betreut, falls sie nicht verlegt werden können. Neurologische Fachabteilungen finden sich nicht nur in größeren Akutkrankenhäusern, sondern auch in vielen Rehabilitations- und Spezialkliniken.

Verflechtungen bestehen darüber hinaus insbesondere zur *Pädiatrie*. Die überaus komplexe Gehirnentwicklung kann vor, während und nach der Geburt in vielfältiger Weise beeinträchtigt werden. Die optimale Behandlung der dadurch entstehenden *kinderneurologischen Erkrankungen*, z. B. der Lähmungen infolge eines Sauerstoffmangels des Kindes während der Geburt oder etwa Epilepsien, erfordert eine enge Zusammenarbeit zwischen Neurologen und Kinder- und Jugendärzten.

1.1 Der neurologisch erkrankte Mensch

Bei vielen neurologischen Erkrankungen ist mit dem Gehirn das Organ betroffen, das den Menschen zum Menschen macht und ihm seine Individualität und Persönlichkeit verleiht. Selbstbild, Bewusstsein, Ausdrucks- und Wahrnehmungsfähigkeit können bis hin zum Verlust der Verbindung zur Außenwelt verändert sein, z. B. bei Patienten mit Apallischem Syndrom (➤ 8.5). Die Wesenhaftigkeit eines Menschen ist nicht mehr dieselbe und die gesamte Lebensplanung von Betroffenen und ihren Angehörigen wird infrage gestellt. Zudem ist oftmals die Bewegungsfähigkeit der Patienten, als eine Grundlage für alle anderen Lebensaktivitäten, stark eingeschränkt, was zusätzlich zu physischen, psychischen, aber auch sozialen und seelischen Problemen führen kann.

1.2 Besonderheiten der Pflege in der Neurologie

Neurologische Erkrankungen bedeuten in den meisten Fällen einen prägenden Einschnitt für das weitere Leben der Betroffenen. Dies stellt die Pflegenden vor einzigartige Herausforderungen, da die Betroffenen und oft auch die Angehörigen einer besonders umfassenden und kontinuierlichen Begleitung und Unterstützung bedürfen. Auch in der Neurologie richtet sich Pflege an der strukturierten Vorgehensweise des Pflegeprozesses aus. Zur **Pflege in der Neurologie** gehören u. a.:
- Die grundpflegerische Versorgung
- Das Lagern
- Die Mobilisation
- Die Durchführung verschiedener Prophylaxen
- Die Unterstützung bei der Ausscheidung
- Die Unterstützung bei der Nahrungsaufnahme
- Das Wiederherstellen verloren gegangener Körperfunktionen
- Das Überwachen der Vitalzeichen
- Die Bewusstseinskontrolle
- Die Unterstützung und Durchführung von diagnostischen und therapeutischen Maßnahmen.

Die **therapeutisch aktivierende Pflege** (➤ 1.3.1) ist im besonderen Maße rehabilitativ ausgerichtet, wobei dies keineswegs eine kurative oder palliative Schwerpunktsetzung ausschließt.

Im Folgenden finden Sie deshalb einen Überblick über die Aufgaben sowie die strukturellen und methodischen Gegebenheiten, Voraussetzungen und Möglichkeiten in der rehabilitativen Arbeit mit den Patienten, die oftmals schon in akutstationären Einrichtungen beginnt (➤ 1.3.2). Des Weiteren werden mit der Basalen Stimulation® (➤ 1.4), dem Bobath-Konzept (➤ 1.5), dem therapeutischen Führen nach Affolter (➤ 1.6) und der Kinaesthetics (➤ 1.7) vier besonders relevante Ansätze für die pflegetherapeutische Arbeit vorgestellt. Außerdem wird, der zunehmenden Relevanz palliativer Maßnahmen entsprechend, der Diagnostik und Therapie des neurologischen Leitsymptoms *Schmerz* besondere Aufmerksamkeit gewidmet (➤ Kapitel 12).

Therapeutisch aktivierende Pflege in der Neurologie

Im März 2008 hat die BIKA® (Bobath Initiative für Kranken- und Altenpflege e. V.) eine Definition zur therapeutisch aktivierenden Pflege verabschiedet, die den Begriff konkretisiert und inhaltlich genauer darstellt.

> **Therapeutisch aktivierende Pflege** bezieht sich auf Menschen mit Pflegebedarf und bildet die Grundlage für die Entwicklung von körperlichen, geistigen, emotionalen und sozialen Fähigkeiten. Sie bezieht die vorhandenen Fähigkeiten und Fertigkeiten ein und stellt sie in einen sinnvollen Kontext.
> Die therapeutisch aktivierende Pflege ist gekennzeichnet durch einen Beziehungsprozess mit zielgerichteten Maßnahmen und Aktivitäten.

Interventionen im Rahmen der therapeutisch aktivierenden Pflege sowie Zielsetzungen derselben werden gemeinsam mit Patienten, dem Team und den Angehörigen geplant, durchgeführt und im Prozess evaluiert.

Therapeutisch aktivierende Pflege umfasst die Beziehungsebene und Handlungskompetenzen unter folgenden Aspekten:
- Die Einschätzung der Selbstpflegefähigkeit und des Selbstpflegebedarfs
- Die Anleitung, Beratung, Begleitung und Unterstützung bei der Bewältigung aller Alltagsaktivitäten unter Berücksichtigung der Ziele des zu pflegenden Menschen
- Die Anpassung an die jeweils aktuelle Situation
- Die Stärkung der Motivation zur Eigenaktivität und Autonomie
- Die Gestaltung von Bewegungsübergängen und Positionen, sodass für den zu pflegenden Menschen Bewegung erfahrbar wird
- Die Vertiefung und Festigung von Handlungsabläufen durch Wiederholungen im Rahmen von Alltagssituationen
- Die individuelle Begleitung und Förderung zur Eigenverantwortung.

1.3 Rehabilitative Pflege in der Neurologie

Der Aufbau einer therapeutischen Beziehung und die therapeutisch aktivierende Pflege sind die Eckpfeiler der neurologischen Pflege von Menschen nach erworbener Hirnschädigung. Dabei gilt für alle im Folgenden vorgestellten pflegerischen Konzepte, dass sie erst nach einer speziellen Schulung und im Rahmen eines kontinuierlichen rehabilitativen Gesamtkonzepts sinnvoll zur Anwendung kommen können bzw. sollten.

1.3.1 Stationen der rehabilitativen Pflege

Neurologische Rehabilitation sollte bereits mit dem Eintritt des Patienten in eine Institution beginnen. Menschen mit erworbenen Hirnschädigungen sind darauf angewiesen, dass der Gedanke der Rehabilitation schon auf der Notfall- und Intensivstation alle Überlegungen und Maßnahmen prägt und dann über Akutstation und Frührehabilitationsstation bis zur Rehabilitationsklinik weitergetragen wird. Nur so wird das Rehabilitationspotenzial bestmöglich genutzt und Komplikationen können weitgehend vermieden werden.

Dieser Grundgedanke spiegelt sich auch im *Phasen-Modell* der neurologischen und neurochirurgischen Rehabilitation wider (> Tab. 1.1), es beginnt bei der Akutbehandlung als erster Phase der Rehabilitation.

Keine der erwähnten Einrichtungen ist für die Rehabilitation des Patienten wichtiger als eine andere, alle erfüllen ihren spezifischen Auftrag auf dem Weg des Patienten vom Ereignis bis zur Entlassung. Festgehalten werden kann allerdings: Erfährt der Patient in einer der Einrichtungen keine rehabilitative Pflege, hat dies negative Auswirkungen auf seinen Rehabilitationsprozess. Es treten vermehrt Komplikationen auf wie etwa ein Dekubitus oder Kontrakturen, die Rehabilitation dauert insgesamt länger, und nicht selten führen Versäumnisse auch zu einem schlechteren Endergebnis.

Tab. 1.1 Behandlungs- und Rehabilitationsphasen in der Neurologie und Neurochirurgie, angelehnt an das Phasen-Modell der Bundesarbeitsgemeinschaft für Rehabilitation (www.bar-frankfurt.de). Nicht jeder Patient durchläuft alle Phasen. Die Einstufung in eine Phase erfolgt im Zweifelsfall durch den Medizinischen Dienst der Krankenkassen (MDK) und ist u. a. wichtig für die Höhe der gezahlten Pflegesätze in rehabilitativen Einrichtungen.

Phase A: Akutbehandlung
- Akutbehandlung auf einer Akut- oder Intensivstation im Krankenhaus

Phase B: Frührehabilitation
- Individuelle, interdisziplinäre Rehabilitation schwerstpflegeabhängiger Patienten (z. B. komatöser Patienten)
- Aufnahmevoraussetzung sind meist: stabile Vitalfunktionen, keine Beatmungs- oder Intensivpflegebedürftigkeit mehr. Im Notfall muss aber eine schnelle intensivmedizinische Behandlung möglich sein
- Fortsetzung der Akutbehandlung
- Hauptziele: Kommunikations- und Beziehungsaufbau, Erreichen eines Grundmaßes an Kooperationsfähigkeit, Hilfe zur Selbsthilfe, Mobilisation

Phase C: Weiterführende (postprimäre) Rehabilitation
- Individuelle, interdisziplinäre Rehabilitation nur noch wenig oder gar nicht bewusstseinsbeeinträchtigter Patienten, die (wenn auch eingeschränkt) fähig sind zur Kooperation, jedoch in ihren Aktivitäten weitgehend abhängig von Unterstützung
- Hilfsmittelanpassung
- Hauptziele: Mobilisation, Selbstständigkeit bei allen Aktivitäten, Förderung kognitiver Funktionen und Kommunikation, Hilfe zur Selbsthilfe

Phase D: „Klassische" medizinische Rehabilitation, Anschlussheilbehandlung der Langzeitrehabilitation
- Individuelle, interdisziplinäre Rehabilitation gut kooperationsfähiger und (ggf. mit Hilfsmitteln) in ihren Aktivitäten (weitgehend) selbstständiger Patienten
- Hauptziele: weitere Wiederherstellung gestörter Funktionen und Hilfsmittelanpassung, Wiedereingliederung des Betroffenen in Beruf und soziales Umfeld

Phase E: Phase nach Abschluss der intensiven Rehabilitation, ambulante Rehabilitation
- Nachsorge und weitere Förderung insbesondere berufswichtiger Fähigkeiten, z. B. spezielle Therapien zur Steigerung von Konzentration, Belastbarkeit und motorischen Fertigkeiten, Umschulungen
- Hauptziel: bestmögliche Wiederherstellung eingeschränkter Körperfunktionen. Wiedereingliederung in Beruf und soziales Umfeld

Phase F: Phase der Langzeitpflege
- Weitere Pflege von Patienten, bei denen über längere Zeit keine Rehabilitationsfortschritte zu beobachten waren
- Hauptziel: höchstmögliche Selbstständigkeit und Lebensqualität

Besonderheiten der rehabilitativen Pflege in der Neurologie

In der **rehabilitativen Pflege** können viele Patienten, z. B. aufgrund einer erworbenen Hirnschädigung, nur eingeschränkt mit ihrer Umwelt kooperieren. Dem Betreuungs- und Behandlungsteam obliegt die Aufgabe, eine Basis zu schaffen, auf der es dem Patienten möglich ist, an seinem Genesungsprozess mitzuarbeiten und mitzuentscheiden. Dies im Sinne der ICF (*International Classification of Functioning, Disability and Health*), in der die Partizipation (Teilhabe) des Patienten eine wichtige Rolle einnimmt. Da die neurologische Rehabilitation mit dem (zumeist schweren) Ereignis beginnt, hat sie wesentliche akutmedizinische Anteile.

Ziel der Rehabilitation

Ziel der Rehabilitation muss es sein, die aus der erworbenen Hirnschädigung entstandenen körperlichen, sprachlichen, neuropsychologischen und sozialen Beeinträchtigungen zu vermindern. Es sollen unter Berücksichtigung der individuellen Voraussetzungen und Möglichkeiten
- die verbliebenen Fähigkeiten weiter unterstützt werden,
- verloren gegangene Fertigkeiten wieder erworben oder durch andere kompensiert und ersetzt werden.

Auch die psychosozialen Fähigkeiten des Patienten und seiner Angehörigen müssen in die Rehabilitationsmaßnahmen mit einbezogen werden.

Aufgaben der Pflegenden in der Rehabilitation

Wesentliche **Aufgaben der Pflegenden** sind:
- Eine therapeutische Beziehung zum Patienten und zu seinen Angehörigen aufzubauen
- Die Ressourcen des Patienten und seines sozialen Umfeldes zu erkennen und zu fördern
- Rehabilitationsziele festzulegen
- Den Patienten zur Selbsthilfe anzuleiten und Hilfe zur Bewältigung von Alltagsproblemen zu geben
- Im interdisziplinären Team eine Koordinations- und Schnittstelle für alle Beteiligten zu bilden, die immer den Patienten als Individuum im Auge behält.

Die folgenden Ausführungen beziehen sich zwar schwerpunktmäßig auf Einrichtungen der neurologischen (Früh-)Rehabilitation nach erworbener Hirnschädigung, vieles lässt sich jedoch auf die Arbeit in anderen Fachgebieten und auf anderen neurologischen Stationen übertragen.

Leitgedanken der Rehabilitation

Die Pflegenden leiten den Patienten so an, dass er schrittweise Handlungen teilweise selbstständig oder selbst ausführen kann. Dabei achten sie einerseits darauf, den Patienten nicht zu überfordern, da Überforderung zu Frustration, Aggression und Resignation führen kann. Andererseits ist stetige Unterforderung des Patienten zu vermeiden, die auch zu Passivität und Resignation führen kann.

In diesen Anleitungsprozess zur Selbstständigkeit müssen die Angehörigen einbezogen werden. Ihnen den Sinn und den Zweck aufzeigen kann helfen, den Rehabilitationsprozess besser zu verstehen. Zudem können gemeinsam mit ihnen Unterstützungsmöglichkeiten für den Patienten erarbeitet werden.

Im Verlauf der Rehabilitation kommen bei der Pflege des Patienten verschiedene Konzepte, wie das der Basalen Stimulation® (> 1.4) oder das Bobath-Konzept (> 1.5), zum Tragen, entwickeln sich weiter oder lösen sich ab. Dies macht die Pflegearbeit auf einer Rehabilitationsabteilung spannend und herausfordernd.

> **Hilfe zur Selbsthilfe**
>
> **Leitgedanke** der rehabilitativen Pflege ist, dem Patienten so viel Hilfe zu geben, wie er braucht, aber nicht mehr als nötig. Die Anleitung des Patienten zur Selbsthilfe ist daher Grundlage aller pflegerischen Überlegungen.

1.3.2 Psychische Begleitung des Patienten von der Aufnahme bis zur Entlassung

Menschen, die in einer neurologischen Rehabilitationsabteilung behandelt werden, sind oft plötzlich aus ihrem Alltag herausgerissen und mit einer schweren Erkrankung konfrontiert, die ihr Leben und das ihrer Angehörigen grundlegend verändern wird. Dieser Einschnitt ist traumatisierend und sehr schmerzhaft. Nur langsam und schrittweise können sich die Patienten mit dieser Situation auseinandersetzen. Die Betroffenen reagieren dabei je nach ihrer Persönlichkeit vor der Erkrankung und ihren aktuellen Möglichkeiten mit den verschiedensten Reaktionsmustern und *Coping-Strategien* (> 13.6.9) auf dieses Erleben.

Bei der Aufnahme in der Rehabilitationsabteilung ist es Aufgabe der Pflegenden, in einem Anamnesegespräch mit dem Patienten und seinen Angehörigen zu erfassen, wo diese stehen und welche Bedürfnisse sie haben. Den Patienten und seine Angehörigen dort abzuholen, wo sie stehen, und mit ihnen zusammen die ersten Schritte in die Rehabilitation zu gehen, führt dazu, dass sie Vertrauen und Sicherheit aufbauen und sich auf den langen Weg der Rehabilitation machen können. In einer sicheren Umgebung können sich der Patient und seine Familie ihren Gefühlen und Ängsten stellen. Finden sie diese Sicherheit nicht, ist es für sie umso schwerer, sich mit der neuen Situation auseinanderzusetzen.

Aufbau einer therapeutischen Beziehung

Die Beziehung und die **Beziehungsgestaltung** zum Patienten sind wesentliches Instrument der Pflege in allen Phasen der Rehabilitation. Sie bilden das Fundament jeder Interaktion zwischen Patienten und Pflegenden.

Die Pflegenden müssen sich dabei auf eine Beziehung mit dem Patienten einlassen. Nur wenn Pflegende und Patient in dieser therapeutischen Beziehung ein Team bilden und zusammenarbeiten, kann das Instrument der Beziehung heilsam wirken. So wird es möglich, den oft entstehenden mächtigen Gefühlen standzuhalten und die während der Rehabilitation unweigerlich auftretenden Probleme, Ängste und Unzufriedenheit gemeinsam zu bewältigen.

In der Beziehungsgestaltung zu den Patienten und seinen Angehörigen tragen die Pflegenden eine große Verantwortung, der sie sich bewusst stellen müssen. Gerade in der frühen Phase der Rehabilitation befindet sich der Patient in einer abhängigen Beziehung zu den Pflegenden. Dieser Abhängigkeit muss mit viel Sorgfalt begegnet werden, denn Ziel ist es, dass der Patient ein gleichberechtigter Partner im Beziehungsprozess wird.

Im weiteren Verlauf wird das Beziehungsnetz von den Pflegenden immer wieder reflektiert und ggf. an neue Situationen angepasst. Nähe und Distanz sind dabei zentrale Aspekte. Die Frage: „Wie viel Nähe ist erwünscht, wie viel Distanz ist nötig?", muss im Verlauf der Rehabilitation immer wieder beantwortet werden. Hierbei ist es sinnvoll, den Patienten einzubeziehen – immer angepasst an seine kognitiven Fähigkeiten.

In der Auseinandersetzung mit diesem Thema ist ein Austausch im Pflegeteam hilfreich. Über die eigenen Grenzen zu sprechen, eigene Grenzen akzeptieren zu lernen, aber auch die Grenzen und Reaktionen der anderen Pflegenden zu kennen und anzunehmen, kann dazu beitragen, dass man sich in seinen Fähigkeiten der Beziehungsgestaltung zu den Patienten und seinen Angehörigen weiterentwickeln kann. Gemeinsam über erlebte Begegnungen mit den Patienten zu reflektieren kann den Pflegenden helfen, eigene Reaktionsmuster zu erkennen und diese ggf. auch zu verändern und sich selbst weiterzuentwickeln.

> **Beziehung lösen am Ende des Rehabilitationsprozesses**
>
> Ein intensiv gestalteter Beziehungsprozess zwischen Pflegenden und Patienten muss zum Ende des Rehabilitationsprozesses bewusst aufgelöst werden. Die Pflegenden müssen sich Schritt für Schritt vom Patienten lösen, ihm ermöglichen, neue Beziehungen aufzunehmen und unabhängig zu werden. Eine bewusste Vorbereitung und Gestaltung der Entlassung kann das Lösen der Beziehung unterstützen und erleichtern. In diesem Lösungsprozess sollte die Pflegende gemeinsam mit dem Patienten die erlebte Zeit reflektieren und ihm nochmals die Möglichkeit bieten, den Rehabilitationsprozess mit all seinen Höhen und Tiefen wahrzunehmen und sich auf den neuen Schritt außerhalb der Rehabilitationseinheit vorzubereiten.

1.3.3 Pflegesystem: Bezugspflege

> Jeder Patient hat eine für ihn zuständige Bezugsperson aus der Pflege. Diese ist sowohl ihm als auch seiner Familie mit Namen und Funktion bekannt. Sie ist Ansprechpartner und zuständig für die Gestaltung des Pflegeprozesses und der interdisziplinären Zusammenarbeit.

Da in der rehabilitativen Pflege die Zusammenarbeit und die therapeutische Beziehung mit dem Patienten und seiner Familie eine zentrale Rolle einnehmen, ist die **Bezugspflege** für alle Beteiligten die Pflegeform der Wahl. Bei der Arbeit im Bezugspflegesystem sollten sich die Pflegenden bewusst sein, wo die Vorteile dieses Systems liegen, welchen Nutzen die Patienten, das soziale Umfeld und sie selbst daraus ziehen können, was aber auch die Anforderungen an sie sind. Eine solche Auseinandersetzung mit der Thematik kann den Pflegenden helfen, sich in die Rolle der Bezugsperson einzufinden und für sich ihre Einstellungen, Erwartungen und Entwicklungsmöglichkeiten zu klären. (📖 1)

Patienten mit neurologischen Erkrankungen sind durch das Geschehene oft zutiefst verunsichert. Zudem sind sie durch ihre Grunderkrankung meist weniger anpassungsfähig als Gesunde, sie können sich nur eingeschränkt auf Neues (etwa immer neue Pflegende) einstellen. Auch die Angehörigen befinden sich vielfach in einer sehr schwierigen Situation. In der Bezugsperson aus der Pflege haben der Patient und seine Angehörigen eine Ansprechperson, an die sie sich mit Unsicherheiten, Fragen und Problemen wenden können. Dies wirkt dem Gefühl des Alleinseins entgegen und lässt stattdessen ein Gefühl des „Aufgehobenseins" entstehen. Umgekehrt ist auch der Patient für die Pflegende kein Unbekannter. Seine Biografie und sein soziales Umfeld können in die Pflege einbezogen werden und so die Rehabilitationsziele beeinflussen. Die Pflegende lernt den Patienten so kennen, dass sie die Pflege individuell an ihn angepasst planen kann. Pflegende und Patient bilden im optimalen Falle ein Team und arbeiten an den gemeinsamen Rehabilitationszielen.

Die Bezugspflegende begleitet den Patienten und seine Familie während der Zeit der Rehabilitation. Sie übernimmt eine zentrale Rolle und wird zur Ansprechpartnerin für alle an der Rehabilitation Beteiligten. Durch ihre besondere Beziehung zum Patienten und zu seinen Angehörigen ist sie in der Lage, mit ihnen auch schwierige Gespräche (z. B. über offene Fragen, Probleme und Ängste) zu führen.

Es ist die Aufgabe der Bezugsperson, die Bedürfnisse, Fragen und Ängste der Angehörigen zu erfassen und anzugehen. Die Angehörigen müssen dort abgeholt werden, wo sie stehen und schrittweise in den Rehabilitationsprozess einbezogen werden. Die Pflegende muss sich aber auch der Grenzen ihres Auftrages bewusst sein und die Angehörigen ggf. an weitere Stellen, wie Sozialarbeiter, Psychologen, Selbsthilfegruppen, weiterleiten.

Voraussetzungen für eine Tätigkeit als Bezugspflegende sind in erster Linie der Wille und die Bereitschaft, sich auf einen Patienten und sein Familiensystem einzulassen, eine Beziehung zu ihnen aufzubauen und die Verantwortung für diesen Prozess zu übernehmen. Hierfür braucht die Pflegende sowohl praktische Fähigkeiten als auch theoretisches Wissen sowie die Fähigkeit, eigenes Handeln und Denken zu hinterfragen.

> Die Pflegende hat als Bezugspflegende die Möglichkeit, eine Beziehung auf einer professionellen Ebene mit dem Patienten und seinem Familiensystem einzugehen. Das **Bezugspflegesystem** erlaubt Freiräume für eine individuelle, spannende und kreative Pflege. Es bietet der Pflegenden auch die Möglichkeit, durch die Auseinandersetzung mit der Thematik „professionelle Beziehung" zu lernen und sich weiterzuentwickeln.

Mögliche Aufgaben der Bezugspflegenden in der rehabilitativen Pflege

Vor der Aufnahme
Von Vorteil ist es, wenn die Bezugspflegende bereits vor der **Aufnahme** des Patienten in die Rehabilitationseinheit Kontakt mit den Pflegenden der vorbehandelnden Abteilung aufnimmt. Hierdurch kann sie alle nötigen Informationen einholen, die sie braucht, um sich ein Bild über die Situation des Patienten zu machen und die nötigen Vorbereitungen für die Aufnahme zu treffen.

Aufnahme des Patienten
- Die Bezugspflegende ist am Aufnahmetag und an den beiden darauf folgenden Tagen anwesend
- Die Pflegende stellt sich dem Patienten und seinen Angehörigen als Bezugsperson aus der Pflege vor und erklärt ihnen ihre Funktion
- Sie führt den Patienten und seine Angehörigen in den Abteilungsalltag ein
- Die Bezugspflegende führt ein Anamnesegespräch mit dem Patienten und seinen Angehörigen. In diesem Gespräch ist es wichtig, offene Fragen von allen Seiten zu klären, Unsicherheiten anzusprechen und Informationen über den Patienten und seine Situation zu sammeln
- Die Bezugspflegende erstellt eine (auch für ihre Kollegen verbindliche!) Pflegeplanung im Rahmen der therapeutischen Zielsetzung und hält wichtige Informationen im Dokumentationssystem fest.

Während des Aufenthaltes auf der Station
- Die Bezugspflegende ist stets über den bisherigen Verlauf der Rehabilitation, Pflegeziele, Therapieziele, medizinische Diagnosen und alle Maßnahmen informiert und auf dem neuesten Stand
- Sie ist Ansprechpartnerin für den Patienten, seine Angehörigen und alle an der Rehabilitation beteiligten Fachpersonen
- Die Bezugspflegende überprüft laufend die Pflegeplanung und passt sie unter Berücksichtigung des Rehabilitationsprozesses dem aktuellen Stand an
- Sie pflegt den Kontakt zu den Angehörigen und steht ihnen nach Möglichkeit beratend bei
- Abmachungen werden im Dokumentationssystem festgehalten und sind verbindlich
- Die Bezugspflegende nimmt an den Gesprächen mit dem Rehabilitationsteam teil. Hier bringt sie die Sichtweise der Pflegenden ein und vertritt ggf. die Interessen des Patienten und/oder seiner Angehörigen.

In der Entlassungsphase
- Die Bezugspflegende sollte sich selbst, dem Patienten und seinen Angehörigen die Möglichkeit bieten, über den Rehabilitationsverlauf, die gemeinsame Beziehung, den bevorstehenden Abschied, die erreichten Ziele und die Zeit nach der Entlassung zu sprechen
- Wenn der Patient in eine andere Einrichtung verlegt wird, schreibt die Bezugspflegende den Übergabebericht
- Gemeinsam sollte im Pflegeteam über die Zeit mit dem Patienten und die während der Rehabilitation entstandenen Gefühle reflektiert werden. So kann aus dieser Zeit gelernt werden und die Pflegende kann sich in der Rolle als Bezugsperson weiterentwickeln.

> Das zugrunde liegende **Menschenbild** in der Bezugspflege betrachtet die Person als entscheidungsfähiges und mündiges Individuum, welches aktiv an seinem Genesungsprozess mitwirkt und Entscheidungen mit trifft.

1.3.4 Zusammenarbeit im interdisziplinären Team

In der Rehabilitation arbeiten immer verschiedenste Berufsgruppen zusammen. Eine gut koordinierte **interdisziplinäre Zusammenarbeit** und der gemeinsame Austausch sind für die Rehabilitation von zentraler Bedeutung. Zum einen kann nur so dem Patienten eine qualitativ gute und kontinuierliche Betreuung zuteilwerden, zum anderen können sich die Beteiligten gegenseitig unterstützen, um diese anspruchsvolle Aufgabe zu meistern.

In einem interdisziplinären Team wird an gemeinsam festgelegten Zielen gearbeitet, was einen permanenten Austausch aller beteiligten Fachbereiche erfordert. Jeder Fachbereich handelt und entscheidet in seinem Gebiet, bezieht dabei aber die Informationen der anderen Disziplinen ein.

Eine gute Zusammenarbeit der einzelnen Berufsgruppen ist immer dann am besten, wenn an gemeinsamen Zielen gearbeitet wird, über Probleme zusammen nachgedacht wird und Lösungen gesucht werden und sich letztlich auch alle zusammen mit dem Patienten über die erreichten Erfolge freuen können. Hierfür ist die **Kommunikation untereinander** von herausragender Bedeutung. Die Pflegenden haben von allen Berufsgruppen die längste Zeit am Tag Kontakt mit dem Patienten. Sie haben die Aufgabe, ihre Beobachtungen und Wahrnehmungen an die übrigen Teammitglieder weiterzugeben, sie können, sollen und müssen ihre Sicht der Situation selbstbewusst ins Rehabilitationsteam einbringen.

Eine zentrale Rolle nehmen die Pflegenden und hier insbesondere die **Bezugspflegende** außerdem ein, wenn Verbindungen zwischen den verschiedenen Bereichen bzw. Teammitgliedern und den Angehörigen zu knüpfen sind.

Um in einem großen interdisziplinären Team die Zusammenarbeit und den Informationsfluss zu gewährleisten, muss jede Rehabilitationseinheit über genau auf ihre Bedürfnisse abgestimmte Kommunikationsformen verfügen, mithilfe deren sich die zuständigen Therapeuten austauschen können. Dies können z. B. Konferenzen, „Briefkästen" oder Signale in der Dokumentation sein.

> Im **interdisziplinären Team** muss allen Mitarbeitenden klar sein, dass jeder Einzelne Verantwortung für das gemeinsame Zusammenarbeiten und den Informationsfluss trägt. Nur wenn diese Verantwortung gemeinsam getragen wird, kann Interdisziplinarität entstehen.

1.3.5 Begleiten und Einbeziehen der Angehörigen in die rehabilitative Pflege

> Die **Begleitung der Angehörigen** ist eine wichtige Aufgabe der Pflegenden und eine große Herausforderung für sie. Nur im Zusammenspiel Patient – Angehörige – Rehabilitationsteam ist eine Rehabilitation möglich, die für alle zufriedenstellend verläuft.

In der Pflege ist die Zusammenarbeit mit dem sozialen Umfeld des Patienten eine zentrale Aufgabe. Die Unterstützung, die die Angehörigen den Patienten geben, ist gerade in der Rehabilitationspflege von großer Bedeutung.

Angehörige sind auch Betroffene
Bei der Begleitung von Angehörigen sind sich die Pflegenden immer bewusst, dass Angehörige auch **Betroffene** sind. Die Krankheit des Patienten hat einen einschneidenden Einfluss auch auf ihr Leben. Bei der Aufnahme eines Patienten in eine Rehabilitationseinheit haben die Angehörigen oft eine außergewöhnlich belastende Zeit mit Intensiv- und Überwachungsstationen hinter sich. Die Situation, in der sich die Angehörigen plötzlich befinden, überfordert sie oft auch emotional, sie fühlen sich verunsichert und haben meist ein großes Bedürfnis nach Information und Unterstützung. Um in dieser Situation mehr Sicherheit zu erlangen und Vertrauen aufbauen zu können, ist es für die Angehörigen wichtig, dass sie unaufgefordert Informationen erhalten.

Die Angehörigen befinden sich auf einem neuen Weg, und die Pflegenden bieten ihnen an, sie ein Stück weit auf diesem Weg zu begleiten und zu unterstützen.

Die Pflegenden suchen das Gespräch
In den ersten Tagen der Rehabilitation sollte ein **Gespräch** zwischen den Angehörigen und der Bezugspflegenden stattfinden. In diesem Gespräch gibt die Bezugspflegende den Angehörigen die Möglichkeit, über ihr Erleben und ihre Ängste zu sprechen und ihre Fragen und Bedürfnisse zu äußern. Ein solches Gespräch bietet auch Gelegenheit, Informationen, z. B. zur Abteilung, zur Pflege oder zu den Therapien, zu geben. Die Pflegenden ermuntern die Angehörigen außerdem, sich mit den Therapeuten und Ärzten in Verbindung zu setzen und sich spezifische Informationen direkt von diesen zu holen.

Die Pflegenden besprechen gemeinsam mit den Angehörigen, ob und inwieweit sie sich in die Pflege des Patienten einbringen wollen. Für manche ist die Möglichkeit sehr wichtig, den Kranken aktiv zu unterstützen. Einige müssen sogar eher gebremst werden, um den evtl. noch schwer beeinträchtigten Patienten (und sich selbst) nicht zu überfordern. Andere können sich wiederum eine Beteiligung gar nicht vorstellen und der Gedanke löst bei ihnen Ängste und Befürchtungen aus. Hier streben die Pflegenden ein langsames Hineinwachsen in die neue Situation und den Umgang mit dem Angehörigen an. Die Pflegenden versuchen, auch nonverbal geäußerte Bedürfnisse und Ängste der Angehörigen wahrzunehmen und ihnen die Möglichkeit zu geben, sich nach ihrem tatsächlichen Können und Wollen in die Rehabilitation einzubringen.

Hoffnungen der Angehörigen akzeptieren
Die Pflege muss sich bewusst sein, dass es innerhalb der Familie zu einer neuen Aufteilung der Rollen kommen kann. War es z. B. bisher die Aufgabe des Patienten, für den Haushalt und die Kinder zu sorgen, sind es nun andere Menschen aus dem sozialen Netz, die dies übernehmen. Auch müssen die Pflegenden bei allem, was sie tun und sagen, daran denken, dass die Angehörigen gerade am Anfang der Rehabilitation sehr große **Hoffnungen** auf eine vollständige Heilung haben. Ein Bild darüber, welche Auswirkungen eine Hirnverletzung auf das künftige Leben des Patienten und sein soziales Umfeld haben könnte, kann sich nur langsam und schrittweise einstellen. Vor diesem Hintergrund muss beachtet werden, dass es in vielen Fällen so ist, dass eine dauerhafte Verschiebung der Rollen im Familiensystem oft erst nach dem Austritt aus der Rehabilitation erarbeitet werden kann.

Angehörige nicht überfordern
Die Angehörigen sollten darauf aufmerksam gemacht werden, dass sie das Recht haben, sich abzugrenzen, dass sie ihr Leben und das Leben der Familie weiterführen dürfen, sollen und sogar müssen. Überforderte Angehörige können dem Kranken auf Dauer keine Hilfe sein. Die Angehörigen erleben eine Zeit, auf die sie nicht vorbereitet waren. Die Pflegenden weisen sie daher auf die Möglichkeiten professioneller Unterstützung (z. B. durch einen Psychologen) hin und ermuntern sie, diese Unterstützung anzunehmen. Auch Selbsthilfegruppen bedeuten für viele Angehörige eine Erleichterung. Hier können die Pflegenden z. B. durch Weitergeben von Namen und Anschriften oder Treffpunkten den ersten Kontakt anbahnen.

Regelmäßig Gespräche führen
Während der Rehabilitation sollen regelmäßig Gespräche zwischen den Angehörigen und der Pflegenden stattfinden. Diese **Gespräche** können informell sein und sich spontan ergeben oder, wenn es die Situation erfordert, einen offiziellen Charakter haben. In diesen Gesprächen gehen die Pflegenden auf alte und neue Fragen der Angehörigen ein, besprechen den Rehabilitationsverlauf und integrieren Fragen und Anliegen vonseiten der Pflegenden.

Im Rehabilitationsverlauf kann es für den Patienten sinnvoll sein, Wochenenden zu Hause zu verbringen. Diese „Heimurlaube" bereiten die Pflegenden zusammen mit den Angehörigen sorgfältig vor. Viele Angehörige haben zunächst Bedenken und Ängste, den Anforderungen nicht gewachsen zu sein. Die Angehörigen werden vor dem Urlaub von den Pflegenden und den behandelnden Therapeuten über die Behandlung und den Umgang mit dem Patienten geschult. Erst wenn sie sich hier sicher genug fühlen, kann der Besuch zu Hause ins Auge gefasst werden.

> Die Aufgabe der Pflege in der Begleitung der Angehörigen ist es, sie zu informieren, zu beraten, zu schulen und anzuleiten. Angehörige benötigen Unterstützung und Begleitung.

1.3.6 Beobachten, Beurteilen und Intervenieren in ausgewählten Pflegesituationen

Pflege von desorientierten und verwirrten Patienten

Desorientiertheit und **Verwirrtheitszustände** sind häufige Krankheitszeichen zu Beginn einer Hirnverletzung. Die Behandlung von Orientierungsstörungen und Verwirrtheitszuständen stellt eine große Herausforderung für das Rehabilitationsteam dar. Für die Angehörigen sind diese Zustände des Patienten sehr schwer zu verstehen und zu ertragen. Es ist wichtig, dass sie in dieser Phase der Rehabilitation des Patienten Unterstützung erleben und ihnen das Verhalten des Patienten immer wieder erklärt wird.

Probleme, die sich im Umgang mit desorientierten und verwirrten Patienten stellen können:

1. Zeitliche und situative Verwirrtheit
Umgang mit dem Patienten:
- Konstante Umgebung (Einbettzimmer, persönliche Gegenstände, Reizreduktion usw.)
- Konstanter Tagesablauf (Beständigkeit und Routine)
- Konstante Bezugsperson
- Konstante Information (dem Patienten immer wieder dieselben Informationen geben).

2. Gedächtnisstörungen (der Patient hat Probleme, Informationen zu speichern oder abzurufen)
Umgang mit dem Patienten:
- Kurze Anleitungen und Informationen
- Regelmäßige Vermittlung von Realitätsinformationen
- Vermeiden von falschen Informationen
- Anbieten von Erinnerungshilfen.

3. Aufmerksamkeitsstörungen und verminderte Belastbarkeit
Umgang mit dem Patienten:
- Keine Überforderung
- Keine zu langen Aktivitätsphasen
- Regelmäßige Pausen
- Sorge für eine ruhige Umgebung.

Bodenpflege bei Erregungs- und Unruhezuständen

Eine akute Hirnschädigung geht in vielen Fällen mit einer Bewusstseinstrübung oder Bewusstlosigkeit einher. Der Kranke erlangt das Bewusstsein in aller Regel nicht plötzlich wieder, sondern schrittweise. Diese Aufwach- oder Reorientierungsphase ist häufig gekennzeichnet durch Erregungsunruhe, Agitationszustände und ständige Bewegungen von Armen und Beinen oder des ganzen Körpers.

Werden die Betroffenen in diesem Stadium aus Angst vor Verletzungen sediert, können nicht nur unerwünschte, sondern auch erwünschte Reaktionen unterdrückt werden. Momente, in denen es dem Patienten möglich wäre, die Aufmerksamkeit seiner Umwelt zuzuwenden, sind verschleiert und nicht für die Rehabilitation nutzbar. Eine Möglichkeit ist hier die Pflege des Patienten auf einem **Matratzenlager auf dem Boden** (> Abb. 1.1). Sie trägt dem großen Bedürfnis des Patienten nach Bewegung und Bewegungsfreiheit Rechnung, wirkt der Unruhe entgegen und setzt die Gefahr von Verletzungen herab.

Mit der Pflege auf dem Bodenlager können die Pflegenden Sedierung und Fixierung weitestgehend vermeiden und so eine Basis der Wertschätzung und des Vertrauens mit dem Patienten aufbauen. Die Beziehung, die bei der Pflege des Patienten auf dem Bodenlager entsteht, ist von großer Nähe und Intimität geprägt.

> **„Schema F" führt nicht zum Ziel**
> Die Pflege auf dem Bodenlager erfordert ein unkonventionelles Vorgehen. Die Pflegenden müssen in ihrer Arbeit flexibel und bereit sein, neue Wege auszuprobieren. Sie können ihre ganze **Kreativität** in die Pflege einbringen.

Phasen des Matratzenlagers
- **1. Phase.** Der Patient erhält ein Bett aus 2–3 Matratzen auf dem Fußboden, auf denen er sich frei bewegen kann. Vor die Matratzen werden dünne Gummimatten gelegt. So kann der Patient den ganzen Körper für seine Wahrnehmung einsetzen. Auch wenn er seinen eigentlichen Schlafplatz verlässt und fortkriecht, hat er eine weiche Unterlage; somit ist die Verletzungsgefahr gering. Die Erfahrung hat gezeigt, dass der Patient in der Regel innerhalb weniger Tage die Grenzen seines eigentlichen Schlafplatzes erkennt und entsprechend nutzt. Aus Sicherheitsgründen werden alle scharfen Ecken im Zimmer abgedeckt und alles nicht verwendete Mobiliar aus dem Zimmer entfernt. Wesentlich ist die Gestaltung der Umgebung: Der Patient soll sich z. B. durch Farben, Bilder oder vertraute Gerüche angesprochen fühlen und seine Umwelt als sicher und vertraut empfinden. Hier kommt das Konzept der Basalen Stimulation® (> 1.4) zum Einsatz.
- **2. Phase.** Sobald der Patient seinen Schlafplatz als diesen erkennt und akzeptiert, erhält er nur noch eine Matratze mit einer dünnen Gummimatte davor. So kann er sich an die Größe eines Krankenhausbettes gewöhnen, und die

Pflegenden können erkennen, wie groß die Gefahr noch ist, dass der Patient aus dem Bett fallen könnte.
- **3. Phase.** In der dritten Phase bekommt der Patient ein „normales" Krankenhausbett, das mit einer Seite an die Wand gestellt wird. Zur Sicherheit werden 1–2 Matratzen vor das Bett des Patienten gelegt, um bei einem Sturz aus dem Bett die Verletzungsgefahr zu mindern.

Hygienemaßnahmen bei der Bodenpflege

Zimmer, in denen Patienten auf dem Boden gepflegt werden, können nach den üblichen **Hygienevorschriften** gereinigt werden.

Für aseptisches Arbeiten, wie z. B. einen Verbandswechsel, muss das benötigte Material auf einer desinfizierten Fläche an das Bodenlager mitgenommen werden.

Es darf nicht mit den Schuhen auf das Bodenlager getreten werden!

> **ACHTUNG!**
> **Grundsatz**
> Dort, wo sich der Patient hinbewegen kann, darf nicht mit den Schuhen hingetreten werden!

Mobilisation

Allgemein besteht die Sorge, dass die **Mobilisation** eines Patienten vom Bodenlager schwierig sei und eine große Belastung für die Pflegenden darstelle. Hat sich die Pflegende jedoch mit den verschiedenen Möglichkeiten der Mobilisation (z. B. nach Bobath, ➤ 1.5, oder nach kinästhetischen Prinzipien, ➤ 1.7) auseinandergesetzt, kann sie in aller Regel abschätzen, welche Möglichkeit die beste Art der Mobilisation für den Patienten und die Pflegenden darstellt, und so die Belastung in tolerierbaren Grenzen halten.

Kontinenztraining

Schon in der frühen Phase der Reorientierung kann mit einem **Kontinenztraining** begonnen werden. Die meisten Patienten sind nicht inkontinent, sie können sich aber nicht adäquat mitteilen. Wird dem Patienten durch ein konsequentes Kontinenztraining ermöglicht, auf die Toilette zu gehen, kann schon früh eine Kontinenz erreicht werden.

Pflege von Patienten mit Kommunikationsstörungen

Aphasie, ➤ 1.8.8, sowie *Pflege eines Menschen nach einem Schlaganfall,* ➤ 2.1.4

In der Rehabilitation betreuen und begleiten die Pflegenden Patienten mit den verschiedensten **Kommunikationsstörungen**. Über dieses Hindernis hinweg die wichtige therapeutische Beziehung zum Patienten aufzubauen, um ihm ein Gefühl von Sicherheit und „Wahrgenommensein" zu vermitteln, ist eine große Herausforderung für die Pflegenden.

Sich verständlich zu machen, von anderen verstanden zu werden und andere zu verstehen, sind grundlegende Bedürfnisse aller Menschen. Verstanden zu werden vermittelt mir, dass ich wahrgenommen werde, dass ich sicher bin.

Wie schwierig muss das Erleben für Patienten mit Kommunikationsstörungen sein, wenn sie plötzlich etwas so Wichtigem und „Selbstverständlichem" beraubt werden wie der Sprache?

- Zu merken, dass die Umwelt einen nicht mehr versteht
- Dass man selbst seine Umwelt nicht mehr verstehen kann
- Dass Lesen etwas geworden ist, was nicht mehr möglich ist
- Und Schreiben sogar für einen selbst unleserlich oder gar nicht mehr zu bewerkstelligen ist
- Wenn Bedürfnisse zu äußern plötzlich einer großen Anstrengung bedarf usw.

Und das alles, obwohl der Patient genau weiß, was er wann, wo und wie bräuchte.

Solche u. ä. Überlegungen sind in der pflegerischen Begleitung von Patienten grundlegend. Ziel muss sein, Patienten mit einer Kommunikationsstörung ein Gefühl von Sicherheit und Wahrgenommensein vermitteln zu können, ein Verstummen zu vermeiden, immer wieder Hoffnung zu wecken, immer wieder einen neuen Kommunikationsversuch zu unternehmen.

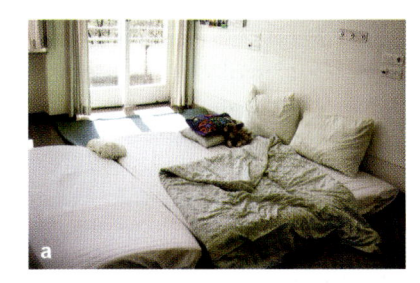

Abb. 1.1 (a) Erste Phase des Matratzenlagers (Bodenlager) mit mehreren Matratzen auf dem Boden, die von dünnen Gummimatten umgeben werden. **(b) Zweite Phase des Matratzenlagers** mit nur noch einer Matratze auf dem Boden, die ebenfalls mit Gummimatten umlegt wird. **(c) Dritte Phase des Matratzenlagers** mit einem Krankenhausbett, vor das zum Schutz vor Verletzungen eine Matratze platziert wird. [T183]

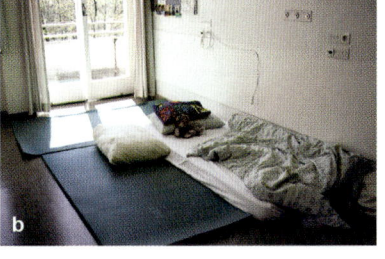

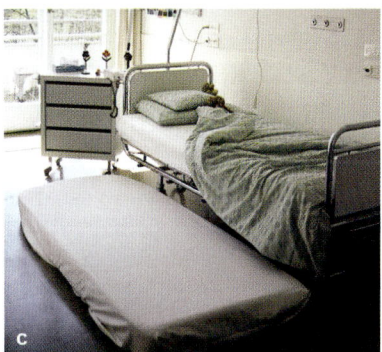

> Die Gefahr ist groß, dass sich kommunikationseingeschränkte Patienten in sich zurückziehen, immer weniger Kontakt suchen und schließlich ganz verstummen.

Angehörige einbeziehen

Der Aufbau einer therapeutischen Beziehung, mit dem Hindernis der verbalen Kommunikationseinschränkung, kann äußerst schwierig sein.

Hilfreich dabei sind ausreichende Informationen über den Patienten, welche die Pflegenden über die **Angehörigen** einholen können. Mithilfe dieser Informationen können sich die Pflegenden ein Bild des Patienten machen und abschätzen, was für den Patienten wichtig ist. Dieses Wissen können sie gezielt in die Pflege einbeziehen, z. B. ein Gespräch über ein Thema einleiten, von dem sie wissen, dass es dem Patienten wichtig ist. So vermitteln die Pflegenden dem Kranken, dass sie Interesse an seiner Persönlichkeit haben.

Zu einem abgerundeten Bild gehört auch das Wissen über die psychosoziale Situation des Patienten und seine bisherigen Bewältigungsmuster in Krisensituationen. Das Eingehen auf bekannte Bewältigungsmuster hilft der Pflegenden, eine Beziehung zum Patienten aufzubauen.

Die Zusammenarbeit mit den Angehörigen ist von zentraler Wichtigkeit. Sie sind nicht nur diejenigen, die den Pflegenden mit Informationen über den Patienten weiterhelfen können. Oft übernehmen sie auch einen wichtigen Teil in der Begleitung der Patienten, indem es ihnen auf ihre Weise gelingt, dem Patienten „Verstandensein" zu vermitteln. Damit die Angehörigen diese Aufgabe übernehmen können, ist es entscheidend, dass sie die Kommunikationseinschränkung des Patienten verstehen. Sie müssen Begleitung, Information und Beratung erhalten.

Logopädie

Eine enge Zusammenarbeit mit der **Logopädie** ist bei Patienten mit Kommunikationsstörungen unerlässlich. Die Logopädin ist die Fachperson, die die Pflegenden und das soziale Umfeld des Patienten über den Umgang mit der Kommunikationsstörung instruieren und alle Beteiligten begleiten kann.

> **Ausdauer und Geduld**
>
> Wenn sich die Pflegenden bewusst machen, welche Anstrengung, Konzentration und **Geduld** es vom Patienten erfordert, kommunizieren zu können, ist es keine zu hohe Erwartung an die Pflegenden, dass auch sie:
> - Sich anstrengen und immer wieder um Kontakt zum Patienten bemühen
> - Sich konzentrieren und gut hinhören, was dieser Mensch sagen möchte
> - Die Geduld aufbringen, den Menschen nicht zu bevormunden und zu warten, bis er fertig gesprochen hat
> - Mit Geduld diesen Mensch kennenlernen wollen und so auch seine unvollendete Sprache besser verstehen lernen.

Pflege von Patienten mit Ernährungsproblemen und Schluckstörungen

Dysphagie, ➤ 1.8.5, sowie
Pflege eines Menschen nach einem Schlaganfall, ➤ 2.1.4

Essen ist ein Grundbedürfnis des Menschen. Über längere Zeit kaum oder gar nicht essen zu können empfinden die meisten Menschen als erhebliche Beeinträchtigung. Um den Patienten durch die schwierige Zeit des Nicht-Essen-Könnens und des Kostaufbaus zu begleiten, bedarf es einer professionellen Pflege.

Neurologische Erkrankungen können zu **Schluckstörungen** während aller Phasen des Schluckens führen. Das Risiko des Verschluckens steigt zusätzlich bei starken Vigilanzschwankungen.

- **Schwere Schluckstörungen** werden in aller Regel erkannt und können durch das Abdichten der Trachea mittels einer gecufften Trachealkanüle (engl. *cuff* = Manschette; aufblasbare Manschette am unteren Ende einer Trachealkanüle zur Abdichtung des Raums zwischen Tubus und Tracheawand, ➤ Abb. 1.2) und parenteraler Ernährung oder durch Sondenkost behandelt
- **Leichte Schluckstörungen** werden in der Akutphase der Erkrankung oft nicht diagnostiziert. Dennoch ist auch hier die Aspirationsgefahr sowohl von Speichel als auch von Nahrungsmitteln sehr groß, und das Risiko einer Pneumonie darf nicht unterschätzt werden.

Die Pflegenden beobachten alle Patienten, bei denen auch nur ein geringer Verdacht besteht, auf die Alarmzeichen einer Schluckstörung. (📖 2)

> **ACHTUNG!**
> **Alarmzeichen einer Schluckstörung**
> - Der Patient verschluckt sich an seinem Speichel oder kann ihn gar nicht schlucken (Speichelsee im Mund-/Rachenraum).
> - Der Patient verschluckt und/oder räuspert sich oder hustet während des Essens oder Trinkens.
> - Nahrungsreste bleiben im Mund liegen.

Für diese Patienten wird mit den zuständigen Therapeuten ein **Schlucktraining** erarbeitet.

Ist infolge der Schluckstörung Sondenkost erforderlich, achten die Pflegenden darauf, dass diese quantitativ ausreichend und qualitativ ausgewogen ist. Hier kann die Zusammenarbeit mit der Ernährungsberatung sehr hilfreich sein. Auch während des Kostaufbaus achten die Pflegenden auf Ausgewogenheit der Ernährung.

Eine gute Sitzhaltung während des Essens ist für Menschen mit Schluckproblemen sehr wichtig, da sich eine physiologi-

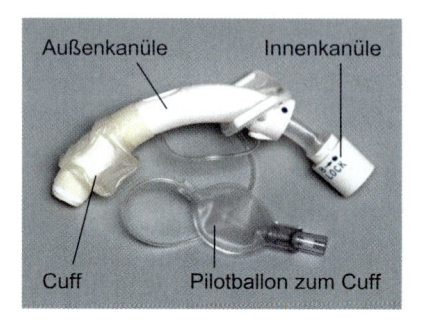

Abb. 1.2 Trachealkanüle mit Cuff zum Abdichten der Trachea. [K183]

sche Sitzhaltung positiv auf den Schluckakt auswirkt. Deshalb wird der Patient, wann immer es sein medizinischer Zustand zulässt, für das Essen mobilisiert. Auch der Einsatz von Hilfsmitteln wie etwa Tellern mit Rand oder Bestecken mit Griffverdickungen kann hilfreich für den Patienten sein.

Pflege von Patienten mit Störungen des Schlaf-Wach-Rhythmus

Bei einem Patienten mit einem gestörten **Schlaf-Wach-Rhythmus** versuchen die Pflegenden, ihm durch eine feste Tagesstruktur zu helfen, am Tag wach zu bleiben und in der Nacht zu schlafen. Durch sinnvolles und überlegtes Einsetzen von Aktivitäten, verteilt auf den ganzen Tag, kann auf einen geregelten Schlaf-Wach-Rhythmus hingearbeitet werden.

Eine Tagesstruktur beginnt damit, dass der Patient den Tag nicht im Nachthemd verbringt. So ist der Unterschied zwischen Tag und Nacht auch am Körper spürbar.

Außerdem werden dem Patienten über den ganzen Tag verteilt Aktivitäten und Stimulationen angeboten, z. B.:

- Körperpflege außerhalb des Bettes
- Mobilisation für die Mahlzeiten
- Mobilisation auf die Toilette (Kontinenztraining)
- Ein Gang an die frische Luft
- Aufstehen, wenn Besuch kommt
- Weitere Therapieangebote.

Hier sind viele weitere Aktivitäten vorstellbar und sinnvoll. Sie müssen auf den Patienten abgestimmt sein und dürfen ihn

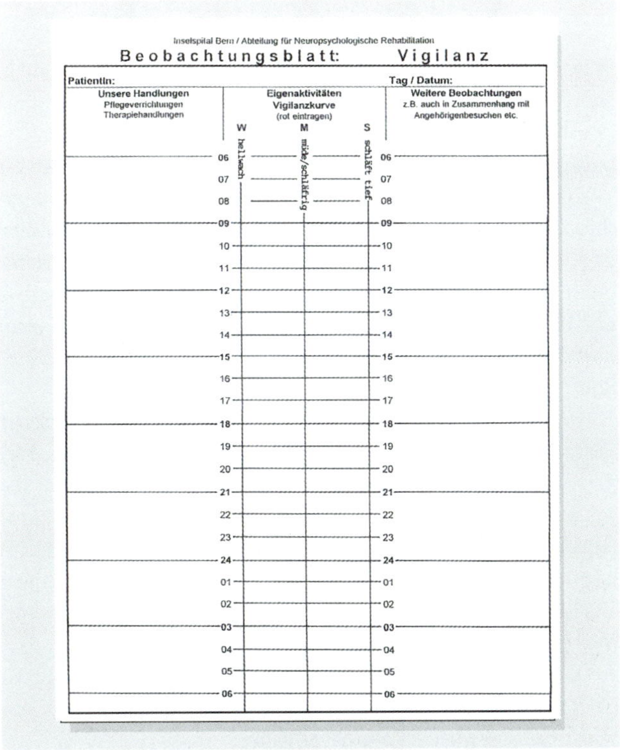
Inselspital Bern / Abteilung für Neuropsychologische Rehabilitation

Beobachtungsblatt: Vigilanz

PatientIn: Tag / Datum:

Unsere Handlungen Pflegeverrichtungen Therapiehandlungen	Eigenaktivitäten Vigilanzkurve (rot eintragen) W hellwach – M müde/schläfrig – S schläft tief	Weitere Beobachtungen z.B. auch in Zusammenhang mit Angehörigenbesuchen etc.
	06	
	07	
	08	
	09	
	10	
	11	
	12	
	13	
	14	
	15	
	16	
	17	
	18	
	19	
	20	
	21	
	22	
	23	
	24	
	01	
	02	
	03	
	04	
	05	
	06	

Abb. 1.3 Beispiel eines **Beobachtungsblatts zur Einschätzung der Vigilanz** eines Patienten. [T183]

nicht überfordern (weniger ist manchmal mehr). Auch das Einplanen von auf den Patienten abgestimmten Ruhepausen kann das Erreichen eines geregelten Schlaf-Wach-Rhythmus erleichtern.

Durch das Führen eines Beobachtungsblattes zur Einschätzung der Vigilanz des Patienten können Wachphasen mit guter Aufmerksamkeit erkannt und in der Folge für die Therapie genutzt werden (➤ Abb. 1.3). In einem solchen Protokoll werden vermerkt:

- Alle Handlungen des Rehabilitationsteams am Patienten
- Uhrzeit und Einschätzung der Vigilanz des Patienten
- Reaktion des Patienten auf Anregung.

Wann immer möglich, sollte auf die Gabe von Schlafmedikamenten verzichtet werden.

Pflege von Patienten mit eingeschränkter Mobilität

In der Rehabilitation von Menschen mit neurologischen Erkrankungen werden die Pflegenden mit den verschiedensten Formen von **Bewegungseinschränkungen** konfrontiert. Wissen über die Physiologie der Bewegung und über das Erleben von Bewegung ist Grundlage für die Arbeit auf einer Rehabilitationseinheit.

Die Pflegenden müssen sich in der Begleitung von Patienten mit eingeschränkter Mobilität damit auseinandersetzen, was diese Einschränkung beim Patienten auslöst. Was bedeutet es für ihn, plötzlich nicht mehr laufen oder mit seinem rechten Arm nichts mehr machen zu können? Wie geht er damit um? Wo und wie braucht und will er Unterstützung? Nur so können sie auf den Patienten eingehen und ihn da unterstützen und begleiten, wo er es wirklich braucht und will.

Lagerung, Mobilisation und Transfer von Patienten sind regelmäßig wiederkehrende Tätigkeiten, die zum Alltag der Pflegenden gehören. Diese werden so in den Alltag integriert, dass sie für den Patienten sinnvoll und nachvollziehbar sind und er diese akzeptieren kann. Es soll und muss mit dem Patienten immer wieder über die Wichtigkeit und den Nutzen dieser Maßnahmen gesprochen werden, um eine möglichst lang anhaltende Motivation für seine Therapie zu erlangen.

Alle Pflegemaßnahmen werden so gestaltet, dass der Patient sich mit seinen Einschränkungen auseinandersetzen und durch die Bewegung lernen kann. Dies setzt großes Wissen, Können und praktische Fähigkeiten der Pflegenden voraus. Nur durch einen korrekten Umgang und richtige Bewegungen können Komplikationen wie etwa ein Schulter-Hand-Syndrom (➤ 2.1.4), ein schlechtes Gangmuster oder Kontrakturen vermieden werden. Zusätzlichen Handlungsspielraum bieten den Pflegenden:

- Das Bobath-Konzept (➤ 1.5)
- Die Basale Stimulation® (➤ 1.4)
- Das „therapeutische Führen" (➤ 1.6)
- Die Kinaesthetics (➤ 1.7).

In Kenntnis dieser Vielzahl pflegerischer Maßnahmen können sie gemeinsam mit dem Patienten Möglichkeiten suchen und finden, in denen Bewegung als hilfreich, wirksam, angenehm und lernfördernd empfunden wird.

1.3.7 Entlassungsmanagement

Die Entlassung des Patienten aus der Rehabilitationseinheit beginnt mit dem Eintritt des Patienten auf diese Abteilung. Die Entlassung ist einer der wichtigsten Schritte im Rehabilitationsprozess des Patienten und bedarf einer individuellen und kontinuierlichen Planung. Im interdisziplinären Team muss geklärt werden, welche Bereiche welche Aufgaben im **Entlassungsmanagement** des Patienten übernehmen, sonst sind Doppelspurigkeiten oder auch Versäumnisse in der Planung nicht auszuschließen. Gemäß dem Expertenstandard „Entlassungsmanagement" erhält jeder Patient mit einem poststationären Pflege- und Unterstützungsbedarf ein individuelles Entlassungsmanagement zur Sicherung einer kontinuierlichen bedarfsgerechten Versorgung. (📖 3)

In das Entlassungsmanagement muss das soziale Umfeld des Patienten einbezogen werden, sofern der Patient dieses nicht ausdrücklich ablehnt.

Der Austrittstermin für den Patienten muss so früh wie möglich allen Beteiligten bekannt sein, nur so können alle die nötigen Vorbereitungen treffen. Der Patient und seine Familie müssen eine gezielte Schulung und Beratung im Hinblick auf die Entlassung erfahren und unter Umständen sind ergänzende oder neue Unterstützungsmöglichkeiten für den Patienten und seine Familie zu organisieren. Um bei den eventuell vielfältigen Fragen zur zukünftigen sozialen Sicherung, zu staatlichen Hilfen und Unterstützungsmöglichkeiten etc. eine erste Orientierung geben zu können, sind für die Pflegenden grundlegende Kenntnisse über die diesbezügliche Gesetzeslage, wie z. B. das Schwerbehindertengesetz oder das Pflegeversicherungsgesetz, unabdingbar.

Wenn der Patient in eine weiterführende Rehabilitationseinheit verlegt wird, schreibt die Bezugspflegende einen Verlegungsbericht, in dem sie alle pflegerelevanten Maßnahmen und den bisherigen Rehabilitationsverlauf festhält.

Anlässlich des Aus- oder Übertritts des Patienten sollte ein Entlassungsgespräch eingeplant werden. Hier muss überprüft werden, ob alle nötigen Vorbereitungen für den Patienten und seine Angehörigen getroffen worden sind. Sollten sich aus diesem Gespräch noch Unklarheiten und Unsicherheiten ergeben, müssen diese umgehend angegangen werden. Wenn es zu einer individuellen und kontinuierlichen Austrittsplanung unter Einbezug des Patienten und seiner Angehörigen gekommen ist, können sie sich sicher fühlen und es fällt ihnen leichter, sich auf die neue Situation nach der Entlassung einzulassen.

> **Versorgungsunterbrechung verhindern**
> Ziel des Entlassungsmanagements muss sein, dass es keine Versorgungsunterbrechung für den Patienten gibt.

1.4 Basale Stimulation® in der Pflege

Das Konzept der **Basalen Stimulation®** wurde 1975 von Prof. Andreas Fröhlich (Sonderpädagogik) zur Persönlichkeitsförderung mehrfach geistig und körperlich behinderter Kinder entwickelt. (📖 4)

Das körperorientierte Konzept ermöglichte den Kontakt zu schwerstbeeinträchtigten Kindern und die Förderung ihrer Fähigkeiten jenseits der sprachlichen Kommunikation und der allgemein üblichen Lernstrategien. Fröhlich und Nydahl (2004) erläutern dazu: „Das Nachmodellieren des Körpers durch behutsame Berührung lässt körperliche und auch fremde Identität erfahren, ein Innehalten des Betreuers während einer Tätigkeit ermöglicht dem Kind, sich auszudrücken und Zustimmung oder Ablehnung zu zeigen; wiederkehrende anregende Aktivitäten ermöglichen Sicherheit, Freude und Eigenbewegungen". Gemeinsam mit Prof. Christel Bienstein (Pflegewissenschaft) wurde das Konzept für die Förderung, Pflege und Begleitung schwerst wahrnehmungsbeeinträchtigter erwachsener Menschen weiterentwickelt. (📖 5)

Die basal stimulierende Pflege richtet sich dabei an Menschen jeden Alters mit akuten Krankheitsereignissen oder schweren traumatischen Schädigungen, z. B. nach schwerem Schädel-Hirn-Trauma oder Schlaganfall. Ebenfalls richten sich die Angebote der basal stimulierenden Pflege an Menschen, die unter chronischen Abbauprozessen, wie der einer demenziellen Erkrankung (Kapitel ➤ 21), leiden oder eine psychische Erkrankung bzw. ein psychosomatisches Krankheitsbild (Kapitel ➤ 19) aufweisen, z. B. infolge einer Depression (➤ 15.1) oder bei Beeinträchtigung der Körperlichkeit z. B. durch selbstverletzendes Verhalten (➤ 17.1.8).

1.4.1 Wahrnehmungsstörungen

Wahrnehmungsstörungen können vielfältige Ursachen haben. Hier spielen altersbedingte Faktoren, Mangelernährung und Erkrankungen genauso eine Rolle wie die Wirkung, Nebenwirkung oder der Missbrauch von Medikamenten (➤ 22.4.3).

Am gefährdetsten für Wahrnehmungsstörungen sind apathische, immobile und bettlägerige Menschen, herbeigeführt durch den Mangel an Eigenwahrnehmung und Eigenbewegung. Zegelin (2005) zeigt in ihrer Studie „Festgenagelt sein – der Prozess des Bettlägerigwerdens" auf, dass es bereits nach kurzer Zeit zu „organischen und kognitiven Liegepathologien" kommt. (📖 6)

Aus der Entwicklungs- und Wahrnehmungspsychologie wissen wir, dass sich eine sensorische Unterversorgung (Deprivation) mit sinngebenden Stimuli (Informationen) auf die gesamte Persönlichkeit auswirkt, im Speziellen werden neuronale Netzwerke deaktiviert. Denn die funktionalen Systeme im neuronalen Netzwerk des Gehirns bleiben in ihrer vielfältigen Variabilität (Plastizität des Gehirns) nur erhalten, wenn sie immer wieder aktiviert und genutzt werden.

Durch die fehlende sensorische Anregung wird zur Reduktion des Körperschemas beigetragen, wie auch zu einem Orientierungs- und Identifikationsverlust.

Beobachtbare Folgen einer sensorischen Deprivation können sein:

- **Autostimulationen,** die sich als stereotype, sich wiederholende Bewegungsabläufe darstellen und häufig eine selbstschädigende Auswirkung auf den Betroffenen haben, wie z. B. das Klopfen gegen Gegenstände, Kratzen und Kneifen auf der Haut oder Zähneknirschen
- **Taktile Abwehr,** meint z. B. das Zurückschrecken bei Berührung. Dies kann als eine Verkennung der Handlungsabsicht oder aber auch als eine mangelnde Klarheit zur Berührung selbst verstanden werden
- **Habituation,** beinhaltet die Gewöhnung an eine gleichbleibende Wahrnehmungssituation. Dabei werden gleichbleibende Informationen, die sich nicht mehr verändern, „wie die weiße Decke eines Krankenzimmers", ausgeblendet und für unbedeutend gehalten. Manchmal treten dann selbsterzeugte Wahrnehmungen an ihre Stelle, z. B. in Form von Halluzinationen.

Wir interpretieren das Auftreten von Autostimulation, taktiler Abwehr oder Habituation als ein Signal, eine Notlösung des Betroffenen, das uns darauf aufmerksam macht, „was der Betroffene Mensch benötigt". Wir sind aufgefordert, den von Wahrnehmungsstörungen beeinträchtigten Menschen auf seiner Suche nach sinngebender Anregung und Abwechslung, aber auch nach körperlicher Nähe und Berührung durch gezielte Angebote zu unterstützen.

Dabei ist zu beachten, das schwerstbeeinträchtigte Menschen oftmals in einem sozialen Vakuum leben – von daher ist es wesentlich, die Angehörigen einzubeziehen, denn sie können am besten vermitteln: „Ich meine dich!"

Veränderte Wahrnehmung – „Sich seiner selbst nicht mehr sicher sein"

Das Erleben des erkrankten Menschen ist oftmals verbunden mit „verwirrenden" Wahrnehmungserlebnissen, in denen sich der Betroffene **„seiner Selbst nicht mehr sicher sein"** kann. Eine plötzlich „einschießende" Spastik oder ein intermittierend auftretender Tremor kann dazu führen, dass ein Patient, der gerade noch selbstständig sein Essen zu sich nahm, im nächsten Moment auf Hilfe angewiesen ist. Ebenso bedingen intermittierende Verwirrtheitszustände, z. B. hervorgerufen durch Angstattacken oder plötzlich auftretende Halluzinationen, wechselnde, verwirrende Gefühlswelten. Der hier beschriebene Verlust der persönlichen Integrität (lat. *Unantastbarkeit*) kann zu einer schweren Orientierungskrise führen, indem der eigene Körper, die Umwelt oder die betreuenden Personen als verfremdet und bedrohlich wahrgenommen werden. Eine aktive Isolation kann die Folge sein, die sich fatal auf die gesamte Persönlichkeit und den Genesungsverlauf auswirkt.

Veränderte Wahrnehmung – Auswirkungen auf das Miteinander

Der Patient erlebt aus seiner Sicht immer das einzig Reale, alle anderen sind Wahrnehmungsgestörte. Diese Haltung des Patienten erfordert von uns ein hohes Maß an Professionalität. Denn aufgrund der unterschiedlichen Bewertung derselben Situation sind **Missverständnisse und Fehlinterpretationen** zu erwarten. Sicher haben Sie Folgendes bereits erlebt:

Ein Patient wird von Ihnen versorgt: Gewaschen, gedreht, gekleidet, zurückgedreht, hochgezogen. Auf den Patienten wirken viele Informationen ein: Wärme, Kälte, Manipulation, intime Berührungen, erklärende Worte und vieles mehr. Da der Patient aufgrund der Reizüberflutung nicht in der Lage ist, alle Informationen zu einem verständlichen Sinn zusammenzufassen, reagiert er mit Abwehr und Fluchtverhalten. Nun – welche Auswirkungen hat dies auf unser Handeln?

Als erfahrene Pflegekraft wissen Sie, dass hier zukünftig der Sinnzusammenhang eindeutiger dargestellt werden muss. Beispielsweise kann dem Patienten die Waschschüssel gezeigt werden, er kann hineinfassen, das Wasser spüren sowie den Waschhandschuh und das Handtuch be-greifen, damit er verstehen kann, dass er sich in einer sicheren Umgebung befindet und gewaschen wird. Des Weiteren können Sie Ruhephasen einplanen, die einer Überforderung entgegenwirken.

Angehörige bedürfen gleichermaßen einer Unterstützung – auch sie sind durch die Veränderung des nahestehenden Menschen beeinträchtigt und verwirrt. Oftmals ist zu beobachten, wie sie mit unruhigen, wechselnden Gefühlen versuchen zu verstehen, wie die Erkrankung und die Reaktionen des Menschen in Einklang zu bringen sind. Es ist eine Aufgabe der Pflegenden, diese Zerrissenheit zu bemerken und durch vermittelnde Angebote die Beziehung zwischen den Betroffenen und ihrer Familie zu unterstützen.

Veränderte Wahrnehmung – Ich begleite dich

Wir verstehen den Betroffenen und seine Angehörigen dabei als gleichwertige **Partner,** als ganzheitliche Menschen in einem familiären System, mit einer individuellen Geschichte.

Wie sich die Basale Stimulation® in der pflegerischen Versorgung darstellen kann, soll das folgende Fallbeispiel verdeutlichen.

> **Fallbeispiel**
>
> Wir möchten Ihnen Herrn Meier vorstellen, 67 Jahre alt und in einem guten Allgemein- und Ernährungszustand. Er hat vor fünf Tagen einen Schlaganfall der A. media auf seiner linken, dominanten Hirnhälfte mit Hemiplegie rechts und sensomotorischer Aphasie erlitten. Er ist zeitlich, örtlich und situativ fraglich orientiert. Imponierend ist seine Apraxie, sein Unvermögen, einfachste Alltagshandlungen mit seiner weniger betroffenen Seite sinngemäß zu verrichten. Er liegt die meiste Zeit im Bett. Von der Mobilisierung in den Stuhl wurde Abstand genommen, nachdem er zweimal versuchte, unbeaufsichtigt aufzustehen, und dabei gefallen ist. Gelegentlich kneift er sich in den mehr betroffenen Arm. Momentan liegt er auf seiner linken Seite in einer 90°-Position mit einer zusammengerollten Decke im Rücken, einem Kissen zwischen den Knien und einem weiteren unter dem plegischen Arm. Die linke Hand ist fixiert, nachdem er sich wiederholt die nasale Ernährungssonde gezogen hat. Er rüttelt an den Bettgittern und wirkt unruhig, schaut unwirsch umher.

Wie können wir uns Herrn Meier annähern? Wie können wir ihn betreuen, begleiten und schließlich auch fördern? Seine Situation wirkt auf den ersten Blick verfahren und chaotisch, die Pflege mit ihm ist anstrengend und mühselig, er hat so viele Defizite, die wir ausgleichen müssen. Machen wir aber nicht. Wir machen es uns einfach und fördern seine Fähigkeiten! Um seine Defizite kümmern wir uns später.

Vorher versuchen wir, mehr über Herrn Meier zu erfahren, denn eigentlich wissen wir sehr wenig über ihn. Und da wir ihn momentan schlecht fragen können, warten wir auf den Besuch seiner Ehefrau, um ihr folgende **drei zentrale Fragen** zu stellen:

Frage 1: „Wo kommt er her?" (Biografie)

Seine Ehefrau kommt kurze Zeit später. Im Gespräch mit ihr berichtet sie von ihrem Mann. Er hat Tischler gelernt, kurz nach ihrer Heirat vor dreißig Jahren seinen Meister gemacht und eine eigene Firma gegründet. Zwei Kinder, ein (selbst gebautes) Haus mit Garten, die Kinder sind aber längst ausgezogen, der „Große" hat vor zwei Jahren die Firma übernommen. War schon seltsam für ihren Mann, alles abzugeben, er ist immer „der Herr" in der Firma gewesen (im Haus hat sie das Sagen) und die Übergabe des Betriebes an seinen Sohn ist ihm sehr schwer gefallen. Er mag gerne herzhafte Kost und duscht sich abends, morgens nur mal schnell frisch machen. Hobbys? Nein, seitdem er in Rente ist, wirkt er … irgendwie anders: Manchmal ist er sehr aktiv, im Garten, im Freundeskreis, und dann sitzt er stundenlang nur im Sessel und denkt nach. Und ja, sie hat ein paar Sachen von zu Hause mitgebracht, die ihm hier vielleicht helfen können: Duschgel (neu gekauft, aber seine Marke), Rasierer und Rasierwasser (abends vor dem Duschen), Zahnputzzeug (morgens und abends), Pyjama (neu gekauft!), Bademantel (kaum getragen), ein Foto seiner zwei erwachsenen Kinder (20 × 30 cm, gut zu erkennen: beide auf einer Holzbank im Garten).

Helfen uns diese Informationen weiter? Eigentlich geben die herkömmlichen Biografiegespräche zwar Informationen über ein paar Eckdaten des bisherigen Lebens, sagen aber wenig über den *Menschen* aus. Er scheint zumindest den größten Teil seines Lebens selbstbestimmt gelebt zu haben, konnte in bestimmten Bereichen seine Herrschaft auch abgeben (zu Hause) und ist seit kurzer Zeit unbestimmt, vielleicht orientierungslos. Und eventuell können seine eigenen Hygieneartikel ihn dabei unterstützen, die entsprechenden Situationen zu begreifen und selbst zu gestalten.

Frage 2: „Was kann er?" (Fähigkeiten fördern)

Obwohl sich Herr Meier in einem eher desolaten und hilflosen Zustand befindet, verfügt er über zahlreiche **Fähigkeiten,** die wir zu einem Kommunikationsaufbau und auch zu seiner Unterstützung nutzen können.

Er kann sehen, er kann atmen, er kann zumindest seine linke Körperhälfte spüren und bewegen. Er orientiert sich in seiner nächsten Umwelt, er hat einen Bewegungsdrang, er kann andere, bekannte Personen wiedererkennen. Er empfindet und fühlt. Auch wenn dies in unseren pflegerischen Augen keine „positiven" Fähigkeiten sind: Er kann sich Sonden ziehen, er kann hinfallen, er kann unruhig sein und rütteln.

Ob er auch seine rechte Körperhälfte spüren kann, müssen wir erst noch herausfinden – vielleicht kann er Bewegungen, Vibrationen spüren oder Temperaturunterschiede – vielleicht. Er scheint auch für einige Tätigkeiten eine Sinnhaftigkeit zu haben – sonst würde er nicht an etwas „rütteln".

Ein selbstbestimmt lebender, sich bewegender Mann, der orientierungslos und sich seiner selbst nicht mehr sicher ist, liegt fixiert im Bett. Eigentlich erstaunlich, dass er „nur" am Bettgitter rüttelt.

Frage 3: „Was ist ihm jetzt von Bedeutung?" (Zentrale Ziele)

Um diese Frage beantworten zu können, nutzen wir eine Hilfe, die Bienstein und Fröhlich (2003) entwickelt haben: **die zentralen Ziele.** Diese Ziele beschreiben Grundbedürfnisse der uns anvertrauten Menschen und können eine Hilfe sein, diese Menschen in ihrer Situation zu verstehen und die Pflege an ihre Situation anzupassen. Diese zentralen Ziele beschreiben mögliche Lebenswirklichkeiten von Patienten und ermöglichen damit eine Förderung in der Bedeutungswelt des betroffenen Menschen. (📖 5)

1.4.2 Zentrale Ziele des Konzepts Basale Stimulation® in der Pflege

- Leben erhalten und Entwicklung erfahren
- Das eigene Leben spüren
- Sicherheit erleben und Vertrauen aufbauen
- Den eigenen Rhythmus entwickeln
- Außenwelt erfahren
- Beziehung aufnehmen und Begegnung gestalten
- Sinn und Bedeutung geben
- Sein Leben gestalten
- Autonomie und Verantwortung leben.

Natürlich ist es ein Grundbedürfnis, das eigene Leben zu erhalten: Die Atmung zu sichern, sich bewegen und ernähren zu können, und in einer akuten Erkrankung kann hierfür auch eine Abhängigkeit von einer Beatmungsmaschine, fremden Menschen, die einen bewegen, oder einer Ernährungspumpe akzeptiert werden.

Man will aber nicht nur diesen Zustand erhalten, man will sich auch weiterentwickeln und hier können ein erster eigener Atemzug, eine endlich wiedererlangte Bewegungsfähigkeit oder auch eine eigene Mahlzeit elementare Entwicklungsschritte sein.

Nicht nur die neurologische Grunderkrankung, auch die Immobilität kann das Spüren des eigenen Körpers verändern. Der eigene Körper und damit das eigene Leben wird durch das ruhige Liegen schwammig wahrgenommen. Das sonst übliche Lebensgefühl reduziert sich auf eine schmerzhafte Schulter oder den Eindruck, nunmehr ein Pflegefall zu sein. Wie kann das eigene Leben noch gespürt werden? Hier können eine Spastik, eine stereotype Kopfbewegung oder der Rückzug in die Apathie aus Sicht des Patienten durchaus Sinn machen.

Die veränderte Situation, die neue Umgebung des Patientenzimmers, die fremden Menschen und nicht zuletzt die Kabel und Schläuche, die im und am eigenen Körper stecken, verunsichern zutiefst. Auch der eigene Körper ist anders: Was uns sonst so selbstverständlich ist, wird auf einmal zu einer unüberwindbaren Schwierigkeit. Am besten sucht man sich neue Sicherheiten: Man drängt sich an die Bettgitter oder rüttelt immer wieder an ihnen oder flüchtet sich in Traumwelten.

Der Tag-und-Nacht-Rhythmus ist durch die Sorge, aber auch die veränderte Umgebung verändert. Wenn alle zwei Stunden mit etwas Hellem die Augen geblendet werden und es sowieso nie richtig dunkel ist, wann soll dann Nacht sein? Rhythmen werden nicht mehr selbst entwickelt, sondern von außen vorgegeben. Jetzt soll ich gewaschen werden, jetzt soll ich ruhen, jetzt soll ich aufstehen. Das ist schwer zu verstehen, wenn man sich selbst noch nicht mal versteht. So etwas will verarbeitet und akzeptiert werden und hier müssen auch Rückschritte erlebt werden.

- Wie kann man in so einer Situation noch selbst etwas bestimmen, wenn man in nahezu allen Aktivitäten von anderen abhängig ist? Wie kann man Kontakte aufbauen, steuern und beenden?
- Wie soll das alles weitergehen? Welche Perspektiven können entwickelt werden?
- Und was ist das, was die Schwester da in der Hand hält? Eine Bürste? Ist sie für die Haare oder die Zähne?

Vor der Erkrankung gab es zu Hause eine Tür, die man öffnen und schließen konnte. Einen Flur, ein Wohnzimmer, Schlafraum, Küche, ein Bad. Heute gibt es nur noch das Bett, das alle Räume vereint und in dem das eigene Leben gestaltet werden kann. Aber vielleicht gibt es ja auch in diesem kleinen Raum oder mit dem Stuhl daneben Möglichkeiten, weiterhin mitzubestimmen, ein Stück weit noch oder wieder Autonomie zu erleben.

Die zentralen Ziele beschreiben Lebensaktivitäten von Patienten, nicht von Pflegenden. Aber sie helfen uns Pflegenden, unsere Aktivitäten auf die Bedürfnisse des Patienten abzustimmen, sie helfen uns, einen anderen Menschen in seiner Lebenswirklichkeit zu verstehen und ihn in seinen Zielen zu fördern.

Für jemanden, für den *das eigene Leben spüren* wichtig ist, kann eine Ganzkörperwaschung ganz anders gestaltet werden als für einen anderen, bei dem *Sinn und Bedeutung geben* im Vordergrund stehen.

1.4.3 Das Selbst unterstützen

Gerade Menschen, die sich „ihrer selbst nicht mehr sicher sein" können und ihre Umwelt als verwirrend und beängstigend erleben, benötigen eine Kommunikationsform, die sie sinnvoll verstehen können. Durch basal stimulierende Maßnahmen lassen wir den Patienten seinen Körper spüren, wir fördern sein ganzheitliches Körperbewusstsein, wir vermitteln ihm Nähe und Sicherheit. Wir versuchen, ihn in seiner „unsicheren" Welt zu erreichen und zu begleiten. Wir kommunizieren auf der Wahrnehmungsebene des Patienten mit dem Ziel, dem Verlust der persönlichen Integrität und der damit verbundenen persönlichen Entfremdung entgegenzuwirken und das **„Ich-Erleben"** im positiven Sinne erfahrbar zu machen.

Die Basis

Die **zentralen Ziele** ermöglichen es den Pflegenden, eine gemeinsame Zielsetzung mit dem Patienten zu finden, die ihn meint/auf ihn abgestimmt ist. Dabei wird der Körper selbst zum Erlebnis- und Lernort. Unser Körper ist die Verbindung zwischen uns selbst und unserer Umwelt.

Hier wird der Körper aus der ganzheitlichen Sicht verstanden, die die Untrennbarkeit von Körper – Seele – Geist meint. Der Körper nimmt wahr und wird wahrgenommen oder man könnte auch sagen: Körperliche Erfahrung ist psychische Erfahrung (Nathan 2001). So ist der Körper nicht nur der „Austragungsort" somatischer Erkrankungen, er ist auch das Spiegelbild psychischer Traumata. Dies wird gerade bei depressiven Menschen deutlich, die oftmals ihre Körperhaltung ihrem Erleben angepasst haben. Aus psychologischer Sicht machen uns muskuläre Verspannungen auf emotionale Anspannungssituationen aufmerksam, so können Kreuzschmerzen ein Symbol dafür sein, dass der Betroffene unter mangelnder Unterstützung seitens seiner Familie und/oder Eltern gelitten hat.

Nathan (2001) zeigt auf, dass positive körperbezogene Erlebnisse auch als Ausdruck von Wertschätzung empfunden werden, d. h. ggf. auch als unbewusste Erkenntnis: „Ich bin es wert, berührt zu werden". Ein gestärktes Selbstwertgefühl verleiht Stärke und vermindert somit Angst und Furcht. (📖 7)

Berührung

Es kann angenommen werden, dass das Bedürfnis nach Körperkontakt eines der grundlegendsten ist. Dabei stellt die **Berührung** ein sehr differenziertes Kommunikationsmittel dar. Jeder Mensch empfindet Berührung ganz individuell, er misst ihr aus seiner Erfahrung heraus eine Bedeutung zu.

In der Pflege geht es primär um Berührungen im therapeutischen und fürsorglichen Kontext.

Dabei gilt eine direkte Berührung von Haut zu Haut (z. B. sich die Hände reichen) dem Beziehungsaufbau, wird ein Medium dazwischengeschaltet, spürt sich der Betroffene eher selbst, d. h., Berührungen können also auch selbst-kommunikativ und selbst-informativ sein.

Daher ist darauf zu achten, dass mit der Art der Berührung sorgsam umgegangen wird und dass bei Menschen, die sich auch unter professioneller Berührung unangenehm berührt fühlen, z. B. ein Medium (z. B. Kleidung, Waschhandschuh) zum Einsatz kommt. Denn ein Patient kann aus seiner Lebenserfahrung heraus gute Gründe haben, seine Gefühle zu verbergen, um sich selbst zu schützen.

Aus diesem Grund wird in der Psychotherapie das Thema „Berührung" sehr kontrovers diskutiert. Schoppmann (2003) zeigt aber auf, dass Pflegende durch körperbezogene Konzepte zur Überwindung des Entfremdungserlebens (*Depersonalisation*, > 14.1.1) beitragen können und auf die Ausmaße der oftmals damit einhergehenden selbstverletzenden Handlungen positiv Einfluss genommen werden kann. Insbesondere bei einer Situation, die von Sprachlosigkeit begleitet ist. Schoppmann empfiehlt z. B. das Halten des Körperkontaktes (z. B. An-der-Hand-halten) und Streichungen der Haut (da Wärme als positiv assoziiert wird). (8)

Die Berührung wird beendet, wenn die Patientin wieder verbal erreichbar ist.

Angebote entwickeln

Die basal stimulierende Pflege greift auf die ersten Wahrnehmungserfahrungen zurück, die schon ein Kind im Mutterleib und auch später als Säugling oder Kleinkind erfährt. In der Basalen Stimulation® werden dem Patienten gezielt einfachste, klare und eindeutige **Angebote** gemacht, mit denen die Wahrnehmung angeregt und gefördert werden kann.

Der Begriff *Basale Stimulation*® bedeutet hier eine dem Betroffenen angebotene, angenehm und eindeutig wahrnehmbare Information (Stimulation) über sich oder die Umwelt, die an bekannte und elementare (basale) Erfahrungen anknüpft. Fröhlich und Bienstein (2003) verweisen darauf, dass die sprachliche Nähe zu „stimulus = Reiz" in keinem Falle die *Bereizung* von hilflosen Menschen meint, sondern synonym für Angebot verwendet wird. (5)

Die basalen Stimulationsangebote sind auf die Anregung unserer Sinne ausgerichtet, als Einladung sich mit dem Angebot im „Hier und Jetzt" zu befassen. Dabei ermöglichen uns unsere spezifischen Wahrnehmungsorgane den Zugang zur Eigenwahrnehmung ebenso wie zum Be-greifen unserer Umwelt.

Alle Pflegetätigkeiten können basal stimulierend umgesetzt werden. Die Wahrnehmung wird hierbei in verschiedene Bereiche strukturiert, mit denen die Umsetzung beschrieben wird.

Hier einige Beispiele, deren konkrete Vorgehensweise Sie in der aufgeführten Literatur vertiefend nachlesen können:

- **Somatische Stimulation – sich spüren als „Einheit"**
  Die körperliche Pflege, mit der Haut als Bezugssystem, hat zum Ziel, den Menschen als „Ganzes" erfahrbar zu machen. Dies kann durch therapeutische Waschungen, körperorientierende Ausstreichungen, entspannende Kopfmassage (besonders bei Intensivpatienten), atemstimulierende Einreibung oder körperbegrenzende Lagerungen erreicht werden
- **Vestibuläre Stimulation – sich zur und in der Umwelt positionieren**
  Damit der Patient die Positionierung, Mobilisierung und Transfergestaltung nachvollziehen und mitgestalten kann, bedarf es einer nach außen gerichteten Orientierung. Dazu gehören Schwerkrafterfahrungen (z. B. durch die schiefe Ebene), das Schwingen der Extremitäten und ebenfalls die eigene Balance finden durch Schaukeln und Wiegen (> Abb. 1.4).
  Vestibuläre Stimuli, z. B. das vorsichtige Halten und Drehen des Kopfes, ggf. im Atemrhythmus, werden erfolgreich für den Dialogaufbau bei Menschen mit Apallischem Syndrom angewendet. Nathan (2001) beschreibt in diesem Zusammenhang, dass das gegen die Schwerkraft „gehalten-werden" Sicherheit vermittelt und zum Vertrauensaufbau beiträgt, während die rhythmische Bewegung eher „zum Tun" auffordert (7)
- **Vibratorische Stimulation – sich nach „innen" spüren**
  Gerade Menschen, die unter schweren Wahrnehmungsstörungen leiden (späte Stadien der Demenz, Parkinson oder Menschen mit Apallischem Syndrom), profitieren von der Durchdringlichkeit und Klarheit des Nachspürens von gezielten Vibrationen. Hier kann ein Stampfen und Klopfen mit den Beinen ebenso informativ sein wie gezielte Vibrationen mit einem Massagegerät. Der audio-rhythmische Anteil von vibratorischen Angeboten, wie Summen oder Singen, bringt den „ganzen Körper" in einen rhythmischen Einklang. Dieser Einklang bewirkt eine verbesserte Körperkoordination (z. B. beim Gehen oder Tanzen) wie auch das positive Gefühl der Freude, sich selbst zu spüren oder mit anderen in einem Dialog zu stehen
- **Orale und olfaktorische Stimulation – Genuss und Vielfältigkeit erleben**
  Das Sprichwort „Essen und Trinken hält Leib und Seele zusammen" verdeutlicht, dass Nahrungsaufnahme neben der existenziellen Notwendigkeit vor allem Genuss ist. Die Vielzahl der Gerüche und Geschmackskomponenten lässt uns an vielfältige Ereignisse zurückerinnern und vielleicht Situationen herbeirufen, an die wir uns gerne erinnern und die uns ein Stück Vertrautes wiedergeben in einer Welt voll „beunruhigender" Eindrücke. In diesem Sinne können Mundpflege, Schlucktraining und Essenreichen vielfältig und an den Vorlieben des Betroffenen ausgerichtet werden.

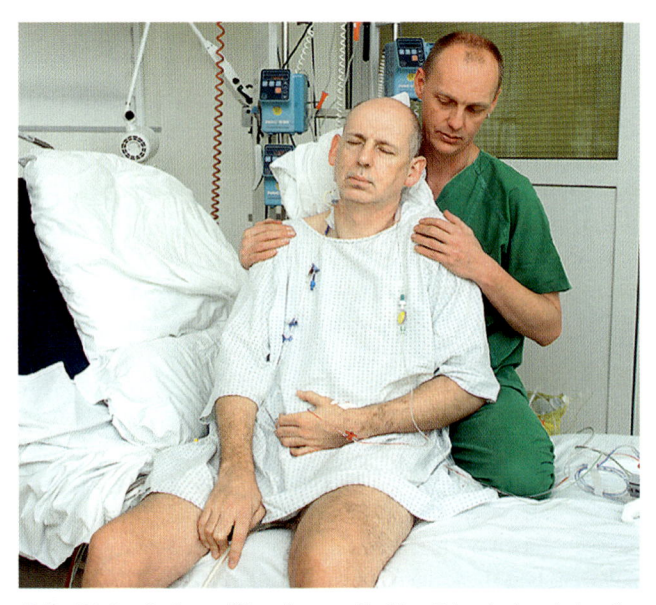

Abb. 1.4 Der Patient erfährt eine **vestibuläre Stimulation,** indem ihn der Pflegende im Bett leicht hin- und herwiegt. [K115]

Die Beweglichkeit der Zunge spiegelt dabei die Wachheit des Betroffenen oder seine Bestrebungen nach Wachheit wider (z. B. bei Menschen mit Apallischem Syndrom). Hier ist neben Geruch und Geschmack auch die Konsistenz der oralen Angebote für den Betroffenen von Interesse (9)

- **Auditive Stimulation – Klangsprache**
  Das klanghafte Zusammenspiel von Tönen und Worten lässt uns aufmerksam werden. Dies umfasst das Musikhören ebenso wie das Singen sowie die Neigung, sich in Gedichten zu vertiefen oder Sprichworte als „Ohrwurm" aufzunehmen
- **Visuelle Stimulation – den Blick richten**
  Hierzu gehört ebenso die Anpassung der Beleuchtung an den Tag-und-Nacht-Rhythmus bzw. an Ruhe- und Aktivitätsphasen wie die sinnhafte Umgebungsgestaltung oder das Arbeiten mit Bildern und Objekten. Farben können unsere innere Befindlichkeit zum Ausdruck bringen und so einen Raum zur Bewältigung von traumatischen Erfahrungen darstellen
- **Taktil-haptische Stimulation – sinngebendes Be-greifen**
  Die Hände eines Menschen sind von enormer Wichtigkeit. Fast allen Dingen werden wir zuerst mit unseren Händen habhaft, um sie dann zu be-greifen. Daher sind Greif- und Tastangebote, Tastpfade oder Finger Food für Menschen mit reduzierten Wahrnehmungsfähigkeiten von hoher Wichtigkeit, um an Bekanntes zu erinnern und das „Spürbare" nachvollziehbar zu gestalten.

Die Angebote orientieren sich zum einen an den Lebenserfahrungen des betroffenen Menschen und zum anderen an seiner aktuellen Befindlichkeit, denn Bekanntes kann vielleicht zzt. nicht erinnert werden oder wird als der Situation unangemessen zurückgewiesen. Daneben gibt es weitere strukturelle Umsetzungsmöglichkeiten wie die Einführung erweiterter Anamnesebögen, Angehörigenintegration oder Anpassung individueller Tagesabläufe.

Angebote gestalten

Zurück zu unserem Fallbeispiel: Was ist Herrn Meier von Bedeutung, welches zentrale Ziel könnte er verfolgen? Wir beobachten ihn gut und stellen fest, dass er eine verstärkte Aufmerksamkeit und Aktivität immer dann zeigt, wenn es um *Sicherheit erleben und Vertrauen aufbauen* geht.

Er scheint sich in der neuen Umgebung nicht zurechtzufinden und hat erhebliche Schwierigkeiten in seiner eigenen Körperlichkeit. Für einen Menschen, der es gewohnt war, selbstbestimmt zu leben, eine unsichere Situation.

Nun geht es darum, Herrn Meier konkret zu pflegen. Wir wollen aber keine Maßnahmen an ihm verrichten – auch wenn diese gut gemeint sind –, sondern mit ihm gemeinsam pflegerische Aktivitäten entwickeln. Wir sprechen hier von **Angeboten** an ihn, Aktivitäten, die ihn einladen können, sich weiterzuentwickeln. Das beinhaltet die gute und differenzierte Beobachtung unsererseits, ob er die Angebote verstehen und annehmen kann. Es kann sein, dass wir die Tätigkeit evtl. noch in der Situation verändern und mehr auf seine Person abstimmen müssen.

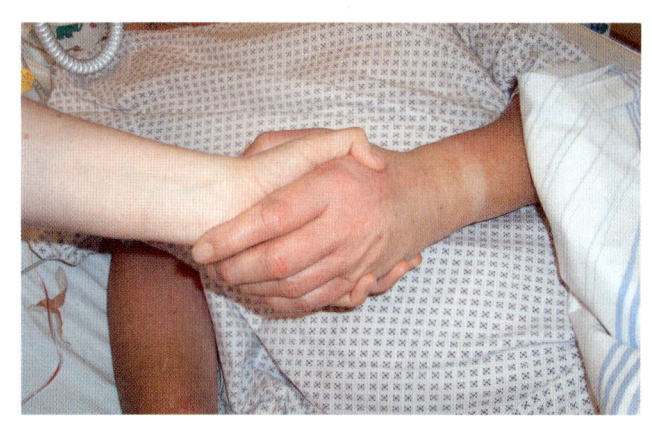

Abb. 1.5 Initialberührung. [M205]

Kontaktaufnahme

Wie können wir uns ihm annähern? Da sein zentrales Ziel *Sicherheit erleben und Vertrauen aufbauen* ist, nähern wir uns nicht wie gewohnt über seine mehr betroffene Seite, weil er dort (noch) nicht so aufmerksam ist. Wir nähern uns über seine weniger betroffene linke Seite, sprechen ihn mit Nachnamen an und warten auf seinen Blickkontakt. Erst dann greifen wir seine linke Hand und schütteln diese auch – eine für ihn sicherlich bekannte Geste, auch wenn er diese bisher mit seiner rechten Hand ausgeführt hat. Herr Meier reagiert, er schaut auf, nimmt Blickkontakt auf und öffnet seine Hand ein wenig, die wir dann greifen. Wir beugen uns zu ihm hin, sodass wir auf gleicher Augenhöhe sind, auf gleicher sozialer Ebene. Wir begegnen uns. Er schaut aufmerksam und interessiert.

Initialberührung

Wir merken uns, dass diese Form der Kontaktaufnahme für ihn angemessen wirkt, und da er Sicherheit braucht, ritualisieren wir diese Kontaktaufnahme in Form der **Initialberührung,** einer ritualisierten Begrüßung (und Verabschiedung), die wahrnehmungsveränderten Menschen ebendiese Sicherheit vermitteln kann (> Abb. 1.5): Nur wenn ich mit Namen angesprochen, an einem festen Bereich berührt werde, dann geschieht etwas mit mir, ansonsten kann ich entspannen – das vermittelt ein Ritual, eine Sicherheit, die helfen kann, sich in dieser ungewohnten Situation zurechtzufinden. Später werden wir einen entsprechenden Zettel an seinem Bett anbringen, damit alle im Team Beteiligten sich daran orientieren können.

Berührungen

Wenn wir Herrn Meier berühren und sein Ziel *Sicherheit erleben und Vertrauen aufbauen* ist, so sollten die **Berührungen** großflächig sein, die Hand sich an seine Körperform anpassen (> Abb. 1.6). Wir berühren ihn zuerst auf seiner weniger betroffenen Seite, damit er die Berührung deutlich spüren kann. Die Berührungsqualität ist behutsam, aber eindeutig, wir wollen aus seiner Sicht vertrauenswürdig wirken. Erst im weiteren Verlauf werden wir versuchen, durch unsere Berührungen seine Aufmerksamkeit und Sensibilität auch auf seine mehr betroffene Seite zu lenken.

Körpererfahrungen

Herr Meier liegt immer noch auf der Seite und rüttelt am Bettgitter, fühlt sich scheinbar in seiner Situation unsicher. Also lösen wir seine Handfixierung. Wir fordern ihn sachlich auf, die Berührung unserer Hand aufmerksam zu verfolgen, und gleiten über seinen linken, weniger betroffenen Arm, über seinen Brustkorb zu seiner rechten Schulter bis hinunter zu seiner mehr betroffenen Hand. Wir wiederholen diese Berührung zweimal, um seine Aufmerksamkeit auf die mehr betroffene Seite zu lenken.

Bei der zweiten Wiederholung gleitet eine Hand an seinen Rücken und hält ihn dort, die andere umschließt seine linke Hand am Bettgitter: „Halten Sie sich kurz fest, ich nehme die Decke aus Ihrem Rücken", sprechen wir und deuten unser Vorhaben mit einer kurzen rhythmischen Bewegung an. Während er sich festhält, nehmen wir die Decke heraus und lassen ihn auf seinen Rücken gleiten. Seine Bettdecke bleibt dabei auf seinem Körper, wir wollen ihm nicht diese Sicherheit nehmen. Danach bieten wir ihm noch einmal die Hand an, um sich daran zu halten, und stellen das Kopfteil hoch, damit er zum Langsitz kommt. Noch einmal streichen wir über seinen weniger betroffenen Arm, dann in einer Bewegung über seinen Brustkorb und den mehr betroffenen Arm, legen diesen dann auf seinen Bauch und wiederholen dieses Bewegungsprinzip auch an seinen Beinen, damit er sein intaktes Körpergefühl auch auf seine mehr betroffene Seite übertragen kann. Er wirkt aufmerksam, greift seine rechte Hand und wiederholt dies mit seinem linken Fuß. Diese **Körpererfahrung** scheint ihn zu interessieren und so kommt uns die Idee, ihn bei entsprechender Gelegenheit auch so zu waschen (= neurophysiologische Waschung nach Bienstein und Fröhlich, ➤ Abb. 1.7).

Wir beobachten Herrn Meier. Er kneift sich in die mehr betroffene Hand und tätschelt diese – auch über den Unterarm tätschelt und vibriert er sich. Er scheint sich dort in Ansätzen zu spüren, scheint aber sehr deutliche Informationen zu brauchen.

Wir werden seine Frau bitten, Peelinghandschuhe aus einem rauen Material o. Ä. mitzubringen, damit wir diese für

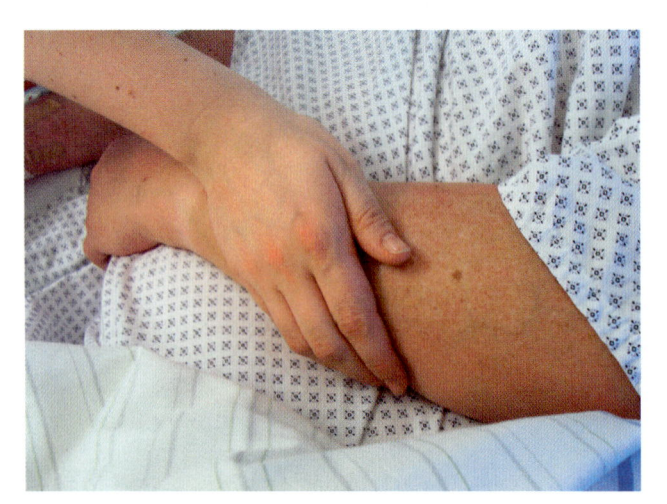

Abb. 1.6 Sichere und vertrauenswürdige Berührung. [M205]

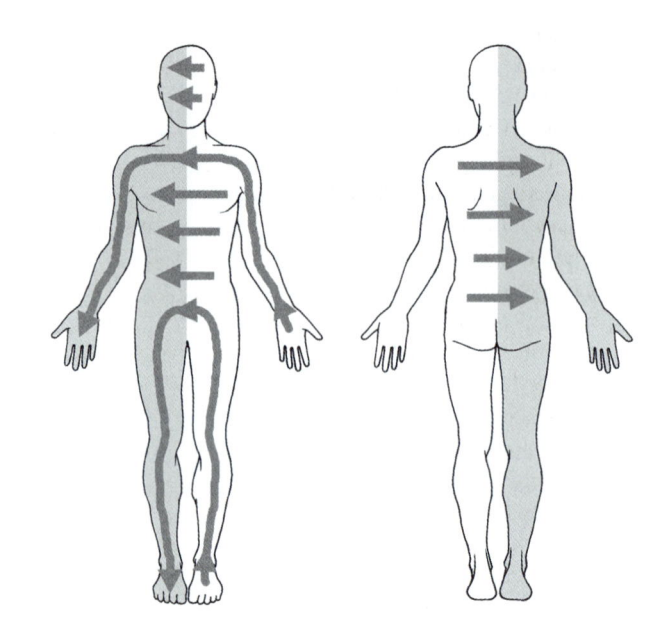

Abb. 1.7 Prinzip der neurophysiologischen Waschung. [M205]

seine Körpererfahrung nutzen können. Zur Not ginge auch ein Igelball, wenn wir ihn systematisch und großflächig nach dem Prinzip der neurophysiologischen Waschung anbieten. Da Herr Meier sich selbst abklopft, scheint er Vibrationen zu spüren. Diese Fähigkeit wollen wir gleich nutzen.

Vibrationen

Vibrationen können das Körpergefühl und die Körperkoordination fördern.

Um ihn in seinem vibratorischen Spüren zu unterstützen, könnten wir ihn abklopfen oder auch elektrische Geräte benutzen. Sein Rasierer böte sich an, weil er aber noch unsicher wirkt, könnte ein Rasierer am Arm (!) ihn vielleicht zusätzlich verwirren. Ein Vibrax® wäre zu stark. Wir entscheiden uns für ein kleines Handmassagegerät, da er als ehemaliger Handwerker vibrierende elektrische Geräte gewohnt ist. Kontraindikationen für Vibrationen sind erhöhter Hirndruck, Spastik oder Varizen – davon ist er nicht betroffen. Wir zeigen ihm das Massagegerät. Er guckt erstaunt, greift dann aber interessiert zu und hält das Gerät gleich an seinen mehr betroffenen Arm. Wir unterstützen ihn dabei und zeigen ihm auch, dass er seinen Brustkorb, seinen Bauch, selbst die Beine vibrieren kann. Er scheint hierbei seinen Körper wiederzuentdecken und zunehmend selbst-sicherer zu werden. Nach zwei Minuten schaltet er das Gerät selbst ab und blickt uns erwartungsvoll an.

> **VORSICHT!**
> Vibrationen sind bei erhöhtem Hirndruck, Spastik oder Varizen kontraindiziert!

Unterstützendes Begreifen

Da Herr Meier keinen eigenen Impuls zeigt und uns „den Ball zuschiebt", nutzen wir die Gelegenheit, ein pflegerisches Problem anzugehen: sein wiederholtes Ziehen der Magensonde. Vielleicht begreift er nicht, was für ein Fremdkörper dort in seiner Nase ist, welchen Zweck dieser erfüllt? Wieder greifen wir seine linke Hand und führen diese zum Gesicht, lassen ihn sein Gesicht und vor allem die Nase begreifen. Natürlich zieht er an seiner Magensonde, wir unterbrechen sanft, aber beharrlich und lassen ihn noch einmal tasten. Wir berühren die Nase und gleiten mit der Hand bis zum Magen hinunter. Wir bitten ihn, die Magensonde zu halten, füllen währenddessen die Sondenspritze mit Sondennahrung und geben ihm davon seine übliche Menge. Er schüttelt den Kopf. So geben wir ihm noch eine Extraportion und führen seine Hand mit einer kreisenden Bewegung über seinen Bauch. Er versteht immer noch nicht, zieht aber nicht mehr an der Sonde. Vielleicht wäre das **Begreifen** eher möglich in Kombination mit dem Schlucktraining, das die Logopädin mit ihm vormittags durchführt. Wir nehmen uns dies für morgen vor. Erst einmal verabschieden wir uns von Herrn Meier an seiner linken Hand, nicken, sagen „Bis nachher …". Er nickt und brummt etwas.

Beweglichkeit
Später gehen wir erneut zu Herrn Meier. Unser Plan ist, seine **Beweglichkeit** weiter zu fördern und zu unterstützen. Wir begrüßen ihn mit der Initialberührung und wecken seine Aufmerksamkeit. Wieder streichen wir systematisch über seinen Körper, stellen dann das Kopfteil hoch: Bewegung und Aktivität beginnen. Das Bettgitter wird heruntergelassen. Herr Meier schaut interessiert, bewegt sein linkes Bein zum Bettrand. Er klopft mit seiner linken Hand auf die Matratze, so, als ob es auch mal Zeit wäre, dass es losgehe. Dieses Klopfen ist für uns ein deutliches Zeichen, ihn diesmal nicht mit einem Gerät anzuregen, sondern mit unseren Händen. Wir klopfen über seine aktive Hand, klopfen den Arm hoch, über die Brust und den anderen Arm, Gleiches wiederholen wir mit den Beinen. Da dieses Klopfen mitunter auch als Unruhe im Körper empfunden wird, schließen wir mit einer deutlichen Berührung und Streichung über seinen Körper ab. Eine rhythmische Bewegung zur Bettkante wird angedeutet, er nimmt diese Bewegung auf und wir helfen ihm auf die Bettkante, um zu sitzen. Auf der Bettkante sitzend scheint er sein Gleichgewicht zu verlieren, so setzen wir uns an seine weniger betroffene Seite (Sicherheit aufbauen) und halten ihn an den Schultern. Er braucht einige Augenblicke, um seine Position zu finden. Hier geht es noch gar nicht um korrektes Sitzen, sondern um den Versuch, sich selbst und Sicherheit und Selbstvertrauen im eigenen Körper wiederzufinden.

Atemstimulierende Einreibung
Herr Meier sitzt mit unserer Hilfe stabil und eine Kollegin kommt hinzu. Sie begrüßt ihn, er nickt, und sie geht um das Bett herum, um ihm eine **Atemstimulierende Einreibung** (ASE) anzubieten. Die ASE ist gut dazu geeignet, sich atmend und im eigenen Körper zu spüren. Durch die symmetrischen Berührungen kann oftmals ein Spüren der eigenen Mitte entwickelt werden – auch dies unterstützt Selbstvertrauen.

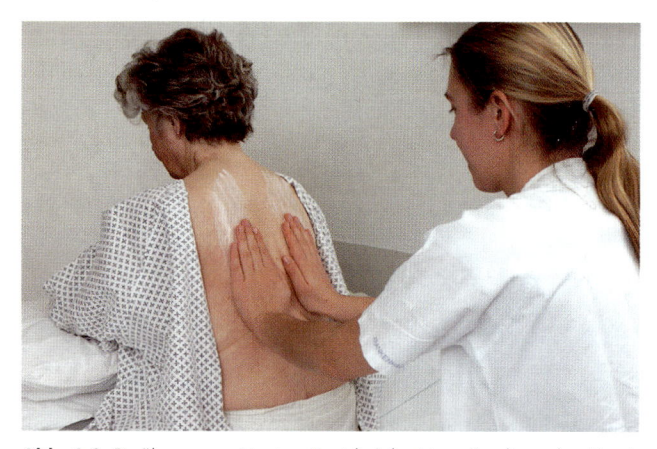

Abb. 1.8 Berührung von Haut zu Haut bei der Atemstimulierenden Einreibung. [K115]

Die Kollegin streicht seinen Rücken aus und beginnt mit der ASE in seinem Atemrhythmus (> Abb. 1.8). Während der ASE lockert sich sein Haltegriff zusehends und er sitzt stabiler. Sein Blick wirkt klarer, er atmet schließlich tief durch und seufzt.

Wir deuten dies als seinen Wunsch nach Beendigung des Angebots und helfen ihm ins Bett zurück. Wir unterstützen ihn beim Einnehmen der Seitenlage, mit einer zusammengerollten Bettdecke (wie ein Stillkissen) um seinen Kopf und seine Arme, die Decke an seinen Körper modelliert, damit er sich gut spüren kann, und verabschieden uns für heute. (📖 10)

1.4.4 Reflexion – zum Pflegeverständnis

Die Betreuung und Pflege von Herrn Meier gestaltet sich interessant. Er scheint auf die Angebote zu reagieren und zumindest heute ein Stück weit seinem zentralen Ziel näher gekommen zu sein. Wir sind gespannt auf die weitere Entwicklung.

Lernen vom Betroffenen

In dem Konzept der Basalen Stimulation® geht es darum, Patienten kennenzulernen und dieses **„Lernen"** wörtlich zu nehmen: Wir *lernen* viel von Patienten. Wir lernen, dass Patienten nicht alle möglichen Angebote brauchen, sondern eine für sie sinnvolle Auswahl. Wir lernen, dass bei Herrn Meier ein bestimmtes Angebot gut akzeptiert wurde, dasselbe Angebot bei einem anderen Menschen mit gleicher Erkrankung aber verwirrend abgelehnt wird. Wir lernen aufmerksames Beobachten und vorsichtiges Anbieten. Der Patient ist der Experte und Akteur.

Diese Lernerfahrung hat uns gerade in der Zusammenarbeit mit an Chorea Huntington (> 5.2.4) erkrankten Menschen einen gemeinsamen Weg erschlossen, bei der wir aus pflegerischer Sicht an Grenzen stießen. Die Patienten zeigten uns z. B., dass sie nur zu starken Überbewegungen neigen, wenn wir ihnen das Maß an Körperspannung zu sehr reduzieren. Beispielsweise stellte es sich heraus, dass es sinnvoller war, bei bettlägerigen Patienten die Morgentoilette an den Füßen statt an den Händen zu beginnen, da sie so besser ihre beweglichen Zwischenräume (Nacken, Wirbelsäule, Becken u. a.) unter Spannung halten konnten. Des Weiteren ließen sich Überbewegungen durch Vermeidung von extremen „Wärme-Kälte-Reizen" (z. B. Bettdecke entfernen) deutlich reduzieren. Wir haben dadurch gelernt, dass Pflege nicht gesund macht, sie hilft aber beim Gesundwerden.

1.5 Das Bobath-Konzept in der Neurologie

Das **Bobath-Konzept** ist ein weltweit anerkanntes Pflege- und Therapiekonzept zur Rehabilitation von Menschen mit unterschiedlichen Erkrankungen des zentralen Nervensystems. Es basiert auf den empirischen Erfahrungen der Physiotherapeutin Bertha Bobath und den wissenschaftlichen Erkenntnissen ihres Mannes, des Neurologen Karel Bobath. Es wurde für Kinder und Erwachsene mit Zerebralparesen (z. B. Hemiplegie, Tetraplegie) entwickelt. Zu dem Konzept gehören sowohl spezifische physiotherapeutische als auch pflegerische Maßnahmen. Das Bobath-Konzept umzusetzen heißt, Bewegungsübergänge individuell mit den Betroffenen zu erarbeiten. Es dient heute bei der PKMS und vielen Komplexbehandlungen als Nachweis aktivierender therapeutischer Pflege. In der Definiton der BIKA® ist festgelegt, was darunter zu verstehen ist.

An dieser Stelle können lediglich theoretische Grundlagen vermittelt werden. Zum Erlernen der Methoden in der Praxis ist die Teilnahme an anerkannten Kursen erforderlich.

Anwendungsbereiche

Das Bobath-Konzept kann bei allen Patienten angewendet werden, die infolge veränderter Bewegungsmöglichkeiten therapeutisch aktivierend gepflegt werden, z. B. bei einer erworbenen Hirnschädigung Lähmungen mit einem pathologisch veränderten Muskeltonus aufweisen und in ihrer Körperwahrnehmung beeinträchtigt sind.

Am häufigsten davon betroffen sind Patienten nach einem Schlaganfall (➤ 2.1). Weitere Patientengruppen, die vom Bobath-Konzept profitieren, sind z. B. Patienten nach einer Hirnblutung (➤ 2.2), einem Schädel-Hirn-Trauma (➤ 8.1), Patienten mit einer Multiplen Sklerose (➤ 6.10) oder mit einer Querschnittslähmung (➤ 3.1).

Die folgenden Ausführungen beziehen sich hauptsächlich auf erwachsene Patienten mit einer erworbenen Hemiparese/Hemiplegie.

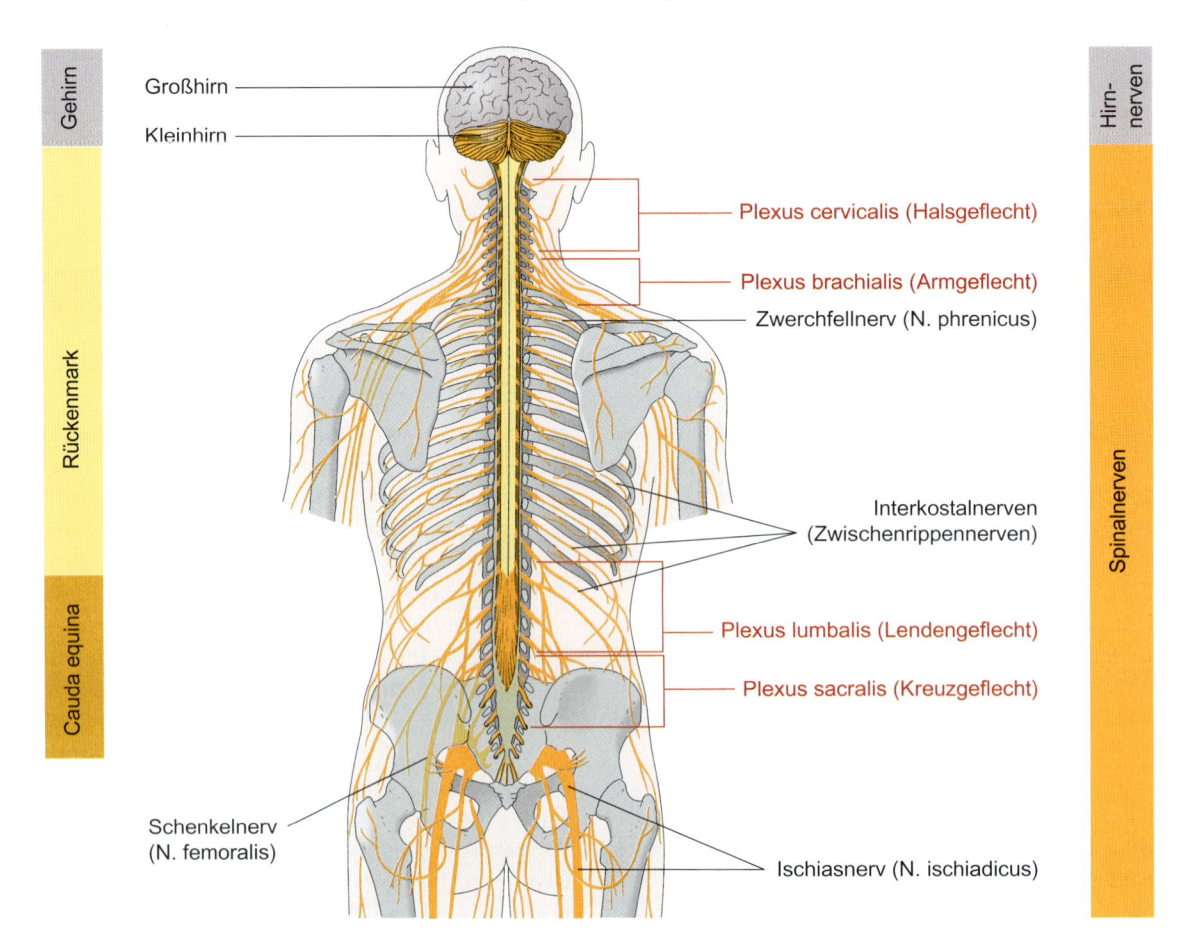

Abb. 1.9 ZNS und PNS im Überblick. [L190]

Neurophysiologische Grundlagen

Das **Nervensystem** dient der Erfassung, Verarbeitung, Speicherung und Aussendung von Informationen. In Zusammenarbeit mit dem Hormonsystem regelt es die Leistungen aller Organsysteme in Abhängigkeit von den Anforderungen der Außenwelt.

Das Nervensystem ist aber viel mehr als eine Schaltzentrale: Es ist die strukturelle Grundlage aller Gedanken, Gefühle und Wünsche eines Menschen – es macht den Menschen zum Menschen.

Die Gliederung des Nervensystems erfolgt in das **zentrale** (ZNS) und das **periphere Nervensystem** (PNS). Das ZNS umfasst die übergeordneten Zentren Gehirn und Rückenmark, das PNS alle außerhalb von Gehirn und Rückenmark liegenden Nervenzellen und Nervenbahnen (➤ Abb. 1.9).

Es wird davon ausgegangen, dass das ZNS als ein „Feedback-Feedforward-System" arbeitet. Das bedeutet: Das ZNS ist auf Reize angewiesen, um darauf reagieren zu können:
- **Äußere Reize** bietet die Umwelt, sie werden durch alle Sinne wahrgenommen, z. B. durch das Sehen, Hören
- **Innere Reize** kommen aus dem Körper (z. B. über die Stellung der Gelenke, den Dehnungszustand der Muskulatur, Druck, Schmerzen etc.) und werden über Rezeptoren gemessen. Durch diese inneren Reize werden die Körperbewegungen und die Körperlage im Raum wahrgenommen – diese Wahrnehmung bezeichnet man als **Propriozeption.**

Nach der Speicherung der Reize im ZNS werden diese verarbeitet und mit bereits gespeicherten Erfahrungen verglichen *(Feedback)*. Anschließend werden sie einem Ziel zugeordnet und es wird eine Aktivität initiiert *(Feedforward)*. Diese Aktivität stellt durch die Veränderung der Stellung des Körpers einen veränderten Reiz dar und der Vorgang wiederholt sich. Dieser Reiz-Reaktions-Kreislauf beruht auf der **Vernetzung** vieler Neurone in verschiedenen Systemen.

> **Neuronale Verbindungen …**
> Bewegungsgestaltung bedeutet somit nicht nur, den einen Bereich des ZNS, der für Bewegung zuständig ist, zu aktivieren, sondern neuronale Verbindungen zwischen allen Systemen zu schaffen (z. B. zwischen Systemen, die positive oder negative Erfahrungen gespeichert haben, in denen Emotionen abgerufen werden oder in denen Kognition geleistet wird). Die Systeme agieren sehr intensiv miteinander und lernen von vorherigen erfolgreichen Ausführungen.

Die Anzahl der vernetzten Neuronen, welche die Systeme des ZNS verbinden, sind um ein Vielfaches höher als z. B. die Anzahl der Neuronen zur Übertragung der Bewegung. Neben der Möglichkeit, diese neu zu vernetzen, haben die Neuronen die Möglichkeit, ihren Phänotyp zu ändern, das heißt andere Aufgaben zu übernehmen. So können Zellen, die sensorische Aufgaben haben, motorische Aufgaben erledigen. Diesen Vorgang nennt man **Plastizität.**

> **… und neuronale Vernetzungen schaffen!**
> Es gilt: Je ausgeprägter die Vernetzung, desto bessere Leistung bzw. selektive Bewegung ist möglich. Nach einem Schlaganfall ist die neuronale Vernetzung zwischen den Systemen gestört. Das Bobath-Konzept versucht, möglichst nah wieder an die alte neuronale Vernetzung anzuknüpfen.

Grundlagen für die Anwendung

Bewegung ist der deutlichste und nachhaltigste Stimulus, der eingesetzt werden kann, um Vernetzung zu fördern, denn Bewegung findet immer statt. Das Bobath-Konzept nutzt diese Möglichkeit. Um den Prozess der Vernetzung über Bewegung zu ermöglichen, ist es wichtig, den Patienten aktiv werden zu lassen und ihn nicht nur passiv zu bewegen. Für die Pflege bedeutet dies, therapeutisch aktivierende Pflege zu leisten (➤ 1.2). Denn der Sinn des Bobath-Konzepts liegt nicht darin, Betroffene lediglich von A nach B zu bewegen. Mithilfe des Bobath-Konzepts wird durch gezielte Aktivitäten Einfluss auf die individuelle neurologische Vernetzung genommen. Folgende **zentrale Elemente** sind für die Anwendung des Bobath-Konzepts von Bedeutung.

- **Aktivierende Pflege** (➤ 1.2) bedeutet, Wahrnehmung zu gestalten. Bewegung für den Patienten erfahrbar zu machen, spüren zu lassen, ihn in die Bewegung zu begleiten. Die Pflegenden lassen sich auf die Eigenbewegung des Patienten ein und führen sie mit dem Patienten gemeinsam durch, ohne sie ihm komplett abzunehmen. So heben Pflegende z. B. das Becken des Patienten nicht einfach zur Seite, sondern leiten die Bewegung mit dem Einsatz ihres eigenen Körpers ein und spüren, wie viel Unterstützung der Patient braucht. Die mehr betroffene Körperhälfte wird integriert und nicht nur die Kompensation mit der anderen Körperhälfte geübt. Klare Berührungen machen die Bewegung deutlich. Aktivierende Pflege findet auch bei der Durchführung der Lagerungen sowie der Unterstützung in allen Bereichen des Lebens statt. Die Körperpflege bietet hierzu besonders viele Möglichkeiten. Der Patient gewinnt zunehmend an Selbstständigkeit
- **24-Stunden-Management:** Lernprozesse finden ununterbrochen statt, daher wird das Bobath-Konzept rund um die Uhr angewendet. Beschränkt sich die Anwendung nur auf einzelne Lagerungsmaßnahmen oder die Behandlung durch die (Physio-)Therapeuten, so könnte der Therapieerfolg geringer ausfallen, da der Betroffene während der übrigen Zeit ungünstige Bewegungsmuster ausführt (und damit erlernt).

> Aus der Tatsache, dass *jede* Bewegung ein Lernangebot für das Gehirn darstellt, wird die wichtige Funktion der Pflegenden bei der Umsetzung des Bobath-Konzepts und der Rehabilitation des Patienten deutlich: Wenden die Pflegenden bei all ihren Maßnahmen das Bobath-Konzept an und gestalten sie jede Bewegung in günstigen Bewegungsmustern, hat der Patient eine viel größere Chance, physiologische Bewegungen wieder zu erlernen.

- **Therapeutisches Team:** Ein Zusammenwirken aller Berufsgruppen bei der Betreuung und Behandlung des Patienten ist essenziell für den Therapieerfolg. Pflegende, Therapeuten und Ärzte stimmen ihre Maßnahmen untereinander ab. Dies geschieht im regelmäßig stattfindenden Teamgespräch sowie durch kontinuierliche Absprachen auf der Station. Ebenfalls eine wichtige Rolle im therapeutischen Team spielen die Angehörigen des Betroffenen. Werden sie regelmäßig über förderliche Maßnahmen informiert und dazu angeleitet, können sie durch ihr Verhalten zum Therapieerfolg beitragen
- **Motivation der Betroffenen:** Auch der Patient selbst gehört zum therapeutischen Team. Um seine Motivation zur Mitarbeit zu stärken, sind seine eigenen Ziele in einen sinnvollen Kontext zu integrieren. Ohne die Mitarbeit des Betroffenen werden alle Maßnahmen des Teams nur bedingten Erfolg haben. Ist ein Patient nicht motiviert, ist es Aufgabe des Teams, den Grund hierfür zu erfragen.

1.5.1 Das Konzept der normalen Bewegung

Die **normale Bewegung** stellt die wesentliche Grundlage des Bobath-Konzepts dar. Auch wenn sich kaum ein Patient nach z. B. einem Schlaganfall wieder „normal" bewegen kann, gibt es Kriterien, mit denen sich Bewegung beeinflussen lässt. Diese Kriterien gilt es bei der Gestaltung von Bewegung, Lagerung und Pflege anzuwenden. Von einer Hemiparese/Hemiplegie (> 2.1.2) betroffene Patienten werden von den Pflegenden so unterstützt, dass sie Bewegungen möglichst unter Berücksichtigung der normalen Bewegung durchführen können.

> „Normale Bewegung" wird allgemein beschrieben als individuelle, automatisierte, harmonische, schmerzfreie, flüssige und ökonomische Bewegung. Für alle in diesem Kapitel beschriebenen Pflegemaßnahmen bedeutet dies, dass sie immer nur als ein grundsätzliches Beispiel angesehen werden können und nicht unreflektiert auf jeden Patienten übertragen werden dürfen.

Für jede Bewegung gibt es einen Grund. Wir haben eine Vorstellung davon, wohin, warum und wie wir uns bewegen. Wir können in unserem Leben erlernte Bewegung innerlich abrufen und Situationen danach bewerten, ob sie in der Vergangenheit positiv oder negativ erlebt wurden. Wir entscheiden uns: Wollen wir uns bewegen? Ja oder nein? Jede Bewegung ist insofern zielorientiert. Soll im nächsten Moment eine Bewegung stattfinden (z. B. das Umblättern der Buchseite, die ich gerade lese), starte ich jetzt die Handlungsplanung. Dieser Vorgang findet bei der willkürlichen Bewegung immer statt, ist aber so automatisiert, dass er uns nicht immer bewusst ist.

1.5.2 Stabilität für Mobilität

Muskeltonus

Für Bewegung sind Muskelaktivitäten notwendig, **Muskeltonus** genannt (> Abb. 1.10). Die Höhe des Muskeltonus wird ständig verändert und angepasst:
- Er muss hoch genug sein, damit wir uns gegen die Schwerkraft halten können – dies wird **Stabilität** oder auch Haltungstonus genannt. Stabilität wird in der Regel von der gegenüberliegenden Körperhälfte gegeben. Dies ist auch ein Grund, warum man beim Patienten nicht von einer gesunden und einer kranken Seite sprechen sollte – es sind immer beide Seiten betroffen
- Der Muskeltonus muss niedrig genug sein, um unsere Körperabschnitte selektiv bewegen zu können und damit Bewegung ohne viel Kraftanstrengung leicht zu machen – dies nennen wir **Mobilität**

> Der Patient mit einer erworbenen Hemiparese/Hemiplegie hat keine „gesunde" Seite. Man bezeichnet die anfangs gelähmte Seite als *mehr betroffene* und die andere als *weniger betroffene* Seite.

- Sowohl ein hypertoner Muskeltonus (Spastik) als auch ein hypotoner Muskeltonus (schlaffe Lähmung, Paresen) verhindern physiologische Haltungs- und Bewegungsmuster. Feinmotorik ist in den hypertonen Körperabschnitten nicht mehr möglich. Hypotone Körperabschnitte sind schwer mit zu bewegen und verursachen in der Regel wiederum hypertone Körperabschnitte. Die pflegerischen Maßnahmen sind daher auf die Wiederherstellung eines normalen Muskeltonus ausgerichtet:
  – Hypotone Körperabschnitte (insbesondere der Rumpf) schaffen hypertone Extremitäten
  – Ein z. B. mit einer Rumpfwickel stabilisierter Rumpf erhöht die Bewegungsmöglichkeiten des Patienten
  – Bewegungen über Rotation schaffen Stabilität, da mehr Muskelketten genutzt werden
  – Starke Kompensationen durch einseitige Bewegungen führen häufig zum Hypertonus in der mehr betroffenen Seite. Die Pflegenden klären deshalb den Patienten darüber auf, dass Bewegungen, wie das Hochziehen am Patientenaufrichter oder am Bettgitter, vermieden werden sollten.

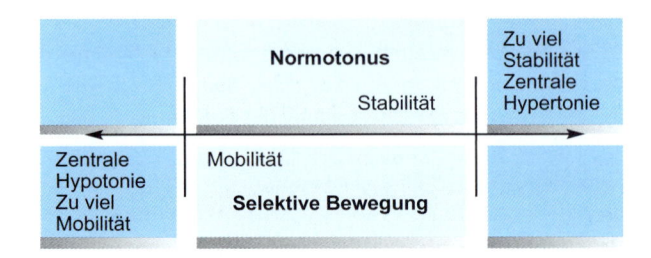

Abb. 1.10 Bandbreite des Muskeltonus. [A400]

1.5 Das Bobath-Konzept in der Neurologie

> **Stabilität vor Mobilität**
> Stabilität wird vor Mobilität aktiviert. Pflegende haben den Auftrag, Stabilität zu unterstützen, erst dann kann man sehen, wie viel Mobilität möglich ist.

Unterstützungsfläche

Unter **Unterstützungsfläche** wird die Kontaktfläche zwischen Körper und Umwelt verstanden. Beim Gehen besteht die Unterstützungsfläche aus der Kontaktfläche der Füße zum Boden. Beim angelehnten Sitz mit Bodenkontakt der Füße wird die Unterstützungsfläche durch die Kontaktflächen der Füße, der Oberschenkel, des Gesäßes und durch Teile des Rückens gebildet. Beim Liegen ist es die Körperfläche, der Kontakt zu Matratze und Kopfkissen. Auch der eigene Körper kann Unterstützung geben, z. B. wenn die eigene Hand unter den Kopf liegt und so dieser gestützt wird.

Den beschriebenen **Haltungstonus** gegen die Schwerkraft zu erhalten ist anstrengend, verbraucht Energie. Der Körper „denkt" ökonomisch und versucht daher, Gewichte abzugeben. Dies geschieht über die Größe der Unterstützungsfläche. Je größer die Unterstützungsfläche, desto weniger Haltungstonus ist notwendig. Der Vorgang ist rein physikalisch, automatisiert und wird nicht über die Motivation gesteuert.

Das Wissen um die tonusbeeinflussende Wirkung der Unterstützungsfläche kann im Pflegealltag vielfältig eingesetzt werden. Um einem Patienten z. B. die Möglichkeit zu geben, zu entspannen und zur Ruhe zu kommen, geben die Pflegenden eine größtmögliche Unterstützungsfläche. Dies kann durch die Lagerung im Bett geschehen, bei der große Körperpartien auf der Matratze oder auf einem Kissen aufliegen.

Wollen Pflegende den Patienten aktivieren, müssen sie die Unterstützungsfläche verkleinern. Dies kann z. B. bei der Unterstützung eines Patienten, der sich hinstellen möchte, dadurch erreicht werden, dass der Patient auf seinem Stuhl weiter nach vorne rutscht. Er kann sich auf diese Weise leichter hinstellen, da er durch das Nachvornrutschen schon aktiver ist.

> Je größer die Unterstützungsfläche, desto geringer ist der Muskeltonus. Je kleiner die Unterstützungsfläche, desto größer ist der Muskeltonus. Im Pflegealltag entscheidet sich nach dieser Regel, ob ein Patient aktiv oder passiv bewegt wird.

> **Beispiel**
> Die Pflegende hilft einem teilaktiven Patienten vom Liegen auf die Bettkante. Unterstützt sie ihn dabei in der Weise, dass sie mit ihrem Arm den Oberkörper des Patienten ganz unterlagert, bildet sie eine große Unterstützungsfläche und signalisiert dem Patienten, er brauche nicht mitzuhelfen. Automatisch nimmt er die Unterstützungsfläche an. Es hilft hier auch wenig, den Patienten mit verbalem Input zur Mitarbeit zu motivieren.
> Unterstützt die Pflegende den Patienten hingegen so, dass er sich auf seinem Arm abstützen muss, wird die Unterstützungsfläche kleiner, die Eigenaktivität höher, die Pflegende hat es leichter.

Schlüsselpunkte

Vor jeder Bewegung richtet man die einzelnen Körperabschnitte so zueinander aus, dass man sich leichter bewegen kann. Beim Schlafen positioniert man sich z. B. immer wieder neu, um bequem liegen zu können. Im Bobath-Konzept werden die wichtigsten Körperabschnitte **Schlüsselpunkte** genannt. Über diese lassen sich Bewegungen leichter einleiten.

Bei den Schlüsselpunkten handelt es sich nicht im eigentlichen Sinn um Punkte, sondern um bestimmte Körperabschnitte des Körpers, durch die Haltungs- und Bewegungstonus beeinflusst, angepasst und verändert werden können (> Abb. 1.11).

- Der **zentrale Schlüsselpunkt** befindet sich in der Region um und hinter dem Sternum. Befinden sich die Schultern *vor* dem zentralen Schlüsselpunkt, ist unsere Haltung gebeugt, befinden sie sich dahinter, ist sie gestreckt. Gleiches gilt für das Becken: Ist es nach vorne gekippt, befinden wir uns in aufrechter Position, ist es nach hinten gekippt, sind wir gebeugt
- Die **proximalen Schlüsselpunkte** werden jeweils von den beiden Schulterregionen sowie dem Becken mit beiden Hüften gebildet. So fällt dem Patienten das Aufstehen von einem Stuhl leichter, wenn er vor dem Aufstehen sein Becken nach vorne kippt. Die Pflegenden können ihn dabei unterstützen, indem sie ihm die Schlüsselpunkte links und rechts am Becken spürbar machen und das Kippen nach vorne durch leichten Druck der Hände anbahnen. Durch dieses Anbahnen lässt sich die Bewegung vom Sitz in den Stand einleiten. Neben der Erleichterung des Aufstehens bewirkt die beschriebene Vorgehensweise, dass der Patient die normale Bewegung nachvollzieht. Seine Mobilisation wird dadurch physiologisch und ökonomisch (normale Bewegung)
- Die **distalen Schlüsselpunkte** sind die Hände und Füße. Distale Schlüsselpunkte lassen sich gut zielgerichtet einsetzen. Lässt man den Patienten mit seiner Hand zu einem gewissen Ziel greifen, folgen automatisch die anderen Schlüsselpunkte
- Der **Kopf,** ein Schlüsselpunkt, der eine eigene Zuordnung findet, hat besonders viele Rezeptoren (Augen, Ohren, Nase, Mund), die viele Informationen an das ZNS weitergeben. Der Kopf spielt bei Bewegung eine große Rolle, da er zumeist aktiv in die Richtung gedreht wird, in der etwas getan oder in die eine Bewegung eingeleitet wird, wie z. B. beim Hochkommen aus der Rückenlage zum Sitzen.

1.5.3 Gleichgewicht

Gleichgewicht ist ein ganzheitliches sensomotorisches Ziel für funktionelle Geschicklichkeit im ganzen Körper, das auf völlig automatischem Weg durch das Zusammenspiel verschiedener Sinne erreicht wird. Es wird über drei Systeme gesteuert:

- **Vestibuläres System:** Der sog. Gleichgewichtssinn, der über das Gleichgewichtsorgan *(Vestibularapparat)* im Innenohren geregelt wird

- **Propriozeptives System:** Hierdurch wird die Tiefensibilität geregelt, der Zustand der Muskulatur zur Stellung der Gelenke gemessen. Durch die Verarbeitung im entsprechenden System des ZNS haben wir ein inneres Bild von unserer Position im Raum
- **Visuelles System:** Wir richten unseren Körper durch ständiges Beobachten von Senkrechten und Waagerechten aus. Das visuelle ist das schnellste System, um Gleichgewicht zu steuern.

Alle Informationen ergänzen sich zu einem vollständigen Bild des Körpers im Raum. Alle drei Systeme brauchen Bewegung, ansonsten melden die Rezeptoren keine Informationen.

> **Gleichgewicht finden durch Bewegung**
> Der Begriff „Gleichgewicht halten" suggeriert etwas Statisches. Er bedeutet aber: Gleichgewicht finden durch Bewegung.

Selbstversuch: Stellen Sie sich auf ein Bein. Sie spüren genau, in welche Richtung sie sich bewegen müssen, um nicht zu stürzen. Alle drei genannten Systeme arbeiten zusammen. Schließen Sie zusätzlich die Augen – Sie spüren sofort, wie wichtig das visuelle System ist.

Skala der Gleichgewichtsstörungen
So gut wie jeder Patient hat Gleichgewichtsstörungen. Wichtig ist zu erkennen, auf welcher Ebene sie auftreten und wie dem Patienten geholfen werden kann, sein Gleichgewicht zu trainieren, um ihn eine Stufe weiterzubringen (> Tab. 1.2).

1.5.4 Pflegerische Befundung des Betroffenen

Die **pflegerische Befundung** dient dazu, das Potenzial des Patienten zu bestimmen. Hierzu wird der Patient beobachtet: Wie bewegt er sich? Wie führt er Handlungen aus? Wie liegt er im Bett? Wie sitzt er auf dem Stuhl? Auch die Reaktionen des Patienten auf pflegerisches Handeln werden beschrieben. Neben den motorischen Fähigkeiten werden auch die kommunikativen und kognitiven Möglichkeiten beobachtet. Der Patient wird ganzheitlich, als Persönlichkeit ernst genommen.

Im Anschluss an die Beobachtung wird die Hauptproblematik des Patienten definiert. Mit ihm gemeinsam, eventuell auch mit den Angehörigen und in Absprache mit dem therapeutischen Team, wird (orientiert an der Hauptproblematik) das derzeit wichtigste Ziel festgelegt. Es handelt sich dabei um ein funktionelles Ziel. Ein solches Ziel könnte z. B. sein, dass der Betroffene die Fähigkeit wiedererlangt, im stabilen Sitz im Bett zu sitzen, um sich das Gesicht zu waschen. Das Ziel sollte immer in einem sinnvollen Kontext zur Gesamtsituation stehen.

Die wichtigsten **Beobachtungspunkte** einer pflegerischen Befundung im Bobath-Konzept sind:
- Fähigkeit zur Kommunikation
- Selbsteinschätzung, eigene Zielsetzung

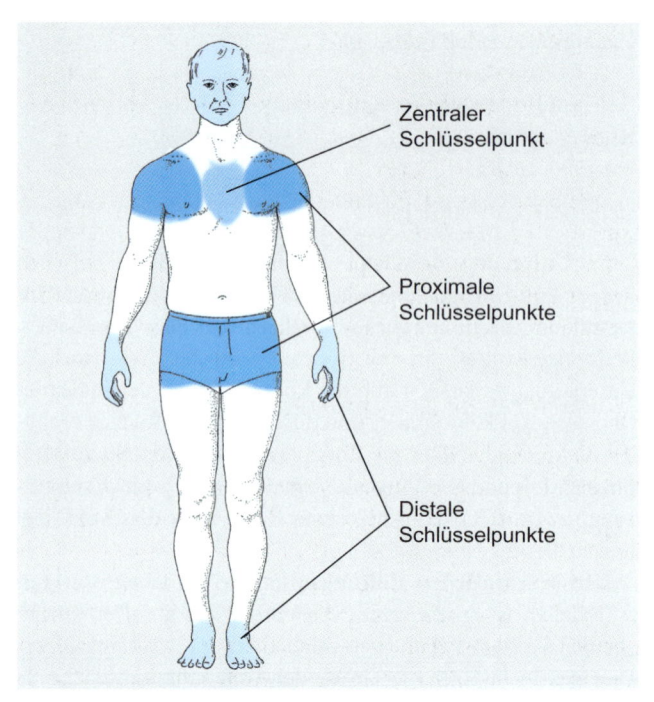

Abb. 1.11 Die verschiedenen Schlüsselpunkte. [L190]

- Aktueller und zukünftiger sozialer Kontext
- Weitere Erkrankungen
- Neuropsychologische Hirnleistungen
- Stellung der Schlüsselpunkte zueinander
- Höhe des Muskeltonus in verschiedenen Körperabschnitten
- Mobilität vor dem aktuellen Ereignis
- Grad der Selbstständigkeit
- Kompensation der Schwächen
- Level der Fähigkeit, das Gleichgewicht zu halten.

Tab. 1.2 Störungsebenen des Gleichgewichts.

Ebene	Möglichkeiten des Patienten, bei denen das Gleichgewicht funktioniert
0	Beim passiv Bewegtwerden im Bett treten sofort Gleichgewichtsprobleme auf
1	Patient kann sich aktiv drehen oder kann passiv gedreht werden
2	Patient kann auf sich auf die Bettkante bewegen oder wird bewegt
3	Patient kann allein am Bettrand sitzen, indem er sich festhält
4	Patient kann allein am Bettrand sitzen, ohne sich festzuhalten
5	Freier Sitz ist möglich, d. h. sitzen und Aktivitäten ausüben
6	Patient kann allein stehen (mit Festhalten)
7	Patient kann allein stehen (ohne Festhalten)
8	Freier Stand ist möglich, d. h. stehen und Funktionen ausüben
9	Gehen mit Hilfsmitteln
10	Freies Gehen

1.5.5 Gestaltung von Bewegungsübergängen

Die **Gestaltung von Bewegungsübergängen** hat entscheidenden Einfluss auf die Rehabilitation von Patienten mit einer erworbenen Hirnschädigung.

Übergeordnetes Ziel ist die schon oben beschriebene Gestaltung von therapeutisch aktivierenden Bewegungsübergängen. Auf der Grundlage der pflegerischen Befundung wird die Bewegung auf das aktuelle Bedürfnis des Patienten abgestimmt. Er sollte nicht unter-, aber auch nicht überfordert sein.

Anheben des Beckens im Bett

Das **Anheben des Beckens (Bridging)** ist eine sehr gute Möglichkeit, Bewegungen aktiv als normale Bewegung zu gestalten, da die stärker betroffene Seite am Bewegungsablauf beteiligt ist (> Abb. 1.12). Es kann in verschiedene Bewegungsabläufe und Pflegemaßnahmen, wie in das Bewegen an den Bettrand vor der Lagerung oder das Anziehen der Unterwäsche, integriert werden. Außerdem ist das Anheben des Beckens eine sehr wirkungsvolle Maßnahme der Spitzfußprophylaxe.

Durchführung:
- Der Patient liegt auf dem Rücken. Der Pflegende befindet sich auf der stärker betroffenen Seite des Patienten. Er legt eine Hand an die Fußsohle der stärker betroffenen Seite. Die andere Hand positioniert er bei geringer Stabilität des betroffen Beines oberhalb und seitlich der Kniekehle, ansonsten distal des Knies
- Der Pflegende fordert den Patienten auf, seine Beine aufzustellen. Dabei erspürt er die Aktivität in dessen stärker betroffenem Bein und gibt ihm gerade so viel Unterstützung, wie er benötigt. Die Unterstützung wird vom Fuß aus aufgebaut. Er achtet darauf, dass die Fersen nahe zum Gesäß gebracht werden
- Danach lehnt sich der Pflegende mit der Achsel auf das knienahe Drittel des aufgestellten stärker betroffenen Oberschenkels, sodass das stärker betroffene Bein des Patienten stabilisiert wird und nicht wegrutschen kann. Mit dem gleichen Arm greift der Pflegende unter dem weniger betroffenen Bein hindurch und legt seine Hand am Becken an. Die zweite Hand liegt an der näher gelegenen, stärker betroffenen Beckenseite (> Abb. 1.12)
- Durch das Zurückbewegen des eigenen Körpers und Zug auf das Knie leitet der Pflegende das Anheben des Beckens ein. Dadurch wird Druck in Richtung Fuß ausgeübt. Der Pflegende spürt die Aktivität des Patienten. Mit den Händen am Becken kann er die Bewegung des Patienten steuern. Je nachdem, ob er die ganze Handfläche oder nur seine Finger einsetzt, kann er die Größe der Unterstützungsfläche variieren und so den Patienten aktiver oder passiver werden lassen
- Der Pflegende achtet darauf, dass der Patient sein Becken nur minimal anhebt. Für ein zu hohes Anheben benötigt der Patient Kraft, die er oft nur durch Kompensationsbewegungen aufbringen kann
- In einem zweiten Schritt kann der Pflegende den Patienten bitten, sein Gesäß nach links oder rechts zu bewegen. Das Absenken des Gesäßes ist keine Parallel-, sondern eine Rotationsbewegung.

Bewegungsübergänge vom Liegen auf die Bettkante

Beim **Bewegen auf die Bettkante** dreht man sich als Gesunder in der Regel mit einem unterschiedlichen Ausmaß an Rotation seitwärts, stützt sich auf einem Arm ab, zieht die Beine etwas an und bewegt sich mit etwas Schwung auf die Bettkante. Dieser Weg wird im Folgenden „Weg über die Diagonale/Rotation" genannt. Es gibt auch die Möglichkeit, sich ganz auf die Seite zu drehen und dann aufwärts zu bewegen. Beide Wege sind bei der Unterstützung eines Patienten möglich – sowohl über die mehr als auch über die weniger betroffene Körperhälfte.

Der Weg über die Diagonale/Rotation auf die Bettkante ist zu bevorzugen, da der Grad der Rotation individuell leichter

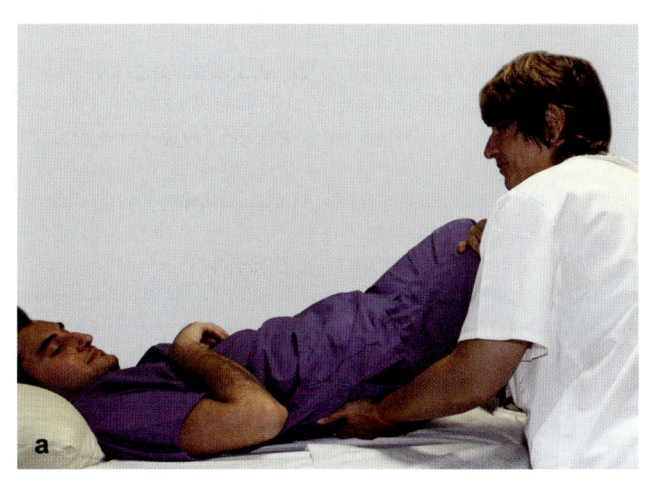

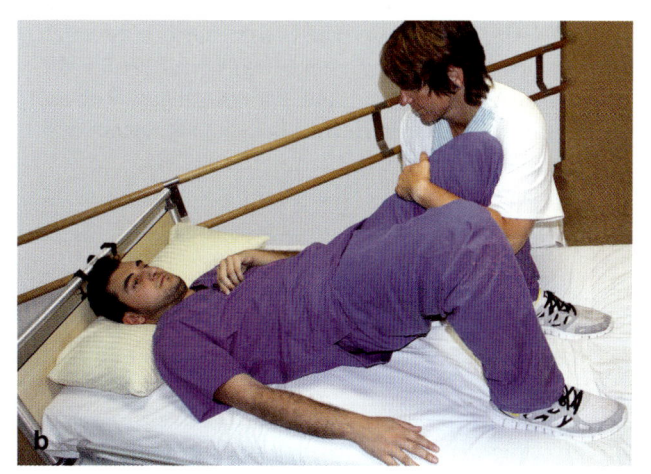

Abb. 1.12 Anheben des Beckens und Bewegen zur Seite (bei fortgeschrittener Mobilität): **(a)** Das Becken wird nur minimal angehoben. **(b)** Die Pflegekraft übt mit ihrer Achsel Druck auf das Knie des stärker betroffenen Beines aus, zur Bewegungsinformation sind die Hände an den Gesäßmuskeln angelegt. [T623]

angepasst werden kann und er eher dem gewohnten Weg des Patienten ähnelt.

Durchführung:
- Der Patient liegt in der Mitte des Bettes. Die Pflegende hilft ihm mithilfe des Bridgings (> oben), sich mit dem Becken zum Bettrand zu bewegen
- Die Pflegende schaut in das Gesicht des Patienten und greift an seine Schultern (nicht an die Arme)
- Der Patient wird aufgefordert, seinen Kopf zu heben. Gleichzeitig bewegt sich die Pflegende etwas zurück. Durch die Gewichtsverlagerung wird der Patient unterstützt, seinen Oberkörper zu bewegen. Indem zuerst eine Schulter bewegt wird, rotiert der Patient, und es fällt ihm leichter, Stabilität aufzubauen
- Diesen Vorgang wiederholen beide, bis der Patient diagonal im Bett liegt. Der Oberkörper sollte in sich gerade sein und keine C-Form bilden
- Jetzt wird das mehr betroffene Bein aus dem Bett begleitet. Da es hierbei zu einer Überdehnung der Hüftbeuger kommen kann, ist darauf zu achten, dass der Patient keine Schmerzen zeigt und das Bein frei über der Bettkante hängt
- Auch das zweite Bein wird in Richtung Bettkante geführt, sollte aber, wenn möglich, im Bett bleiben, damit der Patient nicht überstreckt liegt und es zum Schwungholen mit einsetzen kann. Ist dies nicht möglich, muss das Kopfteil des Bettes etwas erhöht werden. Da sich damit der obere Rumpf zum unteren Rumpf in die entgegengesetzte Richtung verschiebt, muss die weniger betroffene Schulter vorher mit einem Kissen unterlagert werden
- Der mehr betroffene Arm wird am Oberarm am Körper gestützt
- Stabilität für Mobilität beim Hochkommen:
  – Die Pflegende stützt mit ihrem Bein das heraushängende mehr betroffene Bein
  – Die Bauchmuskeln des Patienten werden über Rotation aktiviert. Hierzu bietet die Pflegende dem Patienten an, mit seinem weniger betroffenen Arm zur Schulter der Pflegenden zu greifen. Hält die Pflegende hierbei genügend Abstand, wird der Patient seine weniger betroffene Schulter anheben, und automatisch werden die Bauchmuskeln mit aktiviert. Ist der Patient aktiviert, wird die Bewegung fortlaufend auf die Bettkante begleitet.

> **VORSICHT!**
> Der Patient darf niemals in den Nacken der Pflegenden greifen. Dies belastet enorm den Rücken der Pflegenden!

Der Transfer aus dem Bett

Es gibt mehrere Arten, den Patienten beim Transfer aus dem Bett zu unterstützen. Grundsätzlich kann man zwischen dem **tiefen Transfer** und dem **Transfer über den Stand** unterscheiden.

Tiefer Transfer bedeutet, dass der Patient den Transfer im Sitzen durchführt, ohne sich hinzustellen. Der Transfer sollte immer in mehreren Etappen erfolgen, damit der Patient die Bewegung mehrmals erfährt und er mehr eigene Aktivität mit einbringen kann (> Abb. 1.13). Häufig sind die Patienten mit dem Transfer über die mehr betroffene Seite überfordert, es ist dann der Weg über die weniger betroffene Seite zu bevorzugen.

Durchführung:
- Die Ausgangsstellung wird so gestaltet, dass beide Füße in leichter Schrittstellung auf dem Boden zum Stehen kommen. Der Fuß in Richtung der Drehung steht unterhalb des Oberschenkels, berührt aber noch komplett den Boden. Dieses Bein wird am Knie durch den Pflegenden stabilisiert. Er achtet darauf, selbst in Schrittstellung zu stehen, damit er sich gut mitbewegen kann
- Der Patient wird dabei unterstützt, den Rumpf aufzurichten, indem er den weniger betroffenen Arm zur Schulter des Pflegenden führt. Der mehr betroffene Arm kann im Schoß des Patienten liegen. Der Pflegende fasst an den zentralen Schlüsselpunkt. Eventuell kann eine Hand am Gesäß des Patienten sein, aber nicht unter ihm, da der Patient sonst passiv und getragen wird
- Der Patient wird aufgefordert, sich nach vorne zu bewegen. Durch das Sich-zurück-Bewegen des Pflegenden wird das Gewicht des Patienten vom Bett auf die Füße verlagert. Anschließend kann die Seitwärtsbewegung mithilfe von Rotation stattfinden. Die Beine werden nachgestellt.

Der **Transfer über den Stand** ist in der Regel über die weniger betroffene Seite leichter als über die mehr betroffene Seite. Der Patient sollte aber beide Wege erlernen, um im Alltag flexibel zu sein.

Durchführung:
- Die Ausgangsstellung wird wie beim tiefen Transfer gestaltet (> oben). Die Pflegende gibt Stabilität am mehr betroffenen Bein und steht gleichzeitig in Schrittstellung
- Durch Unterstützung am zentralen Schlüsselpunkt und das Sich-zurück-Bewegen wird dem Patienten in den Stand geholfen. Dabei zieht die Pflegende nicht den Patienten hoch, sondern erspürt seine Eigenaktivität
- Im Stand braucht der Patient kurze Zeit, um sein Gleichgewicht finden zu können. Die Pflegende baut zugleich die Unterstützung in Etappen ab
- Das Bein, das den ersten Schritt machen soll, wird vom Gewicht entlastet. Die Pflegende unterstützt dies durch ihre Hände am Beckenkamm. Durch Gewichtsverlagerung kann nun das andere Bein einen Schritt machen
- Steht der Patient rückwärts vor dem Stuhl, sollte er dessen Position sehen können, um nicht das Gefühl zu haben, ins Leere gesetzt zu werden. Das Hinsetzen wird durch leichten Druck in der Hüfte eingeleitet und es wird darauf geachtet, dass der Oberkörper sich gut nach vorne beugt. Eventuell muss am mehr betroffenen Knie wieder stabilisiert werden. Der Patient sollte sich hinsetzen, ohne das Gefühl zu haben zu fallen. (📖 11)

1.5.6 Lagerungen/Positionierungen

Jeder Mensch hat seine Lieblingsposition, in der er am besten ruhen kann. Diese ist im ZNS als positives Ereignis gespeichert. Wie schon beschrieben, möchte das Bobath-Konzept nicht nur Patienten von A nach B bewegen oder in einer bestimmten Positionen lagern, sondern Einfluss nehmen auf die individuelle neuronale Vernetzung. Dies ist auch bei **Lagerungen** der Fall.

Beim Patienten kann sich die Lieblingsseite aufgrund des aktuellen Geschehens ändern, es ist aber wichtig, dass diese individuelle Lieblingsposition im therapeutischen Team bekannt ist, um sie für eine gute Ruheposition und zugleich therapeutisch zu nutzen.

Das Bobath-Konzept verfolgt außer den allgemeinen Zielen der Lagerung (Dekubitus-, Pneumonie-, Kontrakturen- und Thromboseprophylaxe) weitere besondere Ziele:
- Förderung der Wahrnehmung
- Regulierung des Muskeltonus (insbesondere durch genügend Stabilität und Unterstützungsfläche)
- Anbahnen physiologischer Haltungs- und Bewegungsmuster
- Verhinderung der schmerzhaften Schulter und des Schulter-Hand-Syndroms (➤ 2.1.4).

Bei Patienten mit reduziertem Allgemeinzustand oder zusätzlichen anderen Erkrankungen kann es notwendig sein, von den im folgenden Abschnitt beschriebenen Methoden abzuweichen. So kann eine bestehende Atemeinschränkung eine Abkehr von der Seitenlage erfordern.

Wichtigstes Ziel der Lagerung ist die Bequemlichkeit. Die Rehabilitation und Neuorganisation des Körpers und des Umfelds ist für den Patienten eine Höchstleistung. Deshalb braucht er Zeiten der Ruhe, um sich zu kräftigen.

Bei der Lagerung sind alle bekannten Positionen möglich: Rückenlage, 90°–110° Seitenlage, 30°–60° und 135° Seitenlage, Bauchlagerung, stabiler Sitz im Bett, stabiler Sitz außerhalb des Bettes (z. B. Rollstuhl) usw.

Grundsätzlich gilt, dass die Bewegungsübergänge in die jeweilige Lagerung aktivierend durchgeführt werden. Der Patient wird beim Liegen begleitet, nicht positioniert. Und je mobiler ein Patient ist, desto weniger Lagerungsmaterialien braucht er. Eigenbewegung sollte immer möglich sein.

90°-Seitenlagerung

Kein Mensch liegt zu Haus in seinem eigenen Bett in einer 30°- oder 60°-Lage. Es ist eine Lagerung, die Patienten nicht kennen und die nicht unserer normalen Wahrnehmung entspricht. Daher ist sie kritisch zu betrachten und es wird im Folgenden die 90°-Lagerung beschrieben (➤ Abb. 1.14).
- Die 90°-Seitenlagerung hat den **Vorteil,** dass sie dem normalen, gewohnten Muster des Patienten entspricht. In dieser Lage sind bei Patienten mit Hypertonus die Spastiken oft leichter zu lösen und Patienten mit Wahrnehmungsstörungen werden häufig ruhiger

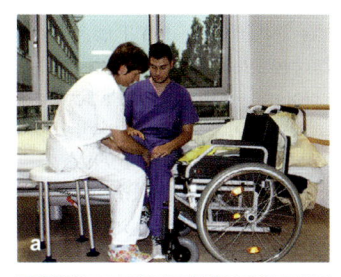

(a) Die Pflegende richtet die Beine des Patienten parallel aus.

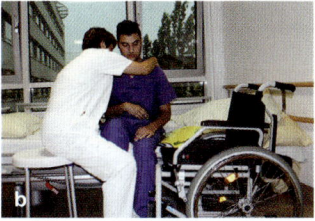

(b-d) Sie stabilisiert mit ihrem Bein das mehr betroffene Bein des Patienten und mit den Händen den Rumpf. Gleichzeitig gibt sie ihm Aufrichtung.

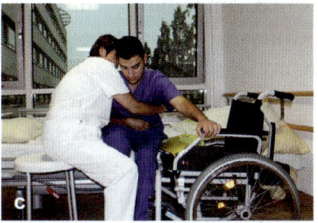

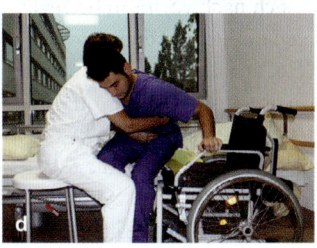

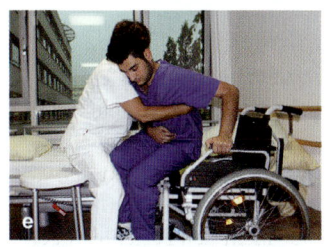

(e-f) Sie geht gemeinsam mit dem Patienten in die Bewegung und verlagert das Gewicht auf die Beine.

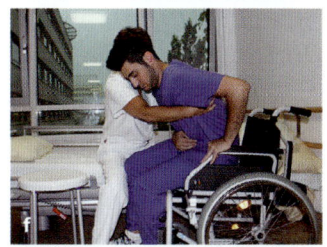

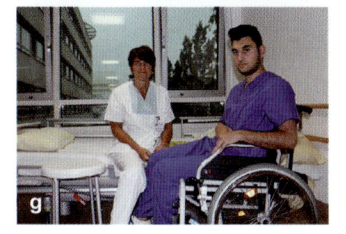

(g) Der Patient sitzt nach dem Transfer stabil im Rollstuhl.

Abb. 1.13 a–g **Tiefer Transfer** aus dem Bett in den Rollstuhl, teilaktiver Patient. [T623]

- Von **Nachteil** ist, dass es in dieser Lage schwierig ist, genügend Stabilität herzustellen, da nur eine Körperhälfte zur Verfügung steht und diese aufgrund der Schwerkraft ohne Lagerungsmaterialien schlecht ausgerichtet ist: Der Kopf knickt zur Matratze ab, die HWS hängt durch, die unten liegende Schulter ist komprimiert, die LWS hängt durch, das Becken ist im Vergleich zum Schultergürtel häufig verdreht. Diese Unbequemlichkeiten gilt es durch geschickten Einsatz von Lagerungsmaterialien weitestgehend zu kompensieren.

Durchführung der Lagerung
Die Lagerung ist sowohl auf der mehr als auch auf der weniger betroffenen Seite möglich. Die hier beschriebenen Grundprinzipien gelten in jeder Lagerung.

Durchführung:
- Der Patient liegt auf dem Rücken. Der Pflegende dreht den Patienten mit angewinkelten Beinen auf die Seite. Die Drehung kann entweder vom oberen Rumpf oder über die Drehung des Beckens eingeleitet werden. Es ist darauf zu achten, dass genügend Material unter dem Kopf liegt, ein Kissen reicht in der Regel nicht aus. Die Arme des Patienten liegen geschützt auf seinem Bauch oder werden in Außenrotation ein wenig vom Körper abgelagert
- Nach der Drehung werden die Schlüsselpunkte ausgerichtet. Becken und Schultern sollen nicht verdreht sein. Der Oberkörper darf leicht gebeugt sein. Der Patient liegt jetzt an der unten liegenden Seite meistens überdehnt. Es ist deshalb wichtig, die Rippenbögen gerade auszurichten und dann sofort zu unterlagern. Dies kann mit verschiedenen Materialien geschehen, z. B. mit der Spitze einer Decke. Schiebt der Pflegende Materialien unter den Rumpf, muss er diese auch ein wenig zurückziehen, um die entstandenen Scherkräfte zu mildern
- Das Gesäß wird mit einem Handtuch am Gesäß stabilisiert.
- Die Beine werden angewinkelt übereinander oder getrennt in Schrittstellung gelagert. Hierbei sollte nicht immer die gleiche Position gewählt werden, damit der Patient Abwechslung erfährt. Material zwischen den Beinen oder bei der Schrittstellung unter dem oben liegenden Bein lagern. Es muss genügend Material sein, damit das Bein ausgehend vom Becken nicht innen- oder außenrotiert ist. Liegt das Becken bei 90°, müssen Knie und Becken die gleiche Höhe haben. Bei einer Lagerung über 90° darf das Knie etwas tiefer liegen
- Den unten liegenden Arm mit auf dem Kopfkissen positionieren oder an den Bauch legen, er muss im Ellenbogen angewinkelt sein. Die Hand in Funktionsstellung bringen, eventuell ein Handtuch zum Formen benutzen. Den oben liegenden Arm mit Kissen unterstützen, eventuell mit einem Handtuch Zug ausüben, damit die Schulter nicht zu weit nach vorne ins Gesicht fällt
- Mit der exakten Positionierung des Kopfes die Lagerung beenden
- Abschließend vergewissert sich der Pflegende, ob der Patient gut liegt. Neben der Kontrolle der Mimik, der Atmung und der Vitalzeichen ist auf Folgendes besonders zu achten:
- Ist der Kopf genügend unterlagert und knickt nicht zur Matratze ab?
- Hat die HWS genügend Material und hängt nicht durch?
- Liegt die Wirbelsäule gerade zur Matratze? Und liegt der obere Rumpf zum unteren Rumpf nicht verdreht?
- Ist das Becken stabilisiert?
- Sind die Arme unterlagert und nicht überdehnt?
- Ist das oben liegende Bein unterlagert, sodass es weder außen- noch innenrotiert ist?
- Wie ist der Muskeltonus? Kann der Patient entspannen?

VORSICHT!
Das früher übliche Herausziehen der Schulter gilt heute als überholt! Da die Schulter ein muskelgeführtes Gelenk und der Tonus der Muskulatur schon stark herabgesetzt ist, kommt es oftmals zur Subluxation der Schulter (> 2.1.4), wodurch Zug auf Kapsel und Nerven entsteht und sie instabil ist. Der Patient sollte nicht auf seinem Arm liegen. Die Schulter wird eventuell etwas nach unten gezogen, wenn sie zu sehr in Richtung Ohr liegt.

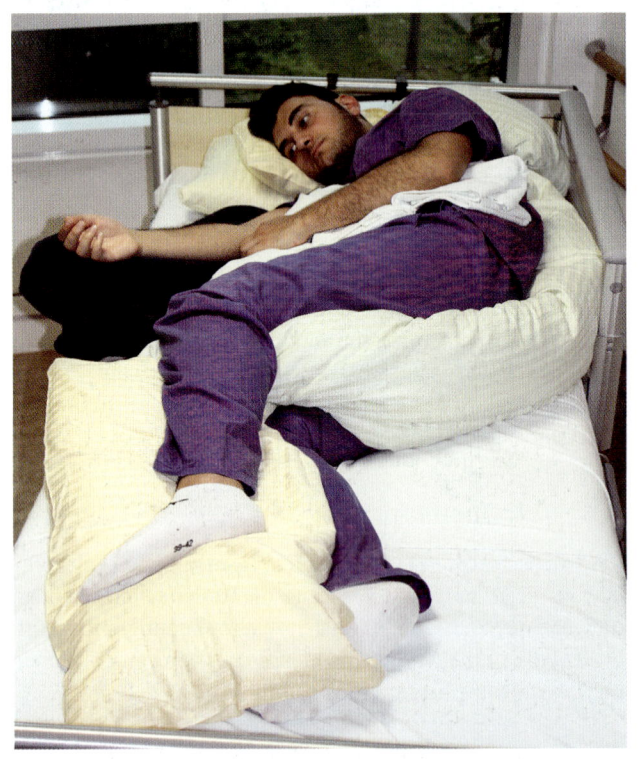

Abb. 1.14 90°-Lagerung auf der mehr betroffenen Seite. Material am Rumpf gibt viel Stabilität. Der Kopf ist genügend unterlagert, die HWS hat genügend Material, sodass sie nicht durchhängt. Die Beine sind in diesem Beispiel übereinander gelagert, können aber auch getrennt gelagert werden. Abwechslung ist in der Praxis wichtig. [T623]

Rückenlagerung

In der **Rückenlage** liegt man ohne Lagerungsmittel im Schwerkraftfeld überstreckt. Der Kopf liegt zu tief und nach hinten überstreckt. Die Schultern fallen zur Matratze, die Arme ebenfalls und üben so einen Zug auf die Schultern aus.

1.5 Das Bobath-Konzept in der Neurologie

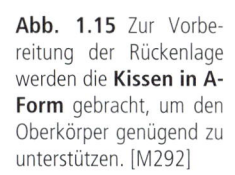

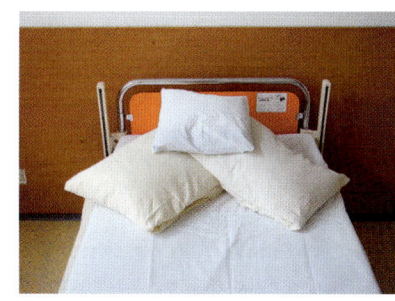

Abb. 1.15 Zur Vorbereitung der Rückenlage werden die **Kissen in A-Form** gebracht, um den Oberkörper genügend zu unterstützen. [M292]

Die Rippenbögen stehen vor, im Vergleich zum abfallenden unteren Rumpf. Das Becken wird durch Zug der Beine ins Hohlkreuz gezogen oder liegt aufgrund eines hypotonen Rumpfes auf der Matratze. Die Beine sind überstreckt und die Füße zeigen in Richtung Spitzfuß. Zusätzlich ist das mehr betroffene Bein durch fehlende Muskelaktivität des Gesäßmuskels und weitere Strukturen nach außen rotiert und abduziert.

Selbsterfahrung: Legen Sie sich gerade auf den Rücken. Winkeln Sie ein Bein an und legen Sie es dann seitwärts. Berührt das Knie die Matratze, ohne dass Sie im Becken ausgleichen?

Durchführung der Lagerung
- Der Patient wird mithilfe des Bridgings (➤ oben) gerade im Bett ausgerichtet
- Der Oberkörper wird mit zwei Kissen in eine A-Lagerung gebracht, dies erleichtert die Bewegung. Kopf und HWS werden zusätzlich unterlagert (➤ Abb. 1.15)
- Auch die Arme werden unterlagert und seitwärts (nicht überstreckt) oder auf den Bauch abgelegt (➤ Abb. 1.16)
- Knie unterlagern. Die Beugung entspannt das Becken, der Rücken kann so besser die Unterstützungsfläche annehmen
- Material von außen an den Oberschenkel legen, damit das mehr betroffene Bein nicht nach außen rotiert. Gesäß an der mehr betroffenen Seite eventuell leicht unterlagern, damit es gerade liegt (➤ Abb. 1.17)
- Zur Spitzfußprophylaxe wird Material an die Füße gelegt.

> **VORSICHT!**
> Durch Unterlagerung der Knie erhöht sich der Druck auf die Ferse – Dekubitusgefahr!

1.5.7 Sitzen im Stuhl (am Tisch)

Das **Sitzen im Stuhl** ist aus der Sicht des Patienten ein bevorzugtes Ziel, gibt es doch das Gefühl, nicht nur krank im Bett liegen zu müssen. Aus therapeutischer Sicht ist diese Lagerung eine gute Möglichkeit, den Patienten sich einmal anders im Schwerkraftfeld wahrnehmen zu lassen und problematische Körperabschnitte anders einzustellen. Darüber hinaus stellt es eine gute Maßnahme der Spitzfußprophylaxe dar.

Um einen optimalen Therapieerfolg zu erreichen, sollte der Patient nach einem akuten Ereignis so früh und so häufig wie möglich im Stuhl sitzen. Patienten mit einem ischämischen Hirninfarkt können bereits am Aufnahmetag mobilisiert werden, sofern keine Kontraindikation wie z. B. eine Kreislaufdysregulation besteht. Allerdings müssen die Pflegenden auf die Belastbarkeit des Patienten Rücksicht nehmen und ihm, sobald er ermüdet, eine Ruhelagerung im Bett anbieten. Das Schlafen im Stuhl könnte unbequem sein und somit einen abnormen Muskeltonus provozieren.

Durchführung:
- Der Patient sitzt mit seinem Gesäß so nah wie möglich an der Rückenlehne. Ein Handtuch um das Gesäß (eventuell unter den Gesäßmuskeln sowie am Trochanter des mehr betroffenen Beines) schafft ein stabiles Fundament zum Sit-

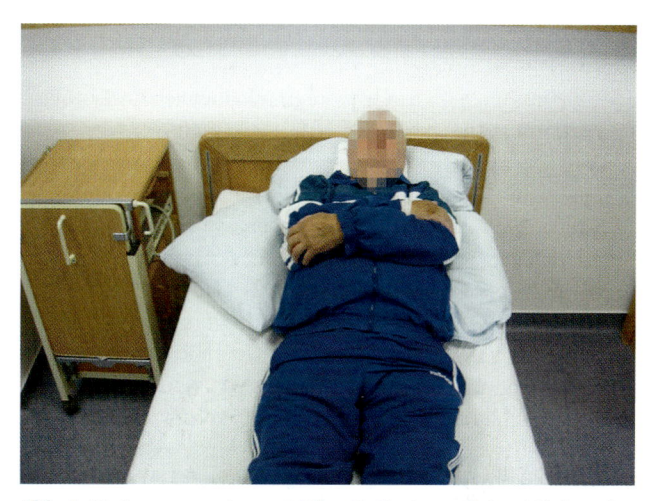

Abb. 1.16 Lagerung eines mobilen Patienten auf dem Rücken. Der Körper wird gerade ausgerichtet und eine Unterstützung besonders an den Schlüsselpunkten Kopf, Schultern, zentraler Schlüsselpunkt und Becken geschaffen. [M344]

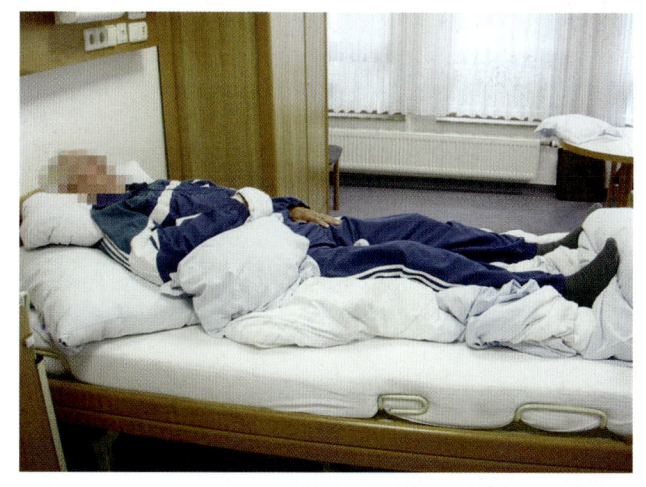

Abb. 1.17 Lagerung eines stärker betroffenen Patienten auf dem Rücken. Decken geben mehr Stabilität als Kissen. Die Decke wird an den Rumpf modelliert, um diesen zu stabilisieren. Das Becken sollte gerade Liegen, die Beine zur Hüfte ausgerichtet sein. Die Knie sind zur Entspannung unterlagert. Die Füße werden gestützt. Der Kopf sollte nicht überstreckt liegen. [M344]

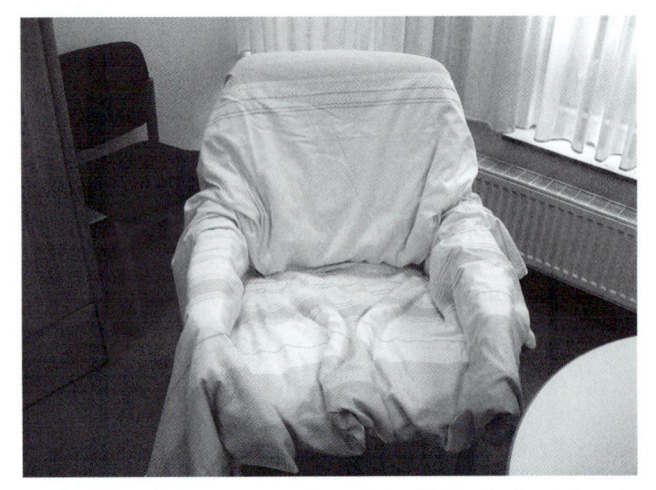

1 Einführung in die Pflege von Menschen mit neurologischen Erkrankungen

Abb. 1.18 Vorbereitung zum Sitzen im Stuhl. Eine Decke wird quer in den Stuhl gelegt. In der Mitte der Sitzfläche ist mehr Material, um es später an den Oberschenkeln besser stabilisieren zu können. [M344]

> Patienten im Sitzen den Rumpf zu stabilisieren ist häufig durch eine quer im Stuhl liegende Decke effektiver.

Der Rollstuhl dient in erster Linie als Transportmittel. Die meisten Rollstühle haben eine bewegliche Rückenlehne und eine weiche, durchhängende Sitzfläche. Dies führt dazu, dass der Patient ungünstige Sitzpositionen einnimmt oder gefährdet ist herauszurutschen. Daher sollte bei der Lagerung im Sitzen ein normaler Stuhl mit einer festen, durchgehenden Rückenlehne, einer geraden Sitzfläche und Armlehnen dem Rollstuhl vorgezogen werden.

Für das **Sitzen im Rollstuhl** gilt:
- Die Füße des Patienten stehen nur für die Dauer der Transporte auf den Trittbrettern. Ansonsten stehen sie auf dem Boden, um durch gleichmäßige Belastung Spastik vorzubeugen
- Die Lendenwirbelsäule des Patienten wird mit einem festen Kissen unterstützt, um den Oberkörper trotz der flexiblen Rückenlehne aufrecht zu halten
- Der stärker betroffene Arm des Patienten wird vor dem Körper auf einem Kissen oder, wenn möglich, auf einem Rollstuhltisch gelagert.

zen. Ein Kissen im Lendenwirbelsäulenbereich unterstützt die Aufrichtung (➤ Abb. 1.18)
- Die Füße des Patienten stehen mit der ganzen Sohle auf dem Boden und hüftbreit nebeneinander. Das weniger betroffene Bein darf vom Patienten selbst in verschiedene Positionen gebracht werden. Winkelt er es bis unter sein Gesäß an, wird das Becken entspannt. Bei kleinen Patienten werden die Füße mit einer stabilen Unterlage unterstützt
- Der mehr betroffene Arm wird mit einem Kissen unterlagert, das dem Patienten das Gewicht vom Arm nimmt und so eine Subluxation der Schulter vermindert (➤ 2.1.4). Schafft dies keine ausreichende Stabilität, wie es z. B. bei schwer betroffenen Patienten der Fall sein kann, kann man eine Bettdecke quer in den Stuhl legen und den Patienten durch das Modellieren der Decke an den Körper besser stabilisieren. Diese Patienten benötigen aber meistens noch einen stabilisierenden Bauchgurt, um ausreichend aufrecht sitzen zu können.

1.5.8 Gehen mit dem Patienten

Pflegende sollten nur dann mit dem Patienten **gehen,** wenn dieser sein stärker betroffenes Bein (mithilfe der Pflegenden) belasten kann. Nach akuten Ereignissen sollten keine zu frühzeitigen Gehversuche unternommen werden.
- Der Pflegende steht hinter dem Patienten und stützt mit beiden Händen flächig das Becken (➤ Abb. 1.20)
- Durch leichten Druck am Becken bahnen die Hände des Pflegenden die Bewegung an. Der Patient verlagert sein Ge-

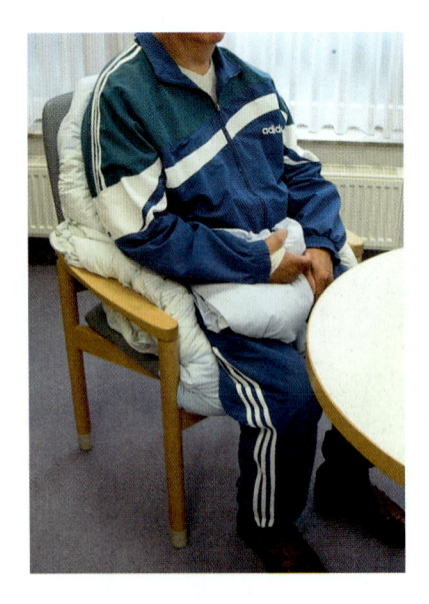

Abb. 1.19 Sitzen im Stuhl. Die Decke wird an den gesamten Rumpf des Patienten modelliert, indem sie hochgedreht wird. Gleichzeitig werden die Oberschenkel stabilisiert. Der Körper ist gerade ausgerichtet. Der mehr betroffene Fuß steht ganz auf dem Boden. Das andere Bein und der Fuß sollte der Patient frei bewegen können. [M344]

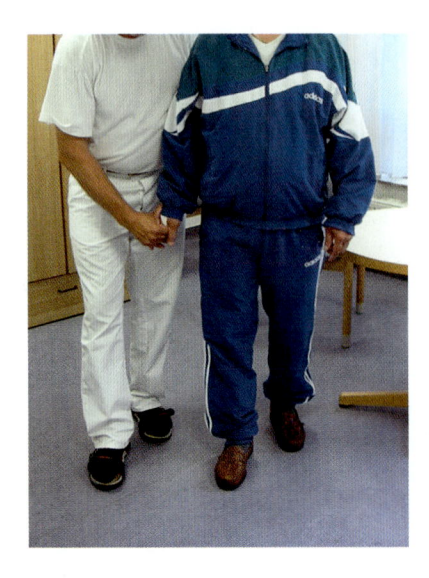

Abb. 1.20 Eine Möglichkeit der **Unterstützung beim Gehen** ist, den mehr betroffenen Arm in Streckung zu stabilisieren. Der Pflegende fasst den Arm am Oberarm und bringt ihn in leichte Außenrotation. Auf diese Weise wird Gewicht vom Rumpf genommen. Bei Patienten mit Schulterschmerzen ist diese Möglichkeit nicht gegeben. [M344]

wicht auf das stärker betroffene Bein und stellt das weniger betroffene Bein voran. Bei instabilem Kniegelenk stabilisiert eine zweite Pflegende während der Standbeinphase das stärker betroffene Bein in Richtung Streckung
- Anschließend verlagert der Patient das Gewicht auf das weniger betroffene Bein und setzt sein anderes Bein nach vorne. Patient und Pflegekraft gehen im gleichen Rhythmus.

Es gibt mehrere Möglichkeiten, das Gehen anzubahnen, dies ist nur ein Beispiel.

1.6 Das therapeutische Führen nach Affolter

Das **therapeutische Führen** ist ein rehabilitativer Ansatz, der auf das Affolter-Konzept der schweizerischen Entwicklungspsychologin Félicie Affolter zurückgeht. Dieses Konzept wird auch als „Geführte Interaktionstherapie" bezeichnet. Affolter entwickelte es während ihrer jahrelangen Arbeit mit wahrnehmungsgestörten Kindern, heute gehört es zu den wichtigsten therapeutischen Ansätzen in der Arbeit mit wahrnehmungsgestörten Patienten in der Neurologie. Intention ist es, den Menschen und seine gestörte taktil-kinästhetische Wahrnehmung zu fördern bzw. diese neu zu erlernen. (📖 12)

> **Taktil-kinästhetische Wahrnehmung**
> Unter taktiler Wahrnehmung (Tastsinn oder Oberflächensensibilität) wird die Aufnahme von Reizen über Rezeptoren der Haut verstanden. Sie vermitteln Eindrücke wie Schmerz, Wärme, Kälte, vor allem aber Berührung und Druck.
> Das Wort „Kinästhesie" (griech.) heißt so viel wie „Bewegungsempfindung". Über Rezeptoren in Muskeln, Sehnen und Gelenken werden durch die kinästhetische Wahrnehmung (Tiefensensibilität) die Lage einzelner Körperteile, ihre Stellung zueinander sowie ihre Bewegungsrichtung wahrgenommen und gesteuert.
> Taktile und kinästhetische Wahrnehmung sind nur theoretisch voneinander abzugrenzen, da sie beim Ausführen einer Handlung immer zusammenwirken. Sind sie gestört, werden auch die Wahrnehmung und Interpretation von anderen Sinneseindrücken (vestibulär, visuell …) beeinflusst.

Das therapeutische Führen basiert auf der Annahme, dass bei Patienten, deren taktil-kinästhetische Wahrnehmung verändert ist, auch deren Interaktion mit der Umwelt gestört ist. Es ergibt sich eine mangelhafte Handlungskompetenz der Betroffenen zur Bewältigung von Alltagsanforderungen, die sich z. B. dadurch äußern kann, dass:
- Gegenstände nicht sicher oder gar nicht festgehalten werden können
- Zielgerichtete Bewegungen misslingen
- Formen nicht taktil unterschieden werden können
- Die Verbindung von taktiler und visueller Wahrnehmung gestört ist und damit die Augen-Hand-Kontrolle versagt
- Betroffene erst auf maximalen Widerstand reagieren, ein Stift z. B. so fest wie möglich auf das Papier gedrückt wird.

Praktisch bedeutet therapeutisches Führen, dass alltägliche Handlungsabläufe, die von den Patienten nicht alleine durchgeführt werden können, von ihnen gemeinsam mit den Pflegenden ausgeführt werden. Diese Interaktionserfahrungen mit der Umwelt ermöglichen einen Lernprozess. Die Abläufe sollen für die Betroffenen spürbar, begreifbar und wieder vertraut werden, sodass Selbstständigkeit im Handeln wieder zurückgewonnen wird.

Therapeutisches Führen kann häufig im Rahmen der anderen in diesem Kapitel vorgestellten Konzepte angewandt werden. Vor allem in der Rehabilitation von Menschen nach einem Schlaganfall (▶ 2.1), nach Hirnblutungen (▶ 2.2) und nach Schädel-Hirn-Traumen (▶ 8.1) hat es sich bei entsprechender Symptomatik bewährt.

> Wichtig ist es zu beachten, dass die geführten Handlungen sich auf konkrete Alltagsaufgaben und Probleme der Betroffenen beziehen, es handelt sich also nicht um künstlich geschaffene Übungssituationen.

Ziele des therapeutischen Führens

- Der Patient bekommt Informationen vermittelt und die Gelegenheit, sie zu verarbeiten
- Er erkennt Ursache-Wirkungs-Zusammenhänge („Ich verändere die Umwelt, die Umwelt verändert mich")
- Das Gehirn reorganisiert sich neu
- Die Verbindung und Abstimmung der verschiedenen sinnlichen Informationen ist wieder möglich
- Problemlösendes Handeln ist wieder möglich.

Das Führen kann bei zahlreichen Pflegehandlungen, wie z. B. der Nahrungsaufnahme (▶ Abb. 1.21), der Körperpflege (▶ Abb. 1.22) oder beim Ankleiden (▶ Abb. 2.7) eingesetzt werden. Besonders bei Patienten mit schweren zerebralen Schädigungen und starker Bewegungseinschränkung ist es sinnvoll, auch bei der Lagerung und Mobilisation nach den Prinzipien des Führens vorzugehen. Die Betroffenen haben Schwierigkeiten, ihre direkte Umwelt und sich selbst in dieser Umwelt wahrzunehmen. Angst und eine erhöhte Körperspannung können die Folge sein. Durch geführte Berührungen des

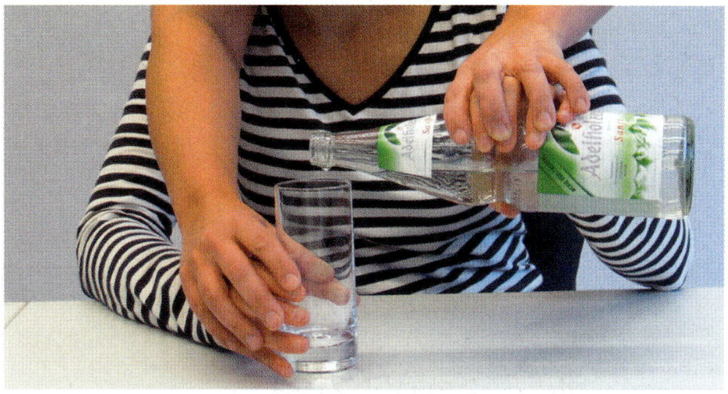

Abb. 1.21 Die **geführten Handlungsabläufe** sollten für die Betroffenen alltagsrelevant sein und eine Problemlösung ermöglichen. [O408]

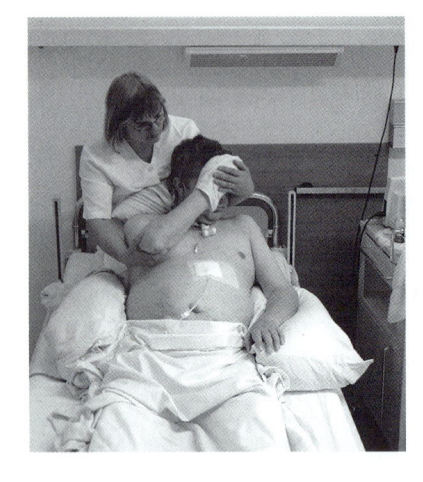

Abb. 1.22 Prinzip des **Führens eines stärker betroffenen Armes** bei Hemiplegie. [M292]

eigenen Körpers bekommt der Patient ein Gefühl für sich und seine Umgebung. So wird der Betroffene aktiv in die Pflege einbezogen und erhält regelmäßige und sinnvolle Lernangebote, durch die gleichzeitig motorische, kognitive und emotionale Erfahrungen gemacht werden. Der Grundgedanke ist, dass der Patient dabei nicht passiv bleibt, sondern die Handlung, bei der er geführt wird, aktiv miterlebt. Es soll nicht *für*, sondern *mit* dem Betroffenen etwas gemacht werden und seine tatsächlichen Bedürfnisse müssen im Mittelpunkt stehen *(geführte Interaktion)*.

Das Führen hat einen großen therapeutischen Nutzen, ist für die Pflegenden aber sehr zeitaufwendig. Deshalb ist es wichtig, dass das Konzept von allen an der Therapie Beteiligten unterstützt und kontinuierlich umgesetzt wird; von anderen Therapeuten (vor allem in der Ergotherapie ist es ein wichtiger therapeutischer Ansatz) oder, nach Anleitung, auch von den Angehörigen.

Prinzipien des therapeutischen Führens

- Geführte Handlungen sollten für die Patienten alltagsrelevant sein
- Eine stabile Unterlage (Widerstand und Widerstandsveränderungen spüren) bildet die Grundlage, um die Bewegungen des eigenen Körpers bewusst wahrnehmen zu können und die Umgebung zu erkunden (dazu z. B. die Ausführungen zum Thema „Sitzen im Stuhl" in Kapitel ➤ 1.5.7)
- Während des Führens stehen die Pflegenden, wenn möglich, hinter oder neben dem Patienten (➤ Abb. 1.21 und ➤ Abb. 1.22)
- Sie setzen immer den Körperteil ein, der dem Geführten entspricht. So liegt z. B. die linke Hand der Pflegenden auf der linken Hand des Patienten (➤ Abb. 1.21)
- Wo nötig, sollten beide Körperhälften abwechselnd geführt werden
- Ziel, Reihenfolge und die physiologischen Abläufe der einzelnen Handlungsschritte müssen den Pflegenden klar sein
- Die Betroffenen sollten ihre ganze Aufmerksamkeit auf die Handlung richten, um so möglichst alle Spürinformationen zu erfassen. Deshalb sollte eine ruhige Umgebung (kein Fernsehen, keine Musik, keine Hektik etc.) geschaffen und während des Führens nicht gesprochen werden. Notwendige Erläuterungen erfolgen also vor der Maßnahme
- Auch die jeweils nicht geführte Seite sollte so in die Handlung einbezogen werden, wie dies auch bei der selbstständigen Ausführung stattfinden würde (➤ Abb. 1.21)
- Zu nutzende Gegenstände sollen vom Betroffenen taktil erspürt und selbst gehalten werden – wenn notwendig mithilfe (➤ Abb. 1.21)
- Nach jeder Handlung soll der Patient Zeit haben, seine Haltung und Position zu erfassen und nachzuvollziehen
- Nimmt die Eigenaktivität des Patienten zu, sollte die Unterstützung abnehmen oder, je nach Ziel, die Herausforderung gesteigert werden und umgekehrt.

VORSICHT!
… bei spastischer Symptomatik und Schulterproblemen!

Beim Führen kann es zum Auslösen oder zur Verstärkung einer spastischen Reaktion kommen, z. B. beim mehr betroffenen Arm nach einem Schlaganfall. Tritt dies auf, sollten die Sitzhaltung und die Position des Betroffenen korrigiert werden. Wenn diese Maßnahme keinen Erfolg zeigt, darf mit der Übung nicht weiter fortgefahren werden, um dem Patienten kein ungünstiges Lernangebot zu machen (➤ 1.5, *physiologische Grundlagen des Bobath-Konzepts*). Auch bei einem noch schlaffen Muskeltonus der Schultern ist Vorsicht geboten, um Problemen vorzubeugen (➤ 2.1.4, *schmerzhafte und subluxierte Schulter; Schulter-Hand-Syndrom*).

1.7 Kinaesthetics

Kinaesthetics/Kinästhetik (griech. *kinesis* = Bewegung, *aisthesis* = Empfindung): Bewegungslehre, die sich mit der Empfindung und dem Ablauf der natürlichen menschlichen Bewegung beschäftigt. Pflegende leiten bewegungs- und wahrnehmungsbeeinträchtigte Patienten an, eigene Ressourcen wahrzunehmen und gezielt einzusetzen. (📖 13)

Ziele

- Bewegungsabläufe für Patienten und Pflegende so physiologisch und kräfteschonend wie möglich gestalten
- Die Gesundheit des Patienten derart fördern, dass er seine Bewegungskompetenz in alltäglichen Aktivitäten entwickeln und damit ein möglichst selbstbestimmtes Leben führen kann
- Gesundheitsprophylaxe der Pflegenden durch Vermeidung von unphysiologischem Heben und Tragen.

Indikation

Positionsunterstützung bzw. Fortbewegung von Patienten, die in ihrer Bewegung bzw. Wahrnehmung Hilfe benötigen.

Grundlagen

- Kinaesthetics liefert keine Rezepte, was in einer bestimmten Situation zu tun ist. Sie ermöglicht den Pflegenden vielmehr durch die Aufmerksamkeit für verschiedene Aspekte einer Bewegung, ihr Verhalten und ihr Angebot an die jeweilige Situation der Patienten anzupassen
- Pflegende werden darin geschult, dem betroffenen Menschen möglichst viel Selbstsicherheit und damit Eigenkompetenz anzubieten. Außerdem können Pflegende die Konzepte der Kinaesthetics für die Betrachtung ihrer eigenen Bewegung nutzen und somit die Achtsamkeit für ihre eigene Gesundheit erhöhen
- Kinaesthetics geht davon aus, dass die aktive Bewegung eine Grundlage ist für Lernen, Entwicklung und Gesundheit. Pflegende können Patienten in ihrer Bewegung anleiten oder ihnen helfen, zumindest Teilaspekte ihrer Bewegung selbst zu übernehmen. Dabei spielt die eigene Bewegungswahrnehmung eine bedeutende Rolle.

Die 6 Konzepte der Kinaesthetics

Die Konzepte der Kinaesthetics liefern unterschiedliche Betrachtungsaspekte für die menschliche Bewegung.

1. Konzept Interaktion

Im Konzept **Interaktion** geht es um die Qualität der Kommunikation, damit die Eigenaktivität des Patienten wahrgenommen und aufgegriffen wird. Es wird nicht *für* den Patienten, sondern *mit* dem Patienten gehandelt. Wenn die Bewegung langsam und in kleinen Etappen durchgeführt wird, hat der Patient die Möglichkeit, eigenaktiv mitzumachen.

> **Zeit nehmen**
>
> Bei hoher Arbeitsbelastung wird meist schnell und mit einem relativ hohen Anstrengungspotenzial gearbeitet. Um auf die Bewegungselemente des Patienten eingehen zu können, sollten sich die Pflegenden vor jeder körperlichen Hilfestellung für einen Moment die **Zeit nehmen,** innerlich zu entspannen und die Muskeln zu lockern. Wer bewusst die eigene Bewegung wahrnimmt, kann die Bewegungsinformationen des anderen aufgreifen, um sie für gemeinsame Bewegungsabläufe zu nutzen.

2. Konzept funktionale Anatomie

Im Konzept der **funktionalen Anatomie** geht es um die anatomischen Grundlagen für die Bewegung und um den Gewichtsverlauf in der Schwerkraft, damit Menschen sich bei der Bewegung an ihren anatomischen Strukturen orientieren können. Die Knochen bieten Stabilität und übertragen das Gewicht. Die Muskeln sind für die Bewegung zuständig. Das Körpergewicht kann über die Knochen abgeleitet werden.

Die Einteilung des menschlichen Körpers in **Massen und Zwischenräume** hilft, die Bewegung gezielt anzuleiten, eindeutige Signale zu setzen und dem Patienten bei einer Bewegung Orientierung zu geben. Kontakt mit den Massen bzw. an der stabilen knöchernen Struktur fördert Bewegung, Kontakt mit den Zwischenräumen hingegen hemmt Bewegung und die Eigenaktivität des Patienten.

3. Konzept menschliche Bewegung

Im Konzept **menschliche Bewegung** geht es um Bewegungsrichtung und um Bewegungsmuster, damit Menschen ihrem natürlichen Bewegungsablauf folgen können. Es ist oftmals leichter, sich ein wenig beim Aufrichten zu drehen, als sich gerade, d. h. in einem parallelen Bewegungsmuster, hochzubewegen. Es kann auch hilfreich sein, die Hände unterschiedlich zu setzen oder einen Fuß vor den anderen zu stellen.

4. Konzept Anstrengung

Im Konzept **Anstrengung** geht es um ein effektives Gestalten von Ziehen und Drücken, damit Menschen ihre Anstrengung passend einsetzen können. Wenn Menschen eigenaktiv sein wollen, benötigen sie ein gewisses Maß an Anstrengung. Dabei ist es wichtig, dass die Anstrengung relativ gering gehalten wird und von Klienten selbst aufgebaut werden kann. Geben Sie dem Patienten Gelegenheit, selbst zu ziehen und zu drücken.

5. Konzept menschliche Funktion

Im Konzept **menschliche Funktion** geht es um Positionen, die eingenommen werden können, und um die Durchführung der jeweiligen Aktivitäten, damit Menschen ihre Balance in der Schwerkraft entwickeln. Überlegen Sie, welche Positionen der Patient einnehmen kann und ob er für die jeweilige Tätigkeit eine ausbalancierte Position hat, sodass die Tätigkeit einfach zu gestalten ist. Oftmals lernen Menschen in tieferen Positionen grundsätzliche Funktionen, die sie in höheren Positionen nutzen können.

6. Konzept Umgebung

Im Konzept **Umgebung** geht es um fördernde und behindernde äußere Faktoren für die Bewegung, damit Rahmenbedingungen geschaffen werden, um die Eigenaktivität und Selbstkontrolle zu erhalten. Gestalten Sie die Umgebung so, dass jede Fortbewegung sicher und einfach wird und der Patient eigenaktiv sein kann.

> **Kinaesthetics-Kurse**
>
> Kinaesthetics/Kinästhetik ist wesentlicher Bestandteil einer rückengerechten Arbeitsweise. Das klassische Heben und Tragen entfällt, der Patient wird nicht passiv bewegt, sondern in seinen individuellen Bewegungsfähigkeiten wahrgenommen und unterstützt. Dies kann in speziellen Kinaesthetics-Kursen von den Pflegenden erlernt werden (www.kinaesthetics.de).

1.7.1 Patienten im Bett an die Seite bewegen

Ziel

Der Patient kann sein Gewicht in Etappen („Masse für Masse") an die Seite des Bettes bewegen. Die Pflegekraft unterstützt die-

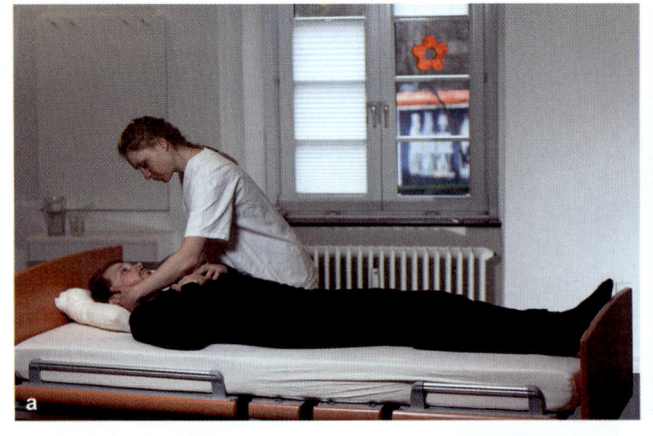

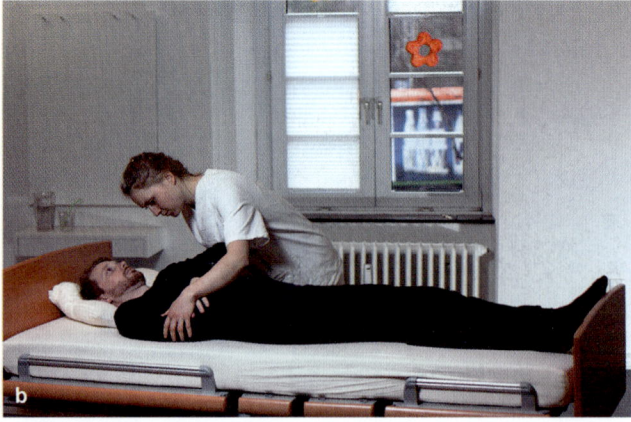

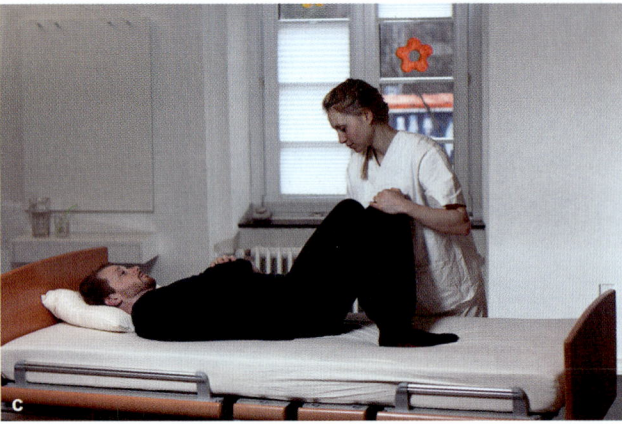

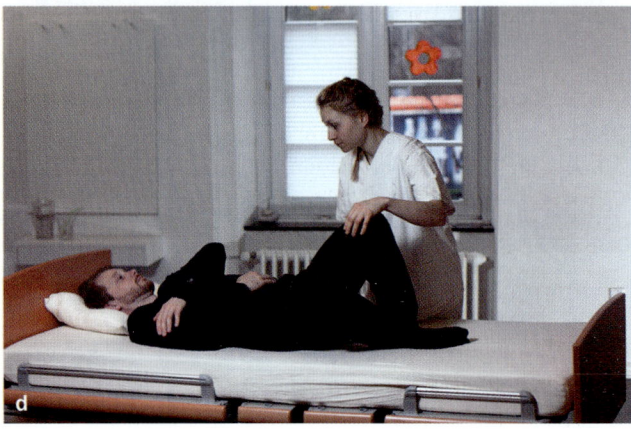

Abb. 1.23 (a) Kopf zur Seite bewegen (links). **(b)** Brustkorb zur Seite bewegen (rechts). **(c)** Hand unter das Becken legen (links). **(d)** Becken Richtung Bettkante bewegen (rechts). [O166]

jenigen Massen, die der Patient nicht selbst bewegen kann (Konzept funktionale Anatomie).

Durchführung

- Die Pflegekraft steht möglichst auf derjenigen Seite des Bettes, zu der sich der Kranke hin bewegen soll
- Der Patient wird aufgefordert, den Kopf zu der Seite zu legen, zu der er sich hin bewegen wird. Bei Bedarf wird mithilfe des Kissens diese Bewegung unterstützt (➤ Abb. 1.23 a)
- Dann wird der Patient unterstützt, den Brustkorb zur Seite zu bewegen. Eine Hand legt die Pflegekraft unter den Brustkorb. Wenn der Patient mit dem gegenüberliegenden Arm drücken kann, wird er gebeten, dies zu tun. (➤ Abb. 1.23 b)
- Der Patient wird gebeten, die Beine oder zumindest ein Bein anzustellen. Das Becken ist entlastet, wenn der Patient das Körpergewicht auf die Füße verlagern kann. Die Pflegekraft kann die Seitwärtsbewegung des Beckens unterstützen, indem sie eine Hand an das Becken legt (➤ Abb. 1.23 c)
- Durch leichten Zug am Bein wird das Becken entlastet und kann sich so ein Stück Richtung Bettkante bewegen (➤ Abb. 1.23 d)
- In kleinen Schritten arbeiten. Der Vorgang wird so oft wiederholt, bis der Patient an der Bettkante liegt.

> **Mit Bewegungsformen vertraut werden**
> Die Pflegekraft kann den Patienten besser anleiten, wenn sie sich immer wieder selbst mit der jeweiligen Bewegungsform vertraut macht. Hat sie diese verinnerlicht, übt sie sie mit dem Patienten, bis er sie ohne ihre Unterstützung durchführen kann. Im Idealfall gibt die Pflegekraft dann nur noch kleine Bewegungsimpulse.

1.7.2 Patienten im Bett auf die Seite drehen

Ziel

Der Patient kann sich mithilfe der Pflegekraft selbst auf die Seite drehen. Die Pflegekraft unterstützt diese Bewegung (Konzept Anstrengung).

Durchführung

- Die Pflegekraft vergewissert sich, dass genügend Platz für die Drehung vorhanden ist. Ansonsten muss erst die Seitwärtsbewegung im Bett erfolgen
- Der Patient wird aufgefordert, die Beine anzuwinkeln. Bei Bedarf wird er in dieser Tätigkeit unterstützt

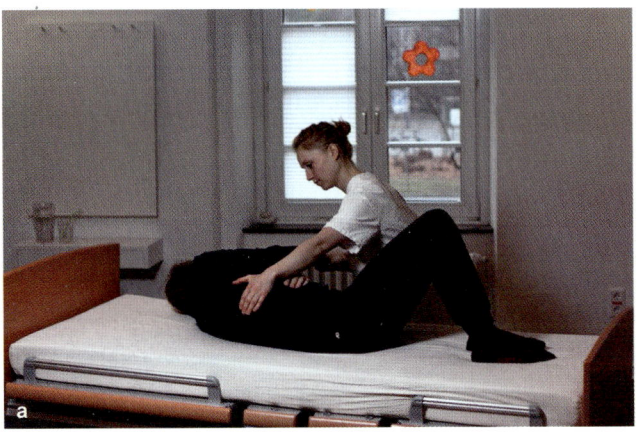

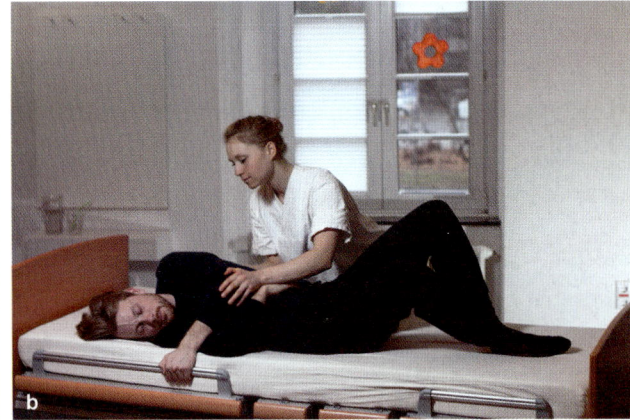

Abb. 1.24 (a) Eine Körperseite entlasten. (b) Die entlastete Körperseite nach oben bringen. [O166]

- Der Patient wird gebeten, sich auf die Seite zu drehen. Er beginnt mit der Bewegung und die Pflegekraft hilft ihm. Dabei kann die Pflegekraft die Bewegung an den einzelnen Massen begleiten. Die Reihenfolge ist individuell. Mancher Patient beginnt mit dem Oberkörper. Gegebenenfalls kann sich der Patient auch an der Hand der Pflegekraft auf die Seite ziehen. Ein anderer Patient drückt sich gut mit den Beinen ab und dreht sein Becken zuerst
- Das Drehen auf die Seite ist für Patienten und Pflegekraft relativ anstrengungsarm. Die Pflegekraft begleitet diese langsame und fortlaufende Bewegung am Brustkorb oder Becken.

VORSICHT!
Die Massen folgen einander. Es ist darauf zu achten, dass der Patient nicht mit allen Massen gleichzeitig – quasi wie ein Baumstamm – zur Seite gerollt wird. Das macht dem Patienten Angst und ist für die Pflegenden belastend!

1.7.3 „Gehendes" Bewegen im Liegen zum Kopfende

Ziel

Der Patient kann sich mithilfe kleiner Bewegungen von rechts nach links in Richtung Kopfende bewegen. Der Patient lernt eine ausgesprochen anstrengungsarme Variante, welche die Körperkoordination fördert und die Selbstständigkeit unterstützt.

Das Prinzip der „gehenden Fortbewegung" (Konzept menschliche Funktion) kann gedanklich in **drei Schritte** aufgeteilt werden:
- **1. Schritt:** Das Körpergewicht wird seitlich verlagert
- **2. Schritt:** Nur die entlasteten Körperteile bewegen sich an einen neuen Ort
- **3. Schritt:** Danach wird das Gewicht auf diesen neuen Ort verlagert.

Bewegungsformen in andere Tätigkeiten einbinden
Es kann relativ lange dauern, bis Pflegekraft oder Patient solche Bewegungsformen gut durchführen können. Um die Geduld nicht zu strapazieren, kann die Bewegung dann angewandt werden, wenn sich der Patient zur Körperpflege oder anderen Tätigkeiten sowieso von der einen Seite auf die andere dreht.

Durchführung

- Das Kopfende ist nach Möglichkeit flach gestellt, um dem Patienten die Bewegung in Richtung des Kopfendes zu erleichtern.
- Der Patient liegt auf dem Rücken und winkelt die Beine an, um dadurch die Bewegung nach oben zu unterstützen
- Die Pflegekraft bittet den Patienten, sich etwas nach rechts zu drehen, um damit die linke Seite des Brustkorbes und des Beckens zu entlasten. Sie unterstützt die Drehung am Brustkorb (> Abb. 1.24 a) oder am Arm, wenn der Patient mit dem Arm aktiv ziehen kann (Schritt 1)
- Der Patient bewegt die entlastete Seite des Brustkorbes und des Beckens etwas nach oben. Es kann hilfreich sein, wenn der Patient durch eine kleine Beugung des Kopfes nach vorne den Brustkorb etwas nach oben zieht (> Abb. 1.24 b). Die Pflegekraft unterstützt (je nach Ressourcen des Patienten) diese Bewegung. Es kann z. B. genügen, den Brustkorb etwas zu beugen (Schritt 2)
- Der Patient legt sich etwas oberhalb der Ausgangsposition auf den Rücken zurück. Dabei ist es hilfreich, wenn die Bewegung vom Becken ausgeht. Die Pflegekraft kann diese Bewegung am Becken oder Bein begleiten (Schritt 3). Die vorher entlastete Körperseite liegt etwas näher am Kopfende
- Anschließend dreht sich der Patient nach links, um die rechte Körperseite zu entlasten, und der Vorgang wiederholt sich
- Die Pflegekraft achtet darauf, dass der Patient sich dabei nicht übermäßig oder ruckhaft anstrengt und keine Scherkräfte für die Haut entstehen. Das bedeutet, sie achtet darauf, dass der Patient nicht rutscht, sondern eine „gehende" Bewegung durchführt

VORSICHT!

Um gewebeschädigende **Scherkräfte** zu vermeiden, winkeln die Patienten die Beine an. Bei der Bewegung nach oben verlagern die Patienten das Becken und den Brustkorb, wobei die Füße der „feste" Punkt bleiben. Ein Rutschen über die Unterlage wird vermieden. Kann der Patient die Beine nicht aufstellen, empfiehlt es sich, die Beine mithilfe einer Decke oder eines Lagerungskissens anzuwinkeln.

1.7.4 „Gehendes" Bewegen im Sitzen nach vorne oder hinten

Ziel

Durch abwechselndes Entlasten einer Körperseite kann der Patient lernen, sich im Stuhl nach hinten zu bewegen. Nach demselben Prinzip funktioniert das Bewegen nach vorne, um z. B. das Aufstehen vorzubereiten.

Durchführung

- Der Patient wird gebeten, seinen Oberkörper nach vorne zu bringen
- Dann wird er gebeten, sich nach links oder rechts zu bewegen, um eine Körperseite zu entlasten. Je nach Ressourcen muss er dabei gesichert werden (Schritt 1)
- Der Patient wird gebeten, die entlastete Körperseite nach vorne zu bewegen. Je nach Ressourcen des Patienten unterstützt die Pflegekraft die Bewegung. Es ist darauf zu achten, dass der Patient seine eigene Balance halten kann. Dazu ist es hilfreich, wenn er sich mit den Armen abstützen kann (Schritt 2)
- Anschließend setzt der Patient sich wieder zurück (Schritt 3)
- Der Vorgang wiederholt sich auf der anderen Seite. Der Patient entlastet sie und versucht, sie ebenfalls mithilfe der Pflegekraft nach vorne zu bewegen. Schritt für Schritt nähert er sich so der vorderen Stuhlkante
- Nach und nach kann der Patient die Bewegung selbstständig durchführen. Die Pflegekraft unterstützt ihn nicht mehr aktiv, sondern vielmehr passiv
- Soll sich der Patient nach hinten bewegen, entlastet er ebenfalls abwechselnd jeweils eine Körperhälfte und bewegt diese nach hinten.

Langsam vorgehen

Sich im Sitzen balanciert und kräftesparend fortbewegen zu können ist eine Grundlage für eine gehende Fortbewegung im Stehen. „Beim Erlernen dieser Bewegung ist es wichtig, langsam und schrittweise vorzugehen, damit der Patient Sicherheit aufbauen kann. Ist der Patient so mobil, dass er wenig Hilfestellung benötigt, gibt die Pflegekraft lediglich kleine Bewegungsimpulse. Bei Patienten, die durch Schwäche oder Immobilität leicht zu einer Seite neigen, steht die Pflegekraft auf der betroffenen Seite und sichert diese.

1.7.5 Patienten an die Bettkante setzen

VORSICHT!

Das *En-bloc-Aufsetzen,* bei dem eine Pflegekraft den Patienten „als Ganzes" (franz.: *en bloc*) in einem Schwung aus einer liegenden Position heraus an die Bettkante setzt, wird sehr kritisch betrachtet, weil diese Bewegungsform sowohl für die Pflegekraft als auch für den Patienten sehr anstrengend und schädlich sein kann (z. B. können erhebliche Rückenprobleme auftreten). Nur bei bestimmten Krankheitssituationen (z. B. nach einer Hüftoperation) ist es angezeigt, die betroffenen Regionen nicht zu bewegen.

Ziel

Der Patient lernt, sich mit wenig Hilfe hinzusetzen. Dabei kann er seine Arme einsetzen.

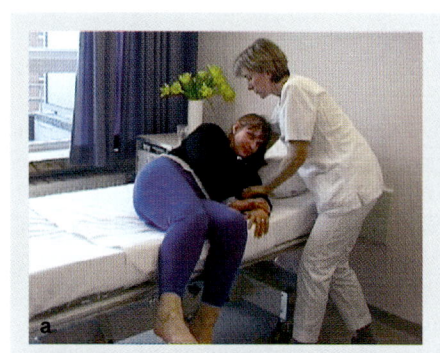

Zum Aufsetzen legt sich die Patientin zunächst auf die Seite und schiebt beide Beine nacheinander aus dem Bett.

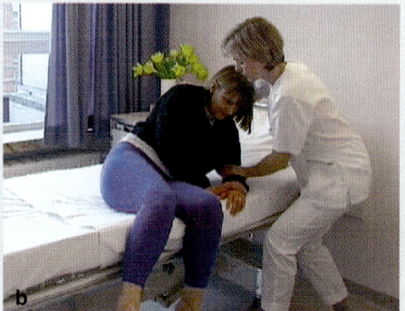

Die Patientin drückt sich mit ihrem – hier linken – Unterarm und der rechten Hand ab und verlagert ihr Körpergewicht in Richtung Becken. Die Pflegekraft unterstützt sie dabei.

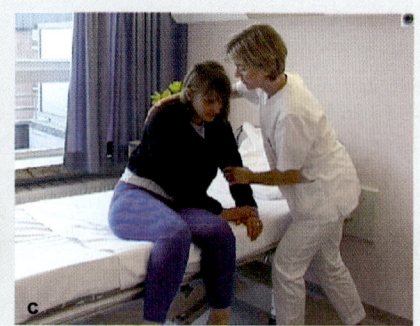

Die Patientin sitzt nun an der Bettkante.

Abb. 1.25 Aufsetzen an der Bettkante mit Unterstützung. [O166]

Durchführung

- Zum Aufsetzen an die Bettkante hilft die Pflegekraft dem Patienten zunächst, sich so auf die Seite zu drehen, dass zwischen ihm und der Bettkante noch Platz zum Abstützen der Arme ist
- Gegebenenfalls noch in liegender Position das Becken des Patienten etwas weiter nach hinten bringen, damit er nachher nicht zu nah an der Bettkante sitzt (Gefahr, aus dem Bett zu rutschen). Anschließend bittet die Pflegekraft den Patienten, die Beine nacheinander aus dem Bett zu schieben und sich gleichzeitig mit dem unten liegenden Unterarm und der Hand des anderen Armes auf der Matratze abzustützen (➤ Abb. 1.25 a)
- Die Pflegekraft steht in Schrittstellung am Kopfende des Bettes. Ihre eine Hand liegt auf dem Rücken des Patienten, mit der anderen Hand drückt sie den unten liegenden Arm auf die Matratze. Sie hebt den Patienten nicht an, sondern signalisiert ihm durch Druck auf Rücken und Arm, dass er sein Körpergewicht über die Arme und Oberschenkel in Richtung Becken verlagern muss (➤ Abb. 1.25 b)
- Dann drückt sich der Patient mit dem – hier linken – Unterarm und der rechten Hand ab und verlagert das Körpergewicht in Richtung Becken
- Die Pflegekraft unterstützt die Bewegung an Schulter und Arm, bis der Patient zum Sitzen kommt (➤ Abb. 1.25 c).

> **Kopfteil erhöhen**
> Wenn der Patient zu schwach ist, diese Bewegung mit leichter Unterstützung durchzuführen, kann das Kopfteil des Bettes etwas erhöht werden, damit er sich mit den Armen leichter abdrücken kann. Es kann auch hilfreich sein, wenn die Bettdecke als Rolle im Rücken liegt, so bietet sie zusätzliche Stabilität.

1.8 Neurologische Leitsymptome und Syndrome

1.8.1 Motorische Lähmungen

Sensibilitätsstörungen (sensible Lähmungen) ➤ 1.8.2
Schlaganfall ➤ 2.1
Querschnittssyndrom ➤ 3.1

> **Motorische Lähmung:** Bewegungsminderung oder -unfähigkeit durch den Ausfall der Nervenstrukturen, die einen Skelettmuskel versorgen, oder durch Störungen der Skelettmuskulatur selbst. Je nach Ursache können sowohl einzelne Muskeln als auch Muskelgruppen und damit ganze Körperregionen betroffen sein. Je nach Schweregrad wird unterteilt in:
> - **Parese:** Minderung der Funktionsfähigkeit und
> - **Paralyse** *(Plegie)*: Völliger Ausfall der Funktionsfähigkeit.

Einteilung der Lähmungen nach Lokalisation der Störung

Zentrale Lähmung
Bobath-Konzept in der Neurologie ➤ 1.5

Bei einer **zentralen Lähmung** ist das *erste* (zentrale) motorische Neuron (Motoneuron) geschädigt, das von der motorischen Hirnrinde über die Pyramidenbahn (Bahn der Willkürmotorik von der Hirnrinde bis zum Rückenmark) bis zu den Vorderhörnern des Rückenmarks reicht. Dies trifft z. B. auf den Schlaganfall (➤ 2.1) zu. Da etwa 90 % der Pyramidenbahnfasern im verlängerten Mark zur Gegenseite kreuzen **(Pyramidenkreuzung),** hat eine Schädigung der linken Hirnhälfte eine rechtsseitige Lähmung zur Folge und umgekehrt.

Bei einer zentralen Lähmung bleiben die Schaltkreise für die Muskeleigenreflexe im Rückenmark erhalten, doch erreichen die hemmenden Impulse aus dem Gehirn das Rückenmark nicht mehr. Folgen sind:
- Erhöhung der Muskelgrundspannung im Sinne einer *Spastik* (griech. *Krampf*, ➤ 1.8.5), daher auch der Begriff *spastische Lähmung* (➤ Abb. 1.27)
- In der Regel keine Entwicklung von *Muskelatrophien* (Muskelschwund)
- Steigerung der **Muskeleigenreflexe**
- Auslösbarkeit von **pathologischen Reflexen** (➤ Abb. 1.26).

Periphere Lähmung
Bei einer **peripheren Lähmung** ist das *zweite* motorische Neuron geschädigt. Es werden nur noch wenige Bewegungsimpulse oder gar keine mehr zu den Muskeln weitergeleitet. Die Folgen sind daher:
- Erschlaffung der betroffenen Muskeln, daher die Bezeichnung *schlaffe Lähmung*
- Wegen des fehlenden Gebrauchs der Muskeln Entwicklung einer Muskelatrophie
- Verminderung oder Erlöschen der Muskeleigenreflexe
- Kein Auftreten von pathologischen Reflexen.

Myogene Lähmung
Myogene Lähmungen sind die Folge von Störungen in der Skelettmuskulatur selbst. Sie können bei Erkrankungen des Muskelgewebes auftreten, wenn z. B. die Erregungsübertra-

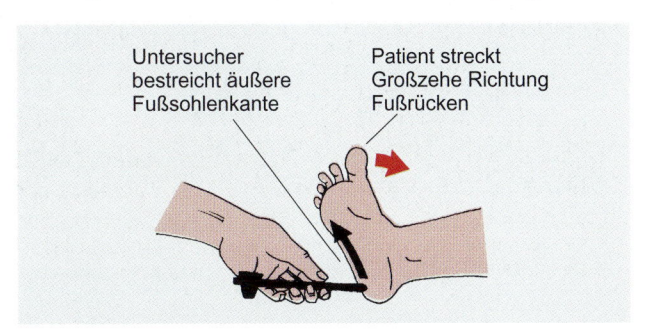

Abb. 1.26 Das **Babinski-Zeichen** gehört zu den Pyramidenbahnzeichen. Dies sind pathologische Reflexe, die bei Schädigung des ersten motorischen Neurons auftreten. [L215]

gung im Skelettmuskel gestört ist. Die Folgen ähneln denen der peripheren Lähmung (> Abb. 1.27).

Einteilung der Lähmungen nach betroffenen Körperabschnitten

Lähmungen werden nicht nur nach der Lokalisation der Störung eingeteilt, sondern auch nach den betroffenen Körperabschnitten (> Abb. 1.28):

- **Monoparese** bzw. **Monoplegie.** Unvollständige bzw. vollständige Lähmung einer einzelnen Gliedmaße (ein Arm oder ein Bein)
- **Hemiparese** bzw. **Hemiplegie.** Unvollständige bzw. vollständige Lähmung einer Körperhälfte (rechts oder links)
- **Paraparese** bzw. **Paraplegie.** Unvollständige bzw. vollständige Lähmung zweier symmetrischer Gliedmaßen (in der Regel der Beine)
- **Tetraparese** bzw. **Tetraplegie.** Unvollständige bzw. vollständige Lähmung aller vier Gliedmaßen (beide Arme und beide Beine).

> Besonders schwere motorische Lähmungen treten bei **Querschnittsläsionen** des Rückenmarks auf, bei denen das gesamte Rückenmark auf einer bestimmten Höhe geschädigt oder sogar durchtrennt ist (> 3.1).

Bei einem totalen Querschnitt sind die Lähmungen unterhalb der Schädigung *zentrale*, also *spastische Lähmungen*. Auf der Höhe der Schädigung kommt es durch die Zerstörung motorischer Vorderhornzellen zusätzlich zu *peripheren*, also *schlaffen Lähmungen*.

1.8.2 Sensibilitätsstörungen

> **Sensibilitätsstörungen:** Störungen der Reizwahrnehmung als Folge einer Schädigung der Sinnesrezeptoren, einer gestörten Weiterleitung der Erregungen über die sensiblen Nervenbahnen zum Gehirn oder einer beeinträchtigten Verarbeitung der Reize im Gehirn. Sie können *peripher* oder *zentral* bedingt sein.

Peripher bedingte Sensibilitätsstörungen treten u. a. nach Durchtrennung eines peripheren Nervs oder nach Verbrennungen der Haut auf. Zentral bedingte Sensibilitätsstörungen beruhen auf einer Schädigung z. B. der hinteren Zentralwindung (Teil des sensiblen Rindenfelds) oder der Hinterstränge des Rückenmarks.

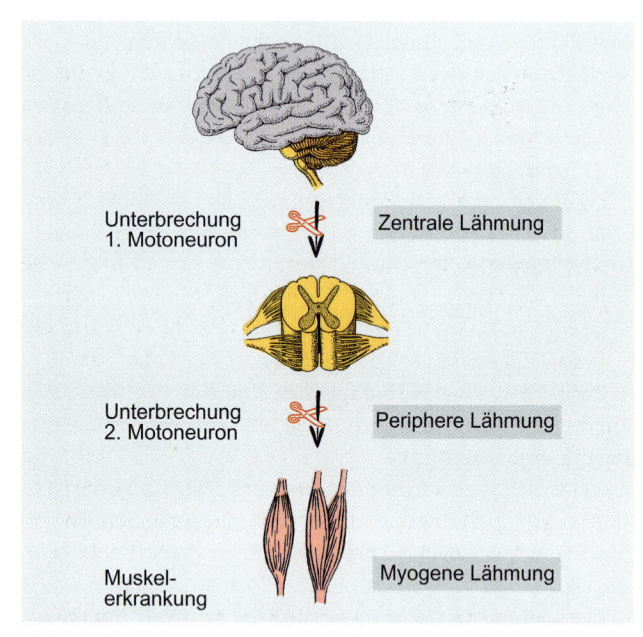

Abb. 1.27 Zentrale, periphere und myogene Lähmung. Wird das erste Neuron der motorischen Bahn unterbrochen, entwickelt sich eine spastische Lähmung. Bei Schädigung des zweiten Neurons tritt dagegen eine schlaffe Lähmung auf. Störungen der Muskeln selbst führen zu einer myogenen Lähmung. Sie ähneln klinisch der peripheren Lähmung. [L190]

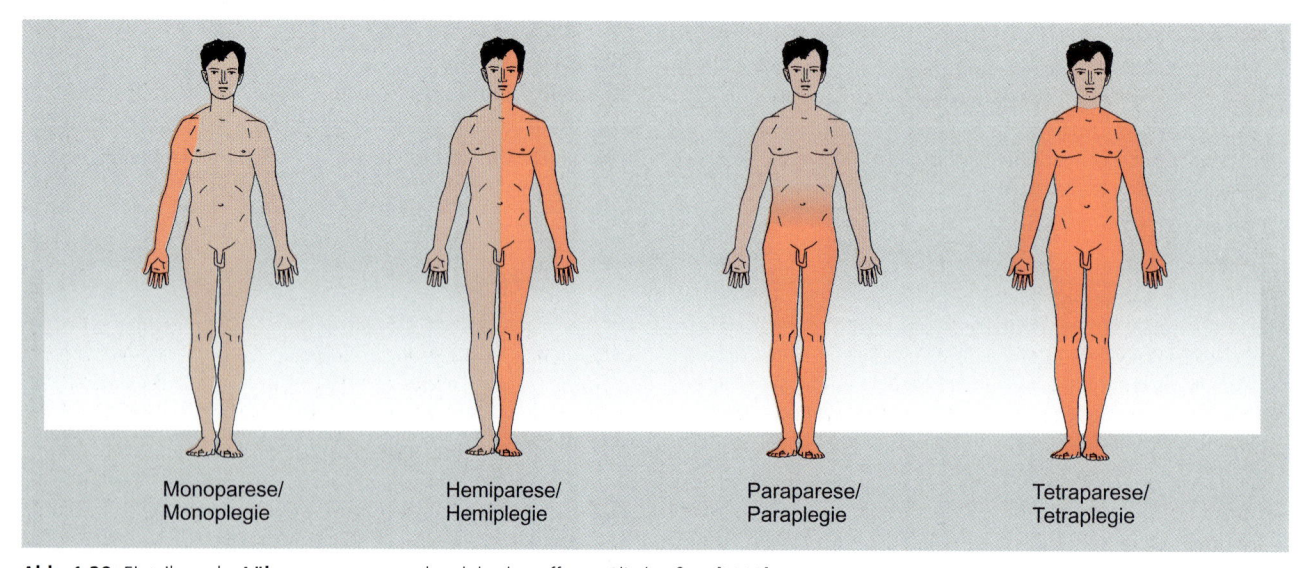

Abb. 1.28 Einteilung der **Lähmungen** entsprechend den betroffenen Gliedmaßen. [L215]

Folgende Formen von Sensibilitätsstörungen werden nach ihren Auswirkungen unterschieden:
- Sensible Reizsymptome:
  - **Hyperästhesie:** erhöhte Berührungsempfindung
  - **Hyperalgesie:** gesteigerte Schmerzempfindung von schmerzhaften Reizen
  - **Dysästhesie:** unangenehme, abnorme Empfindung
  - **Allodynie:** Schmerzauslösung durch einen eigentlich nicht schmerzhaften Reiz (z. B. Berührung)
  - **Parästhesie:** nicht schmerzhafte Missempfindung (z. B. „Ameisenlaufen") ohne von außen nachvollziehbaren Reiz
- **Sensibilitätsausfälle** *(sensible Lähmungen)*:
  - **Hypästhesie** bzw. **Anästhesie:** herabgesetzte bzw. fehlende Berührungsempfindung
  - **Hypalgesie** bzw. **Analgesie:** herabgesetzte bzw. fehlende Schmerzempfindung.

1.8.3 Schwindel

Schwindel *(Vertigo):* Störung des Orientierungsempfindens des Körpers im Raum, wobei der Betroffene nicht vorhandene Scheinbewegungen seines Körpers und/oder der Umwelt wahrnimmt; physiologisch oder pathologisch. Oft zusammen mit Übelkeit, Erbrechen und anderen vegetativen Symptomen auftretend.

Physiologischer Schwindel ist durch Stimulation des Vestibularapparates (Gleichgewichtssystem) bedingt, etwa bei schnellen Drehbewegungen.

Beim **pathologischen Schwindel** werden der *unsystematische* und der *systematische Schwindel* unterschieden.

Unsystematischer Schwindel

Der **unsystematische Schwindel** tritt bei älteren Menschen und kreislaufstabilen Patienten mit zu niedrigem Blutdruck auf, seltener auch bei Hypertonikern. Der Schwindel hat keine konstante Richtung. Es besteht ein unbestimmtes Unsicherheitsgefühl beim Stehen, Sitzen oder Gehen. Schwarzwerden vor den Augen kann hinzutreten. Häufiger Auslöser ist eine plötzliche Lageveränderung, z. B. rasches Aufstehen aus der Hocke oder aus dem Bett.

Die Angaben der Patienten sind meist vage. Der Patient fühlt sich taumelig und muss sich festhalten. Es kommt ihm vor, als ob die ganze Umwelt in Bewegung wäre und er keinen festen Boden unter den Füßen hätte. Viele Patienten klagen auch über Benommenheit.

Der unsystematische Schwindel wird ganz allgemein auf eine gestörte Integration der vom Körper kommenden Informationen im ZNS zurückgeführt. Ursächlich liegen z. B. eine Hyper- oder Hypotonie, eine orthostatische Kreislaufregulationsstörung, eine Arteriosklerose der hirnversorgenden Gefäße, aber auch Augenerkrankungen wie unbehandelte Brechungsfehler oder psychische Störungen (v. a. Angsterkrankungen) zugrunde. Eine (zentral)vestibuläre Störung als Ursache ist bei unsystematischem Schwindel selten.

Abzugrenzen von unsystematischen Schwindelattacken sind Ohnmachtsanfälle *(Synkopen)*, die oft vom Patienten als Schwindel beschrieben werden. Sie sind häufig Folge einer kurzzeitig aussetzenden Herztätigkeit.

Systematischer Schwindel

Anders als der unsystematische Schwindel hat der **systematische Schwindel** eine bestimmte Richtung. Er tritt auf als **Dreh-, Schwank-** oder **Liftschwindel.** Der Patient fühlt sich z. B. wie im Karussell oder immer zu einer Seite hin gezogen. Dabei tritt auch ein *Nystagmus* (Augenzittern durch unwillkürliche Augenbewegungen) auf. Dem systematischen Schwindel liegt eine Erkrankung des *Vestibularapparats* zugrunde. Unterschieden werden:
- Der **peripher-vestibuläre Schwindel** durch eine Störung im Innenohr, z. B. bei einem Morbus Menière (Schädigung von Nervenfasern durch Flüssigkeitsansammlung)
- Der **zentral-vestibuläre Schwindel,** bei dem die Störung im ZNS oberhalb der *Medulla oblongata* liegt, z. B. bei einer Minderdurchblutung im Hirnstammbereich. In diesem Bereich liegen die *Vestibulariskerne,* gewissermaßen die Schaltzentrale des Gleichgewichtssystems.

Eine gutartige Form des systematischen Schwindels ist der nicht seltene **benigne paroxysmale Lagerungsschwindel.** Dabei handelt es sich um akute, sekundenlange Schwindelattacken, die durch bestimmte Kopfbewegungen ausgelöst und durch spezielle Lagerungsmanöver diagnostiziert werden können. Im Rahmen der Lagerungsmanöver stellt man einen Nystagmus mit rotatorischer Komponente zum unten liegenden Ohr fest, der typischerweise (zusammen mit Schwindel und möglicherweise Erbrechen) erst mit einer Latenz von zwei bis vier Sekunden auftritt. Ursächlich ist eine fehlerhafte Erregung des Sinnesepithels der Bogengänge (Cupula) durch Otolithen (winzige Ohrsteinchen, die sich von ihren Sinneszellen abgelöst haben). Therapeutisch wird ein Lagerungstraining durchgeführt.

Vielen Schwindelpatienten kann medizinisch nicht befriedigend geholfen werden. Oft ist nicht einmal eine klare Ursache zu finden.

1.8.4 Tremor

Tremor: Unwillkürliches, in der Regel rhythmisches Zittern durch abwechselnde Kontraktionen gegensätzlich wirkender Muskelgruppen. Meist Folge einer neurologischen oder internistischen Erkrankung.

Je nachdem, wie häufig und ausladend das Zittern ist, wird ein **Tremor** als *grob-, mittel-* oder *feinschlägig* bezeichnet. Ein Tremor macht es dem Patienten schwer oder unmöglich, feine Arbeiten zu verrichten (z. B. Ankleiden, Essen). Oft isoliert sich der Kranke. Er wagt sich z. B. nicht mehr zu Bekannten, weil er nicht aus einer Tasse oder einem Glas trinken kann, ohne etwas zu verschütten.

Die wichtigsten Arten des Tremors sind *Ruhe-* und *Aktionstremor*.

Ruhetremor

Der **Ruhetremor** tritt in Ruhe vor allem an den körperfernen Armabschnitten auf, kann aber prinzipiell auch Gesichts-, Hals-, Rumpf- oder Beinmuskulatur betreffen. Bei gezielten Bewegungen wird er oft geringer.

Besonders typisch ist der *Pillendreher-* oder *Münzenzählertremor* des Parkinsonkranken (> 5.2.1). Hierbei betrifft der Tremor vor allem die Daumen- und Zeigefingermuskeln. Die entstehenden Bewegungen erinnern an diejenigen beim Pillendrehen oder Geldzählen.

Aktionstremor

Man unterteilt den Aktionstremor in einen Haltetremor und einen Intentionstremor:
- Der **Haltetremor** kann bei Aktivität gegen die Schwerkraft beobachtet werden und ist in der Regel hochfrequent (6–12 Hz).
- Der eher niederfrequente **Intentionstremor** (5 Hz) tritt bei zielgerichteten Bewegungen auf, wird mit näher kommendem Ziel immer heftiger und ist typisch für Kleinhirnerkrankungen, wie sie z. B. auch bei Alkoholabusus entstehen (> Abb. 1.29).

Der **essenzielle Tremor** stellt die häufigste Bewegungsstörung des Erwachsenenalters dar. Er ist familiär gehäuft und imponiert als meist beidseitiger Haltetremor (ggf. auch als – geringer ausgeprägter – Bewegungs- bzw. Intentionstremor). Gelegentlich können auch Kopf, Stimme und Kinn betroffen sein. Typisch sind eine Verbesserung des Tremors nach Einnahme kleiner Mengen Alkohol sowie eine Zunahme unter psychischer Belastung. Der essenzielle Tremor spricht in der Regel gut auf den Betablocker Propranolol an.

1.8.5 Bewegungs- und Koordinationsstörungen

Ataxie

Ataxie: Gestörter Bewegungsablauf durch mangelhafte Koordination der Muskeln als Folge einer Schädigung des Kleinhirns, des Rückenmarks (insbesondere der Hinterstränge) oder der peripheren Nerven.

Häufige Ursache einer *vorübergehenden Ataxie* ist übermäßiger Alkoholkonsum. Auch Sehstörungen, z. B. durch Augenmuskellähmung, können zu Koordinationsstörungen führen. Nach Ausschluss organischer Erkrankungen ist stets auch an eine *psychogene Ataxie* zu denken.

Die genaue Symptombeobachtung gibt wichtige Hinweise auf die zugrunde liegende Ursache.

Kleinhirnataxie

Die **Kleinhirnataxie** *(zerebellare Ataxie)* ist durch eine Kleinhirnschädigung bedingt, etwa bei chronischem Alkoholkonsum, Hirninfarkt oder einem Hirntumor. Infolgedessen kann das Kleinhirn seine Aufgaben im Rahmen der Bewegungskoordination nicht mehr erfüllen (> Abb. 1.29).

Typischerweise leidet der Kranke unter einer **Rumpfataxie**, durch die er nicht gerade sitzen oder stehen kann, sondern nach hinten oder zur Seite umfällt, sowie einer **Gangataxie** mit breitbeinigem, taumelndem Gang, oft mit Abweichtendenz zu einer Seite. Der Kranke kann keine feinen Bewegungen mehr ausführen. Die Bewegungen sind verwackelt und schießen oft über das Ziel hinaus. Die Störungen sind im Wesentlichen unabhängig davon, ob die Augen geschlossen oder geöffnet sind.

Hinterstrangataxie

Die **Hinterstrangataxie** *(spinale Ataxie)* tritt bei Erkrankungen der sensiblen Leitungsbahnen in den Hintersträngen des

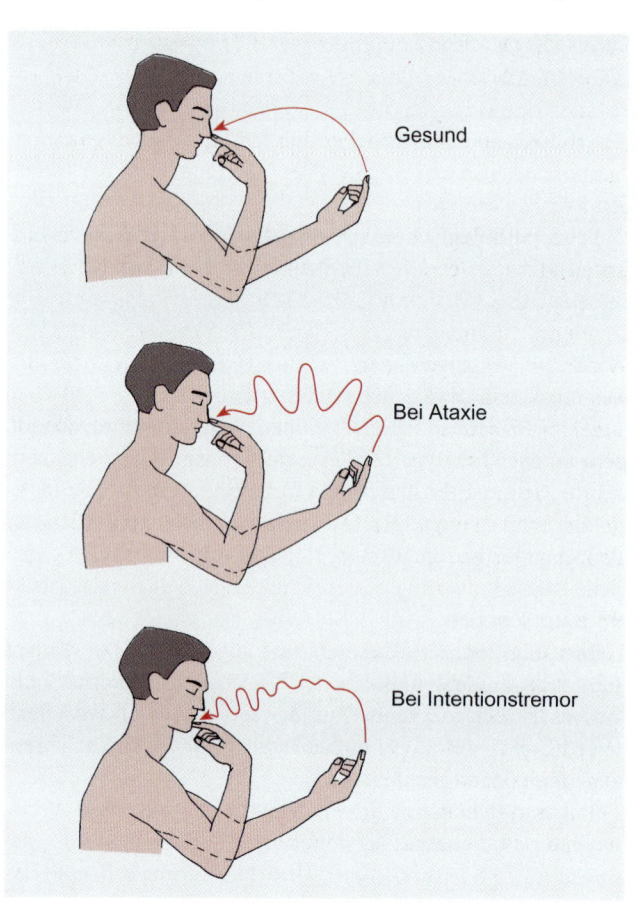

Abb. 1.29 Finger-Nase-Versuch. **Oben:** normal. **Mitte:** bei Ataxie, die z. B. bei Schädigungen der Hinterstränge im Rückenmark oder bei Kleinhirnerkrankungen auftritt. **Unten:** bei Intentionstremor, der ebenfalls häufig bei Kleinhirnerkrankungen zu beobachten ist. [L215]

Rückenmarks auf, z. B. bei Multipler Sklerose (> 6.10) oder Funikulärer Myelose (> 5.4.2). Informationen, z. B. über die Beschaffenheit des Untergrunds oder die Stellung der verschiedenen Körperteile zueinander *(Tiefensensibilität)*, werden nicht mehr ausreichend zum Gehirn weitergeleitet.

Bei geöffneten Augen ist die Hinterstrangataxie wesentlich geringer ausgeprägt als bei geschlossenen, da die Informationen des Sehsinns einen Teil der Informationen der Tiefensensibilität ersetzen. Beispielsweise geht der Patient verhältnismäßig sicher, solange er auf seine Füße blicken kann. Soll er aber mit geschlossenen Augen gehen, muss er sich festhalten.

Begleitend bestehen oft Sensibilitätsstörungen (> 1.8.2), da auch die Berührungs- und Druckempfindung über die Hinterstränge zum Gehirn geleitet wird.

Ein weiteres Zeichen für eine Ataxie ist die **Dys- oder Adiadochokinese,** eine Störung der Feinmotorik. Es handelt sich um die Unfähigkeit, antagonistische Bewegungen in rascher Folge auszuführen. Man prüft dies z. B. durch schnelle Drehbewegungen der Hände („Glühbirnen einschrauben") oder durch rasches Trommeln der Finger auf einem Untergrund.

Spastik und Rigor

Häufige Ursache von Bewegungsstörungen ist eine **Muskelhypertonie,** d. h., der Spannungszustand des Muskels *(Tonus)* ist krankhaft erhöht (> Abb. 1.30). Dies äußert sich in einem erhöhten Widerstand des Muskels bei passiver Dehnung. Die zwei Hauptformen der Muskelhypertonie sind *Spastik* und *Rigor*.

Spastik

Die **Spastik** (griech. *Krampf*) wird durch eine Schädigung des ersten Motoneurons hervorgerufen und ist dadurch gekennzeichnet, dass die betroffenen Muskelpartien einer passiven Dehnung vor allem zu Beginn der Bewegung einen erhöhten Widerstand entgegensetzen, der im weiteren Verlauf der Bewegung nachlässt *(Taschenmesserphänomen)*.

Betroffen sind v. a. Muskelgruppen, die der Schwerkraft entgegenwirken. Bei schnellen Bewegungen, einseitigen Anstrengungen, Schmerzen oder Angst ist die Spastik besonders stark. Im Gegensatz zum Rigor bleibt die Spastik bei vorsichtigem Bewegen sehr gering.

Rigor

Beim **Rigor** (lat. *Steifheit*) liegt die Ursache in einer Störung des extrapyramidalen Systems; dies ist z. B. beim Morbus Parkinson der Fall (> 5.2.1). Der Muskelwiderstand bleibt während der ganzen Bewegung gleich, vergleichbar dem „wächsernen" Widerstand beim Biegen einer Kerze. Außerdem kann es zum *Zahnradphänomen* kommen, d. h. zum ruckartigen Nachlassen des Widerstands beim passiven Bewegen.

Hypokinese, Akinese

Kennzeichen einer **Hypokinese** ist eine allgemeine **Bewegungsarmut** mit starrer Mimik *(Maskengesicht)*, dem Fehlen

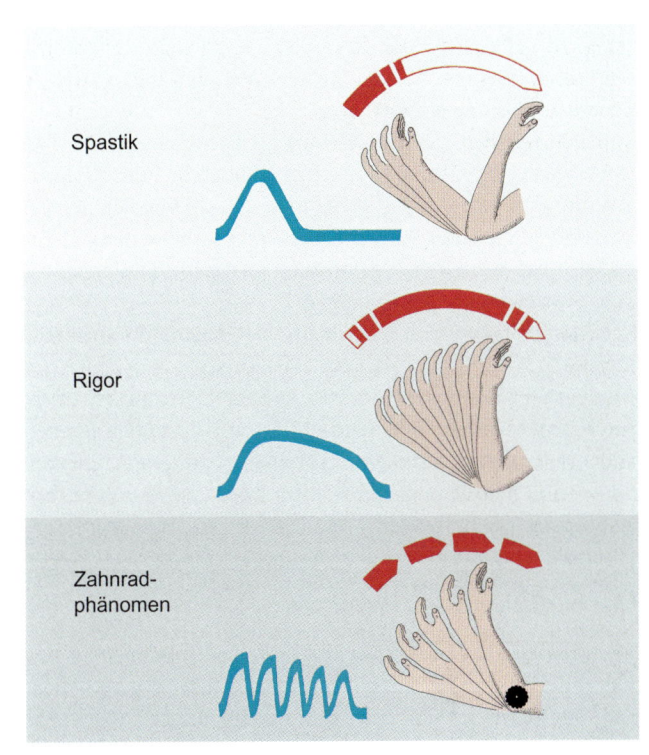

Abb. 1.30 Bei **Spastik und Rigor** ist der Muskeltonus auf charakteristische Weise erhöht. [L190]

von normalen Mitbewegungen (Patient schwingt beim Gehen die Arme nicht mit), kleinschrittigem Gang (Patient trippelt), immer kleiner werdender Schrift *(Mikrografie)* und leiser, monotoner Stimme. Zu beobachten ist dies v. a. bei Patienten mit einem Morbus Parkinson (> 5.2.1) und kann bis zur Bewegungslosigkeit **(Akinese)** führen.

Unter **Hyperkinese** versteht man ganz allgemein eine pathologische Steigerung der Motorik, die sowohl körperliche wie psychische Ursachen haben kann.

Ballismus

Beim **Ballismus** (griech. *ballismos* = das Tanzen) führt der Patient spontane schleudernde Extremitätenbewegungen aus, die auf eine Schädigung des extrapyramidalen motorischen Systems im Bereich des Nucleus subthalamicus zurückgehen. Der Ballismus tritt meist einseitig *(Hemiballismus)* oder nur an einer Extremität auf.

Choreatisches Syndrom

Chorea Huntington > 5.2.4

Beim **choreatischen Syndrom** kommt es zu unwillkürlichen, arrhythmischen, schnellen und distal betonten Muskelkontraktionen im ganzen Körper. Bei leichteren Formen kann dies faxenhaft anmuten. Schwerere Formen können zu Grimassieren, Beeinträchtigung des Sprechens und Gehunfähigkeit führen.

Dystonie

Dystone Bewegungsstörungen ➤ 5.2.5

Bei der **generalisierten Dystonie** (gelegentlich auch als *Torsionsdystonie* bezeichnet) führen unwillkürliche tonische Muskelkontraktionen zu meist ziehenden und drehenden, gequält aussehenden und oft schmerzhaften Zwangsbewegungen. Zurückgeführt werden die Dystonien auf ursächlich unterschiedliche Störungen der Basalganglien.

Häufigste *lokalisierte* Dystonie ist der **Torticollis spasticus** *(zervikale Dystonie)* im Nacken-Hals-Bereich (➤ 5.2.5). Beim **Blepharospasmus** sind die Mm. orbicularis oculi betroffen, der Kranke schließt anhaltend die Augen. Dystonien können auch *generalisiert* auftreten (**Torsionsdystonie** im engeren Sinne) und betreffen dann vor allem Kopf und Rumpf bis hin zu bizarren Verdrehungen.

Myoklonien

Myoklonien sind unspezifische Muskelkontraktionen an den Extremitäten und im Gesicht mit und ohne Bewegungseffekt. Sie kommen bei zahlreichen Erkrankungen des ZNS vor. Es existieren auch gutartige Variationen, z. B. Einschlafzuckungen und Zuckungen während des REM-Schlafes.

Dysarthrie

Bei der **Dysarthrie** handelt es sich um eine Störung der *Sprechmotorik*. Der Patient weiß genau, was und wie er etwas sagen möchte, die Ausführung der motorischen „Befehle" der Großhirnrinde ist aber infolge von Veränderungen der an der Sprechmotorik beteiligten nervalen und/oder muskulären Strukturen gestört.

Die Schwere der Dysarthrie ist sehr unterschiedlich. Die Umgebenden erleben das Sprechen der Betroffenen als besonders auffällig oder verstehen sie überhaupt nicht. Am deutlichsten ist ganz überwiegend die Beeinträchtigung der Lautbildung. Sprechgeschwindigkeit, -melodie, -atmung und Stimmbildung sind jedoch meist ebenfalls verändert.

- Bei einer **Störung im Bereich der Hirnnerven** (V, VII, IX, X, XII) kommt es als Folge schlaffer Lähmungen zu verwaschener, verlangsamter Sprache und Heiserkeit
- Bei einer **Kleinhirnschädigung** ist die Sprache des Betroffenen durch die unzureichende Koordination typischerweise gedehnt und abgehackt *(skandierende Sprache),* auch die Lautstärke schwankt
- Bei einer **Störung des extrapyramidalen Systems** wird die Sprache monoton und leise, ohne Variationen der Stimmhöhe und der Sprachmelodie
- Bei **Schädigungen der Pyramidenbahn** kommt es zu einer gepressten oder gehauchten Stimme bei verwaschener und näselnder Sprache.

Durch die Störung des motorischen Systems sind bei Dysarthriepatienten außerdem das Kauen, das Schlucken und die Mimik beeinträchtigt. Im Gegensatz zur Aphasie (➤ 1.8.8) zeigen sich bei der Dysarthrie die sogenannten höheren Hirnleistungen und damit Satzbau, Wortfindung, Lesen und Schreiben intakt.

Ursächlich können einer Dysarthrie die verschiedensten Erkrankungen zugrunde liegen. Eine sehr häufige Ursache ist der Schlaganfall, wobei hier Dysarthrie und Aphasie nicht selten gemeinsam auftreten. Weitere Ursachen sind frühkindliche Hirnschäden, unterschiedliche entzündliche Prozesse (Enzephalitis, Meningitis, Poliomyelitis, Multiple Sklerose), Schädel-Hirn-Traumen, Hirntumoren, degenerative Erkrankungen (M. Parkinson, Chorea Huntington) oder Intoxikationen (z. B. Alkoholmissbrauch). Auch Erkrankungen der peripheren Nerven oder der Muskeln (z. B. Myasthenia gravis ➤ 11.1) können zu einer Dysarthrie führen.

Dysphagie

Pflege von Menschen nach einem Schlaganfall/Facio-Orale-Trakt-Therapie ➤ 2.1.4

Unter einer **Dysphagie** versteht man Störungen des Schluckaktes. Dieser ist komplex und besteht aus den vier funktionellen Bestandteilen Bolusvorbereitung, oraler Transport, Schluckreflex und ösophagealer Transfer (📖 14).

Es gibt viele Ursachen für Schluckstörungen; die häufigsten aus neurologischer Sicht sind:

- Schlaganfälle (insbesondere im Bereich des Hirnstammes) (➤ 2.1)
- Schädel-Hirn-Traumen (➤ 8.1)
- Erkrankungen des extrapyramidalen Systems (z. B. M. Parkinson, ➤ 5.2.1)
- Motoneuronerkrankungen (z. B. amyotrophe Lateralsklerose) (➤ 5.3)
- Muskelerkrankungen wie Muskeldystrophien oder Myasthenia gravis (Kapitel ➤ 11).

Neurologisch-bedingte Schluckstörungen treten selten isoliert, sondern meist in Kombination mit anderen Symptomen wie z. B. einer Dysarthrie auf.

> Als Folge einer Dysphagie kann es zu **Mangelernährung** oder **Dehydrierung** kommen. Da der Speichel nicht geschluckt werden kann, läuft er den betroffenen Patienten häufig aus dem Mund. Eine sehr gefürchtete Komplikation der Schluckstörung ist das Verschlucken von Speichel, Flüssigkeit oder Nahrung in die Luftröhre *(Aspiration)*. Hierdurch können schwere Lungenentzündungen entstehen, die den Krankheitsverlauf zusätzlich beeinträchtigen.

1.8.6 Bewusstseinsstörungen

> **Bewusstseinsstörung:** Störung des menschlichen Gesamterlebens. Unterteilt in quantitative Bewusstseinsstörungen *(Vigilanzstörungen)* mit Minderung der Wachheit und qualitative Bewusstseinsstörungen mit psychisch bedingter Veränderung der Bewusstseinsinhalte.

Qualitative Bewusstseinsstörungen ➤ 13.5.1

Quantitative Bewusstseinsstörungen

In der Neurologie besonders wichtig ist die exakte Einstufung **quantitativer Bewusstseinsstörungen.** Schädigungen des Gehirns durch Verletzung oder Tumor, aber auch durch Vergiftungen oder Sauerstoffmangel können zu einer Beeinträchtigung oder gar zur völligen Ausschaltung des Bewusstseins führen. Im deutschen Sprachgebrauch werden zur anschaulichen Beschreibung meist folgende Begriffe benutzt:

- **Benommenheit.** Leichteste Form der Bewusstseinsstörung mit verlangsamtem Denken und Handeln; der Patient ist noch relativ wach und örtlich, zeitlich und zur eigenen Person (Name, Wohnort, Geburtstag) orientiert
- **Somnolenz.** Abnorme Schläfrigkeit; der Patient ist für kurze Zeit erweckbar und gerade noch zu Ort, Zeit und Person orientiert, vermag aber nur noch einfache Fragen zu beantworten
- **Sopor.** Schlafähnlicher Zustand; der Patient ist durch Ansprache nicht mehr erweckbar, reagiert aber auf Schmerzreize gezielt und mit kurzzeitigen Orientierungsversuchen
- **Koma.** Bewusstlosigkeit; der Patient ist nicht erweckbar. Oft unterschieden in *leichte Bewusstlosigkeit* mit ungezielter Reaktion auf Schmerzreize und *tiefe Bewusstlosigkeit,* bei der der Kranke nicht einmal mehr auf Schmerzreize reagiert.

> Die Ursache für ein **Koma** liegt bei etwa 50 % der Patienten im zentralen Nervensystem selbst (z. B. Schlaganfall, Hirnblutung, Tumor, Entzündung, Verletzung). Bei den übrigen 50 % sind Vergiftungen, Stoffwechselentgleisungen (z. B. bei Diabetes mellitus) oder Schockzustände für die Bewusstlosigkeit verantwortlich.

> In der Pflege von Menschen mit quantitativen Bewusstseinsstörungen spielt das **Konzept der Basalen Stimulation®** (➤ 1.4) eine herausragende Rolle.

Eine Möglichkeit, den Schweregrad einer quantitativen Bewusstseinsstörung exakt einzustufen, bietet die **Glasgow-Koma-Skala** (*GKS,* engl. *Glasgow Coma Scale,* kurz *GCS,* ➤ Tab. 1.3), bei der sprachliche und motorische Reaktionen sowie Augenöffnung des Patienten mit Punkten bewertet werden. Der Schweregrad der Bewusstseinsstörung ergibt sich aus der Summe aller Punkte **(Coma-Score).** Zu beachten ist, dass andere Beeinträchtigungen des Patienten zu einem falsch niedrigen Wert führen können, z. B. ein (unbekannt) hörbehinderter Patient auf Ansprache nicht oder kaum reagieren wird.

Apallisches Syndrom und Hirntod

Zu den Bewusstseinsstörungen zählen auch das Apallische Syndrom und der Hirntod. Da sie sehr häufig Folge eines Schädel-Hirn-Traumas sind, werden sie ausführlich in den Kapiteln ➤ 8.5 und ➤ 8.6 dargestellt.

Tab. 1.3 Glasgow-Koma-Skala. Die Summe der Punkte ergibt den Coma-Score und ermöglicht eine standardisierte Einschätzung des Schweregrads einer Bewusstseinsstörung.

Neurologische Funktion	Reaktion des Patienten	Bewertung [Punkte]
Augen öffnen	Spontanes Öffnen	4
	Öffnen auf Ansprechen	3
	Öffnen auf Schmerzreiz	2
	Kein Öffnen der Augen	1
Verbale Reaktion	Orientiertes Antworten	5
	Verwirrt, desorientiert	4
	Unzusammenhängende Worte	3
	Unverständliche Laute	2
	Keine verbale Reaktion	1
Motorische Reaktion/Reaktion auf Schmerzreize	Befolgen von Aufforderungen	6
	Gezielte Schmerzabwehr	5
	Massenbewegungen (ungezielte Schmerzabwehr)	4
	Beugesynergien (Beugehaltung)	3
	Strecksynergien (Streckhaltung)	2
	Keine motorische Reaktion	1

1.8.7 Vegetative Syndrome

Zu den wichtigsten **vegetativen Syndromen** in der Neurologie gehören die Störung der Schweißsekretion, der Darm- und Blasenentleerung sowie der Sexualfunktion.

Störung der Schweißsekretion

> **Hyperhidrose:** Vermehrte Schweißsekretion.
> **Hypohidrose:** Verringerte Schweißsekretion.
> **Anhidrose:** Fehlende Schweißsekretion.

Eine Störung der **Schweißsekretion** beruht auf einer gestörten Sympathikusfunktion. Es kommt lokal oder generalisiert zu **Hyper-, Hypo-** oder **Anhidrose.** Der Ort der Schädigung kann dabei in der zentralen Sympathikusbahn, im Rückenmark, im Grenzstrang, im Plexus oder in den sensiblen bzw. gemischten Nerven liegen.

Die Hyperhidrose ist leicht zu erkennen, die Hypo- oder Anhidrose wird jedoch leicht übersehen. Die Haut ist bei letzterer nicht nur trocken, sondern auch warm und gerötet. Außerdem bleibt auf einen Kältereiz die „Gänsehaut" aus, da das Aufrichten der Haare (*Piloarrektion,* lat. *pilus* = Haar, *arrectus* = aufgerichtet) durch die gleichen Nervenbahnen vermittelt wird wie die Schweißsekretion und deshalb ebenfalls gestört ist.

Bestätigen lässt sich der Verdacht auf eine Schweißsekretionsstörung durch verschiedene Laboruntersuchungen. Am einfachsten ist der **Ninhydrin-Test:** Finger- oder Fußabdrücke auf einem Spezialfilterpapier färben sich mit Ninhydrin in wässriger

Lösung blau, wenn Schweiß abgesondert wird. Schwieriger durchzuführen, aber am ganzen Körper möglich ist der **Minor-Schweißtest,** bei dem die Haut des Patienten zuerst mit einer jodhaltigen Tinktur bestrichen, nach dem Trocknen mit Kartoffelstärkepuder bestreut und schließlich durch einen Lichtbogen erwärmt wird. Durch Schwitzen kommt es zu einer Jod-Stärke-Reaktion und dunkler Verfärbung, die bei Schweißsekretionsstörungen geringer ausfällt oder fehlt. Das Schwitzen kann durch vorheriges Trinken von Lindenblütentee verstärkt werden.

Störung der Blasen- und Darmentleerung

Die normale **Blasen- und Darmentleerung** ist ein komplexer Vorgang, der an die Intaktheit der sensiblen Bahnen aus Blase bzw. Darm, der motorischen Bahnen zu den Mm. sphincter externi, des zentralen und peripheren Sympathikus und Parasympathikus und der zentralnervösen Steuerung gebunden ist.

Bei Schädigungen in einem dieser Bereiche kann es zu Störungen der Blasen- und (seltener) Darmentleerung kommen. Die Patienten leiden an schmerzhaftem oder schmerzlosem **Harn-** bzw. **Stuhlverhalt** (*Retentio urinae* bzw. *alvi*), d. h. der Unfähigkeit, Blase bzw. Darm spontan zu entleeren, oder an einer **Harn-** bzw. **Stuhlinkontinenz.**

- **Kortikal ungehemmte Blase:** Bei der kortikal ungehemmten Blase ist infolge einer Hirnschädigung die zentrale Hemmung der Blasenentleerung aufgehoben. Charakteristisch ist ein starker Harndrang schon bei mäßig gefüllter Blase (evtl. mit Dranginkontinenz) bei vollständiger Blasenentleerung
- **Spastische Blase** (*Reflexblase, obere Blasenlähmung*): Infolge einer Querschnittslähmung oberhalb des Reflexzentrums im Rückenmark kommt es zunächst zu einer schlaffen Blasenlähmung mit Harnverhalt. Mit der Entwicklung einer Spastik tritt ein spinaler Reflexbogen in Gang. Bei Dehnung der Harnblase entleert sich unkontrolliert Harn, gleichzeitig ist der Widerstand durch den M. sphincter externus erhöht, sodass sich Restharn bildet
- **Autonome Blase** (*denervierte Blase, untere Blasenlähmung*): Bei Ausfall des spinalen Reflexzentrums im kaudalen Rückenmark oder Schädigung der peripheren Nerven kommt es zwar bei zunehmender Blasendehnung durch die Ganglienzellen in der Blasenwand zu geringen Kontraktionen, diese reichen jedoch bei Weitem nicht aus, um die Blase zu entleeren. Die Blase füllt sich immer mehr mit Restharn, bis sie schließlich „überläuft" (*paradoxe Inkontinenz, Überlaufinkontinenz*).

Zu einer **Stuhlretention** kann es bei Läsionen des Sakralmarks oder der tiefen Sakralwurzeln kommen; die Folge ist eine Denervierung des M. sphincter ani internus, womit der reflektorische Darmschluss ausfällt und es zur Stuhlinkontinenz kommt. Die Funktion des willkürlich kontrollierten M. sphincter ani externus kann erhalten sein.

Störung der Sexualfunktion

Zu den **Sexualfunktionen** gehören bei Männern Erektion und Ejakulation, bei Frauen Lubrikation (Feuchtwerden der Vagina) und Kontraktionen des Uterus. Es handelt sich hierbei um vegetative und zentralnervöse reflektorische Vorgänge. Das **sexuelle Empfinden** und die **Orgasmusfähigkeit** dagegen hängen von der intakten Funktion des Hypothalamus, des limbischen Systems und deren Verbindungen zu den spinalen Zentren ab. Sind diese unterbrochen, kann trotz intakter Sexualfunktionen das sexuelle Erleben gestört sein.

Bei einer *Querschnittslähmung* (> 3.1) kommt es anfangs durch den plötzlichen Wegfall aller zentral erregenden Impulse zu einer Lähmung der Gefäßinnervation. Dadurch kann bei Männern eine unwillkürliche Erektion auftreten. Kommt der spinale Reflexbogen in Gang, sind bei Männern Erektion und Ejakulation bzw. bei Frauen Lubrikation sowie Uterus- und vaginale Kontraktionen möglich, ohne dass eine emotionale und sensible Empfindung oder ein Orgasmuserleben beteiligt wären. Von einer Querschnittslähmung betroffene Frauen sind nach Wochen bis Monaten wieder zu Ovulation und Menstruation befähigt. Schwangerschaft und schmerzlose Entbindung sind möglich.

Bei der *Multiplen Sklerose* (> 6.10) kommt es im Verlauf der Rückenmarksbeteiligung zu Harninkontinenz und bei Männern auch häufig zu Erektionsstörungen.

1.8.8 Neuropsychologische Syndrome

Aphasie

Pflege von Menschen nach einem Schlaganfall > 2.1

> **Aphasie:** Zentrale *Sprach*störung bei intakten Sprechorganen. Das Sprachverständnis und die sprachnahen Fähigkeiten Lesen und Schreiben sind in aller Regel ebenfalls betroffen. Die Aphasie ist eine der häufigsten *Werkzeugstörungen*. (📖 15)
> **Werkzeugstörung:** Zentralnervös bedingte Störung sogenannter „höherer" Hirnleistungen (komplexer Handlungen und Gedankengänge), wobei die ausführenden Organe intakt sind.
> Im Gegensatz hierzu sind bei einer **Sprechstörung** (Artikulationsstörungen, Stottern) Sprachverständnis, Wortfindung und Satzbau intakt. Weiter abzugrenzen sind **Sprachentwicklungsstörungen,** etwa bei geistig behinderten Kindern.

Bei einer **Aphasie** durch eine zentralnervöse Störung, etwa durch einen Schlaganfall oder einen Gehirntumor, ist das System „Sprache" gestört. Sprachverständnis und sprachnahe Fähigkeiten sind je nach Aphasieform (> Tab. 1.4) in unterschiedlichem Ausmaß mit betroffen. Man unterscheidet *motorische, sensorische, amnestische* und *globale Aphasie.* (📖 16)

> Ein Patient mit einer sensorischen oder globalen **Aphasie** kann Handlungsaufforderungen meist nicht verstehen und seinen Sprachverlust nicht durch schriftliche Mitteilungen kompensieren. Doch können auch Patienten mit schwerer Aphasie die Bedeutung von Mimik oder Gestik erfassen, sodass den Pflegenden eine Kontaktaufnahme mit dem Patienten möglich ist.

1.8 Neurologische Leitsymptome und Syndrome

Tab. 1.4 Die wichtigsten Unterscheidungskriterien verschiedener Aphasieformen.

	Motorische Aphasie (Broca-Aphasie)	Sensorische Aphasie (Wernicke-Aphasie)	Amnestische Aphasie	Globale Aphasie
Schädigungsort im ZNS*	Broca-Sprachzentrum im Stirnlappen	Wernicke-Sprachzentrum im Schläfenlappen	Scheitel- und Schläfenlappen	Diffuse Lokalisationen
Sprachverständnis	Wenig beeinträchtigt	Erheblich beeinträchtigt	Wenig oder nicht beeinträchtigt	Erheblich beeinträchtigt
Sprache				
Sprachproduktion	Stark vermindert	Meist gesteigert	Wenig oder gar nicht verändert	Stark vermindert
Sprachanstrengung	Groß	Gering (müheloses Sprechen)	Wortfindungsstörungen, sonst nicht verändert	Groß
Sprachmelodie	Erheblich beeinträchtigt	Unverändert	Unverändert	Erheblich beeinträchtigt
Satzbau	Erheblich beeinträchtigt (kurze Sätze, Telegrammstil, evtl. nur einzelne Worte)	Durcheinander	Satzunterbrechung oder -abbruch durch Suche nach Wörtern, sonst nicht beeinträchtigt. Viele Floskeln und Füllwörter	Erheblich beeinträchtigt (Sprechen nur einzelner Wörter)
Laute und Wörter	V. a. Lautvertauschung	Bildung neuer Laute, Silben und Wörter, z. B. durch Umstellung oder Wiederholung, Wortvertauschung	Suchen von Wörtern, Umschreiben des nicht gefundenen Begriffs	Stereotypien
Lesen	Erheblich beeinträchtigt	Erheblich beeinträchtigt	Wenig oder nicht beeinträchtigt	Praktisch nicht möglich
Schreiben	Erheblich beeinträchtigt	Erheblich beeinträchtigt	Beeinträchtigt	Praktisch nicht möglich

* Bezogen auf die dominante Hemisphäre (Hirnhälfte), d. h. bei ca. 90 % aller Menschen die linke

Motorische Aphasie

Bei der **motorischen Aphasie** (Broca-Aphasie) ist das Sprachverständnis des Patienten im Wesentlichen erhalten, mündliche Aufforderungen werden also verstanden und ausgeführt. Der Patient kann aber nur unter großer Anstrengung im sogenannten Telegrammstil sprechen. Dabei werden Wörter ohne Satzrahmen aneinandergereiht, z. B. „Krankenhaus gefahren, Schlaganfall, gelähmt". Das Ringen um Wörter ist oft an einem gequälten Gesichtsausdruck abzulesen.

Sensorische Aphasie

Die **sensorische Aphasie** (Wernicke-Aphasie) ist gekennzeichnet durch ein gestörtes Sprachverständnis bei gleichzeitig flüssigem Sprechen. Der Patient spricht viel, und die einzelnen Wörter sind meist auch verständlich, ergeben aber kaum einen Sinn. Da der Patient seine Fehler selbst nicht erkennt, wird er oft zornig, wenn ihn seine Umwelt nicht versteht.

Amnestische Aphasie

Typisch für die **amnestische Aphasie** sind *Wortfindungsstörungen* bei nur leicht gestörtem Sprachverständnis und flüssiger Sprachproduktion. Der Patient kann einen ihm gezeigten Gegenstand nicht benennen. Beispielsweise umschreibt er einen ihm gezeigten Schlüssel mit „das, womit man die Tür aufmacht", da ihm das Wort „Schlüssel" nicht einfällt.

Globale Aphasie

Bei der **globalen Aphasie** sind Sprachverständnis *und* Sprachproduktion erheblich gestört. Die Kranken sprechen oft nur einzelne Wörter oder Silben, die sie evtl. immerzu wiederholen, z. B. „Do do do, meine Güte, meine Güte, meine Güte …".

> Die **Rehabilitation** bei Aphasien ist schwierig und meist sehr langwierig, allerdings werden besonders im ersten halben Jahr nach Auftreten der Störung spontane (Teil-)Rückbildungen beobachtet. Immer wird so früh wie möglich die Logopädie eingeschaltet, mit der die Pflegenden eng zusammenarbeiten sollten, um so regelmäßige und koordinierte Übungen zu gewährleisten. Die Unfähigkeit, sich adäquat mitteilen zu können, wird oft als sehr quälend erlebt und die psychische Belastung für die Patienten ist außerordentlich hoch. Angehörige und Pflegende brauchen bei der Betreuung der Betroffenen viel Geduld.

Weitere neuropsychologische Syndrome

Aufgrund zentralnervös bedingter Störungen können noch eine Reihe weiterer neuropsychologischer Syndrome auftreten.

Weitere Werkzeugstörungen

- **Agnosie:** Störung des Erkennens, wobei die verschiedenen Sinneswahrnehmungen betroffen sein können. Bei der *visuellen Agnosie* etwa sieht der Patient einen Gegenstand zwar, erkennt ihn aber nicht als solchen. Beispielsweise beschreibt der Patient eine Banane völlig richtig als gelben, gebogenen Gegenstand. Es gelingt ihm aber nicht, den Zusammenhang zur essbaren Frucht herzustellen. Durch Betasten oder Schmecken hingegen erkennt der Patient die Banane sofort. Zu den Agnosien zählt auch die **Anosognosie,** bei der der Patient unfähig ist, seine eigene Erkrankung als solche zu erkennen. Beispielsweise ist ein Gelähmter der festen Überzeugung, er könne aufstehen, wenn er nur wolle. In der Pflege von Anosognosie-Patienten hat sich das Bobath-Konzept (➤ 1.5) bewährt

- **Agrafie:** Unfähigkeit zu schreiben
- **Alexie:** Unfähigkeit zu lesen
- **Akalkulie:** Unfähigkeit zu rechnen
- **Apraxie:** Unfähigkeit, willkürlich-gezielte Handlungen bei intakter Koordination und Motorik auszuführen, da zentrale Bewegungsabläufe und Handlungen gestört sind. Der Patient ist z. B. nicht in der Lage, sich zu kämmen, obwohl keine Lähmungen vorliegen und auch die Wahrnehmung intakt ist.

Neglect-Phänomen
Besonders bei *rechtshemisphärischen* (die rechte Hirnhälfte betreffenden) *Läsionen* tritt oft eine erhebliche Vernachlässigung (**Neglect-Phänomen**) der Gegenseite auf, die unterschiedlichen Ausmaßes sein kann. Die Patienten nehmen z. B. die linke Körperhälfte nicht oder nur eingeschränkt wahr (**sensibles Neglect-Phänomen**), bewegen sie nicht (**motorisches Neglect-Phänomen**) oder reagieren nicht spontan auf Reize im linken Gesichtsfeld (**visuelles Neglect-Phänomen**). Das Neglect-Phänomen betrifft in schweren Fällen alle Modalitäten. (📖 17, 18)

> Bei einem **Neglect-Phänomen** stimulieren die Pflegenden so früh wie möglich die vom Patienten nicht oder nur eingeschränkt wahrgenommene Körperseite, etwa indem sie Pflegemaßnahmen immer von dieser Seite aus durchführen, der Patient grundsätzlich von dort aus angesprochen wird und sie die Umgebung (das Zimmer) so gestalten, dass die Aufmerksamkeit auf die betroffene Seite gelenkt wird (▶ 1.5). Nur der Umgang mit der Patientenklingel bildet eine Ausnahme von dieser Regel. Es ist wichtig, die Klingel stets auf die weniger betroffene Seite des Patienten zu legen oder sie ihm direkt in die Hand zu geben. Auf der stärker betroffenen Seite würde er nicht danach suchen.

1.8.9 Schmerz

Pflege von Menschen mit Schmerzen ▶ Kapitel 12

1.9 Der Diagnoseprozess in der Neurologie

1.9.1 Anamnese und körperliche Untersuchung

Erhebung des psychopathologischen Befundes ▶ 13.5

Die neurologische Untersuchung beginnt mit der Erhebung der **Anamnese**. Gerade in der Neurologie ist dabei oft neben der *Eigen-* oder *Patientenanamnese* auch eine *Fremdanamnese* notwendig, etwa wenn der Patient bewusstlos ist, nach einem Schlaganfall nicht sprechen kann oder psychische Störungen die Angaben des Patienten verzerren.

Es schließt sich eine gründliche **neurologische Allgemeinuntersuchung** an. Durch diese lassen sich wertvolle Hinweise auf eine eventuell zugrunde liegende Erkrankung oder auch auf eine zusätzliche Störung anderer Organsysteme gewinnen. Eine neurologische Untersuchung ist auch obligater Bestandteil der Patientenuntersuchung in der Psychiatrie, um keine neurologischen (Mit-)Ursachen psychischer Veränderungen zu übersehen.

- **Prüfung des Bewusstseins:** Ist der Patient wach, wird bereits während der Anamneseerhebung deutlich, inwieweit er z. B. zeitlich und räumlich orientiert ist und ob eine Sprachstörung (*Aphasie*, ▶ 1.8.8) vorliegt. Bei bewusstseinsgetrübten Patienten wird der Grad der Bewusstseinseinschränkung anhand des Coma-Scores genau protokolliert (▶ 1.8.6)
- **Prüfung der Hirnnervenfunktionen:** Der Patient wird zu verschiedenen körperlichen Aktionen aufgefordert, deren Ausführung von bestimmten Hirnnerven abhängt. Der *N. facialis* kann z. B. durch Aufforderung zum Stirnrunzeln, Augenschließen, Pfeifen und Grimassenschneiden geprüft werden. Im Rahmen dieser Prüfung werden auch die *Pupillenreflexe* getestet (▶ Tab. 1.5), um den Zustand von Bewusstlosen und Patienten mit Schädel-Hirn-Trauma beurteilen zu können.

VORSICHT!
Die Pupillenkontrolle ist bei weit getropften Pupillen, nach Augenoperationen und nach Augenverletzung/-verätzung nicht aussagekräftig! Des Weiteren ist es wichtig, auf Augenprothesen zu achten und bei Abweichungen vom Vorbefund immer sofort den Arzt zu benachrichtigen.

- **Prüfung der Bewegung:** Der Gang des Patienten wird beobachtet, indem man ihn in Unterwäsche mehrere Meter durch den Raum gehen lässt. Außerdem findet ein Kraftvergleich aller Extremitäten statt, z. B. lässt sich der Untersucher mit der rechten und linken Hand so kräftig wie möglich die Hand geben
- **Koordinationsprüfungen:** Der Patient führt spezielle Steh-, Geh- und Zeigeversuche aus, z. B. den *Finger-Nase-Versuch* (▶ Abb. 1.29), bei dem der Patient mit dem Zeigefinger in weitem Bogen ausholend auf die Nasenspitze zeigen soll, zuerst mit geöffneten, dann mit geschlossenen Augen
- **Reflexprüfung:** Es werden insbesondere solche Reflexe geprüft, die sich leicht von außen auslösen lassen; hierzu gehört z. B. der *Patellarsehnenreflex*. Bei Muskeleigenreflexen führt eine Reizung zur Kontraktion desselben Muskels. Dazu findet eine Umschaltung im Rückenmark statt, sodass Fehlreaktionen Rückschlüsse auf die Lage der Störung zulassen. Wichtige Hinweise auf eine neurologische Erkrankung sind Unterschiede zwischen Reflexen auf der rechten und linken Seite, völliges Fehlen eines physiologischen Reflexes oder Auslösbarkeit eines pathologischen Reflexes (▶ 1.8.1)
- **Sensibilitätsprüfung:** Eventuelle Schmerzen und Parästhesien (Missempfindungen) werden vom Patienten erfragt. Für die Sensibilitätsprüfung werden die Unterscheidungsfähigkeit von spitz – stumpf (die Haut wird etwa mit der spit-

1.9 Der Diagnoseprozess in der Neurologie

Tab. 1.5 Pupillenreaktion beim Gesunden und wichtige krankhafte Pupillenreaktionen. Vor der Pupillenreaktion müssen solche lokalen Erkrankungen des Auges ausgeschlossen werden, die eine (Mit-)Reaktion des Auges verhindern. Entrundete Pupillen sind praktisch immer ein Alarmsignal.

	Ohne Lichtreiz	Einseitige direkte Belichtung	Belichtung des Gegenauges
Normal	Re • | Li • Pupillen gleich weit	Re • | Li • Prompte Verengung beider Pupillen auf gleiche Endgröße	Re • | Li • Prompte Verengung beider Pupillen auf gleiche Endgröße
Amaurotische Pupillenstarre (z.B. rechtes Auge blind)	Re • | Li • Pupillen gleich weit	Re ● | Li ● Nichtwahrnehmung des Lichtreizes durch das blinde rechte Auge, daher keinerlei Reaktion auf beiden Augen	Re • | Li • Prompte Verengung beider Pupillen auf gleiche Endgröße (Reizaufnahme durch das gesunde linke Auge, der efferente Reflexschenkel des rechten Auges ist intakt)
Okulomotorius-Lähmung beidseitig, z.B. bei Hirndruck, oder einseitig – hier rechts –, z.B. bei Tumor, wenn der N. oculomotorius gegen die Schädelbasis gedrückt wird	Re ● | Li • Rechte Pupille weiter als linke, da der pupillenverengende N. oculomotorius (parasympathische Fasern) gestört ist. Oft auch beeinträchtigte Augenbeweglichkeit rechts	Re ● | Li • Lichtstarre Pupille rechts, links normale Verengung (normale Reizwahrnehmung durch das rechte Auge, jedoch nur links normale Verengung, da rechts der efferente Reflexschenkel gestört ist)	Re ● | Li • Lichtstarre Pupille rechts, links normale Verengung (normale Reizwahrnehmung durch das linke Auge, jedoch nur links normale Verengung, da rechts der efferente Reflexschenkel gestört ist)

zen und stumpfen Seite einer geöffneten Kanüle berührt), warm – kalt (Röhrchen mit unterschiedlich warmem Wasser werden auf die Haut gehalten) oder das Erkennen von auf die Haut gezeichneten Buchstaben untersucht
- **Neuropsychologische Untersuchung:** Mit Kurztests macht sich der Untersucher ein Bild von der Merkfähigkeit und dem Kurzzeitgedächtnis des Patienten *(Mini-Mental-Test)*, außerdem werden mit orientierenden Untersuchungen auch die höheren Gehirnfunktionen, z. B. Sprache, Rechnen, Orientierung, geprüft (➤ 1.8.8).

Kontrolle der quantitativen Bewusstseinslage durch die Pflegenden

Es gibt eine Vielzahl von Symptomen, die auf eine Veränderung im Gehirn hinweisen können. Die exakte Krankenbeobachtung und eine Dokumentation von Zuständen und Veränderungen sind daher extrem wichtig!

Auf Normalpflegestationen wird häufig nicht routinemäßig mit der Glasgow-Koma-Skala (➤ Tab. 1.3) gearbeitet. Um auch hier die Kontrolle der Bewusstseinslage bei neurologisch erkrankten Patienten durchführen zu können, beantworten die Pflegenden die folgenden Fragen.

Ist der Patient wach oder schläft er?
Je nach Wachheit unterscheidet man folgende Bewusstseinszustände (auch ➤ 1.8.6):

- **Benommenheit:** Der Patient ist verlangsamt im Denken und Handeln, aber orientiert
- **Somnolenz:** Der Patient ist schläfrig, nur kurzzeitig erweckbar, ist gerade noch orientiert, kann nur noch einfache Fragen beantworten
- **Sopor:** Der Patient reagiert nur noch auf Schmerzreize mit gezielter Abwehr
- **Koma:** Der Patient ist bewusstlos und zeigt keine Reaktionen, evtl. noch ungezielte Abwehr auf Schmerzreize.

Ist der Patient orientiert?
- Zur **Person:** Name, Geburtsdatum, Adresse, Familienverhältnisse
- **Zeitlich:** Tag, Monat, Jahr
- **Örtlich:** Name des Krankenhauses, ggf. auch der Station
- **Situativ:** Krankheitseinsicht, Krankengeschichte.

Ist der Patient zu allen Qualitäten orientiert, reicht es völlig aus, „voll orientiert" zu schreiben; ansonsten müssen alle Qualitäten einzeln aufgeschrieben werden. Bei Patienten mit Sprachstörungen muss man ggf. mit „Ja/Nein-Fragen" arbeiten bzw. dem Patienten mehrere Auswahlmöglichkeiten geben. Bei Patienten mit globalen Aphasien ist eine Orientierungsüberprüfung häufig nur durch Beobachtung möglich.

Kann der Patient seine Motorik kontrollieren?
- **Bewegt der Patient alle Extremitäten** seitengleich, spontan und auf Aufforderung (➤ Abb. 1.13a–b)?

a–b Der Patient versucht, mit geschlossenen Augen beide Arme gestreckt mit nach oben geöffneten Händen hochzuhalten.

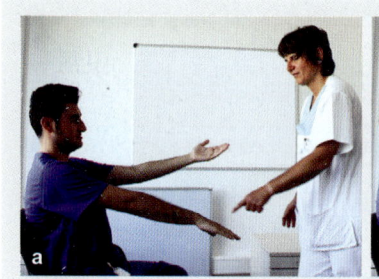

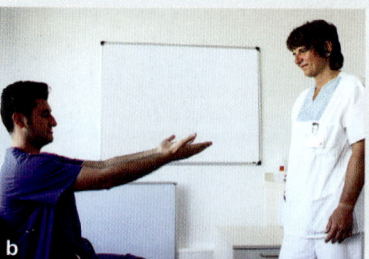

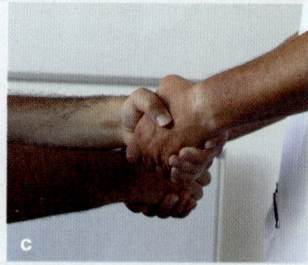

c Die Pflegekraft drückt die Hände des Patienten, nachdem einer von beiden die Arme gekreuzt hat.

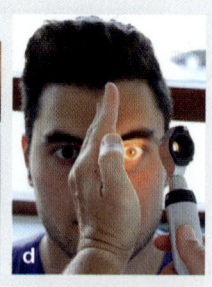

d Prüfung der Pupillengröße, -symmetrie und -reaktion mit einer Lichtquelle.

Abb. 1.31 Überprüfung von Motorik und Pupillenreaktion des Patienten. [T623]

- **Hat er Lähmungen?** Wenn ja, welcher Art/wie stark? Besteht eine Absinktendenz, Kraftminderung, deutliche Kraftminderung oder ist keine sichtbare Motorik feststellbar? Ist das Gefühl erhalten oder nicht?
- Bei Hemiparesen (Halbseitenlähmungen): Besteht ein **Neglect** (> 1.8.8) oder eine **Fazialisparese?** Hängt der Mundwinkel herunter, hat der Patient Schluckstörungen, schließt das Auge richtig? Ist die Parese schlaff oder spastisch?

Um die Motorik bei bettlägerigen Patienten zu überprüfen, fasst die Pflegekraft, nachdem einer von beiden die Arme gekreuzt hat, die Hände des Patienten und lässt diesen drücken (> Abb. 1.31 c). Indem man den Patienten außerdem bittet, mit geschlossenen Augen beide Arme gestreckt mit nach oben geöffneten Händen hochzuhalten, lassen sich auch leichte Paresen gut erkennen.

Die Kontrolle der **Beinmotorik** gestaltet sich etwas schwieriger. Hier lässt man die Patienten die Beine einzeln anwinkeln oder je nach Allgemeinzustand auch einzeln anheben. Wichtig ist die gute Krankenbeobachtung, da sich Feinmotorikstörungen häufig erst in Bewegungsabläufen bemerkbar machen. Der Patient hat Probleme, Knöpfe zuzumachen, lässt öfter etwas fallen, schafft es nicht problemlos, in seine Schuhe zu schlüpfen etc.

Kontrolle der Pupillenreaktion

Hier werden **Pupillengröße, -symmetrie und -reaktion** überprüft. Verschiedene Kombinationen weisen auf bestimmte Syndrome hin, die schwere Schädigungen in bestimmten Hirnarealen beschreiben.

- Für die Kontrolle benötigt man eine helle Lichtquelle, idealerweise eine Pupillenlampe (> Abb. 1.31d)
- Der Patient sollte auf dem Rücken liegen
- Pflegende achten auf gleichmäßige Lichtverhältnisse. Einseitige Lichtquellen (Nachttischlampe) sind zu vermeiden, ebenso ist ein Fenster, durch das die Sonne hereinscheint, abzudunkeln
- Dem Patienten frontal ins Gesicht schauen, zuerst, ohne die Lampe zu benutzen: Sind die Pupillen rund oder entrundet, sind sie gleich oder unterschiedlich groß?
- Den Patienten dann bitten, auf die Nase der Pflegenden zu blicken; dies gewährleistet, dass der Patient geradeaus guckt und der Lichteinfall seitengleich ist. Dann die Hand mit der Kante auf den Nasenrücken des Patienten legen, um auch die indirekte Lichtreaktion zu testen
- Nun jeweils von der Außenseite her in die Augen leuchten. Man sieht im Normalfall, dass sich die Pupillen durch den Lichteinfall verkleinern, auch die Pupille der Seite, in die nicht direkt geleuchtet wird. Eine genaue Aufstellung der unterschiedlichen gesunden und krankhaften Pupillenreaktionen zeigt > Tab. 1.5.

ACHTUNG!
Hatte ein Patient immer beidseitig gleich große lichtreagente Pupillen und zeigt sich plötzlich einseitig eine größere Pupille oder sind beide Pupillen plötzlich weit und reagieren nicht auf Lichteinfall bei gleichzeitiger Zustandsverschlechterung des Patienten, hat man den klassischen Notfall mit Nachblutung oder Hirnschwellung! Das heißt, sofortige Einleitung von Notfallmaßnahmen.

Weitere wichtige Beobachtungspunkte

- Bietet der Patient ein **hirnorganisches Psychosyndrom?** Ist er auffällig in seinem Verhalten/seinen Reaktionen (aggressiv, enthemmt, antriebsarm etc.)?
- Ist er nicht mehr in der Lage, einfachen Aufforderungen oder Tätigkeiten nachzukommen (sog. **Apraxie,** > 1.8.8)?
- Zeigt er **Sprachstörungen** (bekommt er keine Worte heraus oder erzählt er unverständlich oder hat er eine verwaschene Sprache)?
- Ist er **motorisch ungeschickt** (ataktisch) und schafft es z. B. nicht, den Becher gezielt zum Mund zu führen?

1.9.2 Lumbalpunktion und Liquoruntersuchung

Viele neurologische Erkrankungen führen zu einer veränderten Zusammensetzung des *Liquors*. Die Laboruntersuchungen des Liquors können deshalb entscheidende diagnostische Hinweise geben. Der Liquor wird durch eine *Punktion* gewonnen, die zumeist im Bereich der Lendenwirbelsäule durchgeführt wird. Dabei können auch Medikamente zu diagnostischen oder therapeutischen Zwecken in den Liquorraum eingebracht werden, etwa Kontrastmittel, Antibiotika oder Zytostatika.

Lumbalpunktion

> **Lumbalpunktion** (kurz *LP*): Punktion des liquorhaltigen Durasacks im Lendenwirbelsäulenbereich mit einer langen Hohlnadel zu diagnostischen und/oder therapeutischen Zwecken.

Indikationen und Kontraindikationen

Hauptindikationen von Lumbalpunktionen sind der Verdacht auf infektiöse oder entzündliche Erkrankungen des ZNS (insbesondere eine Meningitis, ➤ 7.1 oder Enzephalitis, ➤ 7.2) und der Verdacht auf Tumoren, und zwar sowohl ZNS-Tumoren als auch extrakranielle Tumoren mit häufiger Streuung ins ZNS, wie z. B. Leukämien.

Wegen der Einklemmungsgefahr von Gehirnteilen darf die Lumbalpunktion nicht bei erhöhtem Hirndruck (Kapitel ➤ 10) durchgeführt werden, da das Gehirn dann infolge der Druckentlastung im Lumbalbereich nach unten in Richtung Wirbelkanal „rutschen" würde und lebenswichtige Zentren im großen Hinterhauptsloch eingeklemmt würden. Daher spiegelt der Arzt vor der Lumbalpunktion den Augenhintergrund, um eine Stauungspapille als Hinweis auf eine solche Erhöhung des Hirndruckes (➤ 10.2) auszuschließen. Der Nachweis bzw. Ausschluss einer Hirndruckerhöhung gelingt am sichersten mit einer bildgebenden Diagnostik (z. B. kraniale Computertomografie oder MRT des Schädels, s. u.).

> **VORSICHT!**
> Eine Lumbalpunktion darf unter keinen Umständen bei antikoagulierten Patienten (Marcumar- oder Heparintherapie) oder Patienten mit Gerinnungsstörung durchgeführt werden, da die Gefahr einer Blutung in den Spinalkanal und damit der akuten Querschnittsläsion besteht!

Vorbereitung einer Lumbalpunktion

Vor der Punktion stellen die Pflegenden sicher, dass der Patient vom Arzt aufgeklärt wurde und – von Haus zu Haus unterschiedlich – eine Einverständniserklärung unterschrieben hat. Zu einer guten Aufklärung gehört auch die Vorbereitung des Patienten auf den Schmerz, der mit einer immer wieder vorkommenden Berührung einer Nervenwurzel mit der Punktionsnadel verbunden ist (die Nervenwurzel nimmt hierdurch keinen Schaden) sowie Informationen über notwendige Verhaltensweisen nach der Punktion. Dann legen sie die Materialien zurecht und bereiten den Patienten auf den Eingriff vor. Aktuelle Gerinnungswerte sollten vorliegen.

- Vorbereitung der Materialien (➤ Abb. 1.32):
  - Eventuell Rasierer, wenn das Punktionsgebiet behaart ist
  - Sterile Handschuhe, steriles Tuch/Tücher, steriles Pflaster, sterile Tupfer

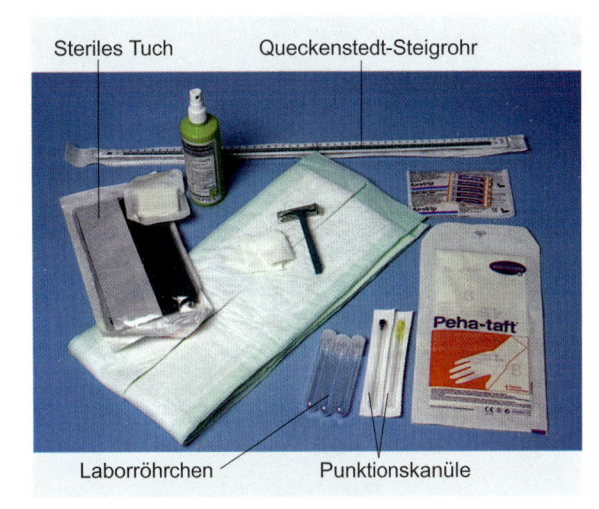

Abb. 1.32 Lumbalpunktionsset. Soll ein Eiweißschnelltest durchgeführt werden, müssen noch ein Reagenzglas oder Blockschälchen und die Reagenzien hinzugefügt werden. [K183]

  - Punktionsnadel 19 G (meist gelb), wenn möglich noch kleiner, da die Kopfschmerzinzidenz mit dem Durchmesser der Nadel steigt (➤ Abb. 1.36). Bei adipösen Patienten allerdings ist eine Nadel mit größerem Lumen auszuwählen (rosafarben). Es sollte sich, wenn möglich, um eine Punktionsnadel nach Sprotte handeln (➤ unten *Risiken einer Lumbalpunktion*)
  - Blutabnahmesystem mit zwei Serumröhrchen für Laboruntersuchungen, meist Blutzuckerbestimmung und Serologie aus dem Blut
  - Desinfektionsmittel
  - Normalerweise drei sterile Liquorröhrchen
  - Evtl. ein graduiertes Steigrohr nach Queckenstedt mit Ansatz für die Liquordruckmessung
  - Evtl. Material für einen Eiweißschnelltest (z. B. Reagenzglas und *Pandy-Reagenz*, ➤ unten) und einen Blutzucker-Stix
- **Vorbereitung des Patienten:**
  - Den Patienten bitten, noch einmal die Blase zu entleeren
  - Da der Glukosespiegel im Liquor blutzuckerabhängig ist, kurz vor oder nach der Punktion Blutzucker-Stix durchführen, sofern keine venöse Blutentnahme zur Blutzuckerbestimmung im Labor erfolgt ist
  - Den Patienten den Rücken frei machen lassen
  - Auf Ängste des Patienten eingehen.

Durchführung

Die Lumbalpunktion erfolgt am liegenden oder sitzenden Patienten, wobei die Lendenwirbelsäule maximal gebeugt sein soll, damit die Dornfortsätze auseinanderweichen.
- Bei Punktion *im Sitzen* sitzt der Patient am seitlichen Rand der Untersuchungsliege, stellt die Füße auf einen Hocker, beugt Kopf und Schultern möglichst weit nach vorn und macht einen Rundrücken („Katzenbuckel"). Zur Unterstützung dieser Lage umfasst er außerdem seine Beine mit den Armen (➤ Abb. 1.33)

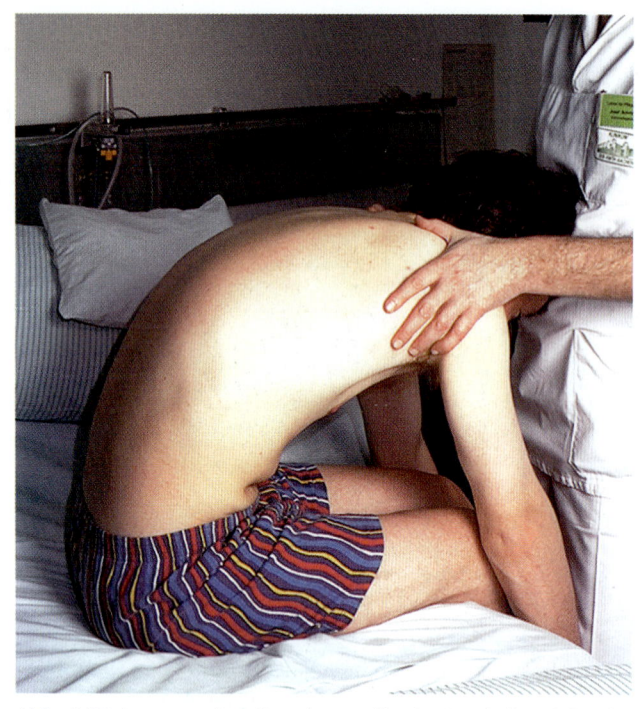

Abb. 1.33 Lagerung eines Erwachsenen für eine **Lumbalpunktion im Sitzen.** Der Pflegende unterstützt die Krümmung der Wirbelsäule durch Fixierung der Beine und Halten des Patienten an den Schultern. Zur Unterstützung kann der Patient selbst seine Beine mit den Armen umfassen. [K183]

- Der *liegende Patient* ist auf der Seite, mit dem Rücken nahe dem seitlichen Rand der Untersuchungsliege, an dem sich der Arzt befindet, gelagert und macht einen Rundrücken, indem er seinen Kopf und die Schultern nach vorn neigt, die Knie anzieht und sie eventuell mit seinen Armen umfasst (> Abb. 1.34)
- Nach der Hautdesinfektion sticht der Arzt die Lumbalpunktionsnadel zwischen dem 3. und 4. (alternativ 4. und 5.) LWS-Dornfortsatz ein und schiebt sie vor, bis Liquor fließt (> Abb. 1.35)
- Währenddessen weicht die Pflegekraft nicht von der Seite des Patienten, unterstützt seine korrekte Position und verhindert Abwehrbewegungen. Viele Patienten tolerieren die Punktion besser, wenn sie über jeden Schritt informiert werden. Besonders hilfreich ist es, dem Patienten zu sagen, wenn der Liquor fließt, und dass nun „das Schlimmste" überstanden sei, es aber noch ein paar Minuten dauern werde, da der Liquor nur langsam heraustropfe
- Die benötigte Liquormenge wird aufgefangen, die Punktionsnadel entfernt und ein steriles Pflaster aufgeklebt
- Bei Verdacht auf einen erhöhten Liquordruck oder eine behinderte Liquorzirkulation (etwa bei einem Rückenmarkstumor) wird während der Punktion im Liegen ein Steigrohr zur Liquordruckmessung angesetzt. Erfolgt bei Kompression der V. jugularis oder Bauchpresse des Patienten *kein* Anstieg des spinalen Drucks, besteht der Verdacht auf ein Hindernis *(Queckenstedt-Versuch).*

Nachsorge
- Den Patienten nach seinem Befinden fragen und die Vitalzeichen kontrollieren, wobei eine einmalige Kontrolle bei stabilem Allgemeinzustand ausreicht
- Den Liquor rasch ins Labor transportieren lassen
- Den Patienten zu reichlichem Trinken animieren (ca. 1 l in den ersten 1–2 Std. nach der Punktion), da dies erfahrungsgemäß dem *postpunktionellen Kopfschmerz* vorbeugt
- Den Patienten flach lagern, Flüssigkeit und bei Bedarf ausreichend Schmerzmittel sowie ggf. Antiemetika zuführen
- Den Patienten informieren, sich in den ersten Stunden nach der Punktion zu schonen und bis auf den Toilettengang Bettruhe einzuhalten.

Risiken einer Lumbalpunktion
- Während der Punktion kann es zu blitzartigen, elektrisierenden, in die Beine ausstrahlenden **Schmerzen** kommen, die durch Berührung einer Nervenwurzel mit der Nadel verursacht werden. Diese Schmerzen sind sehr unangenehm, eine Verletzungsgefahr der Nervenwurzel besteht aber nicht
- Häufigste Komplikation nach einer Lumbalpunktion ist das **postpunktionelle Syndrom:** Ungefähr ein Drittel der Patienten bekommt nach der Punktion **Kopfschmerzen,** deren Ursache letztlich noch unklar ist, die aber von vielen Wissenschaftlern auf einen Liquorverlust durch den Stichkanal zurückgeführt wird. Manche leiden auch unter **Übelkeit.** Der Nutzen einer 24-stündigen strengen Bettruhe nach der Punktion, davon die ersten zwei Stunden in Bauchlage, wird bei einer einfachen Punktion ohne Einbringen von Medikamenten von Klinik zu Klinik unterschiedlich beurteilt. Deshalb beachten die Pflegenden diesbezüglich die hausinternen Regelungen und die Arztanordnungen. Bei sehr starken Kopfschmerzen kann die Schmerzmittelgabe in Form einer Infusion sinnvoll sein, da hierdurch gleichzeitig die Flüssigkeitszufuhr gesteigert wird. Eine signifikante Abnahme des Auftretens eines postpunktionellen Syndroms wird durch die Verwendung der sogenannten

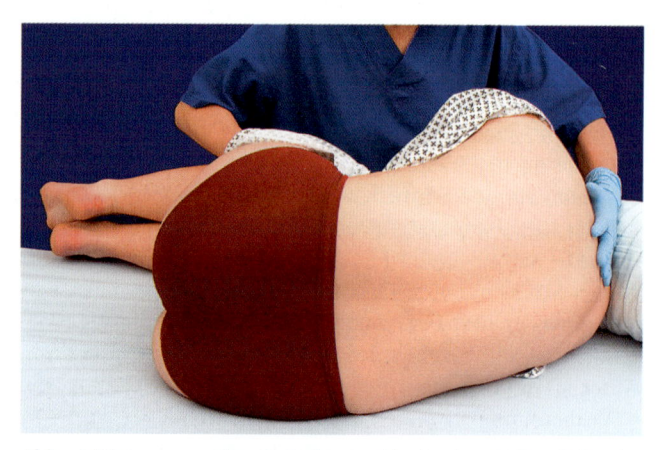

Abb. 1.34 Lagerung eines Erwachsenen für eine **Lumbalpunktion im Liegen.** Die Pflegende unterstützt die Krümmung der Wirbelsäule durch Halten der Patientin im Nacken und in den Kniekehlen. [K115]

1.9 Der Diagnoseprozess in der Neurologie

a Ertasten der Einstichstelle für die Lumbalpunktion. In Höhe der Beckenkämme befindet sich der Dornfortsatz des LWK 4. Darunter ist der Einstich ungefährlich, weil das Rückenmark beim Erwachsenen bereits auf der Höhe des zweiten Lendenwirbels endet. [K115, L190]

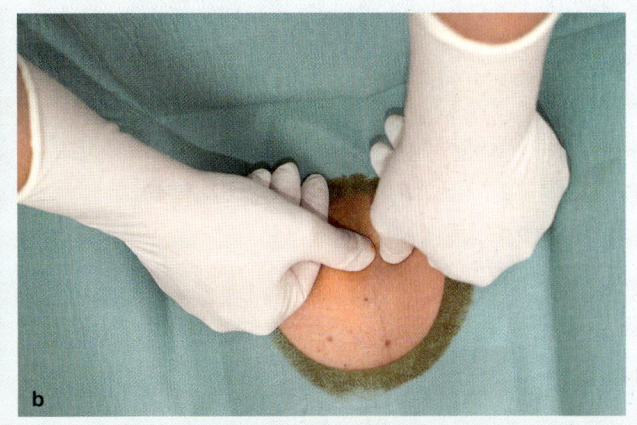

b Mehrmalige Desinfektion der Punktionsstelle.

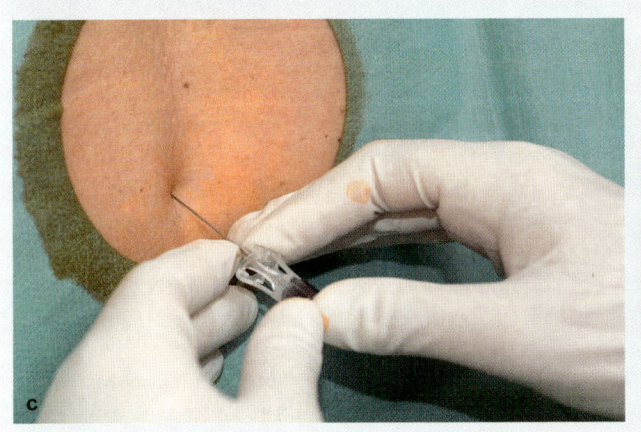

c Einstechen der Spinalnadel mit innen liegendem Mandrin.

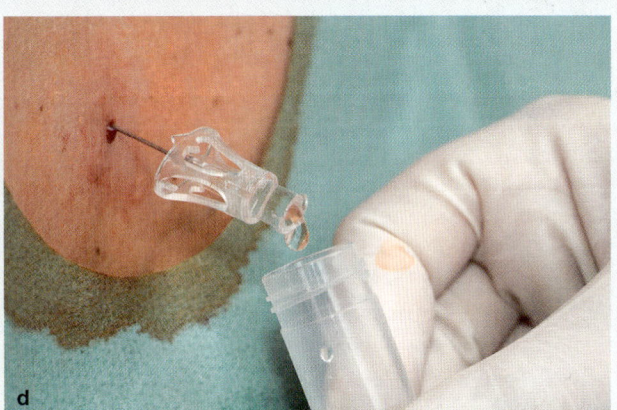

d Zurückziehen des Mandrins. Abtropfen des Liquors in das Laborröhrchen.

Abb. 1.35 Lumbalpunktion.

Punktionsnadel nach Sprotte berichtet. Bei dieser Nadel ist das Punktionsende des Mandrins konisch stumpf (atraumatisch), sodass es nicht zum Einreißen oder Durchschneiden der Dura (harte Hirnhaut) kommen kann. Aus dem gleichen Grund ist bei Verwendung der herkömmlichen Nadeln darauf zu achten, dass der Schliff senkrecht zur Wirbelsäulenachse steht, da so die längs verlaufenden Durafasern nicht quer durchschnitten, sondern längs auseinandergedrängt werden
- Die Lumbalpunktion ist ein invasiver Eingriff. Deshalb besteht prinzipiell das Risiko einer Blutung und einer Infektion sowohl lokal an der Einstichstelle als auch der Hirnhäute durch Keimverschleppung in den Spinalkanal
  - Eine **Blutung** in den Spinalkanal kann zu einer akuten Querschnittsläsion und damit zu einem neurochirurgischen Notfall führen. Deshalb informieren die Pflegenden bei postpunktionellen Beschwerden der Patienten (z. B. Gefühlsstörungen oder Lähmungen an den Beinen) stets den Arzt

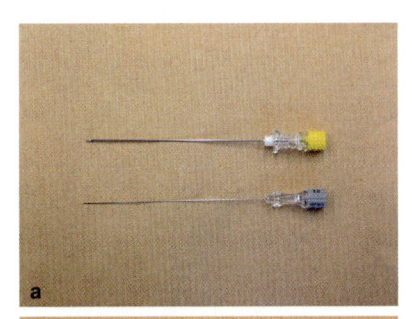

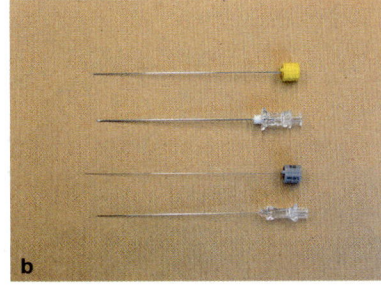

Abb. 1.36 Spinalnadeln zur Lumbalpunktion mit innenliegendem Mandrin **(a)** und mit herausgezogenem Mandrin **(b)**. Die Nadeln haben einen Durchmesser von 0,7–0,9 mm (20–22 G) und eine Länge von 6–8 cm. [O124]

– Eine durch die Punktion verursachte **Meningitis** zeigt sich erst nach 1–2 Tagen und kann zu Beginn durchaus mit dem postpunktionellen Kopfschmerz verwechselt werden. Diese ernste Komplikation ist aber bei sorgfältigem und sterilem Arbeiten sehr selten.

Liquoruntersuchungen

- **Eiweißschnelltest:** Direkt nach der Punktion führen die Pflegenden den Eiweißschnelltest durch (evtl. eine zweite Pflegende hinzu bitten). Dazu geben sie 1 ml Pándy-Reagens in ein Schälchen oder Reagenzglas und fügen einige Tropfen Liquor hinzu. Bei krankhaft hohem Eiweißgehalt des Liquors trübt sich die Mischung oder es fallen sogar Bestandteile aus. Die Beurteilung erfolgt vor dunklem Hintergrund
- **Lichtmikroskopische Untersuchung:** Unmittelbar nach der Liquorentnahme wird eine geringe Menge Liquor lichtmikroskopisch auf das Vorhandensein von Zellen untersucht
- **Neuropathologische Untersuchung:** Für die neuropathologische Untersuchung (meist nach einigen Stunden) fixieren die Pflegenden oder die Mitarbeiter des Labors einige Milliliter Liquor (z. B. mit Formalin), damit sie später eingehend untersucht werden können
- **Immunologische Tests:** Für eventuell später erforderliche immunologische Tests bewahren die Pflegenden etwa 2–3 ml Liquor unbehandelt im Kühlschrank auf
- **Mikrobiologische Untersuchung:** Besteht der Verdacht auf eine bakterielle Entzündung, wird der Liquor für die mikrobiologische Untersuchung in einem speziellen Nährmedium aufgefangen und anschließend in entsprechende Kulturgefäße ausgebracht, damit ein Keimnachweis für eine gezielte antimikrobielle Therapie gelingen kann.

Liquorbefunde

Normalbefunde
- **Inspektion:** Der Liquor sieht klar aus und nicht trübe, blutig oder gelblich
- **Druckmessung:** Der normale Liquordruck beträgt im Liegen 50–200 mm H_2O, im Sitzen 150–250 mm H_2O. Puls und Atmung führen zu rhythmischen Schwankungen von ca. 20 mm H_2O
- **Mikroskopische Untersuchung:** Die Auszählung der im Liquor befindlichen Zellen erfolgt im Labor in einer speziellen Zählkammer unter dem Mikroskop. Bei Gesunden enthält der Liquor keine oder nur sehr wenige Zellen (bis 5/mm³ = 5/µl). Da die Zählkammer gut 3 µl fasst, wird die Zellzahl häufig auch in Drittelzellen angegeben (normal bis 15/3)
- **Laboruntersuchung:** Der Normalwert für den Eiweißgehalt beträgt ca. 0,2–0,45 g/l, für den Liquorzucker ca. 20–30 % des Blutzuckers. Diese Abhängigkeit des Liquorzuckers vom Blutzucker ist der Grund, weshalb vor der Punktion der Blutzucker bestimmt wird
- **Mikrobiologische/serologische Untersuchung:** In der Liquorkultur wachsen keine Bakterien. Antikörper (z. B. gegen Syphilis) können nicht nachgewiesen werden.

Häufige pathologische Befunde
- **Inspektion:** Der Liquor sieht trübe oder bei einer schweren bakteriellen Entzündung sogar eitrig aus. Blutiger Liquor tritt z. B. bei einer Subarachnoidalblutung (➤ 2.3) auf. Liegt eine solche Blutung bereits einige Zeit zurück, ist der Liquor gelblich gefärbt (xanthochrom). Bei blutigem Liquor ist eine artefizielle Blutbeimengung durch Zentrifugation des Liquors oder durch die Drei-Gläser-Probe (➤ 2.3.2) auszuschließen
- **Mikroskopische Untersuchung:** Pathologisch sind eine erhöhte Zellzahl (Pleozytose) bei entzündlichen Erkrankungen des Gehirns, ein Auftreten abnormer Zellen, z. B. bei Meningeosis carcinomatosa (diffuse Metastasierung eines Karzinoms in die Meningen), oder ein Nachweis von Bakterien bei bakteriellen Entzündungen
- **Laboruntersuchung:** Der Eiweißgehalt des Liquors ist bei einem Hindernis im Rückenmarkskanal, z. B. einem Tumor, erhöht (Sperrliquor). Ein erhöhter Eiweißwert findet sich auch bei entzündlichen Erkrankungen des Nervensystems, typischerweise z. B. beim Guillain-Barré-Syndrom (➤ 4.5). Zur genauen Differenzierung wird nicht nur das Gesamteiweiß bestimmt, sondern auch Albumin, IgA, IgG und IgM in Blut und Liquor. Ein erniedrigter Liquorzucker ist bei bakteriellen und tuberkulösen Entzündungen durch Glukoseverbrauch der Bakterien zu beobachten
- **Mikrobiologische/serologische Untersuchung:** In der Liquorkultur wachsen Bakterien bzw. es können Antikörper gegen Bakterien nachgewiesen werden. Für eine zunehmende Zahl von Erregern steht auch die Polymerasekettenreaktion (PCR) zur Verfügung, bei der das Erbgut des Erregers zunächst kaskadenförmig vermehrt wird und dann nachgewiesen werden kann.

1.9.3 Radiologische bildgebende Verfahren

Röntgenleeraufnahmen

Die **Röntgenleeraufnahme** der Wirbelsäule oder des Schädels zeigt die knöchernen Strukturen oder Verkalkungen, nicht aber das Rückenmark oder das Gehirn selbst. Diese Art der Röntgenaufnahme ist für den Neurologen dennoch hilfreich, um z. B. Knochenmetastasen in der Schädelkalotte oder eine Schädelfraktur (➤ Abb. 1.37) zu erkennen.

Im Wirbelsäulenbereich sind z. B. Verschleißerscheinungen der Wirbelgelenke, die auf die Spinalnerven drücken und zu neurologischen Ausfallerscheinungen führen können, oder lochartige Defekte im Wirbelkörper als Zeichen von Tumormetastasen von Bedeutung.

Röntgenaufnahmen mit Kontrastmittel

Oft reichen bei Röntgenleeraufnahmen die natürlichen Dichteunterschiede der Gewebe nicht zur zuverlässigen Differenzierung der verschiedenen Organe und Strukturen aus. Dann können Röntgenkontrastmittel durch Kontrastverstärkung eine bessere Darstellung ermöglichen.

Risiken bei Röntgenaufnahmen mit Kontrastmittel
Hauptrisiken der Röntgenaufnahmen mit Kontrastmittel sind:
- **Kontrastmittelallergie,** meist als Sofortreaktion bis hin zum anaphylaktischen Schock
- Auslösung einer **thyreotoxischen Krise** bei vorbestehender (nicht erkannter) Schilddrüsenüberfunktion (jodhaltiges Kontrastmittel)
- **Akutes Nierenversagen** bei Patienten mit eingeschränkter Nierenfunktion
- Komplikationen durch die Punktion, z. B. Durchblutungsstörungen nach thrombotischem Gefäßverschluss.

Alle Kontrastmitteluntersuchungen setzen daher eine sorgfältige Anamneseerhebung mit Blick auf mögliche Risikofaktoren und eine angemessene Aufklärung durch den Arzt sowie eine schriftliche Einverständniserklärung des Patienten voraus.

Pflegemaßnahmen vor und nach Kontrastmitteluntersuchungen
- Der Patient muss in der Regel nicht nüchtern bleiben. Ausnahmen sind Patienten mit bekannter Kontrastmittelallergie oder besonderen Risiken. Bei diesen Patienten wird in der Regel der Arzt nach der Aufklärung des Patienten dies anordnen
- Der Patient erhält einen venösen Zugang
- Während und auch noch 15 Minuten nach der Untersuchung wird der Patient auf mögliche Reaktionen hin überwacht. Hierzu gehören nicht nur Lähmungen, Bewusstseins- und Sprachstörungen, sondern auch Blutdruckveränderungen, Herzrhythmusstörungen, Schwindel, Übelkeit, Fieber und Juckreiz. Diesen Zeitraum verbringt der Patient in der Regel in der Funktionsabteilung

> **VORSICHT!**
> Eine Äußerung wie „Mir wird so komisch" sollte unbedingt ernst genommen werden, da sich dahinter eine lebensbedrohliche Kontrastmittelreaktion verbergen kann. Die Kontrastmittelzufuhr muss sofort unterbrochen und Hilfe geholt werden!

- Bei einer Kontrastmitteluntersuchung müssen immer Sauerstoffgerät, Notfallwagen mit Reanimations- und Intubationsbesteck sowie ein Notfallkoffer mit Notfallmedikamenten (Glukokortikoide, Antihistaminika) im Untersuchungsraum bereitstehen
- Nach der Untersuchung bekommt der Patient (nach Rücksprache mit dem Arzt wegen möglicher Herzinsuffizienz) ausreichend zu trinken, um einer Nierenschädigung durch das Kontrastmittel vorzubeugen

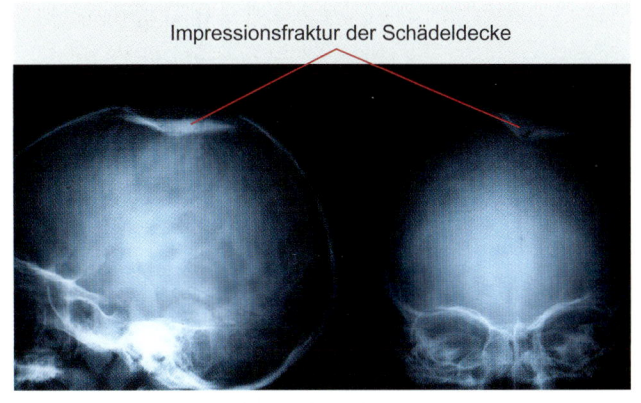

Abb. 1.37 Röntgenleeraufnahme. [T113]

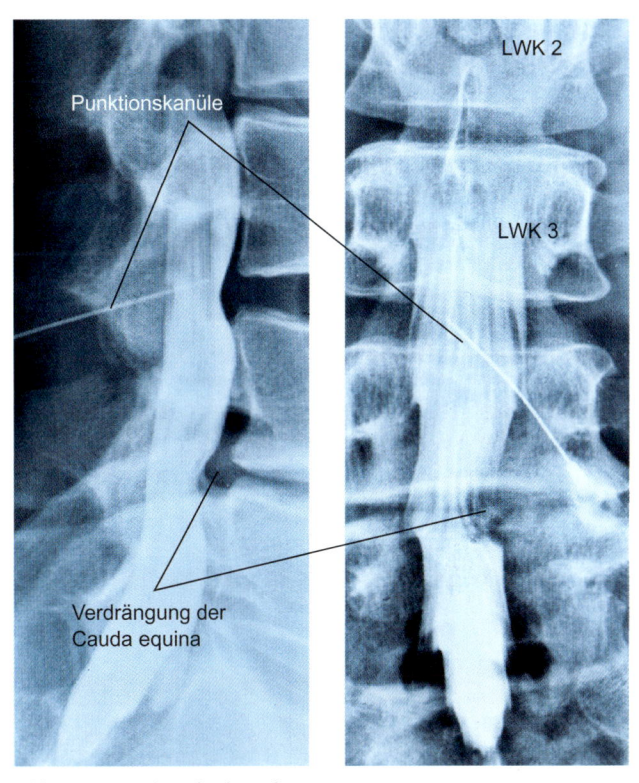

Abb. 1.38 Myelografie. [T113]

- Ferner wird der Patient auf Nachblutungen an der Punktionsstelle und Infektionen beobachtet.

Spezielle Nachsorge Angiografie (➤ 1.9.3)

Myelografie

Myelografie: Darstellung des spinalen Subarachnoidalraums im Röntgenbild durch Injektion eines Kontrastmittels.

Bei der **Myelografie** wird nach einer Lumbalpunktion Kontrastmittel in den spinalen Subarachnoidalraum injiziert. Nach entsprechender Lagerung des Patienten können die Nervenwurzeln und die Weite des Spinalkanals in einer Röntgenaufnahme dargestellt werden (➤ Abb. 1.38).

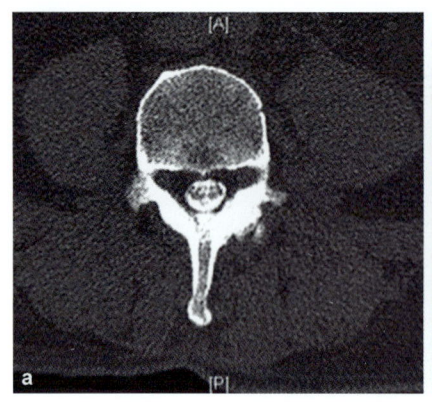

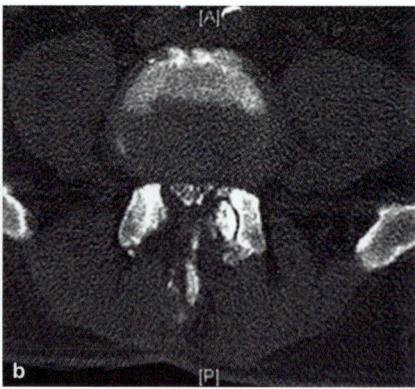

Abb. 1.39 a und b Myelo-CT. [T422]

Die Myelografie ist heute weitgehend durch Computer- und Kernspintomografie verdrängt worden. Für einige Indikationen ist sie aber nach wie vor unverzichtbar, etwa wenn eine Kernspintomografie wegen Metallimplantaten nicht möglich ist oder das Computertomogramm keine eindeutige Klärung gebracht hat. Vielfach wird die Myelografie dann mit der Computertomografie kombiniert *(Myelo-CT* ➤ Abb. 1.39*)*.

> Nach der Myelografie klagen viele Patienten über **Kopfschmerzen**. Diese sind jedoch nicht durch das Kontrastmittel bedingt, sondern als postpunktionelle Kopfschmerzen (➤ 1.9.2) anzusehen. Allergische Reaktionen durch das Kontrastmittel und zerebrale Krampfanfälle sind selten.
> Die Nachsorge entspricht derjenigen nach Lumbalpunktion (➤ 1.9.2). Anstelle der Flachlagerung ist die Hochlagerung des Oberkörpers erforderlich, damit kein Kontrastmittel in Richtung Gehirn abfließt. Eine vermehrte Flüssigkeitszufuhr soll nicht nur einen eventuellen Liquorverlust durch die Punktion ersetzen, sondern auch die Ausscheidung des Kontrastmittels beschleunigen.

VORSICHT!
Auch hier gilt: Eine Äußerung wie „Mir wird so komisch" sollte unbedingt ernst genommen werden, da sich dahinter eine lebensbedrohliche Kontrastmittelreaktion verbergen kann.
Bei livider Verfärbung des Punktionsbeins, Kältegefühl und/oder Pulslosigkeit muss sofort der Arzt benachrichtigt werden, da es sich hier um einen Notfall handelt. Entweder verschließt ein Thrombus die Femoralisarterie oder es handelt sich um eine schwere innere Nachblutung mit Kompression der Gefäße

Zerebrale Angiografie

> **Angiografie:** Darstellung der Blutgefäße im Röntgenbild nach Injektion eines Kontrastmittels. Bezeichnet im klinischen Sprachgebrauch meist die Arteriografie – die Darstellung der Arterien. In der Neurologie am häufigsten ist die *zerebrale Angiografie* mit Darstellung der extra- und intrakraniellen Hirngefäße (➤ Abb. 1.40), weitaus seltener ist die *spinale Angiografie*.

CT-Angiografie ➤ unten
MR-Angiografie ➤ unten

Die zerebrale Angiografie dient der genauen Gefäßdarstellung, beispielsweise bei Verdacht auf Gefäßaneurysmen (➤ 2.3.2) oder hochgradige Stenosen, um über die weitere Therapie entscheiden zu können. Möglich sind minimalinvasive Gefäßuntersuchungen mithilfe der Computertomografie *(CT-Angiografie)* oder der Kernspintomografie *(MR-Angiografie)*.

Die beste Gefäßdarstellung gelingt jedoch mit einer intraarteriellen digitalen **Subtraktionsangiografie** *(i. a. DSA):* Ein Katheter wird über die A. femoralis eingebracht und unter Röntgenkontrolle bis zu den hirnversorgenden Arterien vorgeschoben *(transfemorale Katheterangiografie)*. Sowohl *vor* als auch *nach* Kontrastmittelgabe werden Röntgenbilder erstellt und die Nativaufnahmen (nativ = natürlich, d. h. vor Kontrastmittelgabe) von den Kontrastmittelaufnahmen mithilfe eines Computers gewissermaßen subtrahiert (= abgezogen), sodass die Gefäße nahezu überlagerungsfrei von anderen Strukturen abgebildet werden.

Neben der rein diagnostischen Angiografie sind heute interventionelle radiologische Therapien im Rahmen einer arteriellen Angiografie möglich (interventionelle Neuroradiologie), etwa lokale Fibrinolysen (➤ 2.1.3) bei Gefäßverschlüssen, Angioplastien bei Gefäßverengungen oder die Behandlung zerebraler Aneurysmen (➤ 2.3.2) oder Angiome.

Risiken der Angiografie

Die Angiografie ist eine invasive Methode, die mit Risiken für den Patienten behaftet ist. Die wichtigsten **Komplikationen** sind:
- (Nach-)Blutungen und Hämatome an der Punktionsstelle
- Infektionen
- Gefäßverletzungen beim Vorschieben des Katheters
- Thromboembolien durch Ablösung von Gefäßablagerungen
- Kontrastmittelbedingt (➤ oben, *Risiken der Röntgenaufnahmen mit Kontrastmittel*).

Pflegemaßnahmen vor und nach Angiografien
Vorbereitung
- In der Regel muss der Punktionsort vor der Untersuchung rasiert werden. Für eine Angiografie sollten beide Leisten rasiert werden

1.9 Der Diagnoseprozess in der Neurologie

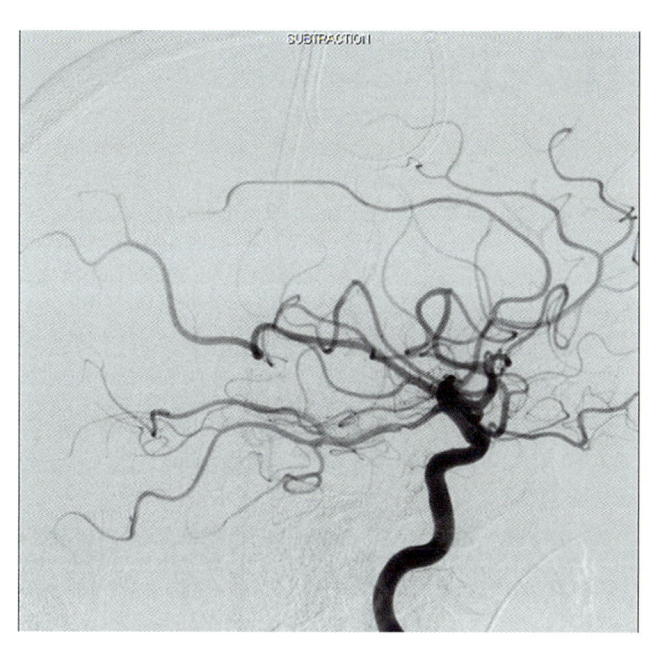

Abb. 1.40 Unauffälliges Angiogramm. [T422]

- Nüchtern bleiben muss der Patient nur noch in Ausnahmefällen, etwa bei Vorliegen einer Kontrastmittelunverträglichkeit. Ist dies nötig, wird der Arzt dies anordnen
- Der Patient sollte bei Abruf ein OP-Hemd anziehen. Ein Identifikationsbändchen sollte ebenfalls angelegt sein. Schmuck muss der Patient ablegen, seine Prothese kann der Patient tragen
- Der Patient wird im Bett zur Untersuchung gebracht. Auf vollständige Unterlagen wie Akte, Blutbefunde, Patientendokumentation muss geachtet werden.

Nachsorge

- Nach der Untersuchung wird der Patient angehalten, mindestens 2–3 l zu trinken, um einer Nierenschädigung durch das Kontrastmittel vorzubeugen. Schafft er dies nicht oral, wird, nach Rücksprache mit dem Arzt, mit Infusionen ergänzt
- Der Neuroradiologe schickt eine schriftliche Anordnung über die durchzuführende Nachsorge mit. Bei der klassischen Angiografie wird der Patient 24 h Bettruhe einhalten müssen. Der Oberkörper darf nicht höher als 30° gelagert werden, um eine Belastung der Punktionsstelle zu vermeiden. Aus dem gleichen Grund sollte der Patient an der Punktionsseite das Bein nicht anwinkeln oder aufstellen
- In der ersten Stunde nach der Angiografie werden alle 15 Min. Blutdruck und Puls gemessen, die Fußpulse und die Einstichstelle kontrolliert, ebenso wird der Patient befragt. Hier ist es wichtig, nach Kältegefühl, Missempfindungen im Punktionsbereich und Kopfschmerzen oder Sehstörungen zu fragen. So kann man eine Nachblutung, eine Thromboembolie oder Reaktionen auf das Kontrastmittel zeitnah erkennen. Nach der ersten Stunde kann man bei unauffälligen Ergebnissen die Messabstände verlängern, erst auf 30 Min., dann auf 60 Min. Manchmal sind Fußpulse nicht so einfach zu tasten. Solange der Patient warme Füße und Beine hat und keine Gefühlsstörungen im Punktionsbein angibt, reicht es, die normale Überwachung weiterzuführen
- Nach ca. 6 Stunden kann die Kompression entfernt werden, während der Druckverband 24 Stunden verbleibt. Bei unauffälligen Befunden kann auch ein evtl. liegender venöser Zugang dann entfernt werden
- Nach 24 h kann der Druckverband entfernt werden und der Patient kann sich in der Regel problemlos selbst mobilisieren
- Eine Besonderheit stellt der Verschluss der Femoralisarterie mit Vasoseal® dar; hier kann der Patient je nach Anordnung schon nach 2–3 h mobilisiert werden.

Computertomografie

> **Computertomografie** (kurz *CT*): Röntgenverfahren zur Erstellung von Schichtaufnahmen des Körpers mithilfe eines Computers, der die Querschnittsbilder errechnet.

Die **kraniale Computertomografie** *(CCT)* des Gehirns und die spinale Computertomografie des Rückenmarks sind wegen der Möglichkeit von Mehrschichtbildern in hoher Auflösung heute von überragender Bedeutung in der Neurologie.

Hauptindikationen sind Schlaganfälle und Gehirnblutungen, Verdacht auf Tumoren, Notfallsituationen, z. B. Schädel- oder Rückenmarksverletzungen oder unklare Bewusstlosigkeit, und – im Bereich des Rückenmarks – der Verdacht auf einen Bandscheibenvorfall. Möglich ist auch bei gerontologischen Patienten und Suchtkranken (v. a. Alkoholkranken) der Ausschluss bzw. die Diagnose organischer Veränderungen wie etwa einer Hirnatrophie.

Im CT erscheinen der Liquor schwarz, knöcherne Strukturen weiß und das Hirn- oder Rückenmarkgewebe grau (➤ Abb. 1.42). Bestimmte pathologische Veränderungen wie Blutungen, Verkalkungen, Infarkte oder Ödeme weichen in den Grauabstufungen vom gesunden Hirn- oder Rückenmarkgewebe ab (hyperdens bzw. hypodens) und können so erkannt werden. Eine zusätzliche intravenöse Kontrastmittelgabe verbessert die Aussagekraft bei einigen Krankheitsbildern erheb-

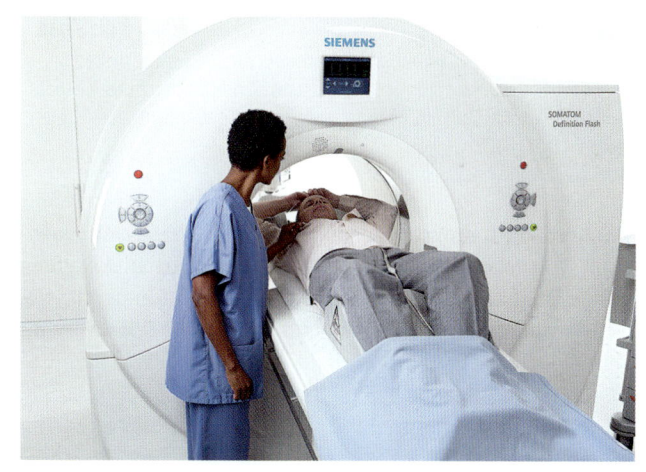

Abb. 1.41 Anfertigung eines CT. [V137]

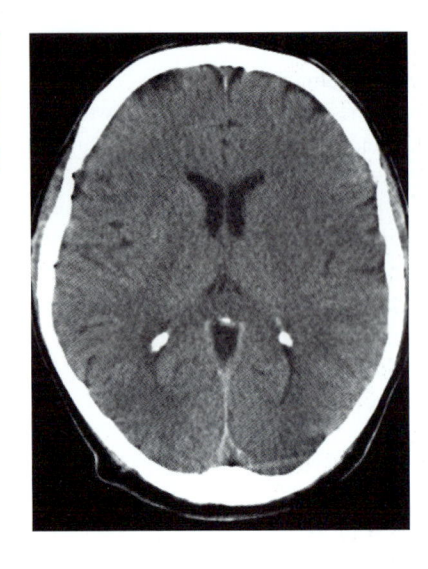

Abb. 1.42 Unauffälliges CT. [T422]

lich; da es sich hierbei um jodhaltige Kontrastmittel handelt, ist die Überprüfung von z. B. Schilddrüsen- und Nierenwerten notwendig.

Weiterhin ist eine Kombination mit der Myelografie möglich (Myelo-CT). Die Spiral-CT mit nachfolgender aufwendiger Datenverarbeitung im Computer erlaubt heute sogar dreidimensionale Darstellungen und kann dem Patienten bei gleichzeitiger Kontrastmittelgabe als CT-Angiografie (*CTA*, s. o.) bei einigen Fragestellungen die mit mehr Risiken behaftete diagnostische Angiografie ersparen.

> **Patientenberatung**
>
> Manche Patienten haben Schwierigkeiten damit, sich in die räumliche Enge eines Tomografen zu begeben (➤ Abb. 1.41), oder einfach Angst vor der Technik. Hilfreich können hier ausführliche Gespräche mit dem Patienten über den Ablauf sein oder seinerseits Gespräche mit einem Mitpatienten, der die Untersuchung bereits hinter sich hat. Da der Patient ruhig liegen muss, kann es sinnvoll sein, bei unruhigen Patienten und Kindern ein Beruhigungsmittel zu geben.

Kernspintomografie

> **Kernspintomografie** (Magnetresonanztomografie, MRT, MR, NMR von engl. *nuclear magnetic resonance*): Leistungsstarkes bildgebendes Verfahren zur Erzeugung von Schnittbildern des Körpers unter Verwendung eines Magnetfeldes anstelle von Röntgenstrahlen (➤ Abb. 1.44).

Die **Kernspintomografie** hat in den letzten Jahren zunehmende Bedeutung in der Neurologie erlangt. Durch die guten Weichteilkontraste lassen sich bei der Kernspintomografie Gewebsveränderungen im Gehirn und in der Wirbelsäule besonders gut erkennen, und es wird der Nachweis auch kleiner Tumoren oder entzündlicher Multiple-Sklerose-Herde möglich. Die knöchernen Kontraste sind allerdings schlechter als bei der CT. Die Kernspintomografie ergänzt die Computertomografie v. a. bei Erkrankungen der schädelbasisnahen Gehirnabschnitte und des Rückenmarks (➤ Abb. 1.43).

Wesentliche Vorteile gegenüber der Computertomografie sind die fehlende Strahlenbelastung (die Kernspintomografie arbeitet mit Magnetfeldern) und die gute Verträglichkeit spezieller, nichtjodhaltiger MRT-Kontrastmittel (*Gadolinium*). Spezielle Untersuchungstechniken erlauben den sehr frühen Nachweis von selbst sehr kleinen Schlaganfällen (*Diffusionswichtung*) oder die Darstellung von minderdurchbluteten Hirnregionen nach einem Schlaganfall (*Perfusionswichtung*).

Nachteilig für den Patienten sind die lange Untersuchungsdauer (½ Stunde), während deren er ruhig liegen muss, die im Vergleich zur Computertomografie noch größere räumliche Enge in der längeren Untersuchungsröhre sowie die Lärmbelastung durch den Tomografen. Hilfreich sind auch hier ausführliche Vorgespräche mit dem Patienten über den Ablauf der Untersuchung und bei Bedarf die Gabe eines leichten Beruhigungsmittels.

> **VORSICHT!**
>
> Die Kernspintomografie darf nicht bei Patienten angewandt werden, die ferromagnetisches **Metall im Körper** haben (z. B. Hüftgelenksprothese, Herzschrittmacher, Metallclips auf Gefäßnähten, Granatsplitter, Herzklappen), da es zu Verbrennungen durch Erhitzung des Metalls bzw. zu Funktionsstörungen kommen kann. Edelmetalle wie Zahngold stellen kein Hindernis dar. Viele medizinische Implantate werden aus diesem Grund heutzutage aus Titan gefertigt. Insbesondere bei liegenden Shunts bei Hydrozephalus (➤ 10.3) werden transkutan mithilfe von Magneten verstellbare Ventile implantiert, die sich bei einer Kernspintomografie verstellen können. Die korrekte Einstellung dieser Ventile muss unbedingt nach der Durchführung der Untersuchung geprüft werden.

Spezielle Weiterentwicklungen erlauben heute die Darstellung des Blutflusses und damit der Hirngefäße (**MR-Angiografie**) sowie funktionelle Untersuchungen.

Single-Photon-Emissions-Computertomografie und Positronen-Emissions-Computertomografie

> **Single-Photon-Emissions-Computertomografie** (kurz SPECT) und **Positronen-Emissions-Tomografie** (kurz PET): Kombination von Szintigrafie und Computertomografie; durch die Injektion von radioaktiv markierten Substanzen Möglichkeit der Darstellung von stoffwechselaktiven Körperarealen in Schichtaufnahmen.

Single-Photon-Emissions-Computertomografie (*SPECT*) und Positronen-Emissions-Tomografie (*PET*) sind eine Kombination von Szintigrafie und Computertomografie. Radioaktiv markierte Substanzen reichern sich in Abhängigkeit von ihrer Verstoffwechselung unterschiedlich in den verschiedenen Hirnarealen an. Durch die Tomografie kann die Verteilung dieser Substanzen im Gewebe sichtbar gemacht werden.

1.9 Der Diagnoseprozess in der Neurologie

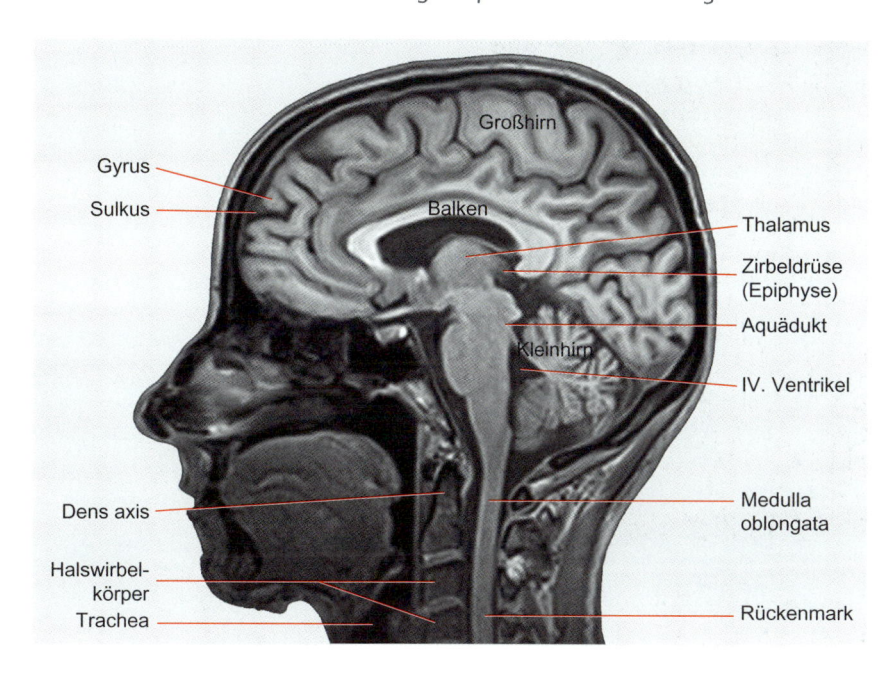

Abb. 1.43 Kernspintomografie. [V137]

Beide Methoden werden derzeit vor allem angewandt bei zerebralen Durchblutungsstörungen, degenerativen Erkrankungen und zur Klärung von Epilepsien, wobei insbesondere die PET derzeit noch wenig verfügbar ist.

In der neurophysiologischen Forschung erhält die SPECT eine besondere Bedeutung. Radioaktiv markierter Zucker dient dabei als Indikator einer erhöhten Stoffwechselaktivität. So kann man z. B. erkennen, welche Hirnareale aktiv sind, während ein Mensch liest, Musik hört oder spricht.

1.9.4 Elektrophysiologische Verfahren

Viele Vorgänge im menschlichen Körper gehen mit elektrischen Phänomenen einher. Die entstehenden elektrischen Potenziale sind messbar, können mithilfe entsprechender Geräte aufgezeichnet und diagnostisch genutzt werden (> Abb. 1.45).

Elektroenzephalografie

> **Elektroenzephalografie** (kurz *EEG*): Kontinuierliche Registrierung und Aufzeichnung der durch die Aktivität der Nervenzellen bedingten Potenzialschwankungen im Bereich der Hirnrinde.

Die **Elektroenzephalografie** hat heute ihre Domäne in der Epilepsiediagnostik und der Hirntodbestimmung. Auch in der Psychiatrie gehört sie zu den Routineverfahren.

Für ein EEG werden an festgelegten Positionen der Schädeldecke zahlreiche Kopfhautelektroden angebracht, über die die elektrischen Spannungen der Hirnrinde aufgezeichnet werden. Im Elektroenzephalografen werden die Potenzialschwankungen verstärkt und sichtbar gemacht. Die Untersuchung ist völlig nebenwirkungsfrei und schmerzlos, für viele Patienten aber wegen der notwendigen Befestigung der Elektroden und der zahlreichen Kabel zum Aufzeichnungsgerät unangenehm (> Abb. 1.46).

Pflegemaßnahmen und Patientenberatung vor einer EEG-Untersuchung
- Haare und Kopfhaut vor der Untersuchung säubern, evtl. waschen, da Fett und Haarsprayreste die Ableitung behindern
- Mahlzeiten vor der Untersuchung normal einnehmen lassen, da Unterzuckerung das EEG verändern kann; aus dem

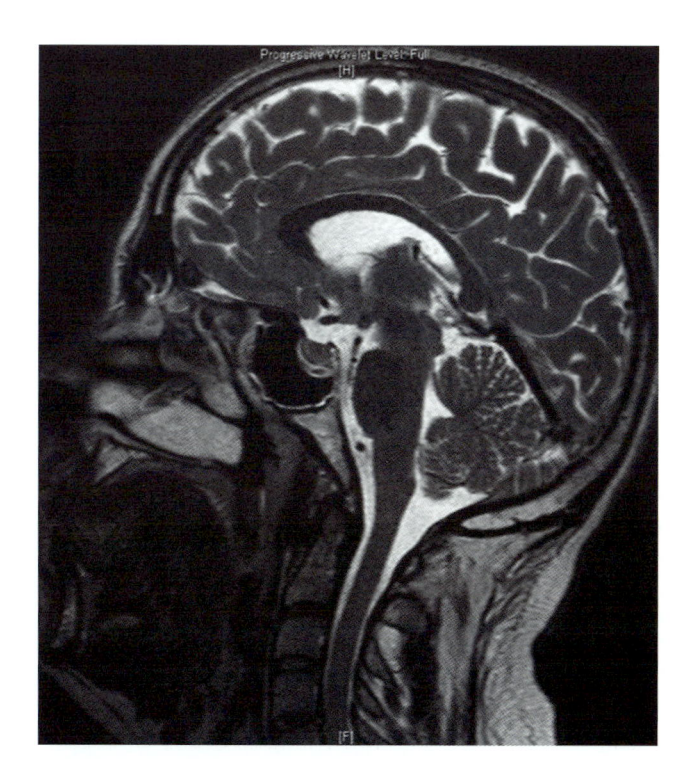

Abb. 1.44 Unauffälliges MRT. [T422]

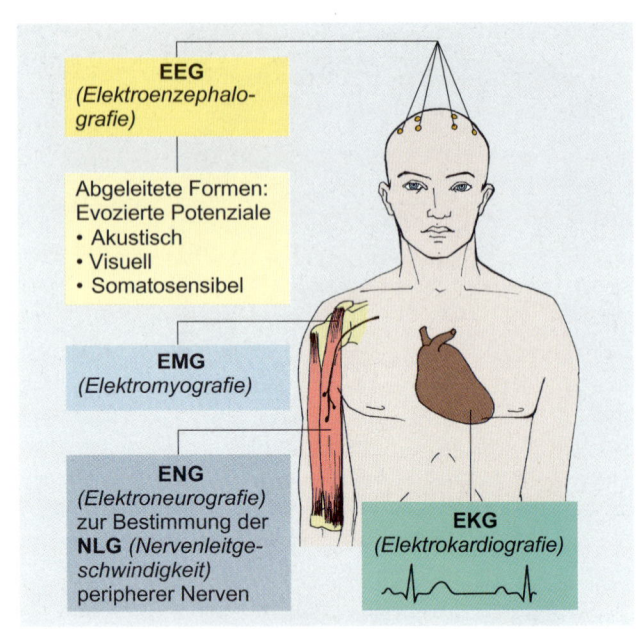

1 Einführung in die Pflege von Menschen mit neurologischen Erkrankungen

Abb. 1.45 Elektrische Potenziale lassen sich an vielen Stellen des Körpers messen. Klinisch bedeutsam sind neben dem EKG – insbesondere in der Neurologie – das EEG, das EMG und die Messung der NLG. [L215]

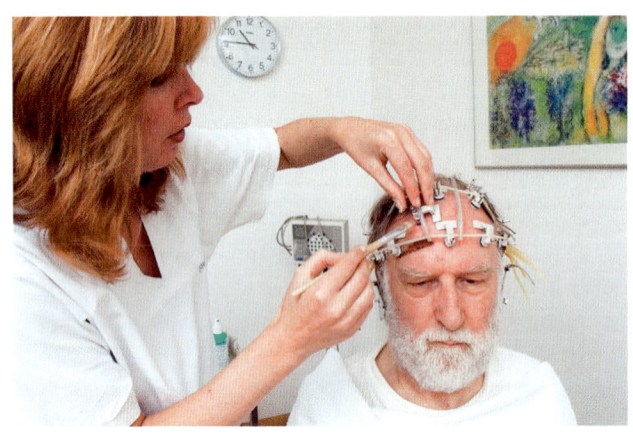

Abb. 1.46 Ein Patient wird für ein **EEG** vorbereitet. Wegen der vielen zu befestigenden Elektroden und der zahlreichen Kabel erscheint die Untersuchung zunächst unangenehm, bringt aber objektiv keinerlei Beeinträchtigungen für den Patienten mit sich. [K115]

gleichen Grund wird der Patient aufgeklärt, dass er keine anregenden Getränke zu sich nehmen darf (z. B. Cola, Kaffee oder Tee)
- Medikation des Patienten notieren, da verschiedene Medikamente (z. B. auch Diazepam) das EEG beeinflussen; ggf. Medikamente vorher nach Arztanordnung absetzen
- Vermerken, ob bei dem Patienten eine Epilepsie bekannt ist
- Patienten über den Ablauf und die Ungefährlichkeit der Untersuchung in Kenntnis setzen; evtl. zur Untersuchung begleiten.

Auswertung

Beim Gesunden wird ein typisches, altersabhängiges Wellenmuster abgeleitet (> Abb. 1.47):

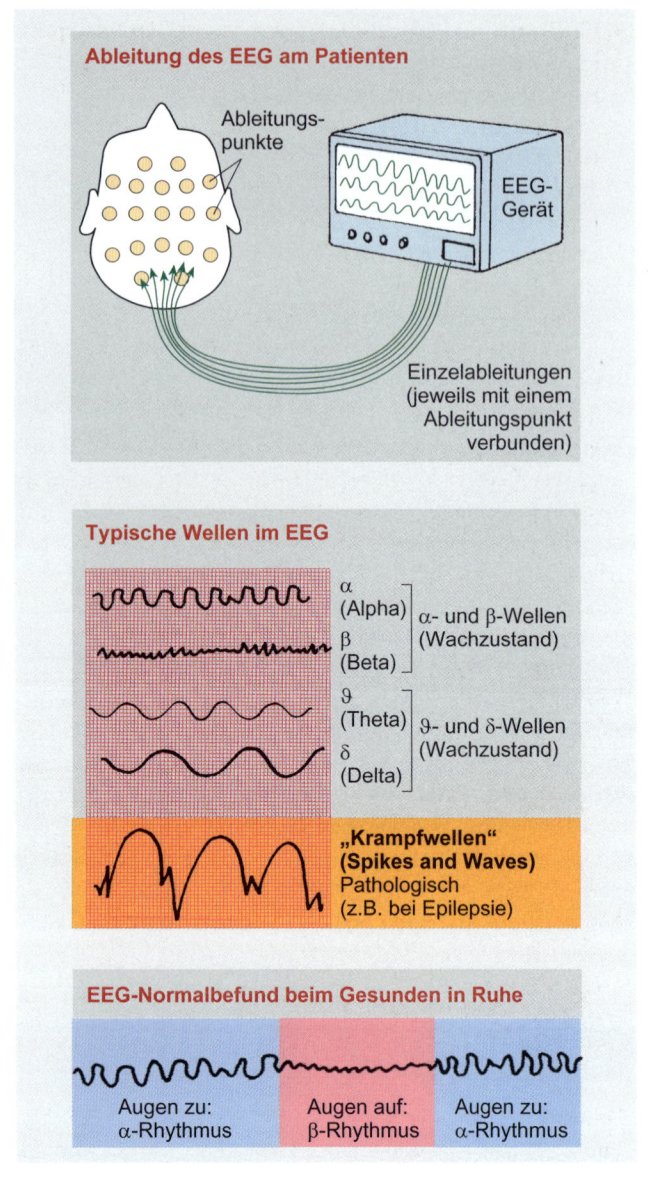

Abb. 1.47 Ableitung eines EEG und Darstellung einiger typischer Wellenmuster. [A400]

- α-**(Alpha-)Wellen:** beim wachen Erwachsenen mit geschlossenen Augen, normalerweise Grundaktivität beim wachen und entspannten Gesunden, Frequenz 8–12/s
- β-**(Beta-)Wellen:** beim wachen Erwachsenen mit geöffneten Augen; hochfrequentere Wellen, Frequenz 13–20/s
- θ-**(Theta-)Wellen:** beim gesunden Erwachsenen nur im Schlaf nachweisbar; niedrige Frequenz mit 4–7/s
- δ-**(Delta-)Wellen:** beim gesunden Erwachsenen nur im Schlaf nachweisbar; niedrigste Frequenz mit 0,5–3/s

Typische pathologische Befunde
- **Allgemeinveränderungen** (meist eine Verlangsamung) können in allen Ableitungen vorkommen. Sie sind ohne lokalisatorische Bedeutung und z. B. bei diffusen Gehirnentzündungen, Stoffwechselentgleisungen oder Vergiftungen zu beobachten

- Ein **Tumor** oder eine **Blutung** kann zu sog. Herdbefunden (z. B. in Form einer lokalisierten Rhythmusänderung) führen. Hierbei treten umschrieben, d. h. nur in bestimmten Ableitungen, gehäuft langsame Wellen auf. Herdbefunde weisen oft auf die Lokalisation der Schädigung hin
- **Spikes und Waves** („Zacken und Wellen") sind epilepsietypische Potenziale (ETPs) und können auf eine bestehende Epilepsie hinweisen
- Beim **Hirntod** (> 8.6) eines Menschen sind keine Potenzialschwankungen mehr nachweisbar (Nulllinien-EEG).

Beim Verdacht auf eine Anfallserkrankung (*Epilepsie,* > 9.2) werden **Provokationsmethoden** eingesetzt, um anfallstypische Kurvenmuster auszulösen. Wenig aufwendig sind die **Hyperventilation** (für etwa fünf Minuten) und die **Fotostimulation** mit Flickerlicht. Das **Schlafentzugs-EEG** ist eine weitere Methode zur Provokation von Krampfpotenzialen. Der Patient muss dazu eine Nacht aufbleiben, was die generelle Krampfbereitschaft des Gehirns erhöht. Abgeleitet wird am nächsten Morgen, wobei der Patient am besten einschlafen soll. Gerade in der Einschlafphase gelingt häufig die Registrierung von ETPs.

Zur erweiterten EEG-Diagnostik bei Epilepsie gehören das **Video-EEG** zum simultanen Aufzeichnen des EEG und der Körperbewegungen während eines Anfalls sowie das **Schlaflabor,** das neben dem EEG eine Vielzahl von Parametern (EKG, Atemfrequenz, Körperlage, Muskeltonus, Thoraxexkursion etc.) misst (> Abb. 1.48).

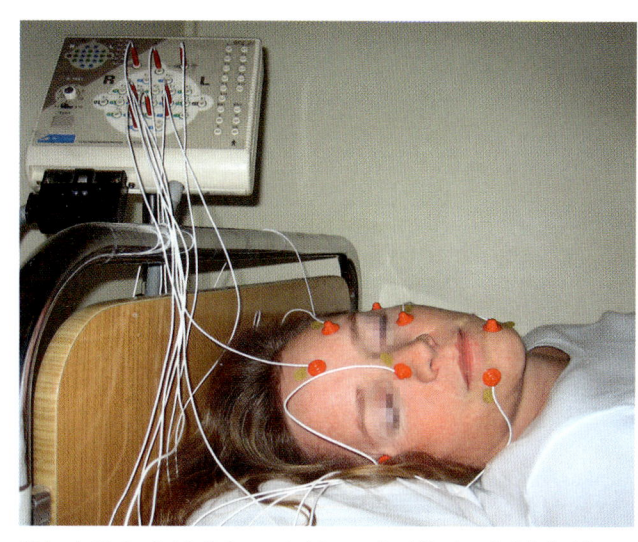

Abb. 1.48 Im **Schlaflabor,** wie hier an der Lübecker Uniklinik, können Schlafstörungen identifiziert werden. Kieler Physiker fanden jetzt einen Hinweis darauf, wie Schlaf besser durch äußere Signale beeinflusst werden kann. [T387]

Evozierte Potenziale

> **Evozierte Potenziale** (kurz *EP*): An der Schädeloberfläche abgeleitete Reizantwort des ZNS auf sensible, visuelle oder akustische Reize bzw. Reizantwort eines Muskels auf Stimulation der motorischen Hirnrinde.

Bei der Untersuchung der **evozierten Potenziale** wird das zu untersuchende Sinnesorgan durch einen entsprechenden Reiz erregt. Die aus diesem Reiz resultierende Aktivitätssteigerung des Gehirns wird über das EEG registriert und durch einen Computer ausgewertet.
- **Visuell evozierte Potenziale** (kurz VEP): Der Sehsinn wird z. B. durch das Betrachten von Schachbrettmustern oder durch Lichtblitze erregt. Diese Untersuchung wird oft bei Verdacht auf Multiple Sklerose zum Nachweis einer Sehnervenentzündung eingesetzt, die ein häufiges Erstsymptom ist
- **Akustisch evozierte Potenziale** (kurz AEP): Einem Ohr werden definierte Schallreize zugeführt, z. B. immer wiederkehrende Klicklaute, das andere Ohr wird durch Rauschen ausgeschaltet („vertäubt"). Diese Untersuchung ist z. B. bei Verdacht auf Hirnstammschädigung angezeigt und dient auch zur objektiven Gehörprüfung
- **Somatosensibel evozierte Potenziale** (kurz SSEP): Diese Potenziale werden meist durch elektrische Reize an peripheren Nerven ausgelöst. Sie dienen der Beurteilung der sensiblen Nervenbahnen und werden bei Verdacht auf eine Störung der sensiblen Leitung im Rückenmarks- oder Gehirnbereich abgeleitet
- **Motorisch evozierte Potenziale** (kurz MEP): Die motorische Hirnrinde, ein Hirnnerv oder eine Nervenwurzel wird von außen durch ein Magnetfeld stimuliert (transkranielle Magnetstimulation). Die daraus resultierende Muskelzuckung kann über Hautelektroden abgeleitet werden. Diese Methode wird z. B. angewendet bei Multipler Sklerose oder Rückenmarksprozessen, um eine Schädigung der zentralmotorischen Leitungsbahnen nachzuweisen.

Bei schlecht entspannten Patienten sind die Kurven oft nicht eindeutig reproduzierbar (wiederholbar), weshalb zum Ableiten der EP die Patienten gelegentlich sediert werden.

Elektromyografie

> **Elektromyografie** (kurz *EMG*): Ableitung und Registrierung der elektrischen Aktivität eines Muskels mittels Nadelelektroden.

Im Gegensatz zum EEG erfordert die **Elektromyografie** einen oder mehrere Nadeleinstiche, wobei meist konzentrische (um einen Mittelpunkt herum angeordnete) Nadelelektroden in die Muskulatur eingebracht werden. Man registriert die willkürlich aktivierbare und spontane elektrische Muskelaktivität (Potenzialschwankungen im Muskel) und untersucht die Potenzialform der motorischen Einheiten. Eine motorische Einheit besteht aus dem α-Motoneuron, seinem Neuriten und dessen terminalen Aufzweigungen sowie den dazugehörigen motorischen Endplatten und Muskelfasern. Somit ist es die kleinste funktionelle Einheit der Willkürmotorik.

Die Elektromyografie erlaubt:
- Differenzierung zwischen neurogener und myogener Muskelatrophie

- Aussagen über die Beteiligung bestimmter Muskeln an einer Lähmung
- Bestimmung von Grad und Erfolg der „Reparaturvorgänge" nach einer Nervenschädigung
- Registrierung und Quantifizierung von Impulsübertragungsstörungen, z. B. bei Myasthenie (➤ 11.1).

Kontraindikation der Elektromyografie ist eine Antikoagulanzien-Medikation (z. B. Marcumar®). Eine Vollheparinisierung wird mindestens zwei Stunden vor der Untersuchung abgestellt.

Elektroneurografie

> **Elektroneurografie** (kurz *ENG*): Ableitung und Registrierung der Aktionspotenziale eines Nervs zur Bestimmung der Nervenleitgeschwindigkeit (NLG).

Mithilfe der **Elektroneurografie** wird die Fortleitung eines elektrischen Impulses in einem peripheren Nerv mittels elektrischer Stimulation untersucht. Die Ableitung des Potenzials erfolgt in der Regel mit Oberflächenelektroden.

Sie erlaubt die Berechnung der **Nervenleitgeschwindigkeit** (z. B. bei Verdacht auf *Polyneuropathie*, ➤ 4.4) nach der Formel Geschwindigkeit = Weg/Zeit. Die normale Nervenleitgeschwindigkeit ist u. a. von Nerv, Temperatur und Alter des Patienten abhängig und kann entsprechenden Normwerttabellen entnommen werden. In die Beurteilung fließen außerdem die Latenz (Zeit von der Reizung bis zum Ableiten eines Antwortpotenzials) und die Größe der Amplitude ein. Diese korreliert mit Zahl und Größe der motorischen Einheiten.

Läsionen der Markscheiden von schnell leitenden Nervenfasern führen zu einer Verlangsamung der Leitgeschwindigkeiten. Bei Schädigungen der Axone bleibt die Nervenleitgeschwindigkeit lange Zeit normal, lediglich die Amplitude der abgeleiteten Muskel- und Nervenantwortpotenziale verringert sich.

Gemessen werden die motorische und die sensible Nervenleitgeschwindigkeit, wobei sowohl eine sensibel orthodrome (= Richtung der normalen Reizausbreitung) als auch eine sensibel antidrome (= entgegengesetzte Richtung der normalen Reizausbreitung) Messung möglich sind.

> **Patientenberatung**
>
> Viele Patienten bekommen auf die Aussage hin, dass sie mit Stromstößen untersucht werden, **Angst**. Zur Verdeutlichung dessen, was den Patienten erwartet, ist der Vergleich mit dem Stromschlag durch einen Weidezaun hilfreich. Betonen Sie dabei, dass die verwendeten Stromstärken beim Weidezaun jedoch noch stärker sind – die Untersuchung insgesamt also nur wenig belastend ist.

1.9.5 Doppler-Sonografie

> **Doppler- und Duplexsonografie:** Ultraschallverfahren zur nichtinvasiven Diagnose von Gefäßverengungen oder Gefäßverschlüssen.

Bei der **Doppler-Sonografie** wird eine bleistiftgroße Ultraschallsonde mit einem Kontaktgel auf die Haut aufgebracht und wurden Strömungsgeschwindigkeit und -richtung in Venen und Arterien als Kurve und/oder Ton dargestellt (➤ Abb. 1.49). Es ist für den Patienten eine nicht belastende Untersuchung, die beliebig oft wiederholt werden kann.

Während früher lediglich die großen hirnversorgenden Gefäße außerhalb des knöchernen Schädels, z. B. die A. carotis, darstellbar waren, können heute auch die intrakraniellen Gefäße dopplersonografisch dargestellt werden (**transkranielle Doppler-Sonografie,** kurz *TCD*). Spezielle Ultraschallkontrastmittel verstärken den Kontrast.

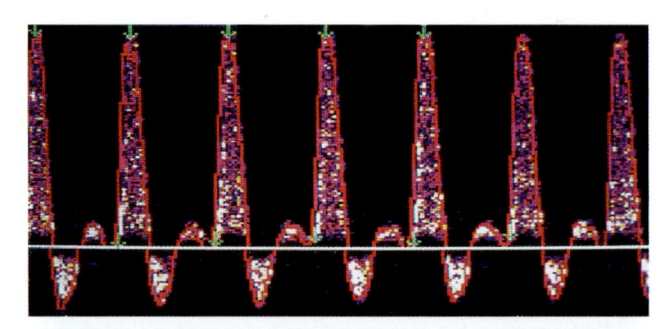

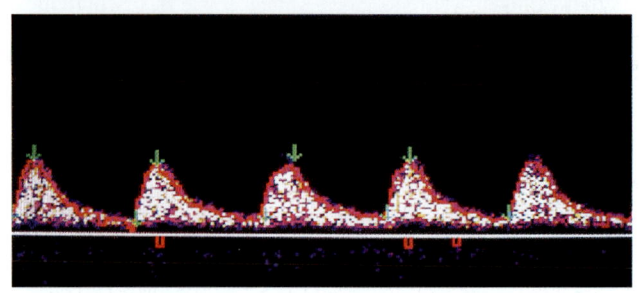

Abb. 1.49 Darstellung der arteriellen Strömungsgeschwindigkeit durch **Doppler-Sonografie.** Farbcodierte Spektrumanalyse der A. femoralis superior: oben normales Strömungssignal, unten ein pathologisches Strömungssignal bei einem vorgeschalteten Strömungshindernis. [M180]

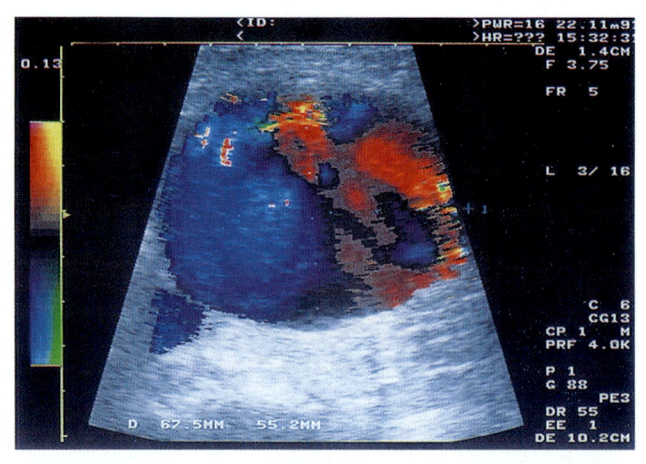

Abb. 1.50 Farbduplexsonografie einer dilatierten Arterie. Der größte Teil des Blutflusses ist von der Sonde weg gerichtet (blau), ein geringerer Anteil des Blutes fließt auf die Sonde zu (rot). Die Farbzwischentöne zeigen den turbulenten Fluss, die grauen Stellen den Bereich, in dem kein Fluss vorhanden ist (Thrombusanteile). [R132]

Die **Duplexsonografie** ist eine Weiterentwicklung der Doppler-Sonografie. Sie kombiniert ein bildgebendes Ultraschallverfahren zur Darstellung von Stenosen und Ablagerungen mit dem Doppler-Ultraschall zur Darstellung von Strömungsgeschwindigkeiten.

Neue Geräte ermöglichen zusätzlich eine farbliche Darstellung unterschiedlicher Flussgeschwindigkeiten und Turbulenzen (**Farbduplex,** > Abb. 1.50). Auch die Duplexsonografie ist mittlerweile transkraniell möglich bis hin zur Beurteilung des Circulus arteriosus Willisii.

Hauptindikationen von Doppler- und Duplexsonografie sind die diagnostische Abklärung bei Verdacht auf Minderdurchblutung des Gehirns, z. B. Schlaganfallsymptomatik (> 2.1.2). Insbesondere die Sonografie der großen hirnversorgenden Gefäße wird auch ohne konkreten Verdacht bei gefährdeten Patienten eingesetzt.

1.9.6 Intrakranielle Druckmessung

Intrakranieller Druck: Druck innerhalb der Schädelhöhle. Beim Gesunden unter 15 mmHg mit kurzzeitigen Spitzen bis 60 mmHg (z. B. beim Pressen).

Einige zentralnervöse Erkrankungen, etwa Schädel-Hirn-Traumen oder Hirntumoren, gehen mit einem erhöhten intrakraniellen Druck einher (> Kapitel 10), der das empfindliche Gehirn zusätzlich zur Grunderkrankung schädigt. Bei solchen Erkrankungen kann es erforderlich sein, den intrakraniellen Druck genau zu bestimmen und Möglichkeiten der Beeinflussung durch therapeutische oder pflegerische Maßnahmen (Lagerung!) einzuleiten.

Bei der intraparenchymatösen Messung wird der Messkatheter über ein meist rechts frontales Bohrloch in das Hirngewebe implantiert. Bei der intraventrikulären Messung wird ein Gehirnventrikel über ein Bohrloch punktiert. Der Druckaufnehmer befindet sich außerhalb des Patienten am Krankenbett. Vorteilhaft ist hier die Möglichkeit zur Hirndrucksenkung durch Ablassen von Liquor.

1.9.7 Biopsien

In der Neurologie sind vor allem **Muskel-** und **Nervenbiopsien** von Bedeutung. Da die Entnahme von Gewebe jedoch für den Patienten eingreifend ist und bei der Nervenbiopsie stets (wenn auch kleine) Ausfälle zurückbleiben, steht die Biopsie am Ende aller möglichen Untersuchungen.

Dies gilt noch mehr für die **Hirnbiopsie,** also die Entnahme von Hirngewebe durch offene oder stereotaktische Eingriffe (> 1.9.8). Sie wird meist nur bei unklaren Raumforderungen im Gehirn durchgeführt, um die genaue Beschaffenheit eines Tumors histologisch zu klären und eine optimale Behandlungsplanung zu ermöglichen.

1.9.8 Stereotaktische Eingriffe

Stereotaktische Eingriffe: Neurochirurgische Operationen an (tiefer gelegenen) Strukturen des Gehirns über ein kleines Bohrloch im Schädel, unter größtmöglicher Schonung des übrigen Hirngewebes, zu diagnostischen und/oder therapeutischen Zwecken.

Konventionelle operative Eingriffe an tiefer gelegenen Hirnstrukturen wie etwa den Basalganglien haben oft schwerwiegende neurologische Ausfälle zur Folge, da oberflächlich gelegene Hirnstrukturen bei der Freilegung des erkrankten Gebietes zwangsläufig in Mitleidenschaft gezogen werden.

Bei **stereotaktischen Operationen** hingegen (> Abb. 1.51, > Abb. 1.52) wird zunächst ein Ring am Kopf des Patienten operativ fixiert. Durch spezielle Lokalisationseinrichtungen kann mithilfe der Computertomografie jeder Punkt innerhalb

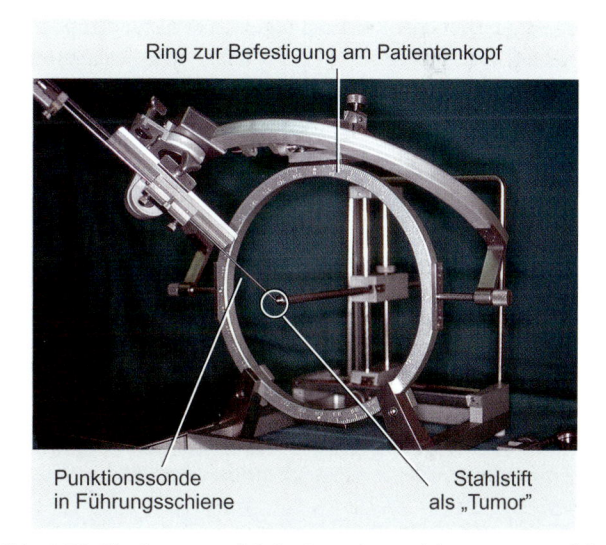

Abb. 1.51 Für eine stereotaktische Operation wird der Ring am Kopf des Patienten befestigt. Er dient zur Fixierung des Kopfes und erlaubt durch die Führungsschienen ein exaktes Einbringen und Vorschieben der Sonde zur Zielregion. [T145]

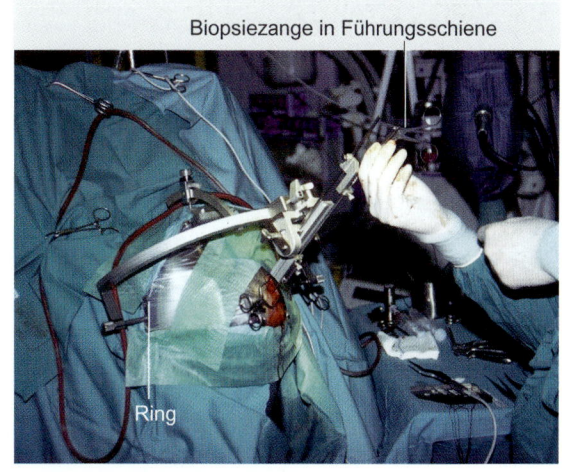

Abb. 1.52 Stereotaktische Operation. [T145]

des Schädels definiert und über ein kleines Bohrloch z. B. mit Sonden oder Punktionsnadeln sehr gezielt angesteuert werden. Dies ermöglicht eine Schonung der umliegenden gesunden Gewebe und damit eine deutliche Verringerung des Operationsrisikos.

Risikofrei sind stereotaktische Eingriffe jedoch nicht: Beispielsweise kann trotz aller Vorsichtsmaßnahmen ein Blutgefäß durch das vorgeschobene Instrument verletzt werden und dadurch eine schwere intrazerebrale Blutung entstehen.

Außerdem können trotz spezieller Biopsiespiralen kleinere, aber hochmaligne und damit prognoseentscheidende Tumoranteile übersehen werden.

Diagnostisch werden stereotaktische Verfahren insbesondere zur Gewinnung von Gewebeproben aus tiefer gelegenen, operativ nicht zugänglichen Tumoren eingesetzt (*Biopsie*, ➤ 1.9.7). Therapeutisch dienen stereotaktische Verfahren vor allem der gezielten Implantation von Stimulatoren in bestimmten Hirnregionen, beispielsweise bei sonst nicht beherrschbaren, chronischen Schmerzen oder Morbus Parkinson sowie der Implantation radioaktiver Substanzen in einen anderweitig nicht sinnvoll zu resezierenden Hirntumor (➤ 7.1). (📖 19, 20)

Literatur und Kontaktadressen

📖 LITERATURNACHWEIS

1. Thiele, Heike: Bezugspflege in der neurologischen Rehabilitation: miteinander in Beziehung treten. In: Pflegezeitschrift 55 (2002) 10, S. 701–704.
2. van Keeken, Paul: Schluckstörungen nach einem Schlaganfall: worauf in der Pflege der Betroffenen zu achten ist. In: Pflegezeitschrift 55 (2002) 10, Dokumentationsteil, S. 2–4.
3. Deutsches Netzwerk für Qualitätsentwicklung in der Pflege (Hrsg.): Expertenstandard Entlassungsmanagement in der Pflege. Selbstverlag, Osnabrück 2004.
4. Nydahl, Peter; Bartoszek, Gabriele (Hrsg.): Basale Stimulation: neue Wege in der Pflege Schwerstkranker. 5. A., Verlag Elsevier, Urban & Fischer, München 2008.
5. Bienstein, Christel; Fröhlich, Andreas: Basale Stimulation in der Pflege. Die Grundlagen. Kallmeyer Verlag, Seelze/Velber 2003.
6. Zegelin, Angelika: Festgenagelt sein. Der Prozess des Bettlägerigwerdens. Verlag Huber, Bern 2005.
7. Nathan, Bevis: Berührung und Gefühl in der manuellen Therapie. Verlag Huber, Bern 2001.
8. Schoppmann, Susanne: Dann habe ich ihr einfach meine Arme hingehalten. Selbstverletzendes Verhalten aus Sicht der Betroffenen. Verlag Huber, Bern 2003.
9. Biedermann, M.: Essen als Basale Stimulation. 2. A., Vincentz Verlag, Hannover 2004.
10. Schiff, Andrea: Die Atemstimulierende Einreibung als schlaffördernde Intervention. In: Pr-InterNET. 11 (2009) 3, S. 151–155.
11. Schieberle, Daniela: Pflege nach Bobath – Hüftschmerzen vorbeugen: pflegerischer Umgang mit der Hüftproblematik bei Patienten mit Halbseitenlähmung nach Schlaganfall. In: Die Schwester, der Pfleger. 44 (2005) 5, S. 352–354.
12. Affolter, Félicie: Wahrnehmung, Wirklichkeit und Sprache. 10. unveränd. A., Verlag Neckar-Verl, Villingen-Schwenningen 2007.
13. Hatch, Frank; Maietta, Lenny: Kinästhetik. Gesundheitsentwicklung und menschliche Aktivität. 2. A., Urban & Fischer Verlag, München 2002.
14. Dreischer, Tanja; Senf, Dorothea: Dysphagie rechtzeitig erkennen – Schluckscreening und Schluckprobe. In: Heilberufe, 60 (2008) 5, S. 24–26.
15. Franke, Ulrike: Arbeitsbuch Aphasie. 6. A., Verlag Elsevier, Urban & Fischer, München 2007.
16. Tacke, Doris: Schlagartig abgeschnitten: Aphasie: Verlust und Wiedererlangen der Kontrolle. Verlag Huber, Bern 2006.
17. Frenger, Luise: Plötzlich sieht alles anders aus: Die Bedeutung des Neglect-Syndroms für die Patienten. In: Weidner, Frank (Hrsg.): Pflegeforschung praxisnah. Mabuse Verlag, Frankfurt a. M. 1999, S. 51–74.
18. Kerkhoff, Georg: Neglect und assoziierte Störungen, Hogrefe Verlag, Göttingen 2003.
19. Schirmer, M.: Neurochirurgie. 10. A., Verlag Elsevier, Urban & Fischer, München 2005.
20. Thomé, Ulrich: Neurochirurgische und neurologische Pflege. 2. A., Springer Verlag, Berlin – Heidelberg 2003.

KONTAKTADRESSEN

- Bundesarbeitsgemeinschaft für Rehabilitation
  Solmstraße 18
  60486 Frankfurt am Main
  Telefon: 0 69/6 05 01 80
  www.bar-frankfurt.de
- Fachhochschule Osnabrück
  Deutsches Netzwerk für Qualitätsentwicklung
  in der Pflege (DNQP)
  Postfach 1940
  49009 Osnabrück
  Tel.: 05 41/9 69 40 04
  www.dnqp.de
- BIKA – Bobath Initiative für Kranken-
  und Altenpflege e. V.
  Vorstand: Gabriele Jacobs
  Wikingerstraße 28
  76307 Karlsbad-Langensteinbach
  Telefon: 0 72 02/14 31
  www.bika.de
- Internationaler Förderverein Basale Stimulation e. V.
  Kiefernweg 11
  67691 Hochspeyer
  Telefon: 0 63 05/20 67 03 2
  www.basale-stimulation.de
- Maietta Hatch Kinaesthetics®
  Maietta-Hatch Inc.
  Institute for Kinaesthetics
  Santa Fe, NM Sunlit Drive West, 87508, USA
  www.kinaesthetics.com

KAPITEL 2

Alexandra Janik, Petra Mummel, Yamela Schlegel, Klaus-Peter Stein

Pflege von Menschen mit vaskulären Veränderungen

2.1	Schlaganfall	63
2.1.1	Krankheitsentstehung und Risikofaktoren	63
2.1.2	Symptome und Diagnostik	64
2.1.3	Therapie des Schlaganfalls und Rezidivprophylaxe	67
2.1.4	Pflege eines Menschen nach einem Schlaganfall	70
2.2	Intrazerebrale Blutung	78
2.2.1	Krankheitsentstehung, Symptome und Diagnostik	78
2.2.2	Behandlungsstrategie und Prognose	80

2.3	Subarachnoidalblutung	81
2.3.1	Krankheitsentstehung, Symptome Komplikationen	81
2.3.2	Diagnostik und Differenzialdiagnose	82
2.3.3	Behandlungsstrategie und Prognose	83
2.3.4	Pflege von Menschen mit einer SAB	84
2.4	Sinusthrombose und andere venöse Thrombosen des Gehirns	85
2.4.1	Krankheitsentstehung, Symptome und Diagnostik	85
2.4.2	Behandlungsstrategie und Prognose	85
Literatur und Kontaktadressen		86

Zerebrovaskuläre Veränderungen manifestieren sich als fokalneurologisches Defizit wechselnder Ausprägung. Unterschieden wird dabei zwischen zerebraler Ischämie (engl. *stroke*) als Folge einer Durchblutungsstörung des Gehirns und intrazerebralen Blutungen bzw. Blutungen in andere intrakranielle Kompartimente *(Subarachnoidalblutung, Subdural- oder Epiduralhämatom).*
Eine klinische Differenzierung zwischen einer Durchblutungsstörung und einer Blutung ist ohne weitere apparative Diagnostik nicht möglich.

Epidural- und akutes/chronisches Subdural-Hämatom ➤ 8.2, ➤ 8.3, ➤ 8.4

2.1 Schlaganfall

Der **Schlaganfall** ist eine sehr häufige Erkrankung. Schätzungsweise 15 % aller Todesfälle sind Folge eines Schlaganfalls. Damit ist der Schlaganfall die dritthäufigste Todesursache überhaupt. Drei Monate nach einem Schlaganfall sind ca. 15 % der Patienten verstorben. Als Faustregel kann man davon ausgehen, dass jeweils ein Viertel der Schlaganfallpatienten zu völliger Gesundheit zurückkehrt, eine leichte Behinderung zurückbehält, schwer behindert bzw. pflegebedürftig ist und an den Folgen stirbt.

2.1.1 Krankheitsentstehung und Risikofaktoren

Krankheitsentstehung

Dem klinischen Bild eines Schlaganfalles liegt in ca. 80 % der Fälle eine verminderte Blutversorgung (Ischämie) des Gehirns zugrunde, die zum nekrotischen Untergang von Hirngewebe (Hirninfarkt) führt. Mögliche Ursachen einer Hirnischämie sind:

- **Thrombotischer Gefäßverschluss** oder -verengung einer hirnversorgenden Arterie bei Arteriosklerose
- **Arterio-arterielle Embolie:** Blutgerinnsel oder atheromatöses Material aus arteriosklerotisch geschädigten Arterien (häufig aus der A. carotis) können sich lösen, mit dem Blutstrom in das Gehirn verschleppt werden und dort Hirngefäße verstopfen
- **Embolie aus dem Herzen,** z. B. bei Vorhofflimmern oder Endokarditis, die zu einer Verlegung von Hirngefäßen führt
- Selten z. B. **entzündliche Gefäßerkrankungen.**

Risikofaktoren

Risikofaktoren für eine Hirnischämie sind:
- Hohes Alter
- Arterielle Hypertonie
- Diabetes mellitus
- Rauchen (Nikotin)
- Einige Herzerkrankungen, z. B. Vorhofflimmern

2 Pflege von Menschen mit vaskulären Veränderungen

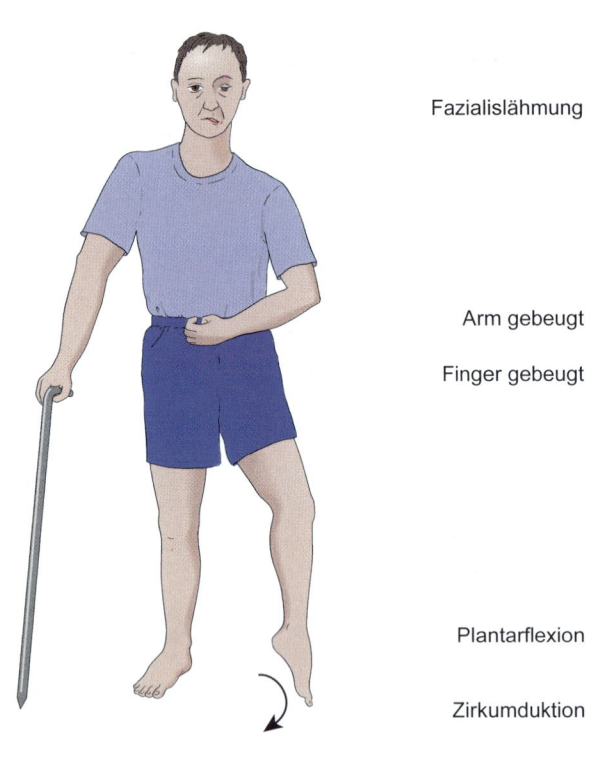

Fazialislähmung

Arm gebeugt

Finger gebeugt

Plantarflexion

Zirkumduktion

Abb. 2.1 Bei fehlender oder mangelhafter Rehabilitation bildet sich nach einem Schlaganfall mit spastischer Hemiparese typischerweise eine **charakteristische Körperhaltung** aus. [L126]

- Fettstoffwechselstörungen
- Hyperkoagulabilität (erhöhte Gerinnungsbereitschaft des Blutes)
- Ovulationshemmer („Pille")
- Übergewicht und Bewegungsmangel
- Gefäßdissektionen.

Hauptrisikofaktor für einen Schlaganfall durch Gehirnblutung ist die arterielle Hypertonie.

2.1.2 Symptome und Diagnostik

Symptome und Untersuchungsbefund

Typisch für einen Schlaganfall ist der plötzliche, „schlagartige" Ausfall von Hirnfunktionen. Die Kombination der Symptome kann sehr verschieden sein und ist abhängig davon, welche Hirnarterie betroffen ist und welche Hirnzentren deshalb ausfallen. Eine Übersicht gibt ➤ Tab. 2.1.

Beim häufigsten Schlaganfall, dem *Cerebri-media-Infarkt*, sind zu erwarten:

- **Halbseitenlähmung:** Vollständige oder teilweise Lähmung der Muskulatur einer Körperseite. Der Patient kann z. B. nach dem Schlafen plötzlich nicht mehr aufstehen. Ist die Lähmung vollständig, spricht man von einer **Hemiplegie**, ist sie unvollständig, von einer **Hemiparese**. Die Lähmung

Tab. 2.1 Schlaganfall ist nicht gleich Schlaganfall. Die neurologischen Ausfälle unterscheiden sich stark, je nachdem, welches Gefäßversorgungsgebiet betroffen ist und welche Hirnleistungszentren ausfallen. Die Ausführungen im Text konzentrieren sich auf den häufigsten Typ, den Cerebri-media-Schlaganfall.

Betroffene Arterie	Dominierende neurologische Ausfälle*
A. cerebri media oder A. carotis interna → Großhirninfarkt	- Kontralaterale Hemiparese/Hemiplegie, gesichts- und armbetont - kontralaterale halbseitige Empfindungsstörungen - Auge: kontralateraler halbseitiger Gesichtsfeldausfall - Bei Befall der dominanten Hemisphäre**: Aphasie, Dyskalkulie, Dyslexie, Dysgrafie*** - Bei Befall der nichtdominanten Hemisphäre: Neglect, Anosognosie, Verwirrtheit***
A. cerebri anterior → Großhirninfarkt	- Hemiparese/Hemiplegie, beinbetont - Inkontinenz
A. cerebri posterior → Großhirninfarkt	- Halbseitiger Gesichtsfeldausfall - Bei Befall der dominanten Hemispäre: Dyslexie

A. basilaris → Hirnstamminfarkt	- Drehschwindel
	- Übelkeit und Erbrechen
	- Drop Attacks (plötzliches Hinfallen)
	- Schluck-, Sprech-, Sehstörungen
	- Okulomotorikstörungen, Doppelbilder, Nystagmus
	- Bei komplettem Basilarisverschluss:
	  – Para- und Tetraparese (untere Extremität bzw. alle vier Extremitäten gelähmt)
	  – Locked-in-Syndrom (➤ 8.5)

A. cerebelli inferior posterior → Hirnstamminfarkt	Wallenberg-Syndrom: Drehschwindel, Erbrechen, Heiserkeit, Nystagmus, Trigeminusparese, Gaumensegelparese, dissoziierte Schmerz- und Temperaturempfindungsstörung

*   Bei allen Gefäßen: Bewusstseinstrübung unterschiedlichen Ausmaßes, psychische Veränderung des Patienten.
** Die dominante Hemisphäre ist bei Rechtshändern meist die linke, bei Linkshändern häufig die rechte Hirnhälfte.
*** Aphasie = Sprachstörung, Dyslexie = Lesestörung, Dysgrafie = Schreibstörung, Dyskalkulie = Rechenstörung, Anosognosie = Unfähigkeit, die eigene Erkrankung bzw. Funktionsausfälle zu erkennen, Neglect = halbseitige Vernachlässigung des Körpers (➤ 1.8.8).

Tab. 2.2 Das typische spastische Muster bei einem Schlaganfall **(Wernicke-Mann-Muster).** Varianten sind häufig!

Spastisches Muster	Typische Haltung
Kopf	
Lateralflexion	Kopf zur stärker betroffenen Seite geneigt
Rotation	Kopf zur weniger betroffenen Seite gedreht
Extension	Kopf gestreckt
Schulterblatt	
Retraktion	Schulterblatt der stärker betroffenen Seite nach hinten an die Wirbelsäule gezogen
Depression	Schulterblatt der stärker betroffenen Seite heruntergezogen
Schultergelenk	
Adduktion	Oberarm der stärker betroffenen Seite an den Körper herangezogen
Innenrotation	Oberarm der stärker betroffenen Seite nach innen gedreht
Flexion	Oberarm der stärker betroffenen Seite etwas nach vorne angebeugt
Ellenbogen	
Flexion	Unterarm der stärker betroffenen Seite gebeugt
Pronation	Unterarm der stärker betroffenen Seite zur Kleinfingerseite gedreht
Handgelenk	
Flexion	Hand der stärker betroffenen Seite gebeugt
Ulnarabduktion	Hand der stärker betroffenen Seite zur Kleinfingerseite abgeknickt
Daumen	
Flexion	Daumen der stärker betroffenen Seite gebeugt
Adduktion	Daumen der stärker betroffenen Seite zur Handinnenfläche gezogen
Fingergelenke	
Flexion	Finger der stärker betroffenen Seite gebeugt
Rumpf	
	Verkürzt
Becken	
Retraktion	Becken der stärker betroffenen Seite nach hinten gedreht
Elevation	Becken der stärker betroffenen Seite hochgezogen
Hüftgelenk	
Adduktion	Oberschenkel der stärker betroffenen Seite an den Körper herangezogen
Innenrotation	Oberschenkel der stärker betroffenen Seite nach innen gedreht
Extension	Oberschenkel der stärker betroffenen Seite gestreckt
Knie	
Extension	Knie der stärker betroffenen Seite gestreckt
Sprunggelenk	
Plantarflexion	Fußspitze der stärker betroffenen Seite nach unten gestreckt

Tab. 2.2 Das typische spastische Muster bei einem Schlaganfall **(Wernicke-Mann-Muster).** Varianten sind häufig! (Forts.)

Spastisches Muster	Typische Haltung
Inversion/Supination	Fußfläche der stärker betroffenen Seite nach innen gedreht
Zehen	
Flexion	Zehen der stärker betroffenen Seite gebeugt
Adduktion	Zehen der stärker betroffenen Seite zur Fußsohle gezogen

ist anfangs *schlaff* und wird nach Tagen bis Wochen *spastisch* (➤ Abb. 2.1). Der pathologische **Babinski-Reflex** (Anheben der Großzehe und Beugung der übrigen Zehen bei Bestreichen des seitlichen Fußrandes) ist meist von Anfang an auslösbar

- **Halbseitige Sensibilitätsstörungen** wie Taubheitsgefühl, Kribbelparästhesien („Ameisenlaufen")
- **Aphasie** (*Sprachstörung* durch Schädigung des ZNS, ➤ 1.8.8) bei Verschluss der A. cerebri media der dominanten Hirnseite (also meist links): Störung des Sprachverständnisses und/oder der Sprachproduktion, die abzugrenzen sind von *Sprechstörungen* bei behinderter Artikulation durch Lähmungen
- **Apraxien** (Unfähigkeit zu zweckgerichteten Handlungen trotz erhaltener Beweglichkeit)
- **Bewusstseinstrübung** bis hin zu tagelanger Bewusstlosigkeit *(Koma)*
- **Akute Verwirrtheit** mit Orientierungsverlust und Teilnahmslosigkeit
- **Harninkontinenz** oder **-verhalt.**

Aufgrund der Kreuzung sowohl der (absteigenden) Pyramidenbahn als auch der (aufsteigenden) sensiblen Bahnen ist bei einem Verschluss der rechten A. cerebri media die linke Körperhälfte betroffen und umgekehrt.

Ein *„rechtshirniger"* Schlaganfall führt zu *linksseitigen* Symptomen (und umgekehrt).

Diagnostik

Zur **Erstdiagnostik** bei Schlaganfallsymptomen gehören neben der (Gefäß-)Anamnese und neurologischen Untersuchung:

- **CT des Gehirns** (CCT, kraniales CT) zum Ausschluss einer Hirnblutung (eine Blutung ist sofort als Bereich erhöhter Dichte im CCT erkennbar). Bei einem Hirninfarkt ist das im Initialstadium angefertigte CCT noch unauffällig, allerdings lassen sich selbst kleine ischämische Hirninfarkte sehr früh in diffusionsgewichteten Kernspintomografie-(MRT-)Aufnahmen nachweisen. Auch zum Nachweis eines Hirnstamminfarkts ist eine Kernspintomografie sehr gut geeignet (➤ Abb. 2.2)
- **BZ-Stix,** da auch ein hypoglykämisches Koma zu Bewusstlosigkeit und Zeichen einer (vorübergehenden) Halbseiten-

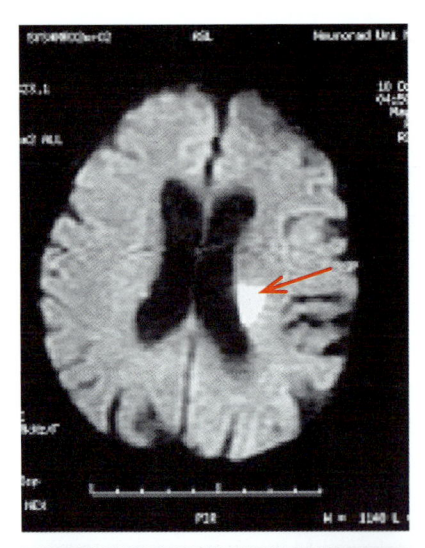

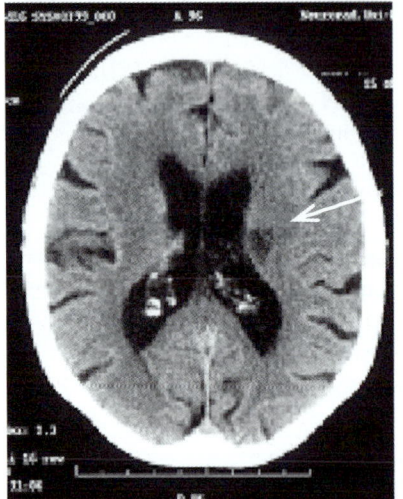

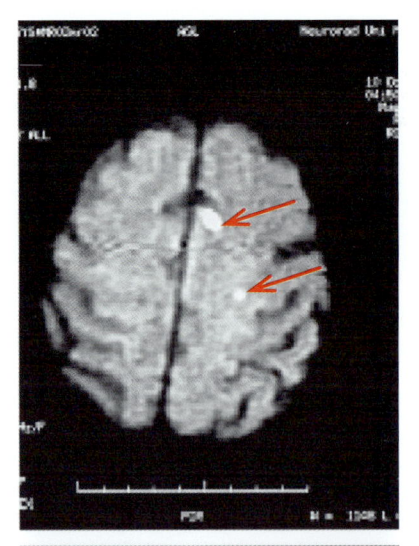

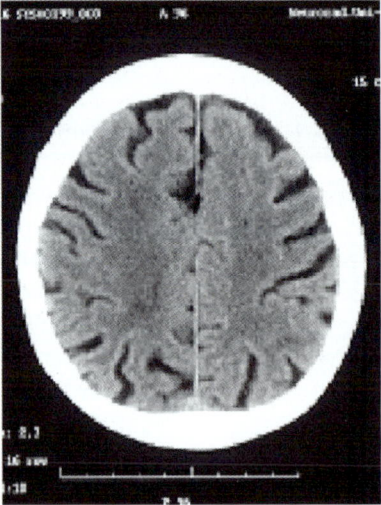

Abb. 2.2 Oben links u. rechts: Sog. diffusionsgewichtete MRT-Untersuchungen. **Unten links u. rechts:** Eine kraniale Computertomografie (CCT) einer Schlaganfallpatientin. In den MRT-Untersuchungen zeigen sich mehrere Diffusionsstörungen in Form von hellen Punkten (rote Pfeile). In der kurz vorher durchgeführten CCT findet sich eine hypodense Struktur im Bereich des Thalamus (weißer Pfeil), die sich auch im MRT-Bild (oben links) nachweisen lässt. Die kleineren, punktförmigen Diffusionsstörungen im MRT (oben rechts) lassen sich nicht in der CCT-Untersuchung (unten rechts) reproduzieren. [M298]

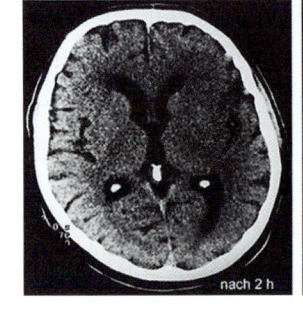

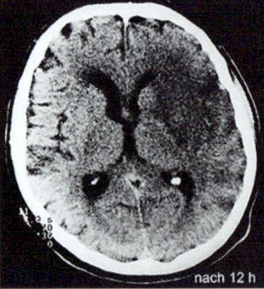

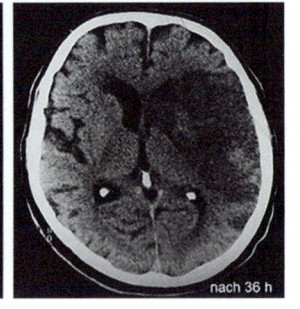

Abb. 2.3 Alter Schlaganfall im CCT. Die rechtsseitige dunkle „Höhle" entspricht abgestorbenem Hirngewebe infolge eines Schlaganfalls. Als weiteren Befund erkennt man eine Erweiterung der äußeren Liquorräume infolge einer Atrophie der Großhirnrinde. [R261]

lähmung führen kann und außerdem eine behandlungsbedürftige Hyperglykämie ausgeschlossen werden muss
- **EKG,** um z. B. Vorhofflimmern zu erkennen, das die Gerinnselbildung im Herzen begünstigt
- **Doppler- und Duplexsonografie** (➤ 1.9.5) der extra- und intrakraniellen hirnversorgenden Arterien, um Gefäßverschlüsse sowie -stenosen, arteriosklerotische Plaques oder Gefäßdissektionen (als Emboliequellen) festzustellen.

Die **weiterführende Diagnostik** besteht in:
- Langzeit-EKG, um eine Synkope bei Herzrhythmusstörungen oder intermittierende Herzrhythmusstörungen auszuschließen
- Ultraschall des Herzens, um in den Herzhöhlen „schwimmende" Blutgerinnsel zu erfassen
- Evtl. Angiografie (➤ 1.9.3)
- Gerinnungsphysiologische Untersuchungen.

Warnzeichen

Bei nur kurzzeitig gestörter Hirndurchblutung zeigen sich die **Schlaganfallsymptome (zunächst) lediglich stunden- bis tageweise** (je nachdem, wie lange die Durchblutungsstörung anhält) und bilden sich danach zurück. Vor allem im außerklinischen Bereich (ambulante

Pflege, Altenheim) sind das Erkennen dieser Symptome, die als Warnzeichen einem Schlaganfall vorausgehen, und die unverzügliche Information des behandelnden Arztes durch die Pflegenden besonders wichtig, weil die Betroffenen oftmals keine anderen Bezugspersonen haben, denen die Symptomatik ebenfalls auffallen könnte.
Früher sprach man in diesem Zusammenhang von einer **transitorischen ischämischen Attacke** *(TIA)*, also einer Durchblutungsstörung mit einer vollständigen klinischen Rückbildung der Symptome innerhalb von 24 Stunden – diese Definition ist obsolet und sollte nur noch bei Patienten ohne strukturellen Schädigungshinweis im MRT angewendet werden sowie auf eine Symptomdauer von weniger als eine Stunde beschränkt bleiben.

2.1.3 Therapie des Schlaganfalls und Rezidivprophylaxe

ACHTUNG!
Erstmaßnahmen bei Verdacht auf einen Schlaganfall

- Vitalzeichen kontrollieren, Atmung sichern
- Arzt verständigen (lassen)
- Venösen Zugang legen (lassen)
- Notfall-Labor organisieren: BSG, Blutbild, Blutzucker, Kreatinin, Elektrolyte, Gerinnungsstatus (INR, PTT); BZ-Stix auf der Station durchführen
- EKG organisieren (Rhythmusstörungen?).

Schon während der Akuttherapie beginnt die **Frührehabilitation** der Betroffenen, denn schon jetzt kann der Lernprozess zur Wiedererlangung verloren gegangener Fähigkeiten beginnen. Diagnostik, Therapie, Rezidivprophylaxe und Rehabilitation gehen dabei Hand in Hand, was sehr hohe Ansprüche an die interdisziplinäre Zusammenarbeit stellt. (📖 1)

Behandlungsstrategie

Jeder Schlaganfall ist ein Notfall!
Prinzipiell muss jede Therapie so früh wie möglich, das heißt innerhalb der ersten drei Stunden nach Symptombeginn, eingeleitet werden, weil dies großen Einfluss auf die Überlebenschance des Patienten und die Rückbildung der neurologischen Ausfälle hat. (📖 2, 3) Ein Schlaganfall ist daher stets als Notfall zu betrachten und erfordert die umgehende Einweisung des Patienten in eine (neurologische) Klinik mit CT oder eine spezielle Schlaganfallstation **(Stroke Unit)**. Diese gewährleisten rund um die Uhr die räumlichen, apparativen und personellen Voraussetzungen zur Durchführung einer Fibrinolysetherapie und intensiven Betreuung von Schlaganfallpatienten einschließlich der Frührehabilitation. (📖 4, 5)

Basistherapie

Um das abgestorbene Hirngewebe herum gibt es eine Zone, in der die Minderdurchblutung zwar so erheblich ist, dass die Funktion der Nervenzellen binnen kurzer Zeit gestört ist, die Zellen aber noch nicht unwiderruflich geschädigt sind (*Periinfarktgebiet* oder **Penumbra**). Wird die Durchblutungsstörung rechtzeitig behoben, erholen sich diese Nervenzellen wieder, hält sie jedoch an, sterben sie ab. Demzufolge ist eine früh beginnende Basistherapie für das Überleben dieser Nervenzellen und damit für die Prognose des Patienten ganz entscheidend. Folgende Maßnahmen müssen umgehend ergriffen werden:

- **Sicherung der Atmung.** Die Atmung des Patienten wird in den ersten Tagen engmaschig überwacht. Bei Ateminsuffizienz sind Intubation und Beatmung erforderlich
- **Sicherung der Herz- und Kreislauftätigkeit.** Herzinsuffizienz und Herzrhythmusstörungen müssen unbedingt behandelt werden, da sonst eine Verschlechterung der Hirndurchblutung droht. Ausgeprägte Blutdruckschwankungen sollten vermieden werden: Zu hohe Blutdruckwerte werden, falls keine anderen Begleiterkrankungen vorliegen, nur bei einem systolischen Druck über 200–220 mmHg oder diastolischen Werten über 100–120 mmHg langsam gesenkt, da eine abrupte Senkung des Blutdrucks die Hirndurchblutung ebenfalls verschlechtert. Nicht selten bilden sich hypertone Blutdruckwerte innerhalb weniger Tage wieder zurück. Dauerhaft erhöhte Blutdruckwerte sollten entsprechend behandelt und im Verlauf kontrolliert werden
- **Regulation des Blutzuckers.** Da ein erhöhter Blutzuckerspiegel mit einer schlechteren Prognose verbunden ist, wird der Blutzuckerspiegel in den ersten drei Tagen engmaschig kontrolliert und anfangs moderat und später strenger korrigiert, um gefährliche Hypoglykämien zu vermeiden
- **Normalisierung der Körpertemperatur.** Fieber erhöht den Sauerstoffbedarf und wirkt sich ungünstig auf das Überleben der Zellen in den Infarktrandgebieten aus. Deshalb werden Temperaturen über ca. 37,5 °C physikalisch, solche über 38 °C medikamentös gesenkt. Gleichzeitig wird nach der Ursache der Temperaturerhöhung gesucht und diese möglichst beseitigt
- **Kontrolle des Wasser- und Elektrolythaushalts, Sicherstellen der Ernährung:** Störungen des Wasser- und Elektrolythaushalts werden ausgeglichen. Um diese zu erkennen, kann zur Flüssigkeitsbilanzierung das Legen eines Blasendauerkatheters nötig sein. Eine enterale Ernährung ist anzustreben. Bei Bewusstseinstrübung und/oder Schluckstörung wird der Kranke zunächst über eine Sonde oder durch Infusionen ernährt, bei einer länger dauernden Beeinträchtigung wird meist eine PEG-Sonde *(PEG = perkutane endoskopische Gastrostomie)* gelegt
- **Thromboseprophylaxe** durch Low-dose-Heparinisierung. Bei einem Teil der Patienten ist auch eine Vollheparinisierung angezeigt
- Gegebenenfalls **Hirndruckbehandlung:** Vor allem Patienten mit großem Hirninfarkt entwickeln ein Hirnödem mit nachfolgendem Anstieg des Hirndrucks. Dann wird der Oberkörper des Patienten um ca. 30° hochgelagert; dabei befindet sich der Kopf in Mittelstellung, um den venösen Rückfluss aus dem Kopf nicht zu behindern
- In schwersten Fällen kann unter bestimmten Voraussetzungen eine *neurochirurgische Dekompression* zur Druckentlastung des Gehirns durch eine Hemikraniektomie versucht werden (➤ 10.4.3)

- Gegebenenfalls **Gabe von Antiepileptika** (➤ Pharma-Info 9.1): Im Rahmen eines Schlaganfalls können zerebrale Krampfanfälle auftreten, die teils einer medikamentösen Therapie bedürfen
- **Intensive Frührehabilitation:** Ebenso wichtig wie die genannten medikamentösen Maßnahmen ist eine intensive Frührehabilitation des Patienten, die bereits kurz nach der Krankenhausaufnahme beginnt. Eine neurophysiologisch ausgerichtete Pflege, die sich am Bobath-Konzept orientiert (➤ 1.5), Krankengymnastik (ebenfalls auf neurophysiologischer Grundlage) sowie ggf. Logopädie und Ergotherapie, sollen die bleibenden neurologischen Ausfälle und die spastische Tonuserhöhung der Muskulatur mit typischem Haltungsmuster (➤ Tab. 2.2) möglichst gering halten (📖 6)
- **Verhindern weiterer Komplikationen:** Vorgebeugt werden muss durch die entsprechenden Prophylaxen bzw. Therapiemaßnahmen insbesondere einer Pneumonie, einem Dekubitus, Kontrakturen und einer (bleibenden) Harninkontinenz.

Maßnahmen zur Wiederherstellung der Gehirndurchblutung

Häufigste Ursache des ischämischen Hirninfarkts ist der thrombotische Gefäßverschluss einer hirnversorgenden Arterie. Die **Fibrinolysetherapie** mit rt-PA d. h. die medikamentöse Auflösung des Blutgerinnsels, kann die Prognose eines ischämisch bedingten Schlaganfalls verbessern. Unterschieden werden:

- Die **systemische Lyse,** bei der i. v. rt-PA (*recombinant tissue plasminogen activator,* Gewebeplasminogenaktivator, z. B. Actilyse®) gespritzt wird und seine Konzentration im ganzen Körper gleich hoch ist. Die systemische Lyse sollte innerhalb der ersten drei Stunden (in einer Dosierung von 0,9 mg/kg KG) nach Auftreten der Schlaganfallsymptome durchgeführt werden. Einige Studien sprechen für einen Benefit der systemischen Lysebehandlung innerhalb eines Zeitfensters von bis zu 4,5 Stunden, sodass das Zeitfenster mittlerweile entsprechend erweitert wurde
- Wird das Zeitfenster von 4,5 Stunden nicht eingehalten oder bestehen Kontraindikationen gegen eine systemische Lyse (➤ Pharma-Info 2.1), kann eine **lokale Lyse** innerhalb von sechs Stunden nach Auftreten der ersten neurologischen Symptome in Erwägung gezogen werden, sofern ein entsprechender Thrombus im Vorfeld nachgewiesen werden konnte. Hierbei wird das Arzneimittel intraarteriell nach vorheriger Angiografie über einen Katheter in unmittelbare Nähe des Verschlusses gebracht wird und dort die höchste Konzentration erreicht
- Das Konzept des **„Bridgings"** beinhaltet die Kombination aus systemischer und lokaler Lysetherapie; hiermit kann versucht werden, bei nachgewiesenem Thrombus die Zeit bis zur lokalen Lyse zu überbrücken
- Bei Verschlüssen der A. basilaris empfiehlt sich in erster Linie eine **intraarterielle Lysetherapie.** Eine i. a. Lyse sollte nicht mehr durchgeführt werden, wenn die Dauer des Komas mehr als 3 Stunden oder die Dauer einer Tetraplegie mehr als 6 Stunden beträgt. Ist eine solche i. a. Therapie nicht oder nicht zeitnah möglich, stellt die systemische i. v. Lyse eine Alternative dar.

Die Lysebehandlung muss schnell erfolgen (*„time is brain"*). Nach der Lysetherapie wird der Patient auf einer Stroke Unit oder neurologischen Intensivstation betreut und sein Zustand engmaschig kontrolliert. Eine Gefäßoperation ist im Akutstadium selten indiziert.

Kontraindikationen einer systemischen Lyse bei einer zerebralen Ischämie

- Alter (nicht jünger als 18, nicht älter als 80 Jahre)
- Störungen der Blutgerinnung
- Thrombozytopenie < 100.000/mm^3
- Einige entzündliche Erkrankungen und Infektionen (Sepsis, Endokarditis, Pankreatitis)
- Fortgeschrittene Tumorleiden
- Aneurysmen oder Z. n. nur kurz zurückliegenden Operationen
- Größere Verletzungen
- Punktionen von nicht komprimierbaren Gefäßen
- Entbindungen oder Herzmassage in den letzten 10 Tagen
- Akute Pankreatitis
- Nicht beherrschbarer Bluthochdruck
- Epileptische Anfälle im Rahmen des Schlaganfalls
- Manifeste Blutungen
- Schwere Magengeschwüre
- Traumata oder Schlaganfälle in den letzten drei Monaten.

> Bei klinischem Verdacht auf einen großen Infarkt (z. B. schwere Vigilanzstörung, Herdblick, Nachweis eines großen Infarkts im Diffusions-MRT, ➤ 1.9.3) ist aufgrund der Gefahr einer Einblutung in das Infarktgebiet die Indikation zur Lysebehandlung streng zu stellen.

Pflegemaßnahmen und Beobachtungen während und nach einer Lysetherapie

- Arzneimittel in verordneter Verdünnung über Perfusor geben
- Patienten während der Infusion nicht alleine lassen und genau auf Nebenwirkungen beobachten. Dies sind besonders allergische Reaktionen (z. B. Hautrötung), Blutungen (Be-

---

Pharma-Info 2.1

Fibrinolytika

Fibrinolytika (*Thrombolytika*) aktivieren die *Fibrinolyse* (Lyse = Auflösung), d. h. den Abbau von Fibrin. In der Medizin werden sie zur **Thrombolyse** (medikamentöse Auflösung eines Thrombus oder eines Embolus) vor allem bei einem Herzinfarkt, einer massiven Lungenembolie, einer tiefen Bein- oder Beckenvenenthrombose oder einem akuten Arterienverschluss eingesetzt.

wusstseinsstörungen als Zeichen einer Hirnblutung!) und Temperaturanstieg. Bei V. a. Nebenwirkungen sofort Arzt informieren
- Tritt eine Tachykardie auf?
- Entwickelt der Patient hypertone oder hypotone Blutdruckwerte?
- Leidet der Patient an Übelkeit und/oder Erbrechen?
- Verschlechtert oder verändert sich die neurologische Symptomatik?
- Verschlechtert sich die Vigilanz?
- Hat der Patient Schmerzen?
- Stuhl auf Blut untersuchen (Haemocult®)
- Aufgrund der Gefahr von Blutungen keine i. m. Spritzen und keine nichtsteroidalen Antiphlogistika (z. B. Voltaren®) oder Azetylsalizylsäure bei Schmerzen verabreichen
- Möglichst keine maschinelle Blutdruckmessung während der Lysebehandlung, da hierbei häufig sehr hohe Manschettendrücke aufgebaut werden, die zu Stauungsblutungen führen können. Schonender ist die herkömmliche Messung „per Hand".

Bei Auffälligkeiten jeglicher Art muss sofort der Arzt informiert werden. Während der Lysetherapie und bis zu sechs Stunden danach dürfen keine invasiven pflegerischen Maßnahmen (z. B. Legen einer Magensonde oder eines Dauerkatheters) erfolgen.

Schlaganfallskalen

Für den Therapieentscheid und zur Bewertung der Wirksamkeit der Therapien gibt es spezielle **Schlaganfallskalen,** bei denen – ähnlich wie bei der Glasgow-Koma-Skala – nach bestimmten Kriterien Punkte vergeben werden. Beispiele sind:
- Der **Barthel-Index** (> Tab. 2.3), der die Einschränkungen des Patienten in den Alltagsaktivitäten erfasst. Für die Bereiche Essen, Waschen, Baden, Kleiden, Toilettenbenutzung, Stuhlkontrolle, Urinkontrolle, Gehfähigkeit, Treppensteigen und Rollstuhltransfer bzw. Aufsitzen im Bett werden jeweils 0, 5 oder 10 Punkte vergeben. „Ein Mensch mit einem Barthel-Index von 100 ist kontinent, isst selbstständig, kleidet sich selbstständig an und aus, geht alleine aus dem Bett, steht selbstständig vom Stuhl auf, badet selbstständig, geht mindestens alleine um den Häuserblock und kann Treppen steigen. Das heißt noch lange nicht, dass er alleine leben kann: Vielleicht kann er nicht kochen, die Wohnung sauber halten, den öffentlichen Verkehr benutzen. Aber er kommt ohne begleitende Pflege zurecht." (📖 7)
- Der **erweiterte Barthel-Index,** der zusätzlich die kognitiven und kommunikativen Fähigkeiten des Patienten ermittelt
- Der **Frühreha-Index,** mit dem Bereiche wie Beatmungspflicht, Absaugpflicht und notwendige Beaufsichtigung bei Verwirrtheit, Schluckstörung etc. dargestellt werden
- Die **Schlaganfallskala der NIH** (*National Institutes of Health Stroke Scale* des US-amerikanischen Bundesgesundheitsamtes), die das Ausmaß der Gehirnschädigung beschreibt. Kriterien sind hier Bewusstsein (0–3 Punkte), Orientierung zur Person (0–2 Punkte), Augenöffnen und -schließen auf Aufforderung (0–2 Punkte), beste horizontale Augenbewegungen (0–2 Punkte), Gesichtsfeldeinschränkung (0–3 Punkte), Fazialisparese (0–3 Punkte), motorische Armfunktion (0–4 Punkte), motorische Beinfunktion (0–4 Punkte), Extremitätenataxie (0–2 Punkte), Sensibilität (0–2 Punkte), Aphasie (0–3 Punkte), Dysarthrie (0–2 Punkte) und Neglect (0–2 Punkte).
- Der **European Stroke Score** (*ESS*), der die Kraft der Arme, Beine und des Gesichts, die Sprache und das Gesichtsfeld beurteilt.

> Um die Veränderungen während der Rehabilitation zu dokumentieren, ist für die Pflegenden der **Barthel-Index** besonders wichtig. Er findet auch bei anderen neurologischen Erkrankungen Anwendung. Oft verlangen Krankenkassen Angaben über die Veränderungen im Barthel-Index, um über die evtl. Verlängerung von Rehabilitationsmaßnahmen zu entscheiden.

Verhütung von Rezidivschlaganfällen

Die konsequente Behandlung von Grunderkrankungen und die Beseitigung von Risikofaktoren nach der Akutphase vermindern das Wiederholungsrisiko erheblich („**Sekundärprophylaxe**"):
- Um einer Thrombozytenaggregation und somit weiteren **Durchblutungsstörungen entgegenzuwirken,** ist das Mittel der ersten Wahl Azetylsalizylsäure, meist 100 mg/Tag (z. B. Aspirin® 100). Bei ernsten Unverträglichkeitserscheinungen (z. B. Magenblutung) oder wenn eine zerebrale Durchblu-

Tab. 2.3 Barthel-Index zur Einstufung des Assistenzbedarfes eines Menschen nach einem Schlaganfall.

Barthel-Index	Punkte		
	Nicht möglich	Unter Hilfe	Selbstständig
Essen (schneiden = Hilfe)	0	5	10
Transfer Bett/Rollstuhl (inkl. Hinsetzen im Bett)	0	5–10	15
Gesichts- und Mundpflege, Haare kämmen	0	–	5
Toilette (Handling Kleidung, säubern, spülen)	0	5	10
Körperpflege (baden, duschen, am Waschbecken)	0	–	5
Gehen auf ebenem Gelände (oder Rollstuhl fahren)	0 (0)	10 –	15 (5)
Treppen steigen	0	5	10
Anziehen (inkl. Schuhe)	0	5	10
Körperpflege (Baden, Duschen, Waschbecken)	0	5	10
Darmkontrolle	0	5	10
Blasenkontrolle	0	5	10

tungsstörung unter Azetylsalizylsäure aufgetreten ist, kann auf Clopidrogel (z. B. Iscover®) oder ausgewichen werden
- Bei **erhöhtem Blutdruck** ist eine Blutdrucksenkung zwingend erforderlich, da eine Hypertonie einen erneuten Schlaganfall begünstigt
- Die Behandlung von **Herzrhythmusstörungen** verringert das Risiko der Gerinnselbildung in den Herzhöhlen
- Bestehen **Blutgerinnsel** in den Herzhöhlen oder ist das Risiko einer solchen Gerinnselbildung hoch (z. B. bei einer absoluten Arrhythmie), wird eine langfristige orale Hemmung der Blutgerinnung eingeleitet, eine sogenannte Antikoagulation
- Eine **Hypercholesterinämie** sollte sowohl diätetisch als auch medikamentös mit Statinen behandelt werden. Ziel ist dabei eine Senkung des („bösen Cholesterins") LDL auf unter 100 mg/dl nach durchgemachtem Schlaganfall. Statine haben neben den fettsenkenden Eigenschaften auch einen positiven Effekt auf die Plaquebildung bzw. -stabilisierung
- Eine **diabetische Stoffwechsellage** muss sowohl diätetisch als auch medikamentös konsequent behandelt werden
- Ein evtl. vorhandener **Nikotinkonsum** muss eingestellt werden
- Hochgradige **Stenosen** der A. carotis interna sollten innerhalb von 14 Tagen behandelt werden, sofern sie für den Schlaganfall verantwortlich sind („symptomatische Stenose"). Auch Patienten mit asymptomatischen Karotisstenosen können unter bestimmten Voraussetzungen von der Beseitigung einer Stenose profitieren. Abhängig von Ausmaß bzw. Lokalisation der Gefäßverengung und des Allgemeinzustands des Patienten, stehen hierfür eine *perkutane transluminale Angioplastie der Carotis mit Stenting* (**Carotis-PTA**) oder eine *Carotis-Thrombendarteriektomie* (**Carotis-TEA**) zur Verfügung.

> Die Low-dose-Heparinisierung ist die sicherste einzelne Vorbeugungsmaßnahme gegen Thrombosen bei Immobilität. Sie ist deshalb bei allen Patienten indiziert, die täglich weniger als sechs Stunden das Bett verlassen.

Weitere Rehabilitation

Im Anschluss an den stationären Aufenthalt im Krankenhaus ist oft die **Weiterbehandlung in einer Reha-Klinik** angezeigt. Durch intensive Bewegungs- und Sprachübungen gelingt es häufig, die Fähigkeiten der Patienten so zu verbessern, dass eine Rückkehr nach Hause möglich ist. Alternativ kommt auch eine Förderung im Rahmen einer neurologischen rehabilitativen Tagesklinik in Wohnortnähe in Betracht.

2.1.4 Pflege eines Menschen nach einem Schlaganfall

Durch den oft weit reichenden Ausfall der Hirnfunktionen zeigen Patienten nach einem Schlaganfall häufig gleichzeitig verschiedenste neurologische Symptome (➤ 2.2.1). Vor allem die Bewegungs-, Wahrnehmungs-, Orientierungs- und Kommunikationsfähigkeiten sind eingeschränkt, was zwangsläufig Auswirkungen auf alle Lebensaktivitäten hat. Zudem drohen eine Vielzahl schwerer Folgeprobleme, die teils direkt durch die nervliche Schädigung bedingt sind (z. B. Ateminsuffizienz, Harnverhalt und/oder -inkontinenz) oder indirekt als Folge der Symptomatik auftreten (z. B. Pneumonie, Dehydratation).

Zu Beginn der Therapie steht deshalb eine ausführliche **Pflegeanamnese**, um sowohl die Ressourcen als auch bestehende potenzielle Pflegeprobleme umfassend festzustellen und auf dieser Basis eine von vornherein rehabilitativ-aktivierend orientierte Pflege zu planen. (📖 7) Die Pflegende muss sich darüber im Klaren sein, dass ihre Pflegehandlungen und ihre persönliche Einstellung vom Patienten erfasst werden und sich positiv auswirken können, wenn beides übereinstimmt. Bewußtseingetrübte Schlaganfallpatienten nehmen die Einstellung der Pflegenden zu den Pflegemaßnahmen wahr. Sie spüren z. B. die Qualität, mit der sie berührt werden.

Der Pflegeprozess wird kontinuierlich durchgeführt. Für die **Stroke Unit** bedeutet das aufgrund kurzer Liegezeiten, einem hohen Aufkommen an Diagnostik und häufigen Therapiezeiten eine besondere Herausforderung. Die raschen Veränderungen der Patienten können den Pflegeprozess daher nur im interdisziplinären Team gelingen lassen.

Der direkte Einbezug von Angehörigen ist dabei zwingend notwendig, denn oft können die Betroffenen notwendige Informationen selber gar nicht mitteilen. Auch im gesamten Verlauf der Rehabilitation sollten die Angehörigen eine wichtige Rolle spielen und soweit wie möglich in das direkte Pflegehandeln einbezogen werden. Häufig sind sie die stärkste Motivationsquelle für die Betroffenen und können seelischen und sozialen Halt bieten. Zudem sind sowohl ein fachlich korrektes Handling wie auch ein kontinuierliches Vorgehen aller an der Therapie Beteiligten unerlässlich, um die Chancen für eine erfolgreiche Rehabilitation zu optimieren. Dies macht eine bewusst geplante, zielgerichtete und interdisziplinär abgesprochene Anleitung der Angehörigen erforderlich (*zur Rolle der Angehörigen* ➤ 1.3.5).

In der Pflege von Schlaganfallpatienten handeln die Pflegenden bewusst nach den im ersten Kapitel beschriebenen Therapiekonzepten. Die Pflege nach dem Bobath-Konzept (➤ 1.5) ist dabei speziell auf diese Zielgruppe ausgerichtet. Auch Elemente der Basalen Stimulation® (➤ 1.4) sowie des Affolter-Konzepts (➤ 1.6) und der Kinästhetik (➤ 1.7) können gut in die Pflege des Schlaganfallpatienten eingebracht werden. Grundlegend ist dabei ein therapeutisches Pflegeverständnis, ein Bezugspflegesystem und ein struktureller Rahmen wie sie in Kapitel ➤ 1.3 (*Rehabilitative Pflege in der Neurologie*) beschrieben werden. (📖 8)

Die Pflegemaßnahmen zielen immer auf das Erreichen weitestgehender Unabhängigkeit in den Lebensaktivitäten ab. Die Annäherung an Unabhängigkeit ist bei vielen Schlaganfallpatienten gerade in der Akutphase ein weit entferntes Ziel. (📖 9)

Prävention und Patientenberatung

Generell sollten alle Patienten, bei denen ein erhöhtes Schlaganfallrisiko festgestellt wird, und solche, die bereits einen Schlaganfall erlitten haben, über die Risikofaktoren, die die Entstehung eines Schlaganfalls begünstigen, aufgeklärt werden (➤ 2.1.1). Gleiches gilt für die mögliche Symptomatik, die vor allem in leichteren Fällen oft wenig eindeutig ist (z. B. Schwindel, Doppelbilder, Gesichtsfeldausfälle), und die Notwendigkeit, schon bei einem Verdacht den Notarzt zu informieren *(jeder Schlaganfall ist ein Notfall!)*. Bezugspersonen des Patienten sollten dabei immer mit einbezogen werden.

Aufgrund der tragenden Rolle der Angehörigen im Rehabilitationsprozess (➤ 1.3.5) werden sie in die Therapiekonzepte eingeführt sowie in zahlreichen Pflegemaßnahmen (Prophylaxen, korrektes Handling) angeleitet. Dies ist nicht zuletzt deshalb notwendig, weil sie bei bestehender Pflegebedürftigkeit später häufig die Pflege zu Hause übernehmen. Dabei gilt es, sie auf die starke psychische und körperliche Belastung vorzubereiten, die die Pflege eines Angehörigen immer bedeutet. Um schon vor den ersten Anzeichen von Überlastung gut vorbereitet zu sein, erarbeiten die Pflegenden gemeinsam mit den Angehörigen Mittel und Wege, die ihnen den Umgang mit der zukünftigen Situation erleichtern sollen. Dies kann von Angeboten wie der Rückenschule über psychologische Betreuung bis zur Information über Hilfen aller Art in der häuslichen Pflege reichen.

Beobachten, Beurteilen und Intervenieren

Bewegung

Ein Hauptziel bei der Pflege des Schlaganfallpatienten ist es, dass der Kranke eine normale Körperhaltung wiedererlangt und möglichst viele physiologische Bewegungsabläufe wieder erlernt. Um dieses Ziel möglichst frühzeitig zu erreichen, sollte jede Handlung am und mit dem Patienten gleichzeitig ein positives Lernangebot beinhalten. Einen Schwerpunkt der pflegerischen Aktivitäten bilden dabei die Bereiche Lagerung, Transfer und Mobilisation von Betroffenen. Hier ist das **Bobath-Konzept** von herausragender Bedeutung (➤ 1.5).

Natürlich ist bei Menschen mit stark eingeschränkter Beweglichkeit die Vorbeugung von Folgeproblemen ebenso wichtig wie die rehabilitativen Maßnahmen. Auch in der Pflege von Schlaganfallbetroffenen lassen sich die meisten Prophylaxen hervorragend mit anderen Pflegemaßnahmen verbinden. Dabei können sie vielfach so gestaltet werden, dass sie gleichzeitig die individuell festgelegten therapeutischen Ziele unterstützen. So dient die atemstimulierende Einreibung (➤ 1.4.3) gleichzeitig der Pneumonieprophylaxe, entspannt den Patienten und fördert seine Wahrnehmungsfähigkeit.

Allerdings ist es wichtig zu beachten, dass manche prophylaktisch sinnvolle Maßnahme therapeutisch kontraindiziert sein kann und umgekehrt. Bestes Beispiel ist die Lagerung eines wahrnehmungsgestörten Hemiplegikers auf einer ultraweichen Unterlage zur Vermeidung eines Dekubitus. Zur Vorbeugung einer Druckstelle mit Sicherheit eine sehr sinnvolle Maßnahme. Jedoch wird die Wahrnehmungsfähigkeit des Patienten durch einen Mangel an Spürinformationen noch zusätzlich entscheidend vermindert (➤ 1.4.3 *Somatische Stimulation*) und diese Störung des eigenen Körperbildes schränkt wiederum die Beweglichkeit ein. In einem solchen Fall ist es hilfreich, die Fragen, welche Maßnahme Priorität hat und welche Alternativen es vielleicht gibt, im interdisziplinären Team zu klären.

Im Folgenden wird solchen spezifischen **Komplikationen** nach einem Schlaganfall verstärkte Aufmerksamkeit gewidmet, die in direktem Zusammenhang mit der Bewegungsfähigkeit von Patienten stehen: der subluxierten Schulter, der schmerzhaften Schulter, dem Schulter-Hand-Syndrom, möglichen Hüftkomplikationen sowie dem Pusher-Syndrom.

Komplikation: die subluxierte Schulter

Beim Gesunden wird das Schulterblatt durch den Ruhetonus aller ansetzenden Muskelgruppen in seiner physiologischen Lage gehalten. Da bei Hemiplegie nach einem Schlaganfall anfänglich auch die Schultergürtelmuskulatur (schlaff) gelähmt ist, fehlt dieser aktive Muskelzug: Das Schulterblatt steht nicht mehr parallel zur Wirbelsäule, das *Ligamentum coracohumerale* (Verstärkungsband der Schultergelenkkapsel) erschlafft, und der Humeruskopf rutscht unter Einwirkung der Schwerkraft teilweise aus der Gelenkpfanne (➤ Abb. 2.4). Dieses Phänomen heißt **subluxierte Schulter** und tritt häufig bei halbseitengelähmten Patienten auf der betroffenen Seite auf. Sichtbar ist die subluxierte Schulter durch eine Abflachung des Oberarms am Schulterdach, tastbar durch eine Lücke zwischen Schulterdach und Humeruskopf.

Die subluxierte Schulter ist im Allgemeinen nicht schmerzhaft. Werden die Richtlinien des Bobath-Konzepts (➤ 1.5) beachtet, bedarf sie keiner weiteren besonderen Therapie. Mit der Rückkehr von Hand- und Armfunktionen bildet sich die Subluxation meist zurück.

> **Pflegemaßnahmen bei subluxierter Schulter**
>
> Pflegefehler und falsche Verhaltensweisen des Patienten können Mikrotraumen setzen und zu einer schmerzhaften Schulter (➤ unten) führen. Folgende Regeln sind daher bei der Pflege von Schlaganfallpatienten hinsichtlich der Schulter besonders zu beachten:
> - Den Arm bei subluxierter Schulter erst bewegen, nachdem der Humeruskopf in neutraler Stellung in der Gelenkpfanne positioniert wurde. Dazu wird der betroffene Arm gelenknah am Oberarm unterstützt. Die Pflegende führt die flache Hand zwischen Rumpf und Arm nahe der Achsel hindurch, der Handrücken berührt den Rumpf, die Hand umfasst den Oberarm, wobei der Zeigefinger die Achselhöhle berührt. Die Pflegende nimmt den Oberarm außenrotierend in die Hand und korrigiert ihn ggf. wenige Millimeter nach oben, ohne dass der Schultergürtel angehoben wird. Sie achtet darauf, dass der betroffene Arm nicht abduziert wird (➤ Abb. 2.5)
> - Den stärker betroffenen Arm in alle Bewegungsabläufe einbeziehen und den Patienten hierzu anleiten
> - Um zu verhindern, dass der stärker betroffene Arm durch sein Eigengewicht der Schwerkraft entsprechend aus der Gelenkpfanne rutscht, ist es wichtig, ihn vom Unterarm bis zum Ellenbogen unterzulagern, im Sitzen z. B. auf einem Tisch oder einem Kissen auf dem Schoß. Für ganz kurze Zeit (etwa beim Transfer über den Stand) darf der stärker betroffene Arm herabhängen.

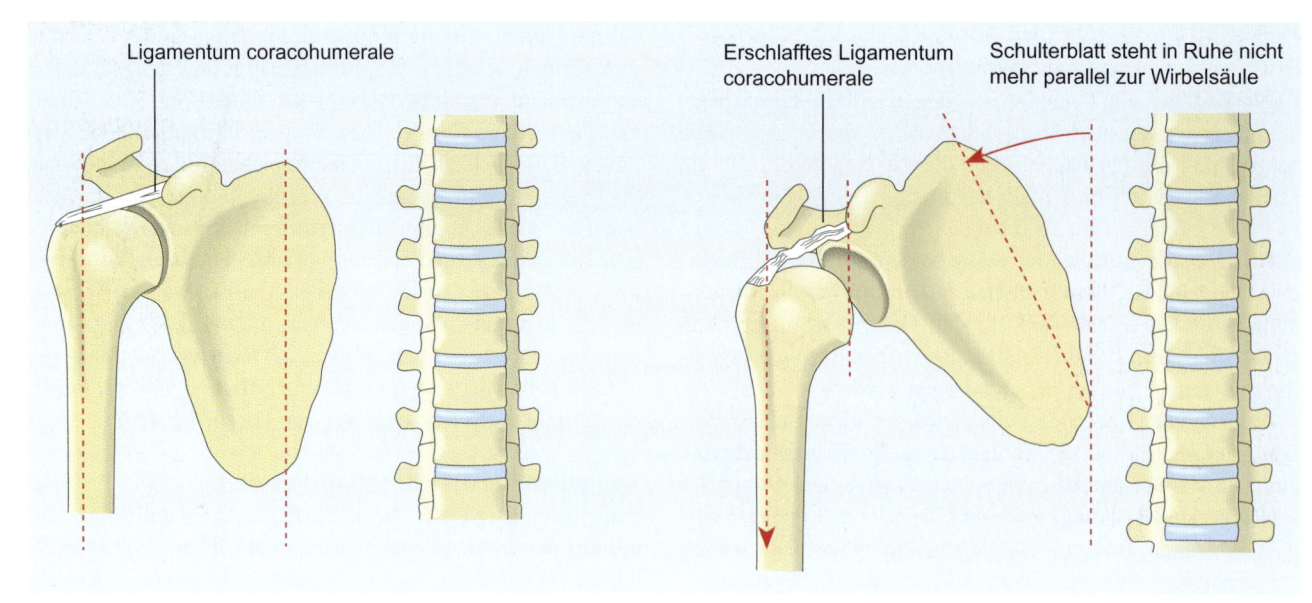

Abb. 2.4 Stellung von Schulterblatt und Humerus beim Gesunden (oben) und bei einem hemiplegischen Schlaganfallpatienten mit **Subluxation der Schulter** (unten). [L190]

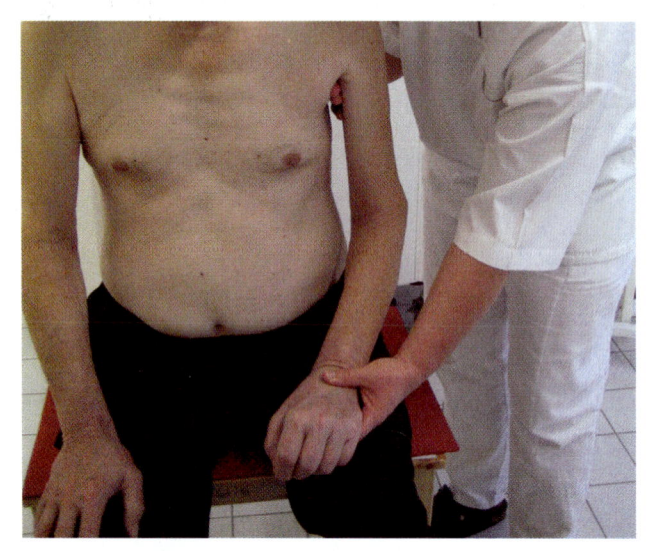

Abb. 2.5 Armführung bei subluxierter Schulter. [M292]

Komplikation: die schmerzhafte Schulter

Ursachen einer **schmerzhaften Schulter** sind eine Traumatisierung und eine damit verbundene Ödembildung in der Gelenkkapsel. Im Anfangsstadium verspürt der Patient bei bestimmten Bewegungen nur ein leichtes Ziehen, bei anhaltender Belastung verstärkt sich dieses Ziehen zu starken Schmerzen bei allen Bewegungen. Manche Patienten haben sogar in Ruhe Schmerzen, sodass selbst das Lagern Probleme bereitet. Auslöser dieser Traumatisierung können sowohl ein falsches Handling und (ungewollte) Bewegungen des Patienten als auch ein abnorm hoher spastischer Muskeltonus der Schultergürtelmuskulatur sein.

Pflegemaßnahmen zur Vorbeugung und Behandlung einer schmerzhaften Schulter

Die Schmerzen in der Schulter können so weit führen, dass Betroffene Therapie- oder Pflegemaßnahmen vollständig ablehnen. Für die Rehabilitation des Schlaganfallpatienten ist es deshalb wichtig, dass die Pflegenden durch geeignetes Handling und durch Anleitung des Patienten und seiner Angehörigen einer Traumatisierung vorbeugen:

- Schmerzmitteilungen des Patienten ernst nehmen und ggf. Pflegemaßnahmen (Transfer, Lagerung) so variieren, dass sie schmerzfrei möglich sind (auf Schmerzäußerungen achten). Eventuell müssen zur Vermeidung weiterer Traumatisierung Aktivitäten von den Pflegenden vorübergehend übernommen werden, obwohl sie der Patient schon (teil)aktiv durchführen kann
- Bei einer Lagerung auf der stärker betroffenen Seite den (bewegungseingeschränkten) Patienten immer so lagern, dass das Gewicht seines Oberkörpers nicht ausschließlich auf dem Schultergelenk lastet, sondern auch auf dem Schulterblatt und dem Oberarm
- Bei allen Pflegemaßnahmen Zug am stärker betroffenen Arm und/oder der Schulter vermeiden
- Im Sitzen den stärker betroffenen Arm stets unterlagern, z. B. auf einen Tisch oder auf einem Kissen auf dem Schoß
- Bei einem Transfer des Patienten den stärker betroffenen Arm nicht auf die Schulter der Pflegenden auflegen; der Arm kann beim Transfer herunterfallen oder durch eine (ungewollte) Bewegung des Patienten förmlich aus der Gelenkpfanne gehebelt werden. Sinnvoll ist es, bei einem (tiefen) Transfer, den Arm auf dem Schoß des Patienten zu lagern oder ihn passiv oder aktiv mit einer Hand zu „fixieren"
- Bei Patienten, die sich selbstständig immer wieder auf die stärker betroffene Seite drehen, darauf achten, dass die Schulter ausreichend entlastet wird; dies gilt insbesondere für Patienten mit einem *Neglect-Phänomen* (➤ 1.8.8)
- Auf korrektes Handling aller Berufsgruppen achten. Nicht alle Berufsgruppen sind in das korrekte Handling eines Schlaganfallpatienten eingewiesen; evtl. ist eine systematische Einführung aller Berufsgruppen und Berufsanfänger in das korrekte Handling sinnvoll. Unter Umständen kann es auch notwendig sein, dass die

Pflegenden der Station den Transport zu und von Untersuchungen und die dort notwendigen Transfers durchführen
- Solange der Patient sich noch nicht atraumatisch bewegt, ihn konsequent zur Eigenverantwortlichkeit führen, ihn zum Schulterschutz anleiten bzw. den Schulterschutz so lange übernehmen, bis der Patient dazu selbst in der Lage ist.

VORSICHT!

Die **bilaterale Armführung** in Form des Händefaltens beim Transfer war früher verbreitet, findet im Pflegealltag aber keine Anwendung mehr, da es dabei zu abnormen Bewegungen etwa beim Aufstehen des Patienten kommt (der Oberkörper wird gebeugt statt gestreckt). Stattdessen lernt der Patient zur Vorbeugung von Schulterschmerzen oder einer Subluxation, den betroffenen Arm mithilfe des weniger betroffenen Armes beim Anheben am Oberarm zu unterstützen. Die bilaterale Armführung wird nur noch in der physio- oder ergotherapeutischen Behandlung eingesetzt.

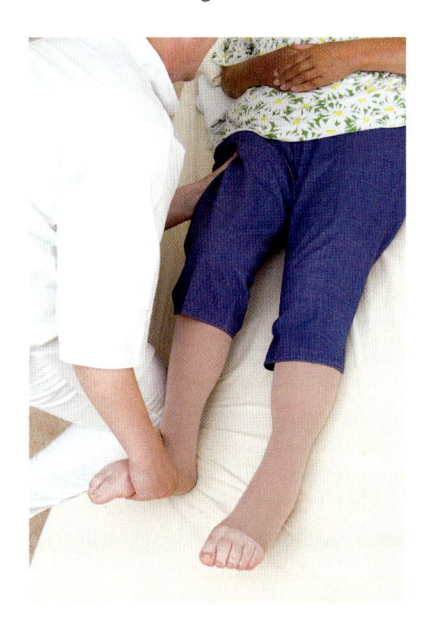

Abb. 2.6 Unterstützung beim Aufstellen des stärker betroffenen Beines. [K115]

Komplikation: das Schulter-Hand-Syndrom

Die stärker betroffene Hand neigt aus noch nicht in allen Einzelheiten bekannten Gründen (Veränderungen von Muskeltonus und Innervation, Mikrotraumen?) zum ödematösen Anschwellen. Diese Schwellung bildet sich bei korrekter Lagerung des Arms am Tisch oder im Bett zurück. Unter ungünstigen Bedingungen entsteht ein **Schulter-Hand-Syndrom** mit irreversibler Schädigung der Hand. Gefährdet sind vor allem Patienten, die Schmerzen nicht mehr spüren.

Pflegemaßnahmen zur Vorbeugung eines Schulter-Hand-Syndroms

Ein wichtiges Ziel bei der Pflege ist die Förderung des venösen und lymphatischen Rückflusses. Aus diesem Grund achten die Pflegenden darauf, dass
- Die Hand des Patienten nicht zur Handinnenfläche abgeknickt wird (Volarflexion)
- Die Kleidung des Patienten keine Gefäße einschnürt, z. B. durch zu enge Bündchen am Ärmel einer Bluse oder zu enge Kleidung im Achselbereich
- Am stärker betroffenen Arm keine Infusionen gelegt werden, da sie zu Paravasaten (Körperflüssigkeit dringt in das umgebende Gewebe ein) und Hämatomen führen können, die nur schlecht resorbiert werden
- Es am stärker betroffenen Arm nicht zu Verletzungen kommt, etwa durch das Herunterhängen des Arms im Rollstuhl mit Einklemmen in den Speichen
- Die Gefäße in Arm und Schulter nicht durch eine spastische Innenrotation des Arms und eine subluxierte Schulter komprimiert werden (Oberarm daher in eine leicht außenrotierte Position bringen)
- Der stärker betroffene Arm, wo möglich, leicht erhöht gelagert wird.

Komplikationen der Hüfte

Aufgrund der zu Beginn hypotonen Muskulatur kann es zu einem Absinken des Beckens auf der stärker betroffenen Seite und einer verminderten Stabilität des Hüftgelenks kommen. Durch sein Eigengewicht rutscht das Bein in eine abduzierte, außenrotierte Position. Die Gesäß- und Oberschenkelmuskulatur kann sich verkürzen und verstärkt dann bei zunehmender Muskelspannung zusätzlich die Fehlstellung. Ähnlich wie bei der schmerzhaften Schulter kann es zu Schädigungen an der Gelenkkapsel, den Bändern sowie zum Aneinanderreiben von Gelenkkopf und -pfanne kommen. Die Folge sind Schmerzen in der **Hüfte,** vor allem beim Anbeugen des stärker betroffenen Beins, die ebenso wie die Schulterkomplikationen die Rehabilitationsfähigkeit und Motivation der Patienten stark einschränken können.

Pflegemaßnahmen zur Vorbeugung von Hüftkomplikationen

Hüftkomplikationen lassen sich durch ein geeignetes Handling bei der Lagerung und dem Transfer von Patienten verhindern:
- Das Bein sollte zur Lagerung und vor weiteren Pflegemaßnahmen in die physiologische Mittelstellung gebracht werden
- Zur Bewegungsunterstützung greift die Pflegekraft seitlich an das betroffene Hüftgelenk und fixiert das Bein nahe dem Sprunggelenk (➤ Abb. 2.6)
- Um in der Rückenlage oder im Sitzen eine Außenrotation zu verhindern, sollte der Trochanter major (nicht der Fuß!) mit einem Handtuch oder einem kleinen Kissen unterlagert werden.
- Zur Lagerung auf der Seite stellt der Patient mit entsprechender Hilfestellung beide Beine auf, das Becken wird versetzt und erst jetzt wird der Patient gedreht.

Komplikation: das Pusher-Syndrom

Bei ca. 30 % aller linksseitig gelähmten Patienten tritt das **Pusher-Syndrom** (engl. *to push* = drücken, schieben) auf. Die Patienten drücken sich mit ihrer weniger betroffenen rechten Seite auf die stärker betroffene linke Seite. Befragt man einen Pusher-Patienten, wann eine ihm gegenüberstehende Person einen Stab (Besenstiel) senkrecht hält, glaubt er erst bei einer Neigung von ca. 7° nach links, dass der Stab senkrecht stehe. Der Patient empfindet also eine objektiv aufrechte Haltung als schief und eine Neigung der Körperlängsachse um ca. 7° nach links als aufrecht. Deshalb drücken sich die Patienten im Liegen, Sitzen, Stehen und Gehen nach links, um ihre subjektive Vertikale zu erreichen.

Weitere **Merkmale** des Pusher-Syndroms sind:
- Überaktivität der weniger betroffenen rechten Seite. Der Kranke hält sich überall fest oder stößt sich mit der hyperaktiven Seite ab
- Häufiges Herausrutschen aus dem Rollstuhl, weil sich der Patient im Sitzen nach links (zur stärker betroffenen Seite) drückt
- Häufige Stürze, da der Kranke im Stehen das stärker betroffene linke Bein in Beugestellung anzieht, ohne das Gewicht mit dem rechten Bein zu übernehmen
- Unfähigkeit, im Liegen den Kopf abzulegen (der Patient liegt wie ein großes „C" im Bett). Durch das ständige Wegdrücken besteht die Gefahr eines Dekubitus an Trochanter, Knie und Fersen auf beiden Seiten.

Pusher-Patienten haben in der Regel erhebliche **neuropsychologische Störungen,** die sich bemerkbar machen durch:
- Fehlendes Wahrnehmen und Erkennen der stärker betroffenen linken Körperhälfte (Neglect-Phänomen)
- Mangelnde Krankheitseinsicht (Anosognosie)
- Gestörte Orientierung im Raum
- Konzentrations-, Gedächtnis- und Planungsstörungen.

Rehabilitation des Pusher-Patienten

Die **Rehabilitation** eines Pusher-Patienten ist infolge der fehlenden Krankheitseinsicht und der Komplexität der Störungen schwierig (📖 10):
- Beim Pusher-Patienten sind mehr noch als bei den übrigen Schlaganfallpatienten *beide* Seiten betroffen. Zu Beginn richten sich die therapeutischen Aktivitäten auf die weniger betroffene Seite: Reduktion der Hyperaktivität, Lernen der Gewichtsübernahme, z. B. durch Transfer über die weniger betroffene Seite. Später erfolgt die Hilfestellung dann wie bei den anderen Schlaganfallpatienten von der stärker betroffenen Seite aus
- In der Anfangsphase ist ein tiefer Transfer (➤ 1.5.5) über die weniger betroffene Seite notwendig; sobald der Pusher-Patient in der Lage ist, kontrolliert Gewicht auf der weniger betroffenen Seite zu übernehmen, ist ein teil- bzw. auch aktiver Transfer möglich
- Zu Beginn benötigt der Patient v. a. auf der weniger betroffenen Seite Hilfen zur Orientierung. Beispielsweise dient es seiner Orientierung, wenn er beim Sitzen auf der Bettkante mit seiner weniger betroffenen Hand mehrmals auf der Matratze entlangfährt, damit er Stück für Stück mehr Gewicht auf seine weniger betroffene Seite bekommt
- Beim Sitzen im Stuhl wird die Orientierung gefördert, wenn er mit der weniger betroffenen Seite zur Wand sitzt. Noch besser ist es, wenn der Stuhl parallel zum Bett steht (weniger betroffene Seite zum Bett hin) und die Betthöhe so angepasst wird, dass der Kranke sich mit seinem weniger betroffenen Arm auf der Matratze aufstützen kann. Dagegen bringt es in aller Regel keinen Erfolg, dem Patienten auf der stärker betroffenen Seite ein Kissen anzubieten
- Kommandos wie „1, 2, 3" scheitern, weil der Patient durch seine Hyperaktivität und Planungsstörung die Handlung häufig bereits bei „1" nach dem Alles-oder-Nichts-Prinzip startet, ohne die notwendigen Zwischenschritte zu berücksichtigen. Besser ist körpernahes, nonverbales Arbeiten in kleinen Schritten und mit kurzen Arbeitsaufträgen statt ausführlichen Erklärungen (Einzelschritte kann der Patient besser ausführen).

VORSICHT!
Bei allen Formen des Transfers gilt, dass **mindestens zwei Personen** Hilfestellung leisten. Ist dies nicht gewährleistet, wird ohne Ausnahme kein Transfer durchgeführt!

Körperpflege

Die **Körperpflege** hat einen sehr hohen Stellenwert in der Rehabilitation des Schlaganfallpatienten, da sowohl grob- als auch feinmotorische Fähigkeiten intensiv trainiert werden. Die Rückkehr verloren gegangener Funktionen geschieht dabei nicht über das stupide Wiederholen von Einzelbewegungen, sondern durch das Einüben alltäglicher Handlungen wie Körperpflege sowie An- und Ausziehen. Deshalb sollte der Patient möglichst früh beginnen, diese Aktivitäten selbst auszuüben. Ziel ist es jedoch nicht, dass er alles kompensatorisch mit der weniger betroffenen Seite durchführt. Im Gegenteil, er soll lernen, seine hemiplegische Seite in die Handlungsabläufe einzubeziehen.

Kann der Patient die stärker betroffene Seite noch nicht mit einbeziehen, übernehmen die Pflegenden dies in Form des *therapeutischen Führens* (➤ 1.6), wobei konsequent die normalen Bewegungsabläufe eingeübt werden. Soweit möglich, sollten kurze Selbsthilfesequenzen im Stehen erfolgen, weil dies die aktivierendste Form des Trainings ist.

So früh wie möglich erfolgt die Körperpflege außerhalb des Bettes. Nicht selten dauert es allerdings einige Tage, bis eine Mobilisation an die Bettkante oder an das Waschbecken möglich ist. Voraussetzung für den Sitz an der Bettkante ist, dass der Patient bereits über eine ausreichende Rumpfstabilität verfügt, um sich eigenständig in sitzender Position zu halten, oder eine zweite Pflegekraft anwesend ist, die seine Position unterstützt. Selbstverständlich wird aber auch die Zeit bis zur Mobilisationsfähigkeit für die Rehabilitation des Patienten genutzt, etwa wenn Pflegende nach Prinzipien der Basalen Stimulation® (➤ 1.4) den Patienten im Bett waschen oder ihn bei der Körperpflege unterstützen.

Der stärker betroffene Arm wird dadurch einbezogen, dass Pflegende die notwendigen Bewegungsabläufe, wie etwa das Waschen des Gesichts, therapeutisch führen. Dies gilt auch für feinmotorische Handfunktionen wie etwa das Halten einer Zahncremetube zum Öffnen.

Besonderes Augenmerk sollte der **Mundpflege** gewidmet werden. Vor allem bei Patienten mit Schluckstörungen dient sie, neben der hygienischen und das Wohlbefinden fördernden Funktion, auch einer Steigerung der Wahrnehmungsfähigkeit (➤ unten *Ernährung*).

Tägliche Ganzkörperwäsche ist kein Merkmal für Pflegequalität!

Vor allem in Bezug auf die Körperpflege von Patienten halten viele Pflegende immer noch eine möglichst vollständige, hygienische Waschung für ein pflegerisches Qualitätsmerkmal.

Nicht zuletzt angesichts des allgegenwärtigen Zeitmangels in der Pflege sollten aber bei der Rehabilitation von Menschen nach einem

Schlaganfall in erster Linie therapeutische Gesichtspunkte Priorität haben. So ist einem Betroffenen durch eine langwierige, aber selbstständig vorgenommene Reinigung des Gesichts deutlich mehr geholfen als durch jede passive Pflegehandlung. Fällt dann, wegen mangelnder Zeit, z. B. das Waschen der Beine aus, so ist dies in den meisten Fällen problemlos vertretbar. Absprachen mit den Kollegen und eine flexible Pflegeplanung ermöglichen ein effizientes Zeit- und Tätigkeitsmanagement, bei dem auch hygienische und sonstige Aspekte nicht zu kurz kommen.

An- und Ausziehtraining

Aufgrund der beeinträchtigten Gleichgewichtsreaktionen ist das Bett mit seiner weichen Matratze für das **An- und Ausziehtraining** ungeeignet. Die Übungen werden deshalb auf einem Stuhl sitzend durchgeführt (> Abb. 2.7).

Mehr noch als Lähmungen bereiten Handlungs- und Planungsstörungen (*Apraxien* > 2.1.2) Schwierigkeiten bei der Körperpflege und beim Kleiden. So kann es z. B. sein, dass der Patient die Unterhose über den Kopf oder das Hemd mit der Innenseite nach außen anzieht. Deshalb sollte das Selbsthilfetraining jeden Tag gleich ablaufen. Vorlieben und Gewohnheiten des Patienten werden dabei berücksichtigt.

Beim Anziehen wird immer mit der stärker betroffenen Extremität begonnen. Bei Pullovern oder T-Shirts lässt der Patient seinen stärker betroffenen Arm in die vorbereitete Mulde des Ärmels gleiten, streift den Ärmel bis zur Schulter hoch und schlüpft mit dem weniger betroffenen Arm in den anderen Ärmel. Dann wird das Kleidungsstück über den Kopf gezogen. Zum Anziehen von Unterhose, Hose, Strümpfen und Schuhen werden die Beine nach Möglichkeit übereinandergeschlagen. Sind Unterhose und/oder Hose über die Knie gezogen, stellt sich der Patient hin und zieht die Kleidungsstücke hoch. Die Pflegenden achten auf den korrekten Sitz der Kleidung, da einschnürende Kleidung im Achselbereich das Schulter-Hand-Syndrom fördert. Das Ausziehen erfolgt in umgekehrter Reihenfolge. Wegen der Rutschgefahr sollte der Patient nicht in Strümpfen, sondern immer barfuß oder mit Schuhen stehen. Eine Antirutschfolie auf dem Boden verhindert das Ausrutschen in Strümpfen.

Wegen der erhöhten *Ablenkbarkeit* braucht der Patient beim Selbsthilfetraining Ruhe und erhält nur die absolut notwendigen Anweisungen.

Ernährung

Viele Schlaganfallpatienten entwickeln Schluckstörungen (*Dysphagie* > 1.8.5), die zu rezidivierenden Aspirationen mit nachfolgender Aspirationspneumonie bis hin zur Beatmungspflicht führen können. Daher ist es wichtig, Schluckstörungen rechtzeitig zu erkennen. (11) Bei leichteren Schluckstörungen kann der Patient vorübergehend über eine Magensonde ernährt werden. Ist allerdings absehbar, dass die Störung über einen längeren Zeitraum anhalten wird, sollte bereits frühzeitig die Anlage einer PEG-Sonde erwogen werden.

In erster Linie neigen Patienten mit Aphasie (> 1.8.8) zu Schluckstörungen, aber auch Patienten mit Hirnstammläsionen sind davon betroffen, da die Hirnnerven, die die Muskeln von Zunge und Schlund versorgen, hier entspringen und zudem das Schluckzentrum (Koordination des Schluckvorgangs) im Hirnstamm liegt (*Dysarthrie* > 1.8.5). Besonders gefährdet sind solche Patienten, die sich bereits an ihrem eigenen Speichel verschlucken (erkennbar an Speichelseen im Mund). „Verdächtig" sind außerdem Patienten mit einer belegten Stimme (evtl. Zeichen für einen unzureichenden Stimmlippenverschluss) sowie Kranke, die seit dem Schlaganfall noch nicht gehustet haben. Bei Fehlen des Hustenreflexes können Nahrungsreste evtl. unbemerkt in die Trachea laufen, ohne dass der Patient darauf reagiert. Schwere Aspirationspneumonien sind die mögliche Folge.

In vielen Kliniken wird bei Verdacht auf eine Schluckstörung vor der ersten Nahrungsmittelgabe eine Schluckdiagnostik von in **FOTT** (*Facio-orale-Trakt-Therapie*) ausgebildeten Logopäden, Ergotherapeuten, Physiotherapeuten oder Pflegenden durchgeführt (> Abb. 2.8). Oft kommen sie auch bei der Therapie der Fazialisparese zum Einsatz. Die **Ziele** der Facio-orale-Trakt-Therapie sind:

- Die Stimulation des Schluckvorgangs
- Das Wiedererlernen von Kaubewegungen
- Die Förderung der Sensibilität im Gesichts- und Mundbereich
- Die Wiederherstellung der natürlichen Mimik
- Die Unterstützung der Sprachtherapie.

Der FOTT-Therapeut diagnostiziert Form und Ausprägung der Schluckstörung und empfiehlt die weitere Vorgehensweise. Er stellt fest, ob vorübergehend eine Magen- oder sogar PEG-Sonde erforderlich ist, wann ein Beginn mit der Facio-orale-Trakt-Therapie sinnvoll ist und wann bei Fortschritten bzw. bei nicht ganz so schweren Schluckstörungen mit der therapeutischen Verabreichung von Speisen begonnen werden kann.

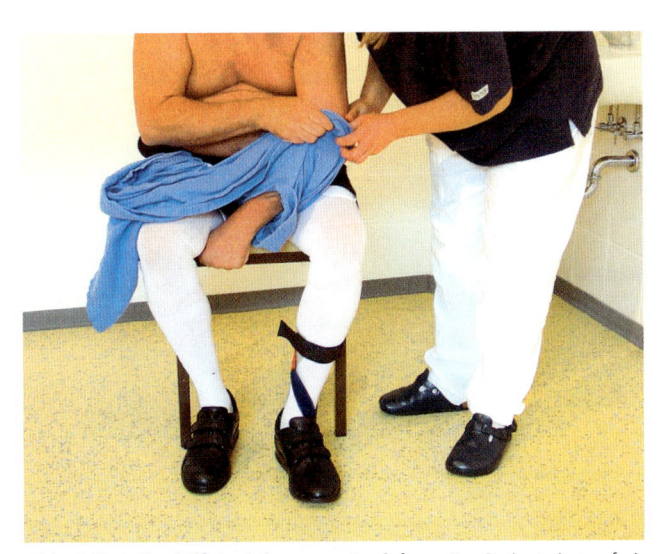

Abb. 2.7 Selbsthilfetraining zum Anziehen. Der Patient sitzt auf einem stabilen Stuhl, die Füße haben flächig Bodenkontakt. Zuerst zieht er das Kleidungsstück über den stärker betroffenen Arm. Die Pflegende unterstützt das Anziehtraining durch Führen der Bewegung. [M292]

SCHLUCKSCREENING DURCH DAS PFLEGEPERSONAL

Zeitpunkt der Untersuchung: _____

Durchgeführt durch: _____

Name des Patienten: _____

Geb.-Datum: _____

Hinweis: Patient muss zur Untersuchung aufrecht sitzen; es sollte für eine ruhige Umgebung gesorgt sein!

Fragestellung

1. Sitzt der Patient eigenständig aufrecht im Bett/im Stuhl: ☐ ja ☐ nein

2. Bisherige Nahrungsaufnahme: ☐ fest ☐ breiig ☐ flüssig

3. Kooperationsbereitschaft: ☐ vorhanden ☐ nicht vorhanden

4. Klang der Stimme: ☐ normal ☐ heiser ☐ rau ☐ brodelnd
   Nach Räuspern besser: ☐ ja ☐ nein

5. Mundinspektion:
   Sind Nahrungsreste vorhanden? ☐ ja ☐ nein
   Speichelfluss: ☐ vermehrt ☐ normal

6. Zahnprothese: ☐ vorhanden ☐ nicht vorhanden ☐ ausschl. eigene Zähne
   Falls Zahnprothese vorhanden: ☐ guter Halt ☐ schlechter Halt

7. Zungenpumpenbewegungen: ☐ ja ☐ nein
   (vermehrte Zungenpumpenbewegungen deuten auf einen verzögerten Schluckvorgang hin)

8. Husten:
   spontan: ☐ ja ☐ nein
   willkürlich (nach Aufforderung): ☐ ja ☐ nein
   ☐ kräftig ☐ schwach

9. Mundmotorik
   (Lippen- und Zungenbewegungen nach Aufforderung):
   vorhanden: ☐ ja ☐ nein
   Zungenmotorik: ☐ regelrecht ☐ erschwert

10. Schluckreflex:
    spontan: ☐ ja ☐ nein
    durch Stimulation auslösbar ☐ ja ☐ nein
    a) Zungengrund anheben oder
    b) kalten Kaffeelöffel in Apfelsaft eintauchen und in den Mund einführen

11. Kehlkopfanhebung regelrecht: ☐ ja ☐ nein
    ☐ reduziert
    (3 Finger des Untersuchenden werden oberhalb des Kehlkopfes angelegt; beim Schlucken muss der Kehlkopf den mittleren Finger übersteigen)

12. Schluckprobe möglich: ☐ ja ☐ nein

Schluckprobe nach Erheben des Screenings durch das Pflegepersonal

1. Schluckprobe mit kaltem Apfelmus oder Götterspeise:
   ☐ positiv/ohne Auffälligkeiten
   ☐ positiv/aber mit folgenden Auffälligkeiten
   ☐ Patient muss zum Nachschlucken aufgefordert werden
   ☐ Patient muss zum Räuspern aufgefordert werden/nach Schluckprobe belegte Stimme
   ☐ Patient isst hastig/Essen muss unter Aufsicht gereicht werden
   ☐ _____
   (Freitextmöglichkeit)
   ☐ negativ (Begründung): _____

Achtung!
Eine negative Schluckprobe oder eine Schluckprobe mit Auffälligkeiten bedarf einer Berücksichtigung in den Pflegemaßnahmen!

2. Schluckprobe mit 3 Teelöffeln kalten Wassers: ☐ positiv ☐ negativ

3. Schluckprobe mit einer Tasse kalten Wassers: ☐ positiv ☐ negativ

Abschließende Beurteilung:

_____

Abb. 2.8 Diagnosebogen zur Schluckdiagnostik. Aus: Dreischer, Tanja; Senf, Dorothea (Universitätsklinikum Carl-Gustav-Carus an der TU-Dresden, Klinik für Neurologie): Dysphagie rechtzeitig erkennen. In: Heilberufe 5 (2008), S. 24 ff. [O499]

Bei verbessertem Schluckakt delegiert der FOTT-Therapeut die Nahrungsmittelgabe an die Pflegenden. Dabei wird zuvor festgelegt, welche Speisekonsistenz für den Patienten am besten geeignet ist. Meistens können Patienten mit Schluckstörungen eher Speisen mit fester Konsistenz schlucken, während das Trinken lange Zeit Probleme bereitet. Für die **therapeutische Nahrungsverabreichung** gilt:

- Während der Phase der therapeutischen Nahrungsverabreichung kann der Patient nicht ausreichend essen und trinken. Parallel dazu ist weiterhin die Nahrungs- und Flüssigkeitssubstitution über Magensonde oder PEG erforderlich
- Zu Anfang kann es noch notwendig sein, dass eine zweite Pflegende anwesend ist, die in Absaugbereitschaft (alle Materialien und Geräte zum endotrachealen Absaugen sind vorhanden und betriebsbereit) die Nahrungsverabreichung unterstützt
- Patient und Angehörige werden darüber aufgeklärt, dass keine Zusatznahrung oder Flüssigkeit vom Patienten selbst zu sich genommen oder von den Angehörigen verabreicht werden darf
- Der Patient wird zur Nahrungsverabreichung in eine optimale Ausgangsposition gebracht. Am besten eignet sich das Sitzen in einem (Pflege-)Stuhl
- Die Essgewohnheiten des Patienten sind bekannt und werden, wo möglich, berücksichtigt
- Eventuell ist eine Stimulation des Mundbereichs vor der Nahrungsverabreichung erforderlich: Dazu zieht sich die Pflegende Handschuhe an. Alle Gegenstände, auch der Finger, müssen immer angefeuchtet sein. Die Pflegende teilt sich den Mund in vier Quadranten ein und geht immer nach demselben Schema vor:
  - Damit die Wahrnehmung des Patienten verbessert wird, ist es sinnvoll, mit der Stimulation auf der weniger betroffenen Seite zu beginnen und sie dann auf der stärker betroffenen Seite fortzusetzen
  - Eine häufig benutze Variante der Stimulation ist, mit dem angefeuchteten Finger von der Oberkiefermitte auf dem Zahnfleisch zur Backentasche zu fahren, dies 1- bis 2-mal zu wiederholen und unter Dehnung der Wangenmuskulatur die Stimulation des jeweiligen Quadranten zu beenden
  - Nach der Stimulation der äußeren Mundhöhle kann die Stimulation der Zunge erfolgen. Es können z. B. Zungenbewegungen in die verschiedenen Richtungen angebahnt werden, auch eine gezielte Spürinformation auf der Zunge kann einen erhöhten Tonus der Zunge normalisieren. Anschließend kann der harte Gaumen bis in den Übergangsbereich zum weichen Gaumen durch feste Spürinformation in 2–3 Schritten bewusst gemacht werden

> **VORSICHT!**
> Einige Schlaganfallpatienten wie auch Patienten nach einem Schädel-Hirn-Trauma neigen bei einer Manipulation in ihrem Mund zum **Beißreflex**. Für die Pflegende wäre es bei solchen Patienten zu gefährlich, mit dem Finger in die innere Mundhöhle zwischen die Zähne zu gehen!

- Nach der Nahrungsverabreichung muss in jedem Fall eine Mundpflege erfolgen. Unterbleibt sie, können in den Backentaschen verbliebene Nahrungsmittelreste direkt in die Trachea fallen, wenn sich der Patient ins Bett legt. Der Patient sollte nach dem Essen mindestens 20 Minuten aufrecht sitzen bleiben
- Die Mundpflege erfolgt nach dem gleichen Schema wie die Stimulation für die Nahrungsverabreichung. **Die Mundpflege sollte grundsätzlich nicht mit einer Klemme durchgeführt werden!** Für die Mundpflege bei Schlaganfallpatienten mit einer Neigung zum Beißreflex eignen sich dicke Watteträger oder – noch effektiver – eine weiche Kinderzahnbürste, mit der sich gut die Zunge reinigen lässt.

Ausscheidung

Stuhl- und (viel häufiger) **Harninkontinenz** sind meistens nur in der Akutphase ein Problem. Ursachen sind oft die lähmungsbedingte Immobilität oder, infolge von Wahrnehmungsstörungen, die Unfähigkeit, die volle Blase bzw. den vollen Enddarm zu spüren. Auch eine Apraxie oder eine Aphasie begünstigt, durch die Unfähigkeit, gezielt zu handeln bzw. sich mitzuteilen, eine Inkontinenz. Durch frühzeitige Mobilisation bildet sich die Inkontinenz meist rasch zurück. Zusätzlich kann der Patient nach den Mahlzeiten auf die Toilette geführt werden. Besteht die Harninkontinenz länger als einige Tage, ist ein suprapubischer Dauerkatheter das geeignete Mittel zur vorübergehenden Harnableitung. (📖 12)

> **Dauerkatheter ist keine Dauerlösung**
> Der transurethrale **Dauerkatheter** als Dauerlösung gehört der Vergangenheit an, da er die Wahrnehmungsfähigkeit des Schlaganfallpatienten zusätzlich einschränkt und das Risiko einer Blasenentzündung stark erhöht. Er sollte nur noch zu einer kurzfristig notwendigen Flüssigkeitsbilanzierung angewendet werden.

Bei unzureichender Mobilisation, Breikost und nicht ausreichender Flüssigkeitszufuhr kommt es häufig zu einer **Obstipation**. Dagegen helfen reichliches Trinken oder eine intravenöse Flüssigkeitsgabe (mit Flüssigkeitsbilanz), ballaststoffreiche Kost und Mobilisation.

Kommunikation

Viele Patienten mit einem Schlaganfall haben eine Aphasie (*zentrale Sprachstörung* ➤ 1.8.8), die je nach Form und Schweregrad auch das Lesen und Schreiben beeinträchtigt.

Auch eine Dysarthrie (➤ 1.8.5), bei der die Sprechmotorik betroffen ist, führt zu einer Veränderung der Sprachfähigkeit. Hier sind allerdings das Wortverständnis und die Fähigkeit, zu lesen und zu schreiben, nicht betroffen, was die Kommunikationsfähigkeit der Patienten im Vergleich zu Aphasikern deutlich erleichtert. Leider treten beide Symptome oft gemeinsam auf. Der plötzliche Verlust der Sprache bedeutet für die Betroffenen eine erhebliche Einschränkung im Umgang mit anderen Menschen, belastet sie psychisch stark und kann zu seiner völligen Isolation von der Umwelt führen. Die folgenden Ausführungen konzentrieren sich auf den Umgang mit Aphasikern.

> **Regeln für die Kommunikation mit Aphasikern**
> - Den Patienten oft ansprechen, auf Erfolge hinweisen und zum Sprechen motivieren
> - Ruhig und deutlich sprechen und einfache, kurze Sätze verwenden (aber keine „Kindersprache"!)
> - Dem Patienten helfen, wenn er nicht die richtigen Worte findet („Meinen Sie die Tasse auf dem Tisch?")
> - Nachfragen, wenn Sie nicht verstanden haben, was der Patient sagen möchte
> - Nicht für den Patienten antworten, sondern ihm eine Antwort ermöglichen (auch z. B. durch Nicken)
> - Sich bei der Kommunikation mit dem Patienten Zeit nehmen und Geduld aufbringen, da sich der Kranke sonst unter Druck gesetzt fühlt
> - Gesagtes mit Mimik und Gestik untermauern
> - Den Patienten über alle pflegerischen Handlungen informieren (nicht „stumm" pflegen)
> - Schlechte Stimmungen des Patienten akzeptieren. Nicht selten ist z. B. Fluchen die einzige noch verbliebene Möglichkeit des Patienten, Emotionen auszudrücken
> - Eng mit den Sprachtherapeuten zusammenarbeiten und Ihr Vorgehen mit ihnen absprechen.

Viele Patienten, insbesondere solche Menschen, die vor der Erkrankung sehr selbstständig gelebt haben, möchten den Pflegenden „nicht zur Last fallen" und neigen dazu, alles geschehen zu lassen, ohne an die eigenen Bedürfnisse zu denken. Um dem vorzubeugen, treten die Pflegenden dem Patienten offen und ehrlich entgegen. Sie sprechen mögliche Probleme frühzeitig an, um zusammen mit dem Patienten schnellstmöglich zu einer Lösung zu gelangen und dem Patienten die Angst vor dem Versagen zu nehmen.

Psychosoziale Begleitung

Neben den körperlichen Beeinträchtigungen hat ein Schlaganfall auch psychosoziale, emotionale und spirituelle Folgen. Betroffene stürzen nicht selten in eine tiefe Lebens- und Identitätskrise. Oft stehen das individuelle Rollenverständnis und die gesamte Lebensplanung auf dem Spiel. Eine ganzheitliche Betrachtung der Situation des Pflegebedürftigen darf hier keine Floskel sein, sondern ist zwingend notwendig und muss im Pflegeprozess berücksichtigt werden. Angst macht Patienten depressiv, antriebslos und vielfach aggressiv. Die Betroffenen verlieren evtl. jegliche Motivation, zur Verbesserung ihres Zustands selbst beizutragen, was die gesamte Rehabilitation in Frage stellt. (13, 14)

Die Pflegenden zeigen Verständnis für den Patienten und vermitteln ihm Sicherheit durch einen offenen Umgang mit seinen Einschränkungen. Werden Probleme durch die Pflegenden überspielt oder nicht ernst genommen, bekommt der Patient das Gefühl, dass er mit seinen Einschränkungen und Ängsten nicht angenommen wird. Lob und positive Kritik geben dem Patienten ein Gefühl für seine erhaltenen Fähigkeiten und motivieren ihn, weiter an sich zu arbeiten. Dabei ist es wichtig, gemeinsam mit dem Patienten sowie kleinschrittig vorzugehen und sich absehbar erreichbare Ziele zu setzen. Erfolg, Hoffnung und Motivation gehen oft Hand in Hand.

Schon zu Beginn der Behandlung sprechen die Pflegenden mit dem Patienten über seine Ängste, um einen offensiven Umgang damit zu erreichen. Angehörige sollten dabei direkt einbezogen werden, weil sie meist die wichtigsten Bezugspersonen sind und oft soziale Konsequenzen auch sie betreffen. Eine psychologische Betreuung kann dabei für Patienten wie Angehörige hilfreich sein.

Alle Maßnahmen erfordern viel Geduld, Ausdauer und Disziplin bei Pflegenden wie Betroffenen.

2.2 Intrazerebrale Blutung

> **Intrazerebrale Blutung:** Blutung in das Hirngewebe hinein *(intraparenchymatös)*. Ursache von etwa 15 % der Schlaganfälle, häufig auf der Grundlage einer zerebralen Arteriosklerose.

ACHTUNG!
Alle akuten intrakraniellen Blutungen, d. h. Blutungen in den Schädelinnenraum hinein, sind **lebensbedrohliche Krankheitsbilder,** weil jede größere Blutung wegen der Volumenbegrenzung des Schädels schnell einen starken Druck auf das empfindliche Gehirn ausübt. Außerdem führen intrakranielle Blutungen oft zu einem Hirnödem, das den Hirndruck weiter erhöht (➤ Kapitel 10).

2.2.1 Krankheitsentstehung, Symptome und Diagnostik

Krankheitsentstehung

Intrazerebrale Blutungen sind zumeist Folge einer arteriellen Hypertonie und entstehen durch das Zerreißen von durch die Hypertonie vorgeschädigten Arterien. Typische Lokalisationen *(loco typico)* einer solchen **hypertensiven Blutung** sind die Stammganglien (➤ Abb. 2.9), das Marklager, das Kleinhirn und seltener der Pons. Als Risikofaktoren gelten Gerinnungsstörungen, die Arteriosklerose und eine arterielle Hypertonie.

Die Blutung selbst und eine nachfolgende Ödembildung können über eine Steigerung des intrakraniellen Drucks zu einer verminderten Hirndurchblutung bis hin zur Ischämie führen (Hirndruck, Hydrozephalus (➤ Abb. 2.10)).

Symptome

Die intrazerebrale Blutung führt meist zum klinischen Bild eines Schlaganfalls (➤ 2.1.2). Infolge der raumfordernden Wirkung einer Blutung treten häufiger als bei einer Ischämie Kopfschmerz, Übelkeit und eine frühe Abweichung der Augen zur Seite der Blutung hin auf **(Déviation conjuguée).** Bei größerer Blutung kann es zu einer raschen Bewusstseinstrübung kommen. Die Symptome geben jedoch nur Hinweise – eine sichere Unterscheidung zwischen Ischämie und Blutung ist klinisch nicht möglich.

Diagnostik

Nach der Primärversorgung des Patienten wird ein CCT durchgeführt, um zwischen Blutung und Ischämie zu unterscheiden und Lokalisation sowie Größe der Blutung auszumachen. Nur selten ist das Blut in den ersten Stunden nach Symptombeginn noch nicht sichtbar. In diesen Fällen muss das CCT später wiederholt werden.

Bei vorbestehender Hypertonie und typischer Lokalisation der Blutung ist keine weitere Diagnostik zur Ursachenforschung erforderlich.

Atypische Blutungen benötigen dagegen einer weiteren Abklärung. Differenzialdiagnostisch muss dabei an eine Tumorblutung, Sinusvenenthrombose oder an Gefäßveränderungen (Aneurysma, AV-Malformation, AV-Fistel, Kavernom) gedacht werden. In diesen Fällen wird eine Angiografie durchgeführt, um die der Blutung zugrunde liegende Quelle zu erfassen. Ergibt auch die Angiografie keine eindeutige Ursache, kann ein Kernspintomogramm angefertigt werden. Bei unauffälligen Befunden ist es sinnvoll, die jeweiligen Untersuchungen nach der Resorption der Blutung (meist wenige Wochen) zu wiederholen.

AV-Malformation

AV-Malformation (arteriovenöse Malformation): Gefäßfehlbildungen mit direktem Übergang von Blut aus Arterien in Venen über ein unterschiedlich groß ausgeprägtes, zwischengeschaltetes Gefäßgeflecht *(Nidus)* aus pathologischen Gefäßen (➤ Abb. 2.11). Diese auch als Angiome bezeichneten Malformationen sind vermutlich angeborene Anlagestörungen der vorgeburtlichen Entwicklungsperiode. Neben einer Blutung kann ein Angiom auch durch einen Krampfanfall oder neurologische Ausfälle auffällig werden. Abhängig von Lokalisation und Beschwerdebild stehen an therapeutischen Möglichkeiten alleine oder in Kombination die radiologische endovaskuläre „Verklebung" *(Embolisation),* die chirurgische Entfernung, die Strahlentherapie oder auch ein konservatives Vorgehen zur Verfügung.

AV-Fistel

AV-Fistel (arteriovenöse Fistel): Gefäßfehlbildung mit direktem Kurzschluss von Arterie und Vene ohne zwischengeschaltetes Gefäßbett, häufig duraassoziiert und daher auch als durale AV-Fistel bezeichnet. AV-Fisteln sind zumeist erworbene Fehlbildungen und können unter anderem nach Sinusvenenthrombosen oder Traumen entstehen. Nicht selten beklagen die Patienten ein pulssynchrones Ohrgeräusch, aber auch zu Krampfanfällen kann es neben einer Blutung kommen. Die Behandlungsnotwendigkeit richtet sich nach dem Aufbau der Fistel und die Behandlung kann wiederum radiologisch endovaskulär und/oder chirurgisch erfolgen.

Kavernom

Kavernom: Diese auch als kavernöses Hämangiom bezeichnete Fehlbildung besteht aus einem brombeer- oder maulbeerartig erscheinenden Gefäßknäuel, wird von kleinsten kapillären Arterien gespeist und von ebenso großen Venen entsorgt. Kavernome sind nur selten in der Angiografie zu sehen und am besten im Kernspintomogramm zu erkennen. Neben einer Blutung werden diese Läsionen typischerweise auch durch Krampfanfälle symptomatisch. Kavernome können sporadisch oder familiär gehäuft und zu mehreren auftreten.

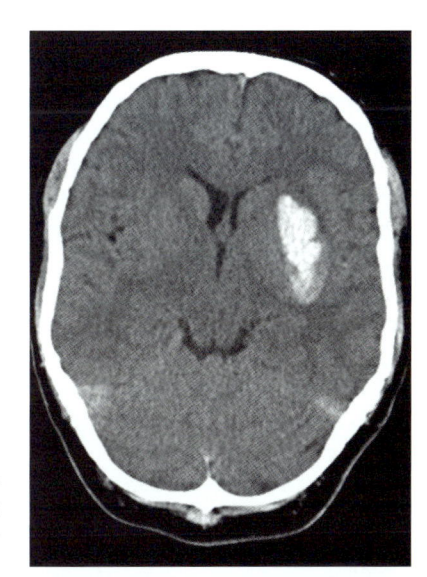

Abb. 2.9 Stammganglienblutung links an typischer Stelle, „loco typico". [T422]

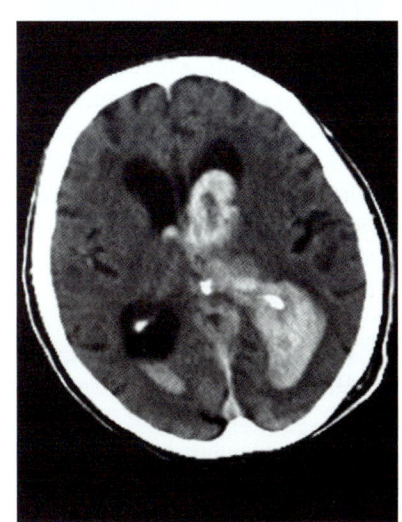

Abb. 2.10 Intrazerebrale Blutung aus den linken Stammganglien mit Ventrikeleinbruch und daraus resultierendem akutem Hydrozephalus. [T422]

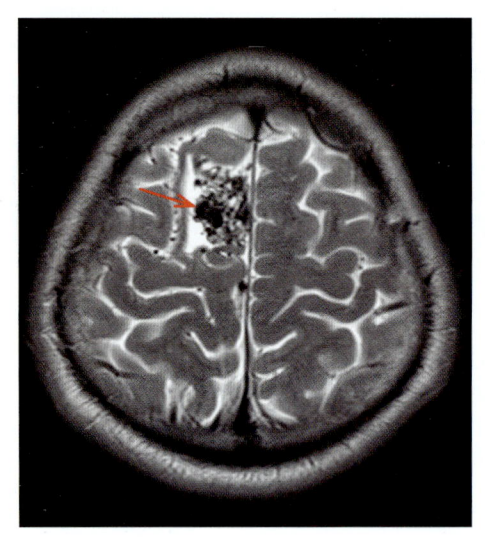

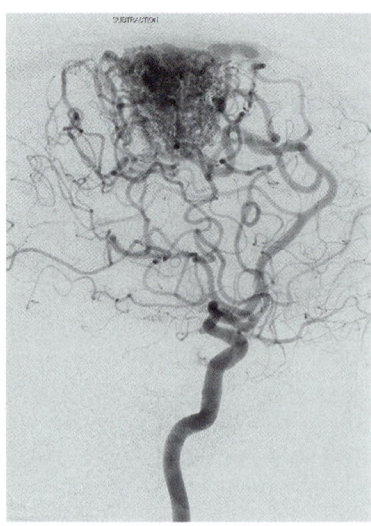

Abb. 2.11 MRT **(a)** und Angiogramm **(b)** einer **AV-Malformation** rechts frontal (Bergen, Sergej). [T422]

2.2.2 Behandlungsstrategie und Prognose

Konservative Therapie

Behandlung bei akuter intrakranieller Druckerhöhung ➤ 10.4

Die **allgemeine Therapie** bei intrazerebraler Blutung entspricht weitgehend der Therapie bei zerebraler Ischämie (➤ 2.1.3). Der angestrebte Blutdruck liegt aber mit ca. 150 mmHg für den systolischen Wert etwas niedriger. Um Blutdruckspitzen zu vermeiden, wird eine Obstipationsprophylaxe durchgeführt.

Infolge der raumfordernden Wirkung der Blutung leiden die meisten Patienten mit intrazerebraler Blutung unter starken Kopfschmerzen und Übelkeit. Deshalb achten Ärzte und Pflegende auf ausreichende **Analgesierung** und evtl. Sedierung sowie die Gabe von Antiemetika.

24 Stunden nach der Blutung wird bei den meisten Patienten mit einer **Low-dose-Heparinisierung** zur Thrombose- und Lungenembolieprophylaxe begonnen.

Wird als Ursache für eine intrazerebrale Blutung eine Sinusthrombose nachgewiesen (➤ 2.4), wird der Patient trotz Blutung sofort vollheparinisiert. War die intrazerebrale Blutung hingegen durch Gerinnungsstörungen bedingt, so werden diese schnellstmöglich korrigiert.

Invasive Therapien

Je nach Lokalisation und Größe der Blutung sowie in Abhängigkeit von dem klinischen Zustand des Patienten entscheidet der Arzt, ob ein invasives Vorgehen notwendig ist. Da das Blut, das ins Hirngewebe ausgetreten ist, im Verlauf von Tagen bis Wochen wieder resorbiert wird, ist ein invasives Vorgehen nur indiziert bei:
- Primär raumfordernden Blutungen
- Sich verschlechternder Bewusstseinslage infolge zunehmender Schwellung
- Liquorzirkulationsstörungen.

Operative Blutungsausräumung
Abhängig von Lebensalter und Allgemeinzustand des Patienten entscheidet der Arzt zusammen mit den Angehörigen, ob in Anbetracht der Gesamtsituation eine operative Blutungsausräumung sinnvoll ist. Manchmal ist die operative Blutungsausräumung bei sekundärer Verschlechterung oder zunehmender Hirnschwellung, hier besonders im Bereich der hinteren Schädelgrube, zwingend erforderlich.

Blutungsdrainage
Bei größeren supratentoriellen (oberhalb des Kleinhirnzeltes liegenden) Blutungen kann eine **Drainage** in der Blutungshöhle Entlastung schaffen (stereotaktisch oder mittels Neuronavigation geführte Eingriffe ➤ 1.9.8). Noch flüssiges Blut kann hierüber abfließen, evtl. kann die Blutungshöhle mit Fibrinolytika (z. B. rt-PA) gespült werden.

Externe Ventrikeldrainage
Bei Einbruch der Blutung ins Ventrikelsystem oder bei primär infratentorieller (unterhalb des Kleinhirnzelts liegender) Blutung mit Kompression des IV. Ventrikels kommt es häufig zur Liquorzirkulationsstörung mit innerem Liquoraufstau. Der entstehende akute *Hydrocephalus internus occlusus* (➤ 10.3.1) wird durch die Anlage einer **externen Ventrikeldrainage** in einen Seitenventrikel behandelt. Hierüber kann die *intrathekale* Gabe von Fibrinolytika erwogen werden.

Prognose und Rezidivprophylaxe

Die **Prognose** hängt von Lokalisation und Größe der Blutung ab. Bei oberflächlichen, kleinen Blutungen ist sie am besten, bei Blutungen im Hirnstamm- oder Thalamusbereich oder bei massivem Bluteinbruch in die Ventrikel sehr schlecht. Die Gesamtsterblichkeit liegt bei etwa 30–50 %, viele der Überlebenden behalten dauerhafte Behinderungen.

Bei hypertensiv bedingter Hirnblutung ist zur **Rezidivprophylaxe** eine dauerhafte antihypertensive Therapie einzuleiten.

Bei Blutungen aus anderer Ursache und insbesondere bei atypischen Blutungen ist die Blutungsquelle nach Möglichkeit zu diagnostizieren und zu beseitigen (z. B. Operation einer Gefäßfehlbildung, immunsuppressive Therapie bei Vaskulitis).

2.3 Subarachnoidalblutung

Intrazerebrale Blutung ➤ 2.2

Subarachnoidalblutung (kurz *SAB*): Meist akute Blutung in den Subarachnoidalraum zwischen *Arachnoidea* und *Pia mater*.

2.3.1 Krankheitsentstehung, Symptome Komplikationen

Krankheitsentstehung

Häufigste Ursache einer spontanen Subarachnoidalblutung ist die **Ruptur eines Hirnarterienaneurysmas** *(zerebrales Aneurysma)*. Dabei führt eine vermutlich anlagebedingte Gefäßwandschwäche der Hirnbasisarterien zu einer Gefäßwandaussackung. Die Gefäßwand dieser Aussackung ist derart ausgedünnt, dass es z. B. während einer Blutdruckspitze (z. B. bei Stuhlgang oder Beischlaf) zu einem Einreißen kommt. Das Aneurysma rupturiert und es kommt zu einem Blutaustritt in der Umgebung der Hirnbasisarterien in die sogenannten basalen Zisternen. Nicht zu verwechseln ist diese basale spontane SAB mit einer traumatischen SAB infolge eines Schädel-Hirn-Traumas, wobei diese beiden Entitäten meist durch die Blutungsverteilung radiologisch und aufgrund der Anamnese klinisch zu unterscheiden sind. Seltener kann es aber auch bei einer AV-Malformation, AV-Fistel, einem Kavernom oder einem eingebluteten Tumor zu einer SAB kommen.

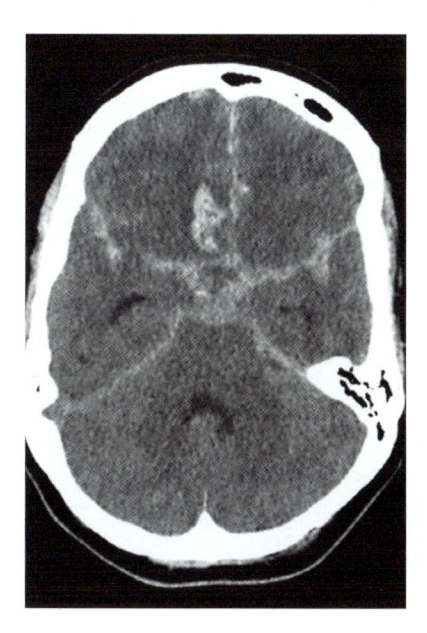

Abb. 2.12 Schwere basale **Subarachnoidalblutung** mit auch geringen intrazerebralen Blutungsanteilen. [T422]

Tab. 2.4 Schweregrade der Subarachnoidalblutung nach Hunt und Hess.

Schweregrad	Symptome
I	Kopfschmerzen, leichter Meningismus
II	Schwerste Kopfschmerzen, deutlicher Meningismus, Hirnnervenausfälle
III	Somnolenz, Psychosyndrom, leichte Herdsymptome
IV	Sopor, Hemiparese/-plegie, vegetative Dysregulation
V	Koma

Symptome und Untersuchungsbefund

Bevor ein Aneurysma blutet, können durch Kompression benachbarter Strukturen Symptome wie Doppelsehen oder andere Hirnnervenbeeinträchtigungen auftreten. Außerdem geht einer massiven Aneurysmablutung nicht selten eine kleinere **Warnblutung** mit vergleichbaren, aber leichteren Beschwerden voraus. Bei 20 % der heute therapierten Aneurysmen handelt es sich um Zufallsbefunde, die wegen anderer Beschwerden (z. B. Tinnitus) im Computer- oder Kernspintomogramm gefunden worden sind.

Typische **Symptome** und Befunde sind:
- Plötzliches Auftreten stärkster, oft hinterkopfbetonter Kopfschmerzen („Solche Kopfschmerzen habe ich noch nie zuvor in meinem Leben gehabt!")
- Übelkeit und Erbrechen
- Bewusstseinstrübung bis hin zur Bewusstlosigkeit (bei ca. ⅔ aller Patienten)
- Tachy- oder Bradykardie
- Arterielle Hyper- oder Hypotonie
- Gegebenenfalls Hirndruckzeichen.

Der bewusstseinsklare Patient mit einer Subarachnoidalblutung macht einen schwer kranken, schmerzgeplagten Eindruck. Im neurologischen Untersuchungsbefund fällt ein **Meningismus** als Ausdruck einer Reizung der Hirnhäute auf (➤ 6.1). Anfangs und beim Bewusstlosen kann der Meningismus jedoch fehlen. Bei schwereren Verläufen sind neben einer Bewusstseinstrübung auch fokalneurologische Ausfälle wie Halbseitenlähmung oder Hirnnervenausfälle möglich. Evtl. besteht eine Hirndrucksymptomatik. Der klinische Schweregrad der SAB wird nach Hunt und Hess eingeteilt.

Komplikationen

Die Hauptgefahren für den Patienten mit Subarachnoidalblutung sind
- *vor* der Behandlung:
  - eine erneute **Blutung** aus dem unbehandelten Aneurysma (in bis zu 20 % der Fälle innerhalb der ersten 3 Tage)
  - ein akuter Hydrozephalus infolge Verstopfung der Liquorabflusswege durch das ausgetretene Blut
  - akute Hirndrucksymptomatik durch den Hydrozephalus oder eine nicht selten begleitende ICB
- im weiteren Verlauf und *nach* der Behandlung:

- **Vasospasmen** (arterielle Gefäßkrämpfe), vermutlich durch Freisetzung vasoaktiver Substanzen (z. B. Serotonin) oder Hämoglobinabbauprodukte. Typischer Zeitraum für die Entstehung von Vasospasmen ist der 5. bis 11. Tag nach Blutung
- ein fortbestehender, chronischer posthämorrhagischer Hydrozephalus mit Shuntpflicht
- seltener Einblutungen in die Glaskörper des Auges *(Terson-Syndrom)* mit Sehverschlechterung und Notwendigkeit einer ophthalmologischen Behandlung.

2.3.2 Diagnostik und Differenzialdiagnose

Diagnostik

Der Verdacht auf eine Subarachnoidalblutung stellt eine Notfallsituation dar und zieht folgende sofortige Diagnostik nach sich:
- **CCT.** Sie vermag die Blutung bei 95 % aller Patienten mit einer frischen Subarachnoidalblutung darzustellen (➤ Abb. 2.12). Häufig kann auch eine **CT- oder MR-Angiografie** bereits ein Aneurysma, das geblutet hat, nachweisen
- **Lumbalpunktion.** Eine Lumbalpunktion wird nur bei fehlendem Blutungsnachweis im CCT und anamnestischem Verdacht auf eine SAB durchgeführt. Sie ergibt blutigen Liquor bei einer frischen Subarachnoidalblutung und xanthochromen (gelblichen) Liquor bei einer älteren Blutung (12 Stunden bis 14 Tage). Zur Differenzierung von einer artefiziellen (künstlichen) Blutbeimengung wird die **Drei-Gläser-Probe** durchgeführt: Nach der Punktion des Subarachnoidalraums wird Liquor in drei verschiedenen Gläsern aufgefangen. Ist der Liquor im dritten Glas deutlich weniger blutig als im ersten Glas, spricht das für eine artefizielle Blutbeimengung. Außerdem wird der Liquor unmittelbar nach Entnahme zentrifugiert. Ein wasserklarer Überstand spricht gegen eine Subarachnoidalblutung
- **Zerebrale Angiografie.** Sie ist bei Patienten der Stadien Hunt-Hess I–IV (bei Patienten unter 50 Jahren auch im Stadium V, ➤ Tab. 2.4) indiziert und ermöglicht eine Darstellung der Blutungsquelle in ca. 90 % der Fälle (➤ Abb. 2.13)
- **Transkranielle Doppler-Sonografie** (TCD) zum Nachweis von Vasospasmen, die sowohl während einer Angiografie als auch bei einer Operation zu einem hohen Risiko eines Gefäßverschlusses mit resultierendem ischämischem Infarkt führen
- **MR-Angiografie** bei negativer Angiografie, da ein Aneurysma nach Ruptur thrombosieren kann und sich dann in der klassischen Angiografie evtl. nicht mehr darstellt.

Differenzialdiagnose

Differenzialdiagnostisch kommen bei einem bewusstseinsklaren Patienten alle akut auftretenden Kopfschmerzformen (vor allem der akute postkoitale Kopfschmerz) in Betracht. Bei komatösen Patienten wiederum muss an alle Ursachen eines akut aufgetretenen Komas gedacht werden. Letztlich ist bis zum Beweis des Gegenteils und bei entsprechender Anamnese und klinischem Bild immer auch an eine akute intrakranielle Blutung zu denken. In einigen Fällen kann trotz nachgewiesener SAB keine Blutungsquelle gefunden werden. Bei diesen, häufig als *präpontine SAB* bezeichneten, Patienten ist dann eine angiografische Zweituntersuchung im Verlauf notwendig.

> Die spontane aneurysmatische SAB muss von der **traumatischen SAB** infolge eines Schädel-Hirn-Traumas unterschieden werden. Die traumatische SAB ist in der Regel über der Hirnoberfläche lokalisiert, selten von Komplikationen wie Vasospasmen oder Hydrozephalus begleitet und prognostisch in erster Linie von den Begleitverletzungen abhängig.

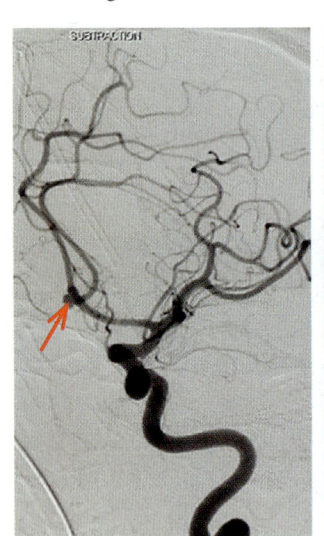

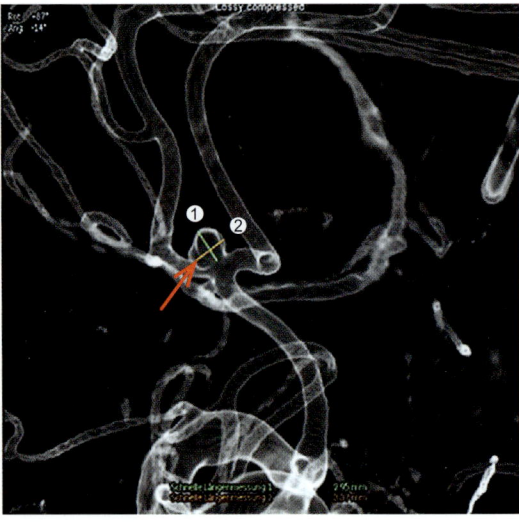

Abb. 2.13 a und b Angiografie der intrakraniellen Gefäße mit Nachweis eines zweifach-gelappten Aneurysmas an der A. communicans anterior. [T422]

2.3.3 Behandlungsstrategie und Prognose

Behandlungsstrategie

Initale Behandlungsziele sind die zeitnahe Ausschaltung des Aneurysmas und die Therapie der Primärkomplikationen.

Eine frühzeitige Aneurysmabehandlung innerhalb der ersten 72 Stunden vor Auftreten der Vasospasmusphase bringt meist die besten Erfolge. Dabei wird das Aneurysma je nach Lokalisation und Konfiguration entweder während der Angiografie superselektiv dargestellt und mit kleinen Platinspiralen ausgefüllt (engl. *coils*, ➤ Abb. 2.14) oder neurochirurgisch freigelegt und durch spezielle Clips an seinem Gefäßursprung von der Blutzirkulation abgeschnitten. Ist dies nicht möglich, kann die Aneurysmawand auch operativ durch Muskel- oder Kunststoffgewebe verstärkt werden *(Wrapping)*.

> Die Entscheidung für die Behandlung nichtgebluteter Aneurysmen kann mitunter schwierig sein. Sie ist in jedem Fall eine Individualentscheidung und abhängig von Größe, Konfiguration und Lokalisation des Aneurysmas. Auch der Zustand des Patienten (Alter, Nebenerkrankungen), die Familienanamnese für Aneurysmen sowie das Vorliegen mehrerer Aneurysmen fließen in die Indikationsstellung ein.

Bei akutem Hydrozephalus kann eine **lumbale Liquordrainage** angelegt werden. Besteht aber ein Verschlusshydrozephalus (akuter Hydrocephalus internus occlusus ➤ 10.3.1), wird dieser durch eine **externe Ventrikeldrainage** entlastet. Eine lumbale Liquordrainage ist in diesem Fall kontraindiziert, da die Gefahr einer Hirnstamm-Einklemmung besteht. Oft verbessert bereits das Senken des Liquordrucks den klinischen Zustand des Patienten so sehr, dass der Patietent stabilisiert werden kann und eine endovaskuläre oder operative Therapie besser möglich wird.

Nach der Ausschaltung des Aneurysmas ist die Verhinderung von Vasospasmen von elementarer Bedeutung. Die zerebrale Blutflussgeschwindigkeit wird täglich mittels transkranieller Doppler-Sonografie kontrolliert. Beim Auftreten von erhöhten Flussgeschwindigkeiten geht man von Gefäßspasmen aus. Zur Vasospasmusprophylaxe kann eine Behandlung mit *Kalziumantagonisten* durchgeführt werden (z. B. Nimodipin, z. B. Nimotop®). Ferner kann es notwendig werden, den Blutdruck medikamentös auf Werte anzuheben, die den Spasmen entsprechend einen adäquaten zerebralen Blutfluss garantieren. Neben vasoaktiven Medikamenten wie Noradrenalin und Adrenalin kann dies auch durch Volumengabe mit Hypervolämie und Hämodilution geschehen. Diese

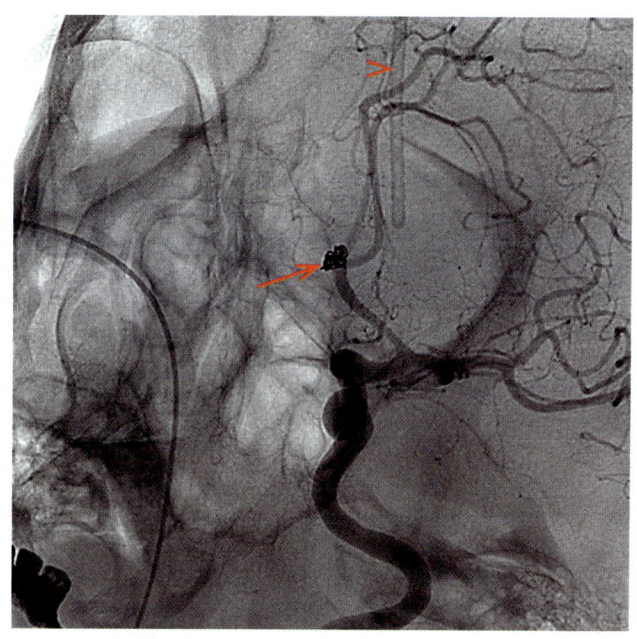

Abb. 2.15 Angiografie nach erfolgreicher Aneurysmatherapie mittels Coiling. Zu sehen ist zusätzlich auch eine zuvor eingebrachte EVD. [T422]

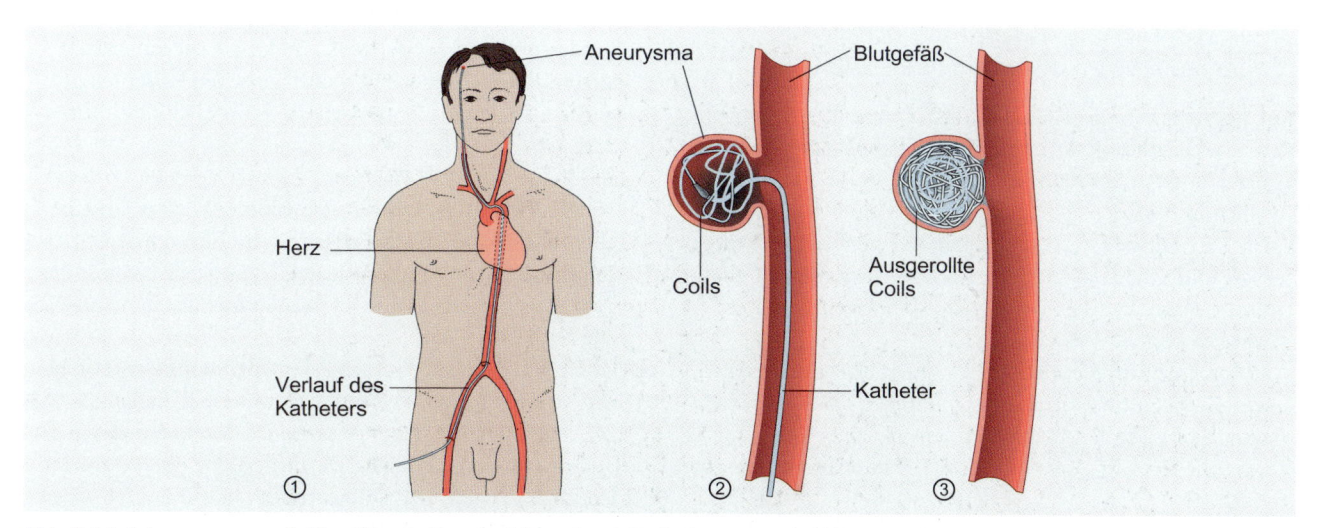

Abb. 2.14 Beim sogenannten **Coiling** führt der Neuroradiologe einen Mikrokatheter unter Durchleuchtungskontrolle über die Leiste durch die Bauch- und Brustschlagader bis ins Gehirn (1). Durch den Katheter werden dann weiche, feine Platinspiralen *(Coils)* in das Aneurysma geschoben (2). Dort füllen die weichen Spiralen die Aussackung aus und schließen es so vom Blutstrom aus (3). [L190]

Therapieform Hypertonie – Hypervolämie – Hämodilation wird auch als **Triple-H**-Behandlung bezeichnet, aber nur noch in ausgesuchten Fällen angewandt. Bis zum Abklingen der Gefäßspasmen – meist 14 Tage nach dem Blutungsereignis – sollte jegliche körperliche und psychische Anstrengung vermieden werden. Die intensivmedizinische Betreuung auf einer neurochirurgischen Intensivstation mit strenger Bettruhe und permanenter invasiver Blutdruckmessung ist in dieser Zeit unbedingt notwendig.

Ist eine Frühoperation (z. B. bei älteren Patienten in sehr schlechtem klinischem Zustand) nicht möglich, so erfolgt die Behandlung zunächst konservativ (unter anderem mit Kalziumantagonisten), bis nach etwa zwei Wochen die Vasospasmen nachgelassen haben und eine Therapie des Aneurysmas möglich ist.

Prognose

Die Sterblichkeit bei allen Patienten liegt bei ca. 27 %. Je besser der Status nach Hunt und Hess vor der Behandlung ist, desto günstiger ist die Prognose. Dennoch gelingt nur bei ⅓ der Überlebenden die Reintegration in das Berufsleben. Zwar weisen ¾ aller Überlebenden keine oder nur geringe Defizite auf. Bei vielen Patienten bleibt aber insbesondere eine Hirnleistungsschwäche mit Leistungsminderung und Konzentrationsschwäche zurück.

2.3.4 Pflege von Menschen mit einer SAB

Patienten mit einer aneurysmatischen SAB verbleiben bis zum Überdauern der akuten Vasospasmusphase auf der Intensivstation. Erst nach klinischer Stabilisierung werden die Patienten auf die Normal- bzw. Intermediate-Care(IMC)-Station verlegt. Eine Ausnahme hiervon ist die präpontine SAB (> 2.3.2).

Pflegemaßnahmen bei präpontiner SAB

Auf die Normalstation oder in die IMC kommt der Patient erst, wenn die Diagnose gesichert ist und der Patient stabile Vitalparameter aufweist. Bis zu diesem Zeitpunkt ist der Patient intensivpflichtig:
- Der behandelnde Arzt entscheidet, wie engmaschig Neurologie und Vitalparameter überwacht werden müssen. Blutdruck und Blutzuckervorgaben müssen weiter beachtet werden
- In der Regel wird der Patient mit einem Blasenverweilkatheter und einem zentralvenösen Katheter (ZVK) versorgt sein. Hier sollte der Anspruch gelten „So lange wie nötig, so kurz wie möglich", um zusätzliche Infektionsrisiken zu vermeiden
- Insgesamt sollte sich der Patient bis zum Ergebnis der Re-Angiografie schonen. In enger Absprache mit dem Arzt wird entschieden, in welchem Rahmen der Patient sich mobilisieren darf
- Die Haut- und Körperpflege sollte unterstützend durchgeführt werden, d. h., anstrengende Tätigkeiten (z. B. Beine und Füße waschen) sollte das Pflegepersonal übernehmen. Häufig darf der Patient entweder zu Fuß oder mithilfe eines Toilettenstuhls an das Waschbecken mobilisiert werden. Dies ist für das Wohlbefinden des Patienten von großer Bedeutung
- Ebenfalls darf der Patient häufig zur Ausscheidung auf die Toilette oder zumindest auf den Toilettenstuhl mobilisiert werden. Ein weicher Stuhlgang soll Pressvorgänge reduzieren. Da Patienten sehr unterschiedlich auf Laxanzien reagieren, sollte man die Anordnungen in enger Absprache mit dem Patienten vornehmen lassen
- Der Schlaf-Wach-Rhythmus ist häufig gestört, mit Schlafmedikation ist allerdings vorsichtig umzugehen
- Strikte Einhaltung der Nimodipin®-Einnahmezeiten, in der Regel 60 mg alle vier Stunden für 21 Tage ab dem ersten Blutungstag.

Pflege bei SAB-Patienten nach operativ behandeltem Aneurysma

Nach der Operation wird der Patient intensivmedizinisch betreut, da lebensbedrohliche Komplikationen auftreten können:
- Der behandelnde Arzt entscheidet, wie engmaschig Neurologie und Vitalparameter überwacht werden müssen. Blutdruck und Blutzuckervorgaben müssen weiter beachtet werden. Bei Veränderungen in der Vigilanz muss bei Patienten nach SAB immer an einen Liquoraufstau gedacht werden
- Da die neurologischen Defizite durch die SAB verursacht sind, bleiben sie auch nach erfolgreicher Operation des Aneurysmas bestehen. Somit kann es sein, dass ein Patient mit schweren neurologischen Defiziten auf die Station übernommen wird, der tracheotomiert und mit Magensonde versorgt ist. Hier wird wieder die **therapeutisch aktivierende Pflege** angewendet, um den Patienten gut vorbereitet in eine neurologische Frührehabilitation zu verlegen
- Die Pflege geringer betroffener Patienten gestaltet sich annähernd wie bei Patienten mit SAB unbekannter Ursache, allerdings ist die Gefahr einer erneuten SAB durch Ausschaltung der Blutungsquelle deutlich geringer, sodass der Patient sich häufig deutlich schneller mobilisieren und auch stärker belasten darf
- Zusätzlich ist die Wundpflege der Operationswunde zu beachten und die damit verbundenen Komplikationen (Nachblutung, Infektion, Liquorkissen). Die Naht wird alle 1–2 Tage aseptisch verbunden. Die Entfernung des Nahtmaterials wird durch den Arzt angeordnet
- Nach Stabilisierung wird der Patient je nach Zustand auf die Normalpflegestation oder in die IMC übernommen.

Pflege bei SAB-Patienten mit invasiv behandeltem Aneurysma

Pflegemaßnahmen wie oben beschrieben

> Abhängig von der endovaskulären Prozedur müssen einige Patienten vorübergehend oder dauerhaft antikoaguliert werden. Bei diesen Patienten müssen sorgfältig die Angiografieeinstichstelle sowie zusätzlich zu den üblichen Vitalparametern die Fußpulse kontrolliert werden. Hier bedarf es der engen Abstimmung mit den behandelnden Ärzten und der Aufklärung der Patienten über entsprechende Risiken.

2.4 Sinusthrombose und andere venöse Thrombosen des Gehirns

> **Sinusthrombose** *(Sinusvenenthrombose):* Thrombose eines venösen Hirnsinus.
> **Hirnsinus** *(Sinus durae matris):* Nicht zusammenpressbare, klappenlose venöse Blutleiter zwischen den beiden Durablättern; nehmen u. a. das venöse Blut des Gehirns und der Hirnhäute auf.
> **Hirnvenenthrombose:** Thrombose einer intrazerebralen Vene. Gelegentlich werden die Begriffe „Sinus"- und „Hirnvenenthrombose" auch synonym gebraucht.

2.4.1 Krankheitsentstehung, Symptome und Diagnostik

Krankheitsentstehung

Weitaus am häufigsten sind **blande** (nichtentzündliche) **Sinusthrombosen.** Ihre Ätiologie entspricht in etwa derjenigen anderer venöser Thrombosen. Risikofaktoren sind Schwangerschaft, Wochenbett, Hormoneinnahme bei Frauen (z. B. Ovulationshemmer insbesondere in Kombination mit Nikotinabusus oder Kortikosteroidtherapie) sowie Gerinnungsstörungen und Infekte.

Demgegenüber sind **septische Sinusthrombosen** heute nur noch selten. Sie entstehen als Folge lokaler Entzündungen im Kopfbereich, etwa nach Manipulationen an Furunkeln oberhalb der Oberlippe, da das venöse und dann kontaminierte Blut hier nach innen in den Sinus cavernosus abfließen kann.

Durch die Blockade des venösen Abflusses kann es zu einem Hirnödem mit Ausbildung einer sekundären Ischämie oder gar zu einer **Stauungsblutung** *(Diapedeseblutung)* in das Hirngewebe kommen.

Symptome

Die Symptome einer **Sinusthrombose** hängen von der Ausdehnung der Thrombose und vom betroffenen Sinus ab. Sie entwickeln sich in der Mehrzahl der Fälle schleichend und fluktuieren im Verlauf der Erkrankung. Hauptsymptom sind meist starke, quälende Kopfschmerzen, die der Entwicklung neurologischer Ausfälle Tage bis Wochen vorausgehen können. Neben fokalen Störungen wie Halbseitenlähmungen und Sehstörungen können zerebrale Krampfanfälle, Verwirrtheit, Übelkeit und Erbrechen, psychotische Zustände sowie Bewusstseinsstörungen jeden Schweregrades auftreten.

Die primäre Thrombose eines großen Sinus führt meist zu diffuser neurologischer Symptomatik mit Bewusstseinsstörung. Die Thrombose einer Hirnvene zieht meist fokale neurologische Ausfälle nach sich.

In der neurologischen Untersuchung können neben fokalen Ausfällen manchmal auch ein Meningismus und Stauungspapillen gefunden werden.

> Das klinische Bild zerebraler Thrombosen ist sehr vielgestaltig. Daher wurden sie noch vor wenigen Jahren oft nicht diagnostiziert und in ihrer **Häufigkeit unterschätzt.** Bei septischen Thrombosen treten die Symptome der Grunderkrankung (z. B. Fieber) hinzu.

Diagnostik

Das CCT kann bei blanden Sinusthrombosen ein völlig unauffälliges Bild zeigen. In Abhängigkeit von der Schwere der Thrombose finden sich ein Hirnödem, das fokal betont sein kann, sowie Stauungsblutungen oder Stauungsinfarkte, die typischerweise keinem Gefäßterritorium zuzuordnen sind. Stellen sich im nativen CCT die Hirnsinus primär verdichtet *(hyperdens)* dar, wird Kontrastmittel gegeben. Oft lässt sich dann das sogenannte **Empty-Triangle-Zeichen** feststellen, das durch den im Sinus befindlichen, von Kontrastmittel umflossenen Thrombus entsteht.

Diagnosesichernd ist die zerebrale Angiografie. CT- und MR-Angiografie in der nichtinvasiven Diagnostik gewinnen jedoch zunehmend an Stellenwert.

Bei der Hirnvenenthrombose fallen im CCT ein Ödem sowie eine Dichteminderung *(Hypodensität)* im Bereich der Thalami und des Zwischenhirns auf. Infolge einer Liquorzirkulationsstörung kann ein *Hydrocephalus internus* (➤ 10.3.1) bestehen.

2.4.2 Behandlungsstrategie und Prognose

Behandlungsstrategie

Blande Thrombosen
In den letzten Jahren hat sich bei blanden Sinusthrombosen die sofortige **Vollheparinisierung** des Patienten durchgesetzt. Eine Lysetherapie ist dagegen nicht angezeigt, da die Thrombose oft schon älter ist und die Erfolgschancen gering sind, das Risiko einer zerebralen Blutung hingegen hoch ist. Die Therapie mit Heparin i. v. kann keine bereits bestehenden Thromben auflösen. Allerdings werden die Entstehung neuer Thromben sowie der Verschluss bereits rekanalisierter Thromben verhin-

dert. Der kapilläre Druck und damit das Risiko der Entstehung von Diapedeseblutungen (➤ 2.4.1) werden gesenkt. Der venöse Blutstrom wird vom Körper selbst durch Rekanalisierung wiederhergestellt.

> Patienten mit Sinusthrombose werden auch bei bestehenden intrazerebralen Stauungsblutungen sofort PTT-wirksam mit Heparin i. v. antikoaguliert.

Zerebrale Krampfanfälle, Kopfschmerzen und eine eventuelle Hirndruckerhöhung werden symptomatisch behandelt.

Als orale Antikoagulation im Anschluss an die i. v. Heparintherapie hat sich die Einstellung auf Marcumar® bewährt. Die Umstellung sollte lückenlos erfolgen. Je nach Thromboseursache wird die Therapie für 6–12 Monate durchgeführt. Dabei wird ein INR-Wert von 2,0–2,5 (entspricht einem Quick-Wert zwischen 30 und 35 %) angestrebt. Eine umfangreiche Ursachenforschung ist ebenso notwendig wie das Vermeiden von Risikofaktoren. Vor Absetzen der oralen Antikoagulation wird eine Kontrollangiografie oder -kernspintomografie durchgeführt.

Septischer Sinusthrombose
Bei septischen Sinusthrombose wird sofort eine intravenöse **Antibiotikatherapie** eingeleitet, der Entzündungsherd schnellstmöglich saniert und eine Antikoagulation durchgeführt.

Rezidivprophylaxe

Nach einer zerebralen Venenthrombose während einer Schwangerschaft oder unter der Einnahme von oralen Ovulationshemmern sollten die betroffenen Frauen auf die weitere Einnahme von Hormonpräparaten verzichten, da sie mit hoher Wahrscheinlichkeit ursächlich beteiligt waren. Die Frage nach dem Rezidivrisiko während einer (erneuten) Schwangerschaft ist noch ungeklärt.

Prognose

Die **Prognose** der blanden Sinusthrombose ist besser als früher angenommen. Unter maximaler Therapie mit sofortiger Heparinisierung erholen sich 80–90 % der Betroffenen komplett, und die Sterblichkeit liegt bei ca. 5 %. Das Vorhandensein zerebraler Blutungen verschlechtert die Prognose. Die Prognose der septischen Sinusthrombose und der Thrombose tiefer Hirnvenen ist demgegenüber wesentlich schlechter.

> **Pflegemaßnahmen nach Blutungen im Schädel-Hirn-Bereich**
>
> In der Akutphase der verschiedenen Blutungsereignisse stehen für die Pflegenden die Unterstützung der ärztlichen Diagnostik und Therapie sowie die Früherkennung und Prophylaxe von Komplikationen im Vordergrund. Weitergehende rehabilitative Maßnahmen richten sich nach dem Ausmaß der bleibenden neurologischen Symptomatik. Hier gelten die gleichen Grundsätze wie bei der Pflege und Behandlung von Menschen nach einem Schlaganfall (➤ 2.1.4).

Literatur und Kontaktadressen

LITERATURNACHWEIS

1. Rettke, Horst u. Lyrer, Philippe: Lernfähigkeit akuter Schlaganfallpatienten – Eine Pilotstudie. In: Pflege. 15 (2002) 2, S. 53–60.
2. Kohl, R.: Therapie bei Schlaganfall – „Je früher die Behandlung beginnt, desto wirksamer ist sie". In: Die Schwester, der Pfleger. 46 (2007) 2, S. 104–119.
3. Glahn, Jörg: Jeder Schlaganfall ist ein Notfall – Time is brain. In: Heilberufe. 60 (2008), H. 5, S. 21–23.
4. Einhäupl, K. M: Weiterbildung „Stroke Unit" – spezialisiert auf Schlaganfall. In: Die Schwester, der Pfleger. 46 (2007) 2, S. 104–119.
5. Gliem, Ursula: Stroke unit: Pflege bei Schlaganfall. In: Die Schwester, der Pfleger. 41 (2002), 8, S. 648–651.
6. Grandke, Bärbel: Patienten bei „Hausaufgaben" richtig unterstützen – Logopädie in der neurologischen Rehabilitation. In: Pflegezeitschrift. 58 (2005) 4, S. 222–223.
7. Allgeier, Christine u. Kämmerle-Hofrichter, Isabell: Studie zur Ermittlung des Unterstützungsbedarfes von Patientinnen und Patienten, die nach einem Schlaganfall zu Hause leben. In: Pflege. 18 (2005) 6, S. 373–380.
8. Kirkevold, Marit: Die Rolle der Pflege in der Rehabilitation akuter Hirnschlagpatienten. In: Pflege. 12 (1999) 1, S. 21–27.
9. Fiedler, Christine; Köhrmann, Martin; Kollmar, Rainer: Pflegewissen Stroke Unit – Für die Fortbildung und die Praxis; Springer Verlag, Berlin – Heidelberg 2013, S. 129, S. 138 f.
10. Brötz, Doris u. Karnath, Hans-Otto: Die objektive Senkrechte finden – Patienten mit Pusher-Symptomatik. In: Pflegezeitschrift. 58 (2005) 4, S. 226–230.
11. Keeken, Paul van: Schluckstörungen nach einem Schlaganfall – Worauf in der Pflege der Betroffenen zu achten ist. In: Pflegezeitschrift. 55 (2002) 10, Dokumentationsteil, S. 2–4.
12. Wilbert-Herr, Isabella S.: Urininkontinenz nach Schlaganfall – Review & Forschungsanwendungsprojekt: Assessment und Guideline gesteuerte Kontinenzförderung. In: Pr-InterNET. 9 (2007) 3, S. 172–183.
13. Immenschuh, Ursula: Ein Schlaganfall ist eine Katastrophe für die Betroffenen – (Wie) wird die Pflege den Bedürfnissen jüngerer Betroffener gerecht? In: Pflege. 13 (2000) 3, S. 180–186.
14. Kerres, Bruno: Leben nach einem Schlaganfall. In: Pflegemagazin. 5 (2004) 6, S. 9–12.

KONTAKTADRESSEN

- Stiftung Deutsche Schlaganfall-Hilfe
  Carl-Miele-Str. 210
  33311 Gütersloh
  Telefon: 0 52 41/9 77 00
  www.schlaganfall-hilfe.de
- Deutsche Schlaganfall-Gesellschaft (DSG)
  Reinhardtstr. 27C
  10117 Berlin
  Telefon: 030/5 31 43 79 31
  www.dsg-info.de
- Stiftung Schlaganfall
  Oberföhringer Straße 123
  81925 München
  Telefon: 089/95 94 90 22
  www.stiftung-schlaganfall.de

KAPITEL 3

Alexandra Janik, Klaus-Peter Stein

Pflege von Menschen mit Wirbelsäulen- und Rückenmarkserkrankungen

3.1	Querschnittslähmung	87
3.1.1	Symptome und Untersuchungsbefund	87
3.1.2	Diagnostik und Behandlung	89
3.1.3	Pflege von Menschen mit einer Querschnittslähmung	90
3.2	Verletzungen von Wirbelsäule und Rückenmark	95
3.2.1	Symptome und klinischer Befund	95
3.2.2	Behandlungsstrategie und Diagnostik	96
3.3	Degenerative Wirbelsäulenerkrankungen	99
3.3.1	Bandscheibenvorfall	99
3.3.2	Spinalkanalstenose	104
3.3.3	Spinale Tumoren	105
	Literatur und Kontaktadressen	106

3.1 Querschnittslähmung

Querschnitt[s]lähmung *(Querschnittssyndrom):* Komplexe neurologische Symptomenkombination mit komplettem oder inkomplettem Ausfall der Rückenmarksfunktion ab der Höhe der Querschnittsläsion. Ein Querschnitt kann akut oder subakut entstehen. Häufigste Ursache ist das Trauma.

Die meisten Querschnittslähmungen (etwa 85 %) sind traumatisch bedingt. In Deutschland erleiden jährlich etwa 2.000 Menschen eine **traumatische Querschnittslähmung.** Diese ist meist Folge eines Verkehrs-, Arbeits- oder Sportunfalls. Selten sind Schuss- oder Stichverletzungen die Ursache. Über 60 % der Patienten mit einer traumatischen Querschnittsläsion haben Zusatzverletzungen, in ca. 50 % der Fälle besteht ein *Polytrauma* (Mehrfachverletzung).

Die selteneren **nichttraumatischen Querschnittslähmungen** sind meist inkomplett. Häufige Ursachen sind:
- Rückenmark- und Wirbelsäulentumoren (➤ 3.3.3)
- Degenerative Einengungen des Spinalkanals (➤ 3.3.2)
- Entzündungen des Rückenmarks (Myelitis) durch Viren (Poliomyelitis, Kinderlähmung) oder Bakterien (Syphilis oder Tuberkulose, eitrige Einschmelzung, spinaler Abszess)
- Multiple Sklerose (➤ 6.10)
- Durchblutungsstörungen (Blutungen, spinale Ischämie, spinale durale AV-Fisteln).

3.1.1 Symptome und Untersuchungsbefund

Die **Symptomatik** hängt zum einen davon ab, ob es sich um eine komplette oder eine inkomplette Querschnittsläsion handelt, zum anderen von der Höhe der Läsion.

Bei Querschnittsläsionen mit Schädigung des gesamten Rückenmarksquerschnitts fällt auch die gesamte Rückenmarksfunktion ab der Läsionshöhe aus. Bei inkompletten Querschnittsläsionen bleibt die Rückenmarksfunktion teilweise erhalten.

- **Plegie:** Vollständige *(komplette)* Lähmung
- **Parese:** Unvollständige *(inkomplette)* Lähmung
- **Paraparese:** Lähmung beider unterer Extremitäten (Schädigung des Rückenmarks unterhalb BWK1)
- **Tetraparese:** Lähmung aller 4 Extremitäten (Schädigung des Rückenmarks oberhalb BWK1)
- **Konussyndrom:** Symptomenkombination durch Schädigung des *Conus medullaris* (spitz zulaufendes unteres Ende des Rückenmarks in Höhe LWK 1/2)
- **Kaudasyndrom:** Symptomenkombination durch Schädigung der *Cauda equina* („Pferdeschweif", Bündel der lumbalen und sakralen Nervenwurzeln im Spinalkanal).

Leitsymptome

Die **Leitsymptome** einer Querschnittsläsion sind:
- Teilweiser oder kompletter motorischer **Ausfall der Nervenfunktionen** in dem von dem betroffenen Rückenmarkssegment versorgten Körpergebiet mit *schlaffen Lähmungen*
- **Sensibilitätsausfälle** und spastische Lähmungen in Körperregionen unterhalb des Verletzungsniveaus durch Schädi-

gung der aufsteigenden sensiblen und absteigenden motorischen Bahnen
- **Trophische Störungen** (Stoffwechselstörungen) der Haut durch Beeinträchtigung vegetativer Rückenmarksnervenzellen und vegetativer Nervenbahnen
- **Vegetative Störungen** mit typischen Blasen-Darm-Störungen je nach Höhe der Schädigung.

Einen Überblick über wichtige Leitsymptome verschiedener Querschnittssyndrome gibt ➤ Tab. 3.1.

Höhe der Rückenmarksschädigung

Die Auswirkungen einer Querschnittsläsion sind davon abhängig, in welcher **Höhe** des Rückenmarks die Schädigung lokalisiert ist (➤ Abb. 3.1). Dabei sind folgende Höhen zu unterscheiden:

- **Halsmarkverletzung.** Ist das Halsmark betroffen, spricht man von einer *hohen Querschnittslähmung*. Charakteristisch hierfür ist die motorische **Tetrasymptomatik.** Entscheidende motorische Höhe ist dabei die C6/7. Hier entscheidet sich, ob der Patient ggf. auch selbstständig mit Muskelkraft rollstuhlmobil bleibt. Da für das Fortkommen im Rollstuhl sowohl Armbeugung und Armstreckung notwendig sind, ist eine Läsion unterhalb C7 prognostisch günstiger
- Besonders bedrohlich ist eine hohe **Querschnittslähmung oberhalb C4.** In diesen Fällen droht eine Zwerchfelllähmung (Hauptatemmuskel) durch Lähmung des *N. phrenicus*. Aber auch bei tieferen Läsionen im tiefen Halsmark (unterhalb von C4) oder im hohen Brustmark droht eine Ateminsuffizienz durch eine Schwäche der Atemhilfsmuskulatur *(Interkostalmuskulatur)*. Folge können Infektionen der Atemwege (Pneumonie) bei unzureichender Belüftung der Lunge sein
- **Brustmarkverletzung.** Charakteristisch hierfür ist die motorische Parasymptomatik. Die Betroffenen können Arme und Hände uneingeschränkt gebrauchen
- **Verletzungen von Lumbalmark und Cauda equina** führen zu einem Konus- (*Conus medullaris*, d. h. unteres Ende des Rückenmarks) und Kauda-Syndrom.

Die meisten Querschnittssyndrome werden von vegetativen Symptomen begleitet. Abhängig von der Höhe der Läsion tritt neben Stuhlinkontinenz infolge Analsphinkterversagen auch

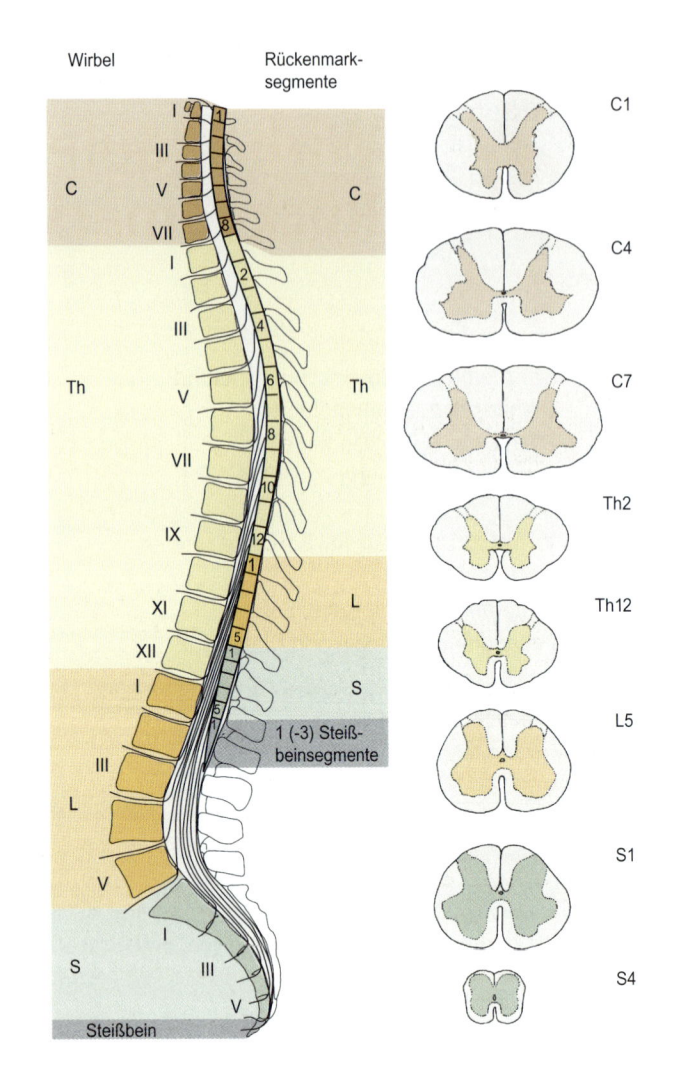

Abb. 3.1 Das **Rückenmark und die Spinalnerven in der Seitenansicht.** Das Rückenmark erstreckt sich im Wirbelkanal vom 1. Halswirbel bis zur Höhe des 2. Lendenwirbels. Es endet im Conus medullaris und läuft in der Cauda equina aus – einem Bündel von Spinalnerven, die zu ihrem jeweiligen Zwischenwirbelloch ziehen. Da das Rückenmark auf Höhe des 2. Lendenwirbels endet, sind somit alle Rückenmarkssegmente gegenüber den zugehörigen Wirbelkörpern nach oben versetzt. Beispiel: Bei einer Wirbelsäulenverletzung des 9. Brustwirbels ist nicht das 9. Brustwirbelsegment, sondern das auf dieser Höhe liegende 1. Lendenwirbelsegment gefährdet. [L190]

Tab. 3.1 Überblick über die **Leitsymptome wichtiger Querschnittssyndrome.** Die Symptome beziehen sich jeweils auf die Körperregionen unterhalb des Verletzungsniveaus.

	Motorische Lähmung	Muskeleigenreflexe	Pyramidenbahnzeichen	Tiefensensibilität	Schmerz-/Temperaturempfinden	Blasenstörung
Komplettes Querschnittssyndrom*	Ja	Initial: nicht auslösbar Später: auslösbar, meist gesteigert	Ja	Vermindert oder fehlend	Vermindert oder fehlend	Ja
Spinaler Schock *(Trauma).*	Ja	Vermindert oder fehlend	Evtl.	Vermindert oder fehlend	Vermindert oder fehlend	Ja
Zentrales Rückenmarkssyndrom *(Tumor, Blutung).*	Ja	Auslösbar	Ja	Meist vorhanden	Evtl. vermindert oder fehlend (kontralateral)	Evtl.

* Ohne Konus-Kauda-Syndrom

eine *Blasenareflexie* (Überlaufblase) oder eine *Blasenhyperreflexie* auf. Zusätzlich bestehen bei Männern Potenzstörungen (Erektionsstörungen, Dauererektion).

Durch die Einschränkung der Bewegungsfähigkeit und Sensibilitätsstörungen sind Patienten mit einer hohen Querschnittslähmung stark dekubitusgefährdet.

3.1.2 Diagnostik und Behandlung

ACHTUNG!
Jede Querschnittsläsion ist ein **neurologischer Notfall** und bedarf unverzüglicher Diagnostik!

Diagnostik und Differenzialdiagnose

Die **Diagnose** Querschnittsläsion ist bereits nach Erhebung der Anamnese und einer neurologischen Untersuchung zu stellen. Differenzialdiagnostisch ist dann wichtig, die genaue Ursache der Querschnittsläsion zu finden, da abhängig davon unterschiedliche Behandlungsstrategien erforderlich sind.

Zur Bestimmung der Schädigungshöhe des Rückenmarks steht neben der differenzierten neurologischen Untersuchung die **Kernspintomografie** (> 1.9.3) an erster Stelle. Diese weist nicht nur morphologische Veränderungen des Rückenmarks selbst nach, sondern stellt auch Veränderungen der umgebenden Weichteilstrukturen und der Wirbelsäule dar. Falls keine Kernspintomografie durchgeführt werden kann (z. B. aufgrund eines Herzschrittmachers), kann auch eine Myelografie (> 1.9.3) zur Höhenbestimmung eingesetzt werden, die dann meist durch ein Myelo-CT (> 1.9.3) in der Höhe der Läsion ergänzt wird.

Falls das Kernspintomogramm ohne und mit Kontrastmittel keine Auffälligkeiten ergibt, wird eine Lumbalpunktion (> 1.9.2) durchgeführt, um einen akut entzündlichen Prozess, z. B. eine Myelitis, aufzudecken. Zeigen alle durchgeführten Untersuchungen keine pathologischen Befunde, könnte eine ischämische Läsion die Ursache sein. Dann wird die Kernspintomografie nach einigen Tagen wiederholt.

Behandlungsstrategien und Komplikationen

Allgemeine Therapieüberlegungen
- Bei **spinalen Tumoren** entscheidet der Neurochirurg, ob eine operative Therapie (mit Dekompression des Rückenmarks, ggf. stabilisierenden Maßnahmen wie etwa Wirbelkörperersatz und evtl. anschließender Radio-/Chemotherapie) möglich ist oder der Patient konservativ behandelt wird, etwa mit Radiotherapie und/oder Chemotherapie
- Bei **spinalen infektiösen Entzündungen** steht die Gabe von Antibiotika, zunächst als Breitbandantibiose, nach Erreger- und Resistenzbestimmung dann als gezielte Antibiose im Vordergrund. Zusätzlich kann auch bei spinalen Entzündungen eine Operation erforderlich sein, etwa wenn infolge der Infektion eine Raumforderung entstanden ist, z. B. ein Abszess, oder die Infektion zu einer Instabilität der Wirbelsäule geführt hat. Bei nichtinfektiösen Entzündungen kann die Gabe von Glukokortikoiden und anderen immunmodulierenden Medikamenten notwendig werden
- **Einengungen des Spinalkanals** mit (beginnender) Querschnittssymptomatik bedürfen der operativen Dekompression
- **Intraspinale Blutungen und spinale Subarachnoidalblutungen** werden konservativ behandelt, sub- oder epidurale Hämatome im Spinalkanal können innerhalb der ersten 24 Stunden nach Auftreten der Lähmungserscheinungen operativ ausgeräumt werden. Eine Ischämie des Rückenmarks infolge einer Embolie kann mit Vollheparinisierung und anschließender Marcumarisierung behandelt werden. In jedem Falle gilt es, bei spinalen Blutungen einen behandelbaren Gefäßprozess auszuschließen (Kavernom, AV-Fistel, AV-Malformation).

Allgemeine Behandlungsziele
Ziele der Erstbehandlung sind Stabilisation, Mobilisation, Komplikationsmanagement und Hilfe zur Selbsthilfe. Diese noch heute gültigen **Grundprinzipien der Erstbehandlung** wurden in den 1940er-Jahren von Ludwig Guttmann (Neurochirurg) erarbeitet:
- Das Überleben sichern und Leben verlängern
- Den somatischen Zustand verbessern, zumindestens jedoch eine Verschlechterung einschließlich möglicher Komplikationen verhindern und ggf. behandeln
- Den funktionellen Zustand verbessern, mindestens jedoch eine Verschlechterung vermeiden, um die bestmögliche Selbstständigkeit zu erzielen
- Den psychischen Zustand verbessern, zumindestens jedoch eine Verschlechterung vermeiden, da dies unter anderem eine unverzichtbare Bedingung für eine somatische Verbesserung, mindestens jedoch eine Stabilisierung ist.

Diese Behandlungsziele ergeben sich bereits unmittelbar nach Eintritt der Querschnittslähmung, bleiben aber Bestandteil einer lebenslangen Behandlung.

Besondere Behandlungsziele im Rahmen der Erstversorgung nach Eintritt der Querschnittslähmung
Die Art und Dauer der Erstversorgung ist abhängig von Ausmaß und Lokalisation der Rückenmarksschädigung sowie von möglichen Begleitverletzungen und Begleiterkrankungen (Polytrauma und Polymorbidität). Von einem langwierigen Verlauf muss insbesondere bei gleichzeitigem Vorliegen von Brustkorb- und Schädel-Hirn-Verletzungen oder Vorerkrankungen der Atmungs- und Kreislauforgane ausgegangen werden. Frisch verletzte Patienten sollten möglichst in einem Behandlungszentrum für Querschnittsgelähmte aufgenommen werden. Zwar sind die Patienten anfangs häufig nur eingeschränkt rehabilitationsfähig, werden aber im Rahmen der Frühmobilisation oft schon in den ersten Wochen mobilisiert.

Komplikationen

Eine Querschnittslähmung gefährdet den Patienten auf vielerlei Weise. Geeignete Pflege- und Therapiemaßnahmen sollen diese Komplikationen von vornherein verhindern.

Wichtige **Frühkomplikationen** sind:
- Kreislaufstörungen (Hypotonie, Bradykardie), da das vegetative Nervensystem mitbetroffen ist. Grundsätzlich sind Kreislaufstörungen umso stärker ausgeprägt, je höher die Läsion lokalisiert ist
- Ateminsuffizienz
- Druckschäden der Haut
- Pneumonie
- Atelektasen
- Harnwegsinfektionen
- Magen- und Duodenalulzera
- Paralytischer Ileus

Wichtige **Spätkomplikationen** und Folgezustände sind:
- Druckschäden der Haut. Bei Patienten im Rollstuhl sind vor allem das Gesäß und die Fersen dekubitusgefährdet
- Chronische, evtl. aufsteigende Harnwegsinfekte
- Kontrakturen
- Muskel- und Knochenatrophie, dadurch evtl. pathologische Frakturen
- Spastik
- Chronische Schmerzen, die therapeutisch oft schwer beherrschbar sind
- Ausbildung einer Skoliose oder Kyphoskoliose, insbesondere bei Para- oder Tetraplegie im Wachstumsalter
- Depressive Stimmungslage (➢ 15.1).

3.1.3 Pflege von Menschen mit einer Querschnittslähmung

VORSICHT!
Keine Querschnittslähmung ist wie die andere! Insbesondere bei inkompletten Querschnittssyndromen können Lähmungen und Empfindungsstörungen sehr unterschiedlich ausgeprägt sein. Aus diesem Grund sollte eine Prognose gegenüber dem Patienten niemals zu Beginn der Erkrankung erfolgen!

Beobachten, Beurteilen und Intervenieren in der Akutphase

Trotz der bestehenden Unterschiede gelten in der Akutphase der Erkrankung eine Reihe von grundsätzlich durchzuführenden Pflegemaßnahmen, die dazu dienen, Komplikationen frühzeitig zu erkennen und Folgeschäden zu vermeiden. Die pflegerische Therapie im weiteren Verlauf der Erkrankung richtet sich nach dem klinischen Bild. Ziel ist es, den Betroffenen ein in allen Bereichen möglichst eigenständiges Leben zu ermöglichen, wobei körperbezogenes Training inkl. einer intensiven Anleitung und Beratung und die Unterstützung des Patienten bei der Krankheitsbewältigung Hand in Hand gehen müssen.

Patientenbeobachtung
- Puls, Blutdruck, ggf. ZVD
- Körpertemperatur
- Bewusstseinslage
- Atmung (Frequenz, Tiefe, evtl. Sauerstoffsättigung).

In der Akutphase können massive Kreislaufstörungen auftreten, insbesondere Bradykardie und Hypotonie. Diese sind meist umso ausgeprägter, je höher die Läsion lokalisiert ist, d. h., Patienten mit hoher Querschnittslähmung sind besonders stark betroffen.

Atmung
Bei hohen Querschnittsläsionen droht eine Ateminsuffizienz, bei Läsionen oberhalb C4 eine Atemlähmung mit Notwendigkeit der maschinellen Beatmung. Um der Versorgung atemgelähmter Tetraplegiker gerecht zu werden, bedarf es daher der Versorgung auf Spezialstationen. Es handelt sich hierbei um moderne Beatmungsstationen, die trotz Beatmungsgeräten und Überwachungsmonitoren keinen Intensivstationscharakter, sondern eine annähernd häusliche Umgebung vermitteln sollen.

Schwerpunkte der Pflege sind:
- Beatmung
- Monitoring
- Spezielle Lungenpflege
- Sprachtraining
- Atmungs- und Spontanatmungstraining
- Konditionierung mit Zwerchfellschrittmachern.

VORSICHT!
Klagen des Patienten über „zu wenig Luft" stets ernst nehmen. Den Patienten engmaschig auf Zeichen einer **Ateminsuffizienz** (infolge der Lähmungen und/oder einer Pneumonie) überwachen und bei Verschlechterung umgehend einen Arzt informieren!

Lagerung
Insbesondere bei der traumatischen Querschnittsläsion kommt in der Akutphase der **Lagerung** des Patienten große Bedeutung zu.

Besteht aufgrund der Verletzung oder Grunderkrankung eine Instabilität der Wirbelsäule, ist bei jeder Lageveränderung die Gefahr einer Frakturverschiebung und damit einer zusätzlichen Rückenmarksschädigung gegeben. Zur Hautkontrolle und zu Pflegemaßnahmen bedarf es der regelmäßigen, achsengerechten Umlagerung. Wegen der Gefahr von Kreislaufkomplikationen bei Haltungsveränderungen wird bei der Lagerung sehr behutsam vorgegangen und es werden möglichst Pulsfrequenz und Blutdruck überprüft.

Besteht *keine* Instabilität der Wirbelsäule (mehr), kann der Patient in individuellen Zeitabständen im normalen Klinikbett gelagert werden. Das regelmäßige Umlagern dient dabei gleichzeitig der Dekubitus-, Thrombose-, Kontrakturen- und Pneumonieprophylaxe. Aufgrund der Rückenmarksläsion hervorgerufene Funktionsstörungen in Form von verändertem Muskeltonus, des Sensibilitätsverlustes und verminderter Durchblutung wird ein konsequenter Positionswechsel nötig.

Ziele der Positionswechsel sind:
- Gelenkbeweglichkeit aufrechterhalten
- Körperwahrnehmung fördern
- Fördern und Erhalten einer intakten Haut durch optimale Druckverteilung und -entlastung
- Sekrettransport und Unterstützen der Atembewegung
- Muskuläre Dysbalancen ausgleichen, Spastik reduzieren.

Neben Seitenlagerung können Bauch- und 135°-Lagerung angewandt werden, mit der eine besonders gute Belüftung der Lunge und die Sekretmobilisation unterstützt werden. Die Bauchlagerung kann darüber hinaus bei Spastik lindernd sein. Die Haut an Gesäß, Rücken und Fersen wird entlastet und das Hüftgelenk kommt in Nullstellung, was wiederum der Kontrakturenprophylaxe dient. Ganz wichtig ist die Mobilisation in den Rollstuhl, die allerdings – aufgrund der Gefahr von Kreislaufkomplikationen – anfangs unter Monitorkontrolle stattfinden sollte.

Mobilisation

So früh wie möglich (je nach Verletzungsmuster evtl. schon auf der Intensivstation) wird der Patient mobilisiert. Dies erfolgt durch langsames Aufrichten des flach auf dem Rücken liegenden Patienten im Bett oder auf dem Stehbrett (flache Liege, auf welcher der Patient mit Gurten fixiert wird und die senkrecht aufgerichtet werden kann). Der Grad der Aufrichtung wird täglich etwas gesteigert, bis der Patient am Ende in annähernd aufrechter Körperhaltung ist. Anfangs kommt es dabei häufig zu Kreislaufstörungen mit Tachykardie und Blutdruckabfall, da der Muskeltonus und die Gefäßregulation fehlen. Um dem entgegenzuwirken, legen die Pflegenden dem Patienten in den ersten Tagen jeweils *vor* dem Aufrichten Kompressionsstrümpfe an beiden Beinen an; sie sind Wickeln vorzuziehen, da hiermit nur schwer ein optimales Anlegen gelingt. Später erfüllen medizinische Thromboseprophylaxestrümpfe (MTS) diesen Zweck. Abhängig von der Verletzung ordnet der Arzt evtl. zusätzliche Hilfsmittel zur äußeren Stabilisierung während der **Mobilisation** an, z.B. eine Zervikalstütze oder ein Korsett.

> **VORSICHT!**
> Zumindest bis die Kreislaufsituation des Patienten sich langfristig stabilisiert hat und er selbstständig mithelfen kann, müssen Mobilisation und Transfers von mindestens zwei Pflegenden unterstützt werden.

Körperpflege

Im Akutstadium ist evtl. eine völlige Ruhigstellung der Wirbelsäule erforderlich. Dann übernehmen in dieser Phase die Pflegenden die **Körperpflege** des Patienten vollständig. Ansonsten können paraplegische Patienten bald damit beginnen, die selbstständige Körperpflege einzuüben.

Durch den Ausfall der Wärmeregulation droht eine rasche Auskühlung des Patienten. Manche Patienten mit hoher Querschnittsläsion leiden unter übermäßig starkem Schwitzen. Dann sind häufigere kühle Waschungen angenehm.

Urinausscheidung

Die Blase kann nach Eintritt einer Querschnittslähmung nicht willkürlich entleert werden. Anfangs besteht in der Regel eine schlaffe Blasenlähmung, die eine Urinableitung entweder über intermittierenden Katheterismus oder eine transurethrale Katheterableitung erfordert. Eine transurethrale Dauerkatheterableitung birgt ein erhöhtes Risiko für Harnwegsinfektionen und sollte zeitnah durch eine suprapubische Ableitung ersetzt werden.

Das weitere Leben des Querschnittsgelähmten wird wesentlich von urologischen Komplikationen beeinflusst. Infektionen der oberen Harnwege und damit einhergehende renale Komplikationen müssen daher vermieden werden.

Ziel der Behandlung der neurogenen Blase ist es, eine druckarme Blasenfüllung mit Kontinenz zu erreichen, wozu es eingehender neuro-urologischer Erfahrung und Behandlungskonzepte bedarf.

> **VORSICHT!**
> Auch die Darmtätigkeit kann gestört sein. Im Akutstadium droht infolge der Darmlähmung ein **paralytischer Ileus.** Die Pflegenden achten auf Zeichen eines Ileus (Stuhl- und Windverhalt, fehlende Darmgeräusche, Meteorismus, Übelkeit, Erbrechen, evtl. Zeichen des Volumenmangels) und führen in regelmäßigen Abständen Abführmaßnahmen durch (📖 1).

Psychosoziale Betreuung

Insbesondere von der traumatischen Querschnittslähmung sind meist junge Menschen betroffen, deren Lebenspläne mit einem Unfall schlagartig zunichte gemacht wurden. Viele der Betroffenen sind zunächst sehr verzweifelt angesichts ihrer Hilflosigkeit und der Aussicht auf ein Leben im Rollstuhl. In dieser Phase benötigen die Patienten rasch professionelle **psychosoziale Betreuung,** sehr viel Verständnis und Einfühlungsvermögen vonseiten der Pflegenden sowie Ermutigung und Unterstützung, um die Herausforderung annehmen und mit der Behinderung so „normal" wie möglich leben zu können.

Zu Beginn des Querschnittssyndroms ist die endgültige Prognose nicht zu stellen, da in den ersten Monaten noch sehr viele klinische Veränderungen im neurologischen Befund möglich sind. Pflegende sollten stets die Möglichkeit positiver Veränderungen betonen, ohne dem Patienten illusorische Hoffnungen zu machen. Daraus kann sich ein hohes Motivationspotenzial für die Patienten ergeben, das in der Rehabilitation genutzt werden kann. Um falsche und vor allem widersprüchliche Angaben zu vermeiden, sind enge Absprachen innerhalb des Teams sehr wichtig.

Beobachten, Beurteilen und Intervenieren in der Postakutphase

> In der Postakutphase findet die **rehabilitative Pflege** statt. Das Ziel in dieser Versorgungsphase ist es, die größtmögliche Selbstständigkeit und Eigenverantwortung bis hin zur psychischen und sozialen Reintegration zu erreichen; hierfür sind bestimmte Vorraussetzungen erforderlich:
> - Stabile Atmung
> - Stabiler Kreislauf
> - Minimierung typischer Komplikationen
> - Abgeschlossene Primärdiagnostik
> - Mobilisationsfähiger Patient
> - Physische und psychische Belastbarkeit.

Die heutige Rehabilitationspflege ist durch ganzheitliches Denken geprägt. Das Ziel eines multiprofessionellen Teams ist es, mit dem Patienten Möglichkeiten und Techniken zu entwickeln, die ihm die Teilhabe am gesellschaftlichen Leben ermöglichen. Hier hat die partnerschaftliche Patientenedukation unter Einbeziehung der Angehörigen die wichtigste Bedeutung. **Rehabilitationspflegebereiche** in der Postakutphase sind:
- Körperpflege
- Ernährung
- Atmung
- Lagerung
- Bewegung
- Bekleidung
- Ausscheidung
- Schlaf-Wach-Rhythmus
- Regulierung der Körpertemperatur
- Prophylaxen
- Reagieren bei Komplikationen
- Erkennen von Gefahren
- Sexualität
- Psychologische Aspekte
- Überleitung/Entlassungsmanagement (📖 2).

Bewegung

Entwicklung einer Funktionshand
Bei Menschen mit Tetraplegie und einer Schädigung im Bereich der Segmente C5/C6 wird häufig die Entwicklung einer **Funktionshand** angestrebt. Durch eine funktionsgerechte Lagerung wird eine Einsteifung der gelähmten Hand in Beugestellung anvisiert. Neben dem aktiven und passiven Bewegen der Hand kommen speziell angefertigte Schienen oder Handgelenksmanschetten sowie Klebetechniken zum Einsatz. Da bei einer Läsion in dieser Höhe ein Teil der Unterarmmuskulatur noch funktionsfähig ist, kann der Patient durch Streckung im Handgelenk die Faust schließen, durch Beugung öffnen sich die Finger wieder. Trotz gelähmter Muskulatur der Finger kann der Patient so wieder eingeschränkt Dinge greifen und auch loslassen. Die Koordination der Bewegungen erfolgt dabei über die Augen.

Man unterscheidet zwischen einer aktiven und einer passiven Funktionshand:
- Bei der **aktiven Funktionshand** kann durch Streckung des Handgelenks ein passiver Faustschluss erzeugt werden, die Beugung des Handgelenks führt zum Öffnen der Hand
- Eine **passive Funktionshand** wird ausgebildet, wenn keine aktive Bewegung im Handgelenk mehr möglich, aber Aktivität des M. biceps brachii vorhanden ist.

> **ACHTUNG!**
> Alle Manipulationen an der Hand dürfen nur bei flektiertem Handgelenk durchgeführt werden!

Rollstuhltraining
Im **Rollstuhltraining** erlernt der Patient den möglichst selbstständigen Gebrauch des Rollstuhls. Dabei steht neben dem Fahren im Rollstuhl bei Patienten mit Lähmung der Beine anfangs das Erlernen des Transfers vom Bett in den Rollstuhl, vom Rollstuhl auf die Toilette und jeweils zurück im Vordergrund. Paraplegische Patienten sollen das Gesäß regelmäßig (etwa alle 15 Minuten) druckentlasten, indem sie sich mit beiden Armen auf den Armlehnen des Rollstuhls abstützen und den Körper für wenige Sekunden leicht nach oben drücken. Bei tetraplegischen Patienten übernehmen die Pflegenden die Druckentlastung, indem sie ihn für einige Sekunden auf die eine und danach auf die andere Körperseite kippen, sodass jeweils eine Gesäßhälfte druckentlastet ist. Alternativ stehen für tetraplegische Patienten spezielle Sitzkissen zur Verfügung, die den Druck gleichmäßig auf die gesamte Sitzfläche verteilen.

Ernährung

In der Akutphase richtet sich die Art der **Ernährung** nach dem Zustand der Patienten und den intensivmedizinischen Erfordernissen. Langfristig, also postakut können Betroffene normalerweise ohne Einschränkungen nach Wunsch essen und trinken. Sie sollten allerdings auf ballaststoffreiche Kost und reichlich Flüssigkeitszufuhr achten, um einer Obstipation vorzubeugen und dementsprechend von den Pflegenden informiert und geschult werden. Aufgrund ihrer Immobilität neigen Querschnittspatienten zu Übergewicht. Untergewicht wird meist durch Appetitlosigkeit als Nebenwirkung von Medikamenten hervorgerufen und ist ebenfalls häufig. Sowohl Unter- als auch Übergewicht können zu Komplikationen führen (z. B. Dekubitus).

Für Menschen, die ihre Arme komplett nicht mehr nutzen können (Läsionen oberhalb C5), ist es notwendig, dass die Pflegenden (bzw. nach Anleitung auch die Angehörigen) das Essen anreichen und die Patienten entsprechend lagern, die Mundpflege durchführen etc. Tätigkeiten können sie nur noch mithilfe einer Mundbedienung durchführen. Durch entsprechendes Positionieren von Getränken ist aber immerhin das Trinken mithilfe von Strohhalmen möglich. Menschen mit einer Schädigung des Halsmarks unterhalb von C5 können je nach Schädigungshöhe zumindest eingeschränkt ihre Arme und/oder Hände und/oder Finger bewegen. Mit Hilfsmitteln, z. B. einem Funktionshandschuh, der als Halterung für Besteck, Stifte, Zahnbürste o. Ä. dient, können die Patienten selbstständig essen und trinken. Hier muss dann evtl. noch das Essen vorbereitet und die Umgebung entsprechend gestaltet werden.

In der Rehabilitation sollten mit einer angemessenen Ernährung folgende **Ziele** erreicht werden:
- Vermeiden von Komplikationen durch falsche Ernährung
- Idealgewicht erreichen und halten
- Mangelernährung durch adäquate Energiezufuhr vorbeugen
- Geregelte Blasen- und Darmfunktion
- Selbstpflegedefizit im Rahmen der Ernährung ausgleichen.

Ausscheidung

Blasenmanagement

Blasenentleerungsstörungen stellen ein großes Problem für die Betroffenen dar. Je nach Höhe der Schädigung liegen charakteristische Symptome vor:
- Läsionen oberhalb des Miktionszentrums (dieses liegt in den Rückenmarkssegmenten S2 bis S4, > Abb. 3.1) verursachen eine **spastische Blasenstörung** (auch *Reflexblase* oder *obere Blasenlähmung*). Dabei kommt es zum unwillkürlichen Abgang von Spontanurin ab einer bestimmten Blasenfüllung. Wegen der Infektionsgefahr sollte möglichst kein Dauerkatheter gelegt, sondern der intermittierenden Einmalkatheterisierung der Vorzug gegeben werden. Von kooperativen und in der Bewegung nicht zu sehr eingeschränkten Patienten kann sie auch selbst durchgeführt werden. Die Anleitung obliegt den Pflegenden
- Bei Läsionen unterhalb des Miktionszentrums kommt es zur Ausbildung einer **hypo-** oder sogar **atonen Blasenstörung** (auch *autonome Blase* oder *untere Blasenlähmung*). Auch hier eignet sich am besten die intermittierende Einmalkatheterisierung. Sobald der Patient die Technik erlernt hat, soll er sich im Abstand von ca. 4–6 Stunden selbst katheterisieren. Ist der Patient dazu nicht in der Lage, können evtl. seine Angehörigen angeleitet werden.

ACHTUNG!
Kein Beklopfen der Blase

Das rhythmische Beklopfen oder vorsichtiger Druck auf die Blase als Hilfe beim Wasserlassen gelten heute nicht mehr als die Mittel der Wahl. Beide Techniken bergen die Gefahr, dass Urin zu den Nieren hochgedrückt wird und Restharn in der Blase verbleibt, der Harnwegsinfekte auslösen kann. Als Folge kann es zu einem Nierenversagen kommen. Die intermittierende Einmalkatheterisierung ist daher stets das Mittel der Wahl.

Die **Diagnostik und Therapie** der Blasenfunktionsstörungen erfolgt durch den Neurourologen. Ziel aller Interventionen ist eine druckarme Entleerung und größtmögliche Infektfreiheit. Im Anschluss an die Erstrehabilitation ist eine urologische lebenslange Nachsorge unerlässlich. Urologische Komplikationen sind der zweithäufigste Wiederaufnahmegrund. Um Komplikationen zu vermeiden, sollten zusätzlich urologische Kontrollen zunächst alle 3–6 Monate, später alle 1–2 Jahre durchgeführt werden.

Darmmanagement

Im Rückenmark befindet sich auf Höhe BWK12/LWK das sogenannte *Reflexzentrum.* Für die veränderte Darmentleerung ist es entscheidend, ob die Verletzung des Rückenmarks ober- oder unterhalb dieses Zentrums liegt. Liegt sie oberhalb, ist keine bewusste Wahrnehmung von Füllung und Entleerung mehr möglich, der Schließmuskel ist spastisch und die Darmentleerung reflektorisch auslösbar. Bei Schädigungen unterhalb des Reflexzentrums ist ebenfalls keine bewusste Wahrnehmung möglich, der Schließmuskel ist schlaff und dadurch ist auch keine reflektorische Darmentleerung mehr auslösbar. Die Behandlung erfolgt den Diagnosen entsprechend individuell angepasst.

In der Akutphase geht es primär um eine erste posttraumatische Darmentleerung. In der postakuten und Rehabilitationsphase steht das Erlernen eines individuellen Darmmanagements, das in die häusliche Umgebung übertragen werden kann, im Mittelpunkt (> Tab. 3.2).

Das Darmmanagement erstreckt sich über sechs individuell angepasste Phasen. Die Phasen 1–4 sind eher im stationären Bereich zu sehen, die Phasen 5–6 werden eher erst poststationär erreicht.

Den Betroffenen fällt es häufig schwer, sich mit der veränderten Darmfunktion auseinanderzusetzen; erschwerend hinzu kommen Obstipation, Inkontinenz und Blähungen. Pflegende kontrollieren daher regelmäßig Flüssigkeitszufuhr, Ernährung und Medikamenteneinnahme und stärken – soweit möglich – die Bewegungen des Patienten. Um eine Stuhlentleerung zu erreichen, stehen verschiedene Möglichkeiten zur Verfügung, wie z. B. die rektale digitale Stimulation, die Ausräumung, die medikamentöse Stimulation mit Suppositorien/Mikroklistier/Klistier/oralen Laxanzien usw.

Tab. 3.2 Phasen des Darmmanagements (nach: *Kompendium Neurogene Darmfunktionsstörungen bei Querschnittslähmung 2011:27*)

Phase 1	Erreichen einer ersten Darmentleerung
Phase 2	Erreichen einer regelmäßigen, geplanten, ausreichenden sowie zeitlich begrenzten Darmentleerung unter Berücksichtigung der individuellen Situation des Betroffenen
Phase 3	Informationen und Instruktionen für Betroffene und/oder Betreuungsperson zum eigenverantwortlichen Darmmanagement und unter Anleitung der Pflegeperson
Phase 4	Betroffener beherrscht das Darmmanagement im Rahmen seiner Möglichkeiten (kognitiv/funktionell)
Phase 5	Anpassung auf die individuellen Lebensumstände zu Hause
Phase 6	Sekundäre Stuhlkontinenz, regelmäßige und ausreichende Stuhlentleerung und lebenslange Nachsorge

> **Umgang mit Scham**
>
> Das **Darm- und Blasentraining** kann für den Betroffenen und seine Angehörigen außerordentlich belastend sein. Scham und daraus folgende psychische aber auch ethisch-moralische Probleme erfordern einen sehr feinfühligen Umgang durch die Pflegenden. Die Information und Anleitung der Patienten und ebenso die Schulung von Angehörigen sollten konzeptuell geplant werden und ohne jeden Zeitdruck erst dann starten, wenn die Beteiligten ihre Bereitschaft dazu signalisieren.

Atmung

Insbesondere Patienten mit hohem Querschnitt sind stark pneumoniegefährdet, weshalb auch nach der Akutphase eine regelmäßige **Pneumonieprophylaxe** erforderlich ist. Die dazu notwendigen Atemübungen kann der Patient evtl. selbstständig durchführen.

Die Lagerung ist eine der wichtigsten pflegerischen Interventionen bei einer schlechten Lungensituation. Umlagerung dient sowohl der Verbesserung der Lungenbelüftung als auch der Sekretmobilisation. Hier bieten sich Bauch-, Halbmond- und VATI-Lagerung zur Verbesserung der Lungenbelüftung an. Bei sehr hohem Querschnitt mit Zwerchfelllähmung ist meist eine dauerhafte maschinelle Beatmung erforderlich. Eine solche Beatmung kann auch in der häuslichen Umgebung des Patienten mit speziell dafür konzipierten Beatmungsgeräten durchgeführt werden *(Heimbeatmung)*.

Körperpflege

Paraplegische Patienten können nach der Akutphase lernen, sich weitgehend selbstständig zu versorgen. Ob und inwieweit Hilfsmittel sinnvoll sind, hängt von der individuellen Situation des Patienten – insbesondere vom Ausmaß seiner Einschränkung – ab. Möglich sind z. B.:
- Spezielle Pflegeutensilien, z. B. gekrümmte Bürste mit Griff, überlanger Schuhlöffel
- Kippbarer Spiegel
- Höhenverstellbares Waschbecken
- Mit dem Rollstuhl befahrbare Dusche.

Im Rahmen der **Körperpflege** soll der Patient regelmäßig gefährdete Hautstellen auf Anzeichen eines Dekubitus kontrollieren. Die Pflegenden leiten den Patienten dazu an, diese Kontrolle mithilfe von Handspiegeln durchzuführen.

Sinnvoll sind leicht anzuziehende Kleidung und Schuhe, die wegen der Dekubitusgefahr nicht zu eng sein dürfen.

Tetraplegische Patienten sind bei der Körperpflege meist dauerhaft auf Hilfe angewiesen. Planen die Angehörigen des Patienten, die Pflege selbst zu übernehmen, erfolgt baldmöglichst deren schrittweise Anleitung, sodass sie zum Zeitpunkt der Entlassung des Patienten umfassend über die notwendigen Pflegemaßnahmen und mögliche Komplikationen informiert sind.

Regulation der Körpertemperatur

Die **Regulation der Körpertemperatur** kann dauerhaft gestört sein, d. h., der Patient kühlt evtl. rasch aus oder schwitzt übermäßig. Dies muss bei der Auswahl der Kleidung (leicht zu wechseln, warm genug für jemanden, der sich nicht bewegen kann) und der Umgebungsgestaltung (keine Zugluft) mit bedacht werden.

> **VORSICHT!**
> Auf die Verwendung von Heiz- und Kühlelementen sollte verzichtet werden! In Körperregionen mit fehlender Sensibilität können dabei Verbrennungen oder Kälteschäden entstehen!

Verletzungsgefahr vorbeugen

Durch die eingeschränkte Beweglichkeit und evtl. zusätzliche neurologische oder anderweitig bedingte Ausfälle wie Koordinations-, Seh- oder Wahrnehmungsstörungen besteht eine erhöhte **Verletzungsgefahr,** und der Patient fühlt sich oft unsicher. Schutz und Sicherheit bieten:
- Festes Schuhwerk (keine offenen Pantoffeln oder lange Schnürsenkel)
- Stützmöglichkeiten (feste Tische, Haltegriffe) im (Bade-) Zimmer, Möbel mit abgerundeten Ecken, ausreichend Platz zum Manövrieren, Blockieren beweglicher Möbelstücke
- Hinweise auf Gefahrenquellen
- Häufiges Training in Anwesenheit einer Vertrauensperson, falls sich der Patient in der Ausführung einer bestimmten Tätigkeit noch nicht sicher genug fühlt (z. B. ein abschüssiges Wegstück mit dem Rollstuhl bewältigen).

Psychosoziale Betreuung

Eine Querschnittslähmung bedeutet für viele Betroffene das „Aus" für den bisher ausgeübten Beruf bzw. die Berufsausbildung oder das Studium. Für jeden ist es ein gravierender Einschnitt ins Leben sowie in die eigene Zukunftsplanung und erfordert meist eine grundlegende Neuorientierung, die bereits in der Reha-Klinik beginnt: Zusammen mit dem Patienten versuchen die Therapeuten, einen geeigneten neuen Beruf für den Betroffenen herauszufinden, und leiten entsprechende Umschulungsmaßnahmen ein. Tetraplegische Patienten bleiben eventuell zeitlebens berufsunfähig. Auch seine bisher ausgeübten Hobbys kann der querschnittsgelähmte Patient meist nicht mehr wahrnehmen, d. h., auch die Möglichkeiten der Freizeitgestaltung sind plötzlich stark eingeschränkt. Dies ist für viele Betroffene äußerst schmerzlich, insbesondere wenn sie ein Hobby, etwa eine bestimmte Sportart, sehr intensiv betrieben haben. Analog zur beruflichen Rehabilitation zeigen die Therapeuten in der Reha-Klinik dem Patienten Möglichkeiten der Freizeitgestaltung auf, die seinen Neigungen und Möglichkeiten entsprechen.

Dies kann alles nur gelingen, wenn der Patient seine Situation schrittweise akzeptiert. Eine langwierige **Krisenbewälti-**

gung mit wechselnden Phasen der Trauer, Resignation, Depression, aber auch der Hoffnung erfordert dabei viel Geduld von allen Beteiligten und eine gute Zusammenarbeit des therapeutischen Teams. Die Phase der Bewältigung ist ein wichtiger Prozess, damit sich bei zunehmenden Fortschritten wieder mehr Selbstsicherheit und Optimismus für die Zukunft entwickeln können. Auch wenn eine psychotherapeutische und vielleicht medikamentös-antidepressive Therapie oftmals angebracht ist, sollte die Krankheitsbewältigung damit unterstützt und nicht unterdrückt werden.

Die Angehörigen spielen in der Rehabilitation eine sehr große Rolle. Vielfach hängt es von ihnen ab, ob eine psychosoziale Stabilisierung gelingt. Außerdem übernehmen sie zu Hause meist die Pflegeaufgaben, wenn es zu einer andauernden Pflegebedürftigkeit kommt. Sie sollten deshalb frühestmöglich in den gesamten Pflegeprozess einbezogen werden, wenn sie und der Erkrankte dazu bereit und in der Lage sind. (📖 3, 4)

Sexualität

Vor allem jüngere Patienten empfinden sich mit einer bleibenden Querschnittslähmung als nicht mehr attraktiv, oft als Belastung und wenig liebenswert. Hinzu kommen oft organische Probleme wie Gefühlsstörungen im Genitalbereich und die Beeinträchtigung der Erektion/Orgasmusfähigkeit bis hin zur Impotenz/Frigidität.

Die **Sexualität** stellt ein sehr schwieriges und gleichzeitig wenig oder gar nicht angesprochenes Thema dar, da sie einen sehr persönlichen und intimen Bereich betrifft, über den zu sprechen vielen schwerfällt. Manche Patienten trauen sich nicht, ihre Ängste zu schildern, da sie fürchten, missverstanden zu werden, oder aber selbst Angst vor der Auseinandersetzung mit diesem Thema haben. Oft ergibt sich auch nicht die passende Situation bzw. fehlt die Vertrauensperson. Dennoch ist es vielen Patienten ein großes Anliegen, über die Veränderungen bezüglich ihrer Sexualität zu sprechen.

Hier können die Pflegenden und Ärzte helfen, indem sie sensibel und einfühlsam mit dem Patienten umgehen und auch kleine Hinweise und Andeutungen des Patienten zu seiner Sexualität ernst nehmen und ihm die Möglichkeit zu Gesprächen, evtl. auch mit Fachleuten, anbieten. Vielen Betroffenen hilft es auch, gleichgeschlechtliche Gesprächspartner zu haben und in einem geschützten Rahmen (keine Zuhörer, keine Störungen) über dieses sehr intime Thema zu reden. Auch der Erfahrungsaustausch mit in gleicher Weise Betroffenen, z. B. in Selbsthilfegruppen oder im Rahmen einer psychotherapeutischen Betreuung, können sehr hilfreich sein, um die Ängste des Patienten bezüglich seiner Sexualität nach und nach abzubauen. Grundsätzlich ist es möglich, dass ein querschnittsgelähmter Mann Kinder zeugt und eine querschnittsgelähmte Frau ein Kind bekommt.

3.2 Verletzungen von Wirbelsäule und Rückenmark

Verletzungen von Wirbelsäule und Rückenmark sind – wie auch Schädel-Hirn-Traumen – meist durch Verkehrs- oder Sportunfälle verursacht. Seltene Ursachen sind Schuss- oder Stichverletzungen. Meist liegt eine kombinierte Verletzung der knöchernen Wirbelsäule und des Rückenmarks vor. Eine traumatische Schädigung des Rückenmarks kann jedoch auch ohne gleichzeitige Wirbelsäulenfraktur auftreten, z. B. durch Überdehnung des Rückenmarks oder traumatisch bedingte Einblutungen in den Spinalkanal.

3.2.1 Symptome und klinischer Befund

Commotio spinalis

Bei einer **Commotio spinalis** kommt es direkt nach dem Trauma zu neurologischen Funktionsstörungen, die sich innerhalb von 72 Stunden völlig zurückbilden. Bei vollständiger Querschnittssymptomatik ist die Commotio spinalis nicht vom anfänglichen spinalen Schock bei schweren Rückenmarksverletzungen zu unterscheiden.

Contusio spinalis

Bei einer **Contusio spinalis** ist eine morphologische Rückenmarksschädigung (z. B. Quetschung durch Knochenfragmente) nachweisbar. Die neurologische Symptomatik tritt ebenfalls unmittelbar nach der Verletzung auf, ihre Rückbildung ist verzögert und oft unvollständig. Initial kann das Bild eines *spinalen Schocks* (s. u.) bestehen.

Compressio spinalis

Compressio spinalis bezeichnet die (fortgesetzte) Druckschädigung des Rückenmarks. Sie führt zu einem Querschnittssyndrom (> 3.1), das sich je nach Ursache der Druckschädigung schnell oder langsam entwickelt.

Spinaler Schock

Der **spinale Schock** hat nichts mit einem hämodynamischen Schock (z. B. Tachykardie, Bradykardie) gemein. Er beschreibt den funktionellen Zustand des Rückenmarks nach dem Trauma mit (vorübergehendem) völligem Funktionsverlust unterhalb der Läsion; er ist gekennzeichnet durch:
- Komplette schlaffe Lähmung und völligen Sensibilitätsausfall unterhalb des verletzten Niveaus (Patient spürt z. B. beide Beine nicht mehr)
- Ausfall der Reflexe
- Fehlenden Nachweis von Pyramidenbahnzeichen
- Ausfall der Wärme- und Gefäßregulation (Blutdruckabfall)
- Lähmung von Blase (Harnretention) und Mastdarm (Subileus oder Ileus).

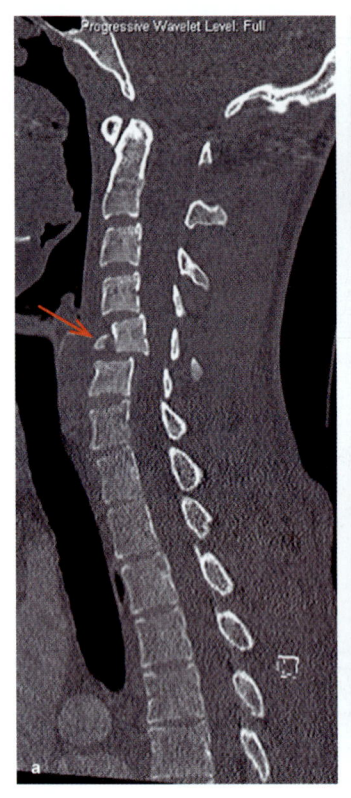

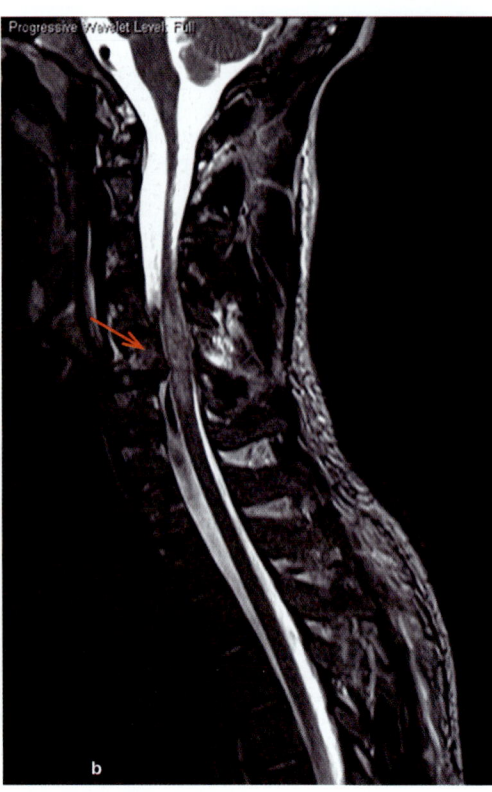

Abb. 3.2 CT-HWS (a) und **MRT (b)** eines Patienten mit Berstungsfraktur HWK 5 und 6 nach ungebremstem Sturz auf den Kopf aus 2 m Höhe. Im CT ist insbesondere die Fehlstellung des 5. Wirbelkörpers mit Einengung des Spinalkanals zu erkennen. Das MRT zeigt die begleitende Kompression und Kontusion des Rückenmarks. Der Patient wurde mit einer hochgradigen Tetraparese sub C6 vorstellig. [T422]

Je nach Höhe der Rückenmarksverletzung kommen Störungen der Atmung durch Lähmung des Zwerchfells und der Interkostalmuskulatur hinzu, die eine künstliche Beatmung erforderlich machen kann.

Nach Tagen bis Wochen klingt der spinale Schock ab, und die Nervenzellen des Rückenmarks, die nicht irreversibel geschädigt sind, können ihre Funktion teilweise wiedererlangen, d. h., das Symptombild kann sich bessern. Deshalb ist erst in dieser **Postprimärphase** das genaue Ausmaß der Schädigung erkennbar. Die Postprimärphase ist gekennzeichnet durch:
- Beidseitige schlaffe Lähmungen *auf Höhe* des Verletzungsniveaus
- Beidseitige spastische Lähmungen und Sensibilitätsstörungen *unterhalb* des Verletzungsniveaus, da die im Rückenmark absteigenden Pyramidenbahnen geschädigt oder zerstört sind
- Wiederkehr (und später Steigerung) der Muskeleigenreflexe unterhalb des Verletzungsniveaus und Auftreten von Pyramidenbahnzeichen
- Trophische Störungen v. a. der Haut infolge der Beeinträchtigung der vegetativen Zentren und Fasern
- Blasen-, Mastdarm- und Sexualstörungen in Abhängigkeit von der Höhe der Läsion, da die Reflexzentren im Rückenmark je nach Verletzungshöhe entweder zerstört oder von den höheren Zentren abgeschnitten sind

Sind nur Teile des Rückenmarksquerschnitts geschädigt, können Teilfunktionen des Rückenmarks erhalten bleiben und – evtl. erst nach Monaten – wiederkehren *(unvollständige Querschnittsläsion)*.

3.2.2 Behandlungsstrategie und Diagnostik

Erstversorgung am Unfallort

VORSICHT!
Bei einem Patienten mit Wirbelsäulenfraktur kann die Rückenmarksverletzung erst infolge der Bergung an der Unfallstelle entstehen oder verstärkt werden. So kann es durch ungeeignete Lagerungsmaßnahmen zur Verschiebung von Frakturfragmenten in Richtung Rückenmark kommen. Bei Verdacht auf Wirbelsäulenfraktur kommt daher der Erstversorgung des Patienten am Unfallort größte Bedeutung zu. Die HWS wird umgehend mit einem *Stifneck®* (steife Halskrawatte) stabilisiert und der Patient unter leichtem axialem Zug auf einer Vakuummatratze gelagert (➤ Abb. 3.3). Bei allen Lagerungsmaßnahmen achten die Ersthelfer darauf, den Rumpf des Patienten (und damit seine Wirbelsäule) nicht zu verdrehen.

Nach primärer Versorgung unter den oben genannten Prämissen sollte der Patient möglichst erschütterungsfrei *(Schonung vor Schnelligkeit)* in eine Klinik, idealerweise ein Querschnittszentrum, transportiert werden, wo auch entsprechende chirurgische Eingriffe an der Wirbelsäule und am Rückenmark durchgeführt werden können. Die Gabe von Glukokortikoiden am Unfallort und in der Folgezeit kann aufgrund der wissenschaftlichen Datenlage nicht mehr allgemein empfohlen werden.

Erstversorgung in der Klinik

In der Klinik entscheiden die Ärzte nach der gründlichen neurologischen Untersuchung und der bildgebenden Diagnostik, ob eine Operation indiziert ist. Während der Diagnostik und der evtl. Operationsvorbereitung achten Ärzte und Pflegende darauf, die Immobilisation der Wirbelsäule beizubehalten (Wirbelsäule keinesfalls drehen oder beugen!).

Diagnostik
Die sorgfältige neurologische Untersuchung wird bei der **Diagnostik** ergänzt durch:
- **Röntgennativaufnahmen** der Wirbelsäule: Bereits hier können Frakturen ausfindig gemacht werden. Insbesondere zur Beurteilung stabiler oder instabiler Frakturen sind konventionelle Röntgen-Funktionsaufnahmen vor allem im Bereich der HWS hilfreich
- **CT:** schnelles und nahezu überall erhältliches Diagnoseverfahren. Im Rahmen der Traumaabklärung, z. B. politraumatisierter Patienten *(CT-Trauma-Spirale)*, bekommt man so auch rasch Informationen über Verletzungen der Wirbelsäule. Außerdem ist auf diesem Wege im Rahmen einer CT-Angiografie eine mögliche Mitverletzung von Halsgefäßen (Karotiden, Vertebralarterien) zu erfassen
- **Kernspintomografie:** heute Mittel der Wahl zur Diagnose von Rückenmarksverletzungen oder diskoligamentären Verletzungen (Verletzungen von Bandscheiben und Bandapparat). Steht dieses Diagnoseverfahren nicht zur Verfügung, kann eine Myelografie notwendig sein
- Evtl. **elektrophysiologische Untersuchungen.**

Frakturbehandlung
Wichtigstes Kriterium der **Frakturbehandlung** ist die Einstufung in eine stabile oder instabile Fraktur. Stabile Frakturen können in der Regel konservativ mit externer Stützung und ohne Operation behandelt werden. Instabile Frakturen hingegen bedürfen bis auf wenige Ausnahmen der operativen Versorgung, um nicht sekundär durch Abgleiten der Fraktur eine Rückenmarks- und Nervenschädigung zu riskieren. In der Folge nun die Behandlungsstrategie ausgesuchter Wirbelsäulenfrakturen:
- **Stabile Frakturen der Halswirbelsäule** werden in der Regel mit einer Zervikalstütze behandelt (➤ Abb. 3.4)
- **Bei instabilen Frakturen der Halswirbelsäule** mit verschobenen Frakturfragmenten oder bei Luxationsfrakturen ist zunächst eine Extensionsbehandlung notwendig (Extension nach *Crutchfield* oder Gradner-Wells). Dabei wird ein Metallbügel fest mit dem Schädelknochen verschraubt und ein axialer Zug ausgeübt, um die Fragmente zu reponieren (➤ Abb. 3.6). Während dieser Prozedur kann der Patient nur auf dem Rücken liegen. Je nach Verletzungsmuster, Zustand und Alter des Patienten kann dann eine operative Versorgung oder die Anlage eines externen Fixateurs erfolgen. Der *Halo-Fixateur* ist eine Möglichkeit der externen Ruhigstellung (➤ Abb. 3.5). Dabei wird ein Ring fest an der Kalotte fixiert. Dieser Ring ist über ein Stabsystem mit einem Thoraxkorsett verbunden und führt so zu einer Imobilisierung von über 90 %. Der Fixateur muss in der Regel für drei Monate kontinuierlich und ohne Unterbrechung getragen werden. Die operative Versorgung an der Halswir-

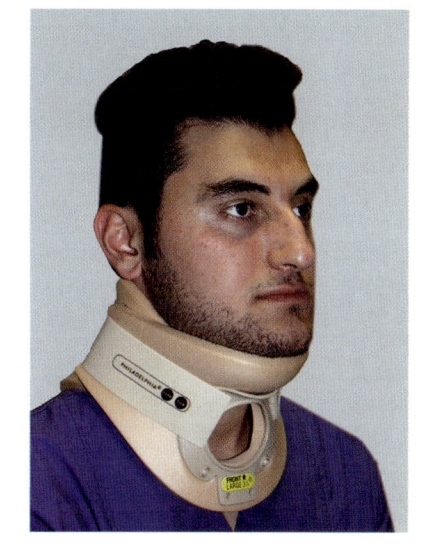

Abb. 3.4 Patient mit einer Henßge-**Zervikalstütze**. Sie dient der moderaten Immobilisation und Entlastung. [T623]

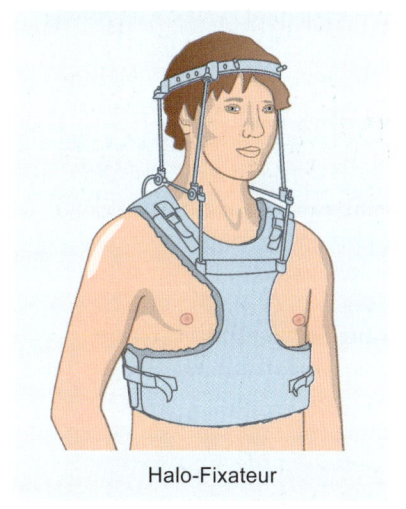

Abb. 3.5 Halo-Fixateur zur externen Stabilisierung der HWS. [L138]

Halo-Fixateur

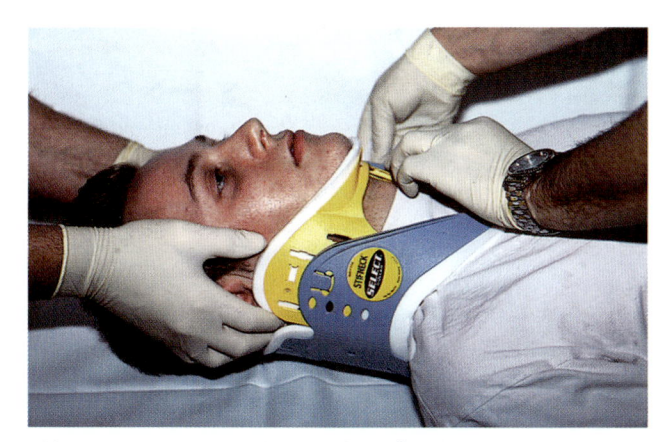

Abb. 3.3 Patient mit angelegter **Stifneck®-Halskrause** zur Erstversorgung am Unfallort. [J747]

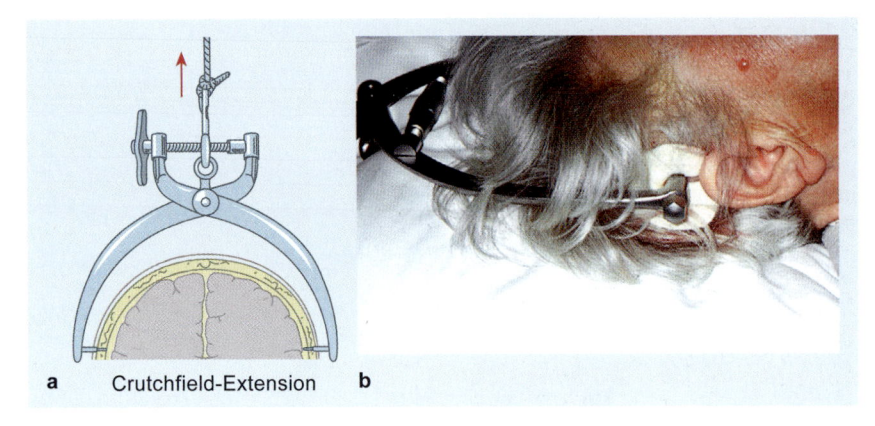

Abb. 3.6 Crutchfield-Extension. (a) zeigt das Funktionsprinzip, **(b)** eine Patientin mit angelegter Crutchfield-Extension. [L138]

belsäule ist sowohl von ventral (Spondylektomie und Spondylodese mit Plattenosteosynthese und Beckenkamm-Interponat) als auch von dorsal (dorsale Schrauben-Stab-Spondylodese) möglich. Häufig ist eine Kombination notwendig

- **Instabile Frakturen der Brust- und Lendenwirbelsäule** werden meist mittels einer *dorsalen Spondylodese* versorgt, wobei auch hier die Stabilisierung durch Einbringen von Implantaten von ventral notwendig werden kann
- Bei **Frakturen mit Wirbelkörperhinterkantenbeteiligung** (kurz: *Hinterkantenbeteiligung*) und daraus resultierender Einengung des Spinalkanals können weiter eine Dekompression von hinten *(Laminektomie)* und der Versuch einer Fragmentreposition notwendig sein.

Pflegemaßnahmen bei angelegtem Halo-Fixateur

- Da das Thoraxkorsett nur abgenommen werden darf, wenn dies medizinisch unvermeidlich ist, achten die Pflegenden darauf, dass das Fellfutter des Korsetts so sauber wie möglich gehalten und vor allem nicht nass wird, da dies zu Schädigungen der darunter liegenden Haut führen kann
- Ein Vollbad ist nicht möglich, ein Duschbad nur im Bereich der unteren Körperhälfte. Für den Patienten am angenehmsten ist das Waschen mit einem leicht feuchten Waschlappen. Der Patient wäscht die für ihn erreichbaren Körperteile selbst. Brust und Rücken werden durch die Pflegenden versorgt. Um die Brust zu waschen, legt sich der Patient flach auf den Rücken, eine Pflegende lockert den Gurt und hält ihn stabil (der Patient darf sich in diesem Moment keinesfalls bewegen!), eine weitere Pflegende wäscht vorsichtig unter dem Fell und trocknet die Region gründlich ab. Dann wird das Korsett wieder verschlossen. Zum Waschen des Rückens stützt sich der Patient z. B. auf eine Stuhllehne und die Pflegende wäscht mit einem dünnen Waschlappen über den Rücken. Hierbei darf das Korsett wegen der Gefahr der Frakturverschiebung auf keinen Fall geöffnet werden
- Regelmäßiges Waschen der Haare und die Pflege der Schraubeneintrittsstellen sind sehr wichtig, um Infektionen an den Eintrittsstellen der Schrauben zu verhindern. Kurze Haare erleichtern die Pflege. Zur Haarwäsche kniet sich der Patient z. B. vor einer Badewanne, sein Oberkörper und Hals werden mit Handtüchern geschützt. Bei der anschließenden Haarwäsche achtet die Pflegende darauf, dass das Fell des Korsetts nicht nass wird. Zur Haarpflege werden nur pH-neutrale Haarwaschmittel verwendet. Haarsprays, Haargel o. Ä. sind wegen der Gefahr der Verklebung zu vermeiden. Waschen und anschließendes Trocknen der Haare erfolgen behutsam, um die Verschraubungen nicht zu lockern.

Weiterbehandlung und Rehabilitation

In der weiteren **Behandlung** stehen die korrekte Lagerung der gelähmten Körperteile (evtl. Lagerung im Spezialbett), physiotherapeutische Maßnahmen sowie die Dekubitus-, Thrombose- und Stressulkusprohpylaxe im Vordergrund. Wichtig ist eine frühzeitige psychologische Mitversorgung, um die häufig auftretenden depressiven Verstimmungen abzufangen.

So früh wie möglich beginnt dann die **Rehabilitation,** die eine weitestmögliche berufliche und soziale Integration des Patienten zum Ziel hat. Hier erlernt der Patient z. B. das Selbstkathetern oder die Handhabung des Rollstuhls.

Prognose

Anfangs ist eine **Prognose** sehr schwierig, da sich die Symptome des spinalen Schocks und schwerer struktureller Rückenmarks-

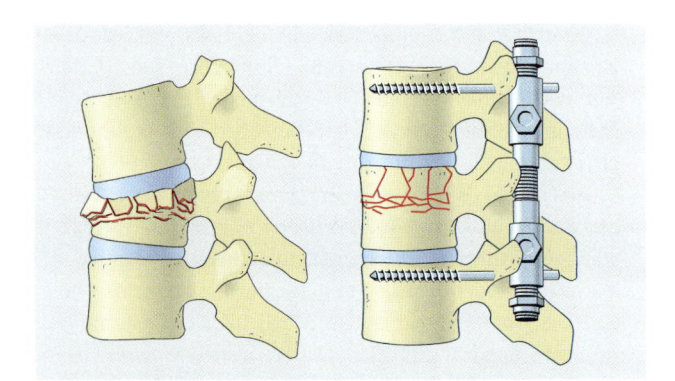

Abb. 3.7 Instabile Wirbelkörperfraktur der LWS, links *vor*, rechts *nach* der Stabilisierung mit einer dorsalen transpedikulären Stabilisierung *(Spondylodese)*. Dieser Fixateur interne ist völlig von Weichteilen bedeckt und von außen nicht sichtbar. Ist die Fraktur nach Einbringen des Fixateur interne stabil, kann der Patient bereits nach wenigen Tagen mobilisiert werden. [L190]

3.3 Degenerative Wirbelsäulenerkrankungen

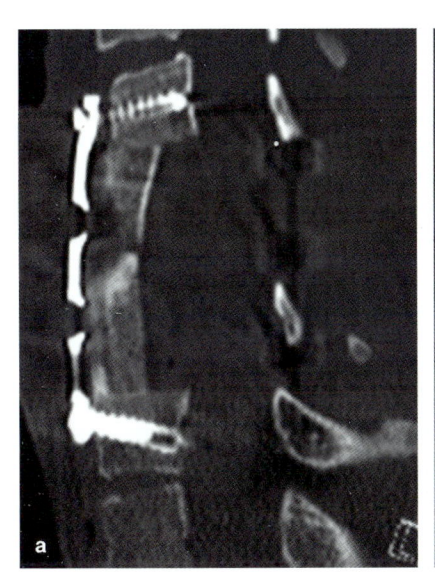

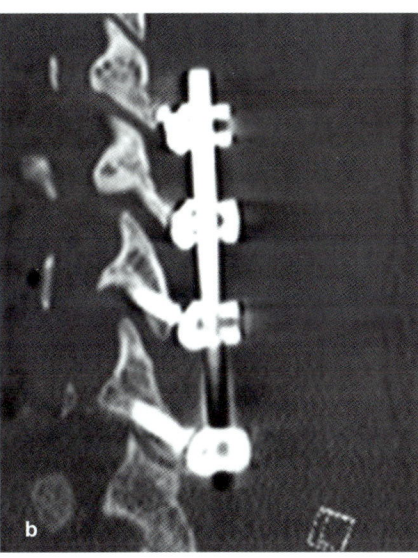

Abb. 3.8 Frakturversorgung der HWS nach Berstungsfraktur HWK 5 und 6 von ventral und dorsal. Entfernung der frakturierten Wirbelkörper *(Spondylektomie)*, Interposition eines autologen Stückes Beckenkamm und ventrale Stabilisierung *(Spondylodese)* HWK4 auf HWK7 mit Schrauben-Platten-System **(a)**. Anschließende dorsale Stabilisierung von hinten mit Schrauben-Stab-System **(b)**. [T422]

schädigung gleichen. Ungünstig sind aber vollständige Lähmungen ohne Rückbildungstendenz innerhalb der ersten drei Tage.

3.3 Degenerative Wirbelsäulenerkrankungen

Rückenschmerzen und **Wirbelsäulenerkrankungen** gehören wie in vielen Industrieländern auch in Deutschland zu den häufigsten Beschwerden, infolge deren eine vertragsärztliche Behandlung in Anspruch genommen wird. Von ca. 770.000 stationären medizinischen Rehabilitationen der Deutschen Rentenversicherungen im Jahre 2007 wurde jede vierte Leistung aufgrund von Rückenleiden durchgeführt. Jeder zehnte Bundesbürger leidet an solchen Rückenschmerzen, die zwar zu einer Beeinträchtigung des Alltagslebens führen, aber ohne gezielte Behandlung binnen Kürze wieder zurückgehen. Bei 10 % der Fälle kommt es zu einer Chronifizierung des Schmerzsyndroms. Allerdings kann nur in 20 % der Fälle eine anatomische und strukturelle Ursache an Wirbelsäule und Begleitstrukturen gefunden werden. Vielmehr ist der überwiegende Anteil chronischer Rückenschwerzen Folge komplexer Wechselwirkungen von körperlichen, psychischen, sozialen, beruflichen und auch iatrogenen Faktoren.

3.3.1 Bandscheibenvorfall

Bandscheibenvorfall (*Bandscheibenprolaps, Diskusprolaps, Nucleus-pulposus-Prolaps,* kurz *NPP*): Vorwölbung bzw. Austritt von Bandscheibengewebe in die Zwischenwirbellöcher oder den Wirbelkanal mit Kompression der Spinalnervenwurzeln oder des Rückenmarks selbst.

Krankheitsentstehung

Die Bandscheibe (> Abb. 3.9) besteht aus einem Faserring *(Anulus fibrosus)* und einem gallertartigen Kern *(Nucleus pulposus)*. Um das 25. Lebensjahr nimmt der Wassergehalt des Nucleus pulposus zusehends ab. Dies ist deshalb von Bedeutung, da die Bandscheibe per Diffusion und nicht durch eigene Blutgefäße mit Nährstoffen versorgt wird. Mit Abnahme des Wassergehalts ist die Ernährung der Bandscheibe erschwert, es kann zu einer Gewebedegeneration kommen. Missverhältnisse zwischen Belastung und Belastbarkeit verstärken diesen Prozess. Zunächst kommt es zu einer Bandscheiben-**Vorwölbung** *(Protrusion)* (> Abb. 3.9), was durch Anheben des stark innervierten hinteren Längsbandes auch schon zu erheblichen Beschwerden führen kann. Wird der Anulus fibrosus vom Nucleus pulposus durchbrochen, entsteht ein **Vorfall** *(Prolaps)* (> Abb. 3.9). Reicht der Bandscheibenvorfall in den Wirbelkanal oder die Zwischenwirbellöcher und bedrängt die hier abgehenden Nerven, so kommt es zu einem Nervenwurzelkompressionssydrom. An der Hals- und Brustwirbelsäule kann infolge von Druck auf das Rückenmark eine Myelopathie entstehen. Löst sich ein Teil der Bandscheibe ganz, so spricht man von einem Bandscheiben**sequester.**

Häufigste Lokalisation für Bandscheibenvorfälle sind die Bereiche der Wirbelsäule, auf welche die größte Hebelwirkung wirkt. Über 70 % aller Vorfälle sind lumbal lokalisiert (LW 4/5, LW 5/SW 1), gefolgt von zervikalen Vorfällen (HW 5/6, HW 6/7). Thorakale Bandscheibenvorfälle sind außerordentlich selten.

Symptome und Untersuchungsbefund

Die **Symptome** sind Folge einer Kompression der betroffenen Nervenwurzel, der *Cauda equina* oder des Rückenmarks durch das vorgefallene Bandscheibengewebe.

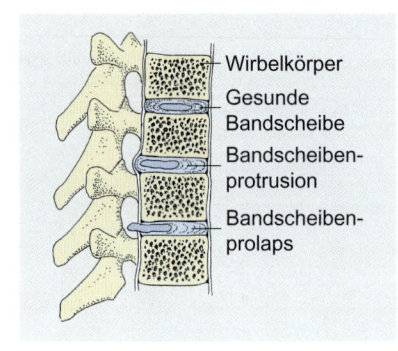

Abb. 3.9 Schematische Zeichnung einer gesunden Bandscheibe (oben), Protrusion (Mitte) und eines Prolaps (unten). [L190]

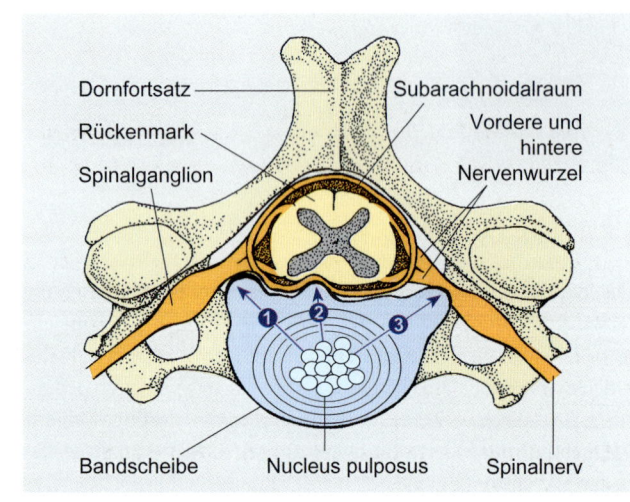

Abb. 3.10 Bandscheibenvorfall. Abhängig von der Richtung des Bandscheibenvorfalls (1 medio-lateral, 2 medial, 3 lateral) werden unterschiedliche Strukturen abgeklemmt und in ihrer Funktion beeinträchtigt. [L190]

> **Nervenwurzelkompressionssyndrom** (*radikuläres Syndrom*): Typische Symptomenkombination durch Druck auf eine Nervenwurzel. Gekennzeichnet durch Schmerzen und optionale Sensibilitätsstörungen im entsprechenden *Dermatom* (von diesem Rückenmarkssegment und der daraus entstammenden Wurzel versorgter Hautabschnitt) sowie motorische Ausfälle der segmentalen Kennmuskeln. Häufigste Ursache von Nervenwurzelsyndromen sind **Bandscheibenvorfälle** und degenerative Wirbelsäulenveränderungen, die eine Wurzel komprimieren. Weitere Ursachen sind z. B. Entzündungen und Abszesse oder Tumoren (z. B. Neurinome). Es können eine oder mehrere Wurzeln betroffen sein.

Ein akutes Nervenwurzelsyndrom bei **lateralem Bandscheibenvorfall** (> Abb. 3.10) ist gekennzeichnet durch:
- **Akut auftretende Rückenschmerzen** (sog. *Hexenschuss*): Insbesondere nach ruckartigen Körperbewegungen oder schwerem Heben bei gebeugtem Rumpf Schmerzen in entsprechender Höhe mit Ausstrahlung in das Versorgungsgebiet der betroffenen Wurzel. Charakteristischerweise verstärken sich die Schmerzen bei Husten, Pressen oder Niesen, weil dabei durch den erhöhten intraspinalen Druck die Kompression der Wurzel zunimmt. Auch bei Dehnung der Wurzeln, z. B. durch den Handgriff nach Lasègue, kommt es zur Schmerzverstärkung
- **Muskelhartspann** und **Schonhaltung der Wirbelsäule:** Entwickelt sich schmerzbedingt reflektorisch und ist bei lumbalen Vorfällen (> Abb. 3.11) sehr ausgeprägt
- **Hypästhesie** (herabgesetztes Empfindungsvermögen) bzw. **Dysästhesie** (schmerzhafte Missempfindung) im betroffenen Dermatom (> Tab. 3.3)
- **Parese entsprechender Kennmuskeln:** Die motorischen Fasern der Nervenwurzeln sind relativ unempfindlich gegenüber Druck. Daher weisen Paresen von Muskeln, die von der betroffenen Wurzel versorgt werden, auf schwere, ggf. operationsbedürftige Bandscheibenvorfälle hin. Da die meisten Muskeln von mehreren Nervenwurzeln versorgt werden, ist die Kenntnis bestimmter *Kennmuskeln* wichtig, um Hinweise auf die Höhe der betroffenen Bandscheibe zu erhalten
- Abschwächung oder Ausfall entsprechender **Muskeleigenreflexe** (> Tab. 3.3).

Bei einem **medialen Bandscheibenvorfall** (> Abb. 3.10) kann es letztlich auch zu einem Nervenwurzelkompressionssyndrom kommen. Abhängig von der Lokalisation sind die Beschwerden und Symptome aber vielfältiger und in ihren Auswirkungen häufig sehr viel gravierender:
- An der Ledenwirbelsäule kann es durch Druck auf die Cauda equina oder den Konus zu einem **Kauda- oder Konussyndrom** kommen. Leitsymptome sind Blasen-Mastdarm-Störungen mit Überlaufblase und Analsphinkterschwäche mit Stuhlinkontinenz. Ferner können Sensibilitätsstörungen lumbaler und sakraler Dermatome hinzutreten (Analregion und Oberschenkelinnenseite, *Reithosen-Anästhesie*). Bei Kauda- und Konussydrom kann sich in der Folge aber auch ein Querschnittssyndrom (> 3.1) entwickeln
- An der Halswirbelsäule droht dagegen eine **Druckschädigung des Rückenmarks.** Typischerweise kommt es zu einer zervikalen Myelopathie. Auf Höhe des geschädigten Segments kommt es einerseits zu radikulären oder pseudoradikulären Schmerzen. Andererseits kann es an oberen wie un-

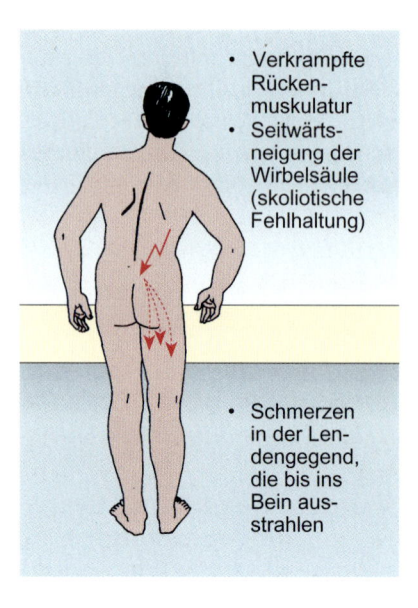

Abb. 3.11 Typische **Fehlhaltung** bei lumbalem Bandscheibenvorfall. [L215]

3.3 Degenerative Wirbelsäulenerkrankungen

Tab. 3.3 Neurologische Ausfälle bei Bandscheibenvorfall in Abhängigkeit von der betroffenen Nervenwurzel. [L190]

Sensibilitätsstörung	Befallene Nervenwurzel	Reflexstörung: Abschwächung oder Ausfall von	Motorische Ausfälle: Funktionseinschränkung bei
	C6	Bizepssehnenreflex (BSR), Radius-Periost-Reflex (RPR)	Armbeugung (M. biceps brachii)
	C7	Trizepssehnenreflex (TSR)	Armstreckung (M. triceps brachii)
	C8	Trizepssehnenreflex (TSR)	Kleine Handmuskeln, z. B. Kleinfingerabduktion
	L4	Patellarsehnenreflex (PSR)	Hebung und Supination des Fußes, Fersenstand
	L5	Tibialis-posterior-Sehnenreflex (TPR)	Großzehenhebung gegen Widerstand, Fersenstand
	S1	Achillessehnenreflex (ASR)	Zehenstand

teren Extremitäten zu einer spinalen Ataxie mit Gefühls-, Koordinations- und Feinmotorikstörungen kommen sowie zu einer spastischen Muskeltonuserhöhung. Spastik und spinale sensorische Ataxie führen alleine oder in Kombination zu einer oft erheblichen Gangstörung. Wie auch an der Brustwirbelsäule kann die zervikale Myelopathie in ihrer äußersten Ausprägung auch zu einem (inkompletten) Querschnittssyndrom (➤ 3.1) führen.

ACHTUNG!
Neurologischer Notfall!

Kauda- und Konussyndrom sind Notfallsituationen mit nur sehr kurzem therapeutischem Zeitfenster. Patienten müssen unverzüglich in eine neurochirurgische Klinik verlegt und möglichst sofort operiert werden, da die Schäden sonst irreversibel sind!

Diagnostik

Heutiger Standard in der Bildgebung der zentralnervösen (Rückenmark und Nervenwurzeln) und bindegegewebigen (Bandscheiben und Bänder) Strukturen im Bereich der Wirbelsäule ist die **Kernspintomografie** (➤ Abb. 3.12; ➤ Abb. 3.13). Eine Computertomografie bietet Vorteile, wenn die rein knöchernen Strukturen von Interesse sind (z. B. zum Nachweis von Frakturen oder knöchernen degenerativen Veränderungen). Aber auch auf Röntgenübersichtsaufnahmen der Wirbelsäule lassen sich häufig degenerative Veränderungen wie z. B. ein Wirbelgleiten *(Spondylolisthese)* darstellen. Zur Darstellung der Wurzeltaschen kann eine Kontrastmitteldarstellung des Wirbelkanals *(Myelografie)*, ggf. in Kombination mit einer CT *(Myelo-CT)*, weitere wertvolle Informationen liefern.

Therapie

Konservativ
Bei fehlenden oder nur geringen neurologischen Ausfällen erfolgt die Behandlung **konservativ.** Der Zeitraum sollte dabei mindestens 6 Wochen betragen. Therapeutische Ansätze sind:
- Analgesie: z. B. nichtsteroidale Antiphlogistika wie Ibuprofen oder Diclofenac. Die gleichzeitig entzündungshemmende (antiphlogistische) Wirkung ist dabei ausdrücklich gewünscht. Gegebenenfalls und bei Bedarf in Kombination mit Opioiden (Tramal®) oder Opiaten
- Medikamentöse Muskelrelaxation
- Lokale Infiltrationstherapie: sehr kontrovers diskutiert, da nicht geringes Behandlungsrisiko. Periradikulärtherapie (PRT) mit Lokalanästhesie und/oder Glukokortikoiden
- Körperliche Schonung
- Physikalische Maßnahmen.

Pflegemaßnahmen bei konservativer Therapie des Bandscheibenvorfalls
- Anfangs soll der Patient Bettruhe einhalten, wobei sich beim lumbalen Prolaps die konsequente Stufenbettlagerung (➤ Abb. 3.14) bewährt hat
- Je nach individueller Verträglichkeit werden Kälte- oder Wärmebehandlungen der betroffenen Rückenpartien nach Arztanordnung durchgeführt
- Initial können evtl. Massagen helfen. Mit Besserung des akuten Beschwerdebilds rückt die aktive Physiotherapie in den Vordergrund
- Die Pflegenden beobachten den Patienten bei allen Tätigkeiten bei seinen Bewegungen und korrigieren ungünstige Bewegungsabläufe (z. B. falsches Bücken)
- Bei Verdacht auf einen medialen Bandscheibenvorfall ist auf Miktionsstörungen zu achten (regelmäßiges Wasserlassen? Überlaufblase?)
- Rückenschule (➤ Abb. 3.15).

VORSICHT!
Wenn der Patient freudig berichtet, die Schmerzen seien plötzlich verschwunden, kann dies auch einen Sensibilitätsausfall durch Nervenschädigung anzeigen!

Operativ
Droht das oben beschriebene Kauda- oder Konussyndrom und besteht eine hochgradige oder rasch fortschreitende Lähmung, so sollte der Bandscheibenvorfall **operativ** versorgt werden. Man spricht dann auch von einer *absoluten* oder

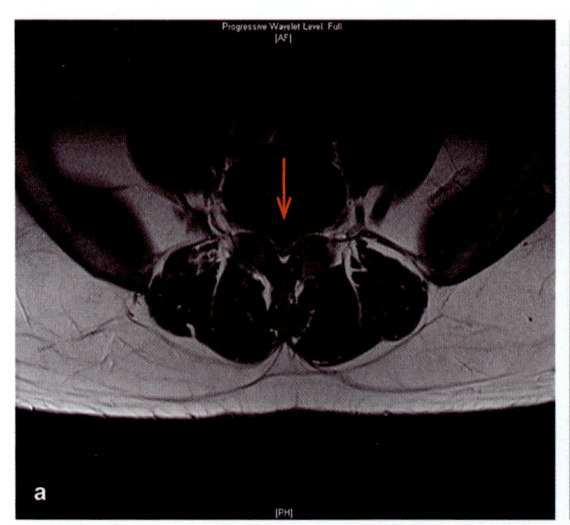

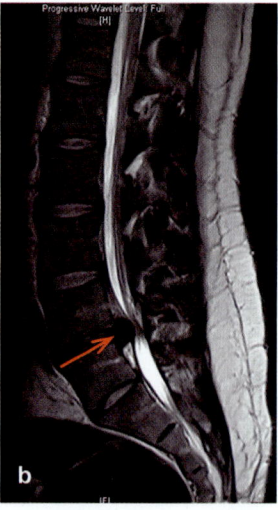

Abb. 3.12 a und b MRT eines großen medialen, subligamentären Bandscheibenvorfalls LWK 4/5. [T422]

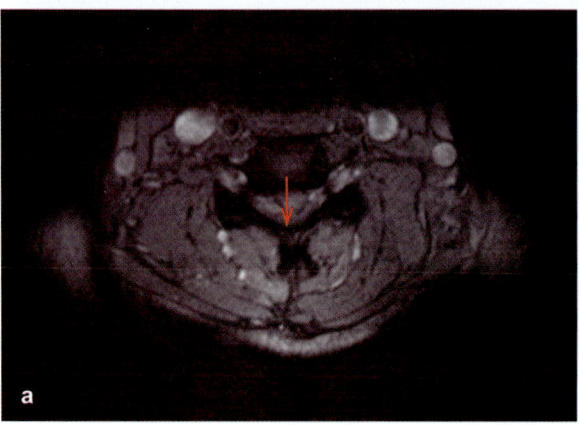

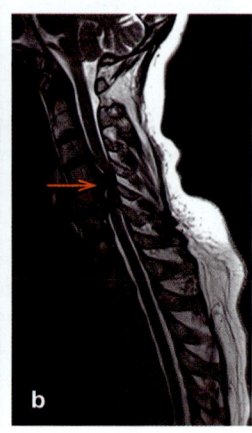

Abb. 3.13 a und b MRT eines großen Bandscheibenvorfalls HWK 4/5. Beachte die erhebliche Komprimierung und Verlagerung des Rückenmarks auf dieser Höhe. Die Patientin wurde mit einer hochgradigen Tetraparese vorstellig. [T422]

dringlichen OP-Indikation. Sind die neurologischen Ausfälle gering und bleibt die konservative Behandlung trotz konsequenter Durchführung erfolglos, liegt eine *relative* Operationsindikation vor. Auch bei sehr großen Vorfällen an der Lendenwirbelsäule („Massenvorfall") oder Bandscheibenvorfällen mit Kompression des thorakalen oder zervikalen Rückenmarks kann eine relative OP-Indikation gestellt werden. Standard sind dabei heutzutage **mikrochirurgische Operationsverfahren** sowohl an Hals-, Brust- als auch Lendenwirbelsäule:

- An der **Halswirbelsäule** wird der Bandscheibenvorfall meist von ventral operiert. Die betroffene Bandscheibe wird samt Vorfall vollständig entfernt und anschließend das Segment versteift *(ventrale Fusion)*. Dabei gibt es viele unterschiedliche Verfahren, um das in diesem Fall komplett ausgeräumte Bandscheibenfach wieder aufzufüllen. Diese reichen von eigenem Knochen aus dem Beckenkamm über Knochenzement (z. B. Palacos®) bis hin zu sogenannten *Cages* (industriell geformte Platzhalter für den Zwischenwirbelraum). Künstliche Bandscheiben (Bandscheibenprothesen) sollten nur nach sehr strenger Prüfung und nur bei monosegmentalem, weichem Vorfall ohne relevante Degenerationen implantiert werden
- An der **Brustwirbelsäule** muss der für die Lendenwirbelsäule praktikable dorsale Zugang nach lateral ausgedehnt werden. Dabei muss teils auch das Rippenköpfchen mitentfernt werden *(Kostotransversektomie)*. Da die Behandlung thorakaler Bandscheibenvorfälle aber nicht selten sehr risikoträchtig ist, kann sie auch auf die alleinige dorsale Dekompression ohne Entfernung des Bandscheibenvorfalls *(Laminektomie, Hemilaminektomie)* beschränkt werden
- An der **Lendenwirbelsäule** wird der Bandscheibenvorfall über einen dorsalen Zugang operiert (erweiterte interlaminäre Fensterung, *Hemilaminektomie*). Neben der Entfernung des Vorfalls kann auch eine Ausräumung des Bandscheibenfaches *(Nukleotomie)* erwogen werden. Das Einbringen eines Bandscheibenersatzes oder einer Bandscheibenprothese ist nicht indiziert.

Neben diesen mikrochirurgischen Verfahren, die in den meisten Fällen indiziert sind und auch die besten Langzeitergebnisse aufweisen, gibt es noch eine Reihe von weiteren sogenannten minimalinvasiven Verfahren, die aber nur bei sehr speziellen (und seltenen) Indikationen angewendet werden sollten. Dazu zählen **perkutane Verfahren** wie die *perkutane Nukleotomie* oder die aktuell immer häufiger durchgeführte *endoskopische Bandscheibenentfernung*.

Pflegemaßnahmen nach einer lumbalen Bandscheibenoperation

- Schon vor der Operation sollte der Patient über notwendige postoperative Verhaltensregeln informiert werden. Soweit möglich, gehört auch das Üben des „En-bloc-Aufstehens und Drehens" zu den Aufgaben vor der Operation
- Nach Operationen im Wirbelsäulenbereich ist postoperativ vor allem auf Störungen der Blasenfunktion, der Sensibilität und der Motorik zu achten
- Postoperative Überwachung der Vitalparameter, nach schriftlicher Anordnung der Anästhesisten
- Bei Übernahme aus dem OP wird der Patient „enbloc" gedreht, um eine Beurteilung des Wundbereichs durchführen zu können. Hier muss natürlich auf Nachblutungen, Wundschwellungen bzw. Liquorfluss geachtet werden
- Haben die Patienten eine Wunddrainage in Form einer Redon-Drainage einliegen, werden die Sekretmenge und das Aussehen beobachtet und dokumentiert
- Im Lendenwirbelbereich operierte Patienten werden am Operationstag möglichst auf den Rücken gelagert
- Nach ca. 12 Stunden kann sich der Patient mithilfe „enbloc" auf die Seite lagern. Unter Anleitung lernt der Patient, dies selbst durchzuführen. Wichtig bei der Seitenlage ist ein möglichst waagerecht gestelltes Bett ohne Kopf- oder Beinerhöhungen. Ebenso empfinden viele Patienten ein Kissen zwischen den Beinen bei der Seitenlagerung als entlastend
- Routinemäßig können die Patienten nach Entfernung der Redon-Drainage „enbloc" mobilisiert werden. Nach Rücksprache mit dem Arzt dürfen Patienten häufig zum Ausscheiden auch am OP-Tag schon vorsichtig mobilisiert werden
- Der Patient wird dahingehend angeleitet, in der ersten Woche nach der Operation möglichst viel zu liegen, etwas zu laufen und möglichst wenig zu sitzen. Zu den Mahlzeiten und auch sonst sollte der Patient nur auf Stühlen mit Rückenlehne, ggf. mit Unterstützung eines Kissens im Rücken, gerade und angelehnt sitzen. So wird Unruhe im Wundgebiet vermieden und die Narbenbildung wird so gering wie möglich gehalten
- Als hilfreich für ein angstfreieres Bewegen hat sich eine Analgesie für die ersten drei Tage postop. bewährt
- Der Patient wird vom Pflegepersonal konsequent auf rückengerechtes Verhalten kontrolliert und angeleitet
- Besonders wichtig ist die Physiotherapie, bei der dem Patienten neben rückenmuskelkräftigenden Übungen auch Bewegungen unter Geradehaltung des Rückens gezeigt werden. Die Aktivität wird langsam und ohne Schmerzen gesteigert
- In der Regel wird der Patient am 7. Post OP-Tag entlassen
- In vielen Fällen schließt sich ein Aufenthalt in einer Reha-Klinik an. (5, 6)

VORSICHT!
Bei jedem Wirbelsäuleneingriff kann es intraoperativ zu **Liqourfluss** kommen. Der postoperative Umgang muss in solchen Fällen genauestens festgelegt werden:
- Engmaschige Kontrolle der eingebrachten Wunddrainagen (Liqour im Redon?)
- Postoperativ Bettruhe? Bei intraoperativem Liquorfluss müssen Patienten häufig für drei Tage Bettruhe einhalten, um den liqourgefüllten Duralschlauch zu entlasten.
- Liquorunterdrucksyndrom (Liquorverlustsyndrom) in den Tagen nach der OP? Klagen die Patienten postoperativ nach Mobilisation in die Senkrechte über Kopfschmerzen, die sich im flachen Liegen prompt legen, so kann dies ein Hinweis für eine Liquorleckage sein.

Pflegemaßnahmen nach einer zervikalen Bandscheibenoperation

- Die postoperative Vitalwertkontrolle gestaltet sich wie nach lumbalen Operationen
- Hier wird besonders auf Motorik und Sensibilität in den oberen Extremitäten geachtet
- Patienten nach zervikalen Bandscheibenoperationen liegen postop. gerne in leichter Oberkörperhochlagerung
- Eine Komplikation kann eine erschwerte Atmung und Verschleimung durch Schwellung im Wundgebiet sein. Deshalb ist auch bei diesen Patienten eine engmaschige Kontrolle des Wundgebiets erforderlich
- Ebenso klagen Patienten häufig über Halsschmerzen und Schluckbeschwerden
- Patienten können häufig schon am OP-Tag vorsichtig mobilisiert werden
- In den ersten Tagen klagen die Patienten oft über Muskelverspannungen im Nacken-/Schulterbereich
- Mobilisation ab dem ersten postop.-Tag ist erwünscht und soll durchgeführt werden. Wichtig ist es für die Patienten, dass sie in der ersten Zeit nicht mehr als 2 kg heben und ruckartige Kopfbewegungen vermeiden
- Auch hier kommt der Physiotherapie eine entscheidende Rolle bei der Unterstützung der Genesung zu
- Die Entlassung kann häufig schon am 4. postop.-Tag erfolgen

Prävention und Patientenberatung

Auch nach der Krankenhausentlassung sollen die Patienten längeres Stehen oder Sitzen vermeiden. Sport ist frühestens sechs Wochen nach der Operation erlaubt, wirbelsäulenbelastende Sportarten (z. B. Tennis) erst nach sechs Monaten. Heben von Lasten über 5–10 kg ist nach etwa drei Monaten wieder möglich.

Viele Patienten haben ihr Leben lang „Probleme mit dem Rücken". Jede unvorsichtige Bewegung oder einseitige Belastung rächt sich durch Rückenschmerzen. Um solchen Patienten zu helfen – und auch zur Vorbeugung – werden mittlerweile vielerorts sog. **Rückenschulen** (> Abb. 3.15) angeboten. In diesen Kursen lernen (noch) Gesunde und Patienten mit chro-

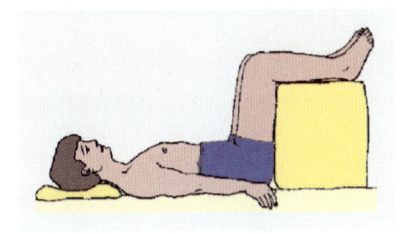

Abb. 3.14 Stufenbettlagerung bei lumbalem Bandscheibenvorfall. [L215]

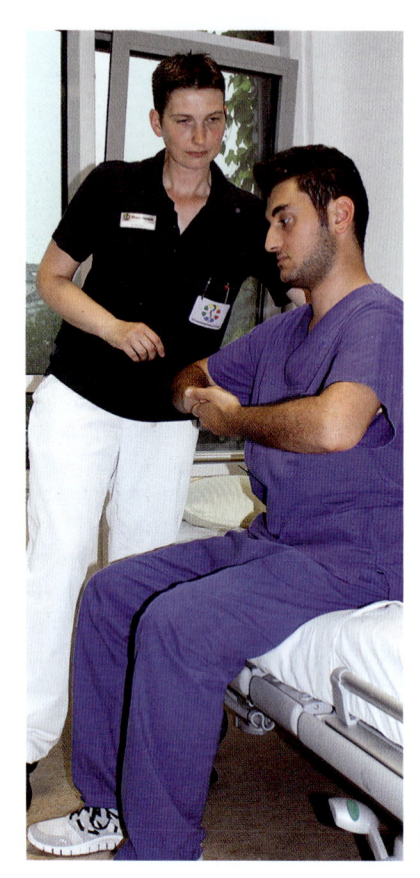

Abb. 3.15 Rückenschule. [T623]

nischen Rückenschmerzen, wie sie durch richtiges Heben und spezielle Rückengymnastik die Rückenmuskulatur stärken und so die Wirbelsäulenstabilität verbessern können. Diese Übungen müssen allerdings auch zu Hause regelmäßig durchgeführt werden und erfordern daher eine hohe Motivation des Patienten. Grundregel für Patienten mit Rückenproblemen ist, dass Ruhe und Aktivität einander abwechseln sollten. Langes Sitzen, angespannte Körperstellungen und Hyperlordose („Durchdrücken") der LWS verstärken die Rückenschmerzen.

Prognose

Das Bandscheibenleiden ist zumeist ein chronisch-rezidivierendes Geschehen. Durch konsequente konservative Therapie gelingt es zwar oft, eine Operation zu vermeiden, aber nicht zuletzt aufgrund der notwendigen hohen Selbstdisziplin vernachlässigen Patienten das anschließend und lebenslang notwendige rückenfreundliche Verhalten und Training. Ist eine Operation indiziert, so ist bei ca. 90 % der Patienten mit einem sehr guten bis zufriedenstellenden Ergebnis der Operation zu rechnen.

3.3.2 Spinalkanalstenose

Spinalkanalstenose (Wirbelkanalverengung, kurz *SKS*): Zumeist degenerative Einengung des Spinalkanals und seiner Nervenstrukturen an Hals- und Lendenwirbelsäule. Häufig Mehr-Etagen-Phänomen (multisegmental).

Krankheitsentstehung

Die Spinalkanalstenose ist typischerweise eine Erkrankung des älteren Menschen und beruht auf einem degenerativen Verschleiß der Wirbelsäule. Durch eine Degeneration und Höhenminderung der Bandscheibe *(Chondrose)* kommt es zu einer Fehlbelastung und Mikroinstabilität des gesamten segmentalen Wirbelsäulengefüges aus Knochen, Gelenken, Bändern und Muskeln. Der Knochen versucht durch reaktive Umbaumaßnahmen *(Spondylose)* diesem Prozess entgegenzuwirken und bezieht auch die kleinen Wirbelgelenke mit ein *(Spondylarthrose)*. Folge ist eine Verdickung der Wirbelgelenke mit daraus resultierender Einengung des Spinalkanals und der Nervenwurzelkanäle. Verstärkt wird diese strukturelle Einengung durch ein „Wuchern" der Bandstrukturen *(Ligamenthypertrophie)*, ein optionales, mehr oder minder ausgeprägtes Wirbelgleiten *(Spondylolisthese)* sowie auch eine mögliche Bandscheibenprotrusion. An der Halswirbelsäule kann auch ein verdicktes und verkalktes hinteres Längsband die Stenose verstärken. Zusammengefasst entsteht die typische Spinalkanalstenose durch:

- Eine Arthrose der kleinen Facettengelenke mit konsekutiver Gelenkhypertrophie
- Eine Hypertrophie der Bänder (v. a. gelbes Band (> Abb. 3.16), *Ligamentum flavum*)
- Einen Bandscheibenvorfall oder eine Bandscheibenprotrusion
- Ein mobiles oder immobiles Wirbelgleiten *(Listhese)*.

Symptome und Untersuchungsbefund

Aufgrund des chronischen und degenerativen Ursprungs entstehen die Beschwerden und **Symptome** langsam, schleichend und über einen längeren Zeitraum.

- Bei einer Stenose an der **Lendenwirbelsäule** entsteht das typische Bild einer *Claudicatio spinalis:* Die Patienten berichten von belastungsabhängigen Schmerzen in Rücken und Beinen, die sich bei Pausieren der Belastung prompt bessern. Typischerweise werden die Schmerzen beim Hinsetzen und Vornüberbeugen (Kyphosierung der Lendenwirbelsäule) prompt besser. Fahrradfahren ist aufgrund der nach vorne gebeugten Haltung häufig noch gut möglich
- An der **Halswirbelsäule** entsteht durch eine Stenose zumeist das Bild einer zervikalen Myelopathie.

Therapie

Da die Beschwerden auf einer strukturellen, knöchernen und ligamentären Einengung beruhen, schlagen konservative **Therapien** langfristig meist fehl. Therapeutisches Ziel ist die operative Dekompression der Nervenstrukturen unter weitest-

3.3 Degenerative Wirbelsäulenerkrankungen

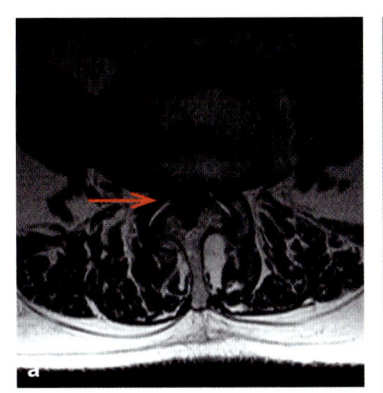

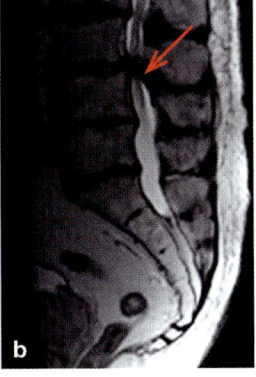

Abb. 3.16 a und b Monosegmentale **Spinalkanalstenose** LWK 3/4 bei massiver Hypertrophie des gelben Bandes. [T422]

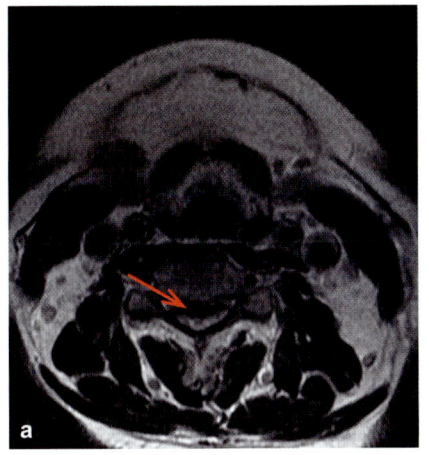

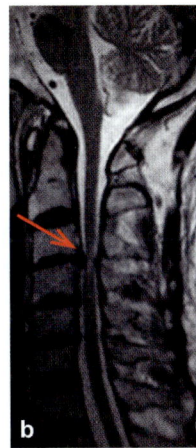

Abb. 3.17 a und b Spinalkanalstenose HWK 3/4 mit hochgradiger Kompression des Rückenmarks. Man beachte das „helle" (hyperintense) Signal des Rückenmarks auf dieser Höhe als radiologisches Zeichen der zervikalen Myelopathie. [T422]

möglicher Schonung des (knöchernen) Wirbelsäulengefüges, um eine (weitere) Instabilität zu verhindern.

Der überwiegende Anteil der Patienten profitiert gut von einer alleinigen dorsalen Dekompression. Standardverfahren ist die mikrochirurgische Hemilaminektomie mit Undercutting (Dekompression) zur Gegenseite. In ausgewählten Fällen kann unter Schonung der Gelenke auch eine Laminektomie erwogen werden. Ist die Stenose maßgeblich durch eine Listhese verursacht, wird nach der dorsalen Dekompression das betroffene Segment instrumentierend stabilisiert. Häufig ist dabei auch wieder eine gute Korrektur des Gefüges möglich (PLIF, *posterior lumbar interbody fusion*).

An der Halswirbelsäule kann bei einsegmentaler Enge die Dekompression im Sinne einer ventralen Fusion durchgeführt werden. Bei einer multisegmentalen Stenose ist die Laminektomie mit oder ohne anschließende Stabilisierung oder die „Open-door"-Laminoplastie eine adäquate chirurgische Strategie. Bei der Open-door-Laminoplastie werden die Bögen auf einer Seite durchtrennt, wie eine Tür zur Gegenseite gedrückt und in dieser Position fixiert. Dadurch erweitert sich der Querschnitt des Spinalkanals zur Entlastung des eingeengten Rückenmarks ausreichend und nachhaltig.

Prognose

Die Erwartung der Patienten in eine Operation muss im Vorhinein klar formuliert werden. Da das Beschwerdebild auf einem degenerativen Verschleiß der Wirbelsäule beruht, sind die Symptome vielschichtig und nicht auf ein einzelnes Wirbelsäulensegment beschränkt. Eine Behandlung kann aber fokussiert erfolgen und muss auf den Bereich mit dem Hauptbefund beschränkt bleiben. Daher sind in der Regel nicht alle Beschwerden in Gänze operativ zu nehmen. Da die Patienten aber häufig einen langen Leidensweg hinter sich haben und in ihrem Alltag zuvor hochgradig eingeschränkt waren, wird schon ein Wiedererlangen der Mobilität für das alltägliche Leben dankbar angenommen. Vor diesem Hintergrund ist die **Prognose** gut.

An der Halswirbelsäule erfolgt die operative Dekompression zumeist unter dem Aspekt des Bewahrens des aktuellen Ist-Zustands. In den meisten Fällen kommt es zu einer Besserung der Myelopathie unter intensiver postoperativer Physiotherapie und Rehabilitation. Aber auch ein Fortschreiten der Rückenmarksschädigung trotz operativer Entlastung ist möglich.

3.3.3 Spinale Tumoren

Primäre spinale Tumoren

> **Primäre spinale Tumoren:** Vom Rückenmark selbst (*Astrozytom, Ependymom*), seinen Hüllen (*Meningeom* ➤ Abb. 3.19) oder Nervenfaserscheiden sensibler Nervenfasern (*Neurinome*) ausgehende, überwiegend gutartige Tumoren. Sehr seltene Tumorentitäten.

Symptome

Da überwiegend gutartiger Natur, wachsen diese intraduralen, entweder extra- oder intramedullär wachsenden Tumoren sehr langsam und verdrängend (➤ Abb. 3.18). Die folgenden **Symptome** sind charakteristisch:

- **Lähmungen** (je nach Lokalisation periphere Lähmung, Para- oder Tetraparese) mit oft vom Patienten nicht bemerkten Sensibilitätsstörungen
- Gürtelförmige oder ins Bein ausstrahlende **Schmerzen,** die von vielen Patienten als „Ischias" bezeichnet und oft als „Bandscheibenvorfall" fehldiagnostiziert werden
- **Blasen-Darm(Rektum)-Störungen**
- **Zentrales Rückenmarkssyndrom** (➤ Tab. 3.1).

Therapie und Prognose

Gutartige Tumoren sollten, wenn möglich, operativ entfernt werden. Allerdings ist der Eingriff mit seinen möglichen Folgen ausführlich mit dem Betroffenen zu besprechen. So kann es bei Tumoren im Rückenmark zu einer (vorübergehenden) postoperativen Verschlechterung kommen, da bei der Operation die Spaltung von gesundem Rückenmark im Zugangsweg notwendig sein kann. Auf der anderen Seite können sich auch hochgradige neurologische Ausfälle wieder (teilweise) zurück-

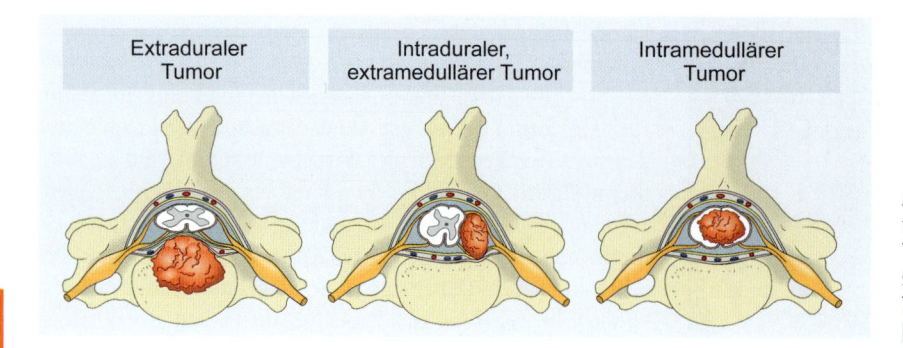

Abb. 3.18 Tumoren des Spinalkanals, unterteilt in ihrem Bezug zu Dura und Rückenmark. Trotz unterschiedlichen Ursprungs und unterschiedlichen Lage können diese verschiedenen Tumoren zu den gleichen Symptomen führen. [L190]

bilden. Neurologische Ausfälle werden durch konsequente physiotherapeutische Behandlungen, die in der Regel in spezialisierten Rehabilitationszentren durchgeführt werden, gut verbessert. Die weitere **Prognose** ist dann meist gut.

Metastasen

Wirbelsäulenmetastasen sind ein häufiges Begleitphänomen maligner Grundleiden. Tumoren mit der größten Tendenz zu Wirbelsäulenmetastasen sind das Prostatakarzinom, das Mammakarzinom sowie das Nierenzell- und Schilddrüsenkarzinom. Auch hämatologische Erkrankungen wie das multiple Myelom manifestieren sich häufig an der Wirbelsäule.

Symptome
Die **Symptome** entsprechen überwiegend den Beschwerden primärer spinaler Tumoren. Die Anamnese ist jedoch meist kürzer. Sehr häufig berichten die Patienten retrospektiv über seit Monaten schrittweise zunehmende, lokale Rückenschmerzen, die anfangs nicht selten falsch interpretiert werden.

Therapie und Prognose
Metastasen der Wirbelsäule müssen nur bei drohender Instabilität oder neurologischen Defiziten operativ versorgt werden. Im Vordergrund steht die Wiedererlangung der Stabilität. Im Falle neurologischer Ausfälle ist das Ziel die Dekompression der Nerven und nicht die vollständige Tumorentfernung. Der Resttumor wird dann im weiteren Verlauf z. B. strahlentherapeutisch nachbehandelt. Aber auch im Fall einer solitären Wirbelsäulenmetastase kann im Rahmen eines onkologisch kurativen Gesamtkonzepts die Entfernung asymptomatischer Läsionen erwogen werden. Allerdings muss in den meisten Fällen bei Auftreten von Wirbelsäulenmetastasen von einem fortgeschrittenen Tumorgeschehen ausgegangen werden.

Metastasen im Rückenmark (intramedulläre Metastasen) haben eine sehr schlechte **Prognose** und werden nicht operiert.

Eine Sonderform stellen „spinale Abtropfmetastasen" primärer hirneigener Tumoren *(Glioblastom, Medulloblastom, Ependymom)* dar, die sich über den Liquorraum spinal absiedeln. In den meisten Fällen ist dieses Phänomen ebenfalls mit einer schlechten Prognose verbunden.

Literatur und Kontaktadressen

LITERATURNACHWEIS
1. Haas, Ute: Das Darmmanagement von Patienten mit Querschnittlähmung. Verlag Hans Huber, Bern 2005.
2. Zäch, G. A. u. Koch von Karger, H. G. (Hrsg): Paraplegie. Ganzheitliche Rehabilitation. Karger Verlag, Basel 2005.
3. Kallenbach, Kurt (Hrsg.): Körperbehinderungen: Schädigungsaspekte, psychosoziale Auswirkungen und pädagogisch-rehabilitative Maßnahmen. 2. A., Verlag Klinkhardt, Bad Heilbrunn 2006.
4. Knecht, Christiane u. Junge, Wolfram: Auf den Punkt gebracht: Betreuung und Überleitung querschnittgelähmter Menschen. In: Pflegezeitschrift. 56(2003) 8, S.563–566.
5. Dietz, Volker (Hrsg.): Querschnittlähmung: Physiopathologie, Klinik und Therapie von Blasenfunktion, Bewegung und Vegetativum. Sonderausgabe. Kohlhammer Verlag, Stuttgart 2000.
6. Georg, Alexandra: Pflege nach Bandscheibenoperation: wenn der Rücken nicht mehr will. In: Pflegezeitschrift 55(2002) 10, S. 709–712.

KONTAKTADRESSEN
- Bundesverband Selbsthilfe Körperbehinderter e. V.
  Altkrautheimer Straße 20
  74238 Krautheim
  Telefon: 0 62 94/42 81 0
  www.bsk-ev.org
- Fördergemeinschaft der Querschnittsgelähmten in Deutschland e. V.
  Silcherstraße 15
  67591 Mölsheim
  Telefon: 0 62 43/52 56
  www.fgq.de

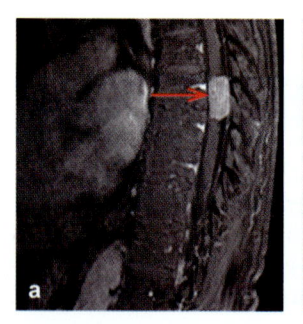

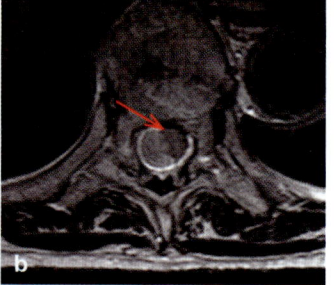

Abb. 3.19 a und b Bild eines intraspinalen, intraduralen, extramedullären **Meningeoms** der Brustwirbelsäule. [T422]

KAPITEL 4

Alexandra Janik, Petra Mummel, Klaus-Peter Stein

Pflege von Menschen mit Erkrankungen des peripheren Nervensystems

4.1	Erkrankungen einzelner Hirnnerven 107	4.3.3	Schädigungen des N. ulnaris 113
4.1.1	Periphere Fazialisparese 107	4.3.4	Weitere Nervenschädigungen 113
4.1.2	Trigeminusneuralgie 109	4.4	Polyneuropathie 114
4.2	Plexusläsionen 110	4.4.1	Krankheitsentstehung und Symptome 114
4.2.1	Armplexusläsionen 110	4.4.2	Diagnostik und Behandlungsstrategie 115
4.2.2	Beinplexusläsionen 111	4.4.3	Pflege von Menschen mit Polyneuropathie ... 115
4.3	Schädigungen einzelner peripherer Nerven 112	4.5	Guillain-Barré-Syndrom 116
4.3.1	Schädigungen des N. medianus 113		Literatur und Kontaktadressen 117
4.3.2	Schädigungen des N. radialis 113		

4.1 Erkrankungen einzelner Hirnnerven

Die Stämme der **Hirnnerven** liegen an der Hirnbasis eng beieinander. Nach unterschiedlich langem subarachnoidalem und extraduralem Verlauf verlassen sie die knöcherne Schädelhöhle einzeln oder zu mehreren an verschiedenen Durchtrittsstellen und ziehen zu den von ihnen versorgten Organen (➤ Abb. 4.1). Entsprechend dieser Lagebeziehung und abhängig von der zugrunde liegenden Ursache können die Hirnnerven *einzeln* oder *in Kombination* erkranken (➤ Tab. 4.1), wobei die Differenzialdiagnostik zwischen zentralen und peripheren Läsionen manchmal sehr schwierig ist. Die wohl bekanntesten und häufigsten Hirnnervenerkrankungen sind die **Fazialisparese** (➤ 4.1.1) und die **Trigeminusneuralgie** (➤ 4.1.2).

4.1.1 Periphere Fazialisparese

Periphere Fazialisparese: Lähmung der vom N. facialis (HN VII) versorgten Muskeln einer Gesichtshälfte durch Schädigung des N. facialis. Je nach Lokalisation und Grad der Schädigung zusätzlich gesteigertes Hörempfinden, Störungen des Geschmacks, der Tränen- und Speichelsekretion. Häufigste isolierte Hirnnervenläsion.

Krankheitsentstehung

Mit ca. 75 % aller Fazialisparesen am häufigsten ist die **idiopathische periphere Fazialisparese** *(Bell-Lähmung)*. Ihre Ursache ist nicht geklärt, am ehesten aber wohl infektiös oder parainfektiös. **Symptomatische periphere Fazialisparesen** sind demgegenüber seltener und können entzündlich (Zoster oticus ➤ 6.8, Borreliose ➤ 6.5.2, Mittelohrentzündung), traumatisch (auch iatrogen), diabetisch oder tumorbedingt sein.

Symptome und Untersuchungsbefund

Bei der idiopathischen peripheren Fazialisparese stellt sich innerhalb von Stunden eine halbseitige Gesichtslähmung (➤ Abb. 4.2) ein, deren Maximum meist nach 1–2 Tagen erreicht wird. Teilweise hat der Patient auch Geschmacksstörungen, ein gesteigertes Hörempfinden *(Hyperakusis)* sowie Störungen der Tränen- und Speichelsekretion. Stirnrunzeln ist nur noch einseitig möglich, der Mundwinkel hängt herab, der Lidschluss bleibt häufig unvollständig **(Lagophthalmus)**, sodass die Drehung des Augapfels nach oben sichtbar wird **(Bell-Zeichen)**. Der übrige neurologische Befund ist unauffällig.

Bei symptomatischen Fazialisparesen weisen in aller Regel weitere Symptome und Befunde auf die Ursache hin, etwa Ohrenschmerzen und Bläschen im äußeren Gehörgang bei Zoster oticus (➤ 6.8).

Diagnostik und Differenzialdiagnose

Die **Verdachtsdiagnose** einer idiopathischen Fazialisparese ist klinisch möglich. Stets müssen jedoch symptomatische Formen durch gründliche neurologische und HNO-ärztliche Untersuchung sowie ggf. bildgebende Diagnostik, Blutuntersuchungen (BSG, Blutbild, Blutzucker, Borrelien-Antikörper) und Liquoruntersuchung ausgeschlossen werden. Elektroneurografie und -myografie können zur Verlaufskontrolle und Abschätzung der Prognose herangezogen werden.

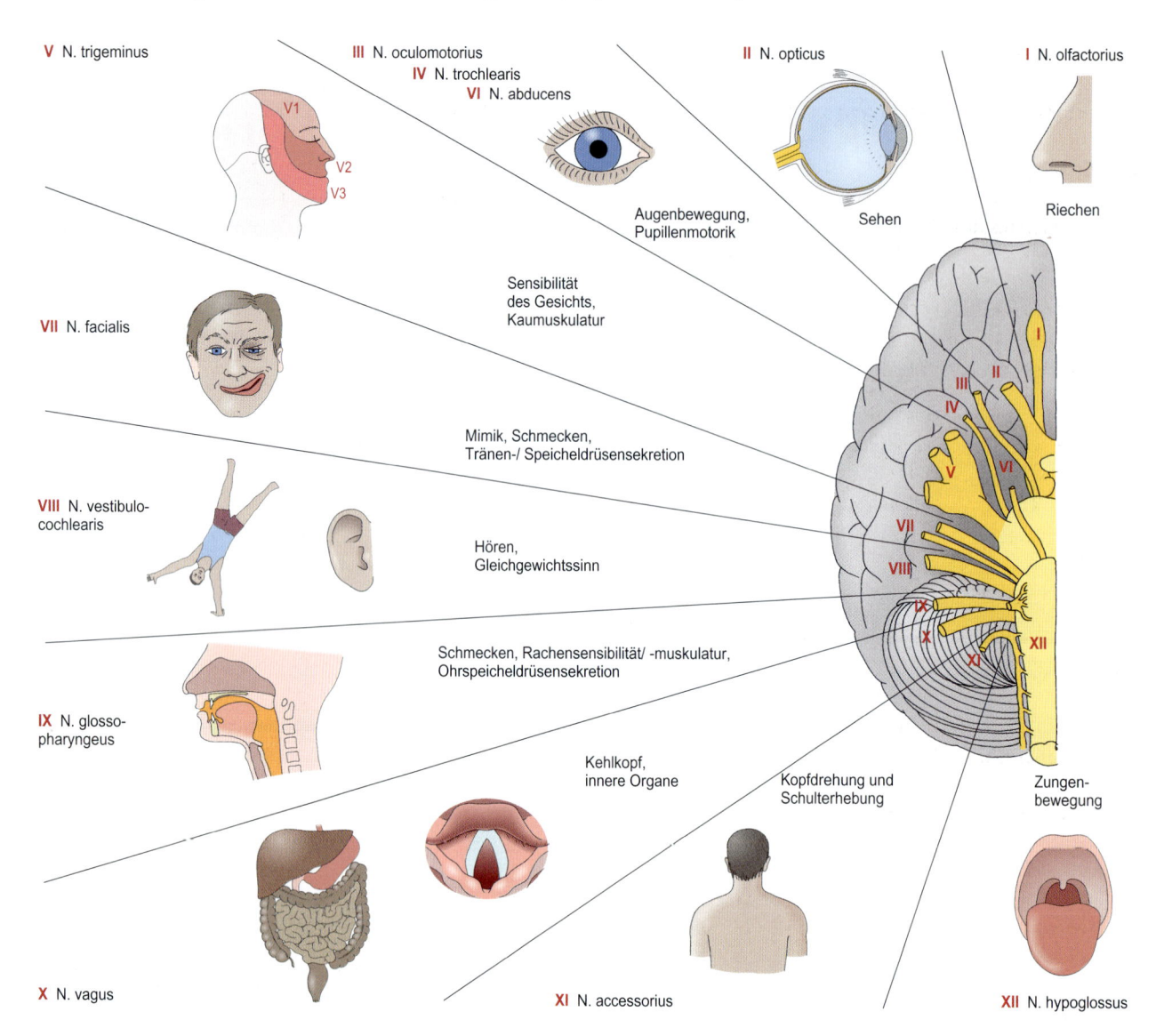

4 Pflege von Menschen mit Erkrankungen des peripheren Nervensystems

V N. trigeminus
III N. oculomotorius
IV N. trochlearis
VI N. abducens
II N. opticus
I N. olfactorius

Augenbewegung, Pupillenmotorik
Sehen
Riechen

Sensibilität des Gesichts, Kaumuskulatur

VII N. facialis

Mimik, Schmecken, Tränen-/ Speicheldrüsensekretion

VIII N. vestibulocochlearis

Hören, Gleichgewichtssinn

Schmecken, Rachensensibilität/ -muskulatur, Ohrspeicheldrüsensekretion

IX N. glossopharyngeus

Kehlkopf, innere Organe
Kopfdrehung und Schulterhebung
Zungenbewegung

X N. vagus
XI N. accessorius
XII N. hypoglossus

Abb. 4.1 Die zwölf Hirnnerven im Überblick. [L190]

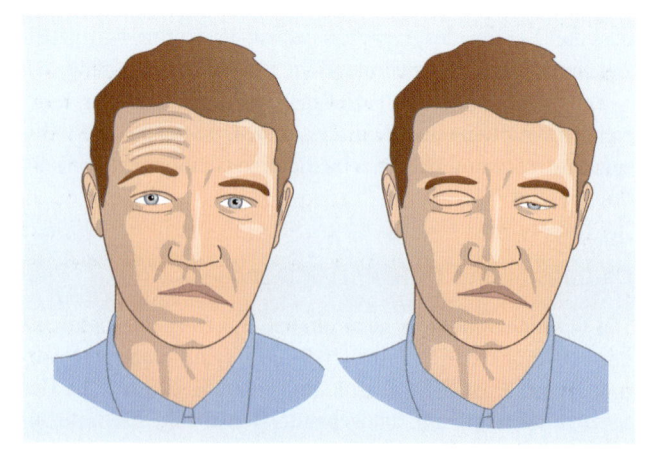

Abb. 4.2 Linksseitige periphere Fazialislähmung. Im linken Teil der Abbildung sollte der Patient die Stirn runzeln, rechts die Augen schließen. Typisch sind unvollständiger Lidschluss, hängender Mundwinkel und fehlendes Stirnrunzeln auf der erkrankten Seite. [L138]

Behandlungsstrategie

Die idiopathische Fazialisparese wird wegen ihrer mutmaßlich entzündlichen Entstehung mit Glukokortikoiden behandelt. Deren Wirksamkeit ist aber nach wie vor umstritten. Die **Behandlungsstrategie** bei symptomatischen Fazialisparesen hängt von der Ursache ab.

Pflege

Nach dem akuten Auftreten der Parese sind die Patienten oft noch sehr verunsichert. Essen und Trinken fallen schwer, evtl. ist die Sprache verwaschen, jeder Blick in den Spiegel erschreckt den Patienten. Aufgrund der guten Prognose (➤ unten) kann den Betroffenen mit gutem Gewissen eine baldige Besserung in Aussicht gestellt werden, um damit möglicherweise bestehende Zukunftsängste zu zerstreuen.

4.1 Erkrankungen einzelner Hirnnerven

Tab. 4.1 Die 12 Hirnnerven und ihre wichtigsten Schädigungsmuster.

Nerv	Symptome	Ursachen (Beisp.)
N. olfactorius (I)	Riechstörung, Anosmie (Verlust des Geruchsinns)	Erkrankung der Nasenschleimhaut, Schädel-Hirn-Trauma, frontobasaler Tumor
N. opticus (II)	Sehstörung, Stauungspapille	Ischämie, Kompression, Infektionen, Multiple Sklerose, Keilbeinflügel- oder orbitaler Tumor
N. oculomotorius (III)	Pupillenstörung, Doppelbilder, Ptosis (Herabhängen des Oberlides); meist kombiniert mit Schädigung von IV und VI	Kompression (z. B. durch Aneurysma), Subarachnoidalblutung, Schädelbasisfrakturen, Sinus-cavernosus-Tumor, ophthalmoplegische Migräne
N. trochlearis (IV)	Doppelbilder; meist kombiniert mit Schädigung von III und VI	Schädel-Hirn-Trauma, Sinus-cavernosus-Tumor, Diabetes mellitus, Infektion, Myasthenie, ophthalmoplegische Migräne
N. trigeminus (V)	Hypästhesie (herabgesetztes Empfindungsvermögen), Hypalgesie (herabgesetztes Schmerzempfinden) einer Gesichtshälfte	Trauma, Kompression z. B. durch Tumor im Sinus cavernosus, Multiple Sklerose, Trigeminusneuralgie ➤ 4.1.2
N. abducens (VI)	Doppelbilder; meist kombiniert mit Schädigung von III und IV	Schädelbasisfrakturen, Sinus-cavernosus-Tumor, parainfektiös, Multiple Sklerose, erhöhter Hirndruck
N. facialis (VII)	Fazialislähmung ➤ 4.1.1	➤ 4.1.1
N. vestibulocochlearis (VIII)	Hypakusis (Schwerhörigkeit), Schwindel	Kleinhirnbrückenwinkeltumor, Otitis media, Zoster oticus, Nebenwirkung von Aminoglykosiden, Trauma
N. glossopharyngeus (IX)	Pharyngeale Hypästhesie, Störungen des Würgereflexes, Dysphagie (Schluckstörung), Geschmacksqualität „bitter" wird nicht wahrgenommen	Tumor des Foramen jugulare, Trauma
N. vagus (X)	Bei einseitiger Störung Heiserkeit, bei beidseitiger Aphonie, Schluckstörungen, Gaumensegel hängt auf der gesunden Seite herab, Störungen des Würgreflexes	Tumor des Foramen jugulare, am Kehlkopf oder im Mediastinum, perioperative Läsion
N. accessorius (XI)	Parese des M. trapezius und M. sternocleidomastoideus	Tumor des Foramen jugulare
N. hypoglossus (XII)	Zungenparese (weicht zur betroffenen Seite ab)	Tumor des Foramen magnum, Trauma

Die mimische Muskulatur muss möglichst häufig unter physiotherapeutischer Anleitung vor dem Spiegel trainiert werden. Dabei sollten die Berufsgruppen eng zusammenarbeiten, damit die Patienten auch durch die Pflegenden bei eigenständigen Übungen unterstützt, angeleitet und evtl. korrigiert werden können. Entsprechende Übungsprogramme liegen in neurologischen Kliniken in schriftlicher Form vor.

Pflegerisch ist weiter zu beachten, dass die Augenhornhaut durch Augentropfen bzw. -salben und einen Uhrglasverband vor dem Austrocknen geschützt werden muss, falls der Lidschluss unvollständig ist. Die Patienten sollten auf Kosmetika und Rauchen verzichten, da beides zu Hornhautreizungen führen kann.

Prognose

Die **Prognose** der idiopathischen peripheren Fazialisparese ist gut. Bei 80 % der Patienten bleiben keine störenden Schäden zurück. In einem Teil der Fälle kommt es allerdings zu pathologischen Mitbewegungen durch *Fehlinnervationen*, d. h., dass z. B. beim Zähnezeigen gleichzeitig ungewollt der Lidschluss erfolgt. Bleibt auch noch nach einem halben Jahr der Lidschluss unvollständig oder bilden sich entstellende Kontrakturen aus, sollte eine Operation erwogen werden.

4.1.2 Trigeminusneuralgie

Trigeminusneuralgie: Schmerzerkrankung im Versorgungsgebiet des N. trigeminus (➤ Abb. 4.3). Betrifft fast ausschließlich Menschen im Alter von über 50 Jahren.

Krankheitsentstehung

Angenommene Ursache für die idiopathische Trigeminusneuralgie ist die Kompression des N. trigeminus an seinem Austritt aus dem Hirnstamm durch einen Ast oder den Hauptstamm der oberen Kleinhirnarterie. Die Pulsation dieses Gefäßes führt zu einer lokalen Demyelinisierung und damit zu einer gestörten Reizweiterleitung. Zusammengefasst wird diese Art der Nervenalteration als mikrovaskuläres Kompressionssyndrom.

Trigeminusschmerzen infolge von Tumoren, Entzündungen oder Multipler Sklerose (➤ 6.10) werden abgrenzend als **symptomatische Trigeminusneuralgie** bezeichnet.

Symptome

Bei der **idiopathischen Trigeminusneuralgie** sind meist der Ober- oder Unterkieferast betroffen. Die Patienten leiden unter blitzartig einsetzenden reißenden Schmerzen, ausgelöst durch bestimmte Bewegungen wie Kauen oder Sprechen, aber auch durch leichte Berührung bestimmter Gesichtspartien. Die einseitigen Schmerzen dauern nur wenige Sekunden an, können sich aber innerhalb weniger Minuten wiederholen. Viele Patienten vermeiden schließlich wegen der quälenden Schmerzen das Essen und magern ab. Betroffene Patienten werden nicht selten suizidal.

Symptomatische Trigeminusneuralgien zeigen meist einen anderen Schmerzcharakter (z. B. dauern die Schmerzen länger an).

Diagnostik und Differenzialdiagnose

Der neurologische Untersuchungsbefund ist bei der idiopathischen Trigeminusneuralgie normal. Hingegen deckt eine gründliche neurologische Untersuchung bei symptomatischen Trigeminusneuralgien meist zusätzliche neurologische Auffälligkeiten wie z. B. Sehminderung oder Sensibilitätsstörungen auf. Kernspintomografisch (➤ Abb. 4.4) muss eine Raumforderung im Verlauf des N. trigeminus ausgeschlossen werden. Mithilfe derselben Untersuchung kann man ggf. bereits einen Gefäß-Nerven-Konflikt im Bereich des Kleinhirnbrückenwinkels darstellen, den aber nicht immer nachgewiesen werden kann. In jedem Fall gehört auch der Ausschluss einer kieferchirurgischen Erkrankung zur Diagnosestellung einer typischen Trigeminusneuralgie.

Behandlungsstrategie

Die Behandlung erfolgt in **drei Phasen** und beginnt konservativ, analgetisch:
- **Phase 1:** Medikamentöse Behandlung mittels Antiepileptika wie Carbamazepin (z. B. Tegretal®), Oxcarbazepin (z. B. Trileptal®), Lamotrigin (z. B. Lamictal®), Gabapentin (z. B. Neurontin®) oder dem zentralen Muskelrelaxans Baclofen
- **Phase 2:** Bei Versagen der medikamentösen Therapie oder bei zu hohem Nebenwirkungsprofil der Medikamente besteht die Indikation zur mikrochirurgischen Operation. Dabei wird über einen subokzipitalen Zugang der N. trigeminus exploriert, die komprimierende Gefäßschlinge gelöst und der Nerv z. B. mit einem Stück Teflon abgepolstert (Operation nach Janetta)
- **Phase 3:** Ist eine Operation aufgrund des Alters oder des Allgemeinzustands des Patienten nicht möglich, so kann eine Thermokoagulation eingesetzt werden, um das sensorische Ganglion des N. trigeminus im Bereich der Felsenbeinspitze selektiv zu zerstören.

Die Pflegenden berücksichtigen bei allen pflegerischen Maßnahmen, dass der Patient von den teils seit Jahren bestehenden, fast unerträglichen Schmerzen völlig zermürbt ist und psychische Auffälligkeiten Folge, nicht Ursache der Schmerzen sind. Manchmal besteht sogar **Suizidgefahr**.

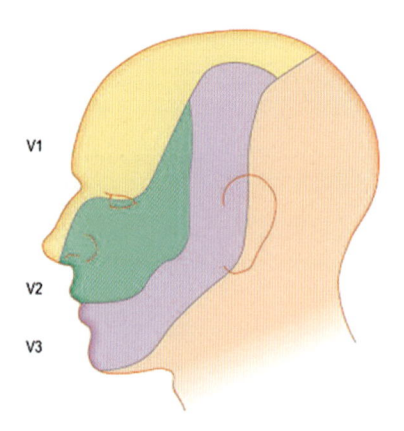

Abb. 4.3 Die drei Äste des Trigeminus-Nervs versorgen unterschiedliche Bereiche des Gesichts. [E789]

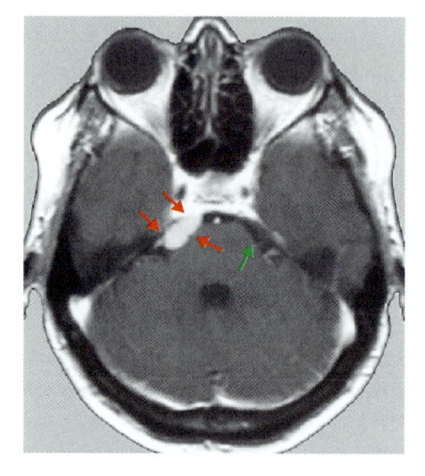

Abb. 4.4 MRT einer Patientin mit symptomatischer Trigeminusneuralgie rechts. Die roten Pfeile zeigen ein kleines Meningeom der Schädelbasis im Verlauf des N. trigeminus. Der grüne Pfeil zeigt den Abgang des N. trigeminus auf der nicht betroffenen Seite. [O403]

In schweren Fällen lehnen die Patienten fast jede Nahrungsaufnahme und vor allem das Kauen ab, weil dies zu erneuten Schmerzen führt. Diesen Patienten bieten die Pflegenden flüssige oder breiige Nahrung an. Die Pflegenden schützen den Patienten vor Zugluft und berühren ihn, wenn irgend möglich, nicht in den Triggerzonen des Schmerzes (➤ Abb. 4.3).
Ist wegen der Schmerzen eine verbale Kommunikation nicht oder nur eingeschränkt möglich, stellen die Pflegenden möglichst Fragen, die der Patient auch z. B. durch Nicken (also ohne Aktivierung der Triggerzonen) beantworten kann.

4.2 Plexusläsionen

Die zervikalen und lumbosakralen Nervenwurzeln vermischen sich zunächst in Nervengeflechten (**Armplexus** oder *Plexus cervicobrachialis* bzw. **Beinplexus** oder *Plexus lumbosacralis*), aus denen dann die größeren peripheren Nerven des Armes und Beines hervorgehen.

4.2.1 Armplexusläsionen

Beim Armplexus unterscheidet man einen **oberen Armplexus** mit Anteilen aus den Wurzeln C5–C6 (C7) von einem **unteren Armplexus** (C8–Th1).

Krankheitsentstehung

Häufigste Ursache **akuter Armplexusläsionen** ist die traumatische Plexusschädigung; bei Erwachsenen z. B. nach einem Motorradunfall, bei Neugeborenen geburtstraumatisch (häufigste Nervenläsion im Kindesalter). Entzündlich bedingt ist die **neuralgische Schulteramyotrophie** *(Armplexusneuritis)*, die meist den oberen Armplexus betrifft und auf immunologische Mechanismen zurückgeführt wird (z. B. Impfungen).

Chronische Armplexusläsionen durch chronische Druckschädigung *(Kompressionssyndrome)* treten insbesondere an anatomischen Engstellen auf. So kann z. B. eine zusätzliche Halsrippe im Bereich der *Skalenuslücke* zwischen M. scalenus anterior und medius zu einer Kompression des unteren Armplexus führen. Auch Tumoren der Lungenspitze *(Pancoast-Tumor)* manifestieren sich häufig mit einer Plexussymptomatik, insbesondere der unteren Anteile. Chronische Plexusparesen können auch Spätfolgen von z. T. Jahre zurückliegenden Bestrahlungen lokaler Lymphknotenmetastasen, besonders bei Mammakarzinomen, sein.

Symptome, Befund und Diagnostik

Eine **obere Armplexusläsion** *(Erb-Lähmung, Duchenne-Erb-Lähmung)* führt zu einer Parese der Abduktoren, Außenrotatoren und Beuger des Oberarmes mit Abschwächung des Bizeps-Sehnen-Reflexes *(BSR)* sowie – selten – zu Sensibilitätsstörungen über dem lateralen Oberarm und radialen Unterarm. Der betroffene Arm hängt schlaff und innenrotiert herab, die Handfläche zeigt dabei nach hinten.

Die **untere Armplexusläsion** *(Déjerine-Klumpke-Lähmung)* zeigt sich durch eine Parese der kleinen Handmuskeln und eine Sensibilitätsstörung des ulnaren Unterarms und der Hand. Bei einer Schädigung der sympathischen Fasern tritt außerdem ein *Horner-Syndrom* auf. Die typischen Symptome sind *Miosis* (Verengung der Pupille), *Ptosis* (Herabhängen des Oberlids), *Enophthalmus* (Zurücksinken des Augapfels in die Augenhöhle) und Schweißsekretionsstörung.

Die Diagnose wird durch Anamnese, Klinik, Provokationstests bei Kompressionssyndromen, elektrophysiologische Untersuchungen (EMG, NLG, SSEP) sowie bildgebende Verfahren gestellt. Blut- und Liquoruntersuchungen können z. B. zum Ausschluss einer entzündlichen Ursache (z. B. Borreliose) erforderlich sein.

Medizinische Behandlungsstrategie und Pflege

Nach traumatischen Läsionen wird der Arm in Abduktion gelagert, die übrigen Gelenke werden zunächst nur passiv durchbewegt. Erst später treten aktive Übungen hinzu. Bei Schnittverletzungen des oberen Plexus wird sofort operiert, ansonsten – wenn überhaupt – später und nur bei fehlenden Rückbildungszeichen.

Die neuralgische Schulteramyotrophie wird konservativ mit Schmerzmitteln (nichtsteroidale Antirheumatika), Glukokortikoiden und physikalischen Therapien behandelt.

Bei (nachgewiesenen) Kompressionssyndromen wird bei Versagen der konservativen Therapie die zugrunde liegende Ursache beseitigt, z. B. eine Halsrippe reseziert.

Bei tumor- oder strahlenbedingten Plexusläsionen ist meist nur eine symptomatische Therapie möglich.

Pflegerisch ist außerdem eine Dekubitusprophylaxe an der betroffenen Extremität wichtig.

Prognose

Die **Prognose** hängt von der Ursache ab. Die Prognose der neuralgischen Schulteramyotrophie ist letztendlich gut, auch wenn der Verlauf langwierig sein kann. Am schlechtesten ist die Prognose tumor- und strahlenbedingter Plexusschäden.

4.2.2 Beinplexusläsionen

Der **Beinplexus** setzt sich aus den Wurzeln L1–S3 zusammen. Die oberen Anteile aus L1–L4 heißen **Plexus lumbalis,** die unteren aus L4–S3 **Plexus sacralis.** Die ventralen Äste der Spinalnerven S_2–S_4 schließen sich zum **Plexus pudendus** zusammen und versorgen die Anogenitalregion motorisch und sensibel.

Krankheitsentstehung

Die Ursachen der **Beinplexusläsionen** entsprechen im Wesentlichen denen der Armplexusläsionen, wobei Tumoren, insbesondere maligne Lymphome, Uterus- oder Zervixkarzinome oder retroperitoneale Hämatome im Vordergrund stehen. Aufgrund der hohen Stabilität des Beckenrings sind traumatische Ursachen seltener. Auch die neuralgische Amyotrophie ist bei Weitem nicht so häufig wie beim Armplexus. Bei Frauen sind außerdem Plexusschäden als Komplikation von Schwangerschaft und Geburt möglich.

Symptome und Untersuchungsbefund

Bei **Läsionen des Plexus lumbalis** kommt es zu Lähmungen der Hüftbeuger, Kniestrecker, Außenrotatoren und Adduktoren des Oberschenkels sowie Sensibilitätsstörungen oder Schmerzen in der Leiste und am vorderen Oberschenkel.

Läsionen des Plexus sacralis machen sich durch Lähmungen der Hüftstrecker, Kniebeuger sowie des gesamten Unterschenkels und Fußes bemerkbar. Es liegen Gefühlsstörungen an der Oberschenkelrückseite sowie des Unterschenkels und Fußes vor.

Läsionen des Plexus pudendus führen zu einer Harn- und Stuhlinkontinenz, Erektionsstörungen und sensiblen Ausfällen im Anogenitalbereich.

Diagnostik und Behandlungsstrategie

Das diagnostische Vorgehen und die grundsätzlichen therapeutischen Überlegungen entsprechen denen bei Armplexusläsionen.

Prognose

Die **Prognose** ist ursachenabhängig, insgesamt aber ungünstiger als die der Armplexusläsionen.

4.3 Schädigungen einzelner peripherer Nerven

Krankheitsentstehung

Schädigungen einzelner peripherer Nerven sind meist auf anhaltenden Druck (z. B. bei fehlerhafter Lagerung paretischer Gliedmaßen), Dehnung, Quetschung oder Schnittverletzung zurückzuführen. Es können aber auch toxische, entzündliche (Herpes zoster) oder tumorbedingte Schädigungen auf einzelne Nerven beschränkt sein.

Periphere Nervenverletzungen werden am häufigsten nach Seddon eingeteilt:
- **Neurapraxie:** Reversible Nervenblockade ohne anatomische Nervenunterbrechung
- **Axonotmesis:** Unterbrechung des Axons bei erhaltenen Hüllstrukturen
- **Neurotmesis:** Komplette Durchtrennung des Nervs.

Symptome, Befund und Diagnostik

Die **Symptome** bestehen in sensiblen und motorischen Ausfällen sowie vegetativen Störungen (z. B. Schweißsekretionsstörungen, trophische Störungen), evtl. auch in Parästhesien und Schmerzen im Versorgungsgebiet des betroffenen Nervs. Elektroneurografische und -myografische Untersuchungen ermöglichen Aussagen zur Lokalisation, zum Schädigungsgrad, zur Prognose, zur Differenzialdiagnose und zur Operationsindikation.

Der **Phantomschmerz** kann nach Amputationen auftreten. Das nicht mehr vorhandene Körperteil wird vom Gehirn weiterhin als in vollem Ausmaß vorhanden wahrgenommen. Als Ursache gelten die bei der Amputation durchschnittenen Nerven, deren Endigungen z. B. durch Druck am Amputationsstumpf weiter gereizt werden. Das Gehirn projiziert gewissermaßen die erhaltenen Nervenimpulse zurück auf die früheren Gliedmaßenanteile, deren Schmerzsignal der zerschnittene Nerv zum Gehirn transportiert hat.

Behandlungsstrategie

Die meisten Nervenverletzungen werden konservativ durch Ruhigstellung mittels Schienen und Physiotherapie behandelt. Nur bei kompletten Nervendurchtrennungen und sekundärer Verschlechterung sowie evtl. bei erfolgloser konservativer Therapie wird operiert (mikrochirurgische Nervenrekonstruktion). Bei druckbedingten Schäden ist eine Druckentlastung notwendig, z. B. Gipsabnahme, Operation eines Engpass-Syndroms. Eine medikamentöse Förderung der Nervenregenerati-

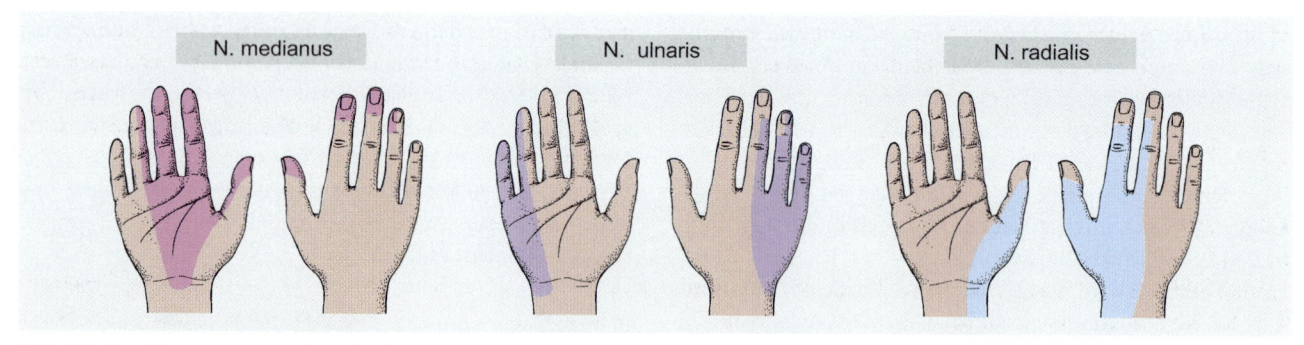

Abb. 4.5 Sensible Versorgungsgebiete der drei Handnerven N. radialis, N. ulnaris und N. medianus. [L190]

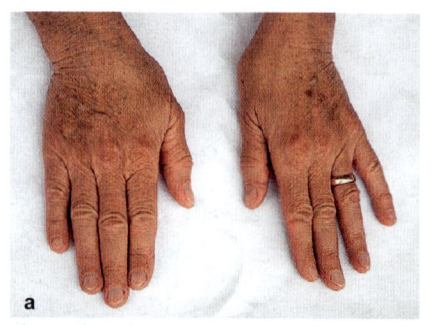

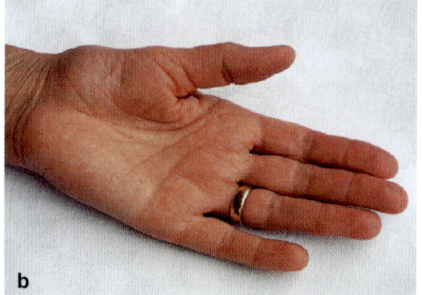

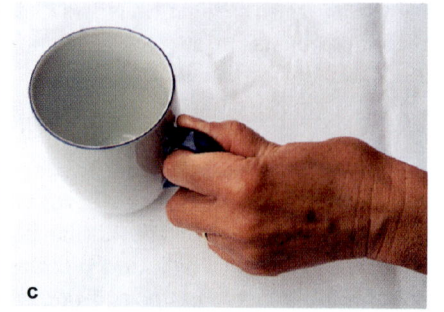

Abb. 4.6 Im Rahmen eines **Karpaltunnelsyndroms** kam es bei dieser 60-jährigen Frau zu einer Schädigung des N. medianus und dadurch zu einer Atrophie der Daumenballenmuskulatur. Die Patientin ist in ihrem Alltag erheblich eingeschränkt. [O179]

on ist nicht möglich. Später ist evtl. eine Hilfsmittelanpassung erforderlich. (📖 1)

Prognose

Leichte Nervenläsionen zeigen häufig eine spontane Rückbildung der Symptome unter konservativer Therapie, häufig auch noch nach einigen Monaten. Bei schweren Nervenschädigungen ist die Prognose insgesamt ungünstig.

4.3.1 Schädigungen des N. medianus

Häufigste **Schädigung des N. medianus** ist eine chronische Druckschädigung im Karpaltunnel am Handgelenk (➤ Abb. 4.6). Dieses **Karpaltunnelsyndrom** *(KTS)* tritt bei Patienten mit Diabetes oder Gicht sowie in der Schwangerschaft vermehrt auf. Typisch sind zunächst nächtlich auftretende schmerzhafte Parästhesien besonders in den ersten drei Fingern, die sich nach Schütteln oder Massieren der Hand bessern. Im weiteren Verlauf kommt es auch tagsüber zu Beschwerden und es entwickeln sich eine bleibende Hypästhesie der genannten Finger, eine Schwäche der Daumenabduktion (**positives Flaschenzeichen** – der Patient kann eine runde Flasche nicht mehr umschließen) sowie eine Atrophie der Daumenballenmuskulatur. Die Diagnose wird durch elektrophysiologische und bildgebende Untersuchungen gesichert. In Anfangsstadien ist die Behandlung konservativ. Bestehen auch tagsüber Beschwerden oder sind neurologische Ausfälle nachweisbar, wird die Engstelle operativ beseitigt.

Schädigungen des N. medianus am Oberarm, z. B. bei Humerusfrakturen, sind seltener. Sie führen zu Paresen der pronierenden Muskeln und zur **Schwurhand** (➤ Abb. 4.8 a).

4.3.2 Schädigungen des N. radialis

Aufgrund seiner im Unterarmbereich gut geschützten Lage wird der N. radialis meist am Oberarm z. B. durch Druck („Parkbanklähmung") oder Fraktur geschädigt. Auch ohne direkte Schädigung kann eine Humerusfraktur im weiteren Verlauf durch knöcherne Ummauerung im Sulcus radialis den Nerv beeinträchtigen. Dabei besteht das klinische Bild einer **Fallhand** (➤ Abb. 4.8 b) zusammen mit einer abgeschwächten Supination und einer Sensibilitätsstörung über der volaren Seite des Daumens und über dem Daumenballen.

Eine Läsion des N. radialis in der Axilla (auch *Krückenlähmung* genannt wegen der früher üblichen bis zur Axilla reichenden Krücken) führt zusätzlich zu einer Trizepsparese mit Ausfall oder Abschwächung des Trizepssehnenreflexes (TSR). Zu einer Schädigung am proximalen Unterarm kann es z. B. bei einer Radiusköpfchenfraktur oder durch eine Kompression des Nervs beim Durchtritt durch den M. supinator kommen. Das hieraus resultierende **Supinator(logen)syndrom** zeigt sich durch rein motorische Ausfälle mit Parese v. a. der Finger- und Daumenstrecker.

4.3.3 Schädigungen des N. ulnaris

Schädigungen des N. ulnaris gehören zu den häufigsten peripheren Nervenläsionen überhaupt.

- Am häufigsten wird der N. ulnaris im **Ellenbogenbereich** geschädigt. Hauptverantwortlich ist eine chronische Druckschädigung (Lagerungsschaden, knöcherne Veränderungen, rezidivierende Luxation) im Sulcus ulnaris des Ellenbogens, wo der Nerv nahe der Oberfläche und gleichzeitig in direkter Nachbarschaft zum Knochen verläuft. Der Patient kann den Daumen nicht mehr adduzieren und beugt ihn stattdessen *(positives Froment-Zeichen)*, außerdem hat er Sensibilitätsstörungen des IV. und V. Fingers. Dem Untersucher fällt eine Atrophie der kleinen Handmuskeln am Handrücken auf (➤ Abb. 4.7), je nach Ursache auch Schmerzen an der Ellenbogeninnenseite
- Zweithäufigster Schädigungsort des N. ulnaris ist der **Handgelenksbereich,** etwa durch Schnittverletzungen, wobei klinisch eine Parese der Fingerspreizung und Daumenadduktion im Vordergrund steht.

Leitsymptom bei Läsionen des Nervs im Bereich des Oberarmes ist die **Krallenhand** (➤ Abb. 4.8 c), die an Ring- und Kleinfinger am ausgeprägtesten ist.

4.3.4 Weitere Nervenschädigungen

Schädigungen des N. femoralis

Schädigungen des N. femoralis, z. B. durch Leistenhämatome oder bei der diabetischen Mononeuropathie, äußern sich in einer Schwäche der Kniestreckung durch Quadrizepsparese (Treppensteigen!), einer Sensibilitätsstörung am vorderen Oberschenkel und bei hohen Läsionen auch einer Parese der Hüftbeuger. Der Patellarsehnenreflex (PSR) ist häufig abgeschwächt.

Schädigungen des N. ischiadicus

Der N. ischiadicus kann bei intramuskulären Glutäalinjektionen oder Hüftgelenksoperationen betroffen sein. Eine hochgradige Schädigung zeigt sich in einer Lähmung des gesamten

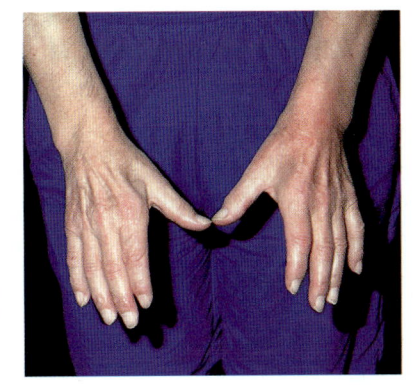

Abb. 4.7 Atrophie der kleinen Handmuskeln bei Schädigung des N. ulnaris. [K183]

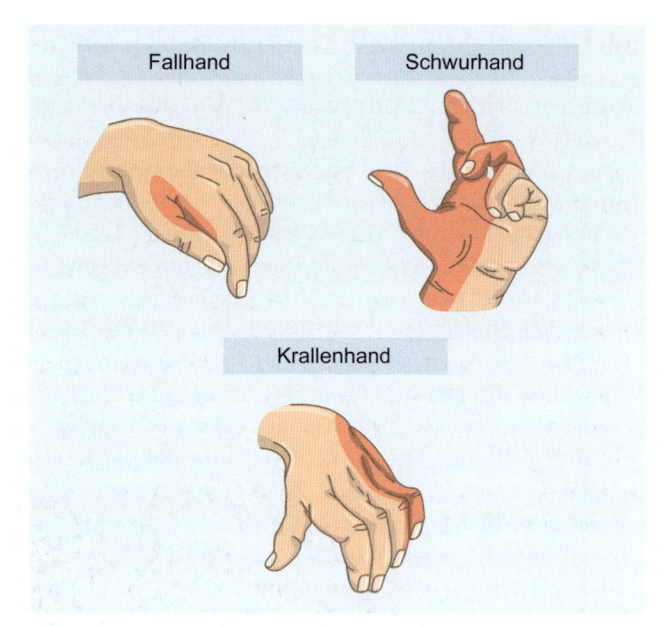

Abb. 4.8 (a) Bei einer hohen Medianusläsion kommt es zur **Schwurhand** (➤ 4.3.1): Beim Versuch, die Hand zur Faust zu ballen, werden nur die ulnaren Finger gebeugt. (b) Bei einer Schädigung des N. radialis im Oberarmbereich kommt es zur **Fallhand** (➤ 4.3.2), bei der der Patient das Handgelenk und die Fingergrundgelenke nicht mehr gegen die Schwerkraft strecken kann. (c) Die **Krallenhand** (➤ 4.3.3) ist kennzeichnend für eine proximale Läsion des N. ulnaris. Ring- und Kleinfinger sind im Grundgelenk überstreckt und im Mittelgelenk gebeugt. [L138]

Fußes und Unterschenkels mit Abschwächung oder Ausfall des Achillessehnenreflexes (ASR) und einer Sensibilitätsstörung des Beines mit Ausnahme des vom N. femoralis versorgten Gebietes.

Schädigungen des N. peronaeus

Die sehr häufige Läsion des N. peronaeus ist meist bedingt durch eine Druckexposition am Wadenbein (Fibulaköpfchen), z. B. nach längerem Übereinanderschlagen der Beine oder durch einen Lagerungsschaden im Rahmen von Operationen. Dabei entwickelt sich eine Fuß- und Zehenheberparese, die zum charakteristischen **Steppergang** führt: Da der Fuß herabhängt, beugt der Patient das betroffene Bein beim Gehen verstärkt im Knie. Es besteht eine Sensibilitätsstörung im Spatium interosseum der 1. und 2. Zehe, bei Beteiligung des oberflächlichen Astes des N. peronaeus auch am lateralen Unterschenkel. Die Reflexprüfung ist unauffällig.

Schädigungen des N. tibialis

Eine vollständige Schädigung des N. tibialis zeichnet sich durch eine Atrophie der Wadenmuskulatur und Sensibilitätsstörungen an Wade, Fußsohle und am lateralen Fußrand aus. Auffällig ist eine Krallenstellung der Zehen. Den Betroffenen ist es nicht möglich, auf den Zehen zu laufen, außerdem fehlen der Tibialis-posterior- sowie der Achillessehnenreflex.

Als Ursache für einen Tibialisschaden kommen insbesondere ein hinteres Tarsaltunnelsyndrom bzw. Knie-Sprunggelenks- und Tibiaschaftfrakturen infrage.

4.4 Polyneuropathie

> **Polyneuropathie** (PNP): Nicht verletzungsbedingte Erkrankung mehrerer peripherer Nerven mit Beeinträchtigung sensibler, motorischer und vegetativer Funktionen. Häufigste Ursachen sind in Europa Diabetes mellitus und Alkoholabusus.

4.4.1 Krankheitsentstehung und Symptome

Krankheitsentstehung

Die genauen Vorgänge bei der Entstehung einer **Polyneuropathie** sind noch unklar.

Am häufigsten werden die Polyneuropathien nach ihrer (mutmaßlichen) Ursache eingeteilt. Die wichtigsten Ursachen sind mit jeweils 30 % der Diabetes mellitus und der Alkoholabusus. 10 % der Polyneuropathien bleiben ätiologisch ungeklärt. Bei weiteren 30 % der Patienten mit einer Polyneuropathie finden sich folgende Ursachen:

- Infektiös, z. B. Borreliose, Diphtherie, Typhus
- Autoimmun, z. B. Guillain-Barré-Syndrom
- Toxisch, z. B. Drogen, Schwermetalle
- Medikamentös, z. B. Zytostatika
- Mangelernährung oder Resorptionsstörungen, z. B. Vitamin-B_{12}-, Folsäuremangel
- Stoffwechselerkrankungen, z. B. Urämie
- Hereditär (erblich), z. B. hereditäre motorisch-sensible Neuropathie
- Vaskulitisch (durch Entzündungen von Gefäßen bedingt), z. B. Kollagenosen
- Paraneoplastisch (mit einem Malignom einhergehend), z. B. Bronchialkarzinom.

Weitere Einteilungen berücksichtigen die Verteilung der Symptome (z. B. distal symmetrische Polyneuropathie), die dominierenden neurologischen Störungen (z. B. motorische, sensible, autonome Polyneuropathie) oder die Art der Nervenschädigung (primär axonal = das Axon betreffend oder demyelinisierend = die Markscheiden zerstörend).

Symptome und Untersuchungsbefund

Trotz verschiedener Ursachen und einzelner Unterschiede zwischen den verschiedenen Formen ähneln sich die Hauptsymptome der Polyneuropathien:

- **Sensibilitätsstörungen, Parästhesien und Schmerzen** meist symmetrischer Ausprägung mit Betonung der körperfernen Abschnitte, wobei die untere Extremität stärker betroffen ist als die obere. Häufig ist eine socken- oder

handschuhförmige Verteilung. Die Kranken sagen oft, es kribble überall an den Beinen oder die Füße seien „taub" und „wie in Eis"
- **Periphere schlaffe Lähmungen** mit Muskelatrophie und verminderten oder fehlenden Reflexen. Diese sind ebenfalls symmetrisch und beginnen an den unteren Gliedmaßen. Die motorischen Ausfälle sind insgesamt seltener und für den Patienten weniger störend als die sensiblen Störungen. Hirnnervenbeteiligungen sind ebenso möglich
- Bei Beteiligung des vegetativen Nervensystems **trophische Hautveränderungen** bis zum Ulkus, verminderte Schweißsekretion, Magen-, Blasen- und Darmentleerungsstörungen
- **Sensible Ataxie** bei ausgeprägten Störungen der Tiefensensibilität (> 1.8.5).

4.4.2 Diagnostik und Behandlungsstrategie

Diagnostik und Differenzialdiagnose

- **Blutuntersuchungen** zur Klärung einer zugrunde liegenden Erkrankung: Als „Routine" gelten in den meisten Häusern BSG, Blutbild (Entzündung?), Kreatinin, Harnstoff im Serum (Niereninsuffizienz?), Blutzuckertagesprofil, HbA$_{1C}$, Glukosebelastungstest (Diabetes mellitus?), γ-GT und Transaminasen im Serum (alkoholische Leberschädigung), Serumspiegel von Eisen, Vitamin B$_{12}$ und Folsäure (wichtig, weil behandelbar!), Schilddrüsenwerte, Elektrophorese, Immunelektrophorese, Autoantikörper, Rheumaserologie (Kollagenosen) und Borrelienantikörper. Weitere Untersuchungen, wie etwa die Bestimmung toxischer Stoffe, hängen von evtl. Verdachtsmomenten ab
- **Tumorsuche,** z. B. durch Röntgen-Thorax, Abdomensonografie, Tumormarker
- Evtl. **Lumbalpunktion** zum Ausschluss einer entzündlichen oder tumorbedingten Ursache im ZNS
- **Elektroneurografie** zur Differenzierung von primär axonalen Polyneuritiden (z. B. viele toxisch bedingte, paraneoplastische und alkoholbedingte Formen) und primär demyelinisierenden Polyneuropathien (z. B. diabetische oder urämische Polyneuropathie, hereditäre Formen)
- **Elektromyografisch** sind Zeichen einer neurogenen Schädigung, insbesondere in den distalen Muskeln, nachweisbar (> 1.9.4)
- Eine **Nervenbiopsie** zur histologischen Untersuchung sollte bei ätiologisch unklarer Polyneuropathie durchgeführt werden, insbesondere bei V. a. entzündliche, vaskulitische oder hereditäre Formen.

Bei ätiologisch unklarer, rasch fortschreitender Polyneuropathie ist zur Diagnoseklärung auch eine Muskel- und/oder Nervenbiopsie erforderlich.

Schwierig kann die Diagnosestellung bei Polyneuropathieformen sein, bei denen nur wenige Nerven betroffen sind (häufig bei Diab. mell.), da der Untersucher dabei oft zuerst an eine lokale Schädigung denkt. Außerdem ist bei der häufigsten Polyneuropathieform mit Bevorzugung der unteren Extremität auch an ein **Restless-legs-Syndrom** *(Syndrom der unruhigen Beine)* zu denken, bei dem die Patienten über eine Gefühlsstörung hinaus ein vorwiegend abends auftretendes quälendes Unruhegefühl in den unteren Extremität beschreiben (> 5.2.3).

Behandlungsstrategie

Die Behandlung richtet sich in erster Linie nach der Grunderkrankung, z. B. Alkoholkarenz, Vitamin-B$_{12}$-Gabe oder optimale Einstellung eines Diabetes mellitus. Eine symptomatische medikamentöse Behandlung insbesondere sensibler Reizsymptome kann mit α-Liponsäure (z. B. Thioctazid®), Carbamazepin (z. B. Tegretal®), Gabapentin (Neurontin®) und trizyklischen Antidepressiva wie etwa Amitriptylin (z. B. Saroten®) erfolgen. Insgesamt ist die Behandlung der Polyneuropathie sehr schwierig und langwierig, wobei die Patienten häufig auch unter medikamentöser Therapie nicht schmerzfrei werden.

4.4.3 Pflege von Menschen mit Polyneuropathie

Pflege bei alkoholbedingter Polyneuropathie, > 22.4.2

Die Anforderungen an die Pflegenden sind sehr unterschiedlich und abhängig davon, welche Nerven betroffen sind:
- Häufiges Üben der im häuslichen und beruflichen Alltag notwendigen Bewegungen, ggf. mit physiotherapeutischer Hilfe
- Übungen zur Verbesserung der Feinmotorik und der Koordination
- Bei Magenentleerungsstörungen mehrere kleine Mahlzeiten statt weniger großer
- Bei orthostatischer Hypotonie langsames Aufstehen über das Sitzen, evtl. Wickeln der Beine oder Anziehen von Kompressionsstrümpfen
- Fußpflege wie bei Diabetikern
- Evtl. Blasentraining.

Bei bettlägerigen Patienten sind die Prophylaxemaßnahmen sorgfältig durchzuführen. Die Patienten müssen immer wieder zur Beseitigung der auslösenden Ursache motiviert werden. Dabei werden die Angehörigen möglichst einbezogen. Viele Patienten sind entmutigt, wenn sich nicht innerhalb kürzester Zeit Erfolge einstellen. Dann hilft es zu erklären, dass die Erholung eines geschädigten Nervs sehr lange dauern kann. (📖 2)

> **VORSICHT!**
> Die **Dekubitusgefahr** ist bei Menschen mit einer Polyneuropathie sehr hoch, da der Kranke nicht nur trophische Störungen hat, sondern zusätzlich – infolge der Sensibilitätsstörungen – Druckstellen oft nicht bemerkt!

Prognose

Die **Prognose** hängt in erster Linie von der Grunderkrankung und dem Grad der Schädigung ab. Unter optimaler Therapie kann es zu einer langsamen Besserung der Symptome über Wochen bis Monate kommen, meist jedoch nicht zur vollständigen Rückbildung.

4.5 Guillain-Barré-Syndrom

Guillain-Barré-Syndrom *(GBS, Landry-Paralyse, Landry-Guillain-Barré-Strohl-Syndrom, akute idiopathische Polyneuritis):* Autoimmun bedingte Entzündung der peripheren Nerven *(Polyneuritis)* und der Nervenwurzeln *(Polyradikulitis).* Die Letalität beträgt heute unter 5 %, meist kommt es zu einer weitgehenden oder völligen Wiederherstellung des Patienten.

Krankheitsentstehung

Ursächlich wird heute eine evtl. viral induzierte Autoimmunreaktion gegen periphere Nerven und Nervenwurzeln angenommen, bei der vor allem die Markscheiden geschädigt werden.

Symptome, Befund und Diagnostik

Typischerweise beginnt die Erkrankung mit Rücken- und Gliederschmerzen sowie distalen Parästhesien, wobei häufig etwa 1–3 Wochen zuvor ein Infekt aufgetreten ist (bei Atemwegsinfekten *Mycoplasma pneumoniae*, bei Gastroenteritiden *Campylobacter jejuni*). Es folgen rasch zunehmende schlaffe Paresen, die von den Beinen aus nach oben fortschreiten (oftmals bis zur Tetraparese). Die Muskeleigenreflexe erlöschen früh. Eine Hirnnervenbeteiligung, z. B. als Fazialisparese, Dysphagie oder Dysarthrie (➤ 1.8.5), kann hinzutreten, die Sensibilitätsstörungen bleiben in aller Regel gering.

> **VORSICHT!**
> Sind vegetative Fasern betroffen, kann es zu vital bedrohlichen **Herzrhythmusstörungen** kommen. Eine mögliche **Parese der Atemmuskeln** kann eine akute respiratorische Insuffizienz mit Beatmungspflicht zur Folge haben.

Der typische **Verlauf** der Erkrankung gliedert sich in drei Phasen:
- Phase 1: rasche Entwicklung der Symptome
- Plateau-Phase (2), die bis zu Wochen dauern kann
- Phase 3: langsame, meist aber vollständige Erholung.

Im Frühstadium der Erkrankung wird die Diagnose klinisch gestellt. Zu diesem Zeitpunkt lässt sich die Diagnose nur elektroneurografisch untermauern, wobei *pathologische F-Wellen* Hinweise auf eine motorische Polyneuropathie mit Betonung der Nervenwurzeln geben. Typischerweise kommt es zu einer Verlangsamung der Nervenleitgeschwindigkeit als Hinweis auf einen demyelinisierenden Prozess. Laborchemisch lassen sich **GM1-Antikörper** nachweisen.

Erst nach einigen Tagen zeigt der Liquor die für diese Erkrankung charakteristische Veränderung der **zytoalbuminären Dissoziation** mit deutlich erhöhtem Eiweiß bei meist noch normaler Zellzahl.

> Aufgrund der möglichen lebensbedrohlichen kardialen und respiratorischen Komplikationen bedarf jeder Patient mit akutem Guillain-Barré-Syndrom **intensivmedizinischer Überwachung**. Nicht selten ist eine Intubation mit Beatmung oder die Anlage eines passageren Herzschrittmachers erforderlich.

Das GBS wird auch als *akute inflammatorische demyelinisierende Polyneuroapthie* (AIDP) bezeichnet. Analog hierzu gibt es eine chronische Verlaufsform *(chronische inflammatorische demyelinisierende Polyneuroapthie,* CIDP), bei der die Patienten über einen Zeitraum von mindestens acht Wochen eine progrediente symmetrische Muskelschwäche und Gefühlsstörungen entwickeln. Wie beim GBS zeigen sich verlangsamte Nervenleitgeschwindigkeiten sowie eine Erhöhung des Eiweißes im Liquor. Manchmal ist diese Erkrankung mit einer monoklonalen Gammopathie (gesteigerte klonale Bildung von Immunglobulinen) assoziiert. Der klinische Verlauf kann fluktuieren. Eine Behandlung ist möglich mit Cortison, Immunglobulinen oder Plasmapherese.

Eine Unterform des Guillain-Barré-Syndroms ist das **Miller-Fisher-Syndrom**, bei dem es klinisch zu Augenmuskelparesen *(Ophthalmoplegie),* zu fehlenden Muskeleigenreflexen *(Areflexie)* sowie einer schweren Ataxie kommt. Möglich sind weiterhin Störungen des N. facialis, N. glossopharyngeus und N. vagus (➤ 4.1).

Behandlungsstrategie

Eine kausale Therapie ist bislang nicht bekannt, doch bilden sich in der Regel die Paresen innerhalb von einigen Monaten weitgehend zurück. Die i. v. Gabe von Immunglobulinen oder eine Plasmapherese kann die Krankheitsdauer verkürzen. Wichtig ist die Behandlung der Komplikationen (z. B. Intubation und Beatmung bei Ateminsuffizienz; Therapie der Herzrhythmusstörungen); bei Immobilität ist die Heparingabe zur Thromboseprophylaxe indiziert.

Pflege von Menschen mit GBS

Je nach Symptomatik sind Hilfestellungen bei allen Aktivitäten des Patienten erforderlich. Oft können die Patienten nicht einmal die Rufanlage betätigen, sodass hier Alternativen gefunden werden müssen. Es sind Lagerungen zur Pneumonie- und Dekubitusprophylaxe nötig, evtl. muss der Patient in einem Rotationsbett gelagert werden. Da die Patienten keine Kraft zum Stehen haben, müssen zur Mobilisation Hilfsmittel (z. B. Lifter)

verwendet werden. Ein sorgfältig geführter Pflegeplan dokumentiert die Fortschritte und motiviert so alle Beteiligten. Neben den personenbezogenen Pflegehandlungen steht die **Patientenbeobachtung** im Mittelpunkt der Pflege:
- Atmung: auf Zyanose und Dyspnoe achten
- Messung der Vitalkapazität: Wenn sie unter 800 ml beträgt, Patienten nüchtern lassen, BGA veranlassen und O_2-Sättigung bestimmen
- Haut: Schwitzen aufgrund vegetativer Störungen
- Vitalzeichen: Hypo-/Hypertonie
- Herzfrequenz: bei Frequenzstarre durch Herzkreislaufdysregulation ggf. Anlage eines externen Herzschrittmachers
- Ausscheidung: Sphinkter-, Blasenfunktionsstörungen, ggf. Legen eines Blasenkatheters, gute Hautpflege bei Inkontinenz
- Paresen: bei aufsteigender Lähmung Gefahr der Ateminsuffizienz
- Kontrolle der Handkraft zur Beurteilung des Verlaufs
- Bei Kribbelparästhesien ggf. Analgetikagaben vor Physiotherapie oder Pflegemaßnahmen.

Die Arbeit mit Guillain-Barré-Syndrom-Patienten erfordert eine konsequente Zusammenarbeit aller beteiligten Berufsgruppen. Sie ist kleinschrittig und langwierig, jedoch oft von Erfolg gekrönt. Da die Patienten kognitiv nicht eingeschränkt sind, können sie entscheidend zum Therapieerfolg beitragen. Die Physiotherapie hat bei der weitergehenden Behandlung eine zentrale Bedeutung.

> **Patient ist bei vollem Bewusstsein**
>
> Die psychische Belastung des Patienten – Bewusstsein und Sensibilität sind trotz der hochgradigen Paresen vollständig erhalten – und seiner Angehörigen ist während der Zeit der Intensivpflege enorm hoch.

Prognose

Die **Prognose** ist verhältnismäßig gut. Bei den meisten Patienten kommt es innerhalb von 1–6 Monaten zur weitgehenden oder vollständigen Wiederherstellung, wobei die Rehabilitationsphase äußerst langwierig ist. Nach einem Jahr haben sich 46 % der Patienten vollständig erholt, 42 % zeigen milde Residuen, 4 % mäßige bzw. 6 % schwere Ausfallerscheinungen.

Literatur und Kontaktadressen

LITERATURNACHWEIS
1. Mummenthaler, Marco; Stöhr, Manfred; Müller-Vahl, Hermann: Läsionen peripherer Nerven und radikuläre Syndrome. 8. A., Thieme Verlag, Stuttgart 2003.
2. Stark, Sabine: Psychosoziale Aspekte der diabetischen Polyneuropathie. In: Verhaltenstherapie und Verhaltensmedizin, 30 (2009) 2, S. 155–168.

KONTAKTADRESSE
GBS-Selbsthilfegruppe der BRD Sinsheim e.V.
Kreuzäcker 103
74889 Sinsheim-Hilsbach
Telefon: 0 72 60/15 84
www.gbs-shg.de

KAPITEL 5

Petra Mummel, Yamela Schlegel

Pflege von Menschen mit degenerativen Erkrankungen des Nervensystems

5.1 Demenz 119

5.2 Erkrankungen der Stammganglien 119
5.2.1 Parkinson-Syndrom 119
5.2.2 Multisystematrophie 125
5.2.3 Restless-legs-Syndrom 125
5.2.4 Chorea Huntington 126
5.2.5 Dystone Bewegungsstörungen 127
5.2.6 Gilles-de-la-Tourette-Syndrom 128

5.3 Erkrankungen der Motoneurone 128
5.3.1 Amyotrophe Lateralsklerose 128
5.3.2 Spastische Spinalparalyse 130
5.3.3 Spinale Muskelatrophie 130

5.4 Degenerative Erkrankungen mit Leitsymptom Ataxie 130
5.4.1 Spino-ponto-zerebelläre Atrophien ... 130
5.4.2 Funikuläre Myelose 130

Literatur und Kontaktadressen 131

5.1 Demenz

Demenz: Erworbenes, organisch bedingtes komplexes Krankheitsbild mit psychischen Störungen und fortschreitender Minderung vorher vorhandener intellektueller Leistungen.

Es gibt zahlreiche Ursachen einer Demenz, die zum Teil auch jüngere Menschen betreffen können. Da jedoch ganz überwiegend ältere Menschen erkranken und die Pflege eines Demenzkranken unabhängig von der genauen Form und Ursache der Erkrankung ist, werden Demenzkranke fast immer auf gerontopsychiatrischen Stationen gepflegt. Aus diesem Grunde werden die verschiedenen Demenzformen und die Pflege von Menschen mit Demenz zusammenhängend in ➤ Kapitel 21 (Pflege in der Gerontopsychiatrie) dargestellt.

5.2 Erkrankungen der Stammganglien

5.2.1 Parkinson-Syndrom

Parkinson-Syndrom *(Schüttellähmung):* Meist degenerative Stammganglienerkrankung mit den Leitsymptomen Akinese, Rigor (➤ 1.8.5) und Tremor (➤ 1.8.4). Betrifft ca. 1 % aller über 60-Jährigen, 10 % der Patienten erkranken vor dem 40. Lebensjahr.

Krankheitsentstehung

In ca. 80–90 % der Fälle handelt es sich um den ätiologisch unklaren **Morbus Parkinson** *(idiopathisches Parkinson-Syndrom, primäres Parkinson-Syndrom, Paralysis agitans).* Es kommt zu einer Degeneration Dopamin produzierender Zellen in der Substantia nigra des Mittelhirns, deren Neurone auf das Corpus striatum projizieren. Daraus folgen dort ein Mangel des Neurotransmitters Dopamin und ein relatives Übergewicht des Neurotransmitters Azetylcholin. Nach heutigem Kenntnisstand wird die Erkrankung bei einem kleinen Teil der Patienten autosomal-dominant oder -rezessiv vererbt. Für das Gros der Betroffenen vermuten die Wissenschaftler aber ein Zusammenspiel von genetischen Faktoren (polygener Erbgang?) und evtl. Umwelteinflüssen.

Abzugrenzen hiervon sind **symptomatische Parkinson-Syndrome** *(sekundäre Parkinson-Syndrome)* unterschiedlicher Ursachen. So können arteriosklerotische Veränderungen der Hirngefäße, Schwermetallvergiftungen (z. B. Mangan), virale Enzephalitiden, wiederholte Kopftraumen (Boxer!) und Arzneimittel (insbesondere Dopaminantagonisten wie Neuroleptika oder Metoclopramid (Paspertin®) zu einem Parkinson-Syndrom führen. (📖 1)

Symptome

Entsprechend der Funktion der Stammganglien und des extrapyramidalen Systems kommt es bei Funktionseinschränkungen nicht zu Lähmungen, sondern zu Störungen der Bewegungsabläufe. Dabei treten drei charakteristische **Symptome** hervor:

- **Brady-, Hypo- oder Akinese:** Verlangsamung der Bewegungen, Bewegungsarmut mit reduzierter Mimik (**Maskengesicht**), Fehlen der normalen Mitbewegungen (Patient schwingt beim Gehen die Arme nicht mit), kleinschrittiger Gang (Patient trippelt, ➤ 1.8.5; ➤ Abb. 5.1). Häufig beob-

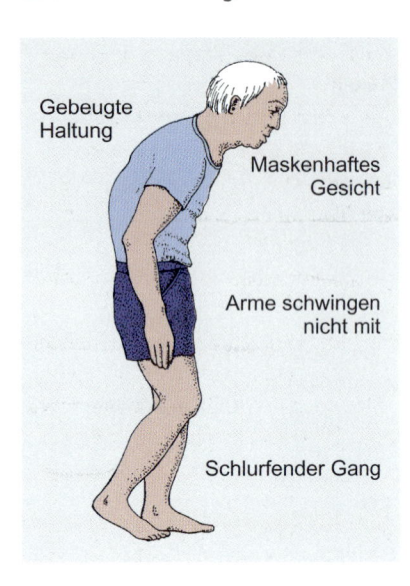

Abb. 5.1 Charakteristische Körperhaltung beim **Morbus Parkinson.** [L190]

achtet man einen verzögerten Beginn zielgerichteter Bewegungen (**Starthemmung**), eine immer kleiner werdende Schrift (**Mikrografie**) und eine leise, monotone Stimme. Typisch sind außerdem beeinträchtigte Halte- und Stellreflexe mit **Propulsion, Retropulsion** oder seltener **Lateropulsion** (überschießende Bewegung nach vorne, hinten bzw. zur Seite, verbunden mit erhöhtem Sturzrisiko)
- **Rigor:** erhöhter Muskeltonus mit wächsernem Widerstand beim passiven Durchbewegen, ggf. Zahnradphänomen (➤ 1.8.5)
- **Tremor:** grobschlägiger, relativ langsamer Ruhetremor v. a. der Hände, Frequenz 4–6/Sek. (Pillendreher- oder Münzenzählertremor), der bei zielgerichteten Bewegungen abnimmt (➤ 1.8.4).

Dabei werden Rigor und Akinese auch als **Minus-Symptome** (verminderte Aktivität), der Tremor dagegen als **Plus-Symptom** (gesteigerte Aktivität) bezeichnet. Die einzelnen Symptome können von Patient zu Patient sehr unterschiedlich ausgeprägt sein, z. B. kann der Tremor ganz im Vordergrund stehen *(Tremordominanztyp),* aber auch fehlen oder nur minimal ausgeprägt sein *(akinetisch-rigider Typ).* Weiterhin gibt es eine Mischform, bei der klinisch Rigor, Akinese und Tremor annähernd gleich ausgeprägt sind *(Äquivalenztyp).*

Unter einer **akinetischen Krise** versteht man die erhebliche Zunahme des Rigors („bretthart") und der Akinese, sodass der Patient sich nicht mehr bewegen kann. Außerdem kommt es in diesem Zustand zu Schluckstörungen, die dem Patienten die orale Einnahme seiner Medikamente unmöglich macht. (📖 2)

> **ACHTUNG!**
> Patienten mit **akinetischer Krise** bedürfen einer sofortigen stationären Behandlung, da die Regulierung des Flüssigkeits- und Elektrolythaushalts (vitalbedrohende Exsikkose, Hypokaliämie) sowie die intravenöse Amantadingabe erforderlich sind!

Weitere Anzeichen der Erkrankung bestehen in:
- **Vegetativen Störungen.** Speichelfluss, Schwitzen, abnorme Talgsekretion, die sich u. a. in einer öligen Gesichtshaut niederschlägt (sog. *Salbengesicht*)
- **Psychischen Störungen.** Depressive Verstimmung, Denkverlangsamung, Demenz.

Vom idiopathischen Parkinson sind sogenannte atypische Parkinson-Syndrome abzugrenzen, die klinisch aufgrund einer deutlichen Bewegungsarmut bzw. eines Rigors *(hypokinetisch-rigides Syndrom)* wie ein M. Parkinson imponieren können. Hierzu gehören:
- **Multisystematrophien** (➤ 5.2.2)
- Die **progressive supranukleäre Blickparese** (Steele-Richardson-Olszewski-Syndrom), bei der zusätzlich eine Blickparese nach unten, eine deutliche Gang- und Standunsicherheit, Schluck- bzw. Sprechstörungen sowie eine emotionale Labilität in Verbindung mit einem demenziellen Syndrom vorliegen können. Auffällig ist ein „erstaunter Blick" durch nach oben gezogene (retrahierte) Oberlider. Im MRT findet man eine Atrophie des Mittelhirns
- Bei der **Lewy-Körperchen-Demenz** fällt neben einer eher leichtgradig ausgeprägten Parkinson-Symptomatik ein fortschreitendes demenzielles Syndrom mit fluktuierenden kognitiven Störungen oder der Vigilanz auf. Häufig sind visuelle Halluzinationen (➤ 13.5.7) zu beobachten.

Diagnostik

Die **Diagnose** wird anhand der Anamnese und des klinischen Bildes gestellt. Die Durchführung bestimmter SPECT-Untersuchungen (➤ 1.9.3) ermöglicht die Beurteilung des Dopaminstoffwechsels und kann die Diagnosestellung unterstützen. Allerdings gehören diese Untersuchungen noch nicht zur Routinediagnostik, sondern sind derzeit lediglich in spezialisierten Zentren möglich.

Zur differenzialdiagnostischen Abgrenzung eines Normaldruckhydrozephalus (➤ 10.3.1), eines vaskulär bedingten Parkinson-Syndroms oder eines atypischen Parkinson-Syndroms (➤ 5.2.1) kann (neben einer ausführlichen Anamnese) auch die Durchführung eines CCT oder einer MRT-Untersuchung des Schädels indiziert sein.

Schwierigkeiten können die Anfangsstadien bereiten, wenn z. B. Muskelschmerzen und -steife durch die Tonuserhöhung oder häufige Stürze infolge beeinträchtigter reflektorischer Ausgleichsbewegungen einziges Symptom der Erkrankung sind oder die Parkinson-Symptomatik nur einseitig ausgebildet ist *(Hemiparkinson).*

Behandlungsstrategie

Zwar steht bislang keine kausale Therapie zur Verfügung, doch lässt sich medikamentös meist eine sehr gute Besserung der Symptome erreichen. Die medikamentöse Therapie des Morbus Parkinson kann die Erkrankung zwar nicht heilen, hat aber die Prognose und die Lebensqualität der Betroffenen deutlich

verbessern können. Sie hat zum Ziel, das Ungleichgewicht im Gehirn zwischen Dopamin und Azetylcholin zu bessern:
- Dies kann einerseits erreicht werden, indem **Dopamin** substituiert (*L-Dopa* oral oder als kontinuierliche Applikation über eine Duodenalsonde) und der Abbau von Dopamin gehemmt wird (z. B. der COMT-Hemmer Entacapon), sodass dessen Konzentration ansteigt, oder andererseits durch
- Gabe von Substanzen, die am Dopamin-Rezeptor binden und diesen aktivieren (**Dopaminagonisten,** z. B. Pramipexol oder Cabergolin).

Meist werden bei jüngeren Patienten zuerst Dopaminagonisten eingesetzt, während bei älteren L-Dopa bevorzugt wird. Oft ist die medikamentöse Therapie eine Gratwanderung zwischen Wirkung und Nebenwirkung, und auch aufgrund der im weiteren Verlauf auftretenden speziellen Probleme muss die Medikation regelmäßig überdacht und ggf. geändert werden.

> **Zeitlich genaue Verabreichung und Patientenbeobachtung sind existenziell**
>
> Die Medikamente sind häufig sehr fein abgestimmt, und die regelmäßige und zeitlich sehr exakte Einnahme ist von besonderer Wichtigkeit. Oft müssen die Pflegenden die Medikamenteneinnahme von Menschen mit Parkinson-Syndrom überwachen und dabei auf die **zeitlich genaue Verabreichung** achten. Wirkung und Nebenwirkungen müssen aufmerksam beobachtet werden und der Verlauf der Symptomatik ist fortlaufend zu dokumentieren (Bewegungsprotokolle). Bei Auffälligkeiten ist der Arzt zu informieren, damit die Medikamentengabe evtl. verändert bzw. angepasst werden kann.

Bei therapieresistenten Formen des Morbus Parkinson kommen auch stereotaktische neurochirurgische Therapien (> 1.9.8) in Betracht. Die früher üblichen stereotaktischen Operationen, bei denen gezielt Gewebe im Bereich der Stammganglien zerstört wurde, werden heute nicht mehr durchgeführt, da sie einen irreversiblen Zustand herbeiführen. Heutzutage werden Elektroden stereotaktisch meist in den **Nucleus subthalamicus** eingebracht. Mittels Stimulation durch einen subkutanen Generator, den der Patient von selbst transkutan ein- und ausschalten kann, gelingt es, insbesondere den Tremor von Patienten gut zu behandeln. Diese Methode der **tiefen Hirnstimulation** wird nach ihrer englischen Übersetzung *Deep-Brain-Stimulation* auch kurz *DBS* genannt (📖 3).

Spezielle Probleme im Behandlungsverlauf

Im weiteren Verlauf der Erkrankung treten vielfach typische und sehr belastende Probleme auf, die z. T. mit der medikamentösen Behandlung in Zusammenhang gebracht und/oder durch eine Umstellung der Arzneimittel gebessert werden können:
- **On-off-Phänomen.** Beim On-off-Phänomen wechseln gute und schlechte Beweglichkeit ganz abrupt, der Patient kann sich z. B. von einer Sekunde auf die andere nicht mehr bewegen (was ihm von Nichtinformierten nicht selten als Unwilligkeit ausgelegt wird, da er die gleiche Bewegung kurz zuvor noch ausführen konnte). Einige Patienten erhalten daher ein schnell resorbierbares Dopa-Präparat oder Apomorphin s. c. für Off-Phasen
- **End-of-dose-Akinese** (*Wearing-off-Phänomen*). Nach mehrjähriger Behandlung mit L-Dopa wird dessen Wirkdauer immer kürzer, und mit Abklingen der Wirkung wird die Akinese dann stärker. Hier hilft es, zur Stabilisierung der Spiegel die L-Dopa-Dosis auf viele kleine Gaben (z. B. alle zwei Stunden) zu verteilen und zur Nacht ein Retard-Präparat zu verabreichen
- **Peak-dose-Dyskinesen.** Hierunter sind Dyskinesien bei hohen L-Dopa-Spiegeln zu verstehen, die ebenfalls oft durch eine Veränderung der Medikation (z. B. Dopaminagonisten oder Fraktionierung der L-Dopa-Gaben) gebessert werden können. Sie sind zwar sehr auffällig, belasten den Patienten in aller Regel aber weniger als Akinesen
- **Off-Dystonie.** Vor allem frühmorgens auftretende, schmerzhafte unwillkürliche Muskelkontraktionen insbesondere der Füße
- **Dopa-Psychosen.** Wenn irgend möglich, werden die dopaminergen Arzneimittel reduziert. „Erkauft" wird die Besserung der Psychose dann allerdings durch eine Verschlechterung der Parkinson-Symptomatik. Meist müssen jedoch atypische Neuroleptika (> Pharma-Info 14.1) wie Clozapin (Leponex®) oder Quetiapin (Seroquel®) verabreicht werden

Pflege von Menschen mit einem Parkinson-Syndrom

Die Unterscheidung zwischen den oben dargestellten verschiedenen Formen des Parkinson-Syndroms ist für die Pflege der Patienten meist nur von nachrangiger Bedeutung. Daher wird im Folgenden vereinfachend nur von »Parkinson-Syndrom« oder »Parkinson-Krankheit« gesprochen.

Die **Pflege** Parkinson-Kranker ist wegen der Verlangsamung der Patienten und der häufigen depressiven Verstimmungen nicht einfach. Aufgrund von Zeitmangel und Ungeduld seitens aller an der Therapie Beteiligten werden den Patienten Tätigkeiten häufig abgenommen. Dabei ist gerade bei Parkinson-Kranken ein geduldiges Selbsthilfetraining wichtig und oft die einzige Interventionsmöglichkeit. Physiotherapie und ständiges Üben sind für den Erhalt der Selbstständigkeit von herausragender Bedeutung, denn bei den meisten Kranken lässt die Wirksamkeit der Medikamente mit der Zeit nach. (📖 4, 5)

Es gelten die folgenden pflegetherapeutischen Grundsätze (Definition therapeutisch-aktivierende Pflege, > 1.2):
- **Selbstständigkeit fördern.** Generell gilt, dass dem Patienten nur so viel abgenommen wird, wie es sein momentaner Status erfordert, und dass er zu einer möglichst selbstständigen Lebensführung angeleitet und ermutigt wird. Bewegungsabläufe, zu denen der Patient momentan nicht in der Lage ist, sollten von den Pflegenden geführt werden, sodass der Patient die Möglichkeit hat, aktiv beteiligt zu sein, um die eigenständige Bewegung zu erleichtern und wieder anzubahnen (> 1.4.3)

- **Motivieren.** Gemeinsam mit den Betroffenen erarbeiten die Pflegenden kleinschrittig realistische Ziele. Abhängig vom körperlichen, aber auch psychischen Zustand der Patienten müssen sie – konsequentes tägliches Üben vorausgesetzt – in absehbarer Zeit zu erreichen sein. Eine zu langfristige Zielsetzung würde die Patienten durch (vorhersehbare) ständige Misserfolge frustrieren und demotivieren. Ohne dass dabei unehrliches und übertriebenes Verhalten an den Tag gelegt wird, ist es sehr wichtig, dass die Betroffenen bei Erfolgen eine positive Rückmeldung erhalten und so in ihren Bemühungen bestärkt werden. Gezielte Übungen sollten in einer ruhigen, konzentrationsfördernden Umgebung stattfinden. Bei Ablenkung unterbrechen die Pflegenden die Aktivität und setzen sie erst fort, wenn die Konzentrationsfähigkeit des Patienten wiederhergestellt ist (📖 6)
- **Stimmungsschwankungen auffangen.** Schwankungen im Befinden und Verhalten des Patienten erschweren dem Menschen in seiner Umgebung eine richtige Einschätzung seines Zustands und den angemessenen Umgang mit ihm. Es liegt in der Natur der Erkrankung, dass der Pflegebedürftige etwas, was er gestern oder vor kurzer Zeit noch konnte, nicht auch heute oder in diesem Augenblick wieder können muss. Dem Patienten ein bewusstes Nichtwollen zu unterstellen wäre falsch und würde nur den Stress erhöhen und eine Verschlechterung der Symptomatik nach sich ziehen. Um eine Überforderung zu vermeiden, sollte stets die aktuelle Situation den Rahmen der pflegerischen Unterstützung bestimmen
- **Langsamkeit akzeptieren.** Fast alle Parkinson-Kranken sind verlangsamt und vertragen zunehmend schlechter Zeitdruck und Hetze. Sie reagieren irritiert und mitunter völlig blockiert auf hektische Situationen und hektische Personen. Nimmt man darauf Rücksicht und bewahrt Ruhe und Geduld, geht die gesamte Handlung im Endeffekt deutlich schneller
- **Bevormundung vermeiden.** Häufig spüren die Parkinson-Patienten auch, dass man sie ihrer Langsamkeit und ihrer krankheitsbedingten Verarmung in Mimik und Gestik wegen für geistig eingeschränkt hält, was sie noch stärker verunsichert. Die Intelligenz der oft teilnahmslos aussehenden Patienten ist jedoch in der Regel erhalten, daher bevormunden die Pflegenden den Patienten nie oder sprechen mit ihm wie mit einem Kind. Häufige und angemessene Gespräche bessern auch die depressive Verstimmung
- **Angehörige einbeziehen.** Die Pflegenden informieren die Angehörigen über das Grundlagenwissen bezüglich der Erkrankung und des Umgangs mit Betroffenen und schulen sie ausführlich bezüglich des Bewegungs- und Kommunikationstrainings. Vor allem wenn sie im häuslichen Bereich die Pflege der Betroffenen ganz oder teilweise übernehmen, sollten Angehörige von Beginn an in den Pflegeprozess eingebunden werden (📖 7)
- **Kontakte herstellen.** Vor der Entlassung des Patienten bieten die Pflegenden den Kontakt zu Selbsthilfegruppen an

Prävention von Erkrankungsfolgen und Patientenberatung

- **Über Sekundärerkrankungen aufklären.** Betroffene und deren Angehörige müssen über das Risiko von Sekundärerkrankungen und die Möglichkeiten ihrer Prophylaxe sowie über die Gefahren und Folgen von Stürzen informiert werden
- **Medikamenteneinnahme steuern.** Die Überwachung und Beobachtung der Einnahme und Wirkung der Medikamente, gerade im fortgeschrittenen Stadium der Erkrankung, ist eine maßgebliche Aufgabe von Pflegenden und pflegenden Angehörigen. Oft können die Pflegebedürftigen die Tabletten nur schwer schlucken oder sie fallen ihnen einfach auf den Boden. Um zu verhindern, dass sich Tabletten nach Stunden in den Wangentaschen wiederfinden, werden die Medikamente mit genügend Flüssigkeit gegeben und anschließend der Mundraum kontrolliert
- **Über Symptome im Zusammenhang mit der Medikamenteneinnahme aufklären.** Patienten und deren Angehörige benötigen Kenntnisse über Krankheitssymptome, die in engem Zusammenhang mit der Medikamenteneinnahme stehen. Dies sind Überbeweglichkeit, psychische Veränderungen bis hin zur Psychose sowie das Nachlassen der L-Dopa-Wirkung nach einer gewissen Therapiezeit. Die Kenntnis dieser Symptome ermöglicht es den Angehörigen, ihre Beobachtungen einzuordnen und zeitnah an den behandelnden Neurologen weitergeben zu können
- **Eiweißzufuhr steuern.** Eine Diät, die das Fortschreiten des Parkinson-Syndroms verzögert, gibt es nach heutigem Kenntnisstand nicht. Allerdings wird die Resorption von L-Dopa durch gleichzeitige Aufnahme eiweißreicher Kost vermindert. Nicht wenige Patienten beobachten eine enge Beziehung zwischen dem Eiweißgehalt einer Mahlzeit und der Wirksamkeit ihrer Medikamente. Es hilft dann, die Tabletten deutlich vor oder nach den Mahlzeiten einzunehmen und die tägliche Eiweißmenge über den Tag zu verteilen. Manche Patienten kommen auch gut zurecht, wenn sie ihre Hauptportion Eiweiß zum Abendessen einplanen, da eine schlechtere Beweglichkeit nachts weniger einschränkt. Einige Patienten vertragen auch andere Nahrungsmittel schlecht, insbesondere zuckerhaltige (Gleichgewichtsstörungen) und solche mit dem Geschmacksverstärker Glutamat (Verschlechterung der Beweglichkeit).

Beobachten, Beurteilen und Intervenieren

Bewegung

Die Bewegungsfähigkeiten und -möglichkeiten eines Parkinson-Kranken sind durch alle drei Kardinalsymptome betroffen bzw. eingeschränkt. Die Einschränkungen in der Beweglichkeit können dann sekundär zur Beeinträchtigung aller Lebensaktivitäten führen.

5.2 Erkrankungen der Stammganglien

Sturzprophylaxe

Die spezielle Symptomatik und die daraus resultierenden Einschränkungen in der Bewegungs- und Reaktionsfähigkeit führen zu einer deutlich erhöhten **Sturzgefährdung,** weshalb sturzprophylaktischen Maßnahmen und einer entsprechenden Umgebungsgestaltung besondere Bedeutung zukommt (Expertenstandard „Sturzprophylaxe", 📖 8)

- **Bewegungsübungen.** Für den Erhalt und die Förderung von Selbstständigkeit und Lebensqualität sind regelmäßige gezielte Bewegungsübungen entscheidend. Sie beugen außerdem Sekundärerkrankungen und Symptomen wie einer Obstipation vor und fördern die Kreislauffunktion. Unter Anleitung von Physiotherapeuten erlernt der Betroffene Übungen, die er danach täglich selbst durchführen sollte. Für viele (noch) leicht Erkrankte eignet sich Gruppengymnastik, die gleichzeitig Kontakte mit anderen Betroffenen vermittelt und dadurch einer sozialen Isolation entgegenwirkt. Später ist oft eine Einzeltherapie erforderlich. Pflegebedürftige Erkrankte werden bei der Durchführung der Übungen, wo nötig, unterstützt und motiviert. Dies setzt einen regen interdisziplinären Austausch zwischen Physiotherapeuten und Pflegenden voraus. Da sich die Beweglichkeit unter Stress oft verschlechtert, ist es hilfreich, wenn die Patienten Entspannungstechniken erlernen, die sie in „kritischen" Situationen wie etwa in einem vollen Geschäft, anwenden können, um steigende Unruhe selbst abzufangen

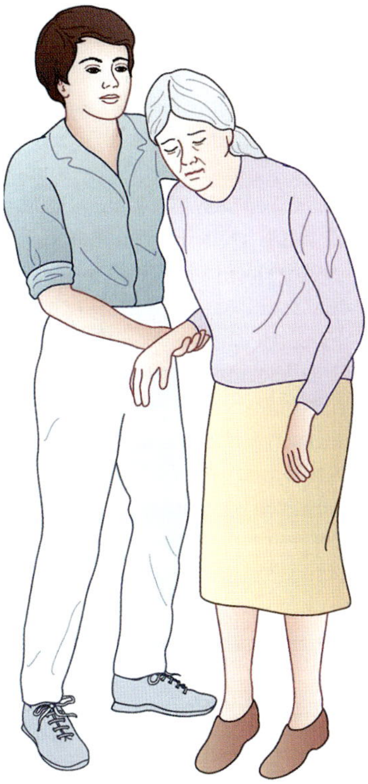

Abb. 5.2 Im Verlauf der Parkinson-Krankheit wird die Bewegungsfähigkeit durch Akinese und Rigor zunehmend eingeschränkt. Regelmäßiges **Gehtraining** kann dem erheblich entgegenwirken. [G051]

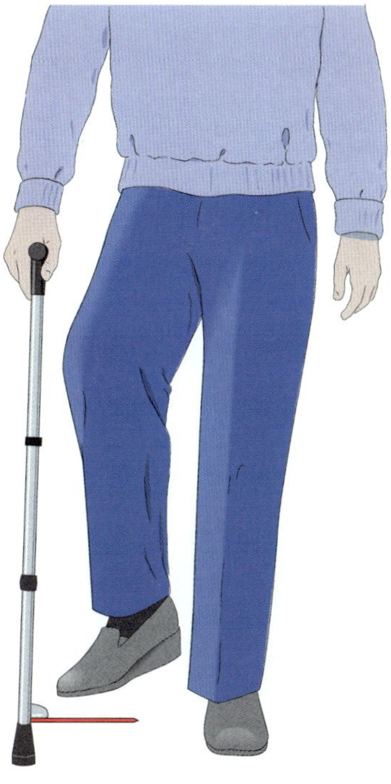

Schon erwähnt wurde, wie wichtig eine **regelmäßige Medikamenteneinnahme** ist. Oft sind die Patienten vor der ersten L-Dopa-Gabe morgens noch sehr unbeweglich. Meist werden die Medikamente deshalb bereits zu einem festen Zeitpunkt *vor* der morgendlichen Mobilisation verabreicht, um so den Patienten das Aufstehen zu vereinfachen oder überhaupt erst zu ermöglichen.

- **Gehtraining.** Der Patient soll festes Schuhwerk tragen und aufrecht stehen, Oberkörper und Füße zeigen in die gleiche Richtung, die Füße sind gleichmäßig belastet, die Fersen stehen fest auf dem Boden. Beim Laufen berühren die Fersen den Boden zuerst, die Beine sind leicht gespreizt. Der Patient sollte nicht „schlurfen". Falls die Pflegenden den Patienten stützen, gehen sie an der Seite, von der sich der Patient wegneigt (➤ Abb. 5.2). Evtl. lassen die Pflegenden den Bewegungsablauf mitsprechen oder geben Kommandos („Eins, zwei, eins …", „Links, rechts, links …"), um die Schrittfolge zu erleichtern. Ob und welche Gehhilfen sinnvoll sind, hängt vom Einzelfall ab
- **Blockaden.** Häufiges Problem sowohl zu Beginn als auch während des Gehens sind die sogenannten Blockaden (Startverzögerung bzw. *Freezing*), die den Patienten z. B. daran hindern, durch eine Tür zu gehen (häufiger Auslöser!). Blockaden sind nicht gleichzusetzen mit dem *On-off-Phänomen*. Bei vielen Patienten lösen gesprochene Kommandos, das Anschauen des gewünschten Gegenstands, die Konzentration z. B. auf die Fugen zwischen den Fliesen, eine Schwelle oder „Beinstellen" mit

Abb. 5.3 Der **Anti-Freezing-Stock** ist ein spezielles Hilfsmittel für Parkinsonpatienten. Das Übersteigen der auf Knopfdruck ausklappbaren Querleiste löst bei vielen Betroffenen die sehr unangenehmen Blockaden. [L190]

Übersteigen des jeweiligen Hindernisses die Blockade. Dies ist so typisch, dass es einen „Anti-Freezing-Stock" im Handel gibt, der das „Beinstellen" imitiert (➤ Abb. 5.3). In der Wohnung kann an bekanntermaßen kritischen Stellen z. B. ein farbiger Streifen auf den Boden gemalt werden. Auch einen Ball vor sich her zu rollen hilft oft, ist aber nicht immer praktikabel

- **Mobilisation von der Rückenlage an die Bettkante.** Zur Erleichterung der Mobilisation kann man dem Patienten noch in der Rückenlage zu mehr Beweglichkeit verhelfen, indem man seine Beine anstellt und diese langsam und zunächst passiv zu beiden Seiten bewegt *(Wirbelsäulenrotation)*. Diese Bewegung soll mit einer Dehnung des seitlichen Rumpfes verbunden sein und nicht schmerzen. Gegebenenfalls können die Arme seitlich neben dem Kopf abgelegt werden, um die seitliche Dehnung zu verstärken. Diese Vorbereitung verhilft dem Patienten häufig zu einer Lockerung des Rigors. Er kann deshalb leichter an die Bettkante gesetzt werden
- **Mobilisation vom Sitzen zum Stand.** Häufig haben Parkinson-Patienten die Tendenz, sich sowohl im Sitzen als auch im Stehen nach hinten zu drücken *(Retropulsion)*. Hinzu kommt die Angst zu fallen. Diese beiden Gründe erschweren das Aufstehen erheblich bzw. machen es ohne Unterstützung oft unmöglich. In diesem Fall ist es hilfreich, sich vor den Patienten zu setzen oder zu knien und die Rumpfbeugung nach vorne passiv oder mithilfe des Patienten einzuleiten. Das Kommando lautet dabei: „Nase geht in Richtung Boden." Danach gibt man dem Patienten Unterstützung beim Aufstehen, indem man
    - seitlich neben ihm steht und ihn am Arm und an der Hand unterstützt oder
    - vor ihm steht und an der einen Seite unter der Achsel zum Schulterblatt durchgreift und an der anderen Seite am Sitzbein greift.

> In beiden Fällen kann der Bewegungsübergang mit mehrmaligem Schwungholen und evtl. Zählen („Eins und zwei und drei") initiiert werden. Dabei muss auf die Oberkörpervorlage („Nase geht in Richtung Boden und dann nach vorne oben") geachtet werden.

Körperpflege

Wie bei allen Pflegemaßnahmen im Umgang mit Parkinson-Kranken gilt, dass der Patient alle nötige Hilfe erhält, aber trotzdem möglichst viel selbst durchführt oder zumindest entscheidet. Beim Waschen bezieht sich das sowohl auf die Ausführung als auch auf die Wahl der Art der **Körperpflege** und der Pflegemittel. Für die Mundpflege ist oft eine elektrische Zahnbürste sinnvoll.

Die Pflegenden achten beim Waschen darauf, dass der Raum gut beheizt ist, damit der Patient, der ja länger für die Körperpflege braucht als ein Gesunder, nicht auskühlt. Hilfreich sind oft spezielle Pflegeutensilien wie etwa eine Bürste mit Griff oder solche Vorrichtungen, die die Sicherheit des Patienten auch bei eingeschränkter Mobilität gewährleisten (z. B. Duschstuhl). Wegen der erhöhten Talgsekretion der Haut sollten spezielle Waschzusätze verwendet sowie die Haare oft und regelmäßig gewaschen werden, um der häufigen Seborrhö und der Bildung von Schuppen vorzubeugen.

Patienten, die übermäßig schwitzen, sind besonders gefährdet an einem Hautpilz und Intertrigo zu erkranken. Das sorgfältige Reinigen und Abtrocknen von Hautfalten und eine gründliche Intimpflege beugen dem vor. Auch eine mehrfach tägliche Körperpflege kann notwendig sein. So lange wie möglich wird sie am Waschbecken oder in Bad/Dusche durchgeführt, da eine Immobilisierung durch Bettlägerigkeit das Komplikationsrisiko erhöht.

Bei der Auswahl der **Kleidung** wählen die Pflegenden solche Kleidungsstücke, die der Patient selbst aus- und anziehen kann, und beraten ihn und seine Angehörigen ggf. diesbezüglich. Die Kleidung sollte ausreichend weit sein, Reißverschlüsse sind meist besser als Knöpfe, Klettverschlüsse leichter zu handhaben als Schnürsenkel. Auch hier gibt es einige Hilfsmittel, die dem Kranken den Alltag sehr erleichtern können, etwa Knöpfhilfen oder Strumpfanzieher.

> **Sichtkontrolle durch den Patienten ermöglichen**
> Waschen und Kleiden stellen stets eine wichtige Ergänzung des Mobilisationstrainings dar. Um den Patienten dabei die Eigenaktivität zu erleichtern, hilft vielen ein großer **Spiegel,** da die Bewegungen oftmals „mit dem Ziel vor Augen" leichter fallen.

Ernährung

Häufige Probleme im Bereich der **Ernährung** sind Schluckstörungen, Flüssigkeitsmangel und Mangelernährung. Die Pflegenden erfragen oder beobachten, bei welcher Kost sich der Patient am wenigsten verschluckt und welche ihm am besten schmeckt. Sie gehen auf individuelle Wünsche ein, da die ausreichende Ernährung der Patienten manchmal schwer sicherzustellen ist. Aufgrund von Tremor und Akinese hat der Patient oft massive Probleme, die gefüllte Gabel zum Mund zu führen. Hier können die Pflegenden Hilfsmittel wie z. B. Warmhalteteller zur Verfügung stellen. Nach jedem Essen erfolgt eine sorgfältige Mundpflege.

Sie achten auch auf ausreichende Flüssigkeitszufuhr. Trinken bereitet oft noch mehr Schwierigkeiten als Essen, ist aber sehr wichtig, da eine Exsikkose die Symptomatik verschlimmert und zudem die ohnehin häufige Obstipation fördert. Für den Krankenhausaufenthalt kann es angebracht sein, den Flüs-

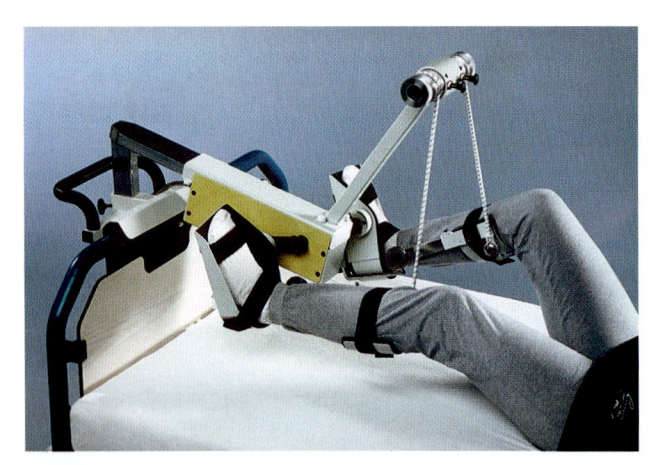

Abb. 5.4 Auch bettlägerige Patienten profitieren von körperlicher Betätigung. Dieses Gerät mit stabiler Beinführung ist z. B. für Patienten mit Multipler Sklerose oder Morbus Parkinson geeignet. [V159]

sigkeitsbedarf über Infusionen zu sichern. Eventuell kann auch zu Hause oder im Heim eine PEG notwendig sein. Stimulierende Getränke wie etwa Kaffee sollte der Patient meiden, da sie den Tremor oft verstärken.

Ausscheidung

Bei vielen Parkinsonpatienten treffen mehrere, eine **Obstipation** begünstigende Faktoren zusammen: Der Bewegungsmangel fördert die Obstipation ebenso wie eine zu geringe Trinkmenge, auch die Medikamente können zu einer Obstipation führen. Daher ist meist eine Obstipationsprophylaxe angezeigt.

Viele Patienten mit einem Parkinson-Syndrom leiden unter einer Dranginkontinenz, wobei das Problem durch die Bewegungsstörung noch verstärkt wird. Die Pflegenden achten auf eine gute Erreichbarkeit der Toilette, ggf. stellen sie einen Toilettenstuhl bereit. Vielfach bessert regelmäßiges Toilettentraining das Problem.

Schlaf

Das Dekubitusrisiko ist beim Parkinson-Kranken durch weniger spontane Drehbewegungen im **Schlaf** erhöht. Die Pflegenden beobachten daher, ob der Patient von sich aus während des Schlafes unterschiedliche Stellungen einnimmt, und führen bei Bedarf eine Dekubitusprophylaxe durch.

Kommunikation

Die **Kommunikation** mit Parkinson-Kranken ist zwar schwierig, weil die Betroffenen oft eine sehr schwache und leise Stimme haben und überdies verlangsamt antworten, die überwiegende Mehrheit der Patienten hat jedoch keine intellektuellen Einbußen und empfindet wie ein Gesunder. Daher brauchen die Patienten „normale" Gespräche. Hier sollte früh eine Logopädin hinzugezogen werden, wobei auch bei den Sprachübungen tägliches Training unabdingbar ist (evtl. unterstützt durch Pflegende, Angehörige oder digitale Medien). Im Gespräch wird die Sprache oft besser, wenn der Patient Blickkontakt zu seinem Gesprächspartner aufnimmt.

Die Pflegenden üben mit dem Patienten täglich das Schreiben und achten darauf, dass die Schrift des Patienten möglichst nicht immer kleiner wird. Der Patient sollte selbst ausprobieren, welche Schreibgeräte ihm am meisten zusagen.

Psychosoziale Betreuung

Oft leiden Parkinson-Kranke unter einer depressiven Verstimmung, ihr Selbstwertgefühl ist gering. Ganz wichtig ist es, dass die Kommunikation mit Außenstehenden erhalten bleibt und der Patient sich nicht isoliert. Soziale Aktivitäten, der Austausch in Selbsthilfegruppen und die Nutzung moderner Kommunikationsmittel wie Computer sollten, wo möglich, gefördert werden. Das Gleiche gilt für die Hobbys der Betroffenen. Bei tiefer Konzentration auf eine Sache sind dem Patienten zudem oft Bewegungen möglich, die ihm in Übungssituationen schwerfallen.

Da es den Erkrankten schwerfällt, sich kurzfristig an ständig wechselnde Bedingungen anzupassen, kann die psychische Situation durch einen sehr geordneten Tagesablauf stabilisiert werden.

Prognose

Da die Therapiemaßnahmen eine weitere Degeneration nicht verhindern können, führt der Morbus Parkinson über Jahre zur steigenden Pflegebedürftigkeit der meist älteren Patienten (*Entlassungsplanung,* ➤ 1.3.7).

5.2.2 Multisystematrophie

Bei der **Multisystematrophie** (MSA) handelt es sich um eine neurodegenerative Erkrankung des zentralen und autonomen Nervensystems. Es wird differenziert, ob ein atypisches Parkinson-Syndrom mit einer Parkinson-Symptomatik einhergeht (MSA-P) oder ob eine zerebelläre Ataxie dominiert (MSA-C). In 80 % der Fälle liegt eine MSA-P-Form vor. Im Krankheitsverlauf können sich die Typen vermischen, wobei dann besonders die MSA-C Parkinson-Symptome zeigt.

Klinisch fallen die Patienten durch ein Parkinson-ähnliches Syndrom mit deutlicher, symmetrisch verteilter Minderbewegung und Muskeltonuserhöhung auf (hypokinetisch-rigides Syndrom). Was die MSA vom klassischen Parkinson-Syndrom unterscheidet, sind zusätzliche Beschwerden wie Kreislaufstörungen (z. B. orthostatische Dysregulation), Inkontinenz, erektile Impotenz, Okulomotorikstörungen, Kleinhirnsyndrome wie Ataxie mit erhöhter Fallneigung, pathologische Reflexe oder aber auch Schluck- und Sprechstörungen. In der Kerspintomografie erkennt man eine Verkleinerung der Substantia nigra, Veränderungen im Bereich des Putamens sowie eine Signalerhöhung zwischen Putamen und Capsula externa. Durch eine spezielle SPECT-Untersuchung mit ^{123}I-Iodobenzamid (IBZM) kann (in spezialisierten Zentren) der Dopaminstoffwechsel so dargestellt werden, dass eine Unterscheidung zum idiopathischen Parkinson-Syndrom möglich ist.

Eine kausale Therapie ist nicht möglich, sodass der symptomorientierten Therapie eine besondere Bedeutung zukommt (z. B. Gehtraining oder Logopädie). Ein Therapieversuch mit L-Dopa ist möglich, wobei die Patienten relativ schlecht auf diese Behandlung ansprechen, sodass häufig sehr hohe Dosierungen mit entsprechenden Nebenwirkungen notwendig werden. Nach fünf Jahren sind mehr als 40 % der Betroffenen deutlich behindert oder rollstuhlpflichtig; die mittlere Überlebendauer beträgt 9,5 Jahre.

5.2.3 Restless-legs-Syndrom

Beim **Restless-legs-Syndrom** (RLS) tritt eine Bewegungsunruhe mit Missempfindungen in den Beinen auf. Man unterscheidet eine idiopathische Form, die in ⅔ der Fälle vorliegt, von einer symptomatischen. Als Ursachen für ein symptomatisches RLS sind internistische Grunderkrankungen wie dialysepflichtige Niereninsuffizienz, Eisenmangelanämie, Schwangerschaft oder die Einnahme bestimmter Medikamente wie trizyklische Antidepressiva zu nennen.

Die Ursache für die idiopathische Form ist derzeit noch nicht eindeutig geklärt. Einige Autoren vermuten eine Erkrankung der Basalganglien. Wahrscheinlich liegt aber eine komplexe Störung des Dopamin- und Opioidstoffwechsels auf verschiedenen Ebenen des zentralen Nervensystems vor. Diese Erkrankung tritt in 50–60 % der Fälle familiär gehäuft auf.

Um ein RLS diagnostizieren zu können, müssen klinisch folgende Beschwerden vorliegen:
- **Bewegungsdrang der Beine,** typischerweise mit begleitenden Missempfindungen
- **Motorische Unruhe**
- **Auftreten der Beschwerden in Ruhe,** Verbesserung bei Bewegung
- **Symptomzunahme** abends oder nachts.

Schlafstörungen oder periodische Bewegungen der Beine während des Schlafes können ebenfalls auftreten. Der neurologische Untersuchungsbefund ist meistens unauffällig. Wegweisend ist eine polysomnografische Untersuchung in einem Schlaflabor: Der Schlaf der Betroffenen wird per Video überwacht, gleichzeitig werden Hirn-, Herz- und Muskelaktivität aufgezeichnet. Zum Ausschluss anderer Erkrankungen, wie z. B. einer Polyneuropathie (➤ 4.4), sind Labor- und elektrophysiologische Untersuchungen notwendig (➤ 1.9.4).

Mittel der ersten Wahl bei der Therapie sind dopaminerge Medikamente wie L-Dopa oder Dopaminagonisten, z. B. Pergolid (Parkotil®) bzw. Pramiprexol (Sifrol®). Alternativ können auch Opioide oder Antikonvulsiva verabreicht werden.

5.2.4 Chorea Huntington

> **Chorea Huntington** (kurz *HC; Veitstanz*): Autosomal-dominant vererbte Erkrankung mit chronisch fortschreitendem Verlauf, die zu hyperkinetischen Bewegungsstörungen, Persönlichkeitsveränderungen und Demenz führt. Manifestation im mittleren Erwachsenenalter, Häufigkeit ca. 5 auf 100.000 Einwohner.

Krankheitsentstehung

Die **Chorea Huntington** wird autosomal-dominant vererbt, wobei alle Genträger erkranken (100-prozentige Penetranz). Das verantwortliche Gen ist auf Chromosom 4 lokalisiert, es codiert für den Neurotransmitter Glutamin. Die Genveränderung führt zu einer krankhaften Vermehrung der Basenpaare CAG (Cytosin-Adenin-Guanin) auf noch nicht genau bekannte Weise zu einem neuronalen Zelltod mit Atrophie; zunächst v. a. des Nucleus caudatus und des Putamens, später der gesamten Hirnrinde.

Symptome und Untersuchungsbefund

Erstsymptome sind häufig zunächst diskrete Wesensveränderungen mit Reizbarkeit und Enthemmung. Im Laufe weniger Jahre bildet sich das Vollbild der Erkrankung aus, der Krankheitsverlauf kann sich über 10 bis 20 Jahre erstrecken.
- **Hyperkinetische choreatische Bewegungsstörungen:** Rasche, distal betonte, unwillkürliche, regel- und ziellose Bewegungen und Grimassieren. Vermehrt bei psychischer oder physischer Anspannung, Sistieren im Schlaf. Durch ruckartige Hyperlordosierungen ist eine Behinderung des Gehens möglich. Es besteht ein verminderter Muskeltonus
- **Psychische Veränderungen:** Dabei handelt es sich vor allem um Wesens- und Persönlichkeitsveränderungen wie etwa Verlust der Impulskontrolle, Enthemmung oder Verwahrlosung, die so stark sein können, dass sie einen stationären Aufenthalt und eine Neuroleptikagabe erforderlich machen (*progressive Demenz,* ➤ 5.1)
- **Vegetative Symptome:** Hyperhidrose und Harninkontinenz
- Im Spätstadium sind die Patienten durch **Mutismus** und **Kachexie** infolge von schwerer Dysphagie, Inappetenz und erhöhtem Kalorienverbrauch durch die Hyperkinesien gekennzeichnet.

Diagnostik und Differenzialdiagnose

Die Verdachtsdiagnose wird klinisch gestellt, wobei die Familienanamnese nicht immer positiv ist (z. B. Tod vor Manifestation). Computer- und kernspintomografisch sind eine allgemeine, kortikale und eine beidseitige Atrophie des Nucleus caudatus mit einer Erweiterung der Vorderhörner der Seitenventrikel nachweisbar. Bereits im Frühstadium ist der kortikale Komplex der SSEP (➤ 1.9.4) amplitudenreduziert. Eine sichere **Diagnose** ist nur molekulargenetisch möglich (direkter Gentest verfügbar).

Differenzialdiagnostisch abzugrenzen sind in erster Linie die **benigne hereditäre Chorea** (ebenfalls autosomal-dominant vererbt und mit Bewegungsstörungen einhergehend, jedoch ohne Persönlichkeitsveränderungen und ohne Demenz) sowie choreatische Bewegungsstörungen, die im Kindesalter im Rahmen eines rheumatischen Fiebers durch eine Infektion mit β-hämolysierenden Streptokokken der Gruppe A **(Chorea minor)** oder während der Schwangerschaft **(Chorea gravidarum)** im 3.–5. Monat passager auftreten können und sich spontan zurückbilden.

Behandlungsstrategie und Pflegemaßnahmen

Eine kausale **Therapie** steht nicht zur Verfügung. Die Bewegungsstörungen können initial symptomatisch mit z. B. Tiaprid (Tiapridex®) oder Tetrabenazin (Nitroman®) beeinflusst werden.

Insbesondere am Anfang können Physiotherapie, Ergotherapie und aktivierende Pflege die Lebensqualität des Patienten und seiner Angehörigen verbessern. Solange es geht, sollte der Patient in seiner gewohnten Umgebung betreut werden. Der Kalorienbedarf der Kranken ist erheblich gesteigert. Aufgrund der psychischen Belastung für alle Beteiligten empfiehlt sich die frühe Kontaktaufnahme zu einer Selbsthilfegruppe.

Ansonsten ist auch die **Pflege** symptomorientiert. Am Anfang reichen Hilfen wie etwa ein spezielles Geschirr, mit fortschreitender Erkrankung benötigen die Betroffenen Hilfe in allen Bereichen des Lebens, u. a. zur Prophylaxe von Sekundärerkrankungen. Ferner kümmern sich die Pflegenden um eine sorgfältige Anleitung und Begleitung der pflegenden Angehörigen. (📖 9, 10)

Pflege von Menschen mit Demenz ➤ 21.4

Prognose und Patienteninformation

Der chronisch progrediente Verlauf führt ca. 15–20 Jahre nach Diagnosestellung zum Tode.

> Die Möglichkeit, den **Gendefekt frühzeitig** zu **erkennen,** bietet Kindern betroffener Patienten Gelegenheit zu erfahren, ob sie Träger des Gendefektes sind. Aus ethischen und psychologischen Gründen ist eine solche Untersuchung nur bei volljährigen Personen und nach vorhergehender humangenetischer Beratung und psychologischer Untersuchung erlaubt. Eine anschließende Betreuung ist erforderlich, um zu gewährleisten, dass die betreffende Person die Konsequenzen der Diagnose bewältigen kann. Auch eine pränatale Diagnostik ist möglich.

5.2.5 Dystone Bewegungsstörungen

Bei den **dystonen Bewegungsstörungen** handelt es sich um eine Gruppe von ätiologisch bislang nicht geklärten Erkrankungen mit unwillkürlichen, stereotyp auftretenden Bewegungen, die sich unter psychischer Anspannung verstärken und im Schlaf nicht auftreten. Ursächlich ist bei primären Formen eine unklare Funktionsstörung der Basalganglien. Die Bewegungsstörungen können aber auch sekundär als z. B. extrapyramidale Nebenwirkungen von Neuroleptika (➤ Pharma-Info 14.1) oder im Rahmen von neurodegenerativen Erkrankungen (z. B. M. Wilson) auftreten. Anhand des Verteilungsmusters werden folgende Formen unterschieden:
- Fokale (eine Körperregion betroffen)
- Segmentale (zwei benachbarte Körperregionen betroffen)
- Multifokale (zwei verschiedene Körperregionen betroffen)
- Generalisierte.

Formen und Symptome

- Beim **Torticollis spasticus** (Torticollis spasmodicus, zervikale Dystonie), der bevorzugt bei Frauen vorkommt, führen Spasmen der Hals- und Nackenmuskulatur zu unwillkürlicher Drehung und Neigung des Kopfes, die vom Patienten häufig mit Hilfsgriffen (z. B. Anlegen des Fingers an die gegenseitige Wange) durchbrochen werden kann (➤ Abb. 5.5)
- Der **Blepharospasmus** ist charakterisiert durch einen immer wiederkehrenden oder anhaltenden krampfartigen beidseitigen Lidschluss (in erster Linie durch Spasmus des M. orbicularis oculi), der zu Hornhautschäden und zu einer erheblichen Eigen- und Fremdgefährdung führen kann
- Beim **dystonen Schreibkrampf** kommt es während des Schreibvorgangs zu Spasmen der Fingermuskeln und zu deutlichen Fehlhaltungen. Weitere, sogenannte aufgabenspezifische Dystonien sind Musiker- oder Sportlerkrämpfe
- Der seltene **Ballismus** ist eine Bewegungsstörung, die meist einseitig nach einem gegenseitigen Infarkt im Bereich des Nucleus subthalamicus auftritt. Sie besteht aus plötzlich einsetzenden unwillkürlichen, ausfahrenden und schleudernden Bewegungen des Arms und Beins durch Kontraktionen im Schulter- und Beckengürtel. Dabei finden sich ein herabgesetzter Muskeltonus und meist eine begleitende leichte Hemiparese. Die Prognose ist meist gut und die ballistischen Bewegungen bilden sich komplett zurück. Sie können medikamentös z. B. mit Tiaprid (Tiapridex®) behandelt werden
- Die meist nach perinataler Hirnschädigung auftretende **Athetose** äußert sich in unwillkürlichen wurmartigen, distal betonten Bewegungen der Arme und Beine mit bizarren Fehlstellungen der Finger und Zehen. Ursächlich ist eine Läsion des Corpus striatum und des Pallidums. Die Bewegungsstörung, die meist von spastischen Lähmungen begleitet ist, lässt sich durch physiotherapeutische Übungen nach der Bobath-Methode (➤ 1.5) beeinflussen, eine kausale Behandlungsmöglichkeit besteht nicht.

Behandlungsstrategie

Neben der medikamentösen **Therapie** der generalisierten Formen mit L-Dopa und Anticholinergika (Artane®) hat sich als Therapie der Wahl in den letzten Jahren bei umschriebenen Dystonien wie dem Blepharospasmus und beim dystonen Schreibkrampf die Injektion von hoch verdünntem Botulinustoxin in die betreffenden Muskeln durchgesetzt. Durch die damit erreichte örtliche toxische Denervierung können über-

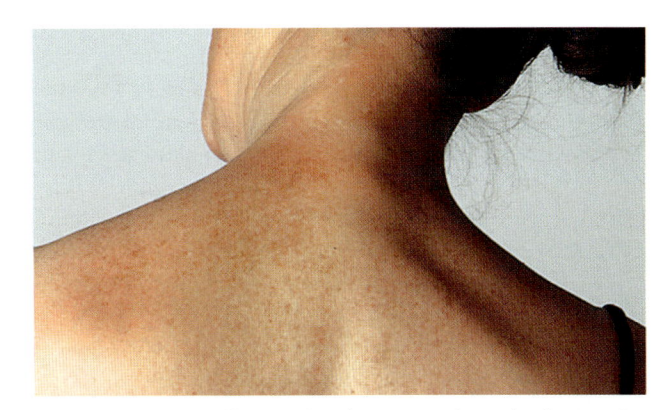

Abb. 5.5 Der **Torticollis spasticus** kommt im Rahmen der dystonen Bewegungsstörungen vornehmlich bei Frauen vor und kann zu dauerhaften Haltungsschäden führen. [E437]

aktive Muskeln symptomatisch gehemmt werden. Auch bei konservativ schlecht zu behandelnden Dystonien und Athetosen können eine tiefe Hirnstimulation (DBS) (> 5.2.1) oder auch andere neurochirurgische Verfahren zur Behandlung durchgeführt werden.

5.2.6 Gilles-de-la-Tourette-Syndrom

> **Gilles-de-la-Tourette-Syndrom** (kurz *TS*): Ursächlich unklare neuropsychiatrische Erkrankung mit motorischen und vokalen Tics.

Als **Tic** bezeichnet man eine unwillkürliche, meist rasche und plötzliche Bewegung, die dem Betreffenden zwar bewusst wird, die er jedoch allenfalls für kurze Zeit unterdrücken kann. Vorübergehende Tics sind insbesondere bei Kindern und Jugendlichen nicht selten, und schätzungsweise fast ein Drittel aller Menschen hat irgendwann einmal in seinem Leben einen Tic. Unterschieden werden einfache motorische Tics (z. B. Blinzeln), einfache vokale Tics (z. B. Hüsteln, Grunzen), komplexe motorische Tics (z. B. Gesten, Berührungen, Hüpfen) und komplexe vokale Tics (Sprechen von Wörtern oder Sätzen). Der Betroffene kann den Tic meist für eine gewisse Zeit willkürlich unterdrücken, aber nicht auf Dauer.

Das **Gilles-de-la-Tourette-Syndrom** hat wahrscheinlich eine hohe Dunkelziffer, Schätzungen gehen für Deutschland von bis zu 40.000 Betroffenen aus.

Krankheitsentstehung

Die Ursache des Gilles-de-la-Tourette-Syndroms ist letztlich unklar, vermutet werden Störungen vor allem im Dopaminhaushalt der Basalganglien. Ein Teil der Fälle sind als sporadisch anzusehen, bei anderen scheint eine Disposition zu Tic- oder Zwangserkrankungen autosomal-dominant vererbt zu werden.

Symptome, Befund und Diagnostik

Die Erkrankung beginnt in der Regel im Kindes- oder Jugendalter mit einem Tic meist im Gesichtsbereich (z. B. Mundöffnen, Blinzeln), wobei Jungen häufiger betroffen sind als Mädchen. Definitionsgemäß liegen beim Gilles-de-la-Tourette-Syndrom gleichzeitig oder nacheinander mehrere motorische Tics und mindestens ein vokaler Tic über mindestens ein Jahr vor. Typisch, aber nicht obligat sind dabei obszöne Wörter oder Gesten (**Koprolalie** bzw. **Kopropraxie**). Vielfach nehmen die Tics bei Stress zu und bei Entspannung oder im Schlaf ab. Ungefähr die Hälfte der Betroffenen hat zusätzliche Beeinträchtigungen wie etwa Aufmerksamkeitsstörungen.

Die **Diagnose** wird klinisch gestellt. Abgegrenzt werden muss die Erkrankung gegenüber anderen mit Bewegungsstörungen einhergehenden Bildern wie etwa der Chorea Huntington (hier z. B. frühere Manifestation, anderer zeitlicher Verlauf, kein geistiger Abbau).

Behandlungsstrategie und Prognose

Insbesondere in leichteren Fällen reicht die Information der Umgebung, z. B. der Familie und Lehrer, aus. Viele können zunächst nicht glauben, dass die Tics unwillkürlich sind (etwa wenn der Patient wiederholt, was sein Gegenüber gerade gesagt hat, oder bei komplexen Bewegungen) und fühlen sich z. B. durch obszöne Worte vielleicht sogar persönlich angegriffen.

Entspannungstechniken können durch Minderung von Stress die Symptome lindern. Ein Teil der Patienten lernt auch, den Tic in eine sozial akzeptablere Form „umzulenken".

Zur Behandlung der Tics kann der Einsatz von Neuroleptika wie Risperidon (Risperdal®) oder Tiaprid (Tiapridex®) versucht werden (> Pharma-Info 14.1). Leidet der Patient außerdem unter Zwangsstörungen, ist eine Therapie mit Antidepressiva wie Paroxetin (Tagonis®) oder Clomipramin (Anafranil©) möglich (> Pharma-Info 15.1).

Vielfach werden die Symptome bis etwa zur Pubertät stärker, um dann bei etwa ⅔ der Fälle im Erwachsenenalter wieder abzunehmen oder sogar ganz zu verschwinden. Durch Medikamente kann in ebenfalls ca. ⅔ der Fälle eine Besserung erreicht werden.

5.3 Erkrankungen der Motoneurone

Bei den **Motoneuronerkrankungen** handelt es sich um degenerative Erkrankungen mit Störungen des 1. Motoneurons (zentrale Lähmungen) und/oder des 2. Motoneurons (periphere Lähmungen).

5.3.1 Amyotrophe Lateralsklerose

> **Amyotrophe Lateralsklerose** (kurz *ALS, myatrophische Lateralsklerose*): Progrediente degenerative Systemerkrankung mit Befall des 1. und 2. motorischen Neurons. Vorkommen: 5 auf 100.000 Einwohner, betrifft Männer häufiger als Frauen.

Krankheitsentstehung

Die **Ätiologie** der amyotrophen Lateralsklerose ist bislang nicht geklärt. Studien erbrachten Hinweise auf eine neurotoxische Einwirkung erhöhter Konzentrationen der Aminosäure Glutamat, aber auch andere Ursachen werden diskutiert. Bei ca. 5 % der Patienten findet sich eine familiäre Häufung, wobei in einem Teil der Fälle Genmutationen gesichert werden konnten. Histologisch findet sich eine Degeneration des ersten und zweiten motorischen Neurons (> Abb. 5.6).

Symptome und Untersuchungsbefund

Im 40.–50. Lebensjahr entwickelt sich zunächst meist eine asymmetrische Muskelschwäche mit *handbetonten Muskelatrophien* und *Faszikulationen* (Zuckungen einzelner Skelettmuskeleinhei-

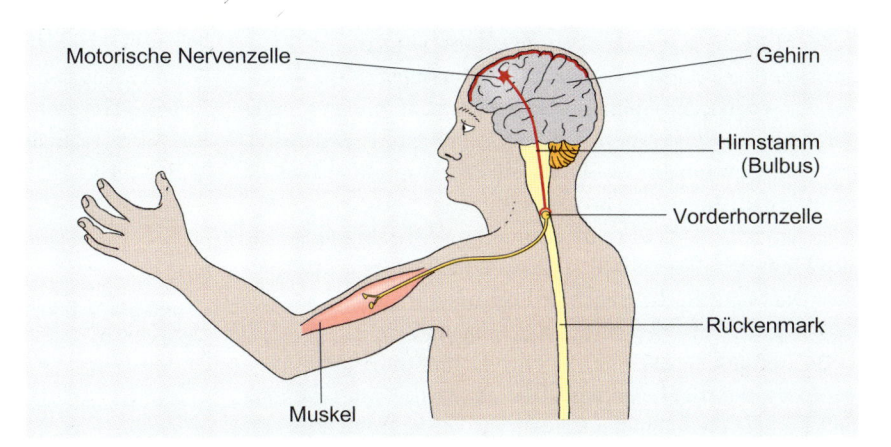

Abb. 5.6 Bei der **ALS** handelt sich um eine Schädigung der motorischen Nervenzellen in Gehirn und Rückenmark. Diese Nervenzellen nennt man erstes motorisches Neuron (rot gekennzeichnet). Der Nervenfortsatz des ersten motorischen Neurons hat Kontakt mit motorischen Nervenzellen im Rückenmark, die als zweites motorisches Neuron bezeichnet werden (gelb gekennzeichnet). Diese Nervenzellen stellen durch lange Nervenfortsätze die Verbindung zur Muskulatur her. [L190]

ten ohne Bewegungserfolg). Innerhalb von meist nur Monaten kommt es zum Vollbild der Erkrankung mit gleichzeitigem Bestehen von spastischen Lähmungen, Pyramidenbahnzeichen und Muskelatrophien. Muskelkrämpfe sind häufig, Sensibilitätsstörungen oder Störungen der Okulomotorik bestehen nicht. Durch Hirnstammbeteiligung kommt es zu verwaschener Sprache, Schluck- und Atemstörungen (**Bulbärparalyse**).

Diagnostik und Differenzialdiagnose

Immer verdächtig auf eine amyotrophe Lateralsklerose ist das Nebeneinander von Schädigungssymptomen des 1. und 2. motorischen Neurons (z. B. gesteigerte Muskelreflexe an einer Extremität mit atrophischen Lähmungen, atrophische und spastische Lähmungen). Möglich sind auch schmerzhafte Muskelkrämpfe.

Für die **Diagnose** entscheidend sind elektrophysiologische Untersuchungen: Elektromyografisch sind pathologische Spontanaktivitäten in Form von Faszikulationen in Muskeln mehrerer Extremitäten oder auch der Zungenmuskulatur nachweisbar, die für eine Läsion des 2. Motoneurons sprechen. Die Potenziale motorischer Einheiten sind aufgrund des Umbaus sehr groß (*Riesenpotenziale*). Durch die Schädigung des 1. Motoneurons sind die motorisch evozierten Potenziale zu den Armen und Beinen pathologisch verändert (> 1.9.4). Eine ALS gilt dann als gesichert, wenn neben entsprechenden klinischen Beschwerden krankhafte elektrophysiologische Veränderungen des 1. und 2. Motoneurons in drei verschiedenen Regionen vorliegen.

Da die sensiblen Fasern nicht betroffen sind, ergibt die Bestimmung der sensiblen Nervenleitgeschwindigkeit normale Werte. Die Muskelbiopsie zeigt u. U. eine neurogene Muskelatrophie. Die Kreatinkinase (CK) ist meist normal oder leicht erhöht. Diese Untersuchungen können notwendig sein, um differenzialdiagnostisch andere Ursachen wie z. B. eine Polyneuropathie (> 4.4) auszuschließen.

Behandlungsstrategie

Eine kausale Therapie gibt es nicht, einige Beschwerden wie etwa Muskelkrämpfe oder Spastik können aber symptomatisch angegangen werden. Der Glutamat-Antagonist Riluzol (z. B. Rilutek®) scheint das Fortschreiten der Erkrankung zu verlangsamen.

Pflege von Menschen mit ALS

Die **Pflege** richtet sich nach Stadium und Schweregrad der Erkrankung. Zu Beginn sollen Physiotherapie (gegen Kontrakturen und Muskelatrophie), Logopädie (bei Dysarthrie und Schluckstörungen) und die Anpassung geeigneter Hilfsmittel Komplikationen vorbeugen und die Selbstständigkeit des Kranken so lange wie möglich aufrechterhalten.

Bei fortschreitender Erkrankung und zunehmender Pflegebedürftigkeit müssen immer mehr Handlungen für den Betroffenen übernommen werden. Beispielsweise wird die Nahrungsaufnahme bei Hirnstammbeteiligung immer schwieriger, bis eine Ernährung schließlich nur noch über eine PEG-Sonde möglich ist.

Auch die verbale und nonverbale Kommunikationsfähigkeit wird im Erkrankungsverlauf immer mehr beeinträchtigt, was den Einsatz von z. B. elektronischen Kommunikationshilfen nötig machen kann. Die Kommunikation wird zusätzlich erschwert durch das häufige Zwangslachen und -weinen, das nicht mit entsprechenden Emotionen des Patienten einhergeht und nicht mit Affektlabilität verwechselt werden darf.

Häufig übernehmen die Pflegenden – wegen der schlechten Krankheitsprognose – die Aufgabe eines Sterbebegleiters und begleiten auch die Angehörigen. Prinzipien palliativer Pflege, bei der die Wünsche und Vorstellungen der Erkrankten die pflegerischen Maßnahmen bestimmen, stehen dann im Vordergrund. (11, 12)

Prognose

Die Krankheit verläuft in der Regel rasch progredient, wobei die Patienten infolge des Befalls der Atemmuskulatur an einer Ateminsuffizienz oder Aspirationspneumonie versterben. Die durchschnittliche verbleibende Lebenserwartung beträgt vier Jahre, 10 % der Patienten überleben allerdings mehr als zehn Jahre. Der Patient erlebt seinen fortschreitenden Verfall bei vollem Bewusstsein; eine Demenz gehört nicht zum Krankheitsbild.

5.3.2 Spastische Spinalparalyse

Bei der **spastischen Spinalparalyse** kommt es zu einer Degeneration des Rückenmarks mit fortschreitender Zerstörung des ersten Motoneurons, sodass als Leitsymptom spastische Paresen der Beine *(Paraparesen)* auftreten.

Es handelt es sich um eine **Gruppe von Erkrankungen,** die sich klinisch und genetisch z. T. sehr voneinander unterscheiden. Die Mehrzahl ist erblich bedingt mit vorwiegend autosomal-dominantem oder -rezessivem Erbgang.

Die Erkrankung beginnt meist bereits im Kindesalter mit einer Paraspastik der Beine, wobei die spastische Tonuserhöhung und weniger die Lähmung klinisch im Vordergrund steht. Im weiteren Verlauf sind auch die Arme betroffen. Die rein motorische Form ist am häufigsten, selten treten in Abhängigkeit von der genauen Form der Erkrankung weitere Symptome, wie eine zerebelläre Atrophie oder eine geistige Retardierung, hinzu.

Differenzialdiagnostisch muss u. a. eine zervikale Raumforderung ausgeschlossen werden, weshalb meist eine Kernspintomografie durchgeführt wird.

Behandlung und Pflege sind rein symptomatisch. Der Verlauf ist chronisch progredient, wobei die Patienten aufgrund des in der Regel langsamen Fortschreitens lange selbstständig bleiben.

5.3.3 Spinale Muskelatrophie

Die **spinale Muskelatrophie** äußert sich in rein schlaffen Lähmungen, denen eine progrediente Degeneration der motorischen Vorderhornzellen zugrunde liegt. Ein typisches Frühsymptom sind Muskelfaszikulationen.

Es werden verschiedene Formen unterschieden, von denen die infantile, rasch progrediente *Werdnig-Hoffmann-Erkrankung* sowie die im Erwachsenenalter auftretende langsam fortschreitende *Kugelberg-Welander-Erkrankung* die häufigsten sind.

5.4 Degenerative Erkrankungen mit Leitsymptom Ataxie

5.4.1 Spino-ponto-zerebelläre Atrophien

Bei der Gruppe der **spino-ponto-zerebellären Atrophien** kommt es zu einer progredienten Degeneration der Kleinhirnbahnen und dessen Afferenzen (der Begriff „Afferenz" – von lat. *affere* = hintragen, zuführen – bezeichnet die Gesamtheit aller von der Peripherie zum ZNS laufenden Nervenfasern).

Hierzu zählt u. a. die Friedreich-Ataxie, die sich im Kindes- oder Jugendalter mit einer zunächst sensiblen Ataxie (durch Degeneration der Hinterstränge) manifestiert. Im weiteren Verlauf führt die Erkrankung zu Skelettdeformitäten (besonders typisch: ein Hohlfuß mit Krallenstellung der Zehen), die Ataxie wird zunehmend zerebellär, und auch die Pyramidenbahn ist betroffen. Die meisten Patienten entwickeln außerdem eine Herzbeteiligung in Form einer Kardiomyopathie. Die Behandlung stützt sich vor allem auf eine Physiotherapie zur Vermeidung von Komplikationen.

Die **olivo-ponto-zerebelläre Atrophie** stellt eine Unterform der Multisystematrophie (➤ 5.2.2) dar.

5.4.2 Funikuläre Myelose

> **Funikuläre Myelose:** Degenerative Entmarkungserkrankung aufgrund eines Vitamin-B_{12}-Mangels.

Krankheitsentstehung

Ursächlich für den Vitamin-B_{12}-Mangel sind meist Magen- oder Darmerkrankungen (z. B. eine chronisch-atrophische Gastritis, eine Entfernung des Magens oder Dünndarmerkrankungen), die eine ausreichende Resorption verhindern. Eine Mangelernährung oder ein Fischbandwurmbefall ist in den westlichen Ländern nur selten die Ursache. Ob ein reiner Folsäuremangel einer funikulären Myelose zugrunde liegen kann, ist nach wie vor strittig.

Der Vitaminmangel führt zu einer Entmarkung vor allem der Hinter- und Seitenstränge des Rückenmarks, selten auch der peripheren Nerven und der Pyramidenbahnen.

Symptome und Untersuchungsbefund

Die klinische **Symptomatik** besteht zu Beginn meist in schmerzhaften Parästhesien der Beine und einer sensiblen Ataxie. In der Regel entwickeln sich schlaffe, beinbetonte Paresen, meist im Rahmen einer elektrophysiologisch nachweisbaren Polyneuropathie. Aufgrund der Pyramidenbahnbeteiligung kann es aber auch zu gesteigerten Muskeleigenreflexen und positivem Babinski-Zeichen kommen. Psychische Symptome (psychotische Symptome, intellektueller Abbau) treten oft hinzu. Typisch ist auch die sog. **Hunter-Glossitis** mit einer Atrophie der Zungenschleimhaut und roter, brennender Zunge.

Diagnostik und Differenzialdiagnose

Diagnostisch findet sich meist eine begleitende Anämie mit erhöhtem Erythrozytenvolumen. Der Vitamin-B_{12}-Spiegel ist erniedrigt; der früher empfohlene Schilling-Test gilt heute als obsolet. Im MRT finden sich Signalveränderungen der Hinterstränge und im periventrikulären Marklager. Außerdem muss die Ursache des Vitaminmangels geklärt werden, meist ist hierzu eine Gastroskopie notwendig.

Behandlungsstrategie

Im Vordergrund der kausalen **Therapie** steht die Behandlung der Grunderkrankung. Eine parenterale Vitamin-B_{12}-Gabe führt in der Regel zur Besserung der Symptomatik. Je nach Krankheitsstadium sind die Symptome jedoch nicht vollständig reversibel.

Literatur und Kontaktadressen

LITERATURNACHWEIS

1. Thümler, Reiner: Die Parkinson-Krankheit: Mehr wissen – besser verstehen. 3. A., Trias Verlag, Stuttgart 2006.
2. Ludwig, Evelyn u. Annecke, Renate: Parkinson-Krankheit. 2. A., Trias Verlag, Stuttgart 2007.
3. Settemeyer, Marc: Tiefenhirnstimulation: perioperative Betreuung von Parkinson-Patienten. In: Die Schwester, der Pfleger. 45 (2006) 12, S. 1.010–1.017.
4. Reisdorf, Annegret: Pflegehinweise für Parkinson-Patienten. In: Die Schwester, der Pfleger. 42 (2003) 2, S. 102–106.
5. Busse, Mechthild: Was der Parkinson mit einem macht: das Erleben der Parkinson-Krankheit und die Bedeutung für die Pflege. In: Pr-InterNET. 8 (2006) 6, S. 362–370.
6. Ebersbach, Georg: Immer wieder Rückmeldung geben – Pflege von Patienten mit Morbus Parkinson. In: Pflegezeitschrift. 55 (2002) 10, S. 717–721.
7. Haupt, Tobias: Ein modulares Angehörigentraining bei Morbus Parkinson: Angehörigentraining bei Morbus Parkinson und kognitiven Defiziten. In: Pr-InterNET. 9 (2007) 1, S. 33–41.
8. Expertenstandard „Sturzprophylaxe", zu bestellen unter www.dnqp.de.
9. Beck, Magnus: Morbus Huntington – Betreuungskonzept für Huntington-Kranke: Akzeptanz und Bewältigung stehen im Vordergrund. In: Die Schwester, der Pfleger. 44 (2005) 2, S. 108–112.
10. Boch, Christian: Basale Stimulation bei Huntington-Kranken. In: Die Schwester, der Pfleger. 41 (2002) 3, S. 212–217.
11. Mainzer, Kirsten: Lebensmut trotz alledem – Pflege eines beatmungspflichtigen Patienten mit ALS. In: Pflegezeitschrift. 55 (2002) 10, S. 730–731.
12. Ministerium für Arbeit, Gesundheit und Soziales des Landes Nordrhein-Westfalen (Hrsg.): Schwerpunkt: ALS – Amyotrophe Lateralsklerose. In: Hospiz-Dialog NRW Nr. 27, 2006.

KONTAKTADRESSEN

- Deutsche Parkinson Vereinigung Bundesverband e. V.
  Moselstr. 31
  41464 Neuss
  Telefon: 0 21 31/74 02 70
  www.parkinson-vereinigung.de
- Deutsche Huntington-Hilfe e. V.
  Falkstr. 73–77
  47058 Duisburg
  Telefon: 02 03/2 29 15
  www.huntington-hilfe.de
- Club U 40 im Internet
  Junge Parkinsonkranke
  Friedensweg 66
  26689 Augustfehn
  Telefon: 0 44 89/94 00 53
  www.parkinson-club-u40.de
- Kompetenznetz Parkinson
  Klinik für Neurologie
  Baldingerstraße
  35043 Marburg
  Telefon: 0 64 21/5 86 54 39
  www.kompetenznetz-parkinson.de
- Deutsche Dystonie Gesellschaft e. V.
  Theodorstr. 41 P
  22761 Hamburg
  Telefon: 040/87 56 02
  www.dystonie.de

KAPITEL 6

Petra Mummel, Petra Runge-Werner

Pflege von Menschen mit infektiösen und entzündlichen Erkrankungen des ZNS

6.1	**Meningitis** ... 133	6.5	**Zeckenbedingte ZNS-Infektionen** ... 142
6.1.1	Krankheitsentstehung und Symptome ... 134	6.5.1	FSME ... 142
6.1.2	Diagnostik und Differenzialdiagnose ... 135	6.5.2	Lyme-Borreliose ... 143
6.1.3	Behandlungsstrategie ... 135		
6.1.4	Pflege von Menschen mit Meningitis ... 136	6.6	**Poliomyelitis** ... 143
6.2	**Enzephalitis** ... 136	6.7	**Neurolues** ... 144
6.2.1	Krankheitsentstehung und Symptome ... 137		
6.2.2	Diagnostik ... 137	6.8	**Herpes zoster** ... 146
6.2.3	Behandlungsstrategie und Pflege ... 138		
		6.9	**Spongiforme Enzephalopathien** ... 147
6.3	**Hirnabszess** ... 138		
		6.10	**Multiple Sklerose** ... 149
6.4	**Neurologische Manifestationen bei HIV-Infektion und AIDS** ... 139	6.10.1	Krankheitsentstehung und Symptome ... 149
6.4.1	Krankheitsentstehung und Symptome ... 139	6.10.2	Diagnostik und Behandlungsstrategie ... 150
6.4.2	Diagnostik und Behandlungsstrategie ... 141	6.10.3	Pflege von Menschen mit Multipler Sklerose ... 152
6.4.3	Pflege von Menschen mit HIV/AIDS ... 141	Literatur und Kontaktadressen ... 154

ZNS-Infektion: Infektion des Gehirns und/oder des Rückenmarks einschließlich ihrer Hüllen.

Eine **ZNS-Infektion** ist meist Teilerscheinung einer systemischen Infektion (z. B. Gehirnentzündung bei Masern). Infiziert sein können das Gehirn und/oder das Rückenmark einschließlich ihrer Hüllen. Im klinischen Alltag sind am häufigsten

- **Meningitis** (*Hirnhautentzündung* ➤ 6.1)
- **Enzephalitis** (*Gehirnentzündung* ➤ 6.2).

Eine strenge Trennung der beiden Erkrankungen ist praktisch nicht möglich, da es sich fast immer um Mischformen handelt.

Infektionsschutzgesetz

In der Neurologie ist, ebenso wie in anderen Fachgebieten auch, die **Meldepflicht bei Infektionen** zu beachten. Hierfür sind zwar in erster Linie die Ärzte verantwortlich, wurde jedoch kein Arzt hinzugezogen, sind prinzipiell alle Angehörigen von Heil- und Pflegeberufen zur Meldung verpflichtet. Seit 1. Januar 2001 gilt diesbezüglich das **Infektionsschutzgesetz**, in dem **meldepflichtige Krankheiten** (meldepflichtig sind Verdacht, Erkrankung und Tod) und **meldepflichtige Erreger** unterschieden werden. In der Neurologie am bedeutsamsten sind:

- Bei den meldepflichtigen *Krankheiten* die humanen spongiformen Enzephalopathien (außer den erblichen Formen, ➤ 6.9), die Masern, die Meningokokkenmeningitis oder -sepsis, die Poliomyelitis (zum Verdacht zählt auch jede nichttraumatische akute schlaffe Lähmung) sowie Erkrankung und Tod an einer behandlungsbedürftigen Tuberkulose
- Außerdem das Auftreten einer *bedrohlichen* Erkrankung oder von *zwei oder mehr gleichartigen* Erkrankungen, bei denen ein epidemiologischer Zusammenhang wahrscheinlich ist oder vermutet wird
- Bei den meldepflichtigen *Erregern* FSME-Virus, *Haemophilus influenzae,* Masernvirus, *Mycobacterium tuberculosis, Neisseria meningitidis* und das Poliovirus. Nichtnamentlich meldepflichtig sind außerdem *Treponema pallidum* und HIV.

6.1 Meningitis

Meningitis *(Hirnhautentzündung):* Infektion des ZNS mit vorwiegendem Befall der Hirnhäute (Meningen); je nach Erreger vielfach lebensbedrohlich.

6.1.1 Krankheitsentstehung und Symptome

Krankheitsentstehung

Die Erreger gelangen zumeist im Rahmen einer generalisierten Infektion (z. B. Pneumokokken-Pneumonie, Tuberkulose) mit dem Blutstrom in das Gehirn. Sie werden aber auch aus benachbarten Entzündungsprozessen (z. B. bei Mastoiditis, Sinusitis oder Wundinfektionen nach Piercing im Kopfbereich) fortgeleitet oder gelangen über offene Verbindungen zwischen Gehirn und Außenwelt ins zentrale Nervensystem, etwa bei einer Verletzung oder einer Liquorfistel. Oft besteht eine Immunsuppression (bei alten Patienten, HIV-Infektion, Tumorerkrankung, nach Milzentfernung, medikamentöser Immunsuppression, z. B. nach Organtransplantation).

Der Großteil der Menigitiden ist entweder **viral** oder **bakteriell** bedingt.

Bakterien

Lyme-Borreliose > 6.5.2
Neurolues > 6.7

Bakterielle Meningitiden stellen ein ernstes, auch bei sofortiger spezifischer Therapie oft noch lebensbedrohliches Krankheitsbild dar. Die häufigsten Erreger einer bakteriellen Meningitis sind:
- Bei Erwachsenen an erster Stelle Pneumokokken, an zweiter Meningokokken
- Bei Kindern hauptsächlich Meningokokken, gefolgt von Pneumokokkcn
- Bei Kleinkindern hauptsächlich *Haemophilus influenzae*
- Bei Säuglingen gramnegative Enterobakterien, v. a. *E. coli*.

Bei Hirnnervenbefall und schleichendem Verlauf (basale Meningitis) muss an eine **tuberkulöse Meningitis** oder an eine Infektion mit *Borrelia burgdorferi* (Lyme-Borreliose) gedacht werden.

Viren

FSME > 6.5.1
Herpes zoster > 6.8
Neurologische Manifestationen bei AIDS > 6.4
Poliomyelitis > 6.6

Virale Meningitiden verlaufen mitunter gutartiger, wobei der Erreger in der Mehrheit der Fälle unbekannt bleibt. Insbesondere Enteroviren (vor allem Coxsackie-, Echo-, Polioviren) und Mumpsviren werden als ursächlich angesehen. Bei enzephalitischer Beteiligung kommen z. B. das Herpes-simplex-Virus Typ I, Arbo- und Masernviren in Betracht.

Andere Ursachen

Seltene Ursachen sind **Protozoen** oder **Pilze**.

Symptome und Untersuchungsbefund

Meist setzen die **Symptome** der bakteriellen Meningitis rascher ein und sind heftiger als bei viraler Meningitis. Oft kommt es innerhalb von Stunden bei einem harmlos erscheinenden Infekt zu einem schweren Krankheitsbild mit den folgenden Symtomen:
- Hohes Fieber
- Übelkeit und Erbrechen
- Kopfschmerzen im ganzen Kopf *(holozephal)*
- Lichtempfindlichkeit, Geräuschüberempfindlichkeit
- Nackensteife und Nackenschmerzen, seltener Opisthotonus (Rückwärtsbeugung des Kopfes mit Überstreckung von Rumpf und Extremitäten)
- Positives Zeichen nach Brudzinski, Kernig oder Lasègue (> Abb. 6.1)
- Hirnnervenausfälle
- Epileptische Anfälle
- Bewusstseinsveränderungen bis zum Koma.

Diese Symptomenkombination, die typisch für Erkrankungen der Hirnhäute ist, wird als **meningeales Syndrom,** oft nicht ganz korrekt auch als »Meningismus« bezeichnet.

> **VORSICHT!**
> Das typische meningeale Syndrom kann bei Kindern und alten Patienten sowie bei schwerem, raschem Verlauf einer bakteriellen Meningitis fehlen!

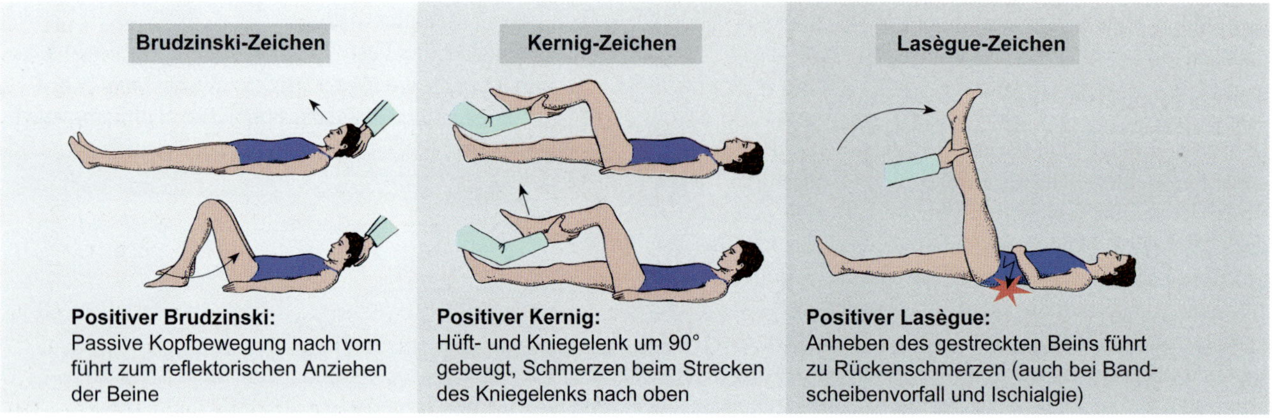

Brudzinski-Zeichen

Positiver Brudzinski: Passive Kopfbewegung nach vorn führt zum reflektorischen Anziehen der Beine

Kernig-Zeichen

Positiver Kernig: Hüft- und Kniegelenk um 90° gebeugt, Schmerzen beim Strecken des Kniegelenks nach oben

Lasègue-Zeichen

Positiver Lasègue: Anheben des gestreckten Beins führt zu Rückenschmerzen (auch bei Bandscheibenvorfall und Ischialgie)

Abb. 6.1 Klinische **Meningitiszeichen:** Brudzinski- (links), Kernig- (Mitte) und Lasègue-Zeichen (rechts). [L157]

Zu den zentralnervösen Erscheinungen treten die Symptome der jeweiligen Grunderkrankung. In schweren Fällen bakterieller Meningitis entwickelt sich rasch eine Sepsis mit Verbrauchskoagulopathie und Multiorganversagen.

6.1.2 Diagnostik und Differenzialdiagnose

Erstuntersuchungen

Besteht der Verdacht auf eine bakterielle Meningitis, werden zunächst folgende Untersuchungen durchgeführt:
- Kontrolle der Vitalparameter
- Blutabnahme mit Routinelabor, detaillierter Entzündungs- und Gerinnungsdiagnostik (Verbrauchskoagulopathie?)
- Abstriche aus Nase, Rachen und ggf. Ohren
- Liquoruntersuchung
- Kraniale Computertomografie (Hirnödem, vaskulitische Infarkte, Abszess oder Empyem, freie Luft als Hinweis auf eine Fistel?). Nasennebenhöhlen und Mastoide werden in der schichtweisen Darstellung des knöchernen Schädels auf einen etwaigen infektiösen Fokus hin untersucht.

Das EEG ist zur Diagnosesicherung zweitrangig, es zeigt lediglich unspezifische Allgemeinveränderungen. Jedoch erlaubt das EEG im weiteren Verlauf Aussagen z. B. hinsichtlich der Entwicklung einer erhöhten Krampfbereitschaft.

Liquoruntersuchung

Es folgt die **Liquoruntersuchung** (> 1.9.2), die entscheidend für die Diagnose ist. Durch Lumbalpunktion gewonnener frischer Liquor wird optisch beurteilt und dann sofort gefärbt und mikroskopisch begutachtet. Für eine Meningitis sprechen:
- Trübes oder eitriges Aussehen des ungefärbten Liquors
- Erhöhter Liquordruck
- Zellvermehrung
- Eiweißerhöhung
- Evtl. Glukoseerniedrigung und Erhöhung des Laktats im Liquor.

Das Liquorzellbild ist bei bakterieller Meningitis überwiegend granulozytär, bei viraler Meningitis lymphozytär, bei Tuberkulose oder Listerien-Meningitis liegt ein Mischbild vor. Für einen schweren Verlauf mit schlechter Prognose sprechen wenige Zellen bei gleichzeitigem Vorliegen von vielen Bakterien. Der Mikrobiologe führt entsprechende Schnelltests zum Nachweis von Pneumokokken oder Meningokokken durch.

Blut- und Liquorkulturen

Zum Erregernachweis muss unbedingt *vor* Therapiebeginn eine **Liquorkultur** angelegt werden, da sich anbehandelte Keime oft nicht anzüchten lassen. Ebenso werden mehrere **Blutkulturen** angelegt.

Bei dem Verdacht auf eine virale Meningitis oder Infektion mit Borrelien können zusätzlich serologische Untersuchungen zum indirekten Erregernachweis angezeigt sein. Dabei ist, um den diagnostisch maßgeblichen Titeranstieg zu beweisen, die Untersuchung evtl. nach 2–3 Wochen zu wiederholen.

> Im Verlauf der Diagnostik ist auch die Suche nach abwehrschwächenden Grunderkrankungen (AIDS, malignes Tumorleiden), nach Liquorfisteln (z. B. nach Verletzungen) oder Infektionsherden angezeigt.

Differenzialdiagnostisch ist die Abgrenzung gegenüber einer Hirnhautreizung mit meningealem Syndrom ohne infektiöse Erreger notwendig. Sie kommt z. B. bei starker Sonneneinstrahlung, Subarachnoidalblutung (> 2.3), metastasierendem Karzinom oder Leukämie mit Beteiligung des ZNS (**Meningeosis carcinomatosa** bzw. **leucaemica**) oder einer granulomatösen Entzündung (z. B. Sarkoidose) vor.

6.1.3 Behandlungsstrategie

Bei bakteriellen Meningitiden ist eine frühzeitige, hoch dosierte intravenöse **Antibiotikabehandlung** oft lebensrettend. Falls die Erreger nicht mikroskopisch oder im Schnelltest aus dem Liquor zu identifizieren sind, wird die Antibiotikabehandlung kalkuliert begonnen – unter Berücksichtigung der häufigsten Erreger in Abhängigkeit vom Alter des Patienten – und später entsprechend dem Ergebnis der Liquorkultur oder Blutkultur korrigiert. Bei Nachweis eines Entzündungsherdes (Mastoiditis, Sinusitis) oder einer Liquorfistel wird der Herd notfallmäßig operativ saniert. Die Gabe von Glukokortikoiden kann bei schweren Verlaufsformen erwogen werden.

Bei viraler Meningitis wird entsprechend virostatisch behandelt (z. B. Aciclovir, Handelsname Zovirax®).

Die zusätzliche symptomatische Behandlung umfasst:
- Analgetikagabe
- Evtl. Hirndruckbehandlung (> 10.4.3)
- Gegebenenfalls medikamentöse Unterdrückung von Krampfanfällen (> 9.1), insbesondere bei i. v. Therapie mit Penicillin.

Chemoprophylaxe

Für enge Kontaktpersonen von Patienten mit Meningokokken- oder Hämophilus-Meningitis besteht gegenüber der Allgemeinbevölkerung ein ca. 200- bis 1.000-fach höheres Risiko, ebenfalls an Meningitis zu erkranken. Zu diesem Personenkreis zählen:
- Mitglieder desselben Haushalts
- Personen, die in der Woche vor Krankheitsbeginn täglich mehr als vier Stunden (engen) Kontakt zum Patienten hatten
- Krankenhauspersonal, das potenziell Kontakt mit Sekreten des Respirationstrakts des Patienten vor Therapiebeginn hatte.

Zur oralen **Chemoprophylaxe** wird die einmalige Einnahme von Ciprofloxacin empfohlen (ggf. Rücksprache mit dem zuständigen Gesundheitsamt). Die Einnahme dient der Entfernung von potenziellen Meningitis-Keimen aus dem Nasen-Rachen-Raum. Sie ist nicht verpflichtend!

Für gefährdete Personen (z. B. immunsupprimierte Patienten) stehen Impfungen gegen *Haemophilus influenza*-B-, Pneumokokken- und Meningokokken-Infektionen zur Verfügung.

Komplikationen

Die bakterielle Meningitis ist ein schweres Krankheitsbild. Die meisten Patienten müssen intensivmedizinisch betreut werden. Es können verschiedenste **Komplikationen** auftreten, deren Behandlung ein interdisziplinäres Vorgehen erfordert.

Als **internistische Komplikationen** können auftreten:
- Sepsis
- Verbrauchskoagulopathie
- Schwere Elektrolytstörungen
- Rhabdomyolyse (Auflösung quergestreifter Muskelfasern)
- Bei Meningokokken-Sepsis: *Waterhouse-Friderichsen-Syndrom* mit Nebennierennekrose, Verbrauchskoagulopathie und Schocksymptomatik
- Multiorganversagen.

Zu den **intrakraniellen Komplikationen** gehören:
- Hirnödem
- Veränderungen an den arteriellen Gefäßen, die zu ischämischen Infarkten oder Autoregulationsstörungen führen können
- Hirnabszess (➤ 6.3) oder Eiteransammlungen an den Hirnhäuten (z. B. subdurales oder parafalxiales Empyem, ggf. neurochirurgische Intervention), diffuse Hirnentzündung
- Septische Sinusthrombose (➤ 2.4)
- Hydrozephalus (➤ 10.3) infolge Verklebung der Hirnhäute und mangelhafter Liquorresorption (ggf. sind Entlastungspunktionen oder die Anlage eines Shunts notwendig)
- Beteiligung von Hirnnerven
- Symptomatische Krampfanfälle, besonders unter hoch dosierter intravenöser Penicillingabe.

Prognose

Durch den Einsatz wirksamer Antibiotika konnte die **Prognose** der bakteriellen Meningitis erheblich gebessert werden. Sie ist abhängig von Erreger, Abwehrlage, Schwere des Krankheitsbilds und Beginn der Therapie. Unter erfolgreicher antibiotischer Therapie beträgt die Sterblichkeit (Letalität) heute zwischen 10 und 40 %.

In Abhängigkeit von der Schwere des Verlaufs muss mit bleibenden neurologischen oder neuropsychologischen Schäden gerechnet werden. Hierunter fallen z. B.:
- Hörstörungen (v. a. bei Pneumokokken-Meningitis)
- Hydrocephalus communicans (➤ 10.3.1)
- Gedächtnis- oder Konzentrationsstörungen.

6.1.4 Pflege von Menschen mit Meningitis

Isolierung und Hygienemaßnahmen

Ob eine **Isolierung** des Patienten und über das Übliche hinausgehende **Hygienemaßnahmen** notwendig sind, hängt vom Erreger der Meningitis ab. In der Praxis steht dieser zum Zeitpunkt der stationären Aufnahme meist noch nicht fest. Daher werden alle Patienten mit Verdacht auf eine bakterielle Meningitis zunächst isoliert; sie gelten bis 24 Stunden nach Beginn der antibiotischen Behandlung als infektiös. Patienten mit einer Pneumokokken- oder Pilzmeningitis, einer tuberkulösen Meningitis (ohne weitere Organmanifestationen) oder einer viralen Meningitis müssen nicht bzw. nur unter besonderen Bedingungen (mangelhafte Patientenhygiene) isoliert werden.

Bei der Pflege von Patienten mit einer Meningitis achten die Pflegenden auf geeignete Maßnahmen zum Eigenschutz (Handschuhe, Schutzkittel, Mund-Nasen-Schutz). Bei einer Virusmeningitis wird, da Enteroviren häufige Erreger sind, der Stuhl als infektiös angesehen, bei einer Meningokokken- oder Hämophilus-Meningitis die respiratorischen Sekrete.

Intensivpflegerische Maßnahmen

Patienten mit Meningitis und Enzephalitis sind schwer krank und benötigen **intensivpflegerische Betreuung:**
- Engmaschige Kontrolle von Vitalfunktionen, Temperatur, Bewusstsein und Symptomverlauf (z. B. Kopfschmerz, Nackensteife, Hirndruckzeichen, ➤ 10.2)
- Bei Verwirrtheit: Bettgitter bzw. Fixierung (➤ 13.4.8)
- Bei Lichtempfindlichkeit Abdunkeln des Raums, bei Geräuschempfindlichkeit Schaffen einer ruhigen Umgebung
- Übernahme der kompletten Körperpflege
- Durchführung aller notwendigen Prophylaxen
- Ausreichende Flüssigkeitszufuhr (Infusionen) – besonders wichtig bei hohem Fieber
- Aufklärung der Angehörigen über die Ansteckungsgefahr (Aufgabe des Arztes)
- Bei Kopfschmerzen Analgetikagabe
- Bei starker motorischer Unruhe leichte Sedierung nach ärztlicher Anordnung.

> **VORSICHT!**
> Aufgrund der hoch dosierten Antibiotikagabe muss immer mit einer **Anaphylaxie** gerechnet und auf entsprechende Symptome geachtet werden (z. B. Hauterscheinungen, Kreislaufschock).

6.2 Enzephalitis

> **Enzephalitis** *(Gehirnentzündung):* Infektion des ZNS mit überwiegendem Befall des Gehirns. Je nach Erreger vielfach lebensbedrohliche Erkrankung.

Viele der im Kapitel zur Meningitis (➤ 6.1) besprochenen Erkrankungen gehen ebenfalls mit einer Beteiligung des Gehirns einher. Dennoch gibt es einige erregerbedingte Erkrankungen, bei denen die Gehirnbeteiligung ganz im Vordergrund steht.

6.2.1 Krankheitsentstehung und Symptome

Krankheitsentstehung

Prinzipiell kann eine **Enzephalitis** durch die gleichen Erreger hervorgerufen werden wie eine Meningitis, wobei zahlenmäßig bei den Enzephalitiden die Viren als Erreger weit überwiegen.

Die verschiedenen viralen und nichtviralen Enzephalitiden haben zwar typische klinische Charakteristika, können jedoch allein anhand der Symptome nicht voneinander unterschieden werden.

Viren
FSME ➤ 6.5.1
Poliomyelitis ➤ 6.6

Häufigste Ursache für Enzephalitiden sind Virusinfektionen. Man unterteilt die virusbedingten Enzephalitiden in zwei klinische Gruppen:
- Enzephalitis durch **direkten Virusbefall des ZNS.** Wichtigster Erreger ist das Herpes-simplex-Virus Typ 1 (*HSV 1*; *Herpes-simplex-Virus Typ 1*, Erreger des *labialen Herpes*), das eine sehr schwere und lebensbedrohliche Form der Enzephalitis hervorruft
- **Para-** und **postinfektiöse Enzephalitis.** Sie ist eine immunologische Reaktion des ZNS auf eine virale Allgemeinerkrankung. Die häufigsten Ursachen sind Masern, Röteln, Windpocken, infektiöse Mononukleose (Pfeiffer-Drüsenfieber) und Tollwutimpfung.

In den meisten Fällen gelangen die Viren durch die Blutbahn ins Gehirn.

Bakterien
Auch Bakterien können zu einer Enzephalitis führen. Zu erwähnen sind insbesondere Leptospiren *(M. Weil)* und Listerien.

Die **embolische Herdenzephalitis** ist Folge vieler kleiner septischer Embolien, z. B. bei bakterieller Herzklappenentzündung. Dabei werden die Bakterien an den Herzklappen vom Blutstrom losgelöst und in alle Organe (auch das Gehirn) getragen, wo sie viele kleine Entzündungsherde hervorrufen.

Symptome und Untersuchungsbefund

> Häufig handelt es sich bei der Enzephalitis um eine Mischform von Meningitis und Enzephalitis **(Meningoenzephalitis)**, sodass zu den Symptomen der Enzephalitis solche der Meningitis hinzukommen. Auch eine Rückenmarksbeteiligung **(Enzephalomyelitis)** ist möglich.

Der Erkrankung kann ein Prodromalstadium mit allgemeinen Krankheitssymptomen vorausgehen. Nach einem kurzen Intervall folgen dann die enzephalitischen Symptome. Vielfach fehlt aber das Prodromalstadium, sodass die Enzephalitis aus völligem Wohlbefinden heraus akut beginnt mit:
- **Psychischen Veränderungen,** z. B. Bewusstseinstrübungen, Unruhe, Erregungszuständen, Verwirrtheit oder exogenen Psychosen (➤ 16.2.1)
- **Epileptischen Anfällen** (fokal oder generalisiert)
- **Neurologischen Ausfällen.** Diese sind abhängig vom Schwerpunkt des entzündlichen Geschehens. Bei Befall der Hemisphären treten z. B. Lähmungen oder Sensibilitätsstörungen in verschiedenen Körperteilen auf
- **EEG-Veränderungen** (häufig Allgemeinveränderungen).

Sehr typisch für eine Herpes-simplex-Enzephalitis, jedoch nicht obligat vorhanden sind eine rasch zunehmende Bewusstseinsstörung, fokale epileptische Anfälle, eine Aphasie sowie Geruchs- und Geschmackssensationen.

6.2.2 Diagnostik

Die **Diagnose** einer Enzephalitis kann sich schwierig gestalten. Bei entsprechendem klinischen Verdacht sind folgende Untersuchungen angezeigt:
- **Blutuntersuchungen.** Bei viralen Entzündungen besteht im Gegensatz zu bakteriellen Entzündungen weder eine nennenswerte Leukozytose noch eine Linksverschiebung im Blutbild. Serologische Blutuntersuchungen dienen der Erregersuche, wobei die Ergebnisse für eine Therapieentscheidung zu spät kommen, da der diagnostisch entscheidende Titeranstieg erst nach ca. drei Wochen zu beobachten ist
- **Liquoruntersuchung.** Bei der Liquoruntersuchung zeigen sich meist eine leichte Zellzahlerhöhung mit vorwiegend lymphozytärem Zellbild sowie eine leichte Eiweißerhöhung. Für einen Teil der Erreger (besonders wichtig: Herpes-simplex-Viren) steht heute die PCR (➤ 1.9.2) zur Verfügung
- **Computer- und Kernspintomografie.** Sie zeigen in den ersten Tagen meist keine Veränderungen, sodass sich diese Untersuchungen zu diesem Zeitpunkt eher zum Ausschluss anderer Ursachen als zur Diagnosestellung eignen. Für die Herpes-Enzephalitis typisch sind Veränderungen vor allem im basalen Schläfenlappenbereich, erst ein-, später beidseitig, die sich in der Kernspintomografie ab dem 1.–2. Tag der neurologischen Symptome, in der Computertomografie meist ab dem 4. Tag darstellen lassen
- **EEG:** Das EEG kann im initialen Stadium vollkommen unauffällig sein, aber auch Allgemeinveränderungen zeigen. Typisch für die Herpes-Enzephalitis ist ein temporaler Herdbefund, der jedoch anfangs fehlen kann.

Differenzialdiagnostisch muss an eine Hypoglykämie oder metabolische Entgleisung, aber auch eine *Intoxikation* gedacht werden. Eine *Sinusvenenthrombose* (➤ 2.4) ist bei Anfällen und Bewusstseinstrübung immer mit in Erwägung zu ziehen und evtl. nur durch einen entsprechenden Befund in der Kernspintomografie auszuschließen.

6.2.3 Behandlungsstrategie und Pflege

> Generell werden alle Patienten mit einer Enzephalitis zur Überwachung und Versorgung auf einer **Intensivstation** aufgenommen.

Pflege von Menschen mit Meningitis ➤ 6.1.4

Die meisten Virusenzephalitiden können nur symptomatisch behandelt werden. Antibiotika sind bei Virusenzephalitiden wirkungslos, werden jedoch oft gegeben, wenn (noch) unklar ist, ob die Erkrankung durch Bakterien oder Viren verursacht ist, bzw. um zu verhindern, dass bei den häufig geschwächten Patienten eine bakterielle Infektion hinzutritt.

Bei jedem klinischen Verdacht auf eine Herpes-simplex-Enzephalitis ist die *sofortige* intravenöse Gabe des Virostatikums Aciclovir (z. B. Zovirax®) angezeigt. Sie ist für das Überleben des Patienten wie auch zur Verminderung neurologischer Folgeschäden von entscheidender Bedeutung, muss aber zu einem Zeitpunkt einsetzen, zu dem auch PCR und Kernspintomografie noch negativ sein können. Bestätigt sich die Diagnose, wird Aciclovir über zwei Wochen gegeben, ansonsten wird es abgesetzt. Aciclovir ist auch wirksam gegen Varicella-Zoster-Viren (➤ 6.8).

Prognose

Die **Prognose** ist je nach Erreger unterschiedlich. Während die parainfektiösen Enzephalitiden im Allgemeinen milde verlaufen und nur selten Dauerschäden wie etwa geistige Behinderungen zurückbleiben, beträgt z. B. die Sterblichkeit der Herpes-Enzephalitis ohne Behandlung etwa 70 % und mit Aciclovir immer noch 15–20 %.

6.3 Hirnabszess

> **Hirnabszess:** Umschriebene, teils abgekapselte bakterielle Entzündung im Gehirn. Sterblichkeit ca. 15 %.

Pflege ➤ 6.1.4

Krankheitsentstehung

Ein **Hirnabszess** entsteht, wenn eine bakteriell bedingte Gehirnentzündung eitrig einschmilzt, sodass sich ein mit Eiter gefüllter Hohlraum ausbildet. Dieser Hohlraum wird in der Folgezeit zunehmend abgekapselt.

Vergleichbar dem Geschehen bei einer Meningitis können die Erreger dabei auf verschiedene Art und Weise ins Gehirn gelangen:

- Durch Fortleitung der Erreger nach parameningealen Entzündungen (etwa bei Otitis media oder Mastoiditis)
- Durch Fortleitung der Erreger aus dem Gesichtsbereich über Drainage venösen Blutes ins Gehirn, z. B. Gesichtsfurunkel oberhalb der Lippen (oft berichten Patienten, sie hätten einen „Pickel ausgedrückt")
- Nach offenen Schädel-Hirn-Verletzungen (Trauma, OP)
- Hämatogen bei einem eitrigen Entzündungsherd im Körper (meist in der Lunge).

Als Erreger kommen vor allem Streptokokken, Enterobakterien, Staphylokokken und selten Pilze in Betracht. Bei immunsupprimierten Patienten muss auch an seltene Erreger wie Mykoplasmen, Mykobakterien und Kryptokokken gedacht werden.

Symptome

Die **Symptome** eines Hirnabszesses sind vielgestaltig. Sie entsprechen häufig denen einer zerebralen Raumforderung (➤ 7.1). Im Gegensatz zu einem Tumor bestehen oft zusätzlich Zeichen einer allgemeinen Infektion. Das klinische Bild kann aber auch dem einer Meningitis oder Enzephalitis zum Verwechseln ähnlich sein.

> **ACHTUNG!**
> Die typische Trias mit Kopfschmerzen, Fieber und fokalen neurologischen Defiziten findet sich nur bei einem Teil der Patienten.

Finden sich mehrere Abszesse unterschiedlichen Entwicklungsstadiums im Gehirn, besteht der Verdacht auf eine *metastatische Herdenzephalitis* bei Endokarditis mit embolischer Streuung von Bakterien.

Diagnostik

Zum Nachweis eines Hirnabszesses ist die Durchführung einer bildgebenden **Diagnostik** notwendig. Typischerweise stellt sich ein Abszess im CCT als dunklere *(hypodense),* im MRT ebenfalls dunklere *(hypointense)* rundliche Struktur dar, die nach Kontrastmittelgabe in der Kapsel ringförmig Kontrastmittel aufnimmt. Selten findet sich im Abszess ein Flüssigkeitsspiegel. Häufig sind Abszesse von einem erheblichen raumfordernden Ödem umgeben. Die MRT-Untersuchung ist dem CCT in der Frühphase der Erkrankung überlegen (➤ Abb. 6.2).

Zu diagnostischen und therapeutischen Zwecken sollte eine **stereotaktische oder neuronavigierte Feinnadelpunktion** (➤ 1.9.8) des Abszesses durchgeführt werden. Der gewonnene Eiter wird mikroskopisch analysiert und der verursachende Keim angezüchtet, um ein Antibiogramm für die spezifische antibiotische Therapie zu erstellen.

Der Liquorbefund ist uneinheitlich und auch abhängig davon, ob der Abszess tief im Inneren des Gehirns oder an der Oberfläche nahe den Hirnhäuten liegt.

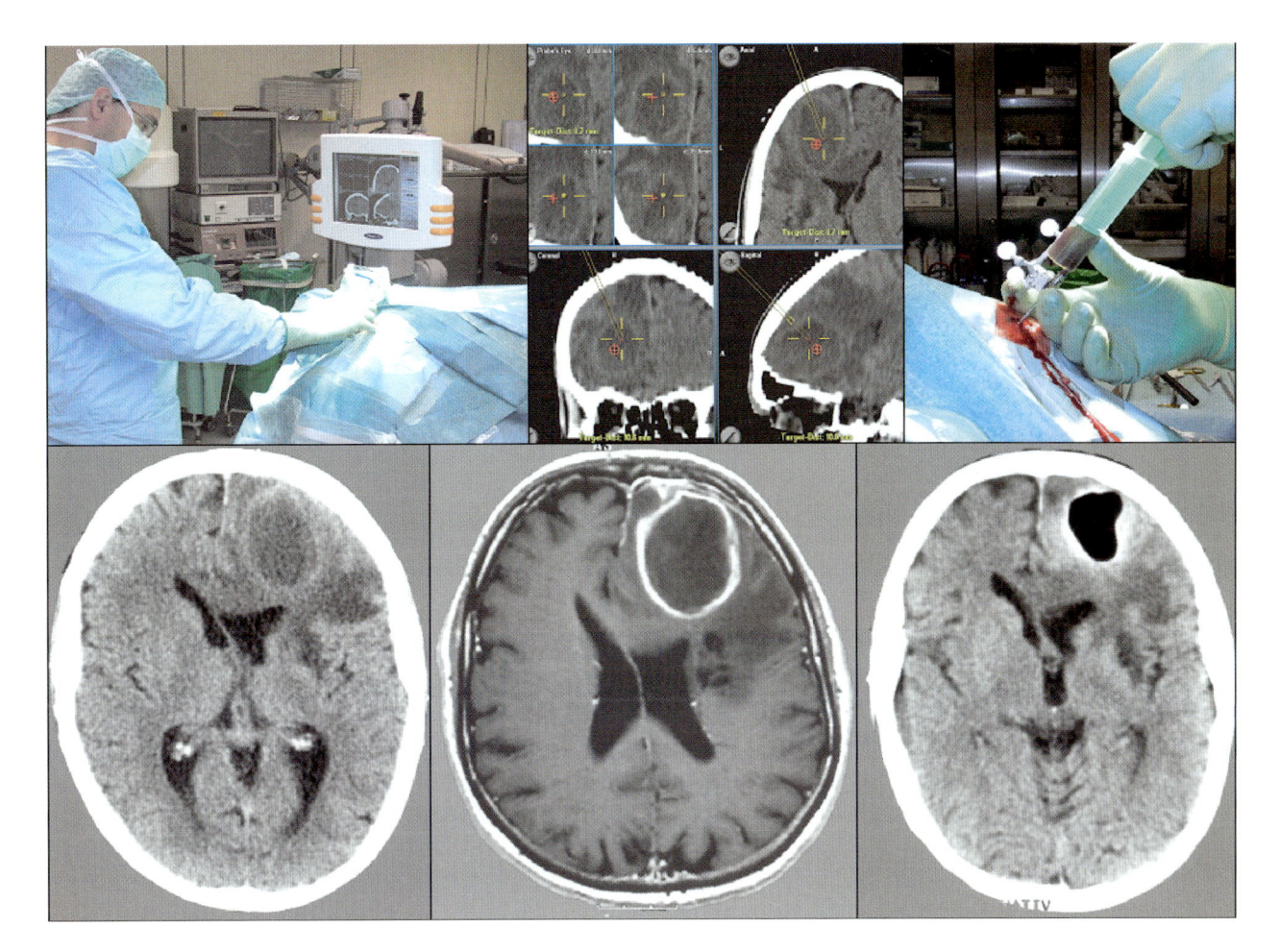

Abb. 6.2 Patient mit zerebralem Abszess. Unten: Präoperatives CT (links) und MRT (Mitte) zeigen die ringförmig Kontrastmittel aufnehmende Läsion. Das postoperative CT (rechts) zeigt die Luftblase (roter Pfeil) in der Abszesshöhle nach der neuronavigierten (intraoperatives Bild des Monitors oben Mitte) Abpunktion des Eiters (Bilder oben rechts und links). [O403]

Differenzialdiagnostisch kommen primäre Hirntumoren, Hirnmetastasen und untypische Schlaganfälle in Betracht.

Behandlungsstrategie

Die **Therapie** besteht in Abhängigkeit von Lokalisation und Größe des Abszesses in hoch dosierter, lang dauernder systemischer Antibiotikagabe und/oder neurochirurgischer Intervention (Totalentfernung des Abszesses mit Kapsel, Abszessdrainage).

Bei ausgeprägtem perifokalem Ödem wird eine antiödematöse Therapie, z. B. mit Glukokortikoiden, ergänzt. Die Suche nach dem primären Entzündungsherd, von dem aus sich die Bakterien ins Gehirn abgesetzt haben, und dessen Sanierung sind immer Bestandteil der Therapie.

Sonderfälle sind das *subdurale Empyem*, bei dem sich Eiter zwischen harter und weicher Hirnhaut findet, und der *epidurale Abszess*, bei dem sich der Eiterherd außerhalb der harten Hirnhaut gebildet hat. Im Bereich des Rückenmarks kann ein solcher epiduraler Abszess Ursache eines Querschnittssyndroms sein.

6.4 Neurologische Manifestationen bei HIV-Infektion und AIDS

AIDS (engl. *acquired immunodeficiency syndrome*): Erworbenes Immunschwächesyndrom durch Infektion mit dem HI-Virus (engl. *human immunodeficiency virus*).

6.4.1 Krankheitsentstehung und Symptome

Krankheitsentstehung

1981 bemerkten Ärzte in den USA bei ansonsten gesunden jungen Homosexuellen ein gehäuftes Auftreten von sonst seltenen opportunistischen (nur bei geschwächter Immunabwehr auftretenden) Infektionen und bösartigen Erkrankungen (> Abb. 6.3). Dazu gehörten v. a. eine Lungenentzündung durch den Erreger *Pneumocystis carinii* und das Kaposi-Sarkom. Die Untersuchung dieser Patienten führte zur Entdeckung einer neuen Viruserkrankung: AIDS.

AIDS wird durch das **HI-Virus** *(HIV)* hervorgerufen, von dem mittlerweile mehrere Unterformen bekannt sind. Das HI-Virus dringt durch kleinste Haut- oder Schleimhautverletzungen in den Körper ein. Als Überträgersubstanz kommen potenziell alle Körperflüssigkeiten eines Infizierten infrage, wobei Blut und Sperma besonders viruslastig sind. Die wichtigsten Infektionswege sind somit der ungeschützte Sexualkontakt, Kontakt mit infiziertem Blut und die perinatale Übertragung von der Mutter auf das Kind. Das HI-Virus befällt vor allem die Zellen des Immunsystems – mit der Folge einer zunehmenden und schließlich lebensbedrohlichen Immunschwäche – sowie die Zellen des Nervensystems.

In Deutschland lebten nach Information des Robert Koch-Instituts im Jahr 2012 rund 78.000 Menschen mit HIV oder AIDS, wobei die Zahl der Neuerkrankungen bei 3.000/Jahr lag.

Unterschied zwischen einer HIV-Infektion und AIDS

Zu beachten ist der Unterschied zwischen einer **HIV-Infektion** und **AIDS:** Die meisten HIV-Infizierten sind zunächst und oft über Jahre symptomfrei. Dann treten zunehmend Beschwerden und schließlich *AIDS-definierende Erkrankungen* wie etwa eine *Pneumocystis-carinii*-Pneumonie oder eine zerebrale Toxoplasmose auf. Diese Erkrankungen rechtfertigen zusammen mit einem positiven HIV-Test die Diagnose AIDS. Auch ein asymptomatischer HIV-Infizierter ist aber ansteckend und lebensbedrohlich erkrankt!

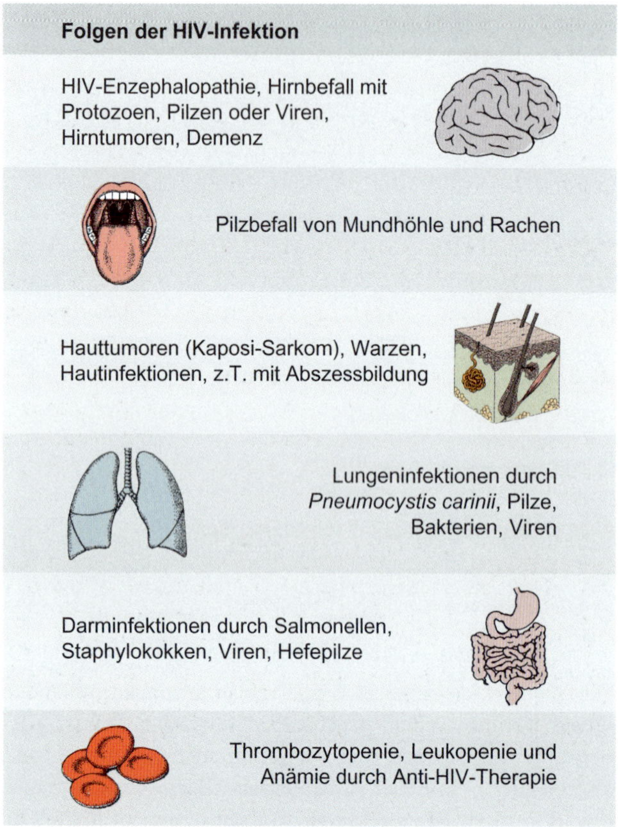

Folgen der HIV-Infektion

- HIV-Enzephalopathie, Hirnbefall mit Protozoen, Pilzen oder Viren, Hirntumoren, Demenz
- Pilzbefall von Mundhöhle und Rachen
- Hauttumoren (Kaposi-Sarkom), Warzen, Hautinfektionen, z.T. mit Abszessbildung
- Lungeninfektionen durch *Pneumocystis carinii*, Pilze, Bakterien, Viren
- Darminfektionen durch Salmonellen, Staphylokokken, Viren, Hefepilze
- Thrombozytopenie, Leukopenie und Anämie durch Anti-HIV-Therapie

Abb. 6.3 Die häufigsten **AIDS-Manifestationen**. [A400]

Das HI-Virus kann zahlreiche neurologische Erkrankungen und praktisch jedes neurologische Symptom hervorrufen. Bei schätzungsweise 10 % der Patienten sind neurologische Symptome sogar Erstsymptom der Erkrankung! Die neurologischen Manifestationen bei einer HIV-Infektion und AIDS sind vor allem Folge einer direkten Schädigung von Nervenzellen durch das neurotrope HI-Virus oder ZNS-Infektionen durch die zunehmende Immunschwäche.

Neurologische AIDS-Manifestationen durch direkte Nervenzellschädigung

- **Akute Meningoenzephalitis** durch das HI-Virus: Sie verläuft meist mild, kann aber auch in eine chronische Meningitis übergehen. Bei der chronischen HIV-Enzephalitis bestimmen Kopfschmerzen, seltener Hirnnervenausfälle das klinische Bild, Fieber und Meningismuszeichen fehlen dabei häufig
- **HIV-Enzephalopathie** *(subakute HIV-Enzephalitis)*. Die HIV-Enzephalopathie ist die häufigste neurologische AIDS-Manifestation. Sie beginnt meist mit psychischen Auffälligkeiten wie Gedächtnis-, Konzentrations- und Antriebsstörungen. Bei einem Teil der Patienten mündet sie in eine Demenz **(AIDS-Demenz-Komplex)**
- **Myelopathie.** Auch das Rückenmark kann durch das Virus geschädigt werden. Bei einigen Patienten zeigt sich diese Schädigung nur bei sorgfältiger neurologischer Untersuchung (z. B. Reflexauffälligkeiten), schwer Betroffene haben z. B. eine Paraplegie
- **Periphere Neuropathie.** An Schädigungen des peripheren Nervensystems sind v. a. Polyneuropathien oder Polyradikulitiden (Nervenwurzelentzündungen) zu nennen.

Neurologische AIDS-Manifestationen durch die zunehmende Abwehrschwäche

Erkrankungen, die indirekt mit der HIV-Erkrankung in Zusammenhang stehen, sind:

- **ZNS-Infektionen durch die Immunschwäche.** Hier sind vor allem Meningitiden und Enzephalitiden durch opportunistische Erreger zu nennen (z. B. Pilzmeningitis, Toxoplasmoseenzephalitis). Eine Sonderform ist die **progressive multifokale Leukoenzephalopathie** (PML). Hierbei handelt es sich um eine opportunistische Infektion mit dem JC-Virus *(Papovavirus)*, die zu einer unaufhaltsamen Schädigung der weißen Substanz führt. Klinisch fallen die Betroffenen durch eine rasch fortschreitende Demenz in Verbindung mit fokal-neurologischen Symptomen auf
- **Bösartige Erkrankungen des ZNS.** Mit zunehmender Abwehrschwäche treten auch gehäuft Malignome auf. Von diesen führen insbesondere die malignen Lymphome sekundär zu einem ZNS-Befall.

Weitere neurologische AIDS-Manifestationen

Selten im Vergleich zu den oben genannten Erkrankungen sind z. B. eine zerebrale Vaskulitis oder eine zerebrale Blutung bei Thrombozytopenie.

6.4.2 Diagnostik und Behandlungsstrategie

Diagnostik

Bei noch unbekannter HIV-Infektion ist es angesichts der vielgestaltigen klinischen Erscheinungen zunächst am wichtigsten, überhaupt an die neurologische Manifestation einer HIV-Infektion zu denken.

Der Nachweis der HIV-Infektion erfolgt meist über einen indirekten Antikörper-Test im Serum, der einige Wochen nach der Infektion positiv wird. Ein direkter Virusnachweis ist mittels PCR möglich, aber sehr aufwendig. Der Nachweis des HIV ist nicht namentlich meldepflichtig. Bei einer gesicherten HIV-Infektion folgen weitere Untersuchungen zur Abschätzung des Immunstatus, z. B. die Bestimmung der T-Helferzellen und der T-Suppressorzellen.

Die **Diagnostik** der eigentlichen neurologischen Erkrankung folgt den üblichen Richtlinien, z. B. bei Meningitis, wobei das gehäufte Auftreten opportunistischer Erreger zu beachten ist. Bildgebende Verfahren, allen voran Computer- und Kernspintomografie, haben dabei insgesamt eine bedeutende Rolle.

Behandlungsstrategie

Die **Behandlungsstrategie** ist mehrgleisig:
- Infektionen werden je nach Erreger behandelt. Die progressive multifokale Leukoenzephalopathie ist allerdings bislang nicht behandelbar. Nach einer zerebralen Toxoplasmose, einer Kryptokokkenmeningitis (aber auch einer *Pneumocystis-carinii*-Pneumonie) ist eine lebenslange Sekundärprophylaxe erforderlich
- ZNS-Lymphome werden entsprechend onkologisch behandelt
- Gegen die übrigen direkten neurologischen Manifestationen hilft am ehesten eine antiretrovirale Therapie, wobei trotz der Nebenwirkungen einer Kombinationstherapie aus drei verschiedenen Substanzen *(hochaktive antiretrovirale Therapie)* der Vorzug gegeben wird.

Prognose

Die **Prognose** des Patienten ergibt sich aus dem Grad der bestehenden Immunschwäche und der Art der neurologischen Manifestation. Zwar können die heute verfügbaren antiretroviralen Medikamente die Lebenszeit der Betroffenen erheblich verlängern, generell gilt aber nach wie vor, dass die HIV-Infektion und AIDS bis heute nicht heilbar sind und jede antiretrovirale Therapie den letztlich tödlichen Verlauf nur hinauszögern kann. Besonders schlecht ist die Prognose der progressiven multifokalen Leukoenzephalopathie, die Überlebenszeit liegt hier bei maximal einigen Monaten.

6.4.3 Pflege von Menschen mit HIV/AIDS

Patientenberatung und psychosoziale Begleitung

Hat der Patient erst im Krankenhaus erfahren, dass er mit dem HI-Virus infiziert ist, steht die psychologische Betreuung im Vordergrund. Das Wissen um die unheilbare **HIV-Infektion** bedeutet, dass der ganze Lebensplan infrage gestellt wird. Auch wenn die Patienten noch relativ beschwerdearm sind, fühlen sie sich oft „wie auf einer Zeitbombe". Sie haben nicht nur Angst vor dem Tod, sondern auch vor der Zeit davor. Gesellschaftliche Isolierung, Partnerschaftsprobleme und langes, einsames Siechtum drohen. Gesprächsbereitschaft der Pflegenden und der Ärzte ist für diese Patienten und auch ihre Angehörigen ganz wichtig. Hilfreich sind oft soziale Dienste, Psychologen und Seelsorger oder Pfarrer.

Häufig muss der Betroffene zum Zeitpunkt der Diagnose seinen Angehörigen und vor allem seinem Partner gestehen, dass er „fremdgegangen" ist. Manchmal kommt es auch jetzt erst zum „Outing" einer homosexuellen oder bisexuellen Neigung. Dies alles kann zu schwerwiegenden Konflikten führen. Die Angehörigen fühlen sich vielleicht betrogen und/oder ziehen sich vom Ehepartner bzw. vom Kind zurück.

Schon in den Frühstadien der HIV-Infektion ist das Sexualleben durch die Infektion stark eingeschränkt. Durch jeden ungeschützten Geschlechtsverkehr, d. h. Sex ohne Kondom, kann das Virus an den Sexualpartner weitergegeben werden. Wurde der Partner bereits infiziert, führen Schuldgefühle einerseits und Zorn andererseits zu einer Beziehungskrise, an der die Partnerschaft zerbrechen kann.

Eine Anleitung, Schulung und Beratung des Patienten und seiner Angehörigen zu den Themen Prävention, Selbstfürsorge, Selbstbeobachtung und zu allgemeinen und HIV-spezifischen Themen sollte durch die Pflegenden erfolgen.

Der Patient muss immer wieder motiviert werden, sein Therapieschema kontinuierlich umzusetzen. Die ständige lückenlose Einnahme der HIV-Medikamente ist für die Patienten überlebenswichtig. Abweichungen von Einnahmezeitpunkten und Dosierungen können zu einer Resistenzbildung führen und dadurch Therapieoptionen zerstören.

Wenn Symptome auftreten, muss die Beobachtung intensiviert werden, aber auch den Patienten zur Selbstbeobachtung anleiten. (1-5)

> **Psychische Belastung der Pflegenden**
>
> Die Pflege von AIDS-Kranken ist für die Pflegenden ganz besonders belastend, da viele Betroffene etwa gleichaltrig sind. Durch die lange Behandlungszeit entwickelt sich zudem häufig eine tiefe emotionale Beziehung zwischen Patient und Pflegenden. Aufgrund der sozialen Isolation stehen Pflegende einem AIDS-Patienten an dessen Lebensende oft näher als dessen Angehörige und (frühere) Freunde.

Ist der Patient an **AIDS** erkrankt, richten sich die Aufgaben der Pflegenden nach dem jeweiligen Stadium der Erkrankung und sind an die individuelle Pflegebedürftigkeit und den Allgemeinzustand angepasst. Die Krankenbeobachtung richtet sich auch auf die Symptome der Folgeerkrankung (Soorösaphagitis, Pneumonie, Toxoplasmose etc.).

Allgemeine Hinweise

- Die **Schweigepflicht** wird, wie bei allen Patienten, unbedingt beachtet. Dies ist u. a. für ein gutes Vertrauensverhältnis zwischen Patient und Pflegenden – und damit auch für offene Gespräche – unabdingbar
- Erhält der Patient **Besuch,** sollte er sich mit seinem Besucher ungestört unterhalten können. Gespräche werden nur in Ausnahmefällen unterbrochen. Eventuell kann ein separater Raum für Patienten und Besucher auf der Station zur Verfügung gestellt werden
- Die **Gespräche** mit dem Patienten sollten sich nicht nur auf die Erkrankung beziehen. Die Bezugspflegende, die sich der Patient nach Möglichkeit selbst aussucht, sollte ihm sensibel zuhören und bei passender Gelegenheit an Aussagen anknüpfen, die den Patienten aus dem ständigen gedanklichen Kreisen um seine Erkrankung und die aktuelle Lebenssituation herausführen. Gemeinsam gilt es zu überlegen, was das Leben lebenswert macht. Gibt es noch Ziele, auf deren Erfüllung der Patient hinarbeiten, auf die er sich freuen kann?
- Die Pflegenden beachten, dass bei einigen Patienten zusätzlich Suchtprobleme (➤ Kapitel 22) bestehen.

> Beim Umgang mit HIV-Infizierten sind Maßnahmen der Pflegenden zum **Selbstschutz** zwar unumgänglich, doch besteht bei normalen alltäglichen Kontakten *keine* Ansteckungsgefahr! Für die Patienten ist es wichtig, dass sie angemessen behandelt werden. Sie registrieren sehr genau, wenn sich jemand aus Angst vor Ansteckung kaum in ihre Nähe wagt.

6.5 Zeckenbedingte ZNS-Infektionen

> **Zeckenbedingte ZNS-Infektionen:** Im engeren Sinne bakterielle oder virale ZNS-Infektionen, die durch den Stich einer Zecke übertragen worden sind (➤ Abb. 6.4). In (Mittel-)Europa von Bedeutung sind:
> - Frühsommer-Meningoenzephalitis **(FSME)** – viral bedingt
> - **Lyme-Borreliose** – bakteriell bedingt.

6.5.1 FSME

Die unter Laien bekannteste durch Zecken übertragene Erkrankung ist die virale **FSME** *(Frühsommer-Meningoenzephalitis).*

Krankheitsentstehung

Die FSME wird durch das **FSME-Virus** hervorgerufen. Zecken bilden das Reservoir für das Virus und übertragen es bei ihrem

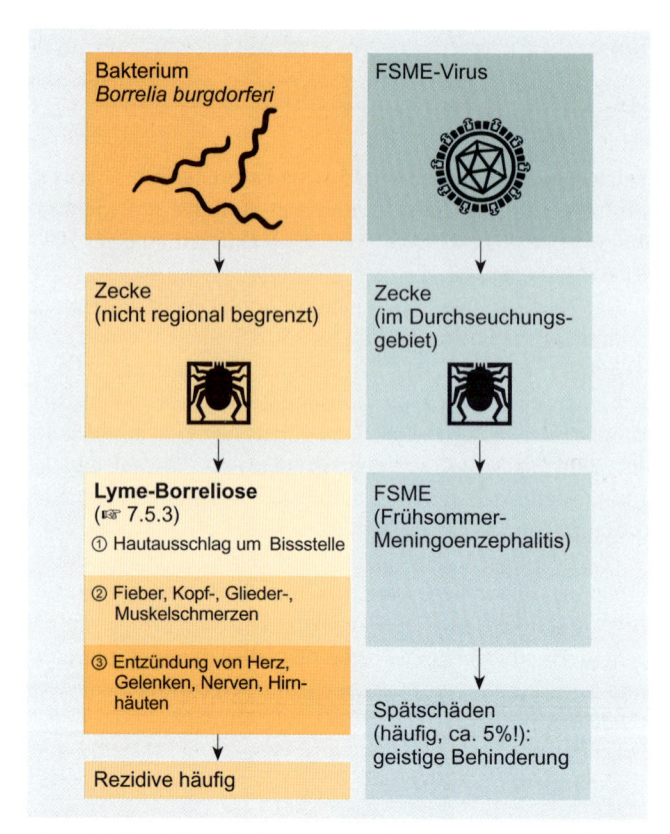

Abb. 6.4 Die beiden häufigsten von Zecken übertragenen Krankheiten sind die **Lyme-Borreliose** und die **FSME.** [A400]

Stich auf den Menschen. Die Inkubationszeit beträgt 1–3 Wochen.

Symptome, Befund und Diagnostik

Der typische **Krankheitsverlauf** ist zweiphasig. Die Krankheit beginnt mit grippeähnlichen Symptomen. Nach mehrtägiger Beschwerdefreiheit folgen die Symptome der ZNS-Beteiligung. In der Mehrzahl der Fälle entwickelt sich eine Meningitis oder Meningoenzephalitis mit relativ guter Prognose. Seltener sind eine Meningomyelitis mit Lähmungen oder eine Radikulitis.

Die **Diagnose** erfolgt durch Liquor- und Blutuntersuchungen. Das FSME-Virus gehört zu den meldepflichtigen Krankheitserregern.

Behandlungsstrategie und Pflege

Die Therapie ist rein symptomatisch.
Pflege von Menschen mit Meningitis ➤ 6.1.4

Prognose und Prophylaxe

In Deutschland ist die Gesamtletalität mit etwa 1 % vergleichsweise gering, Residuen sind allerdings möglich. Insgesamt verläuft die Erkrankung bei Kindern milder als bei Erwachsenen.

Eine aktive **Impfung** ist möglich. Da die Zecken aber nur in einigen Gegenden (z. B. Teile von Süddeutschland, Österreich,

Schweiz, Südosteuropa) in höherer Zahl von dem Virus befallen und neurologische Impfkomplikationen möglich sind, ist die aktive Impfung nur bei erhöhter Gefährdung (z. B. Waldarbeiter) angezeigt. Auch für Kinder steht ein Aktivimpfstoff zur Verfügung, die Impfindikation sollte aber – wie auch bei Erwachsenen – sorgfältig geprüft werden. Weitere Informationen finden sich auf der Homepage des Robert-Koch-Instituts unter www.rki.de.

6.5.2 Lyme-Borreliose

Wesentlich häufiger, aber weniger beachtet als die FSME, ist die **Lyme-Borreliose** *(Lyme-Disease, Bannwarth-Syndrom).*

Krankheitsentstehung

Erreger der ebenfalls durch Zecken übertragenen Lyme-Borreliose ist das Bakterium **Borrelia burgdorferi.**

Symptome und Stadieneinteilung

Typischerweise verläuft die Erkrankung in **drei Stadien:**
- **Stadium I:** 3–30 Tage nach Infektion bildet sich um die Zeckenstichstelle das **Erythema chronicum migrans,** eine flächenhafte, sich zirkulär ausbreitende Hautrötung, die spontan nach Tagen bis Monaten wieder verschwindet (➤ Abb. 6.5). Parallel werden grippeähnliche Allgemeinsymptome (Fieber, Gelenk-, Kopf- und Muskelschmerzen) beobachtet
- **Stadium II:** Etwa 3–4 Wochen nach Infektion entwickeln 15 % der Betroffenen neurologische Symptome, am häufigsten eine Meningopolyradikulitis oder Meningopolyneuritis. Kennzeichnend sind radikuläre Schmerzen, Hirnnervenausfälle (am häufigsten *Fazialisparese,* nicht selten beidseits, ➤ 4.1.1) und periphere asymmetrische Paresen vom Mononeuritis-multiplex-Typ, also asymmetrische Paresen einzelner Nerven durch die Entzündung der Nervenwurzeln mit den umgebenden Häuten. Selten kommt es zu einer rein lymphozytären Meningitis, einer Enzephalitis oder einer Plexusneuritis
- **Stadium III:** Monate bis Jahre später entwickelt ein Teil der Betroffenen neurologische Spätsymptome, z. B. eine chronische Enzephalomyelitis, eine zerebrale Vaskulitis oder eine chronische Polyneuropathie, die ohne Behandlung immer weiter fortschreiten. Parallel treten trophische Störungen an den betroffenen Extremitäten auf.

Abb. 6.5 Lyme-Borreliose Stadium I: Großflächiges Erythema migrans über der rechten Gesäßhälfte, 1–3 Wochen nach dem Zeckenstich. [M123]

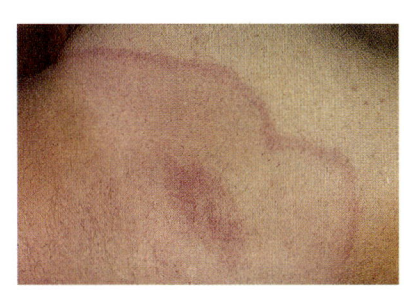

Einige Patienten leiden nach durchgemachter Borreliose-Erkrankung unter einem **Post-Borreliose-Syndrom,** das sich durch Muskelschmerzen und depressive Stimmungslage auszeichnet und nicht auf eine Antibiotikatherapie anspricht.

Diagnostik und Differenzialdiagnose

Ein Zeckenstich ist häufig nicht eruierbar. Die Hauterscheinungen des Stadiums I sind so typisch, dass die Diagnose bei ihrem Vorliegen klinisch gestellt werden kann. Der Liquor ist im Stadium I nicht entzündlich verändert.

Bei neurologischen Manifestationen einer Borreliose (**Neuroborreliose**) sind sowohl im Blut als auch im Liquor des Patienten spezifische IgG- und IgM-Antikörper gegen *Borrelia burgdorferi* nachweisbar. Im Liquor finden sich außerdem eine lymphozytäre Pleozytose und eine Eiweißerhöhung. Für den direkten Erregernachweis stehen Kultur und PCR zur Verfügung.

Differenzialdiagnostisch müssen vor allem entzündliche Erkrankungen anderer Genese wie etwa Meningitiden anderer Ursache, eine Multiple Sklerose (➤ 6.10), andere Polyneuropathien-Formen (➤ 4.4) oder ein Guillain-Barré-Syndrom (➤ 4.5) ausgeschlossen werden. Hierzu können auch bildgebende Verfahren (Computer-, Kernspintomografie) oder elektrophysiologische Untersuchungen (axonal denervierende Polyneuropathie) angezeigt sein.

Behandlungsstrategie und Pflege

Im Stadium I werden Amoxicillin oder Tetrazykline oral gegeben. In der Therapie der Neuroborreliose steht heute die systemische Gabe von Cephalosporinen der dritten Generation wie Ceftriaxon (z. B. Rocephin®) im Vordergrund. Zusätzlich sind Physiotherapie und symptomatische Schmerztherapie wichtig. *Pflege bei Meningitis* ➤ 6.1.4

Prognose

In der Mehrzahl der Fälle bilden sich die neurologischen Defizite unter spezifischer antibiotischer Therapie relativ rasch und meistens vollständig zurück, Defektzustände kommen aber vor. Die chronischen Syndrome im Stadium III der Erkrankung haben eine schlechte Prognose, in etwa 20–30 % der Fälle kommt es zu einer Defektheilung mit Restparesen.

6.6 Poliomyelitis

Poliomyelitis (*Poliomyelitis epidemica anterior acuta,* kurz *Polio, epidemische spinale Kinderlähmung*): Akute virale Infektionskrankheit, die bei einem geringen Teil der Infizierten zu schweren Lähmungen führt und lebensbedrohlich sein kann. In den Industrieländern durch Impfungen aller Kinder stark zurück gegangen. Bereits im Juni 2002 wurde die Europäische Region von der WHO als poliofrei zertifiziert (📖 6).

Krankheitsentstehung

Erreger der **Poliomyelitis** sind **Poliomyelitis-Viren Typ I–III**. Sie werden fäkal-oral, meist durch Schmierinfektion, übertragen.

Die für die Erkrankung typischen Lähmungen werden durch direkte Schädigung der grauen Substanz hervorgerufen, insbesondere der motorischen Vorderhornzellen des Rückenmarks.

Symptome, Befund und Diagnostik

Die Erkrankung hat sehr unterschiedliche Verläufe:
- Ca. 90–95 % aller Infizierten merken überhaupt nichts von der Infektion (**inapparente Infektion**)
- Ca. 5 % bekommen lediglich unspezifische Beschwerden unterschiedlicher Ausprägung. Diese **abortive Verlaufsform** wird in der Regel als Grippe verkannt
- Ca. 0,1–1 % der Infizierten entwickeln die schwere und gefürchtete **paralytische Verlaufsform.** Der Krankheitsverlauf ist typischerweise biphasisch. Nach einem grippeähnlichen Prodromalstadium mit meningealen Reizerscheinungen und Durchfall entwickeln die Betroffenen nach 1–4 Tagen oft innerhalb weniger Stunden Muskelschmerzen, ein meningeales Syndrom und schlaffe, asymmetrische Lähmungen. Sensibilitätsstörungen treten nicht auf. Lebensbedrohlich sind rasch aufsteigende Lähmungen mit Beteiligung der Atemmuskulatur.

Die **Diagnose** wird durch Klinik, Virusnachweis im Stuhl (bis drei Wochen nach Krankheitsausbruch) oder im Rachenabstrich und durch serologische Blutuntersuchungen gestellt. Im Liquor findet sich bei mäßiger Eiweißerhöhung eine zunächst granulozytäre und später lymphozytäre Pleozytose. Sowohl die Poliomyelitis als auch das Poliomyelitis-Virus sind meldepflichtig. Als Polioverdacht dabei gilt jede schlaffe Lähmung, auch wenn sie wahrscheinlich eine andere Ursache (wie etwa ein Guillain-Barré-Syndrom, ➤ 4.5) hat!

Behandlungsstrategie und Pflege

Eine kausale **Therapie** ist nicht möglich. Die Behandlung beschränkt sich auf symptomatische Maßnahmen und Physiotherapie.

Pflegende von Poliopatienten sollten einen ausreichenden Impfschutz gegen Polio besitzen. Pflegerisch sind besondere Hygiene- und Desinfektionsmaßnahmen zu beachten, da der Stuhl des Patienten ansteckend ist:
- Der Kranke wird in einem Einzelzimmer untergebracht
- Bei möglicher Kontamination sind Handschuhe, Schutzkittel und bei Nichtimmunen ein Mund-Nasen-Schutz erforderlich
- Geschirr und kontaminierte Wäsche müssen desinfiziert werden
- Wegen möglicher Keimverschleppung werden die patientennahen Flächen regelmäßig während des Aufenthalts, nach der Entlassung auch die Matratzen, Kissen und Decken desinfiziert.

Pflege von Menschen mit Meningitis ➤ 6.1.4

Prognose und Prophylaxe

Oft beginnt schon nach wenigen Tagen die Rückbildungsphase, in der die Lähmungen häufig gut zurückgehen. Defektzustände mit einer ausgeprägten Behinderung sind dennoch nicht selten. Besonders bei Kindern in der Wachstumsphase kommt es oft zu bleibenden Paresen und Muskelatrophien, die betroffenen Extremitäten bleiben im Wachstum zurück. Bei Befall der Rumpfmuskulatur entstehen erhebliche Wirbelsäulenverkrümmungen. Bei Hirnnervenbeteiligung oder Atemstörungen beträgt die Sterblichkeit bis zu 60 %.

Als Spätkomplikation tritt bei 30–50 % der Patienten 15–30 Jahre später eine langsam fortschreitende Vorderhorndegeneration auf. Die Ursache dieses **Post-Polio-Syndroms** ist unbekannt, seine Therapie rein symptomatisch.

Aus diesen Gründen sollten alle Kinder und Erwachsenen gegen Polio geimpft sein. Seit wenigen Jahren wird in Deutschland die Injektions-Totimpfung allgemein empfohlen. Die Schluckimpfung mit lebenden Impfstämmen bleibt aber für spezielle Indikationen (z. B. Abriegelung bei Polioausbrüchen) zugelassen. Eine Auffrischungsimpfung nach dem 18. Lebensjahr wird zurzeit nicht mehr allgemein empfohlen, sondern gilt als Indikationsimpfung. Eine durchgemachte Poliomyelitis hinterlässt i. d. R. eine lebenslange Immunität.

6.7 Neurolues

> **Neurolues** *(Neurosyphilis):* Zusammenfassende Bezeichnung für die neurologischen Manifestationen der **Lues** *(Syphilis).*

Die Lues *(Syphilis)* gehört zu den sogenannten klassischen Geschlechtskrankheiten. Sie wird durch das Bakterium *Treponema pallidum* hervorgerufen. Früher gefürchtet, sind die neurologischen Manifestationen der Lues (Neurolues) heute durch die Verfügbarkeit antibiotischer Therapien kaum noch zu beobachten.

Krankheitsentstehung

Die Treponemen werden mit dem Blutstrom in alle Organe verteilt und gelangen so auch ins Gehirn und Rückenmark. Nur etwa 10 % der infizierten und unbehandelten Patienten entwickeln jedoch eine Neurolues mit fortschreitender neurologischer Symptomatik.

Symptome und Untersuchungsbefund

Sekundärstadium
Bei knapp einem Drittel aller Patienten kommt es nach ca. acht Wochen im Rahmen der hämatogenen Streuung der Bakterien

zu einer Reizung der Hirnhäute, die jedoch vielfach ohne Beschwerden verläuft.

- **Akute frühluetische Meningitis.** Verläuft die Hirnhautbeteiligung mit deutlichen Beschwerden, wird sie als akute frühluetische Meningits bezeichnet. Es treten mit Fieber, Kopfschmerzen und Nackensteife die typischen Meningitissymptome auf, Hirnnervenausfälle und erhöhter Hirndruck sind möglich. Betrifft der Prozess die Rückenmarkshäute, so sind auch radikuläre Symptome, z. B. Reflexverlust oder periphere Lähmungen, zu beobachten. Der Liquor ist entzündlich verändert
- **Asymptomatische Neurolues.** Eine asymptomatische Neurolues äußert sich lediglich in entzündlichen Liquorveränderungen, nicht aber klinisch. Oft kommt es nach Wochen bis Monaten zur Spontanheilung mit Normalisierung der Liquorbefunde. Als *asymptomatische Neurolues mit später Latenz* wird ein Syndrom bezeichnet, bei dem über Jahre hinweg pathologische Liquorbefunde ohne entsprechende neurologische Symptomatik erhoben werden. Dieses Syndrom wird als Risikofaktor für die Entstehung typischer spätluetischer Syndrome gewertet, die sich jedoch nur bei fehlender spezifischer Therapie entwickeln.

Tertiärstadium

Einige Jahre nach der Infektion kommt es bei etwa 10 % der Infizierten vor allem zur Entzündung des ZNS-Mesenchyms mit meningealen Veränderungen und einer Vaskulitis (Gefäßentzündung), die durch Gefäßverschlüsse zu wiederholten zerebralen Ischämien führt. Bei dieser **Lues cerebrospinalis** kommt es je nach Lokalisation der Entzündungsherde zu meningealen, zerebralen oder spinalen Symptomen. Entsprechend werden bunte Bilder mit Hirnnervenausfällen, Sehnervenbefall, psychoorganische Syndrome, Demenz, Kopfschmerzen, Schlaganfälle (Mikroangiopathie), Pupillenstörungen, epileptische Anfälle und Querschnittsläsionen beobachtet.

Quartärstadium

Erst etwa 8–20 Jahre nach Infektion treten Syndrome des parenchymatösen Befalls auf. Hierzu gehören:

- **Tabes dorsalis.** Kennzeichnend für die Tabes dorsalis ist eine Entmarkung der Hinterwurzeln und Hinterstränge im Rückenmark. Es resultieren eine Abschwächung bzw. ein Verlust der Muskeleigenreflexe, insbesondere der Beine, sowie eine Störung des Lage- und Vibrationsempfindens. In Kombination mit Muskelatonie und einer zusätzlichen Störung des Oberflächenempfindens ergibt sich die klassische Hinterstrangataxie. Weiter gehören zur Tabes dorsalis lanzinierende (einschießende) Schmerzen durch Störung der Schmerzempfindung, trophische Störungen, Blasenstörungen, Atrophie des N. opticus sowie klassischerweise die **reflektorische Pupillenstarre** (direkte und indirekte Pupillenreaktion der oft entrundeten Pupille erloschen, Konvergenzreaktion jedoch erhalten, *Argyll-Robertson-Phänomen*).
- **Progressive Paralyse.** Hierbei handelt es sich um eine subakute bis akute Meningoenzephalitis besonders des Stirnhirns mit chronisch fortschreitender Psychose und Demenz. Sie ist oft kombiniert mit Pupillenstörungen und Dysarthrie.

Auch Kombinationen tabischer und paralytischer Symptome werden beobachtet. Entsprechend wird dieses Syndrom als *Taboparalyse* bezeichnet.

Diagnostik

Besteht aufgrund der klinischen Symptome der Verdacht auf eine Neurolues, kann der Nachweis mittels mikroskopischer (Dunkelfeld- und Fluoreszenzmikroskopie) bzw. laborchemischer Untersuchungen erfolgen. Diese können aber nur eine Lues-Infektion als solche feststellen. Für die **Diagnose** einer Neurolues mit Befall des Nervensystems ist die Liquoruntersuchung entscheidend. Beweisend für eine Neurolues ist ein entzündlich veränderter Liquor mit Nachweis im ZNS produzierter Antikörper gegen Treponemen. Das Vorhandensein von IgM-Antikörpern gegen Treponemen im Liquor und ein positiver VDRL-Test im Blut oder Liquor bedeuten eine aktive Neurolues und damit Behandlungsbedürftigkeit. In der Magnetresonanztomografie gelingt der Nachweis entzündlicher zerebraler oder spinaler Veränderungen.

Da eine Neurolues je nach Symptombild fast jede andere neurologische Erkrankung imitieren kann, umfasst die Differenzialdiagnostik nahezu alle neurologischen Krankheitsbilder und ist oft mit erheblichem Untersuchungsaufwand verbunden. Nach Diagnosesicherung erfolgen technische Untersuchungen zur Diagnose bzw. zum Ausschluss weiterer Organmanifestationen der Lues (z. B. Aortenaneurysma durch Mesaortitis luica). Außerdem wird ein HIV-Test durchgeführt, da beide Infektionen infolge des gleichen Übertragungswegs nicht selten gleichzeitig vorliegen.

Behandlungsstrategie und Pflege

Die **Therapie** der Neurolues besteht in der parenteralen Gabe von hoch dosiertem Penicillin, entweder intravenös über 14 Tage oder durch tägliche i. m. Injektionen über 3–4 Wochen. Entscheidend ist, dass während der Therapie konstant hohe Serumspiegel erzielt werden. Alternativ kommen Erythromycin, Tetrazykline oder Cephalosporine in Betracht. Therapieziel ist die Sanierung des Liquors über mindestens zwei Jahre. Im Verlauf sind daher regelmäßige Liquorpunktionen und ggf. erneute Antibiotikagaben erforderlich.

Seltene Komplikation unter dieser Behandlung ist in den ersten drei Tagen die **Jarisch-Herxheimer-Reaktion** mit Fieber, Kopf- und Muskelschmerzen und Kreislaufreaktionen, die durch den Zerfall der Treponemen bedingt ist.

Zusätzlich werden die verschiedenen Krankheitssymptome symptomatisch behandelt.

Pflege bei Meningitis ➤ 6.1.4

Prognose

Der Verlauf einer Neurolues unter Therapie hängt von der Erkrankungsdauer und dem klinischen Symptomenkomplex zum Zeitpunkt des Therapiebeginns ab. Infolge der erfolgreichen und konsequenten Penicillin-Therapie werden Spätstadien einer Neurolues mit Defektheilung heute praktisch nicht mehr beobachtet.

6.8 Herpes zoster

> **Herpes zoster** (Zoster-Radikulitis, Gürtelrose, Gesichtsrose): Zweiterkrankung durch Reaktivierung von Varicella-Zoster-Viren, die nach einer Windpockeninfektion in den Spinalganglien sensibler Nerven latent vorhanden sind. Typisch sind neben Hauterscheinungen (Bläschen auf entzündlich geröteter Haut) die oft unerträglich starken Schmerzen.

Krankheitsentstehung

Nach überstandener Windpocken-Erkrankung überdauern Varicella-Zoster-Viren unbemerkt in den (Spinal-)Ganglien sensibler Hirnnerven. Durch verschiedene Reize (z. B. Immunsuppression, Infektion, UV-Strahlen, Traumata) kommt es zu einer Reaktivierung des Virus und zur Entzündung des betroffenen Ganglions mit Schädigung der angrenzenden Wurzeln bzw. Nervenabschnitte (> Abb. 6.6) Das Virus wandert entlang der Nerven zur Oberfläche und ruft dort die Hautveränderungen hervor.

Symptome

Die Erkrankung beginnt meist mit Schmerzen im Versorgungsgebiet des betroffenen Nervs, evtl. auch mit Allgemeinsymptomen wie etwa Fieber. Danach entwickeln sich die typischen Hautveränderungen mit Rötung und flüssigkeitsgefüllten Bläschen, die charakteristischerweise auf das Versorgungsgebiet *eines* sensiblen Nervs begrenzt bleiben. Im Fall eines Spinalnervs heißt die Erkrankung **Gürtelrose** (> Abb. 6.7), beim N. trigeminus **Gesichtsrose.** Die heftigen, stechend-reißenden Schmerzen können den Patienten völlig zermürben.

> **VORSICHT!**
> **Infektionsgefahr.** Der Inhalt der flüssigkeitsgefüllten Bläschen ist infektiös! Zum Schutz reichen die allgemeinen Hygieneregeln aus, allerdings sollten abwehrgeschwächte Menschen, Schwangere und Kinder nicht in Kontakt mit den Patienten treten. Kinder ohne Immunität erkranken nach Kontakt an Windpocken.

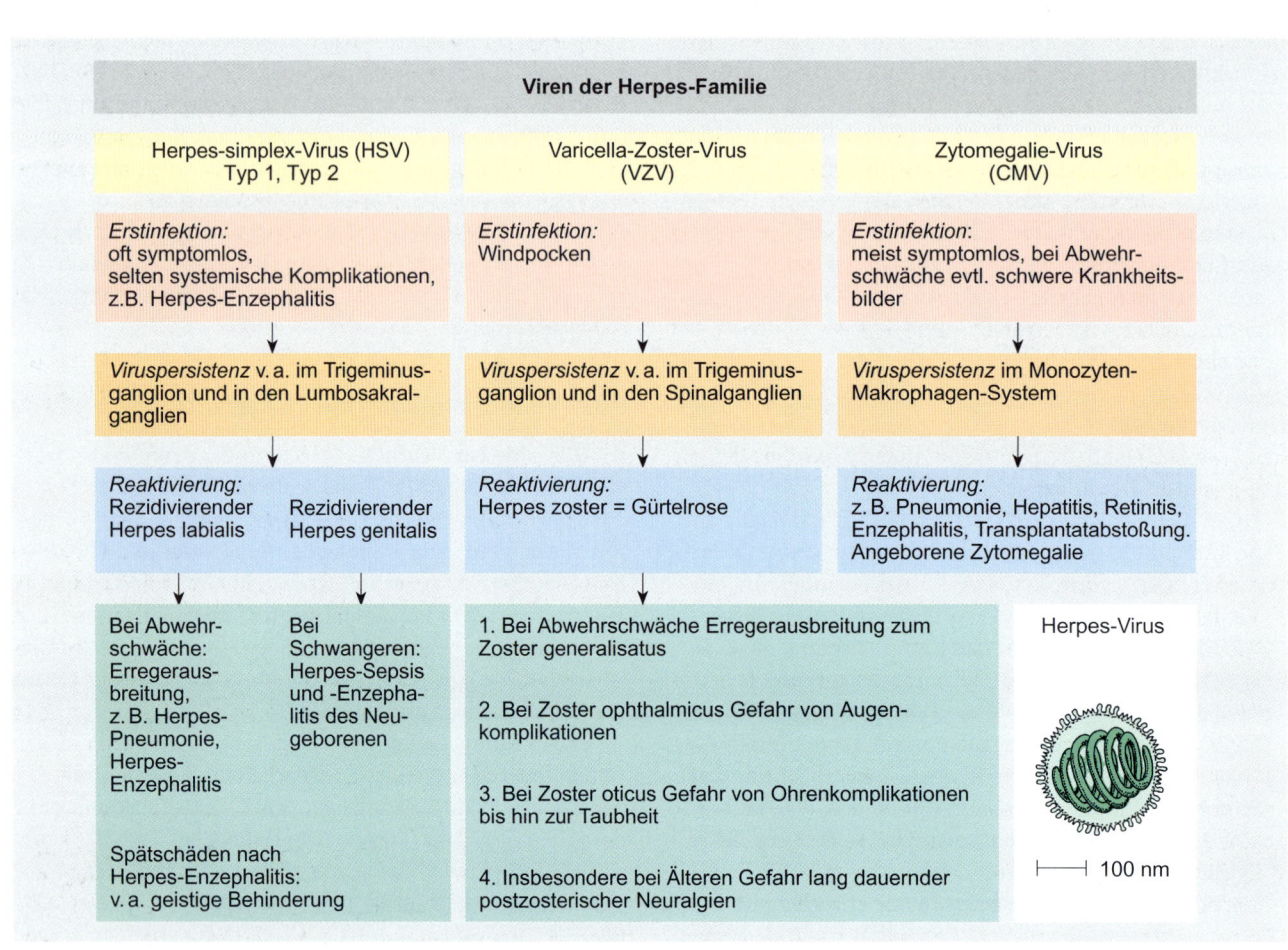

Viren der Herpes-Familie		
Herpes-simplex-Virus (HSV) Typ 1, Typ 2	Varicella-Zoster-Virus (VZV)	Zytomegalie-Virus (CMV)
Erstinfektion: oft symptomlos, selten systemische Komplikationen, z.B. Herpes-Enzephalitis	*Erstinfektion:* Windpocken	*Erstinfektion*: meist symptomlos, bei Abwehrschwäche evtl. schwere Krankheitsbilder
Viruspersistenz v. a. im Trigeminusganglion und in den Lumbosakralganglien	*Viruspersistenz* v. a. im Trigeminusganglion und in den Spinalganglien	*Viruspersistenz* im Monozyten-Makrophagen-System
Reaktivierung: Rezidivierender Herpes labialis / Rezidivierender Herpes genitalis	*Reaktivierung:* Herpes zoster = Gürtelrose	*Reaktivierung:* z. B. Pneumonie, Hepatitis, Retinitis, Enzephalitis, Transplantatabstoßung. Angeborene Zytomegalie
Bei Abwehrschwäche: Erregerausbreitung, z.B. Herpes-Pneumonie, Herpes-Enzephalitis / Bei Schwangeren: Herpes-Sepsis und -Enzephalitis des Neugeborenen. Spätschäden nach Herpes-Enzephalitis: v. a. geistige Behinderung	1. Bei Abwehrschwäche Erregerausbreitung zum Zoster generalisatus 2. Bei Zoster ophthalmicus Gefahr von Augenkomplikationen 3. Bei Zoster oticus Gefahr von Ohrenkomplikationen bis hin zur Taubheit 4. Insbesondere bei Älteren Gefahr lang dauernder postzosterischer Neuralgien	Herpes-Virus ⊢ 100 nm

Abb. 6.6 Durch Viren der Herpes-Familie verursachte Erkrankungen. [A400]

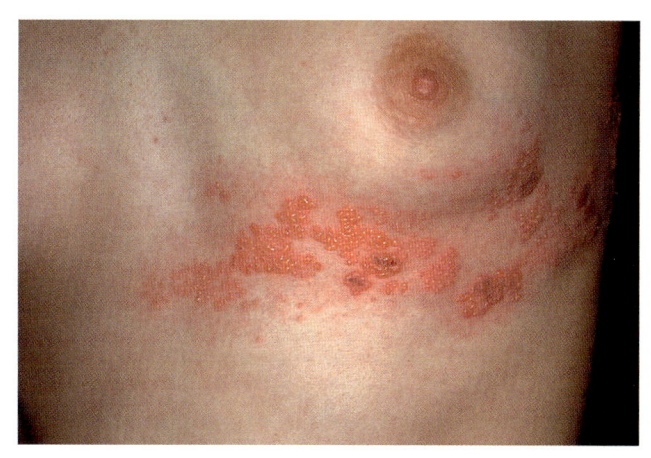

Abb. 6.7 Herpes zoster mit Befall eines thorakalen Dematoms (**Gürtelrose**). [M123]

Sonderfälle
- Bei Befall des Ganglion Gasseri und damit des ersten Trigeminusastes *(Zoster ophthalmicus)* kann die Hornhaut des Auges betroffen sein
- Bei Befall des Ganglion geniculi *(Zoster oticus)* treten die Schmerzen um und im Ohr auf. Oft finden sich die typischen Bläschen nur im Gehörgang oder auf dem Trommelfell. Da bei dieser Zosterform oft eine periphere Fazialisparese als Begleitsymptomatik auftritt, muss umgekehrt bei Patienten mit schmerzhafter peripherer Fazialisparese immer auch an einen Zoster oticus als therapierbare Ursache gedacht werden
- Insbesondere bei immunsupprimierten Patienten kann es zu einer Ausbreitung des Zosters auf den ganzen Körper kommen *(Zoster generalisatus).* Dieses Krankheitsbild ist ernst und prognostisch ungünstig
- Beim *Zoster sine herpete* kommt es zwar zu den typischen Zosterschmerzen, es zeigen sich allerdings keine entsprechenden Hautveränderungen.

VORSICHT!
Bei immunsupprimierten Patienten stellt ein **generalisierter Herpes zoster** ein lebensbedrohliches Krankheitsbild dar!

Neurologische Komplikationen
Im Akutstadium treten insgesamt selten auf:
- Eine klinisch manifeste **Zostermeningitis**
- Eine **Zosterenzephalitis,** die klinisch sehr der Herpes-simplex-Enzephalitis (> 6.2) ähnelt und mit einer begleitenden Entzündung von Hirngefäßen verlaufen kann
- Eine **Zostermyelitis** mit Querschnittssymptomatik
- Eine **Polyradikulitis,** ähnlich dem Guillain-Barré-Syndrom.

Häufige Komplikation ist hingegen die **postherpetische Neuralgie** *(Zosterneuralgie)* mit lang andauernden Schmerzen im betroffenen Hautgebiet. Sie tritt bei bis zu 50 % der Patienten auf, insbesondere bei Älteren, und kann Monate bis Jahre bestehen bleiben. Therapeutisch sind am ehesten Carbamazepin, Gabapentin, Pregabalin und Amitriptylin (> Pharma-Info 14.1) erfolgversprechend.

Diagnostik

Die **Diagnose** wird in aller Regel klinisch gestellt. Weitere Untersuchungen können zur Diagnostik von Komplikationen und zum Ausschluss eines Grundleidens erforderlich sein.

Behandlungsstrategie

Heute wird empfohlen, auch Patienten mit einem unkomplizierten Herpes zoster *frühzeitig* virostatisch zu behandeln, um das Risiko einer postherpetischen Neuralgie zu vermindern. Präparate der Wahl sind z. B. Aciclovir (Zovirax®), Valaciclovir (Valtrex®), Brivudin (Helpin®) oder Famciclovir (Famvir®). Bei immunsupprimierten Patienten oder schweren Verläufen erfolgt die Behandlung parenteral über zwei, ansonsten oral über eine Woche.

Die Hauterscheinungen werden mit Zinkpaste, feuchten Kompressen und bei Superinfektion ggf. antibiotikahaltigen Pasten behandelt. Oft ist eine Schmerztherapie erforderlich.

Pflege

Im Zentrum der Betreuung steht die Hautpflege. Vom Ausschlag betroffene Körperareale werden möglichst trocken gehalten, es werden bei der Therapie nur möglichst leichte, luftdurchlässige Verbände angelegt. Hautfalten werden vor Stauungswärme- und Feuchtigkeit geschützt, der Patient sollte nicht unnötig schwitzen. Neben der Hautbeobachtung wird der Patient nach Schmerzen befragt und die Pflegenden achten auf neurologische Komplikationen.

Prognose

Bei frühzeitiger Therapie heilt die Mehrzahl der Erkrankungen folgenlos ab.

6.9 Spongiforme Enzephalopathien

Spongiforme Enzephalopathien: Verschiedene seltene Erkrankungen, die unter schwammartigem Umbau des Gehirns zum Tode führen. Nach heutigem Kenntnisstand durch Prionen bedingt und daher auch als **Prionenerkrankungen** bezeichnet.
Prionen (kurz für engl. *proteinacous infectious particles* oder *agents*): Abnorme infektiöse Eiweiße oder eiweißähnliche Partikel, die sich ohne Nukleinsäure vermehren können.

Humane spongiforme Enzephalopathien

Seit Langem sind beim Menschen einige seltene Erkrankungen bekannt, die durch Bewegungsstörungen, psychische Auffälligkeiten und intellektuellen Abbau gekennzeichnet sind und nach unterschiedlich langer Zeit unweigerlich zum Tode führen. Das Gehirn der Verstorbenen ist deutlich verändert, insbesondere zeigen sich eine Wucherung der Neuroglia und eine schwammartige Degeneration mit hochgradigem Nervenzellschwund. Aufgrund dieses histologischen Bildes werden die Erkrankungen unter dem Begriff der **humanen** (menschlichen) **spongiformen Enzephalopathien** zusammengefasst. Die häufigste humane spongiforme Enzephalopathie ist die *Creutzfeldt-Jakob-Krankheit.*

Creutzfeldt-Jakob-Krankheit und neue Variante der Creutzfeldt-Jakob-Krankheit

> **Creutzfeldt-Jakob-Krankheit** *(CJK):* Neuropsychiatrische, stets tödlich verlaufende Erkrankung mit den Leitsymptomen Bewegungsstörungen und Demenz. Mit einer Häufigkeit von ca. 1 pro 1 Mio. Einwohner insgesamt sehr selten, jedoch häufigste spongiforme Enzephalopathie des Menschen.
> **Neue Variante der Creutzfeldt-Jakob-Krankheit** *(nvCJK):* In den 90er-Jahren erstmals beobachtete neue Verlaufsform der Creutzfeldt-Jakob-Krankheit. Nach heutigem Kenntnisstand bedingt durch eine Übertragung des BSE-Erregers auf den Menschen.

Krankheitsentstehung
Die **klassische Variante der Creutzfeldt-Jakob-Krankheit** tritt am häufigsten sporadisch, seltener familiär gehäuft auf (autosomal-dominanter Erbgang). Bewiesen ist außerdem eine Übertragung durch Dura- und Hornhauttransplantate, durch Wachstumshormon aus menschlichen Hypophysen und durch unzureichend sterilisierte medizinische Instrumente, etwa für stereotaktische Biopsien. Wahrscheinlich ist für die Krankheitsentwicklung eine zusätzliche genetische Disposition erforderlich. Die Inkubationszeit liegt bei 2–30 Jahren.

Die **neue Variante der Creutzfeldt-Jakob-Krankheit** wird auf eine Übertragung des BSE-Erregers auf den Menschen zurückgeführt, am wahrscheinlichsten durch den Verzehr BSE-infizierten Rindfleischs. Einzelheiten bezüglich der Übertragung sind aber unklar, etwa welche Teile eines infizierten Rindes ansteckend sind, welche Erregerzahl für eine Infektion erforderlich ist und ob es noch andere Infektionswege gibt.

Symptome und Untersuchungsbefund
Die **klassische Variante** beginnt typischerweise nach dem 60. Lebensjahr mit Wesensveränderung und intellektuellem Abbau. Später treten neurologische Symptome, insbesondere Bewegungsstörungen, hinzu. Im Endstadium der Dezerebrationsstarre ist der Patient vollkommen von der Pflege anderer abhängig. Für die iatrogene Übertragung sind motorische Störungen als Erstsymptom kennzeichnend.

Die **neue Variante** der Creutzfeldt-Jakob-Krankheit betrifft bislang eher jüngere Menschen, teilweise vor dem 20. Lebensjahr. Als Erstsymptom fallen oft Wesensveränderungen wie etwa eine Depression oder Antriebsarmut auf, denen Bewegungsstörungen und verhältnismäßig spät eine Demenz folgen.

Diagnostik
Die Verdachtsdiagnose wird klinisch gestellt (Familienanamnese, entsprechende ärztliche Therapien in der Vorgeschichte des Patienten?). Bei der klassischen Creutzfeldt-Jakob-Krankheit ist vielfach das EEG typisch verändert, die Kernspintomografie ergibt häufig pathologische Befunde im Bereich der Basalganglien. Die Routineuntersuchungen des Liquors sind unauffällig. Die Diagnose kann erhärtet werden durch den Nachweis des Proteins 14-3-3 im Liquor (Speziallabor), außerdem sind die neuronenspezifische Enolase (NSE), das S100- bzw. das Tau-Protein im Liquor erhöht. Eine endgültige Diagnose ist jedoch nur durch eine **Hirnbiopsie** möglich, welche die typischen schwammartigen Veränderungen zeigt, jedoch nur selten indiziert ist. Wahrscheinlich wurde die klassische Creutzfeldt-Jakob-Krankheit bislang häufig als Demenz anderer Ursache fehldiagnostiziert (> 21.3).

Die Kernspintomografie ist zwar häufig pathologisch verändert, dies ist jedoch nur ein Hinweis und nicht beweisend. Beide Varianten der Creutzfeldt-Jakob-Erkrankung sind wie alle anderen menschlichen spongiformen Enzephalopathien bereits bei Verdacht meldepflichtig. Ausnahme sind die erblichen Formen.

Behandlungsstrategie
Eine kausale **Behandlung** gibt es nicht, alle Therapiemaßnahmen sind rein symptomatisch.

Pflege
Hygienemaßnahmen > unten: Prophylaxe

Auch die pflegerischen Maßnahmen sind rein auf eine Beschwerdelinderung gerichtet. Einen Schwerpunkt bildet die psychische Betreuung der Betroffenen und der Angehörigen in der Auseinandersetzung mit dem tödlichen Verlauf der Erkrankung.

Prognose
Beide Erkrankungen führen unaufhaltsam zum Tode, die klassische Variante der Creutzfeldt-Jakob-Krankheit nach einigen Monaten bis zwei Jahren, die neue nach einem längeren Verlauf von oft mehreren Jahren.

Prophylaxe
Da ein Zusammenhang zwischen BSE und nvCJK sehr wahrscheinlich ist, haben die schnellstmögliche Ausrottung der Rinderseuche BSE, das Erkennen BSE-infizierten Fleisches und sein Entfernen aus der Nahrungskette herausragende Bedeutung für die Prophylaxe. Es gibt jedoch bislang keine Tests, die den Erreger am infizierten, aber noch nicht erkrankten lebenden Tier nachweisen können.

Außerdem muss eine Übertragung von CJK und nvCJK von Mensch zu Mensch verhindert werden. Dies wird dadurch erschwert, dass bezüglich der Übertragbarkeit insbesondere von nvCJK nur wenig gesichertes Wissen existiert und die Zahl der Erkrankungen derzeit überhaupt noch nicht abzuschätzen ist.

Für die Herstellung von Blutprodukten wurden die Vorschriften daher verschärft. Ansonsten empfehlen Wissenschaftler zurzeit folgendes Verhalten:
- Bei normalen Kontakten wird keine Gefährdung gesehen. Isolierung des Kranken oder über das normale Maß hinausgehende **Hygienemaßnahmen** im normalen Pflegealltag sind nicht erforderlich (das Tragen von Handschuhen bei Kontakt, z. B. mit Blut und Urin, ist selbstverständlich)
- Ärzte und Pflegende verwenden, wenn irgend möglich, **Einmalmaterialien.** Ist dies nicht möglich, werden die Geräte entweder vernichtet oder mit speziellen Verfahren desinfiziert. Einzelheiten diesbezüglich sind entsprechenden Publikationen des Robert Koch-Instituts (www.rki.de) oder der WHO (www.who.int/en) zu entnehmen. Ärzte und Pflegende tragen bei allen invasiven Eingriffen Schutzkleidung.

6.10 Multiple Sklerose

> **Multiple Sklerose** (kurz *MS;* auch *Encephalomyelitis disseminata,* kurz *ED*): Ätiologisch ungeklärte chronisch-entzündliche ZNS-Erkrankung, die zur herdförmigen Zerstörung der Markscheiden führt. Mit einer Häufigkeit von 30–80 auf 100.000 Einwohner eine der häufigsten neurologischen Erkrankungen in unseren Breiten. Die Erstmanifestation erfolgt v. a. im 20.–40. Lebensjahr. Frauen sind häufiger betroffen als Männer.

6.10.1 Krankheitsentstehung und Symptome

Krankheitsentstehung

Bei der Multiplen Sklerose kommt es in der weißen Substanz des ZNS zu multiplen (mehreren) Entzündungsherden **(Plaques)** mit **Demyelinisierung** (Zerstörung der Markscheiden, *Entmarkung*) und nachfolgender Narbenbildung. Besonders betroffen sind die Nachbarschaft der Hirnventrikel, Sehnerv, Hirnstamm und Kleinhirn. Die Nervenzellaxone bleiben in der Regel intakt.

Die neurologischen Ausfälle sind Folge der durch den Verlust der Markscheiden verlangsamten oder sogar unterbrochenen Erregungsleitung.

Demyelinisierung, d. h. ein Verlust der Markscheiden, tritt bei vielen neurologischen Erkrankungen auf. Erkrankungen, bei denen sie den Hauptbefund darstellen, heißen entsprechend **demyelinisierende Erkrankungen.** Die bekannteste demyelinisierende Erkrankung ist die Multiple Sklerose.

Die Multiple Sklerose wird als eine Autoimmunerkrankung mit genetischer Disposition (Bevorzugung des weiblichen Geschlechts, positives HLA-DR2 bei 70 % der Patienten) verstanden, wobei eine T-Zell-Aktivierung am Beginn der pathogenetischen Vorgänge zu stehen scheint. Dabei scheint die Exposition eines pathogenen Faktors bis zum 15. Lebensjahres von Bedeutung zu sein.

Die Bedeutung der Umwelt zeigte sich durch Studien unter Auswanderern, die ergaben, dass bei Auswanderung vor dem 15. Lebensjahr das Erkrankungsrisiko dem des Einwanderungslandes entspricht, während bei älteren Auswanderern das Risiko aus dem alten Heimatland „mitgenommen" wird.

Symptome und Untersuchungsbefund

Grundsätzlich können Entmarkungsherde überall im ZNS auftreten. Die klinische Symptomatik ist entsprechend vielgestaltig und von Lokalisation, Anzahl und Größe der Plaques abhängig. Kleinere Herde können klinisch asymptomatisch bleiben.

- **Augensymptome:** Sehnervenentzündungen treten sehr häufig auf und stellen oft das Erstsymptom dar. Der Patient klagt über verschwommenes Sehen. Bei Beteiligung der Papille findet sich bei der Augenspiegelung ein Papillenödem. Bei der **Retrobulbärneuritis** ist der Spiegelbefund unauffällig. Nach der Rückbildung der Sehkraftminderung entwickelt sich häufig eine *temporale* (schläfenseitige) Abblassung der Papille. Störungen der *Okulomotorik* (Augenmuskelbewegungen) mit der Wahrnehmung von Doppelbildern treten bei Beteiligung des Hirnstamms auf
- **Sensibilitätsstörungen:** Sowohl Missempfindungen („Ameisenlaufen" oder „pelziges Gefühl") als auch vermindertes Berührungs-, Temperatur- und Schmerzempfinden sind möglich. Charakteristisch ist auch das **Lhermitte-Zeichen** als sensibles Reizsyndrom: Beim Kopfbeugen gibt der Patient einen „Stromstoß" entlang der Wirbelsäule an
- **Zentrale Paresen:** Sie bestimmen in erster Linie das klinische Bild im weiteren Verlauf. Meist sind sie distal und beinbetont. Die Muskeleigenreflexe sind in der Regel beidseits gesteigert, auch finden sich häufig Pyramidenbahnzeichen und eine spastische Tonuserhöhung. Schon früh kommt es zum Ausfall der Bauchhautreflexe
- **Kleinhirnsymptome:** Besonders typisch sind Sprechstörungen (d. h., die Wörter werden undeutlich artikuliert, häufig skandierendes Sprechen), zerebellare Ataxie und Intentionstremor. Die Kombination aus Koordinationsstörungen und spastischer Lähmung führt zu einem typisch veränderten, breitbeinig-steifen Gangbild. Als zerebellare Okulomotorikstörungen finden sich u. a. eine ruckartige *(sakkadierte)* Blickfolge und ein Nystagmus (> 1.8.3)
- **Gesichtsschmerzen:** Selten kommt auch eine Trigeminusneuralgie (> 4.1.2) vor
- **Querschnittslähmung:** Eine Rückenmarksbeteiligung manifestiert sich häufig als querschnittsförmige Paraparese der Beine oder Blasenstörung (20 % der Patienten). Anfänglich kommt es zum imperativen Harndrang oder – zunächst oft unbemerkt – zur Restharnbildung. Im weiteren Verlauf stellt sich häufig eine Inkontinenz ein, welche die meist jungen Patienten psychisch stark belastet und verstärkt zur sozialen Isolierung führt. Bei schweren Verlaufsformen können auch Mastdarmstörungen hinzutreten, insgesamt sind diese jedoch selten

- **Psychische Störungen:** Als Reaktion auf die Erkrankung treten nicht selten depressive Verstimmungen auf. Umgekehrt kann sich auch eine zur körperlichen Verfassung kontrastierende euphorische Stimmung finden, die hirnorganisch bedingt ist. In Spätstadien ist bei vorwiegend zerebralen Herden die Entwicklung einer Demenz möglich.
- Häufige **Symptomenkombinationen** sind Dysarthrie und Ataxie sowie Nystagmus, skandierendes Sprechen und Intentionstremor **(Charcot-Trias).**

Verlaufsformen

Die wichtigsten Verlaufsformen (> Abb. 6.8) der MS sind:
- Die **schubförmige** (relapsing-remitting, RRMS): Klinisch beginnt bei über 80 % der Patienten die Erkrankung mit einem schubförmigen Verlauf mit kompletter oder inkompletter Rückbildung *(Remission)* meist innerhalb von acht Wochen
- Die **sekundär-progrediente** (SPMS): anfänglich schubförmige MS, im weiteren Verlauf progredient mit oder ohne Schübe, geringe Rückbildung der Schübe
- Die **primär-chronisch-progrediente** Verlaufsform (PPMS): von Beginn an langsames Fortschreiten der Krankheit ohne sichere Abgrenzung von einzelnen Schüben (📖 7).

Ein **MS-Schub** ist definiert als das Auftreten von subjektiven oder objektiven neurologischen Symptomen, die mindestens 24 Stunden anhalten, mit mindestens 30 Tagen Abstand zum vorausgegangenen Schub auftreten und nicht anderweitig (z. B. durch eine Infektion) erklärbar sind.

Nur selten kommt es zu einer **malignen Verlaufsform** mit nach wenigen Jahren zum Tode führender Symptomatik.

6.10.2 Diagnostik und Behandlungsstrategie

Diagnostik

Keine diagnostische Methode allein kann die **Diagnose** MS beweisen. Erst durch die Kombination verschiedener Untersuchungsverfahren unter besonderer Berücksichtigung des neurologischen Untersuchungsbefunds und des klinischen Verlaufs lässt sich die Diagnose stellen. Neue Kriterien erlauben die Diagnosestellung schon beim ersten Schub und mit einzeitiger Kernspintomografie, allerdings nur bei Ausschluss anderer infrage kommender Differenzialdiagnosen. Dabei helfen insbesondere:
- **Sorgfältige Anamnese:** Der Untersucher fragt ausdrücklich nach früheren, auch Jahre zurückliegenden Lähmungen, Sensibilitätsstörungen, Sehverschlechterungen oder Doppelbildern. Mithilfe der EDSS-Skala (> Tab. 6.1) kann das Ausmaß der Behinderung eingeschätzt und können im Verlauf mögliche Verschlechterungen dokumentiert werden
- **Neurophysiologische Untersuchungen:** Damit lassen sich symptomatische Läsionen – auch zur Verlaufsbeurteilung – objektivieren und klinisch asymptomatische Läsionen aufdecken. Die **VEP** (*visuell evozierte Potenziale,* > 1.9.4) können auch eine lange zurückliegende Sehnervenentzündung nachweisen. Pathologische **AEP** (*akustisch evozierte Potenziale,* > 1.9.4) sprechen für Herde im Hirnstammbereich. Läsionen der langen sensiblen und motorischen Bahnen führen häufig zu pathologischen Befunden der **SSEP** und **MEP** (*somatosensibel evozierte Potenziale,* > 1.9.4)
- **Kernspintomografie** *(MRT)*: Die Kernspintomografie mit Gabe von Kontrastmittel ist die Methode der Wahl zum Nachweis der besonders periventrikulär gelegenen Entmarkungsherde *(Dichteminderungen).* Sie kann aber auch im Gegensatz zur Computertomografie spinale Herde nachweisen. Insgesamt besitzt sie eine hohe Sensitivität von etwa 90 %, wobei die Befunde jedoch nicht spezifisch für MS sind, d. h. auch bei anderen Erkrankungen vorkommen
- **Liquorstatus:** Der Liquorstatus kann normal sein. Im akuten Schub finden sich meist eine leichte Zellzahlerhöhung *(lymphozytäre Pleozytose)* von bis zu 30 Lymphozyten und/oder eine leichte Eiweißerhöhung. Auch Plasmazellen können nachweisbar sein. 80 % der Patienten weisen eine intrathekale (im Liquor selbst und nicht im Serum ablaufende) IgG-Erhöhung auf. Da die Antikörper von einer Gruppe bestimmter aktivierter B-Lymphozyten gebildet werden, lassen sich bei 95 % der Patienten in der Elektrophorese **oligoklonale Banden** gleichartiger Antikörper nachweisen, die auch bei anderen Erkrankungen auftreten können

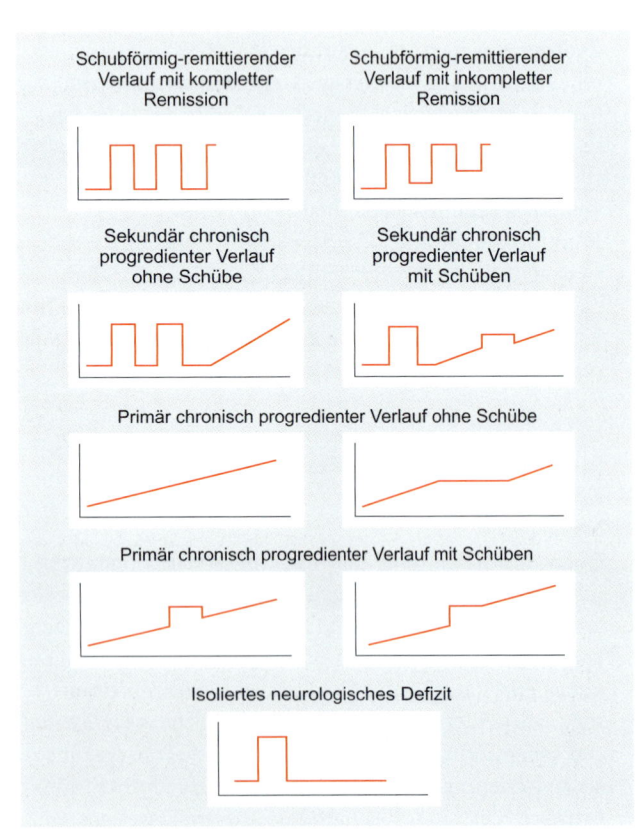

Abb. 6.8 MS-Verlaufsformen. [L157]

Differenzialdiagnose

Differenzialdiagnostisch ist ein Hirn- oder Rückenmarkstumor abzugrenzen, der meist eine langsam progrediente Symptomatik aufweist, die sich auf *eine* Läsion zurückführen lässt. Die Darstellung erfolgt mit bildgebenden Verfahren wie CCT oder Kernspintomografie.

Die Abgrenzung der MS von einer zerebralen Vaskulitis kann besonders bei erstmalig aufgetretener Symptomatik schwierig sein. Zur Klärung tragen hier die Doppler-Sonografie (> 1.9.5), die Kernspintomografie (> 1.9.3) und die zerebrale Angiografie (> 1.9.3) bei.

Parästhesien, Ataxie und Pyramidenbahnzeichen gehören auch zur Klinik der funikulären Myelose (> 5.4.2). Dabei ist allerdings der Vitamin-B_{12}-Spiegel im Serum vermindert. Mit neurophysiologischen Methoden lässt sich auch eine Polyneuropathie feststellen.

Wichtig ist auch der Ausschluss einer akuten Infektion des ZNS durch Erreger.

Behandlungsstrategie

Eine Heilung der Multiplen Sklerose ist bisher nicht möglich. Da die Entzündung nach heutigem Kenntnisstand autoimmun bedingt ist, werden insbesondere Medikamente eingesetzt, die entzündungshemmend wirken und/oder das Immunsystem unterdrücken (> Abb. 6.9).

Medikamentöse Therapie im akuten Schub
- Im akuten Schub werden **Glukokortikoide** intravenös gegeben, anfangs hoch dosiert als Stoßtherapie und dann ausschleichend (z. B. Prednison 1.000 mg i. v. über 5 Tage, danach 100 mg oral über einige Wochen ausschleichend unter Magenschutz). Hierdurch wird die Rückbildung der Symptome beschleunigt, der Krankheitsverlauf insgesamt aber nicht beeinflusst. Daher ist eine Dauerbehandlung mit Glukokortikoiden nicht angezeigt

- Bei schweren und wiederkehrenden Schüben kann ein erneuter Prednisolon-Stoß durchgeführt werden, möglich ist auch die intravenöse Gabe von hoch dosierten Immunglobulinen oder die Durchführung einer Plasmapherese.

Schubprophylaxe/Therapie der progredienten MS
- Seit 1996 ist das **Interferon**-β-1b (z. B. Betaferon®) verfügbar, das Schubdauer und -frequenz vermindern kann. Interferon-β-1b ist ein gentechnisch hergestelltes Protein mit antiviralen und immunmodulierenden Eigenschaften. Die Verabreichung erfolgt subkutan. Vergleichbare Wirkungen scheint auch das subkutan oder intramuskulär verabreichte Interferon-β-1a (z. B. Avonex®) zu entfalten. Interferone sind derzeit Mittel der Wahl zur immunprophylaktischen Therapie der MS und werden bei Patienten zwischen 18 und 50 Jahren mit aktiver Erkrankung früher eingesetzt als noch vor einigen Jahren. Hauptnebenwirkungen der Interferontherapie sind grippeähnliche Allgemeinbeschwerden wie Fieber, Kopf- und Gliederschmerzen, die sich im weiteren Verlauf der Behandlung meist bessern. Auch Depressionen können auftreten

- Ein zweites Präparat zur Verminderung von Schüben ist **Glatirameracetat** (Copaxone®), das einem Oberflächenbestandteil der Markscheiden ähnelt und eventuell gegen das Myelin gerichtete T-Zellen blockiert. Glatirameracetat wird subkutan gegeben. Bei einem geringen Teil der Patienten kommt es kurz nach der Injektion einmalig zu Kreislauf- und Atmungsreaktionen sowie thorakalem Engegefühl

- Für Patienten mit einem schubförmigen Verlauf und hoher Krankheitsaktivität steht seit Kurzem der monoklonale Leukozyten-Antikörper **Natalizumab** (Tysabri®) zur Verfügung. Voraussetzung für eine Therapie mit Natalizumab ist ein immunkompetenter Patient, um schwere Nebenwirkungen wie eine PML (> 6.4.1) zu vermeiden. Entsprechend müssen andere immunsuppressive Therapieformen der Multiplen Sklerose im Vorfeld abgesetzt werden

- Bei häufigen und schweren Schüben und Therapieversagen der Interferone können immunsupprimierende Medikamente wie **Mitoxantron** oder **Cyclophosphamid** versucht werden. Nachteilig am Mitoxantron ist v. a. seine Kardiotoxizität, bei Cyclophosphamid ist insbesondere auf das Ausmaß der Leukopenie zu achten, sodass beide Behandlungsformen nur von entsprechend erfahrenen Ärzten durchgeführt werden sollten

- Mit **Fingolimod** ist die erste orale Therapie der schubförmigen MS verfügbar.

Medikamentöse Therapie bei primär chronisch progredientem Verlauf
Für die Behandlung der chronisch progredienten Verlaufsform ist derzeit keine gesicherte Therapie bekannt. Empfohlen wird z. B. eine Behandlung in Form von Glukokortikoid-Stoßtherapien oder Mitoxantron.

Tab. 6.1 Expanded Disability Status Skala (EDSS) (8).

Skala	Grad der Behinderung
0	Normaler neurologischer Befund
1	Keine Behinderung
2	Minimale Behinderung
3	Leichte Behinderung, ohne Hilfe gehfähig
4	Deutliche Behinderung, Gehstrecke über 500 m
5	Gehstrecke ca. 200 m, nicht mehr ganztägig arbeitsfähig
6	Gehstrecke unter 50 m, gelegentlich an einen Rollstuhl gebunden
7	Gehstrecke 5 m, weitgehend an einen Rollstuhl gebunden
8	Weitgehend an Bett und/oder Rollstuhl gebunden, pflegt sich weitgehend selbstständig
9	Hilfloser Patient im Bett, Essen und Kommunikation möglich
10	Tod infolge der MS

6.10.3 Pflege von Menschen mit Multipler Sklerose

Da es bei der Multiplen Sklerose keine regelmäßig auftretenden einheitlichen Symptome gibt, muss die **Pflege** auf den individuellen Verlauf zugeschnitten sein. Patienten mit mild verlaufender Symptomatik brauchen eher psychosoziale Betreuung als körperliche Pflege.

Bei schweren Verläufen oder irreversiblen Beeinträchtigungen kann eine sorgfältige Pflege Komplikationen vorbeugen, die Selbstständigkeit erhalten helfen und so die Prognose der Krankheit verbessern. Verschiedene Fähigkeiten und Fertigkeiten können beeinträchtigt sein und müssen – im akuten Schub vorübergehend oder bei progredienten Verläufen permanent – von den Pflegenden übernommen werden.

Physio- und ergotherapeutische Übungen, therapeutisch-aktivierende Pflege sowie die Bereitstellung geeigneter technischer Hilfen sind die wichtigsten Maßnahmen, um die Selbstständigkeit so lange wie möglich zu erhalten. Dies geschieht in enger Zusammenarbeit der an der Behandlung beteiligten Berufsgruppen. So halten die Pflegenden die Patienten z. B. zu physiotherapeutischen Übungen an und/oder unterstützen sie dabei. Die therapeutische Pflege wird dabei individuell auf die Probleme und Belastbarkeit des Patienten zugeschnitten.

Bei chronisch kranken Patienten ist die psychische Unterstützung häufig schwierig. Es erfordert oft viel Geduld, die Betroffenen immer wieder zur Mitarbeit zu motivieren.

Generell gilt, dass die Betroffenen im Verlauf häufig zu Experten für ihre Erkrankung und allemal für ihre Bedürfnisse werden und mit klaren Erwartungen an das Behandlungsteam herantreten. Es ist grundlegend, den Patienten dort abzuholen, wo er steht. Angehörige spielen eine sehr wichtige Rolle bei der Krankheitsbewältigung und psychischen Stabilisierung. Nach Möglichkeit sollten sie in die Pflege einbezogen und, wo nötig, natürlich auch bei konkreten Pflegehandlungen beraten und angeleitet werden. (9, 10)

Psychosoziale Begleitung

Die **Krankheitsverarbeitung** ist sehr individuell und verläuft keineswegs kontinuierlich. Die Lebensplanung der häufig jungen Patienten wird durch die Diagnose MS infrage gestellt, ihr Selbstverständnis kann ins Wanken geraten. Phasen der Verdrängung, der Verzweiflung und der Depression können im weiteren Verlauf ebenso auftreten wie Phasen der Hoffnung. Prinzipiell sollte der Patient motiviert werden, solange es geht „normal" zu leben, also sein Leben nicht vollkommen der Erkrankung unterzuordnen. Die letztendliche Annahme der Krankheit und die Integration der Einschränkungen in den Alltag sind das Ziel der psychosozialen Betreuung. Vielen Patienten hilft der Kontakt mit Schicksalsgenossen in Selbsthilfegruppen. Gespräche mit anderen Betroffenen können den Patienten dabei oft mehr helfen, als es Pflegende oder Ärzte vermögen. Trotzdem können auch sie die Erkrankten effektiv bei der Krankheitsbewältigung unterstützen und ihnen wertvolle Infor-

---

Schwere der Erkrankung:
- Cyclophosphamid* — Behandlung einer Eskalation
- Mitoxantron — Bei häufigen und schweren Schüben und Therapieversagen der Interferone
- Interferon-β — Basistherapie
- Puls-Therapie mit Kortikosteroiden** — Behandlung eines MS-Schubs

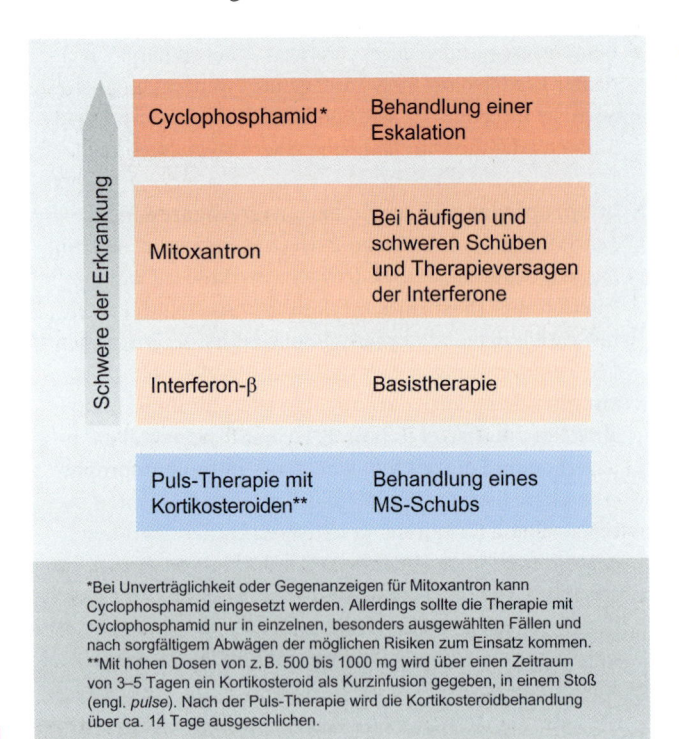

*Bei Unverträglichkeit oder Gegenanzeigen für Mitoxantron kann Cyclophosphamid eingesetzt werden. Allerdings sollte die Therapie mit Cyclophosphamid nur in einzelnen, besonders ausgewählten Fällen und nach sorgfältigem Abwägen der möglichen Risiken zum Einsatz kommen.
**Mit hohen Dosen von z. B. 500 bis 1000 mg wird über einen Zeitraum von 3–5 Tagen ein Kortikosteroid als Kurzinfusion gegeben, in einem Stoß (engl. pulse). Nach der Puls-Therapie wird die Kortikosteroidbehandlung über ca. 14 Tage ausgeschlichen.

Abb. 6.9 MS-Therapie. [L157]

Symptomatische medikamentöse Therapie
Außerdem ist eine **symptomatische Behandlung** einzelner Erscheinungen erforderlich, so z. B. die Gabe von
- Z. B. Baclofen (z. B. Lioresal®) gegen die Spastik
- Antidepressiva
- Carbamazepin (z. B. Tegretal®) bei Trigeminusneuralgie
- Clonazepam (Rivotril®) bei Myoklonien.

Prognose

Die MS ist die häufigste Ursache frühzeitiger Behinderungen im jungen Erwachsenenalter. Dennoch ist die Diagnose einer Multiplen Sklerose nicht mit langjährigem Siechtum und schwerer Behinderung gleichzusetzen. Insgesamt ist die **Prognose** der primär schubförmigen Verlaufsform besser als die der primär chronisch progressiven Form, bei der es kaum zur Rückbildung der Symptome kommt. Bei sehr günstigen Verlaufsformen haben die Patienten nur ein oder zwei Schübe, und es bleiben keinerlei Restsymptome zurück.

Der mittlere Krankheitsverlauf beträgt heute mehr als 25 Jahre. Fünf Jahre nach Krankheitsbeginn sind 70 %, nach 20 Jahren noch 36 % der Patienten berufstätig. 20 % der Kranken sind zu diesem Zeitpunkt bereits verstorben. Todesursache ist meist nicht die Multiple Sklerose selbst, sondern Komplikationen wie z. B. Infektionen, insbesondere unbehandelte Harnwegsinfekte und Urosepsis.

mationen zum Umgang mit den vielfältigen Problemen des Alltags geben: durch einen sensiblen, die individuellen Probleme ernst nehmenden Umgang. So ist es sinnvoll, Hobbys (auch Sport) und Unternehmungen sowie die Berufstätigkeit der Patienten zu fördern, sie also entsprechend zu informieren und zu motivieren. Eine Berentung sollte so lange wie möglich hinausgezögert werden, ohne die Betroffenen jedoch zu überfordern.

Beobachten, Beurteilen, Intervenieren

Körperpflege
Vor allem durch Ataxie und Intentionstremor kann das selbstständige Pflegen und Kleiden teilweise oder vollständig eingeschränkt sein, sodass die Körperpflege übernommen werden muss. Eine sorgfältige Einschätzung der Situation und die Krankenbeobachtung müssen zu einer flexiblen Pflegeplanung führen, bei der die Ressourcen des Patienten immer wieder neu erfasst und Pflegeziele und -maßnahmen ständig neu auf seinen Zustand abgestimmt werden. Aktivierende Pflege – hier besonders durch Anziehtraining und Tipps bezüglich leicht zu handhabender Kleidung – ist nötig.

Ernährung
Übergewicht sollte abgebaut bzw. vermieden werden. Eine Diät, die die Krankheit nachweislich günstig beeinflusst, gibt es nicht. Aufgrund theoretischer Überlegungen erscheint jedoch eine Verminderung der gesättigten Fettsäuren und der Arachidonsäure in der Nahrung empfehlenswert, da diese Stoffe Entzündungsprozesse begünstigen können. Dies bedeutet eine Reduktion tierischer Kost und hier insbesondere tierischer Fette.

Genügend Ballaststoffe wirken günstig auf die häufige Obstipationsneigung, ausreichend Flüssigkeitszufuhr (über den ganzen Tag verteilt) beugt zusätzlich Harnwegsinfekten vor.

Durch Ataxie und Intentionstremor kann die Nahrungsaufnahme erheblich erschwert sein. Es kann vorkommen, dass es den Kranken nicht möglich ist, einen Becher oder eine Gabel an den Mund zu führen, ohne alles zu verschütten. Hier muss einfühlsame Hilfestellung geleistet werden: entweder bei der Nahrungsaufnahme, z. B. durch Bereitstellen von geeigneten technischen Hilfsmitteln, oder sogar durch das Anreichen von Essen.

Bewegung
Selbstständiges Gehen, aber auch der Transfer vom Bett in einen Sessel oder Rollstuhl können durch Ataxie und Spastik erheblich beeinträchtigt sein. Vor allem einschießende Spastiken in den Beinen und Intentionstremor in den Armen erschweren die Mobilisation sowohl für den Patienten als auch für die Pflegenden, sodass ein erhöhtes **Unfallrisiko** besteht. Hier muss v. a. für rutschfesten Bodenkontakt und Sicherung des Patienten gesorgt werden. Eventuell ist es notwendig, den Betroffenen zu zweit zu mobilisieren und beim Gehen zu unterstützen.

Bettlägerige Patienten werden zur Vorbeugung und Linderung der Spastik nach den Prinzipien des Bobath-Konzepts gelagert (➤ 1.5). Vom Patienten nicht selbstständig bewegte Gelenke werden zur Kontrakturprophylaxe passiv durchbewegt.

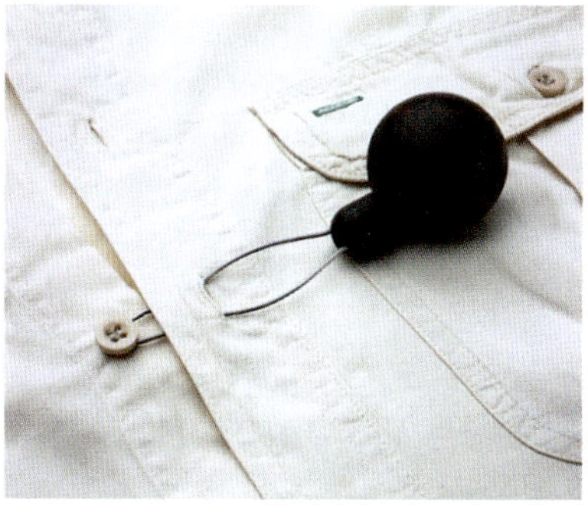

Abb. 6.10 Mit der **Zuknöpf-Hilfe** können Patienten, die unter Ataxie oder Intentionstremor leiden, selbst Knopfverschlüsse schließen. Der Knopf wird mit der Metallschlinge, die zuvor durch das Knopfloch gesteckt wurde, erfasst und durch das Knopfloch gezogen. [V121]

Bei Immobilität werden außerdem die Prinzipien der Dekubitus-, Thrombose- und Kontrakturenprophylaxe beachtet.

Ausscheidung
Häufiges Problem bei MS-Kranken ist ein imperativer Harndrang. Vielfach hilft es, die tägliche Flüssigkeitsmenge über den ganzen Tag zu verteilen und regelmäßig die Toilette aufzusuchen. Auch Medikamente können die Blase „beruhigen". Bei stärkerer Ausprägung werden Inkontinenzhilfen eingesetzt.

Bei Patienten mit einer Beckenbodenspastik ist die Restharnbildung ein häufiges und komplikationsträchtiges Problem (Gefahr des Harnwegsinfekts bis hin zur Urosepsis). Wegen der Infektionsgefahr sollte möglichst kein Dauerkatheter gelegt, sondern der intermittierenden Einmalkatheterisierung der Vorzug gegeben werden. Von kooperativen und in der Bewegung nicht zu sehr eingeschränkten Patienten kann sie auch selbst durchgeführt werden. Die Anleitung obliegt den Pflegenden.

Außerdem sind eine Aufklärung des Patienten über das erhöhte Risiko von Harnwegsinfekten und eine Betonung der Prophylaxe durch reichliches Trinken notwendig.

> **ACHTUNG!**
> **Kein Beklopfen der Blase**
> Das rhythmische Beklopfen oder vorsichtiger Druck auf die Blase als Hilfe beim Wasserlassen gelten heute nicht mehr als das Mittel der Wahl. Beide Techniken bergen die Gefahr, dass Urin zu den Nieren hochgedrückt wird und Restharn in der Blase verbleibt, der Harnwegsinfekte auslösen kann. Als Folge kann es zu einem Nierenversagen kommen. Die intermittierende Einmalkatheterisierung ist daher das Mittel der Wahl.

Prävention von Komplikationen und Gesundheitsberatung

Durch entsprechende Verhaltensweisen und Maßnahmen können die Patienten und/oder die Pflegenden einer Reihe von Komplikationen oder einer situativ bedingten Verschlechterung der Symptomatik entgegenwirken.
- Vor allem während der Akuttherapie sollte besonderes Augenmerk auf die Pneumonie- und Infektionsprophylaxe gelegt werden, da – durch hohe Glukokortikoiddosen – die Infektionsgefahr groß ist. Hierzu gehört auch, dass der Patient den Kontakt zu Personen mit akuten Infektionen vermeidet

- Fieber sollte so schnell wie möglich gesenkt werden, da sich die Symptomatik der MS dadurch verschlechtern kann. Das Gleiche gilt für übermäßige Wärmezufuhr im Allgemeinen
- Während der medikamentösen Akuttherapie überwachen die Pflegenden die Patienten engmaschig auf Wirkungen und evtl. Nebenwirkungen der Medikamente, insbesondere während der parenteralen Verabreichung
- Wenn die Betroffenen mit subkutanen Gaben z. B. von Interferon behandelt werden sollen, ist es vorteilhaft, wenn sie die Injektionen selbst übernehmen können. Dazu müssen sie ausführlich informiert und technisch angeleitet werden. Es ist sinnvoll, die Interferoninjektionen gegen Abend vorzunehmen, um die Nebenwirkungen teilweise zu „verschlafen"
- Gegen Reisen ist in der Regel nichts einzuwenden. Von Reisen in sehr warme Länder ist allerdings abzuraten. Auch sehr anstrengende Reisen oder starke Klimaschwankungen innerhalb kurzer Zeit sind erfahrungsgemäß eher ungünstig.

Beratung in Fragen der Sexualität und Familienplanung

Von einer MS sind oft Frauen mit noch nicht abgeschlossener **Familienplanung** betroffen, und viele von ihnen wünschen sich Kinder. Die Erfahrung zeigt, dass Schwangerschaft und Geburt den Verlauf der Erkrankung insgesamt nicht wesentlich beeinflussen. Auch bezüglich der Frage, ob die MS erblich ist, kann die Frau beruhigt werden (das Risiko für das Kind ist zwar etwas erhöht, absolut gesehen aber immer noch gering). Da ein Teil der bei MS eingesetzten Medikamente jedoch in der Schwangerschaft kontraindiziert ist, sollte die Frau sich vor einer geplanten Schwangerschaft mit ihrem Arzt besprechen. Für die erste Zeit nach der Geburt sollte sie außerdem rechtzeitig Hilfe suchen (Urlaub, Elternzeit oder Teilzeittätigkeit des Partners, bezahlte Hilfen), da sich Übermüdung und Überforderung zumindest kurzzeitig ungünstig auf die Erkrankung auswirken können. Außerdem sollte sich ein Paar mit einem MS-Kranken bewusst sein, dass sich die Erkrankung während der Erziehungsphase verschlechtern kann, weshalb der gesunde Partner stärker belastet wird. Die ganz überwiegende Mehrheit der Paare mit Kindern sagt aber (wie auch gesunde Eltern), dass die Bereicherungen des Lebens durch die Kinder die Belastungen mehr als aufwiegen.

Sexuelle Störungen sind sowohl bei Männern wie bei Frauen ein häufiges Problem und können sowohl organisch als auch reaktiv bedingt sein. Die Betroffenen sollten mit ihrem Partner und ihrem Arzt offen darüber sprechen, denn viele Probleme lassen sich lösen oder zumindest bessern.

Literatur und Kontaktadressen

LITERATURNACHWEIS

1. Die Schwester, der Pfleger – Schwerpunktheft zum Thema AIDS/HIV. Die Schwester, der Pfleger. 45 (2006) 6, S. 416–429.
2. Kuckeland, Heidi (Hrsg.): HIV/AIDS – eine Herausforderung für Gesundheitsberufe (Grundlagen der Pflege für die Aus-, Fort- und Weiterbildung 24). Prodos-Verlag, Brake 2008.
3. Rüller, Horst et al. (Hrsg.): HIV & AIDS (Aufsatzsammlung). In: Unterricht Pflege. 12 (2007) 5, S. 1–35.
4. Spirig, Rebecca et al.: Entwicklung und Etablierung einer erweiterten und vertieften HIV/AIDS-Pflegepraxis. In: Pflege. 15 (2002) 6, S. 293–299.
5. Unger, Miriam: Ein auf Evidenz basierendes Praxisprogramm zur pflegerischen Betreuung HIV-infizierter Menschen mit Fatigue. In: Pflege. 19 (2006) 4, S. 214–222.
6. RKI-Ratgeber Infektionskrankheiten – Poliomyelitis. Nachzulesen im Internet unter www.rki.de.
7. Hellige, Barbara: Leben mit einer chronisch progredienten Verlaufsform der Multiplen Sklerose – ein Balanceakt. In: Pflege, 15 (2002) 6, S. 284–292.
8. Vereinfachte Darstellung nach Kurtzke, J. F.: Rating neurologic impairment in multiple sclerosis: an expanded disability status scale (EDSS). Neurology (1983) 33, 1,444–1,452.
9. Arnade, Sigrid: Das Schicksal in Worte fassen. Diagnose MS – Beratung durch Betroffene. In: Pflegezeitschrift, 56 (2003) 6, S. 396–398.
10. Balzer, Katrin: Pflegerische Betreuung von Patienten mit Basistherapie bei Multipler Sklerose – Krankheitsschübe vermeiden. In: Pflegezeitschrift. 60 (2007) 12, S. 662–663.

KONTAKTADRESSEN

- Deutsche Multiple Sklerose Gesellschaft (DMSG) Bundesverband e. V.
Küsterstr. 8
30519 Hannover
Telefon: 05 11/96 83 40
www.dmsg.de
- Initiative Selbsthilfe Multiple Sklerose Kranker e. V.
Schelmengrubweg 29
69198 Schriesheim
www.multiple-sklerose-e-v.de
- Deutsche AIDS-Hilfe e. V.
Wilhelmstr. 138
10963 Berlin
Telefon: 030/6 90 08 70
www.aidshilfe.de
- Deutsche AIDS-Stiftung Bonn
Markt 26
53111 Bonn
Telefon: 02 28/60 46 90
www.aids-stiftung.de
- Deutsches CJD
(Creutzfeldt-Jakob-Krankheit-)Referenzzentrum
Prionforschungsgruppe
Neurologische Klinik
Robert-Koch-Str. 40
37075 Göttingen
www.cjd-goettingen.de

KAPITEL 7

Alexandra Janik, Klaus-Peter Stein

Pflege von Menschen mit ZNS-Tumoren

7.1	Hirntumoren ... 155	7.2	Ausgesuchte Hirntumoren ... 158
7.1.1	Allgemeine Symptome von Hirntumoren ... 155	7.2.1	Meningeome ... 158
7.1.2	Diagnostik ... 156	7.2.2	Gliome ... 159
7.1.3	Allgemeine Behandlungsstrategien ... 156	7.2.3	Metastasen ... 159
7.1.4	Pflege von Menschen mit Hirntumoren ... 157	7.2.4	Hypophysenadenome ... 160
7.1.5	Prognose ... 158	7.2.5	Pflege von Menschen mit spinalen Tumoren ... 162
			Literatur und Kontaktadressen ... 162

7.1 Hirntumoren

Hirntumoren *(intrakranielle Tumoren; Gehirntumoren):* Man unterscheidet zwischen primären Hirntumoren (vom Hirngewebe selbst oder von seinen Hüllen ausgehender Tumor) von sekundären Hirntumoren (Metastasen von außerhalb des Gehirns entstandenen Tumoren). Die Neuerkrankungsrate primärer Hirntumoren liegt bei ca. 8/100.000 Einwohner jährlich.

7.1.1 Allgemeine Symptome von Hirntumoren

Die klinischen Zeichen eines Hirntumors resultieren zum einen aus der Schädigung des Nervengewebes am Ort des Tumors selbst *(Herdsymptome)*. Zum anderen sind sie Folge der chronischen intrakraniellen Druckerhöhung durch den Tumor selbst oder die ihn umgebende Hirnschwellung. Folge kann neben den klinischen Zeichen der intrakraniellen Druckerhöhung (> 10.1) wie Kopfschmerzen, Übelkeit und Erbrechen auch ein Hydrozephalus (> 10.3) sein. Bei etwa einem Drittel der Hirntumoren kommt es zu epileptischen Anfällen, die auch einziges Symptom der Erkrankung sein können. Seltener kann es z. B. aufgrund von Tumorgefäßen mit atypischem Wandaufbau zu einer Tumorblutung kommen.

Herdsymptome

Die Symptome durch den Tumor selbst können Hinweise auf die Lokalisation des Tumors geben. Sie werden deshalb auch **Herdsymptome** genannt.

- **Frontallappen:** Tumoren im Frontallappen zeigen sich z. B. durch Lähmungen der gegenüberliegenden Körperhälfte, Verhaltensänderungen (Patient wird oberflächlich und gleichgültig) oder motorische Aphasie bei linksseitigen Prozessen (> 1.8.8)
- **Parietallappen:** Bei Tumorlokalisation im Parietallappen treten insbesondere Sensibilitätsstörungen und Werkzeugstörungen auf (> 1.8.8)
- **Temporallappen:** Tumoren im Temporallappen können zu neuropsychologischen Defiziten und bei linksseitiger Lokalisation zu sensorischer Aphasie (> 1.8.8) führen
- **Okzipitallappen:** Tumoren im Okzipitallappen (> Abb. 7.1) können vor allem Sehstöhrungen im Sinne von Gesichtsfeldausfällen verursachen.
- **Kleinhirn:** Neben einem Hydrozephalus führen diese Tumoren zu Schwindel, Gleichgewichts- und Geschicklichkeitsstörungen.

Insgesamt ist das klinische Bild eines Hirntumors sehr variabel. Es kann sein, dass der Patient lediglich wegen lästiger Kopfschmerzen oder unklarer Depression zum Arzt geht. Es kann im Falle einer Tumorblutung aber auch ein dramatisches, schlaganfallähnliches Bild entstehen.

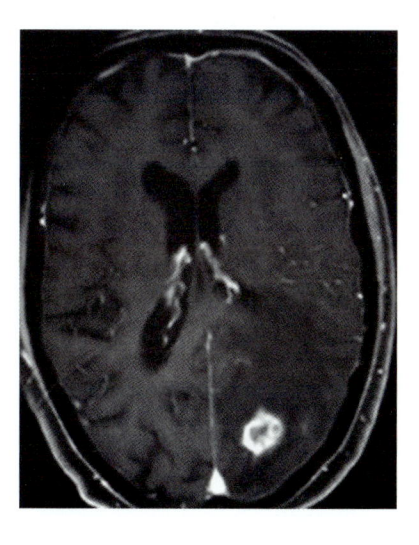

Abb. 7.1 Tumor links okzipital, hier eine Metastase eines Bronchialkarzinoms. Man beachte den ausgedehnten, „dunklen" *(hypointensen)* Saum um den kontrastmittelaufnehmenden Tumor als Ausdruck des Perifokalödems. [T422]

7.1.2 Diagnostik

Computer- und/oder Kernspintomografie, sowohl nativ als auch mit Kontrastmittel, stellen die überwiegende Mehrzahl der Tumoren gut dar, erlauben aber nur eine ungefähre Aussage über Wertigkeit (*Dignität,* maligne, benigne) und Herkunft (*Entität,* primärer, sekundärer Hirntumor) (➤ Abb. 7.1).

Eine Angiografie ist präoperativ nur dann erforderlich, wenn eine Lagebeziehung des Tumors zu großen Gefäßen besteht bzw. wenn für die OP-Planung eines Tumors die Gefäßversorgung dargestellt werden muss. Oft reicht heute eine CT- oder MR-Angiografie (➤ 1.9.3) aus. Es kann aber auch präoperativ bei stark vaskularisierten Prozessen eine endovaskuläre Embolisation erfolgen, wobei hierdurch in der Regel keine dauerhafte Ausschaltung zu erzielen ist und in der Folge eine operative Entfernung notwendig bleibt.

Besteht der Verdacht auf eine Metastase, wird außerdem nach dem Primärtumor gesucht. Es wird meist versucht, mithilfe einer offenen neurochirurgischen Operation Tumorgewebe zur histologischen Untersuchung zu asservieren. Bei unzugänglichem Tumor wird die Probe mithilfe einer stereotaktischen Biopsie (➤ 1.9.8) gewonnen.

7.1.3 Allgemeine Behandlungsstrategien

Benigne Tumoren

Bei **benignen, gutartigen Tumoren,** wie Meningeomen oder niedriggradigen Astrozytomen (Grad I–II), ist zunächst die mikrochirurgische Operation durch eine Kraniotomie die wesentliche Behandlungsmodalität. Dabei helfen neue computergestützte Methoden, die den Operateur während einer Operation durch das Operationsfeld navigieren und so die intraoperative Orientierung verbessern (Neuronavigation, intraoperativer Ultraschall). Bei niedriggradigen Astrozytomen in *eloquenten* (funktionell hoch bedeutsamen) Hirnarealen (motorisches Zentrum oder Sprachzentrum) kann die Tumorentfernung in Rahmen einer Wachoperation durchgeführt werden. Während der Operation kann so der Zustand des Patienten beurteilt und das Resektionsausmaß zugunsten des Funktionserhalts angepasst werden.

> Oberstes Prinzip in der neurochirurgischen Tumorchirurgie ist der **Funktionserhalt** des Patienten. Ist dies durch eine vollständige Tumorentfernung nachhaltig gefährdet, so wird zugunsten der Funktionalität auf eine radikale Tumorchirurgie verzichtet.

Bei nicht vollständig entfernten gutartigen Tumoren ist ein Weiterwachsen möglich. Daher ist in einigen Fällen eine postoperative Präzisionsbestrahlung (stereotaktische Radiochirurgie) erforderlich.

Nicht alle Tumoren müssen grundsätzlich operiert werden. Ist der Tumor als Zufallsbefund diagnostiziert worden und symptomlos, so kann mit dem Patienten auch ein abwartendes Vorgehen mit radiologischen Verlaufskontrollen besprochen werden. In jedem Fall ist bei diesen Entscheidungen die Einstellung des Patienten zu berücksichtigen. Hat der Tumor eine gewisse Größe erreicht, ist er chirurgisch zu erreichen und der Patient jung sowie ohne relevante Nebenerkrankungen, so wird in aller Regel zu einer operativen Entfernung geraten.

Tab. 7.1 Übersicht über die häufigsten Hirntumortypen und ihre Dignität.

Histologischer Tumortyp	Ausgangszellen	Malignitätsgrad, Verlauf, Prognose
Gliome		
• **Astrozytom Grad I** (Auftreten vor allem bei Kindern)	Gliazellen	Benigne, langsam wachsend; nach kompletter Entfernung ggf. dauerhafte Heilung
• **Astrozytom Grad II**	Gliazellen	Semibenigne, Überlebenszeit 5–15 Jahre; Gefahr der Progression in einen Grad-III- oder -IV-Tumor
• **Astrozytom Grad III**	Gliazellen	Bösartig, schlechte Prognose; häufig Umwandlung in ein Astrozytom Grad IV, mittlere Überlebenszeit 2–3 Jahre
• **Astrozytom Grad IV** (Glioblastoma multiforme)	Gliazellen	Sehr bösartig, rasch wachsend; sehr schlechte Prognose, mittlere Überlebenszeit 1 Jahr
• **Oligodendrogliom** Grad II oder III	Gliazellen	Benigne oder maligne bis mäßig maligne; Prognose abhängig vom Grad; in der Regel sehr gut chemotherapeutisch zu behandeln, mittlere Überlebenszeit 2–20 Jahre
Medulloblastom (Auftreten v. a. bei Kindern)	Embryonale Zellen	Sehr bösartig mit früher Metastasierung innerhalb des ZNS; nach der Operation jedoch gute Möglichkeiten der Strahlen- und Chemotherapie, daher mehr als 50 % Langzeitüberlebende
Meningeom	Hirnhäute	Benigne, langsam wachsend; nach OP gute Prognose
Neurinom	Myelinscheide	Gutartig, langsam wachsend; nach OP gute Prognose
Metastasen	Extrakranielle Organtumoren	Bösartig, bei Diagnose oft schon multipel; schlechte Prognose, abhängig vom Primärtumor
Lymphom	Lymphatisches Gewebe	Bösartig, sehr rasch und infiltrierend wachsend; häufig bei immunsupprimierten Patienten (z. B. HIV); gute Ansprechbarkeit auf Kortikosteroide. Chemotherapie und/oder Bestrahlung
Hypophysenadenom	Hypophyse	Gutartig, langsam wachsend; z. T. nur medikamentöse Therapie notwendig, nach OP meist gute Prognose

Maligne Tumoren

Maligne, bösartige Tumoren verursachen durch ihr rasches Wachstum meist ein ausgeprägtes Hirnödem, das sehr effektiv durch hoch dosierte Glukokortikoidgabe (z. B. mit Dexamethason) behandelt werden kann. Diesen Effekt kann man sich präoperativ zunutze machen. Häufig kommt es bereits hierunter zur Besserung der Symptomatik (der Patient kann plötzlich wieder gehen oder sprechen). Das perifokale Hirnödem und damit die zerebrale Herdsymptomatik nimmt unter dieser Therapie ab. Das Tumorwachstum wird jedoch durch diese Medikamente in der Regel nicht beeinflusst (Ausnahme: Lymphome). Da Kortikosteroide zu gastrointestinalen Blutungen führen können, sollte ein medikamentöser Magenschutz gegeben werden.

Meist kommen Kombinationsbehandlungen aus Operation, Strahlen- und Chemotherapie zum Einsatz. Voraussetzung hierfür ist die histologische (neuropathologische) Untersuchung des Tumorgewebes, da die verschiedenen Gewebe unterschiedlich auf Strahlen- oder Chemotherapie reagieren.

Sind die Tumoren zum Zeitpunkt der Diagnosestellung bereits so ausgebreitet, dass eine Tumormassenverminderung das Leben des Patienten auch bei günstiger Tumorlokalisation nicht verlängern würde, kann die Diagnose auch durch eine stereotaktische Biopsie (> 1.9.8) gesichert werden. Durch eine palliative Strahlen- oder Chemotherapie wird dann der Versuch einer Besserung der Beschwerden sowie einer Erhöhung der Lebensqualität unternommen. Dabei gilt es, die Nebenwirkungen der Behandlung sorgfältig abzuwägen.

Prognose

Bei ungünstiger **Prognose** steht die Lebensqualität des Patienten im Vordergrund. Das kann dazu führen, dass man sich mit dem Patienten und den Angehörigen gegen eine weitere Therapie entscheidet. Spricht der Hirntumor weder auf die Strahlen- noch die Chemotherapie an oder würden die Nebenwirkungen den Nutzen der Behandlung übersteigen, wird einzig eine symptomatische Therapie eingeleitet. Dabei wird durch Behandlung des erhöhten Hirndrucks (> 10.4.3), eine medikamentöse Unterdrückung epileptischer Anfälle (> 9.2.4) und ausreichende Schmerztherapie (> 12.3) der Versuch unternommen, die Beschwerden des Patienten zu lindern.

7.1.4 Pflege von Menschen mit Hirntumoren

Bereits beim Verdacht auf einen Hirntumor fühlt sich der Patient zu Recht existenziell bedroht. Verständnis und Gespräche, ohne nicht gerechtfertigte Hoffnungen zu wecken, helfen dem Patienten, seine Situation zu akzeptieren.

Da das klinische Bild bei Hirntumoren äußerst unterschiedlich ist, richtet sich die **pflegerische Unterstützung** nach den vorherrschenden Symptomen des Patienten:
- Bei Hemiparese und Aphasie wie bei einem Schlaganfall (> 2.1.4)
- Bei Durchgangssyndrom und hirnorganischem Psychosyndrom je nach Symptomen (> 16.2)
- Bei erhöhtem Hirndruck (> 10.4.3)
- Bei Epilepsie (> 9.2.5)
- Bei Glukokortikoidtherapie:
  - Infektionsprophylaxe
  - BZ-Kontrollen
  - Ulkusprophylaxe
  - Auf das Auftreten von Cushingsyndromen, besonders auf psychische Veränderungen achten
- Bei Strahlentherapie kann die Haut vorsichtig mit Wasser gereinigt und trockengetupft werden, das Bestrahlungsfeld muss vor Sonnenbestrahlung, Hitze und Kälte geschützt werden
- Bei Chemotherapie Gabe von Antiemetika.

Bei allen Maßnahmen beachten die Pflegenden, dass es sich bei den Hirntumoren um lebensbedrohliche, oft sogar tödliche Erkrankungen handelt, die einer einfühlsamen Gesprächsführung bedürfen und im fortgeschrittenen Stadium auch die Sterbebegleitung sowie die Begleitung der Angehörigen erfordern können. (1)

> **Patientenberatung zu Patientenverfügung und Vorsorgevollmacht**
>
> Bei schlechter Prognose sollten sich die Betroffenen möglichst frühzeitig mit der Tatsache auseinandersetzen, dass ihre Erkrankung wahrscheinlich zum Tode führt. Dies kann und sollte jedoch keineswegs erzwungen werden. Trotzdem ist es wichtig, dass die Pflegenden Signale der Betroffenen, die ihre Bereitschaft zu einer solchen Auseinandersetzung andeuten, erkennen und aufnehmen. Dazu ist ein hohes Maß an empathischer Kompetenz nötig.
> Indem die Patienten mit der Möglichkeit einer **Patientenverfügung** und/oder **Vorsorgevollmacht** bekannt gemacht und evtl. beim Erstellen unterstützt werden, können Pflegende ihnen eine greifbare Handlungsoption bieten, ihre Selbstbestimmung auch in der terminalen Krankheitsphase zu bewahren. Auf der Internetseite des Bundesministeriums der Justiz (www.bmj.bund.de) findet sich ein Ratgeber zum Thema, der auch Textbausteine zum Erstellen einer Patientenverfügung enthält. (2, 3)

Pflege nach Eingriffen am offenen Gehirn

Im Normalfall verbringen Patienten nach Eingriffen am offenen Gehirn mindestens eine Nacht auf der Intensivstation bzw. in der *Intermediate Care* (IMC), da die Gefahr von lebensbedrohlichen Komplikationen, wie Nachblutungen oder Hirnödemen (> 10.4), besteht.

Grundsätzlich gilt:
- Intensivüberwachung unter besonderer Beachtung der Bewusstseinslage
- Vorsichtsmaßnahmen gegen Hirndruckerhöhung: 30°-Oberkörperhochlagerung, Kopf in Mittelstellung, Vermeiden von Husten, Niesen und Pressen (> 10.4.3)
- Schmerzbekämpfung und Sedierung nach Arztanordnung (> 12.3)
- Bei hoher Stressulkusgefahr (z. B. Intensivtherapie, Glukokortikoidtherapie) frühzeitiger Nahrungsaufbau sowie Pro-

phylaxe mit Antazida und evtl. H₂-Blockern sowie Protonenpumpenhemmern nach Arztanordnung
- Bei Auftreten von Lähmungen oder Sprachstörungen Einleitung von Physiotherapie, später Sprechübungen und Logopädie.

Dem Patienten wird zu einem Aufenthalt in einer Rehabilitationsklinik nach der Entlassung aus dem Krankenhaus geraten.

7.1.5 Prognose

Während die **Prognose** der außerhalb des Gehirns lokalisierten Tumoren v. a. von der Histologie des Tumorgewebes abhängt, sind bei Gehirntumoren auch andere Kriterien von Bedeutung: So sind einige histologisch **gutartige Tumoren** allein aufgrund ihrer Lokalisation im Gehirn nur sehr risikoreich zu operieren. Das Risiko, durch die Operation lebenswichtige Zentren zu verletzen, ist sehr groß. Dies kann z. B. bei Schädelbasismeningeomen der Fall sein. In diesen Fällen sind immer eine Einzelfallabwägung und ein ausführliches Arzt-Patienten-Gespräch erforderlich, wenn möglich, im Beisein der nächsten Angehörigen und/oder Freunde. Die Entscheidung für eine Operation muss dann zum einen von den Beschwerden, dem Allgemeinzustand des Patienten und wahrscheinlichen Verlauf ohne Behandlung, zum anderen von den neurochirurgischen Möglichkeiten samt Risiken abhängig gemacht werden. In jedem Fall sind die Erwartung und Einstellung des Patienten mit einzubeziehen. Lässt die Lokalisation eines benignen Tumors eine Operation zu und kann er vollständig entfernt werden, ist die Prognose gut.

Bei allen **bösartigen Tumoren** ist die Prognose meist schlecht. Wurde der Tumor operativ entfernt, können durch den Tumor oder die Operation bedingte Dauerschäden zurückbleiben, die von leichten, kaum störenden Lähmungen bis zu schwersten körperlichen und geistigen Behinderungen reichen können. Besonders schlecht ist die Prognose bei Glioblastomen (➤ 7.2.2).

7.2 Ausgesuchte Hirntumoren

7.2.1 Meningeome

> **Meningeome** sind zumeist gutartige Tumoren, die aus den Deckzellen der *Arachnoidea* (Spinngewebshaut, mittlere Hirnhaut) entstehen. Von ihrem Ursprung her sind Meningeome im eigentlichen Sinne daher keine Hirntumoren. Sie wachsen fast ausschließlich außerhalb des Gehirns *(extrazerebral)*, können allerdings auch nach intrazerebral infiltrieren.

Krankheitsentstehung und Symptome

Diese Tumoren treten meistens sporadisch auf, d. h. ohne bekannte Ursache. Selten können Meningeome nach vorangegangener Bestrahlung des Kopfes oder im Rahmen einer Neurofibromatose (NF Typ 2) auftreten. Die Neuerkrankungsrate

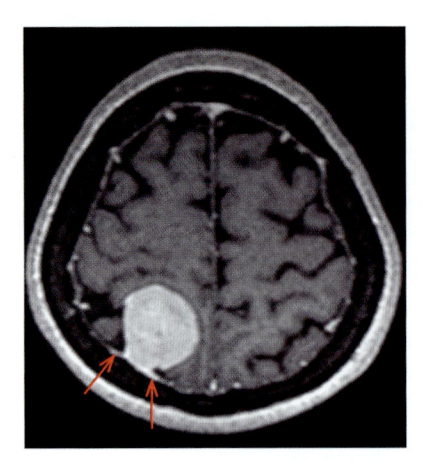

Abb. 7.2 MRT eines Konvexitätsmeningeoms parietal rechts. Gut zu erkennen ist der Tumoransatz an der Dura („*dural tail*"). [T422]

beträgt 5/100.000 Einwohner und Frauen sind vergleichsweise häufiger betroffen, mit einem Erkrankungsgipfel um die Wechseljahre herum.

Die **Symptome** sind abhängig von der Lokalisation des Tumors und entsprechen den geschilderten allgemeinen Symptomen (➤ 7.1.1). Meningeome können an der Hirnkonvexität (*Konvexitätsmeningeome*, ➤ Abb. 7.2), den duralen Trennschichten zwischen den Hirnhälften (*Falx, Falxmeningeom*) oder Groß- und Kleinhirn (*Tentorium, Tentoriummeningeom*) entstehen. Bevorzugte Entstehungsorte an der Schädelbasis sind die vordere Schädelbasis am Verlauf des Riechnervs (*N. olfactorius*, Olfaktoriusrinnenmeningeom), der Keilbeinflügel (mediales und laterales Keilbeinflügelmeningeom) und das Felsenbein. Insbesondere die Meningeome der Schädelbasis können dabei zu Auftreibungen des Knochens führen *(intraossäres Meningeom)*, die z. B. im speziellen Falle des Keilbeinflügelmeningeoms auch zu ophthalmolgischen Symptomen und Problemen (*Exophthalmus*, Bewegungsstörungen des Augapfels, Visusstörungen) führen können.

Auch wenn Meningeome als beningne Tumoren zumeist eine langsame Wachstumsrate besitzen, können sie doch ein perifokales Hirnödem ausbilden. Zum einen ist dieses Ödem ursächlich für die beklagten Beschwerden und damit die Diagnose des Tumors. Zum anderen besteht bei einem entsprechenden Ödem die Gefahr eines epileptischen Anfalls.

Therapie und Prognose

Ist der Tumor chirurgisch gut erreichbar, ist die operative Entfernung die erste therapeutische Wahl. Vor allem an der Schädelbasis müssen aber manchmal Tumorreste zurückgelassen werden, um den Patienten nicht zu gefährden. Bei intraossären Prozessen kann eine knöcherne Rekonstruktion von Augenhöhle (Orbita) oder Kalotte, z. B. in Zusammenarbeit mit der Mund-Kiefer-Gesichtschirurgie oder HNO, notwendig sein.

Abhängig vom Resektionsausmaß und von einem Tumor mit der WHO-Einteilung Grad I ist die Prognose gut bis sehr gut. Bei den sehr seltenen höhergradigen Meningeomen (WHO Grad II-III) kann eine postoperative Strahlentherapie notwendig sein.

7.2.2 Gliome

> **Gliome** stellen die größte Gruppe der primären hirneigenen Tumoren dar und entstehen aus den Stützzellen *(Gliazellen)* des Gehirns. Abhängig davon, von welchen Zellen die Abstammung ausgeht, werden die Gliome in Astrozytome *(Astrozyten)*, Oligodendrogliome **(Oligodendrozyten)** und Ependymome *(Ependymzellen)* unterteilt. Teilweise können auch Mischformen *(Oligoastrozytom, Gliosarkom)* vorliegen.

Krankheitsentstehung

Astrozytome sind die häufigsten Tumoren dieser Gruppe und werden entsprechend ihrer Wertigkeit von beningne (WHO Grad I) bis maligne (WHO Grad IV) eingeteilt. Es wird auch als *Glioblastom* oder *Glioblastoma multiforme* bezeichnet (➤ Abb. 7.3).

Von allen Astrozytomen tritt das Astrozytom WHO Grad IV leider am häufigsten auf mit einer Neuerkrankungsrate von 3/100.000 Einwohner/Jahr. Bei Erwachsenen entsteht das Astrozytom *supratentoriell* (oberhalb des Tentoriums) im Großhirn (➤ Abb. 7.3), während bei Kindern der Entstehungsort bevorzugt *infratentoriell*, in Kleinhirn und Hirnstamm, liegt. Eine Sonderstellung nimmt das pilozytische Astrozytom, WHO Grad I ein, das ein typischer Tumor des Kindesalters und überwiegend im Kleinhirn lokalisiert ist.

Symptome

Beim Glioblastom ist die Beschwerdeanamnese sehr kurz. Der Tumor wächst schnell binnen weniger Wochen und verursacht oft ein erhebliches Perifokalödem. Niedriggradige Gliome hingegen weisen nur eine sehr langsame Wachstumstendenz auf und werden nicht selten durch einen Krampfanfall symptomatisch. Eine Eigenart dieser Tumoren besteht aber in der Tendenz, im Lauf der Zeit die Wertigkeit zu verändern und zu entarten. Dieses Phänomen wird auch als „sekundäre Malignisierung" bezeichnet. Davon ausgenommen ist das pilozytische Astrozytom WHO Grad I im Kindesalter.

Therapie und Prognose

Die chirurgische Entfernung ist bei entsprechender Operabilität der wesentliche **Therapieansatz.** Bei Glioblastomen wird dabei die Entfernung der „kontrastmittelaufnehmenden" Tumoranteile angestrebt – wohl wissend, dass eine vollständige Tumorresektion nicht möglich ist. Diese Einschränkung beruht auf der Tatsache, dass der Tumor auch aus Anteilen besteht, die weder im Kernspintomogramm als kontrastmittelaufnehmend noch makroskopisch während der Operation als Tumor identifizierbar sind.

Die Entfernung eines Tumors im Gehirn ist nicht mit einem Sicherheitsabstand, wie bei anderen Organtumoren, möglich. Hilfreich kann daher das „Sichtbarmachen" des Tumors während der Operation sein. Dabei wird den Patienten vor der Operation ein „Farbstoff" gegeben (5-Aminolävolin-Säure, kurz 5-ALA), der sich nur in den Tumorzellen anreichert und bei der Operation durch Anleuchten mit Infrarotlicht den Tumor aufleuchten lässt. Somit ist in vielen Fällen eine radikalere Operation möglich. Ist der Tumor gar nicht chirurgisch angehbar, beschränkt man sich auf die Diagnosesicherung durch eine Biopsie.

Die Überlebensdauer von Patienten mit einem Glioblastom nach Diagnosestellung und maximal möglicher Therapie beträgt statistisch und durchschnittlich 15 Monate. Kann der Tumor chirurgisch nicht „entfernt" oder relevant verkleinert werden, so ist die Überlebenszeit deutlich kürzer. Lediglich bei operablen niedrigmalignen Tumoren ist der Verlauf verhältnismäßig günstig, da bis zum Auftreten eines (evtl. wieder operablen) Rezidivs häufig Jahre vergehen können.

7.2.3 Metastasen

> **Metastasen** sind Streuherde maligner Tumoren anderer Organsysteme und die häufigsten intrazerebralen und intrakraniellen Tumoren. Eine Sonderstellung nehmen **Lymphome** ein, die ohne extrazerebrale Beteiligung isoliert nur im Gehirn auftreten können *(primär zerebrale Lymphome)*.

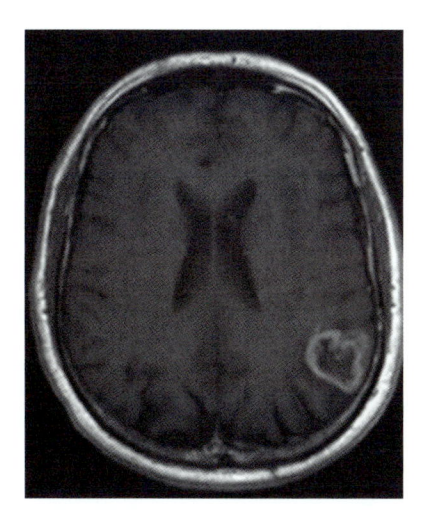

Abb. 7.3 Glioblastom temporal links. Der randständig KM-aufnehmende Tumor imponiert zentral nekrotisch als Ausdruck des raschen Tumorwachstums. Bildmorphologisch muss differenzialdiagnostisch aber auch an eine Metastase oder einen Abszess gedacht werden. [T422]

Krankheitsentstehung

Treten **Metastasen** im Hirn auf, so muss die Erkrankung des Primärtumors als fortgeschritten und generalisiert eingestuft werden. Diese Einschätzung beruht zum einen darauf, dass in der Hälfte der Fälle auch ein extrazerebraler Tumorprogress zu finden ist. Zum anderen ist das Gehirn durch seine Blut-Hirn-Schranke von Natur aus sehr gut gegen Einflüsse von außen geschützt. Das heißt im Weiteren, dass diese Barriere erst unter extremen Belastungen, wie einer hohen Tumorlast oder einem entsprechend aggressiven Tumorverhalten, durchlässig wird.

20 % aller Patienten mit einem bösartigen, extrazerebralen Tumor erleiden im Verlauf ihrer Tumorerkrankung eine Hirnmetastasierung. Tumoren mit der höchsten Rate zerebraler Metastasen sind das Bronchialkarzinom, das Mammakarzinom, das Nierenkarzinom und das maligne Melanom, wobei letzterer Tumor, gemessen an seiner Häufigkeit, auch am häufigsten in das Gehirn metastasiert.

Metastasen können einzeln *(singulär)* oder zu mehreren *(multipel)* auftreten (> Abb. 7.4). Eine Sonderform ist die *Meningeosis carcinomatosa* (Meningeosis neoplastica), bei der die Tumorzellen „zuckergussartig" die inneren Hirnkammern auskleiden oder sämtliche Anteile der Hirnoberfläche überdecken können.

Symptome

Bei Metastasen ist die **Beschwerdeanamnese** kurz und auch in diesen Fällen kann ein ausgeprägtes Hirnödem um die rasch wachsenden Tumoren entstehen. Teilweise kann es zu Tumorblutungen kommen (v. a. Nierenzellkarzinom und malignes Melanom).

Bei der *Meningeosis carcinomatosa* bestehen häufig sehr vielschichtige Symptome, die durch einen einzelnen Tumor im Sinne einer Herdsymptomatik nicht zu erklären sind. Grund hierfür ist der generalisierte Tumorbefall des ganzen ZNS. Auch ein Hydrozephalus (> 10.3) kann Folge dieser Art der Tumormanifestation sein.

Therapie und Prognose

Metastasen können bei entsprechender chirurgischer Erreichbarkeit operativ gut entfernt werden. Das Therapiekonzept ist jedoch multimodal, d.h., eine Therapiestrategie muss im Konsens mit Onkologen, Strahlentherapeuten und Neurochirurgen erarbeitet werden.

Maßgeblich sind neben Alter und Allgemeinzustand auch die extrazerebrale Tumorsituation und die onkologisch eingeschätzte Prognose. Lymphome und kleinzellige Bronchialkarzinome werden zumeist nur bioptisch bestätigt, da sie sehr gut gegenüber einer Strahlen- und/oder Chemotherapie sensibel sind. Mit zunehmender Anzahl der Hirnmetastasen oder bei tiefsitzenden Tumoren in Hirnstamm oder Stammganglien tritt die Neurochirurgie immer mehr in den Hintergrund zugunsten einer dann zumeist palliativen Strahlen-Chemotherapie.

Auch in der Therapie nimmt die *Meningeosis carcinomatosa* eine Sonderstellung ein. Im Vordergrund steht hier vor allem die Behandlung des Hydrozephalus (> 10.3). Es kann aber auch, abhängig von den onkologischen Erfolgsaussichten, die Anlage eines ventrikulären Portsystems *(Ommaya-Reservoir)* für eine intrathekale Chemotherapie erfolgen.

Pauschale **Prognoseaussagen** bei Hirnmetastasen sind nicht möglich, da zu viele Faktoren Einfluss nehmen. Es gilt jedoch das eingangs Gesagte, dass bei Auftreten von Hirnmetastasen die maligne Grunderkrankung fortgeschritten ist. Dies gilt umso mehr bei multiplen Metastasen, wobei in diesen Fällen ein heilender (kurativer) Ansatz häufig zugunsten einer palliativen Therapie verlassen wird. Unbehandelt versterben die Patienten binnen weniger Monate. Noch schlechter ist die Prognose bei einer *Meningeosis carcinomatosa*.

> **VORSICHT!**
> Hegt man den Verdacht eines zerebralen Lymphoms, so darf vor einer geplanten Biopsie kein Kortison verabreicht werden. Unter Kortison können zerebrale Lymphome „schmelzen wie Butter unter der Sonne" und damit die dringend erforderliche bioptische Sicherung und histologische Diagnosestellung unmöglich machen.

7.2.4 Hypophysenadenome

Hypophysenadenome sind überwiegend gutartige Tumoren der Hirnanhangsdrüse und entstehen ausschließlich im Hypophysenvorderlappen *(Adenohypophyse)*. Abhängig von ihrer Größe werden sie in Mikro- und Makroadenome unterteilt. Einige Tumoren produzieren Hormone, sodass eine weitere Einteilung in hormonaktiv und -inaktiv erfolgen kann.

Krankheitsentstehung und Symptome

Hypophysenadenome machen 10 % aller intrakraniellen Tumoren aus und sind wie Meningeome eigentlich keine Hirntumoren (> Abb. 7.5). Sehr selten können sie mit Tumoren anderer endokriner Organe vergesellschaftet sein *(multiple endokrine Neoplasie*, MEN).

Aufgrund ihrer räumlichen Nähe direkt unterhalb der Sehnervenkreuzung *(Chiasma)* können Adenome der Hypophyse zu Sehstörungen führen. Typische Beschwerden sind Einschränkungen des Gesichtsfeldes (Scheuklappensehen, bitemporale Hemianopsie) oder des Visus (Sehschärfe) und Kopfschmerzen. Des Weiteren kann es im Falle hormonaktiver Tumoren zu hormonellen Störungen der Überproduktion und

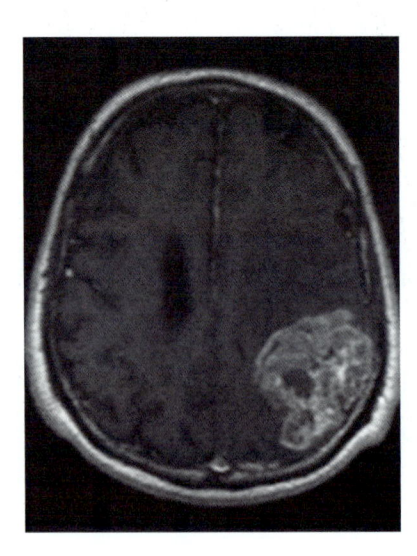

Abb. 7.4 Große **Metastase** eines Mamma-Karzinoms temporo-parietal links. Man beachte das deutliche Perifokalödem. [T422]

grundsätzlich bei allen Tumoren durch Druck auf die Hypophyse zu hormonellen Mangelstörungen mit den entsprechenden Auswirkungen kommen. Typische hormonelle Störungen können sein:

- **Schilddrüsenhormonmangel** mit Abgeschlagenheit, Müdigkeit, Gewichtszunahme, Depression
- **Wachstumshormonmangel** mit Depression, Abbau von Muskelgewebe und Zunahme von Fettgewebe
- **Kortisonmangel** mit Schwäche, Müdigkeit, Gewichtsverlust und Unterzuckerung
- **Mangel an Sexualhormonen** bei der Frau mit Zyklusstörungen, Amenorrhö, Unfruchtbarkeit, Libidoverlust und Veränderungen der Körperbehaarung
- **Mangel an Sexualhormonen** bei Männern mit Impotenz, Unfruchtbarkeit, Libidoverlust und Veränderungen der Körperbehaarung

Hormonaktive Tumoren können zu folgenden Erscheinungen führen:

- **Akromegalie** (wachstumshormonproduzierendes Adenom): Tritt der Tumor in der Kindheit auf, so kommt es zu einem Riesenwuchs. Im Erwachsenenalter ist kein Längenwuchs mehr möglich. Dennoch kommt es zu Knochenwuchs in Gesicht und an den Extremitäten (Akren). Das Gesicht verändert sich, Kinn, Wangenknochen und Augenbrauenwulst werden größer. Mit dem Wuchs von Händen und Füßen passen Schuhgröße und Schmuck nicht mehr. Die Patienten schnarchen vermehrt, da sich auch die Zunge vergrößert, und es entstehen Zahnlücken. Häufig tritt ein Karpaltunnelsyndrom auf und die Patienten schwitzen vermehrt. Auch die inneren Organe wachsen und es kann sich eine Herzmuskelschäche mit bedrohlichem Ausmaß ausbilden.
- **M. Cushing** (Tumor mit vermehrter Stimulation der Kortisonproduktion): Die Patienten können ein „Mondgesicht" und eine Stammfettsucht ausbilden. Es kommt zu einem Diabetes mellitus und einem arteriellen Hypertonus. Die vermehrte Kortisonproduktion führt zu einer Osteoporose und Hautveränderungen (Papyrushaut, rote Streifen).
- **Prolaktinom** (prolaktinproduzierender Tumor): Unfruchtbarkeit, Libidoverlust, Milchabgang aus der Brust. Bei Frauen Zyklusstörungen, bei Männern Impotenz.

Therapie und Prognose

Therapie der Wahl ist die operative Entfernung des Tumors. Dies ist in den meisten Fällen über einen operativen Zugang durch die Nase zu erreichen *(transsphenoidal)*. Dabei macht man sich zu Nutzen, dass der Boden der Sella (*Sella turcica*, Türkensattel), in dem die Hypophyse liegt, gleichzeitig die Rückwand der zentralen hinteren Nasennebenhöhle (Keilbeinhöhle, *Sinus sphenoidalis*) darstellt. Nach Eröffnen dieser knöchernen Trennwand kann der häufig sehr weiche und zerfließliche Tumor problemlos ausgeschält werden, ohne Hirn oder Sehnerv dabei zu verletzen. In vielen Fällen wird dieser Eingriff heute endoskopisch durchgeführt. Typische, meist unproblematische Komplikation ist eine intraoperative Rhinoliquorrhö,

sodass nach der Operation eine vorübergehende lumbale Liquordrainage erfolgen muss. In solchen Fällen kann auch die Deckung des Zugangswegs mit Muskelhaut und Muskel vom Oberschenkel notwendig werden.

Patienten nach Hypophysenadenom-Operation bedürfen nach der Operation in jedem Falle einer sorgfältigen endokrinologischen Nachsorge. So kann vorübergehend oder auch andauernd die Substitution mit Hormonen notwendig sein. Dabei ist vor allem auch eine ausreichende Zuführung von Kortison *(Hydrocortison)* wichtig, die in Stress- und Krankheitssituationen angepasst und erhöht werden muss. Diese Patienten werden mit einem endokrinologischen Notfallpass versorgt. Auch Elektrolytentgleisungen im Sinne eines Diabetes insipidus sind gefürchtet.

> Beim **Diabetes insipidus** fehlt das für den Elektrolythaushalt wichtige Hormon ADH *(antidiuretisches Hormon)*, das in der Niere für eine vermehrte Wasserrückgewinnung sorgt. Kommt es zu einer solchen Situation, scheidet der Patient binnen Kürze sehr viel und wenig konzentrierten Urin aus. Die Zugabe von ADH, zum Ausgleich des Elektrolythaushalts, darf aber nur nach Rücksprache mit dem Arzt und unter Kenntnis der Serumelektrolyte erfolgen, da andernfalls eine weitere Elektrolytentgleisung droht.

Prolaktinome stellen eine Ausnahme in der Behandlung der Hypophysenadenome dar. Wird die Diagnose eines Prolaktinoms durch den Nachweis eines sehr hohen Serumprolaktins gestellt, so ist die Behandlungsmethode der Wahl die medikamentöse Tumortherapie mit einem Dopamin-Rezeptor-Ago-

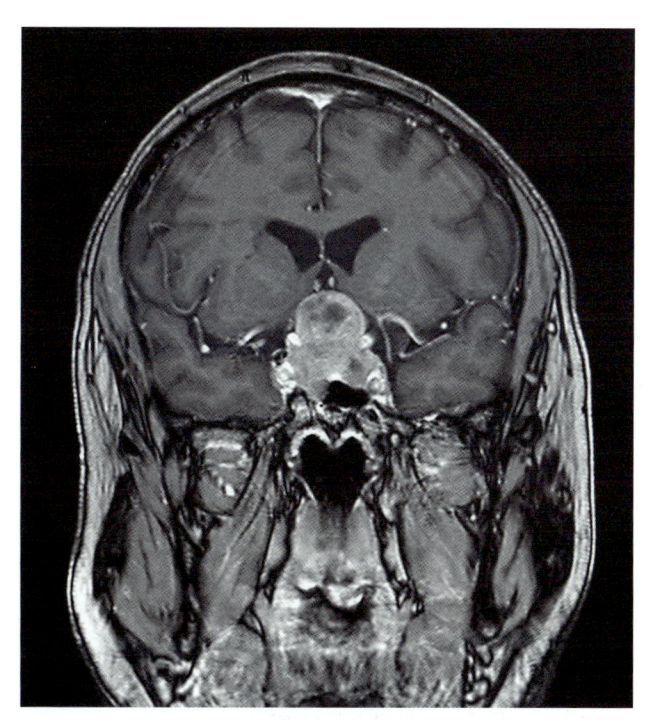

Abb. 7.5 Großes intra- und suprasseläres **Hypophysenadenom**. Die eigentliche Hypophyse ist nicht abgrenzbar und das Chiasma opticum maximal nach oben verlagert. [T422]

nisten. Erst bei Versagen dieser Therapie werden auch Prolaktinome operativ entfernt.

Die **Prognose** der Hypophysenadenome ist günstig. Zum einen wird die transsphenoidale Operation durch die Patienten sehr gut toleriert, zum anderen ist das Ansprechen der Prolaktinome auf die medikamentöse Therapie gut. Maßgeblich ist aber die ausreichende endokrinologische Nachsorge, da nicht selten die hormonellen Störungen wesentlich für die beklagten Symptome und Restbeschwerden insbesondere im Hinblick auf die Lebensqualität sind.

7.2.5 Pflege von Menschen mit spinalen Tumoren

Die Pflege bei spinalen Tumoren richtet sich nach dem Schweregrad der neurologischen Ausfallserscheinungen.

Pflege bei Querschnittssyndrom ➤ 3.1.3
Pflege bei ZNS-Verletzungen ➤ 8.1.4
Pflege bei Bandscheibenvorfall ➤ 3.3.1

Literatur und Kontaktadressen

LITERATURNACHWEIS

1. Pflege in der Onkologie (Aufsatzsammlung). In: Die Schwester, der Pfleger. 46(2007) 10, S. 876–894.
2. Badke, Volker: Empathie in der Pflege. Ihre Dimensionen und Bedeutung für Patienten mit Krebs. In: Pflegezeitschrift. 60(2007) 7, S. 383–387.
3. Petz, Tobias: Krankheitsverarbeitung bei Hirntumorpatienten: Eine Untersuchung im Verlauf der Bestrahlung. In: Psychotherapie, Psychosomatik, Medizinische Psychologie. 51 (2001) 7, S. 281–287.

KONTAKTADRESSEN

- Krebsinformationsdienst am
  Deutschen Krebsforschungszentrum
  Im Neuenheimer Feld 280
  69120 Heidelberg
  Telefon: 0 62 21/42 28 90
  www.krebsinformationsdienst.de
- Psychosoziale Beratungsstelle für Krebskranke und Angehörige – Selbsthilfe Krebs e. V.
  Albrecht-Achilles-Str. 65
  10709 Berlin
  Telefon: 030/89 40 90 40
  www.krebsberatung-berlin.de
- Deutsche Hirntumorhilfe e. V.
  Karl-Heine-Str. 27
  04229 Leipzig
  www.hirntumorhilfe.de

KAPITEL 8

Alexandra Janik, Klaus-Peter Stein

Pflege von Menschen mit Verletzungen des ZNS

8.1	Schädel-Hirn-Trauma	163
8.1.1	Einteilung der Schädel-Hirn-Traumen	163
8.1.2	Symptome und Untersuchungsbefund	164
8.1.3	Diagnostik und Behandlungsstrategie	165
8.1.4	Pflege von Menschen mit SHT	167
8.2	Epiduralhämatom	168
8.3	Akutes Subduralhämatom	169
8.4	Chronisches Subduralhämatom	169
8.5	Apallisches Syndrom	171
8.6	Hirntod	172
Literatur und Kontaktadressen		173

Das ZNS umfasst die übergeordneten Zentren **Gehirn** und **Rückenmark**. Im Folgenden werden **Verletzungen des Schädels und des Gehirns** (*Schädel-Hirn-Trauma*, ➤ 8.1) und dessen Folgen (*Epiduralhämatom*, ➤ 8.2; *akutes* sowie *chronisches Subduralhämaton*, ➤ 8.3 und ➤ 8.4; *Apallisches Syndrom*, ➤ 8.5; *Hirntod*, ➤ 8.6) dargestellt.

Verletzungen von Wirbelsäule und Rückenmark finden sich in den Kapiteln ➤ 3.2 und ➤ 3.1 *(Querschnittslähmung)*.

8.1 Schädel-Hirn-Trauma

Schädel-Hirn-Trauma (kurz *SHT*): Sammelbezeichnung für alle Schädelverletzungen mit Gehirnbeteiligung. Gehört zu den häufigsten Todesursachen bei Patienten unter 40 Jahren.

In Deutschland erleiden jährlich ca. 250.000 Menschen ein Schädel-Hirn-Trauma, wobei 2.750 Patienten versterben. (📖 1) Die überwiegende Zahl der Betroffenen erleidet das Schädel-Hirn-Trauma im Rahmen eines **Polytraumas**. Als Polytrauma wird eine Mehrfachverletzung bezeichnet, bei der *eine* oder die Kombination *mehrerer* Verletzungen lebensbedrohlich ist. Bei polytraumatisierten Patienten ist das Schädel-Hirn-Trauma meist die Einzelverletzung mit der größten prognostischen Bedeutung.

8.1.1 Einteilung der Schädel-Hirn-Traumen

Die Einteilung von Schädel-Hirn-Traumen in drei Schweregrade erfolgt nach der klinischen Symptomatik und der **Glasgow-Koma-Skala** (*GKS*, ➤ Tab. 8.1). Die Schweregradeinteilung der Schädel-Hirn-Traumen ist jedoch nach wie vor nicht einheitlich.

Geschlossene und offene Schädel-Hirn-Traumen

Abhängig davon, ob eine direkte Verbindung zwischen Gehirn und Außenwelt besteht, wird zwischen **geschlossenen** *(gedeckten)* und **offenen Schädel-Hirn-Traumen** unterschieden. Beim geschlossenen Schädel-Hirn-Trauma ist die Dura mater intakt, beim offenen Schädel-Hirn-Trauma ist sie eingerissen und verletzt. Die Unterscheidung in gedeckte und offene Schädel-Hirn-Traumen ist klinisch deshalb von Bedeutung, weil bei offenem Schädel-Hirn-Trauma durch die Verbindung zwischen Gehirn und Außenwelt die Gefahr von **Infektionen** besteht.

> Patienten mit mittelschwerem oder schwerem Schädel-Hirn-Trauma sowie Patienten mit offenem Schädel-Hirn-Trauma sollten in Kliniken versorgt werden, die über neurochirurgische Abteilungen verfügen und damit in der Lage sind, nicht nur die Verletzung an sich, sondern auch mögliche Komplikationen zu behandeln.

Einteilung begleitender Schädelfrakturen

Die bei einem Schädel-Hirn-Trauma oft gleichzeitig vorhandenen Schädelfrakturen werden unterteilt in:

- **Gesichtsschädelfrakturen.** Die wichtigsten Knochen des Gesichtsschädels sind Nasen- und Jochbein, Ober- und Unterkiefer. Zentrale Mittelgesichtsfrakturen verlaufen meist in typischen Frakturlinien und werden nach Le Fort abhängig von Ausmaß und Frakturlinienverlauf in drei Gruppen unterteilt:
  - **Le Fort I:** Absprengung des zahntragenden Oberkiefers einschließlich des Bodens der Kieferhöhle
  - **Le Fort II:** Von lateral nach medial aufsteigende Fraktur von der seitlichen Kieferhöhlenwand über die Orbita bis zur Nasenwurzel
  - **Le Fort III:** Abriss des Gesichtsschädels von der Schädelbasis

Tab. 8.1 Einteilung der Schädel-Hirn-Traumen nach *Tönnis und Loew*.

Schweregrad	Bezeichnung	GKS	Symptomatik/Prognose	Häufigkeit
Grad I	Leichtes SHT Commotio cerebri (Gehirnerschütterung)	13–15	Kurze Bewusstlosigkeit < 5 Min. Amnesie (= Erinnerungslücke), Kopfschmerzen, Schwindel, Übelkeit, Erbrechen. Vollständige Rückbildung aller Symptome innerhalb von 5 Tagen	80 %
Grad II	Mittelschweres SHT Leichte Contusio cerebri (leichte Hirnprellung)	9–12	Bewusstlosigkeit 5–30 Min. Nachweisbar leichte organische Hirnschäden. Völlige funktionelle Rückbildung innerhalb von 30 Tagen oder Defektheilung mit geringen bleibenden Störungen.	10 %
Grad III	Schweres SHT Schwere Contusio cerebri bzw. Compressio cerebri (schwere Gehirnprellung/ Gehirnquetschung)	< 9	Lange Bewusstlosigkeit > 30 Min. Substanzschädigung des Gehirns, teils schwere neurologische Störungen, evtl. Störungen der Vitalfunktionen durch Hirnstammbeeinträchtigung Stets Defektheilung mit bleibenden Funktionsstörungen, evtl. Apallisches Syndrom (➤ 8.5)	10 %

- **Schädelbasisfrakturen** (*Schädelbasis*, ➤ Abb. 8.2). Sie gehen häufig mit Blutungen oder *Liquorfluss* aus Mund, Nase oder Ohr, *Monokel*- oder *Brillenhämatom* (➤ Abb. 8.3) einher. Schließt sich diese pathologische Verbindung zwischen Gehirn und Außenwelt nicht, entsteht eine **Liquorfistel** mit hoher Infektionsgefahr für das Gehirn (*offenes Schädel-Hirn-Trauma*). Eine Operationsindikation zum Verschluss des Lecks ist in der Regel gegeben, wenn sich die Liquorfistel trotz mehrtägiger und ausreichender *Lumbaldrainage* (➤ 2.2.2) nicht verschließt
- Bei **Felsenbeinfrakturen** (Quer- und Längsfrakturen) kann es neben einem funktionellen Ausfall des Innenohrs (Hörvermögen und Gleichgewichtssinn) auch zu einer unfallbedingten *Fazialisparese* (➤ 4.1.1) kommen, da der N. facialis auf komplexem Wege durch das Felsenbein aus dem Schädel austritt
- **Kalottenfrakturen.** Diese bedürfen meist keiner speziellen Therapie. Sind jedoch Knochenfragmente durch die Wucht des Aufpralls nach innen gedrückt worden (*Impressionsfraktur*), ist in der Regel eine Operation mit Anhebung des imprimierten Fragments erforderlich.

VORSICHT!
Kalottenfrakturen können zu einer Verletzung der A. meningea media und damit zu einem epiduralen Hämatom führen (➤ 8.2). Deshalb werden Patienten mit geschlossenen Kalottenfrakturen, die zunächst keine Anzeichen einer Hirnverletzung zeigen, für mindestens 24 Stunden stationär überwacht. Zeigt der Patient Zeichen einer intrakraniellen Blutung, wird umgehend ein CCT angefertigt.

8.1.2 Symptome und Untersuchungsbefund

Die Leitsymptome des Schädel-Hirn-Traumas sind:
- **Unspezifische Symptome.** Dazu zählen Kopfschmerz, Schwindel, Übelkeit, Erbrechen oder Hörstörung. Sie sind

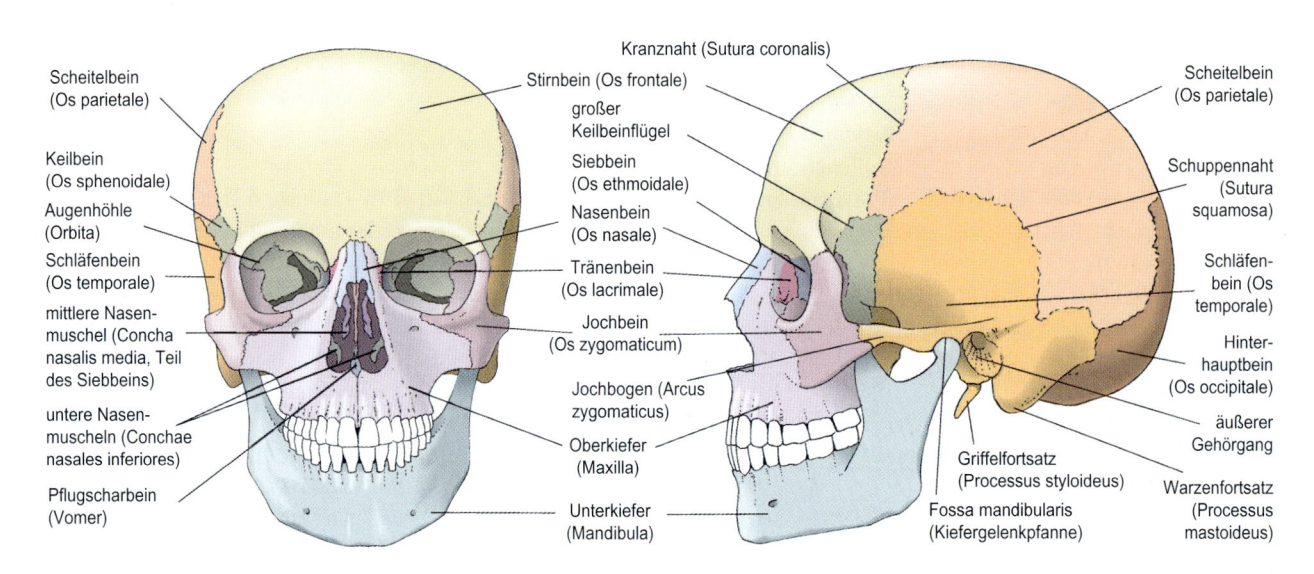

Abb. 8.1 Schädel in der Vorder- und Seitenansicht. Die farbige Unterlegung verdeutlicht die große Menge verschiedener Knochen des menschlichen Schädels [L190]

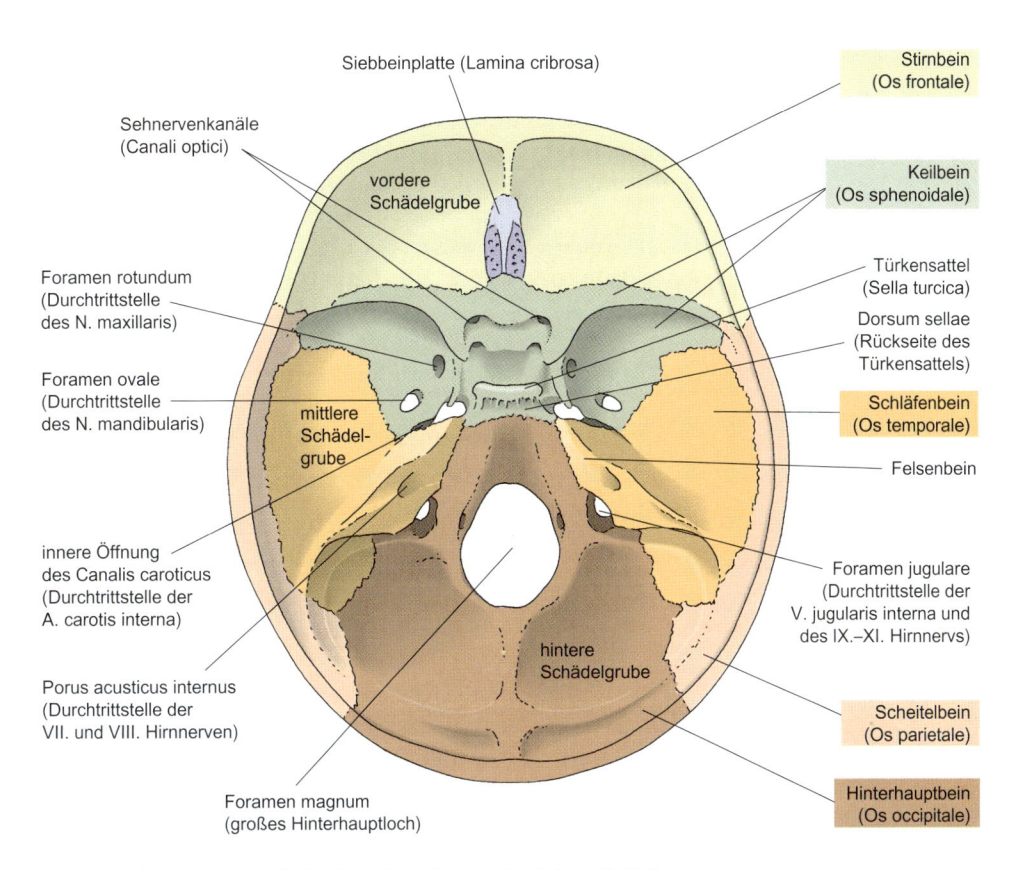

Abb. 8.2 Blick von oben auf die **innere Schädelbasis** nach Entfernung der Kalotte. [L190]

sehr häufig, können aber auch auf andere Ursachen, z. B. auf eine gleichzeitige Innenohrschädigung, zurückzuführen sein
- **Bewusstseinsstörung.** Sie ist das Kardinalsymptom des Schädel-Hirn-Traumas und weist auf eine *diffuse* Störung der Hirnfunktion hin
- **Amnesie.** Hierunter versteht man eine Erinnerungslücke für die Zeit kurz *vor* dem Unfall (retrograde Amnesie) oder die Zeit kurz *nach* dem Unfall (anterograde Amnesie)
- **Neurologische Ausfälle.** Dazu zählen z. B. Halbseitensymptome, Pupillenfunktionsstörungen (> 1.9.1) oder Hirnnervenausfälle, die Folge einer umschriebenen Hirnschädigung oder einer Schädelbasisverletzung sein können
- **Krampfanfälle** (> 9.1)
- Zeichen der **intrakraniellen Druckerhöhung** (*Hirndruckzeichen*, > 10.2). Schädel-Hirn-Traumen führen meist zu einer **akuten** (d. h. innerhalb kurzer Zeit entstehenden) **intrakranielle Druckerhöhung.** Der rasche Verlauf mit Anstieg des Hirndrucks beruht auf einer intrakraniellen Blutung oder Hirnschwellung und birgt die Gefahr der **Einklemmung** (> 10.1).

8.1.3 Diagnostik und Behandlungsstrategie

Bei der Versorgung des Patienten mit Schädel-Hirn-Trauma gehen **Diagnostik und Behandlung** Hand in Hand. Aufgrund dieser Tatsache wird die ansonsten in diesem Buch übliche Abgrenzung zwischen Diagnostik und Behandlungsstrategie hier nicht eingehalten.

Erstversorgung am Unfallort

Die **Erstversorgung** des Patienten mit Schädel-Hirn-Trauma beginnt am Unfallort durch Mitarbeiter des Rettungsdienstes. Sobald ein Notarzt am Unfallort anwesend ist, übernimmt er die Koordination aller Maßnahmen. Die **Erstversorgung am Unfallort** umfasst:
- Sicherung der Vitalfunktionen, ggf. Intubation und Beatmung
- Einschätzung der Bewusstseinslage und des Verletzungsmusters
- Stabilisierung der HWS mit einer steifen Halskrawatte
- Gegebenenfalls Erstversorgung offener Wunden (Schädelverletzungen mit Freiliegen von Gehirngewebe steril und feucht bedecken, Fremdkörper wegen der Blutungsgefahr bei Entfernen unbedingt belassen)

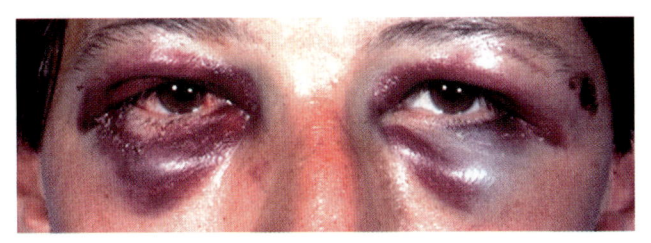

Abb. 8.3 Patient mit **Brillenhämatom**, ein häufiges Anzeichen der Schädelbasisfraktur. [M117]

- Soweit möglich, Erhebung und Dokumentation des Unfallhergangs
- Anmeldung des Patienten entsprechend seiner Verletzungen über die Rettungsleitstelle in einer geeigneten Klinik, Transport des Patienten und Übergabe an die weiterbehandelnden Ärzte.

Alle erhobenen Befunde und durchgeführten Maßnahmen werden im Einsatzprotokoll (Notarzteinsatz- oder Rettungsdienstprotokoll) dokumentiert. Ein vollständiger Satz aller Einsatzprotokolle verbleibt beim Patienten.

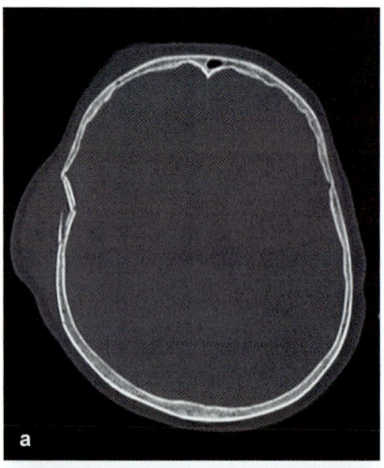

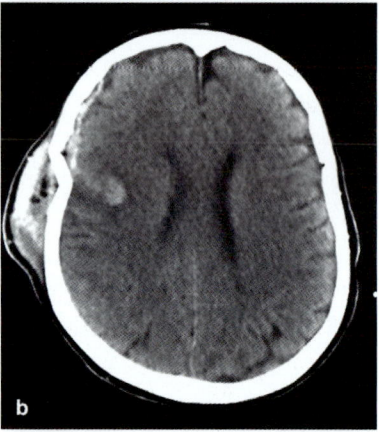

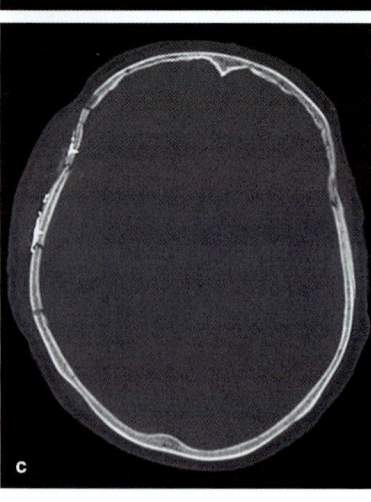

Abb. 8.4 **Computertomografien** einer Patientin nach Treppensturz. Im CCT-Knochenfenster **(a)** zeigt sich eine Impressionsfraktur rechts frontotemporal. Das CCT-Weichteilfenster **(b)** lässt darüber hinaus auch eine Hirnkontusion und eine traumatische Subarachnoidalblutung unter der Fraktur erkennen. In der Abbildung **(c)** sieht man die gehobene Fraktur nach der Operation im CCT-Knochenfenster. [T422]

Erstversorgung in der Klinik

Unmittelbar nach Ankunft des Patienten in der Notaufnahme der **Klinik** ergreifen die Ärzte und Pflegenden zunächst alle erforderlichen Maßnahmen, um die Vitalfunktionen des Patienten zu stabilisieren sowie eventuelle Blutungen zu stillen. Bewusstseinsgetrübte oder bewusstlose Patienten werden an einen Überwachungsmonitor angeschlossen, der die Herzfrequenz, den Blutdruck und die Sauerstoffsättigung kontinuierlich misst. Parallel zu diesen Maßnahmen beginnt so bald wie möglich die weitere Diagnostik.

Anamnese
Die (Kurz-)**Anamnese** wurde meist bereits durch den Notarzt erhoben und an den verantwortlichen Arzt weitergegeben. Ist dies nicht der Fall, erfragt der Arzt den genauen Unfallhergang, Begleitumstände oder Begleiterkrankungen, z. B. Alkohol- oder Drogenabusus, Diabetes mellitus oder Krampfleiden sowie den Zustand des Patienten beim Auffinden und während des Transports *(Verbesserung oder Verschlechterung?)*. Bei schwerem Schädel-Hirn-Trauma ist meist nur eine Fremdanamnese möglich. Aber auch wenn der Verunglückte selbst antworten kann, erhebt der Arzt wegen einer möglichen Amnesie und der versicherungsrechtlichen Folgen zusätzlich möglichst eine Fremdanamnese.

Sofortdiagnostik in der Notaufnahme
Die **Sofortdiagnostik** dient der unmittelbaren Zustandsbeurteilung und der Ursachenklärung.
- **Körperliche Untersuchung** durch Chirurgen:
  – Untersuchung der Extremitäten (Weichteilverletzungen, Frakturen?), des Thorax und des Abdomens
  – Ultraschall, um mögliche Begleitverletzungen auszuschließen (z. B. Hämato-/Pneumothorax, freie Flüssigkeit)
- **Neurologische Basisuntersuchung** durch Chirurgen oder Neurochirurgen:
  – Bewusstsein (Glasgow-Koma-Skala, > Tab. 1.3)
  – Augenmotorik (Fixation? Pendeln?)
  – Pupillenreaktionen (> 1.9.1)
  – Motorik, Sensibilität und Reflexe
  – Zeichen einer Liquorrhö
- **Notfalllabor.** Dies umfasst Blutbild, Gerinnung, Nierenwerte, Elektrolyte, Blutzucker, BGA, Blutgruppe, Kreuzprobe, Blutgasanalyse
- **EKG, Temperatur.**

Bei der Unterscheidung zwischen Nasenschleim und Liquor hilft ein **Blutzuckerstix**: Liquor reagiert positiv, Nasenschleim nicht. Aufgrund des hohen Blutglukosegehalts kommt es allerdings bei Blutbeimengungen zu falschen Ergebnissen. Beweisend für eine Liquorrhö ist der Nachweis von β_2-Transferrin in der untersuchten Flüssigkeit.

Bildgebende Notfalldiagnostik
Zentrales Diagnoseverfahren bei einem Schädel-Hirn-Trauma ist das **CCT** (> Abb. 8.4). Bei Patienten mit leichtem Schädel-Hirn-Trauma ist ein CCT abhängig vom Unfallmechanismus

indiziert bei Vorliegen einer Amnesie, neurologischen Ausfällen oder Zeichen einer beginnenden Hirndruckerhöhung (Übelkeit, Erbrechen etc.). Alle Patienten mit mittelschwerem oder schwerem Schädel-Hirn-Trauma erhalten grundsätzlich ein CCT, sobald die Vitalfunktionen des Patienten gesichert sind. Dabei sollte auch die Halswirbelsäule samt Halsgefäßen mit untersucht werden, um Traumafolgen an der Wirbelsäule und mögliche Gefäßverletzungen *(Dissektionen)* zu erfassen.

VORSICHT!
Bei 15 % der Patienten mit einem Schädel-Hirn-Trauma liegt auch eine Verletzung der Wirbelsäule, und hier vor allem der Halswirbelsäule mit kraniozervikalem Übergang, vor.

Auch bei polytraumatisierten Patienten werden dringend notwendige operative Maßnahmen (z. B. Versorgung einer offenen Fraktur) erst *nach* der CT-Bildgebung durchgeführt, um intra- und extrakranielle Verletzungen ggf. simultan versorgen zu können. Die Röntgendiagnostik von Achsenskelett und Extremitäten tritt dann in den Hintergrund und erfolgt erst nach Stabilisierung der Vitalfunktionen und Versorgung intrakranieller Verletzungen.

VORSICHT!
Ein initial unauffälliges CCT schließt eine sekundäre intrakranielle Blutung nicht aus. Deshalb wird bei bewusstseinsgetrübten oder bewusstlosen Patienten engmaschig (6–12 h), im Fall einer neurologischen Verschlechterung auch schon früher, ein Kontroll-CCT durchgeführt.

Weiterbehandlung

SHT Grad I
Beim **Schädel-Hirn-Trauma Grad I** ist neben einer regelmäßigen Kontrolle der Bewusstseinslage über 24–48 Stunden oft eine symptomatische Behandlung von Übelkeit und Erbrechen notwendig. Eine kurzzeitige Bettruhe ist in Abhängigkeit vom subjektiven Empfinden des Patienten bzw. nach ärztlicher Anordnung angebracht.

SHT Grad II–III
Zeigt das CCT eine operationsbedürftige intrakranielle Blutung (➤ 2.2), wird der Patient umgehend zur Notoperation vorbereitet und in den (neurochirurgischen) OP transportiert. Andernfalls erfolgt die Weiterbehandlung des Patienten auf der Intensivstation.
Die **intensivmedizinische Behandlung** umfasst:
- Anlage eines möglichst 3-lumigen zentralen Venenkatheters *(ZVK)*: bevorzugt in die V. subclavia. Bei Lage in der V. jugularis kann der zerebrale venöse Abfluss behindert werden. Invasive arterielle Druckmessung (➤ 10.4.2)
- Anlage von Dauerkatheter und Magensonde zur genauen Bilanzierung
- Ausgleich des Elektrolyt- und Flüssigkeitshaushalts. Nach einem Schädel-Hirn-Trauma kann ein **Schwarz-Bartter-Syndrom** *(Syndrom der inadäquaten ADH-Freisetzung, kurz SIADH)* mit Wasserretention und Hyponatriämie oder ein **zerebrales Salzverlustsyndrom** mit Dehydratation und Hyponatriämie komplizierend hinzutreten
- Nach der Stabilisierung des Patienten auf der Intensivstation Erhebung eines differenzierten neurologischen Status durch den Neurologen oder Neurochirurgen. Eventuell erfolgen von der Intensivstation aus auch noch weiterführende diagnostische Maßnahmen, z. B. Röntgenaufnahmen der Extremitäten
- Bei Patienten mit schwerem SHT und pathologischem CCT (z. B. Kontusionsherde und/oder Hirnödem) **Hirndruckmessung** (➤ 10.4.2) mit Erfassung des CPP der mindestens 70 mmHg betragen sollte).

Prognose
Während ein Schädel-Hirn-Trauma Grad I innerhalb weniger Tage abklingt, bleiben bei den Schädel-Hirn-Verletzungen der Grade II und III u. U. häufiger Spätfolgen, z. B. Lähmungen, rezidivierende epileptische Anfälle oder psychische Veränderungen, zurück.

8.1.4 Pflege von Menschen mit SHT

Bobath-Konzept ➤ 1.5
Pflege bei intrakranieller Druckerhöhung ➤ 10.4.2
Rehabilitative Pflege in der Neurologie ➤ 1.3
Zur Pflege eines Patienten im **Akutstadium** gehören:
- Hirndruckmessung (➤ 10.4.2)
- Beobachten der Vitalzeichen
- Lagerung
- Prophylaxen
- Ernährung und Infusionstherapie.

Der Patient mit einem schweren SHT stellt nicht nur für den Mediziner, sondern auch für das Intensivpflegepersonal eine große Herausforderung dar. Wesentlich in der **Intensivpflege** eines SHT-Patienten ist es, sämtliche erforderlichen Pflegemaßnahmen, die häufig routinemäßig täglich bzw. mehrmals täglich durchgeführt werden, zum Wohle des Patienten zu überdenken und gezielt zu planen.

Grundsätzlich muss immer überlegt werden, welche Pflegehandlungen bei solch einem Patienten überhaupt durchgeführt werden dürfen. Erfolgt die ärztliche Anordnung, dass „Minimal Handling" erforderlich ist, so liegt es in der Verantwortung der Intensivpflegenden, jede einzelne Pflegemaßnahmen dahingehend zu planen, dass der Aspekt des „Minimal Handling" auch tatsächlich umgesetzt wird. Dies kann unter Umständen so weit gehen, dass innerhalb eines gewissen Zeitraums, in dem der Patient einen sehr hohen ICP bzw. eine instabile Herzkreislaufsituation hat, Pflegemaßnahmen überhaupt unterlassen werden müssen (📖 2).

Lagerung

Ein Patient mit einem schweren SHT ist aufgrund der Verletzung, der Sedierung und der Instabilität in seiner Bewegung fast zur Gänze eingeschränkt. Lagerungswechsel haben zum Ziel, einem Dekubitus vorzubeugen, sie dienen aber auch der Wahrnehmungsförderung.

Als Standardlagerung bei Schädel-Hirn-Trauma-Patienten gilt die **30°-Oberkörperhochlagerung** mit achsengerecht gelagertem Kopf (➤ Abb. 10.7). Sie gewährleistet einen optimalen Blutabfluss über die Jugularvenen. Sollte bei schlechter pulmonaler Situation eine Bauchlagerung erforderlich sein, so ist auf eine achsengerechte Drehung zu achten („en bloc"). Die Lagerungsmanöver sind zügig und schonend zu gestalten. Die 135°-Bauchlagerung wird seitens des ICP meist besser toleriert als eine totale Bauchlagerung.

> **ACHTUNG!**
> Für den Patienten mit einem schweren SHT bedeutet ein häufiger Lagerungswechsel massiven **Stress**. Die geringste Manipulation am Patienten kann zu einem Anstieg des ICP oder zu einer instabilen Herzkreislaufsituation führen. Im Sinne des „Minimal Handling" soll daher statt häufiger Lagerungswechsel die Lagekorrektur, insbesondere des Kopfes, im Vordergrund stehen.

Eine Flachlagerung sollte in der Akutphase – auch bei z. B. einem Patiententransport zu einer CT-Untersuchung – völlig vermieden werden.

Prophylaxen

- **Pneumonieprophylaxe**
- **Dekubitusprophylaxe**
- **Kontrakturenprophylaxe**
- **Obstipationsprophylaxe** (regelmäßige Gabe von Laxanzien, Pressen erhöht den Hirndruck).

> **VORSICHT!**
> **Dekubitusprophylaxe:** Wechseldrucksysteme sollten bei zerebral geschädigten Patienten nicht zum Einsatz kommen, da der Patient in seiner Wahrnehmungsfähigkeit beeinträchtigt ist und die Systeme Spastiken verstärken.
> Eine **Spitzfußprophylaxe** wird in der Akutphase nicht durchgeführt, da dies zu einer Tonussteigerung und damit ICP-Erhöhung führt.

Ernährung und Infusionstherapie

Bei polytraumatisierten oder fiebernden Patienten besteht ein bis zu 50 % erhöhter Energiebedarf. Eine Umstellung von der parenteralen Ernährung auf die enterale sollte möglichst schnell erfolgen. Falls absehbar ist, dass eine vollständige orale Ernährung in den kommenden Wochen nicht möglich ist, sollte eine PEG der nasalen Ernährungssonde vorgezogen werden.

8.2 Epiduralhämatom

> **Epiduralhämatom:** Blutung in den Epiduralraum. Meist Folge des Zerreißens einer *Meningealarterie* (Hirnhautarterie, meist Arteria meningea media) bei Schädelfraktur.

Symptome

Wegweisend, aber nur in ⅓ der Fälle auftretend ist folgender **Symptomverlauf:**
- Unmittelbar nach der Verletzung ist der Patient je nach Ausmaß der direkten Hirnschädigung bewusstseinsgetrübt oder bewusstlos *(Commotio cerebri)*. Diese Initialsymptomatik kann aber sehr milde sein oder ganz fehlen
- Es folgt ein symptomfreies Intervall von meist wenigen Stunden, in dem der Patient sich in (trügerischer) Sicherheit wiegt, „noch einmal Glück gehabt" zu haben. Bei einer schweren Verletzung kann dieses freie Intervall jedoch fehlen
- Innerhalb weniger Stunden trübt der Patient durch das mittlerweile entstandene Hämatom zunehmend ein. Bewusstseinslage und neurologischer Untersuchungsbefund verschlechtern sich also sekundär.

Bei der Untersuchung sind Halbseitenzeichen, je nach Schwere der Blutung evtl. auch Hirndrucksymptome feststellbar.

Diagnostik und Differenzialdiagnose

Eine **Epiduralblutung** ist ein lebensbedrohlicher Notfall, der bereits beim geringsten Verdacht ohne Zeitaufschub ein sofortiges CCT erfordert. Hier zeigt sich typischerweise eine scharf begrenzte, hyperdense, „linsenförmige", konvexe Struktur mit Verstreichen der Hirnfurchen (➤ Abb. 8.5). Bei Bestätigung des Verdachts ist meist die sofortige operative Entfernung notwendig.

Differenzialdiagnostisch muss eine **akute Subduralblutung** (➤ 8.3) abgegrenzt werden. Sie verläuft zwar etwas langsamer als die Epiduralblutung, ist aber klinisch letztlich nicht von dieser zu unterscheiden.

Behandlungsstrategie und Prognose

Behandlungsstrategie und Pflege bei akuter intrakranieller Druckerhöhung ➤ 10.4.3

Entscheidend sind die sofortige Ausräumung des Hämatoms sowie die Unterbindung der Blutungsquelle durch den Neurochirurgen. Eine konservative Behandlung ist meist nicht sinnvoll, da das zugrunde liegende Hirngewebe stark komprimiert wird.

Bei schneller Druckentlastung ist die **Prognose** sehr gut. Vergeht jedoch zu viel Zeit zwischen Eintreten von Hirndruckzeichen und Operation, ist die Prognose häufig schlecht.

8.3 Akutes Subduralhämatom

> **Akutes Subduralhämatom:** Akute, meist traumatische Blutung zwischen Dura mater und Gehirn mit Symptomentwicklung innerhalb weniger Stunden.

Krankheitsentstehung

Blutung zwischen Dura mater und Arachnoidea, zumeist als Folge eines schweren Schädel-Hirn-Traumas. Dieses Verletzungsmuster ist häufig mit einer erheblichen Verletzung des Gehirns verbunden. Nicht selten kommt es zu einem „Durchbrechen" von Hirnkontusionen nach subdural. Seltener kann ein akutes Subduralhämatom auch spontan oder infolge einer Aneurysmablutung entstehen.

Symptome und Befund

Die **Symptome** entsprechen den Leitsymptomen des Schädel-Hirn-Traumas. Infolge der raschen intrakraniellen Druckerhöhung durch den raumfordernden Charakter der Blutung verliert der Patient das Bewusstsein, gepaart mit einer Halbseitenlähmung und Pupillenauffälligkeiten als Ausdruck der beginnenden Einklemmung (➤ 10.1).

Diagnostik und Differenzialdiagnose

Auch das akute Subduralhämatom ist ein lebensbedrohlicher Notfall, welcher der sofortigen **Diagnostik** bedarf. Anders als das Epiduralhämatom ist das akute Subduralhämatom von „sichelförmig" konkaver Struktur und führt zu einer erheblichen Mittellinienverlagerung (➤ Abb. 8.6).

Behandlungsstrategie und Prognose

Behandlungsstrategie und Pflege bei akuter intrakranieller Druckerhöhung ➤ 10.4.3

Chirurgisch ist die sofortige Ausräumung des Hämatoms notwendig, wobei wie bei der dekompressiven Kraniektomie der Knochendeckel nicht wieder eingesetzt wird, um dem verletzten Hirngewebe Freiraum zum Schwellen zu geben.

Selbst bei zeitnaher Operation ist die **Prognose** wegen der begleitenden Hirnverletzungen deutlich schlechter als bei einem Epiduralhämatom. Die Letalität beträgt je nach Ausdehnung und Größe 30 bis 80 %.

> **Kontusion**
>
> Als **Kontusion** wird eine intrazerebrale Blutung durch eine Hirnquetschung bezeichnet. Häufig in Kombination mit einem akuten Subduralhämatom und einer traumatischen Subarachnoidalblutung. Diese Kontusionen können im Verlauf größenprogredient „aufblühen" und somit ebenfalls zu einer intrakraniellen Druckerhöhung führen. Teils als *Contrecoup* (Kontusion der Seite, die der des Aufpralls gegenüberliegt) auf der Gegenseite einer Kalottenfraktur als „Gegenanschlag" infolge der Trägheit des Gehirns entstehend.

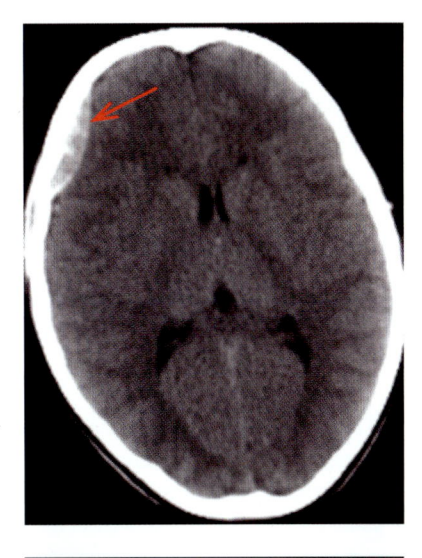

Abb. 8.5 Kleines **Epiduralhämatom** rechts frontal nach Sturz. [T422]

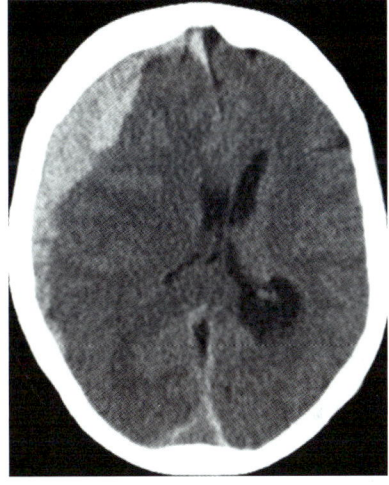

Abb. 8.6 Ausgedehntes **akut subdurales Hämatom** mit Hirnkompression und erheblicher Mittellinienverlagerung. [T422]

8.4 Chronisches Subduralhämatom

> **Chronisches Subduralhämatom:** Langsame venöse Blutung in den Subduralraum mit allmählicher Symptomentwicklung innerhalb von 2–3 Monaten.

Krankheitsentstehung

Ein zumeist nur leichtes „Bagatell-"Tauma, das dem Patienten häufig gar nicht erinnerlich ist (z. B. Anstoßen des Kopfes beim Einsteigen ins Auto), führt zu einer langsamen, venösen Sickerblutung in den Subduralraum (➤ Abb. 8.7). Das Subduralhämatom kann chronifizieren, wobei es immer wieder zu kleineren oder größeren venösen Sickerblutungen in Teile des Hämatoms kommt. Damit ein chronisches Subduralhämatom enstehen kann, muss „Platz" vorhanden sein. Daher sind in erster Linie Patienten betroffen, die ein gewisses Maß an Hirnatrophie aufweisen, wie etwa ältere Menschen oder Alkoholkranke.

Auch eine Antikoagulation erhöht das Risiko für eine Blutung. Kommt es zu einer frischen Einblutung in den vorbestehenden Bluterguss, kann das Krankheitsbild in Verlauf und Prognose dem eines Epiduralhämatoms oder eines akuten Subduralhämatoms (> 8.3) ähneln. Bei antikoagulierten Patienten mit entsprechenden Symptomen muss daher immer an die Möglichkeit eines chronischen Subduralhämatoms gedacht werden.

Symptome, Befund und Diagnostik

Typischerweise kommt es erst Wochen nach dem Trauma zu:
- **Kopfschmerzen**
- **Antriebsstörungen,** Persönlichkeitsveränderungen („Unserem Opa ist seit Kurzem alles egal", „Sie war immer noch fit, aber hat in den letzten Wochen geistig abgebaut")
- **Bewusstseinstrübung** (zunehmende Schläfrigkeit des Patienten)
- **Halbseitenzeichen,** z. B. Kraftminderung eines Armes
- **Sprachstörungen.**

Schlüssel zur Diagnose ist das CCT. Typischerweise stellt sich eine chronische Subduralblutung im CCT als sichel- oder halbmondförmiger dunklerer (hypodenser) Saum über einer Hirnhälfte dar.

> **VORSICHT!**
> Bei „leerer" Anamnese ist es wichtig, die Veränderungen eines Patienten nicht einfach auf sein zunehmendes Alter zu schieben, sondern die Möglichkeit eines chronischen Subduralhämatoms in Betracht zu ziehen!

Behandlung

Bei symptomlosen Blutungen kann abgewartet werden, ob es zur Spontanresorption kommt. Ansonsten ist trotz des oft höheren Alters der Patienten die neurochirurgische Operation angezeigt, wobei die Behandlungsmethode sehr unterschiedlich sein kann.

Über ein Bohrloch in der Kalotte wird die Dura mater samt Hämatomkapsel eröffnet, wobei das chronische Hämatom sich in Form von bernsteinfarbener oder altölartiger Flüssigkeit ergießt. Teils wird eine vorübergehende Drainage eingelegt, die nach wenigen Tagen gezogen werden kann. Häufig reicht aber auch eine Punktion in Lokalanästhesie mit einem kleinen Bohrloch aus, über die das Hämatom abfließen kann. So kann den Patienten eine Intubationsnarkose erspart werden.

Pflege von Patienten mit subduralen Abläufen

Intensivpflege und postoperative Vorsichtsmaßnahmen > 8.1.4
- Patienten, die subdural entlastet wurden, kommen in der Regel direkt nach der Operation auf die IMC; hier gelten die normalen postoperativen Überwachungen
- Die Patienten sind bei einliegenden subduralen Abläufen in Flachlage zu lagern
- Die Abläufe werden engmaschig auf Inhaltsmenge und Aussehen kontrolliert und die Menge wird dokumentiert
- Die Abläufe werden sehr unterschiedlich, zumeist jedoch 24–48 Stunden belassen und dann nach CCT-Kontrolle vom Arzt entfernt
- Während dieser Zeit hat der Patient strikte Bettruhe einzuhalten und darf auch nur kurzzeitig mit abgeklemmten Abläufen zu den Mahlzeiten in Oberkörperhochlagerung gebracht werden
- Ebenso muss bei Transporten der Ablauf abgeklemmt werden
- Häufig nimmt man direkt postoperativ schon eine deutliche Abnahme der Krankheitssymptome war, sodass der Patient bei der täglichen Versorgung im Rahmen seiner Möglichkeiten durchaus ressourcenorientiert gepflegt werden kann. Größere Anstrengungen sollte der Patient jedoch vermeiden
- Sobald die Abläufe entfernt wurden, wird der Patient in der Regel in ein Normalzimmer verlegt und darf sich mit Hilfe zunehmend mobilisieren und belasten
- Da bei chronischen Subduralhämatomen eine relativ hohe Rezidivneigung besteht, muss der Patient bis zur Entlassung regelmäßig neurologisch kontrolliert werden, um zeitnah eine Verschlechterung zu erkennen.

Prognose

Letztlich ist die Behandlung des Subduralhämatoms bis ins hohe Lebensalter möglich, die Patienten erholen sich zumeist sehr gut. Hauptgefahr stellt aber vor allem ein Rezidivhämatom dar.

> **Subdurales Hygrom**
> Bei einem **subduralen Hygrom** kommt es zu einer Ansammlung von Liquor in den Subduralraum. Ein Behandlungsversuch kann analog zum chronischen Subduralhämatom über ein Bohloch unternommen werden. Das Risiko eines Rezidives ist aber höher und nicht selten ist die Anlage eines Shunts notwendig (subduro-peritonealer Shunt).

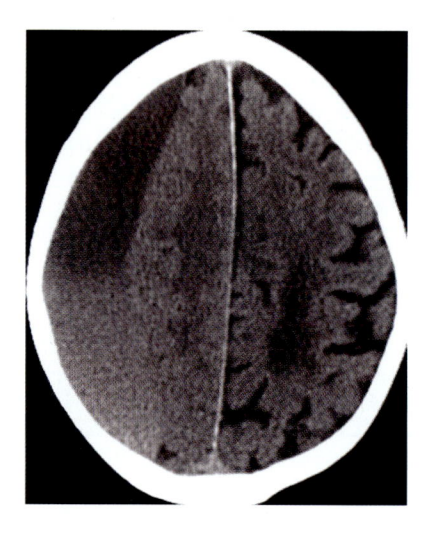

Abb. 8.7 Ausgedehntes **chronisches Subduralhämatom** rechts mit deutlicher Kompression der rechten Hirnhälfte. Das Hämatom weist frischere Blutanteile auf und wird nach hinten hin „heller" (hyperdenser). [T422]

8.5 Apallisches Syndrom

> **Apallisches Syndrom** (*apallisch* = „ohne Hirnmantel", *Coma vigile*, engl. *vegetative state*): Funktionelle Entkoppelung der Großhirnrinde vom Stammhirn mit komplexer klinischer Symptomatik. Prinzipiell reversibel. Bedingt durch schwere Hirnschädigung unterschiedlicher Ursache. Jährlich ungefähr 3.000–5.000 Neuerkrankte in Deutschland. Auch als *Wachkoma* bezeichnet, wenn auch inhaltlich falsch.

Krankheitsentstehung

Häufigste **Ursachen** eines apallischen Syndroms in Mitteleuropa sind Schädel-Hirn-Traumen sowie hypoxische oder ischämische Hirnschäden (z. B. durch Beinaheertrinken, Narkosezwischenfälle, Herz-Kreislauf-Stillstand). Seltener ist es auch durch Enzephalitiden verursacht.

Symptome und Untersuchungsbefund

Infolge einer schweren Hirnschädigung ist der Betroffene zunächst komatös, beginnt dann aber auch zunehmend auf äußere Einflüsse zu reagieren, ohne dabei das Bewusstsein zu erlangen. Das klinische Bild ist durch folgende **Symptome** charakterisiert:

- **Vitalfunktionen.** Der Patient atmet spontan, seine Herz-Kreislauf-Tätigkeit ist erhalten und er bedarf keiner lebenserhaltenden Apparate. Seine vegetativen Funktionen sind gestört, häufig treten Hypertonie, Tachykardie, Schweißausbrüche, vermehrter Speichelfluss und Hyperventilation auf
- **Schlaf-Wach-Rhythmus.** Die Patienten zeigen einen Schlaf-Wach-Rhythmus, der nicht dem physiologischen Schlaf-Wach-Rhythmus entspricht
- **Augen/-bewegungen.** Die Augen eines apallischen Patienten sind während seiner Wachphasen geöffnet, sein Blick geht jedoch ins Leere oder seine Bulbi, wandern ohne zu fixieren. Der Patient nimmt keinen Blickkontakt (z. B. zu Angehörigen oder Pflegenden) auf
- **Reaktionen.** Der Patient zeigt keine von außen sichtbare „sinnvolle" (adäquate) Reaktion auf Berührung oder Ansprache, er befolgt z. B. keine Aufforderungen und zeigt keine emotionalen Reaktionen etwa bei Besuchen von Angehörigen. Allerdings können durch sensible Reize Zuckungen und durch Schmerzreize Massenbewegungen oder Strecksynergismen hervorgerufen werden
- **Motorik.** Zielgerichtete Bewegungen oder Versuche der Kontaktaufnahme sind von außen nicht erkennbar. Motorische Primitivreaktionen wie Schmatz- und Kaubewegungen (orale Automatismen) sind erhalten, meist auch der Schluckreflex. Der Muskeltonus ist meist spastisch erhöht.

Diagnostik und Differenzialdiagnose

An erster Stelle in der **Diagnostik** des apallischen Syndroms stehen die gründliche neurologische Untersuchung und das EEG, das häufig schwere Allgemeinveränderung zeigt.

Wichtige **Differenzialdiagnose** ist das *Locked-in-Syndrom*, dem ursächlich eine beidseitige Schädigung im Bereich der Brücke (Pons) zugrunde liegt, sodass die von der Großhirnrinde zu den Hirnnervenkernen und dem Rückenmark ziehenden Bahnen unterbrochen sind. Dabei ist das Bewusstsein des Betroffenen voll erhalten und er realisiert, was um ihn herum geschieht. Er ist aber unfähig, sich durch Sprache oder Bewegungen verständlich zu machen. Einzige verbleibende Ausdrucksmöglichkeiten des Kranken sind vertikale Augenbewegungen und meist auch der Lidschluss, sodass auf diesem Wege eine Kommunikation auf „Ja-Nein-Ebene" aufgebaut werden kann. Durch elektrophysiologische Untersuchungen kann die erhaltene Wahrnehmung objektiviert werden.

Prognose

Das apallische Syndrom kann unverändert über Jahre bestehen, potenziell aber auch überwunden werden. Auch wenn Patienten nach einem Schädel-Hirn-Trauma eine vergleichsweise bessere **Prognose** haben als Patienten nach Hypoxie und jüngere Menschen eine bessere als ältere, so ist doch eine Vorhersage für den Einzelfall nicht möglich. Grundsätzlich gilt: Eine weitere Besserung ist umso unwahrscheinlicher, je länger ein schlechtes Zustandsbild unverändert bestehen bleibt.

> Bei einem **Koma** kommt es per Definition zu keiner Reaktion des Betroffenen auf äußere Reize. Dies entspricht einem Wert auf der Glasgow-Koma-Skala von 3. Daher ist der Begriff *Wachkoma* irreführend und inhaltlich falsch. Aus gleichem Grund wurde auch die Einteilung der Bewusstseinsstörungen in unterschiedliche „Komatiefen" verlassen.

Pflege von Menschen mit apallischem Syndrom

Beobachten, Beurteilen und Intervenieren

Patienten mit apallischem Syndrom scheinen in einer anderen Welt zu leben. Um sie in die Wirklichkeit zurückzuholen, brauchen Pflegende und Angehörige viel Geduld, Empathie und Kreativität (📖 3–5). Sie sind schwerstpflegebedürftige Menschen, die in allen Lebensbereichen der Unterstützung durch die Pflegenden entsprechend der üblichen Richtlinien bedürfen. Behandlung und **Pflege** haben zum Ziel, Sekundärschäden wie etwa Dekubiti, Kontrakturen oder Infektionen zu vermeiden.

Förderung des Patienten

Basale Stimulation® ➤ 1.4

So früh wie möglich setzt eine **individuelle Förderung** des Patienten ein.

Neuere Untersuchungen zeigen, dass Menschen mit apallischem Syndrom durchaus wahrnehmen, empfinden und auch lernen können. (📖 6, 7) Mithilfe moderner elektrophysiologischer Untersuchungen konnten Reaktionen (z. B. Atem- oder Herzfrequenzänderungen) nicht nur auf Pflegemaßnahmen, sondern auch auf z. B. Stimmen naher Angehöriger nachgewiesen werden. So früh wie möglich sollte der Arzt des Akutkrankenhauses daher mit einer geeigneten Klinik zur neurologischen Frührehabilitation (➤ 1.3.1) Kontakt aufnehmen. Dort versucht ein multidisziplinäres Team, den Patienten durch ausgewählte, gezielte Reize zu stimulieren und langsam mit ihm Kontakt aufzunehmen. Oft sind Veränderungen kaum wahrnehmbar, schon kleinste Veränderungen bedeuten Erfolge. Grundsätzlich gelten bei der Pflege von Patienten mit apallischem Syndrom die Prinzipien der Basalen Stimulation® (➤ 1.4).

Medikamente werden in dieser Phase ganz bewusst im Hinblick auf ihre zentralnervösen (Neben-)Wirkungen ausgewählt. Vegetative Krisen oder eine massive spastische Tonuserhöhung bedürfen zwar oft einer medikamentösen Therapie, doch sollte insbesondere eine längerdauernde Gabe von Sedativa vermieden werden, da sie nicht nur unerwünschte, sondern auch erwünschte Reaktionen unterdrückt. Ein Medikament, das zuverlässig die Erholung der Gehirnfunktionen fördert, gibt es nicht. Versucht werden können z. B. Amantadin, Levodopa oder Memantin. Bei ausbleibender Wirkung werden die Substanzen wieder abgesetzt.

Angehörigenberatung
Rolle der Angehörigen in der neurologischen (Früh-)Rehabilitation ➤ 1.3.5

Die Reaktionen der Angehörigen auf die Diagnose „Wachkoma"/apallisches Syndrom sind sehr unterschiedlich und reichen von Verleugnen der Diagnose bis zu blindem Aktionismus. Den Pflegenden kommt eine entscheidende Rolle zu in dem Bemühen, Willen und Fähigkeiten der Angehörigen in für den Patienten sinnvolle Bahnen zu lenken.

Patienten mit apallischem Syndrom brauchen oft über Jahre Unterstützung. Die Angehörigen werden behutsam auf eine evtl. lang dauernde Betreuung mit all ihren physischen und psychischen Belastungen vorbereitet und in die Pflege der Betroffenen einbezogen. Frühzeitig sollten sie über mögliche Hilfen (Selbsthilfegruppen, sozialer Dienst, ambulante Pflege) informiert werden.

8.6 Hirntod

> **Hirntod:** Irreversibler Ausfall aller Gehirnfunktionen und gesetzlich mit dem Tod des Individuums gleichgesetzt. Häufigste Ursache in Deutschland sind Schädel-Hirn-Traumen infolge von Verkehrsunfällen.

Hirntod bezeichnet den *Organtod des Gehirns*. Bis vor wenigen Jahrzehnten zog dieser unweigerlich binnen kürzester Zeit den *Indiviualtod* nach sich, also den Tod des gesamten Menschen.

Durch moderne intensivmedizinische Therapien (z. B. maschinelle Beatmung) ist es aber seit einigen Jahrzehnten möglich, die Kreislauffunktionen für eine gewisse Zeit aufrechtzuerhalten. Dies führte zu neuen ethischen Problemen: Wann ist der Mensch wirklich tot? Wann dürfen die „Apparate" abgeschaltet, wann z. B. Organe zur Transplantation entnommen werden?

Das Konzept des Hirntods, nach dem ein Mensch tot ist, wenn seine Gehirnfunktionen vollständig und irreversibel erloschen sind, wird heute in unserer Gesellschaft ganz überwiegend akzeptiert. Unumstritten ist es aber nach wie vor nicht, wobei die meisten Kritiker den hirntoten Menschen als Sterbenden, nicht aber als Toten sehen. Besondere ethische Brisanz erhalten Hirntod und Hirntoddiagnostik dadurch, dass die Feststellung des Hirntods Voraussetzung zur Organentnahme für Transplantationen ist.

Hirntoddiagnostik

Für die **Hirntoddiagnostik** gibt es genaue, von der Bundesärztekammer festgelegte und verpflichtende Richtlinien. (📖 8) Der Hirntod muss von zwei voneinander unabhängigen Ärzten festgestellt werden, die beide über mehrjährige Erfahrung in der Behandlung Schädel-Hirn-Kranker verfügen und nicht dem Transplantationsteam angehören.

Die Hirntoddiagnostik umfasst drei Blöcke, deren Ergebnisse im **Hirntodprotokoll** (➤ Abb. 8.9) dokumentiert werden:
- **Erfüllung der Voraussetzungen.** Zum einen muss eine akute, schwere primäre oder sekundäre Hirnschädigung vorliegen. Von einer *primären* Hirnschädigung spricht man, wenn das Gehirn direkt (z. B. durch ein Trauma oder eine Blutung) geschädigt wurde. Eine *sekundäre* Hirnschädigung kann z. B. Folge einer Hypoxie nach Reanimation sein. Zum anderen müssen Krankheitszustände ausgeschlossen werden, die einen Hirntod zeitweilig vortäuschen könnten. Dazu zählen starke Unterkühlung, Kreislaufversagen, metabolische oder Elektrolytentgleisungen, Medikamenteneinwirkungen oder Vergiftungen. So müssen z. B. bestimmte Medikamentenspiegel, etwa von Barbituraten, unter einen gewissen Grenzwert abgesunken sein
- **Feststellung der klinischen Symptome der ausgefallenen Hirnfunktion.** Klinische Symptome des Hirntods sind Bewusstlosigkeit (Koma), Hirnstamm-Areflexie und Ausfall der Spontanatmung
- **Nachweis der Irreversibilität der klinischen Ausfallsymptome.** Die Untersuchungen müssen entweder je nach Alter des Patienten und Art der Hirnschädigung (primär/sekundär) nach 12–72 Stunden wiederholt oder es müssen ergänzende technische Untersuchungen (EEG, evozierte Potenziale, zerebrale Perfusionsszintigrafie, zerebrale Angiografie) nach definierten Kriterien durchgeführt werden.

> Ein **Null-Linien-EEG** über 30 Minuten gilt als sicheres Zeichen für den Ausfall aller Gehirnfunktionen.

Organspende

Eine **Organentnahme** ist nur dann zulässig, wenn der Hirntod des Organspenders einwandfrei festgestellt wurde und der Organspender zu Lebzeiten in die Organentnahme eingewilligt hat (dokumentiert im *Organspendeausweis*). Hat der Betreffende einer Organentnahme widersprochen, so ist diese unzulässig. In den meisten Fällen liegen aber weder eine schriftliche Einwilligung noch ein Widerspruch des Hirntoten vor. Dann führt der Arzt mit den nächsten Angehörigen des Patienten ein ausführliches Aufklärungsgespräch und weist darauf hin, dass sie im Sinne des Hirntoten über die **Organspende** entscheiden müssen (sog. *erweiterte Zustimmungslösung*).

Diese Entscheidung über eine Organspende bedeutet für die Familienangehörigen eine enorme psychische Belastung. Oftmals stehen sie noch unter dem Schock der Ereignisse. Es ist für sie kaum zu begreifen, dass die gesamte Intensivtherapie lediglich den Kreislauf ihres Angehörigen aufrechterhält, das Gehirn jedoch alle Funktionen eingestellt hat und ihr Angehöriger somit (hirn)tot ist. Diese Situation erfordert sehr viel Geduld und Einfühlungsvermögen von den Ärzten und Pflegenden, um angemessen auf die Trauer und Zweifel der Angehörigen eingehen zu können und es ihnen zu ermöglichen, trotz der umfangreichen intensivmedizinischen Maßnahmen Abschied von ihrem Familienmitglied zu nehmen.

Pflege eines hirntoten Menschen

Die **Pflege** eines hirntoten Patienten dient in erster Linie der Aufrechterhaltung vitaler Funktionen, um eine optimale Durchblutung der zur Transplantation vorgesehenen Organe zu gewährleisten (9):
- Kontrollierte Beatmung unter ständiger Überwachung von Blutgasen und Säure-Basen-Haushalt
- Überwachung, ggf. Unterstützung der Vitalzeichen (Volumenzufuhr, Katecholamine)
- Kontrolle der Ausscheidung, ggf. Unterstützung der Nierenfunktion
- Ausgleich von Elektrolytstörungen
- Temperaturregulation; bei Fieber physikalische Maßnahmen, bei Hypothermie Heizdecke oder angewärmte Infusion
- Laborkontrollen, z. B. Blutbild, Gerinnung, Nieren-, Leberwerte, und mikrobiologische Untersuchungen (z. B. Abstriche von Nase, Rachen, Urethra, Proben von Urin und Trachealsekret).

Umgang mit der psychischen Belastung

Für die Pflegenden kann die Versorgung eines hirntoten Patienten sehr belastend sein. Meist ist die Pflege wegen der instabilen Kreislaufsituation des Patienten sehr aufwendig und anstrengend. Gleichzeitig ist immer das Wissen präsent, dass der Körper des Patienten nur noch bis zum Tag der Organentnahme in seiner Funktion erhalten werden wird. Das scheint auf den ersten Blick sinnlos. Hier hilft es, sich bewusst zu machen, dass ein oder meist mehrere andere Kranke, die eventuell nur noch kurze Zeit zu leben hätten, dank einer Organspende ein großes Maß an Lebensqualität gewinnen oder überhaupt weiterleben können. Hinzu kommt die Betreuung der Angehörigen, die psychisch ebenfalls bis an die eigenen Grenzen gehen kann.

Literatur und Kontaktadressen

LITERATURNACHWEIS

1. Rickels E.; Wild, K. von; Wenzlaff, P. u. Bock, W. J. (Hrsg.): Schädel-Hirn-Verletzung. Epidemiologie und Versorgung. Ergebnisse einer prospektiven Studie. Zuckschwerdt-Verlag, München 2006.
2. Firschau, Uwe u. Kahl, Christopher (Hrsg.): Schädel-Hirn-Trauma. Pflege und Rehabilitation. Kohlhammer Verlag, Stuttgart 2002.
3. Thiel, Eva: Die Arbeit hier ist mit nichts vergleichbar – Wachkompflege. In: Die Schwester, der Pfleger. 44(2005) 6, S. 418–420.
4. Teigeler, Brigitte: Leben im Wachkoma: apallisches Syndrom. In: Die Schwester, der Pfleger. 46(2007) 2, S.140–143.
5. Tolle, Patrizia: Erwachsene im Wachkoma – Ansätze für eine theoriegeleitete und empirisch fundierte Pflege. Verlag Lang, Frankfurt a. M. 2005.
6. Zieger, Andreas: Schlussbericht der Enquete-Kommission „Recht und Ethik der modernen Medizin" des Deutschen Bundestags, Berlin, 14. Mai 2002. Quelle: http://tinyurl.com/q23wo7q.
7. Bockenheimer-Lucius, Gisela: „Wachkoma" und Ethik. In: Ethik in der Medizin. 17(2005) 2, S.85–89.
8. Richtlinien zur Feststellung des Hirntodes. Quelle: www.bundesaerztekammer.de
9. Henske, Joachim: Hirntod … und nun? – Die Pflege eines potenziellen Organspenders. In: Pflegezeitschrift 55(2002) 3, S. 179–182.

KONTAKTADRESSEN

- Schädel-Hirnpatienten in Not e. V.
Bayreuther Str. 33
92224 Amberg
Telefon: 0 96 21/63 66 6
www.schaedel-hirnpatienten.de
- Verein Patienten im Wachkoma – PIW e. V.
Am Heshahn 4
51702 Bad Neustadt
Telefon: 0 22 61/94 94 44
www.piw-ev.de
- Verband der Hirn-, Rückenmark- und Nervenverletzten, Arbeits-, Kriegs- und Verkehrsopfer e. V.
Ebertstr. 1
67063 Ludwigshafen am Rhein
Telefon: 06 21/69 46 86
www.vdhrn.de/index.htm

Protokoll zur Feststellung des Hirntodes

Name_____ Vorname_____ geb.:_____ Alter:_____
Klinik:_____
Untersuchungsdatum:_____ Uhrzeit:_____ Protokollbogen-Nr.:_____

1. Voraussetzungen:

1.1 Diagnose_____
 Primäre Hirnschädigung:_____ supratentoriell_____ infratentoriell_____
 Sekundäre Hirnschädigung:_____
 Zeitpunkt des Unfalls/Krankheitsbeginns:_____

1.2 Folgende Feststellungen und Befunde bitte beantworten mit Ja oder Nein
 Intoxikation ausgeschlossen:_____
 Relaxation ausgeschlossen:_____
 Primäre Hypothermie ausgeschlossen:_____
 Metabolisches oder endokrines Koma ausgeschlossen:_____
 Schock ausgeschlossen:_____
 Systolischer Blutdruck _____mmHg

2. Klinische Symptome des Ausfalls der Hirnfunktion

2.1 Koma_____
2.2 Pupillen weit / mittelweit
 Lichtreflex beidseits fehlt_____
2.3 Okulo-zephaler Reflex (Puppenkopf-Phänomen) beidseits fehlt_____
2.4 Korneal-Reflex beidseits fehlt_____
2.5 Trigeminus-Schmerz-Reaktion beidseits fehlt_____
2.6 Pharyngeal-/Tracheal-Reflex fehlt_____
2.7 Apnoe-Test bei art. p_aCO_2 _____mmHg erfüllt_____

3. Irreversibilitätsnachweis durch 3.1 oder 3.2

3.1 Beobachtungszeit:
 Zum Zeitpunkt der hier protokollierten Untersuchungen bestehen die oben genannten Symptome seit_____Std.
 Weitere Beobachtung ist erforderlich ja_____ nein_____
 mindestens 12 / 24 / 72 Stunden

3.2 Ergänzende Untersuchungen:

3.2.1 Isoelektrisches (Null-Linien-) EEG,
 30 Min. abgeleitet: _____ _____ _____ _____ _____
  ja nein Datum Uhrzeit Arzt

3.2.2 Frühe akustisch evozierte Hirnstamm-
 potentiale, Welle III-V, beidseits erloschen _____ _____ _____ _____ _____
  ja nein Datum Uhrzeit Arzt

 Medianus-SEP beidseits erloschen _____ _____ _____ _____ _____
  ja nein Datum Uhrzeit Arzt

3.2.3 Zerebraler Zirkulationsstillstand beidseits festgestellt durch:
 Doppler-Sonographie:_____ Perfusionsszintigraphie:_____ Zerebrale Angiographie:_____

 Datum_____ Uhrzeit_____ untersuchender Arzt_____

Abschließende Diagnose:
Aufgrund obiger Befunde, zusammen mit den Befunden der Protokollbögen Nr._____, wird
der Hirntod und somit der **Tod des Patienten** festgestellt am:_____ um_____ Uhr

Untersuchender Arzt:_____ _____
 Name Unterschrift

Gemäß den Richtlinien zur Feststellung des Hirntodes des Wissenschaftlichen Beirats der Bundesärztekammer (BÄK), 3. Fortschreibung 1997 mit Ergänzungen gemäß Transplantationsgesetz (TPG), Deutsches Ärzteblatt 95, Heft 30 (24. 07.1998), Seite A-1861-1868

Abb. 8.8 Vorlage eines **Hirntodprotokolls** zur Dokumentation der Ergebnisse der für die Hirntoddiagnostik vorgeschriebenen Untersuchungen. [W867]

KAPITEL 9

Petra Mummel, Petra Runge-Werner

Pflege von Menschen mit zerebralen Krampfanfällen

9.1	Zerebraler Krampfanfall	175
9.2	Epilepsie	176
9.2.1	Krankheitsentstehung	176
9.2.2	Einteilung, Symptome und Untersuchungsbefund	176
9.2.3	Diagnostik und Differenzialdiagnosen	177
9.2.4	Behandlungsstrategie	179
9.2.5	Pflege von Menschen mit Epilepsie	180
	Literatur und Kontaktadressen	184

Zerebrale Krampfanfälle (= epileptische Anfälle) sind abnorme synchronisierte Aktivitätssteigerungen zentraler Neurone mit unwillkürlichen Spontanentladungen und mangelnder Erregungsbegrenzung.

Die Symptome eines zerebralen Krampfanfalls sind je nach betroffener Hirnregion sehr vielgestaltig. Neben motorischen können auch sensible, vegetative und psychische Symptome auftreten.

Unterschieden werden der zerebrale Gelegenheitsanfall (➤ 9.1), bei dem immer ein anfallsauslösender Faktor vorliegt, und die Epilepsie als eine chronische Erkrankung (➤ 9.2), bei der die zerebralen Krampfanfälle auch spontan auftreten.

In Abhängigkeit von der individuellen Krampfschwelle vermag jedes Gehirn unter bestimmten Bedingungen mit einem zerebralen Krampfanfall zu reagieren.

9.1 Zerebraler Krampfanfall

Zerebraler Gelegenheitsanfall *(Okkasionskrampf)*: Zerebraler Krampfanfall, der während einer Gehirnerkrankung oder einer außergewöhnlichen Belastung des Gehirns auftritt. Meist ein einmaliges Ereignis, das nach Heilung oder Wegfall des Auslösers verschwindet. Häufigkeit: ca. 5 % der Gesamtbevölkerung.

Zerebrale Gelegenheitskrämpfe treten nur unter außergewöhnlichen Belastungen auf. Als Auslöser sind insbesondere zu nennen:
- Schwere Infektionen, z. B. Enzephalitis (➤ 6.2)
- Stoffwechselentgleisungen, z. B. Hypoglykämie
- Fieber (sog. Fieberkrampf bei Kindern)
- Alkoholexzess oder -entzug
- Drogen oder Medikamente, z. B. Neuroleptika (➤ Pharma-Info 14.1)
- Schlafentzug
- Flackerlicht
- Sehr laute rhythmische Musik.

Symptome, Befund und Diagnostik

Die *Phänomenologie (Erscheinungsbild)* des Anfalls unterscheidet sich je nach Ursprungsort ganz erheblich. Sie reicht von wenigen Sekunden dauernden Zuständen der Abwesenheit *(Absencen)* über komplexe Bewegungs- und Bewusstseinsstörungen bis hin zum klassischen tonisch-klonischen Anfall. Symptome und Untersuchungsbefunde lassen sich daher häufig nicht von den tonisch-klonischen Krampfanfällen bei Epilepsie unterscheiden (➤ 9.2.2).

Die Diagnose ergibt sich aus dem klinischen Bild bzw. Verlauf, dem Vorliegen von Auslösefaktoren sowie unauffälliger Zusatzdiagnostik (➤ 9.2.3).

Behandlungsstrategie

Ein einzelner Gelegenheitsanfall bedarf meist keiner Behandlung. Nur lang andauernde Anfälle (bei Erwachsenen über 10 bis 15 Min., bei Kindern über 5 Min.) müssen medikamentös durchbrochen werden. Ansonsten reicht es aus, den Betroffenen vor Verletzungen zu schützen.

Eine medikamentöse Dauerbehandlung ist nicht angezeigt. Der Patient sollte aber die Auslösefaktoren in Zukunft meiden.
Pflege von Menschen mit Epilepsie, ➤ 9.2.5

Prognose

Die überwiegende Mehrzahl der Patienten mit einem zerebralen Gelegenheitsanfall erleidet keine weiteren Anfälle mehr. Ein geringer Teil der Betroffenen, insbesondere solche mit Risikofaktoren (beispielsweise Auftreten von Epilepsie oder Fieberkrämpfen bei nahen Verwandten), entwickelt später eine Epilepsie.

9.2 Epilepsie

> **Epilepsie** bezeichnet einen Zustand des Gehirns, der durch eine andauernde Prädisposition, epileptische Anfälle zu generieren, gekennzeichnet ist.
> Für die Diagnose Epilepsie ist das Auftreten wiederholter, unprovozierter Anfälle erforderlich; oder das Auftreten mindestens eines Anfalls mit zusätzlich anhaltenden veränderten Eigenschaften des Gehirns, die das Auftreten weiterer Anfälle wahrscheinlich machen. (📖 1)

9.2.1 Krankheitsentstehung

Heute gehen Mediziner davon aus, dass bei allen Epilepsieformen *exogene Schädigungen* (z. B. Traumen) und *endogene Faktoren* (erbliche Veranlagung) zusammenwirken.

Trotzdem wird nach wie vor unterschieden zwischen der **idiopathischen Epilepsie** ohne erkennbare Ursache, die sich meist bis zum 20. Lebensjahr manifestiert, und der **symptomatischen Epilepsie,** bei der eine – evtl. behandelbare – Hirnschädigung zugrunde liegt. Bei kryptogenen Formen kann keine Ursache für die Anfälle gefunden werden.

Die internationale Liga gegen Epilepsie hat eine neue Klassifikation von Anfällen und Epilepsien vorgeschlagen. Hier werden die Begriffe „idiopathisch" durch „genetisch" und „symptomatisch" durch „strukturell/metabolisch" sowie „kryptogen" durch „ungeklärt" ersetzt.

Epileptische Anfälle sind häufiges Symptom folgender Erkrankungen:
- Tumor (▶ 7.1), Abszess (▶ 6.3), Gefäßfehlbildung im Gehirn (▶ 2.3.1)
- Enzephalitis (▶ 6.2), Meningitis (▶ 6.1)
- Schlaganfall (▶ 2.1)
- Hirnvenen-/Sinusvenenthrombose (▶ 2.4)
- Entzugssyndrom (▶ 22.4)
- Metabolische Entgleisungen (Hypoglykämie, Leber- oder Nierenversagen).

9.2.2 Einteilung, Symptome und Untersuchungsbefund

Es gibt verschiedene, teils sehr komplizierte Klassifikationen der Epilepsie. Im Folgenden wird eine Einteilung gewählt, die sich am klinischen Bild orientiert.

Epileptische Anfälle laufen nicht immer gleich ab. Je nach Ausmaß und Lokalisation der Funktionsstörung der Nervenzellen werden als große Hauptgruppen die *fokalen* und die *generalisierten Anfälle* unterschieden.

Fokale Anfälle

Fokale *(partielle)* **Anfälle** gehen von einer bestimmten Stelle des Gehirns aus. Bei den fokalen Anfällen handelt es sich meist um symptomatische Anfälle.

Einfache fokale Anfälle

Bei **einfachen fokalen Anfällen** bleibt das Bewusstsein des Patienten erhalten. Die weitere Unterteilung erfolgt je nach Symptomatik:
- **Einfache fokale Anfälle mit motorischer Symptomatik.** Dabei treten motorische Äußerungen wie etwa Zuckungen auf, die auf eine Körperregion beschränkt bleiben. Häufig ist die Hand betroffen, entsprechend liegt hier der Ausgangspunkt der Entladungen in der vorderen Zentralwindung. Nicht selten ist anschließend eine passagere (vorübergehende) Parese der betroffenen Extremität *(Todd-Lähmung)* zu beobachten
- **Adversivanfälle** äußern sich in einer für Sekunden anhaltenden Seitwärtsbewegung und einer tonischen Drehung des Kopfes *(Fechterstellung)* bei erhaltenem Bewusstsein. Meist sind sie Ausdruck einer Läsion in der supplementärmotorischen Region
- **Einfache fokale Anfälle mit sensibler Symptomatik.** Häufigste Symptome sind hier ein Taubheitsgefühl oder Missempfindungen *(Parästhesien)* ohne Bewusstseinsstörung
- **Motorische** oder **sensible Jackson-Anfälle** beginnen je nach betroffenem Gehirnbezirk in einer bestimmten Körperregion. Dann breiten sich die motorischen oder sensiblen Erscheinungen – bei erhaltenem Bewusstsein – von distal nach proximal aus *(march of convulsion)*. So können sie z. B. von den Fingern über die Hand auf den Arm übergreifen. Meist liegt den Anfällen eine Läsion der Zentralregion zugrunde
- In Analogie hierzu spricht der Mediziner bei anderen Symptomen z. B. von **einfachen fokalen Anfällen mit visueller Symptomatik** (beim Sehen von Lichtblitzen, Gesichtsfelddefekten) oder **einfachen fokalen Anfällen mit akustischer Symptomatik** beim Hören von Tönen.

Komplexe fokale Anfälle

Komplexe fokale Anfälle *(psychomotorische Anfälle, Dämmerattacken)* sind durch eine Bewusstseinsstörung und – in Abhängigkeit vom Anfallsursprung – durch einen typischen Ablauf gekennzeichnet. Die **Temporallappenepilepsie** macht mit 60–70 % die häufigste Form der fokalen Epilepsien aus und ist zudem das häufigste Epilepsiesyndrom. Die meisten Temporallappenepilepsien gehen von der Hippocampusregion aus; eine typische Ursache stellt die Hippocampussklerose dar. Nach einer **Aura** („Vorbote" eines epileptischen Anfalls, z. B. vom Bauch aufsteigendes Wärmegefühl, Geruchswahrnehmung) folgt eine Bewusstseinstrübung von ungefähr einer Minute, während deren stereotype Bewegungen auftreten; am häufigsten orale Automatismen wie etwa Schmatzen oder Schlucken. Begleitend kommt es zu vegetativen Symptomen, z. B. Hautrötungen oder Herzfrequenzänderungen. Im Anschluss daran folgt eine Reorientierungsphase. Später können sich die Patienten an die Zeit des Anfalls nicht erinnern.

Die Symptome der Aura können auch isoliert auftreten und zählen dann zu den einfachen fokalen Anfällen.

Fokale Anfälle mit sekundärer Generalisation

Jeder fokale Anfall kann durch Ausbreiten der abnormen Nervenzellerregung *sekundär* generalisieren, der Mediziner spricht von **fokalen Anfällen mit sekundärer Generalisation.** Findet diese Generalisation sehr schnell statt, entspricht das klinische Bild dem eines (primären) Grand-Mal-Anfalls. Hinweise auf einen fokalen Ursprung kann dann der Anfallsbeginn geben, z. B. das Vorhandensein einer Aura oder die Beobachtung, dass die Zuckungen in einer bestimmten Körperregion angefangen haben.

Primär generalisierte Anfälle

Primär generalisierte Anfälle betreffen von Anfang an das gesamte Gehirn.

Grand-Mal-Epilepsie

Die **Grand-Mal-Epilepsie** *(tonisch-klonische Anfälle)* ist die wohl bekannteste Epilepsieform und für viele Laien *die* Epilepsie überhaupt. Der Patient stürzt bewusstlos zu Boden, evtl. mit einem Schrei *(Initialschrei).* Zunächst kommt es zur **tonischen Phase** mit steif gestreckten Gliedmaßen, Zyanose und geöffneten Augen mit weiten, lichtstarren Pupillen. Nach Sekunden folgen **klonische Krämpfe** (rhythmische Zuckungen am ganzen Körper), oft mit Schaum vor dem Mund, Zungenbiss, Urin- und Stuhlabgang. Nach wenigen Minuten hört der Anfall meist von selbst auf, dabei können die Pupillen des Patienten anfangs noch weit sein. Kurze Zeit nach dem Anfall kommt es zu einer längeren Schlafphase **(Terminalschlaf)** mit anschließender unterschiedlich langer Reorientierungsphase. Später erinnert sich der Patient nicht an den Anfall, klagt jedoch häufig über Muskelkater.

Eine Bindung der Anfälle an eine bestimmte Tageszeit, häufig an die Aufwachphase *(Aufwachepilepsie),* ist möglich.

Petit-Mal-Epilepsie

Als **Petit-Mal-Epilepsien** werden alle primär generalisierten Anfälle zusammengefasst, die nicht das klinische Bild des Grand-Mal zeigen.
- **Absencen** sind kurz dauernde Phasen des „Wegtretens" (jedoch ohne Ohnmacht), die vornehmlich im Kindes- und Jugendalter auftreten. Sie können mit schwachen motorischen Phänomenen einhergehen, etwa *Reklination* (Zurückbeugen) des Kopfes, Mundbewegungen oder Nesteln mit den Händen. Treten die Anfälle mehrfach in der Stunde auf, werden sie wegen ihrer kurzen Dauer oft als Konzentrationsstörung verkannt
- Bei **myoklonischen Anfällen** treten plötzliche kurze Muskelzuckungen auf. Es sieht z. B. so aus, als ob der Patient einen Gegenstand, den er in der Hand gehalten hat, wegschleudere. Nicht selten kommt es danach zum Tonusverlust der betroffenen Muskeln **(myoklonisch-astatische Anfälle),** sodass Stürze möglich sind
- Anfälle, bei denen es primär zum Tonusverlust der Muskulatur kommt, heißen **astatische** *(atone)* **Anfälle.** Auch hier besteht Sturzgefahr
- **Tonische Anfälle** gehen mit Muskelverkrampfungen und Verharren der Glieder in entsprechenden Stellungen einher. Sie können minutenlang andauern
- **Klonische Anfälle** sind durch wiederholte Myoklonien definiert.

Gerade die Petit-Mal-Epilepsien manifestieren sich oft in einem bestimmten Lebensalter und zeigen ein typisches Bild (sog. *altersgebundene Anfälle*). Die hierfür gebräuchlichen historisch gewachsenen Bezeichnungen sind in der Klinik nach wie vor gebräuchlich. Beispiel sind die **BNS-Krämpfe** *(Blitz-Nick-Salaam-Krämpfe, Propulsiv-Petit-Mal, West-Syndrom)* des Säuglings. Das Kind zuckt zuerst blitzartig mit dem ganzen Körper zusammen, bevor es den Kopf wie beim Nicken beugt und Rumpf und Extremitäten ähnlich wie bei der indischen Begrüßungsbewegung zusammenführt. Treten im frühen Schulalter Absencen als einzige Anfallsform auf, wird dies als *Pyknolepsie* bezeichnet.

9.2.3 Diagnostik und Differenzialdiagnosen

Anamnese

Für die **Diagnose** einer Epilepsie und deren Zuordnung zu einem bestimmten Anfallstyp sind Anamnese und dazu die Fremdanamnese häufig von entscheidender Bedeutung. Dabei fragt der Arzt insbesondere nach der Familienanamnese, früheren ZNS-Erkrankungen (z. B. *Schädel-Hirn-Trauma,* > 8.1), Alter beim ersten Anfall, Häufigkeit, Dauer und Ablauf des Anfalls, evtl. Tageszeitbindung, außerdem nach auslösenden Faktoren, die die Krampfschwelle senken (Medikamente, Alkohol, Schlaf- oder Sauerstoffmangel).

> Das erstmalige Auftreten eines zerebralen Krampfanfalls im Erwachsenenalter weist dringend auf eine Gehirnerkrankung hin, z. B. eine Gefäßfehlbildung oder einen Gehirntumor *(symptomatische Epilepsie).*

Apparative Diagnostik und Differenzialdiagnose

Wegen der Möglichkeit eines Krankheitsgeschehens im Gehirn wird jeder erstmalig auftretende Anfall diagnostisch abgeklärt.
- **EEG:** Das EEG ist zur Beurteilung der Anfallsbereitschaft, zur Ursachenabklärung **(Fokussuche)** und zur Differenzierung verschiedener Anfallsformen (insbesondere Petit-Mal-Epilepsien) von Bedeutung. Im Anfall finden sich je nach Anfallsart typische Veränderungen (> Abb. 9.2, > 1.9.4). Allerdings ist der Befund zwischen den Anfällen häufig normal. Dann werden **Provokationsmethoden** wie etwa Hyperventilation, Flackerlicht oder Schlafentzug eingesetzt. Durch ein **Langzeit-EEG** werden auch seltene und insbesondere nächtliche Veränderungen erfasst. Eine **Video-Enzephalografie** *(Video-EEG, Video-Doppelbildaufzeichnung,*

gleichzeitige EEG-Registrierung und Videoaufnahme des Patienten) kann die Zuordnung zu einem Anfallsmuster erleichtern
- **Kernspintomografie** (> 1.9.3): Sie dient der Suche nach möglichen Ursachen wie Tumor, Gefäßfehlbildung, Zeichen einer frühkindlichen Hirnschädigung, Hippocampussklerose oder Narben nach Verletzungen
- **Angiografie** (> 1.9.3): Eine Angiografie kann zur weiteren diagnostischen Klärung bei Verdacht auf Tumor oder Gefäßfehlbildung und präoperativ, z. B. vor einer geplanten Tumorentfernung, angezeigt sein
- **Blutuntersuchungen:** Sie sind z. B. bei Verdacht auf Niereninsuffizienz oder Alkoholmissbrauch erforderlich, die Ursache einer Epilepsie sein können. Nach einem Grand-Mal-Anfall steigt im Gegensatz zu einem psychogenen Anfall die Kreatinkinase (CK) im Serum an
- Gegebenenfalls **humangenetische Untersuchungen** bei vererbten Epilepsieformen.

Differenzialdiagnostisch berücksichtigt werden müssen insbesondere:
- **Synkopen:** kurze Bewusstlosigkeiten, z. B. im Rahmen von Herzrhythmusstörungen, die ebenfalls mit motorischen Phänomenen, z. B. leichten Armzuckungen *(konvulsive Synkope)*, einhergehen können
- **Hypoglykämien**
- **Psychogene Anfälle** (> 20.3.8): Sie zeichnen sich vor allem dadurch aus, dass sie auch vom geübten Beobachter keiner der bekannten Anfallsformen zugeordnet werden können, sich oft vor Publikum ereignen und demonstrativ verlaufen. Ferner sind beim epileptischen Anfall die Augen geöffnet und lichtstarr, beim psychogenen hingegen meist geschlossen
- **Narkolepsie** (zwanghafte Schlafanfälle).

> **Schlafentzug**
>
> Bei Provokation von Anfällen durch **Schlafentzug** sollen die Patienten keine stimulierenden Substanzen (z. B. Koffein) zu sich nehmen und nicht die ganze Nacht fernsehen. Oftmals hilft es den Betroffenen, wenn sie die Nacht im Stationszimmer verbringen dürfen. So werden auch die Mitpatienten nicht gestört, und es können sich intensive Gespräche ergeben.

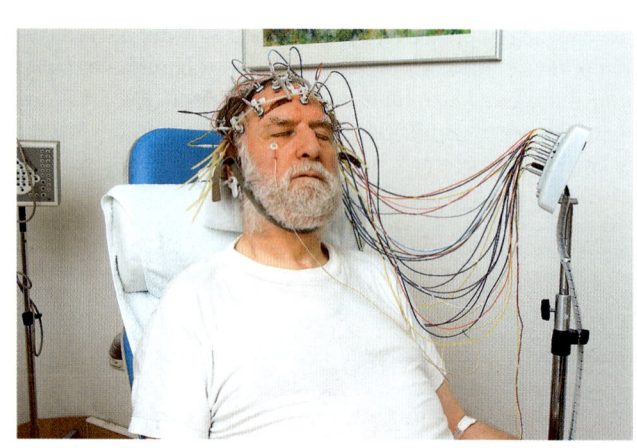

Abb. 9.1 Patient beim **Ruhe-EEG**. [K115]

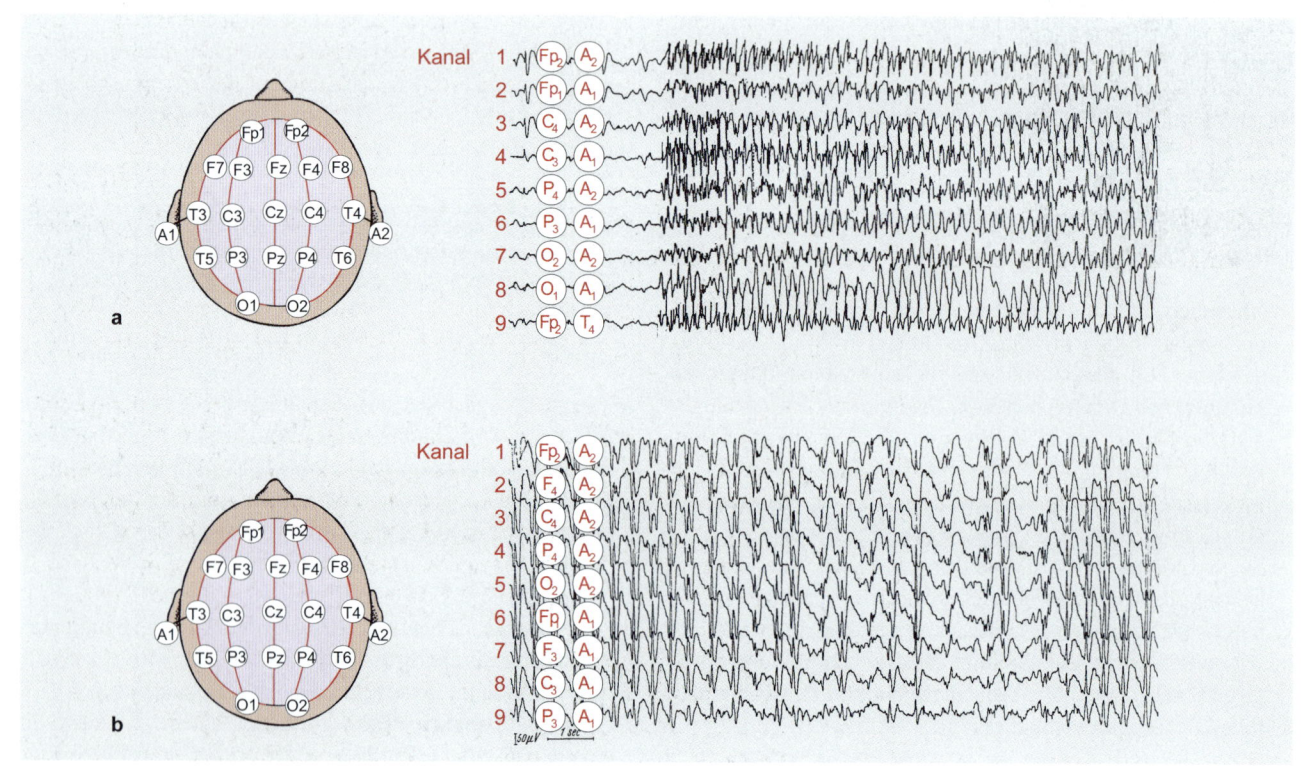

Abb. 9.2 EEG-Ableitungen während eines Grand-Mal-Anfalls **(a)** und während einer Absence **(b)**. [L157]

9.2.4 Behandlungsstrategie

Ein einzelner zerebraler Krampfanfall bedarf im Allgemeinen keiner prophylaktischen Behandlung, sondern lediglich der diagnostischen Abklärung.

Ob eine medikamentöse Behandlung mit **Antiepileptika** (> Pharma-Info 9.1) erfolgen sollte, hängt von vielen krankheitsbedingten und auch individuellen, patientenbezogenen Faktoren ab. Sie sollte auf jeden Fall dann durchgeführt werden, wenn zwei unprovozierte Anfälle aufgetreten sind; etwa 60 % der Betroffenen müssen ihr Leben lang entsprechende Medikamente einnehmen. Für die klinische Praxis ist es zunächst wichtig, zwischen einer fokalen und einer generalisierten Epilepsieform zu unterscheiden.

Es sollte immer versucht werden, mit einer Monotherapie, d. h. mit nur einem Präparat, auszukommen. Erst wenn die Dosis des Medikaments infolge starker Nebenwirkungen nicht mehr erhöht werden kann und der Patient immer noch nicht anfallsfrei ist, wird das Medikament gewechselt oder – bei Versagen mehrerer Monotherapien – eine Medikamentenkombination versucht.

> **VORSICHT!**
> Ansetzen, Umstellen oder Absetzen der Medikation darf nie abrupt geschehen, sondern muss immer schrittweise erfolgen („Einschleichen" und „Ausschleichen"). Eine Kontrolle des Medikamentenspiegels (Blutentnahme morgens nüchtern) kann bei der Dosisfindung helfen und wird insbesondere in der Einstellungsphase in vielen Krankenhäusern routinemäßig durchgeführt. Sie ist auch bei Verdacht auf Einnahmefehler oder Überdosierung angezeigt.

Ist ein Patient mit einem Blutspiegel unterhalb des „normalen" therapeutischen Spiegels anfallsfrei, wird die Dosis nicht erhöht. Umgekehrt kann bei einem nicht anfallsfreien Patienten, dessen Blutspiegel im oberen Bereich liegt, die Dosis noch weiter gesteigert werden, solange er noch keine Nebenwirkungen zeigt.

Ergibt die Diagnostik eine symptomatische Epilepsie, steht die Behandlung der Ursache im Vordergrund. Falls dies nicht möglich ist, z. B. bei einem Defekt nach Gehirnverletzung oder einem inoperablen Tumor, wird versucht, durch eine medikamentöse Behandlung zumindest Anfallsfreiheit zu erreichen, da häufige Anfälle zentrale Neurone schädigen, was zu einer frühen kognitiven Leistungsminderung führen kann.

Invasive Therapieverfahren

Bei einer schweren, therapieresistenten, v. a. symptomatischen Epilepsie können **operative Maßnahmen** zur Ausschaltung des Epilepsieherdes helfen. Diese sind nur an spezialisierten Zentren möglich und erfordern eine umfangreiche präoperative Diagnostik.

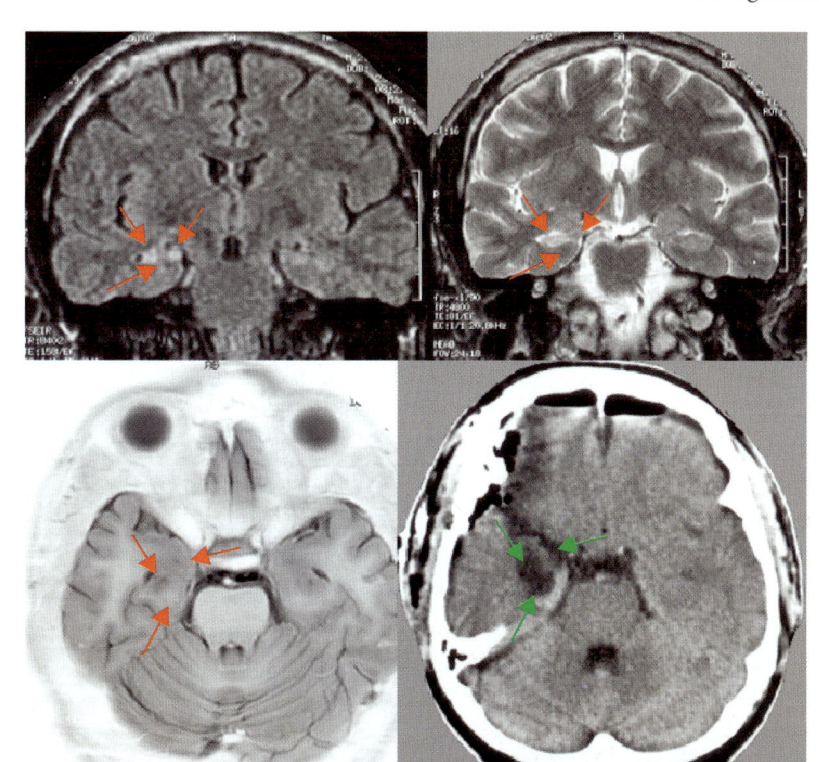

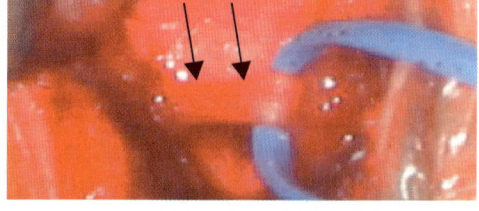

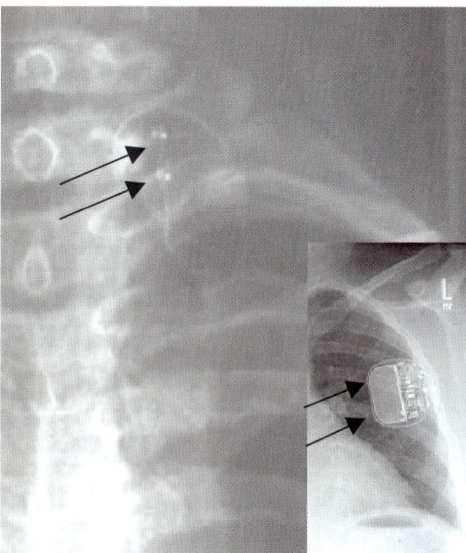

Abb. 9.3 Kernspintomografien eines 33-jährigen Patienten mit Temporallappenepilepsie und einer Hippocampusklerose (rote Pfeile) vor (links oben, links unten, oben Mitte) und nach (CT-Bild in der Mitte unten [grüne Pfeile]) der Operation. Die rechte Seite zeigt einen operativ freigelegten N. vagus am Hals (oben) sowie die um den Nerven gelegte Elektrode (unten) und den an der Brustwand fixierten Stimulator (kleines Bild) im Nativ Röntgenbild. [O403]

Ist nach einer entsprechenden Diagnostik ein eindeutiger Herd als Ursache für das Auslösen der Krampfanfälle auszumachen, so ist es häufig möglich, diese Stelle innerhalb des Gehirns operativ zu entfernen. Vorraussetzung ist jedoch, dass an dieser Stelle keine wichtigen neurologischen Funktionen (z. B. Sprache) liegen, da man diese ansonsten durch eine Operation schädigen würde.

Bei Patienten mit medikamentös schwer einstellbarer Epilepsie findet man häufig eine sogenannte Sklerose des Hippocampus als Ursache für die Krampfanfälle. Bei geeigneten Patienten kann man dann den Hippocampus und benachbarte Strukturen operativ entfernen *(Amygdalo-Hippokampektomie)* (➤ Abb. 9.3). Die Mehrzahl der operierten Patienten (z. T. über 60 %) wird durch einen solchen Eingriff dann anfallsfrei.

Ein weiteres Verfahren ist die **Vagusnervstimulation,** bei der der linke N. vagus im Halsbereich in festen, einprogrammierten Abständen stimuliert wird. Zusätzlich kann der Patient von außen mithilfe eines Magneten Stimulationen auslösen. Dieses Verfahren führt jedoch in der Regel nur bei sehr wenigen Patienten zu Anfallsfreiheit, kann jedoch zu einer Reduktion der Anfallshäufigkeit beitragen (➤ Abb. 9.3).

Die tiefe Hirnstimulation ist als weiteres Verfahren bei schwer behandelbarer Epilepsie einsetzbar.

Behandlungsstrategie beim Status epilepticus

Status epilepticus: Prolongierter epileptischer Anfall oder eine Serie von einzelnen epileptischen Anfällen in kurzen Abständen, zwischen denen klinisch oder elektroenzephalografisch keine vollständige Restitution erfolgt. Im klinischen Alltag ist es sinnvoll, einen epileptischen Anfall bereits nach 5 Minuten als Status epilepticus zu bezeichnen, da eine spontane Limitierung eines epileptischen Anfalls nach dieser Dauer zunehmend unwahrscheinlich wird.

Pflegerische Erstmaßnahmen beim Status epilepticus, ➤ 9.2.5

NOTFALL!
Ein Status epilepticus muss immer medikamentös unterbrochen werden, da es sich um einen neurologischen Notfall handelt, der mit einer hohen Letaltität verbunden ist.

Während ein einzelner Anfall keiner medikamentösen Behandlung bedarf, muss ein **Status epilepticus** immer medikamentös behandelt werden. Beim Grand-Mal-Status wird wie folgt vorgegangen (hausinterne Richtlinien und Medikamentenschemata beachten):
- Gabe von Sauerstoff (anfangs 4–6 l/Min.)
- Legen eines venösen Zugangs
- Langsame i. v. Injektion eines Benzodiazepins, etwa Lorazepam (Tavor®), Clonazepam (z. B. Rivotril®) oder Diazepam (z. B. Valium®)
- Falls eine i. v. Medikation nicht möglich ist, z. B. Verabreichung einer Diazepam-Rektiole
- Bei Therapieresistenz erneute Verabreichung von Lorazepam, Clonazepam bzw. Diazepam
- Bei weiterer Erfolglosigkeit Gabe von Valproinsäure, Phenytoin oder Levetiracetam als Kurzinfusion (Vorsicht: Bradykardiegefahr) unter intensivmedizinischen Bedingungen.

VORSICHT!
Benzodiazepine (➤ Pharma-Info 15.3) können dosisabhängig zur Atemdepression führen, deshalb ggf. Durchführung von Blutgasanalysen.

Prognose

Ungefähr zwei Drittel der Patienten sind unter medikamentöser Behandlung anfallsfrei, ca. 10 % aller Betroffenen können einer epilepsiechirurgischen Behandlung zugeführt werden.

Je nach Häufigkeit und Schwere der Anfälle kann es über einen längeren Zeitraum zu *hirnorganischen Schädigungen* kommen, was zur Verlangsamung im Denken und Handeln, zu Verstimmungszuständen wie Depression und Reizbarkeit sowie im Extremfall zu einer Demenz führen kann.

9.2.5 Pflege von Menschen mit Epilepsie

Pflegerische Erstmaßnahmen

Pflegemaßnahmen während eines Anfalls
- Ruhe bewahren. Nur so kann richtig auf die Situation reagiert werden. Besonders bei noch unklarer Diagnose sofort den Arzt benachrichtigen (lassen), Patienten möglichst nicht alleine lassen
- Einengende Kleidung sollte so weit wie möglich gelockert werden, um eine freie Atmung zu gewährleisten und Verletzungsgefahren auszuschließen
- Die Sicherheit des Patienten wird gewährleistet, indem z. B. Stühle oder scharfkantige Gegenstände aus der Umgebung des Patienten entfernt werden, der Patient von nahen Treppen weggezogen und (wenn möglich) der Kopf mit Kissen abgepolstert wird
- Anfallsbewegungen der Arme und Beine dürfen nicht durch Festhalten unterdrückt werden

VORSICHT!
Das Schieben eines Gummikeils oder ähnlicher Gegenstände zwischen die Zähne wird heute nicht mehr empfohlen, da der Zungenbiss meist schon ganz am Anfang stattfindet und das Einschieben nur eine zusätzliche Gefahr von Mundhöhlen- oder Zahnverletzungen oder sogar eines Kieferbruchs birgt. Auch die Gliedmaßen des Patienten werden wegen der damit verbundenen Verletzungsgefahr nicht festgehalten!

Pharma-Info 9.1

Antiepileptika

Antiepileptika *(Antikonvulsiva):* Medikamente zur Unterdrückung zerebraler Krampfanfälle.

Wichtige Antiepileptika	
Substanz (Handelsname, Bsp.)	Nebenwirkungen*
Carbamazepin (Tegretal®, Timonil®)	Meist gut verträglich, anfänglich Müdigkeit; Magenbeschwerden, Hyponatriämie (insbesondere bei älteren Patienten), Schwindel, Leukopenie, Allergien
Ethosuximid (Petnidan®)	Magenbeschwerden, Schluckauf, Kopfschmerzen, Schlafstörungen, psychotische Symptome, Anämie
Gabapentin (Neurontin®)	Schwindel, Müdigkeit; i. d. R. gute Verträglichkeit
Lamotrigin (Lamictal®)	Exantheme, Psychose, Depression, Allergien
Phenobarbital (Luminal®)	Sedierung, Schwindel, Ataxie, psychische Störungen (v. a. bei Kindern), Schultersteife
Phenytoin (Epanutin®, Phenhydan®, Zentropil®)	Zahnfleischhyperplasie, Hypertrichose (verstärkte Behaarung). Bei Überdosierung: Schwindel, Ataxie, Tremor, Doppeltsehen, Kleinhirnatrophie
Primidon (Liskantin®)	Sedierung, Schwindel, Ataxie, psychische Störungen (v. a. bei Kindern), Schultersteife
Levetiracetam (Keppra®)	Schwindel, Benommenheit; wird i. d. R. gut toleriert, kaum Interaktionen mit anderen Antiepileptika
Oxcarbazepin (Trileptal®)	Verwandt mit Carbamazepin, Nebenwirkungsprofil ähnlich, aber (bis auf Hyponatriämie) eher milder ausgeprägt
Topiramat (Topamax®)	Kribbelparästhesien, Gewichtsverlust, kognitive Störungen
Valproinsäure (Convulex®, Ergenyl®)	Gewichtszunahme, Haarausfall, Tremor; selten, aber oft tödlich: Leberkoma (v. a. bei Kleinkindern)
Vigabatrin (Sabril®)	Gewichtszunahme, Psychose, Gesichtsfelddefekte
Lacosamid (Vimpat®)	Schwindel, gastrointestinale Beschwerden, Depression, Müdigkeit, Koordinationsstörungen

* Alle Antiepileptika können zu allergischen Reaktionen (selten, aber gefährlich: Agranulozytose) und wie alle auf das ZNS wirkenden Medikamente zu Müdigkeit und eingeschränktem Reaktionsvermögen führen. Bei Überdosierung treten Doppelbilder, Schwindel, Ataxie und Nystagmus auf. Außerdem beschleunigen einige Antiepileptika den Östrogenabbau und vermindern so die Wirksamkeit der „Pille".

- Keine Flüssigkeiten oder Medikamente oral einflößen *(Aspirationsgefahr)*
- Evtl. Medikamente nach ärztlicher Anordnung verabreichen
- Für den Fall eines Status epilepticus Braunülenset, Clonazepam-, Diazepam- und Phenytoin-Ampullen, Guedel-Tubus, Ambu-Beutel und Intubationsbesteck richten und bereithalten
- Pupillen zu Anfallsbeginn und im Verlauf kontrollieren.

Anfallsbeobachtung

Während der ganzen Zeit **Anfallstyp, -verlauf und Pupillenreaktion beobachten,** da dies von erheblicher diagnostischer und therapeutischer Bedeutung sein kann. Uhrzeit zu Beginn und Ende des Anfalls notieren. Auch Angehörige sollten über die Notwendigkeit einer exakten Beobachtung und die dafür maßgeblichen Kriterien sowie das richtige Verhalten während und nach einem Anfall informiert werden. Dies gilt besonders für den außerklinischen Bereich z. B. in der ambulanten Pflege (➤ Abb. 9.4).

Pflegemaßnahmen nach dem Anfall
- Sobald der Anfall nachgelassen hat, wird der Betroffene in die stabile Seitenlage gedreht. Durch die Seitenlage werden Atemprobleme verhindert
- Wird der Betroffene langsam wach, sprechen die Pflegenden ihn an, erklären ihm, was passiert ist, und helfen ihm, sich zu orientieren
- Nach einem Grand-Mal-Anfall fällt der Patient meist in einen Terminalschlaf. Vorher muss, wenn möglich, noch einmal die Bewusstseinslage überprüft werden (Ansprechbarkeit?). Notfalls den Patienten dafür wecken
- Generell wird nach einem Grand-Mal-Anfall der Mundraum auf einen Zungen- oder Wangenbiss kontrolliert, im Bedarfsfall der Mundraum gereinigt und die Wunde behandelt
- Hat der Patient während des Anfalls erbrochen, anschließend eine Mundpflege durchführen. Ist es zu Urin- und/oder Stuhlabgang gekommen, Patienten bei der Körperpflege und beim Wechseln der Kleidung unterstützen
- Selbstverständlich gehört auch die Vorbereitung und Nachsorge diagnostischer Maßnahmen wie eines EEG (➤ 1.9.4) zu den pflegerischen Aufgaben.

Das Ausmaß, in dem Menschen mit Epilepsie in der anfallsfreien Zeit pflegerischer Hilfe bedürfen, ist sehr unterschiedlich. Bei generell erhöhter Anfallsgefahr, aber auch bei Provokationsmethoden wie dem Schlafentzug sollten die Patienten zu Untersuchungen, aber auch bei Toilettengängen etc. begleitet werden. In diesen Fällen wird darauf geachtet, dass die Badezimmertür nicht abgeschlossen ist, um bei einem Anfall möglichst schnell eingreifen zu können. Außerdem tragen die Pflegenden dafür Sorge, dass besondere Schutzmaßnahmen z. B. ein Sturzhelm, auch angewendet werden. (📖 2)

Prävention

Eine wenig verbreitete Methode der Prävention ist die **Selbstkontrolle epileptischer Anfälle.** Voraussetzung ist ein Anfallstagebuch, in dem die letzten Gedanken, Gefühle, körperlichen Empfindungen und Ereignisse vor einem Anfall präzise notiert und dann ausgewertet werden (➤ Abb. 9.4). So kann z. B. festgestellt werden, ob Anfälle besonders häufig in Entspannungsphasen oder in Anspannungsphasen und Stresssituationen auftreten und ob sie sich kurze Zeit vorher durch eine Aura ankündigen.

Die Selbstkontrolle epileptischer Anfälle umfasst zum einen das **Vermeiden bekannter Auslöser.** Ist dies im Einzelfall einmal nicht möglich, kann versucht werden, den Auslöser z. B. durch Entspannungstechniken zu „neutralisieren" oder einen Anfall durch zusätzliche Medikamentengabe zu verhindern.

Patienten, deren Anfälle von einer Aura (➤ 9.2.2) eingeleitet werden, bemerken die Vorboten ihrer Anfälle. Der therapeutische Ansatz besteht darin, diesen nur kurzen, aber bewusst erlebten Zeitraum vor einem Anfall zu nutzen, um das Durchbrechen eines Grand-Mal-Anfalls zu verhindern. Einzelnen Patienten gelingt es, durch bestimmtes Verhalten während dieser Aura (z. B. Ballen einer Faust, Entspannungstechniken) die „Ansteckung" der übrigen Nervenzellen zu verhindern.

Für diese Behandlungsform kommen nicht alle Epileptiker infrage, aber ein Teil der heute Betroffenen könnte von einem derartigen Verhaltenstraining im Sinne einer Verringerung ihrer Anfallsfrequenz profitieren. Allerdings erfordert dieser Ansatz einen erheblichen Trainingsaufwand, und die Patienten müssen mit einer Behandlungsdauer von zwei Jahren rechnen. Immerhin bedeutet diese Methode aber einen Schritt fort von der bisher herrschenden Vorstellung, ein Patient sei einem epileptischen Anfall absolut hilflos ausgeliefert. (📖 3)

Gesundheitsberatung

Zunächst ist die Information des Patienten bezüglich der allgemeinen Lebensführung Aufgabe des Arztes. Viele Patienten wenden sich mit Fragen aber auch an die Pflegenden. Je nach Ausmaß und Art der Fragen können die Pflegenden die Arztinformation weiter erläutern, den Arzt auf den fortbestehenden Aufklärungsbedarf des Patienten hinweisen und vor allem die Patienten hinsichtlich der konkreten Umgestaltungsmöglichkeiten ihres Lebens individuell beraten und unterstützen. Voraussetzungen der Patientenberatung sind eine gründliche Anamnese, ein möglichst konzeptuell gestütztes Vorgehen und die enge Absprache innerhalb des Behandlungsteams. (📖 4)

Informationsgrundlagen für die Patientenberatung

- Dem Patienten wird geraten, **anfallsauslösende Faktoren** wie Schlafentzug, flackernde Lichtreize (Diskothek, Bildschirmarbeit, Fernsehen) und Alkohol zu vermeiden
- Der **Beruf** muss mit Rücksicht auf die Erkrankung ausgewählt werden. Berufe mit erhöhter Selbst- und Fremdgefährdung (z. B. Dachdecker, Busfahrer) sowie Berufe mit unregelmäßiger Lebensführung (Schichtarbeit) sind ungeeignet
- Für das **Lenken von Kraftfahrzeugen** gibt es feste Richtlinien. (📖 5) Grundsätzlich wird davon ausgegangen, dass, wer epileptische Anfälle gehabt hat, nicht in der Lage ist, ein Kraftfahrzeug zu führen, solange ein „wesentliches Risiko von Anfallsrezidiven besteht". In dem Gutachten ist detailliert festgelegt, wie lange ein Erkrankter anfallsfrei sein muss, bevor ein solches wesentliches Risiko nicht mehr anzunehmen ist. Aus diesem Grunde ist eine genaue Verlaufsdokumentation des Anfallsleidens durch den behandelnden Arzt unerlässlich
- Gegen viele **Sportarten** ist nichts einzuwenden, solange der Patient sie nicht bis zur körperlichen Erschöpfung betreibt. Einige Sportarten, darunter auch Schwimmen, dürfen nur mit besonderen Vorsichtsmaßnahmen ausgeübt werden, da es im Falle eines Krampfanfalls zu einer erheblichen Selbst- und/oder Fremdgefährdung kommt. Dies gilt auch für das Fahrradfahren, hierbei sollte zumindest ein Schutzhelm getragen werden
- **Reisen** sind prinzipiell möglich. Allerdings sollte der Patient überlegen, ob es indirekt durch die Reise zu einer Häufung anfallsprovozierender Faktoren kommt (etwa Zeitverschiebung mit Schlafentzug)
- **Familiengründung** ist in der Regel möglich. Auch bei Frauen ist gegen eine Schwangerschaft meist nichts einzuwenden. Bei einer geplanten Schwangerschaft sollte die Frau schon vorher mit dem behandelnden Arzt sprechen, da sich evtl. ein Medikamentenwechsel empfiehlt. Die Frau sollte wissen, dass die Fehlbildungsrate zwar erhöht, dies aber nur z. T. auf die Medikamente zurückzuführen ist. Auf jeden Fall ist ein Grand-Mal-Anfall der Schwangeren für das Ungeborene gefährlicher als die Medikamenteneinnahme mit Anfallsfreiheit
- Dem Patienten wird geraten, einen **Anfallskalender** zu führen und darin auch besondere Vorkommnisse und Belastungen einzutragen
- Zur Sicherheit des Patienten wird diesem empfohlen, stets einen **Notfallausweis** mit Erste-Hilfe-Maßnahmen bei sich zu tragen, damit Nichtinformierte bei einem Anfall in der Öffentlichkeit wissen, wie sie helfen können. Diese sind mittlerweile auch als internationale Notfallausweise in mehreren Sprachen erhältlich

9.2 Epilepsie **183**

Informationszentrum Epilepsie (ize) der Dt. Gesellschaft für Epileptologie
10117 Berlin
Reinhardtstr. 14 Tel: 0700/13141300 (0,12 €/min) Fax: 0700/13141399 Internet: www.izepilepsie.de

HILFE ZUR ANFALLSBEOBACHTUNG

Zielgruppe: Zeugen von Anfällen (Angehörige, Betreuer)

Zweck: Der ausgefüllte Bogen soll zum Arzt mitgenommen werden. Er soll dem Arzt für die Diagnose und Behandlung wesentliche Informationen übermitteln. Sind die Anfälle bereits ausreichend diagnostiziert, sollte ein Monats- und Jahresanfallskalender benutzt werden.

Name des Beobachters: .... Tel. erreichbar unter: ....

Name des Anfallskranken: ....

Situation beim Auftreten des Anfalls: ....

Ort: .... Datum: .... Uhrzeit: ....

Bitte zunächst die Anfallsmerkmale ankreuzen und danach eine kurze Anfallsbeschreibung geben.

Merkmale: **Beschreibung in eigenen Worten**
(davor, Beginn, während, danach)

1. Vor dem Anfall:

wach ☐ schlafend ☐ müde ☐
stehend ☐ sitzend ☐ liegend ☐

Tätigkeit (z.B. Schreiben, Essen, Kochen): ....

mögliche Anfallsauslöser:
Freude ☐ Aufregung ☐ Wut ☐
Lärm ☐ Lichtblitze ☐ Musik ☐
nichts ☐
Andere: ....

2. Zu Beginn des Anfalls:

Wahrnehmungen des Epilepsiekranken bei Anfallsbeginn (z.B. Übelkeit im Magen, starker Geruch; Fremdwerden der Umgebung): ....

Anfallsbeginn: abrupt ☐
langsam – "schleichend" ☐

Sturz: "wie ein Baum" ☐
langsames Zusammensacken ☐
blitzartiges Zusammensacken ☐

Schrei bei Anfallsbeginn ☐
Zuerst betroffener Körperteil (z.B. linke Hand): ....

3. Während des Anfalls:

Zuckungen: links rechts ganz
Arm   ☐   ☐   ☐
Bein   ☐   ☐   ☐
Gesichtsbereich ☐ ☐   ☐
Körper   ☐   ☐   ☐

Zuckungen: grob ☐ fein ☐
einseitig ☐ seitengleich ☐
wandernd ☐ rythmisch ☐

Bewusstsein: bewusstlos ☐
klar ☐
eingeschränkt ☐

Atmung: normal ☐
flach ☐
schnaufend ☐

Lautäußerungen:
Speichelfluss ☐ Zungenbiss ☐
Tränenfluss ☐   Würgen ☐
Erbrechen ☐   Einnässen ☐
unfreiwilliger Stuhlgang ☐

Gesichtsfarbe:
normal ☐ blass ☐ rot ☐ bläulich ☐

4. Nach dem Anfall:

Dauer des Anfalls: .... Minuten
Angabe geschätzt ☐ auf die Uhr geschaut ☐

Ende des Anfalls: plötzlich ☐
langsam ausklingend ☐

Reorientierung
(Zeitdauer bis wieder klar ansprechbar):
sofort ☐ fünf Minuten ☐
länger ....

Verletzung zugezogen: nein ☐ ja ☐
welche: ....

Nachschlaf: kurz ☐ ja,lang ☐ nein ☐

5. Mehrere Anfälle nacheinander

Anzahl der Anfälle: ....

Zeitabstände zwischen den Anfällen: ....

Angabe geschätzt ☐ auf die Uhr geschaut ☐

Herausgeber: Dt. Ges. für Epileptologie

Beschreibungen in eigenen Worten (Fortsetzung)

Abb. 9.4 **Protokoll zur Dokumentation eines Anfalls** für Angehörige und sonstige Betreuer im außerklinischen Bereich. [T388]

- Der Patient darf die **Antiepileptika** nie eigenmächtig und abrupt absetzen, da dies zu gehäuften Anfällen führen kann. Bevor er andere Medikamente einnimmt, sollte er Rücksprache mit seinem behandelnden Arzt halten, da Wechselwirkungen häufig sind.

Trotz der Einschränkungen, die ein Anfallsleiden mit sich bringt, sollte die Selbstständigkeit des Patienten unter Einbeziehung der Familie erhalten bzw. gefördert werden. **Selbsthilfegruppen** können hier große Dienste leisten.

Medikamenteneinnahmetraining

Neben der allgemeinen Patientenberatung muss auf eine regelmäßige Einnahme der **Medikamente** geachtet werden. Da eine fehlerhafte Medikamenteneinnahme eines der schwerwiegendsten Probleme in der Therapie ist, müssen manche Betroffene in einem speziellen Medikamenten-Einnahmetraining geschult werden. Dabei werden Informationen zur Medikation vermittelt sowie dass Füllen eines Medikamentendispensers und die selbstständige Einnahme der Medikamente mit den Patienten geübt und dabei schrittweise von diesen selbstständig übernommen.

Schulungsprogramme

Ein gut evaluiertes Schulungsprogramm ist das „Modulare Schulungsprogramm Epilepsie" **(MOSES)** (weiterführende Informationen hierzu finden sich unter: www.moses-schulung.de).

Für an Epilepsie erkrankte Menschen, die zusätzlich unter einer Lern- oder geistigen Behinderung leiden, gibt es das „Psycho-Edukative Programm Epilepsie für Menschen mit Lern- und geistigen Behinderungen" **(PEPE)**, das in den Bodelschwinghschen Anstalten Bethel entwickelt wurde. (📖 6)

In vielen Fällen ist es sinnvoll, die Angehörigen auch an den Schulungsprogrammen teilnehmen zu lassen.

Literatur und Kontaktadressen

LITERATURNACHWEIS

1. Krämer, Günter: Epilepsie von A – Z. Medizinische Fachwörter verstehen. 4. A., Trias Verlag, Stuttgart 2005.
2. Bögenkamp, Andreas et al.: Mehr als bloße Anfallskontrolle – Die Pflege in der Epilepsie-Rehabilitation. In: Die Schwester, der Pfleger. 43 (2004) 2, S. 92–96.
3. Specht, Ulrich: Therapieziel Anfallsfreiheit: zeitgemäße Diagnostik und Therapie der Epilepsien. In: Die Schwester, der Pfleger. 43 (2004) 2, S. 88–91.
4. Abt-Zegelin, Angelika: Epilepsie – Beratung und Information durch die Pflege. In: Die Schwester, der Pfleger 43 (2004) 2, S. 98–101.
5. Gutachten „Krankheit und Kraftverkehr" des Gemeinsamen Beirats für Verkehrsmedizin beim Bundesministerium für Verkehr und Bundesministerium für Gesundheit oder www.fahrerlaubnisrecht.de.
6. Brodisch, Peter; Schlude, Verena: Epilepsie: Mehr wissen und anders handeln durch PEPE: zum Einsatz der psychoedukativen Epilepsieschulung „PEPE" für lern- und geistig behinderte Menschen. In: Geistige Behinderung. 44 (2005) 1, S. 12–21.

KONTAKTADRESSEN

- Deutsche Epilepsievereinigung e. V.
  Zillestraße 102
  10585 Berlin
  Telefon: 0 30/3 42 44 14
  Epilepsie-Hotline (Ortstarif): 01 80/1 42 42 42
  www.epilepsie-vereinigung.de
- Informationszentrum Epilepsie
  Reinhardtstr. 14
  10117 Berlin
  Telefon: 07 00/13 14 13 00 (0,12 Euro/Min.)
  www.izepilepsie.de
- Projekt PEPE
  Nazarethweg 4–7
  33617 Bielefeld
  Telefon: 05 21/1 44 57 70
  www.pepe-bethel.de
- Stiftung Michael – Stiftung für Epilepsiekranke
  Münzkamp 5
  22339 Hamburg
  Telefon: 0 40/5 38 85 40
  www.stiftung-michael.de
- Interdisziplinäres Epilepsiezentrum Universitätsklinikum Gießen und Marburg GmbH Standort Marburg
  Klinik für Neurologie
  Rudolf-Bultmann-Str. 8
  35039 Marburg
  www.ukgm.de/ugm_2/deu/umr_neu/16255.html

KAPITEL 10

Alexandra Janik, Klaus-Peter Stein

Pflege von Menschen mit intrakranieller Druckerhöhung

10.1 Pathophysiologie der intrakraniellen Druckerhöhung 185

10.2 Symptomatik und Einteilung der intrakraniellen Druckerhöhung 186

10.3 Chronische intrakranielle Druckerhöhung: Hydrozephalus 187
10.3.1 Krankheitsentstehung und Symptomatik 188
10.3.2 Diagnostik und Differenzialdiagnose 188
10.3.3 Behandlungsstrategie 189

10.4 Akute intrakranielle Druckerhöhung 191
10.4.1 Krankheitsentstehung und Symptomatik 191
10.4.2 Diagnostik 191
10.4.3 Behandlungsstrategie und Pflege 192

10.5 Idiopathische intrakranielle Hypertension 194

Literatur und Kontaktadressen 194

10.1 Pathophysiologie der intrakraniellen Druckerhöhung

Intrakranieller Druck (*Hirndruck*, engl. *intracranial pressure*, kurz *ICP*): Druck innerhalb des Schädels. Normal < 15 mmHg.
Intrakranielle Druckerhöhung (engl.: *increased intracranial pressure*, kurz *IICP*): Pathologischer Anstieg des Hirndrucks. Kann durch eine Vielzahl von Ursachen bedingt sein.

Nach dem Verschluss der Fontanellen und Schädelnähte in den ersten Lebensjahren stellt der Hirnschädel einen nahezu geschlossenen und starren Hohlraum dar. Können andere Körperorgane (z. B. bei einer Verletzung) relativ problemlos anschwellen, so ist dies dem Gehirn nur in begrenztem Ausmaß möglich. Ebenso kann das Gehirn nur zu einem gewissen Punkt Raumforderungen im Schädelinneren tolerieren bzw. diesen Pathologien (Tumoren, Blutungen) ausweichen. Nach der sogenannten *Monroe-Kellie-Doktrin* wird der Inhalt des Schädelinneren im Wesentlichen durch drei Kompartimente gebildet:
- Gehirn (ca. 88 %)
- Liquor (ca. 9 % bei Erwachsenen, ca. 6 % bei Kindern)
- Blut (ca. 3–5 %, vor allem venös).

Eine Zunahme eines der drei Kompartimente (z. B. Liquor bei Hydrozephalus), oder das Hinzukommen einer vierten Komponente (Tumor, Blutung) kann durch die Abnahme eines anderen Kompartiments zunächst und in begrenztem Rahmen kompensiert werden. Ein typischer Kompensationsmechanismus besteht z. B. in der Fähigkeit, den Liquor aus dem Schädelinnern in den spinalen Liquorraum auszupressen (> Abb. 10.1).

Auf diesem Weg kann der intrakranielle Druck bei moderater Volumenzunahme im Schädelinnern weitgehend konstant gehalten werden. Nimmt die intrakranielle Raumforderung trotz leer gepresster Liquorräume aber weiter zu, steigt der Hirndruck ab diesem „break point" rasch an (*intrakranielle Druck-Volumen-Kurve,* > Abb. 10.2).

Grundsätzlich gilt: je höher der Hirndruck, desto bedrohlicher die Situation des Patienten. Drücke bis 20 mmHg sind zumeist noch tolerabel. Ein intrakranieller Druck > 20 mmHg ist dagegen als deutlich pathologisch einzustufen und behandlungsbedürftig. Jenseits der 40 mmHg ist die Situation des Patienten hochgradig vital bedrohlich.

Ein erhöhter intrakranieller Druck gefährdet den Patienten auf zweierlei Weise:
- Durch den erhöhten Druck kann sich das Gehirn innerhalb des knöchernen Schädels verschieben und an bestimmten anatomischen Engstellen einklemmen (> Abb. 10.3)
- Der erhöhte Hirndruck vermindert die Hirndurchblutung.

Einklemmung

Mit steigendem Hirndruck kann es zur Verschiebung von Hirnanteilen (**Massenverschiebung**) und zur **Einklemmung** *(Herniation)* von Hirngewebe in anatomische Engstellen kommen. Bei der **oberen Einklemmung** werden Anteile des Großhirns in den Tentoriumschlitz (Öffnung im *Tentorium,* dem Fortsatz der harten Hirnhaut zwischen Groß- und Kleinhirn) gepresst. Bei der **unteren Einklemmung** verlagern sich Kleinhirnanteile ins Foramen occipitale magnum (großes Hinterhauptsloch). Durch eine Einklemmung werden lebenswichtige Strukturen des Hirnstammes (Kreislauf- und Atemzentrum)

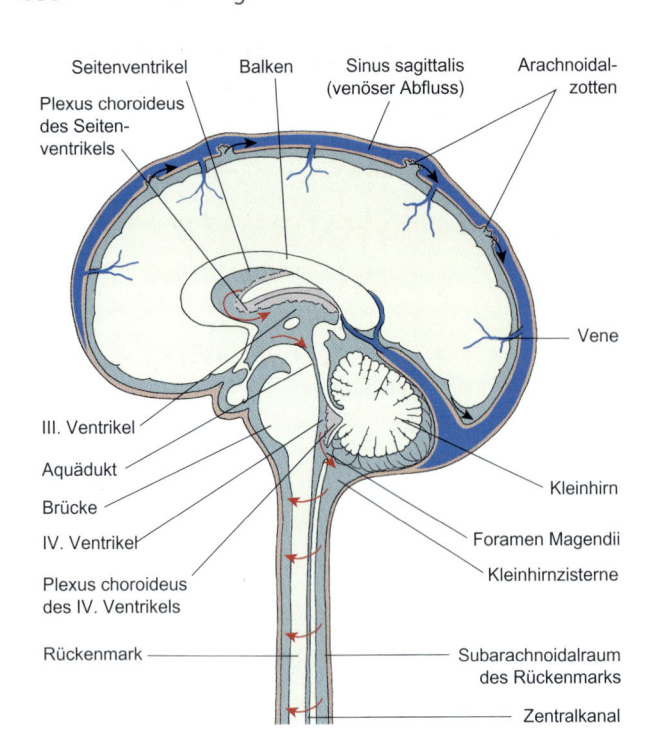

Abb. 10.1 Sagittalschnitt durch Gehirn und Rückenmark mit Darstellung der Liquorzirkulation in den Liquorräumen. Der in den Seitenventrikeln und im IV. Ventrikel gebildete Liquor umspült das Gehirn und das Rückenmark. Über Arachnoidalzotten tritt er ins Venensystem über. [L190]

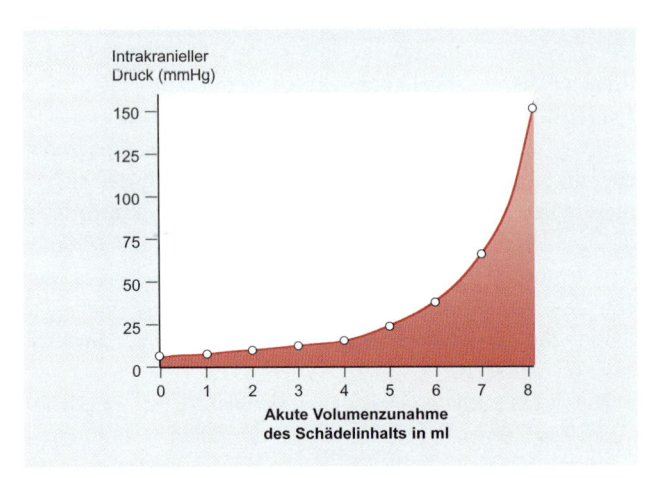

Abb. 10.2 Intrakranielle Druck-Volumen-Kurve. Bei beginnender Zunahme des intrakraniellen Volumens, z. B. durch einen Tumor, bleibt der Hirndruck zunächst nahezu konstant, da die Volumenzunahme durch Auspressen von Liquor ausgeglichen wird. Ist dieser Kompensationsmechanismus erschöpft, führt jede weitere Zunahme der Raumforderung, z. B. durch ein Perifokalödem, zu einem merklichen Anstieg des Hirndrucks. [L190]

abgedrückt. Zusätzlich kann eine Einklemmung die natürlichen Liquorabflusswege verschließen, infolge dessen der konsekutive Liquoraufstau den Hirndruck weiter ansteigen lässt.

Wechselwirkung Hirndruck – Hirndurchblutung

Die für die Hirndurchblutung (zerebrale Perfusion) wesentliche physikalische Größe ist der Druck, mit dem das Gehirn

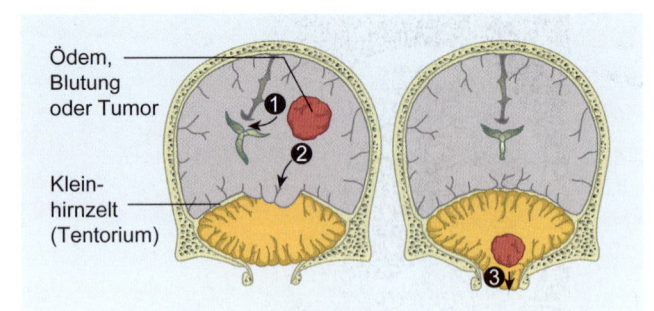

Abb. 10.3 Formen der Einklemmung bei intrakranieller Druckerhöhung. Links sieht man eine obere Einklemmung am Tentorium bei einer supratentoriellen Raumforderung. Im rechten Bildteil ist eine untere Einklemmung, im Foramen Magnum einer Raumforderung in der hinteren Schädelgrube gezeigt. [L138]

durchblutet wird. Er wird auch als zerebraler Perfusionsdruck bezeichnet (engl. *cerebral perfusion pressure*, kurz *CPP*) und aus der Differenz von mittlerem arteriellem Blutdruck *(MAD)* und intrakraniellem Druck *(ICP)* gebildet:

$$CPP = MAD - ICP$$

Daraus wird deutlich, dass mit steigendem Hirndruck die zerebrale Perfusion abnimmt. Das Gehirn wird schlechter durchblutet. Schlimmstenfalls kommt es bei extrem hohem Hirndruck zu einem intrakraniellen Kreislaufstillstand, d. h., das Gehirn wird überhaupt nicht mehr durchblutet. Dieser drohenden Gefahr kann das Kreislaufsystem zu einem gewissen Maße autoregulatorisch entgegensteuern. Ein Beispiel hierfür ist der sogenannte *Cushing-Reflex*, infolge dessen der Körper bei akuter Hirndrucksteigerung versucht, eine ausreichende Hirndurchblutung durch eine häufig therapieresistente Blutdruckerhöhung aufrechtzuerhalten.
Intrakranielle Druckmessung ➤ 1.9.6, ➤ 10.4.2

10.2 Symptomatik und Einteilung der intrakraniellen Druckerhöhung

Symptome und Untersuchungsbefund

Die ersten Anzeichen für eine Hirndruckerhöhung sind unspezifisch. Bei einer langsam entstehenden intrakraniellen Druckerhöhung (z. B. bei Tumoren) können sie zunächst kaum merklich beginnen und schleichend über Wochen oder gar Monate zunehmen. Bei einer raschen Hirndruckerhöhung (z. B. bei Hirnblutung) können diese unspezifischen Symptome binnen kürzester Zeit von lebensbedrohlichen Symptomen abgelöst werden.
Die **Anfangssymptome** umfassen:
- Zunehmende Kopfschmerzen, typischerweise morgens stärker als abends
- Schwindel
- Übelkeit, Erbrechen (insbesondere Nüchternbrechen)
- Psychische Veränderungen, z. B. Unruhe, Verwirrtheit, Antriebslosigkeit, Gedächtnisstörungen, allgemeine Erschöpfung

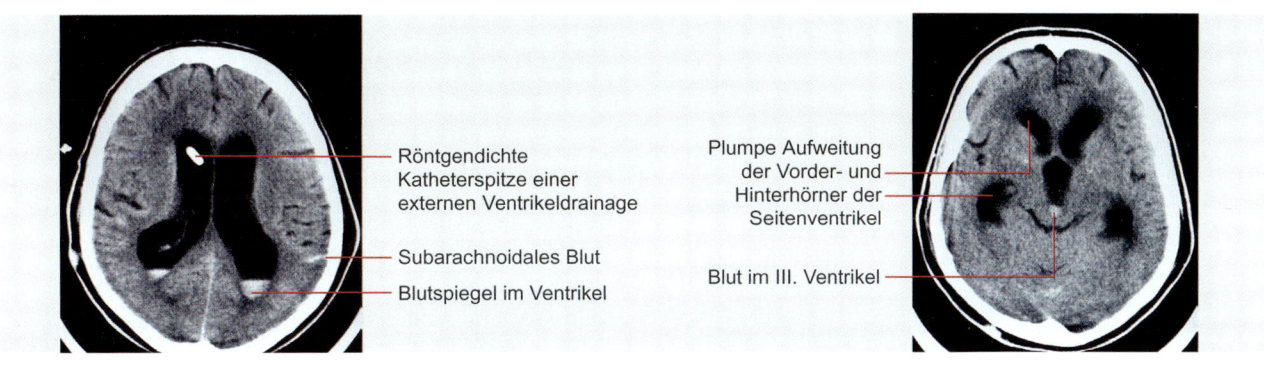

Abb. 10.4 Ausgedehnter **Hydrozephalus** mit Aufweitung der Ventrikelsysteme infolge einer Subarachnoidalblutung mit Einblutung in die Ventrikel. Zur Behandlung wurde eine externe Ventrikeldrainage gelegt. [T624]

- Sehstörungen durch Druck auf den Sehnerv, Stauungspapille (nur bei länger andauerndem Hirndruck).

Zeichen eines deutlich erhöhten Hirndrucks und damit einer (drohenden) Einklemmung sind:
- Bewusstseinseintrübung bis zum Koma, zerebrale Krampfanfälle
- Zunehmende Störungen von Hirnstammreflexen und vegetativen Funktionen durch die Hirnstammkompression
- Therapieresistente Hypertonie *(Cushing-Reflex)*
- Entwicklung eines bradykarden „Druckpulses" (Reizung des N. vagus)
- Atemstörungen bis hin zur Atemlähmung
- Motorische Störungen: Massen- und Wälzbewegungen, Verlust zielgerichteter Bewegungen als Reaktion auf Schmerzen, Beugehaltung der Arme bei Streckhaltung der Beine. Bei weiter steigendem Druck Streckhaltung sowohl der Arme als auch der Beine
- Pupillenveränderungen, insbesondere Pupillenerweiterung mit verminderter oder fehlender Pupillenreaktion
- Lähmungen, Pyramidenbahnzeichen.

> **VORSICHT!**
> **Zeichen einer Einklemmung** sind:
> • Hypertonie und Bradykardie
> • Atemstillstand
> • Streckkrämpfe
> • Weite, lichtstarre Pupillen.

Einteilung

Klinisch wird je nach der Geschwindigkeit des Hirndruckanstiegs zwischen **chronischer** (> 10.3) und **akuter intrakranieller Druckerhöhung** (> 10.4) unterschieden. Die Grenzen sind jedoch fließend. Zudem kann jede chronische intrakranielle Druckerhöhung bei Versagen der Therapie, Fortschreiten der Grunderkrankung oder zusätzlichen Komplikationen (z. B. Einblutung in einen Tumor) akut entgleisen, was dann einen raschen (akuten) Anstieg des Hirndrucks zur Folge hat.

10.3 Chronische intrakranielle Druckerhöhung: Hydrozephalus

> **Chronische intrakranielle Druckerhöhung:** Langsames Ansteigen des Hirndrucks, oft über Monate. Die Prognose ist abhängig von der Ursache, Höhe und Dauer der Hirndrucksteigerung.

Die wichtigsten Erkrankungen, die einer chronischen intrakraniellen Drucksteigerung zugrunde liegen, sind Hirntumoren (> 7.1), chronisch subdurale Hämatome (> 8.4) und die chronischen **Hydrozephalus**-Formen.

> **Hydrozephalus** (umgangssprachlich auch *Wasserkopf*): Erweiterung der Liquorräume im Gehirn (> Abb. 10.4). Im engeren Sinne nur solche Erweiterungen der intrazerebralen Liquorräume, die durch eine Erhöhung des Liquordrucks (nicht aber z. B. durch eine Gehirnatrophie) bedingt sind.

Das Nervenwasser *(Liquor cerebrospinalis)* durchfließt den Subarachnoidalraum von Gehirn und Rückenmark sowie die inneren Hirnkammern (Ventrikel, > Abb. 10.5). Seine Aufgabe ist vor allem der Schutz des weichen und empfindlichen zentralen Nervengewebes. Das Gehirn schwimmt bildlich im Liquor, erfährt dadurch Auftrieb und folglich eine effektive Gewichtsreduzierung. Der Liquor wird vorrangig im *Plexus choroideus* der Ventrikel gebildet und an venösen, zottenähnlichen Strukturen der Hirnoberfläche (Granulationen) rückresorbiert. Pro Tag werden in einem kontinuierlichen Kreislauf ca. 500 ml produziert und wieder rückgewonnen. Die ständige Menge bei einem erwachsenen Menschen beträgt 150 bis 200 ml.

In den Ventrikeln nimmt der Liquor seinen Weg aus den Seitenventrikeln in den III. Ventrikel und von hier aus über den Mittelhirnkanal *(Aquaeductus mesencephali)* in den IV. Ventrikel. Von dort aus finden in der hinteren Schädelgrube die inneren Liquorräume Anschluss an die äußeren subarachnoidalen Liquorräume von Gehirn und Rückenmark.

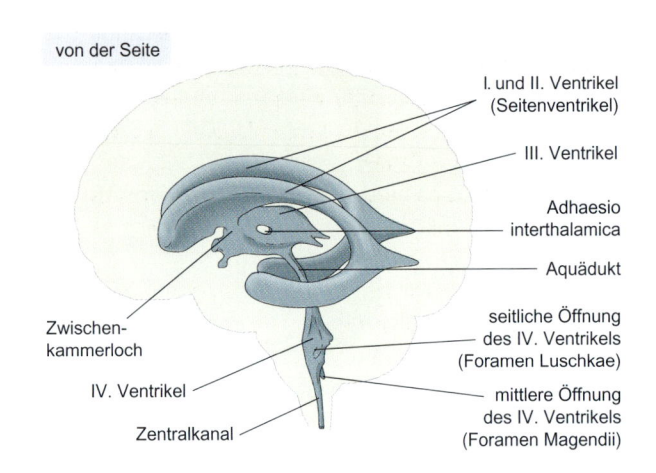

Abb. 10.5 Das **Ventrikelsystem** des Gehirns. [L190]

10.3.1 Krankheitsentstehung und Symptomatik

Bei behindertem Liquorabfluss in und aus den Ventrikeln, oder bei verminderter Rückresorption an den Granulationen wird das empfindliche Gleichgewicht zwischen Liquorproduktion und Abfluss auf Kosten des Letzteren gestört. Die Liquorräume innerhalb des Gehirns erweitern sich.

Hydrocephalus occlusivus

Dem **Hydrocephalus occlusivus** *(Hydrocephalus occlusus, Verschlusshydrozephalus, nichtkommunizierender Hydrozephalus)* liegt eine Behinderung des Liquorflusses im Bereich der Ventrikel oder des Liquorabflusses aus dem IV. Ventrikel zugrunde. Häufigste erworbene Ursachen sind:
- Verklebungen der Abflusswege infolge von Entzündungen oder Blutungen
- Tumoren und Zysten des III. Ventrikels mit Blockade des Abflusses aus den Seitenventrikeln
- Raumforderungen (Tumoren, Blutungen, Ödeme) in der hinteren Schädelgrube mit Kompression des IV. Ventrikels
- Tumoren und Zysten der Epiphyse mit Kompression des Aquäduktes.

Ein Verschlusshydrozephalus kann aber auch angeboren sein, z. B. durch Fehlbildungen des Gehirns oder des kraniozervikalen Übergangs, wie dies bei Kindern mit einer *Spina bifida* (angeborener „offener Rücken") häufig der Fall ist.

> Anders als bei Erwachsenen gilt die *Monroe-Kellie-Doktrin* bei kleinen Kindern nicht, da die Schädelnähte sich erst im Verlauf verschließen. Ein erhöhter Hirndruck führt daher zu einer Aufweitung der Schädelnähte und einer Vorwölbung der Stirn und der Fontanellen. Dadurch nimmt der Schädelumfang des Kindes im Verhältnis zu seiner Körpergröße unproportional zu. In Extremfällen wirkt der Schädel wie ein Ballon. Die psychomotorische Entwicklung der Kinder ist verzögert, viele haben eine Spastik oder leiden unter epileptischen Anfällen.

> Später zeigen diese Kinder das sogenannte *Sonnenuntergangsphänomen*, d. h., sie können die Augen aufgrund einer Lähmung nicht nach oben richten.

Hydrocephalus communicans

Ursache des **Hydrocephalus communicans** *(kommunizierender Hydrozephalus, Hydrocephalus malresorptivus)* ist eine verzögerte Liquorresorption. Der Weg zum Subarachnoidalraum ist im Gegensatz zum Hydrocephalus occlusivus frei.

Die verminderte Liquorresorption kann z. B. durch Blutung oder Meningitis mit nachfolgender Schädigung und Verklebung der Granulationen bedingt sein. Eine Sonderform dieser Entität stellen der idiopathische **Normaldruckhydrozephalus** und der **Pseudotumor cerebri** dar.

Die Einteilung ist nicht einheitlich, z. T. werden z. B. Hydrocephalus communicans und Normaldruckhydrozephalus synonym gebraucht.

Normaldruckhydrozephalus

Die Ursache des **Normaldruckhydrozephalus** *(normal pressure hydrocephalus,* kurz *NPH)* ist noch nicht hinreichend geklärt. Vermutet wird neben einem erhöhten Abflusswiderstand auch eine verminderte Elastizität der Hirnarterien, was zu höheren Scher- und Druckkräften im Hirnparenchym und damit zu Druckschädigungen führt. Diese letzte These stützend, findet sich häufig eine Vergesellschaftung mit einer vaskulären und Alzheimerdemenz. Der idiopathische Normaldruckhydrozephalus tritt vor allem bei älteren Erwachsenen auf. Typischerweise ist der mittlere Liquordruck normal oder allenfalls gering erhöht, es treten aber immer wieder Druckspitzen auf. Die inneren Hirnkammern sind im Verhältnis zu den äußeren Liquorräumen deutlich erweitert. Klinisch findet man häufig eine Trias aus
- **Kognitiver Beeinträchtigung** (psychomotorische Verlangsamung des Patienten und Nachlassen seiner Merkfähigkeit und Konzentration, teilweise wie ein demenzieller Prozess erscheinend)
- **Kleinschrittigem Gangbild,** sodass die Füße „wie am Boden klebend" erscheinen
- **Blaseninkontinenz.**

10.3.2 Diagnostik und Differenzialdiagnose

Die Anamnese und eine neurologische Untersuchung geben oft schon wichtige Hinweise auf die mögliche Erkrankungsursache. In Computer- oder Kernspintomografie sind die aufgeweiteten inneren Liquorräume sichtbar, darüber hinaus oft auch die Ursachen des Hydrozephalus, z. B. ein Tumor der hinteren Schädelgrube.

Bei Verdacht auf einen Hydrocephalus communicans kann nach einer kranialen Bildgebung (CCT, Kernspintomografie) eine Lumbalpunktion oder die Anlage einer Lumbaldrainage zur Liquorentnahme erfolgen. Bessert sich der klinische Zustand des Patienten nach einer dieser Maßnahmen, so spricht dies für einen Hydrocephalus communicans.

10.3.3 Behandlungsstrategie

Abhängig von der Ursache und Verlaufsform des Hydrozephalus stehen unterschiedliche Therapien zur Verfügung. Im Notfall, also bei massiv erhöhtem Hirndruck, wird in einem kleinen neurochirurgischen Eingriff eine externe Ventrikeldrainage angelegt. Beim Hydrocephalus occlusivus steht die Behandlung der zugrunde liegenden Erkrankung an erster Stelle, z. B. die Entfernung eines Tumors.

Bleibt der Hydrozephalus trotz der kausalen Behandlung bestehen *(persistierender Hydrozephalus)*, ist wie beim Hydrocephalus communicans eine dauerhafte Liquorableitung *(Liquorshunt)* erforderlich. Zum Teil kann heutzutage die Abflussstörung endoskopisch behoben oder ein Alternativabfluss *(Ventrikulozisternostomie)* geschaffen werden. Dies erspart dem Patienten dann die Shuntimplantation mit den daraus resultierenden Gefahren.

Externe Ventrikeldrainage

Über ein kleines Bohrloch in der Kalotte wird in einer neurochirurgischen Operation eine Drainage in einen Seitenventrikel eingebracht und an ein geschlossenes System nach außen abgeleitet. Neben der Liquordrainage kann über dieses System auch der intrakranielle Druck abgeleitet bzw. können Medikamente (Fibrinolytika, Antibiotika) in das Ventrikelsystem (intrathekal) eingebracht werden. Eine **externe Ventrikeldrainage** sollte wegen der Infektionsgefahr maximal 10–14 Tage liegen bleiben. Danach muss bei weiterhin bestehender Notwendigkeit der Liquordrainage die Anlage einer internen Liquorableitung *(Liquorshunt)* überlegt werden.

Allgemeine Pflegemaßnahmen bei externen Liquorableitungen

- Alle Patienten mit externen Ableitungen haben bis zur schriftlichen Arztanordnung des Gegenteils strengste Bettruhe
- Die Tropfkammer des sich anschließenden geschlossenen Systems wird auf eine bestimmte, vom Arzt angeordnete Höhe über bzw. unter Ventrikelniveau gehängt. Hierbei wird der obere Ohransatz als Ventrikelhöhe angenommen:
  - Tropfkammer *über* Niveau führt zu einer *Reduktion* der Ablaufgeschwindigkeit
  - Tropfkammer *unter* Niveau führt zu einer *Erhöhung* der Ablaufgeschwindigkeit
- Manipulationen an externen Liquorableitungssystemen so wenig wie möglich und nur unter aseptischen Bedingungen
- Bei jeglicher Niveauveränderung des Patienten muss die Drainage auf das neue Niveau einreguliert werden. Hierbei gilt, bei Verstellung des Kopfteils nach oben die Drainage für die Dauer der Aktion geschlossen halten oder schon so hoch hängen, dass ein vermehrter Liquorfluss vermieden wird. Bei Absenken des Kopfteils wird ebenfalls die Drainage kurz geschlossen oder noch hängen gelassen und erst dann einreguliert, wenn der Patient liegt. Auch das verhindert eine zu große Fördermenge
- Am Schichtende oder wenn die Mischkammer voll ist, Liquor auf Farbe und Konsistenz überprüfen, Menge notieren und Mischkammer in den Beutel entleeren
- Bei Patiententransporten grundsätzlich die Liquordrainage und alle Belüftungsfilter abklemmen und nach Beendigung sofort wieder öffnen
- Kopfschmerzäußerungen immer ernst nehmen und Arzt verständigen
- Vergewissern, dass Mischkammer nicht ungewollt verrutschen kann. Sollte trotz aller Überwachung eine Mischkammer auf dem Boden liegen und zu viel Liquor abgeflossen sein, sofort Drainage abklemmen, Patient in Kopftieflage bringen, Flüssigkeit anhängen und den Arzt alarmieren
- Vor Benutzung des Liquorableitungssystems alle Verbindungen auf Festigkeit und Dichtigkeit prüfen
- Die Durchgängigkeit der Drainage kann durch engmaschige Beobachtung des Pendelflusses (Liquor im Schlauchsystem, ggf. Tropfkammer) kontrolliert werden. Sind nur noch geringe Fördermengen zu erwarten, kann die Tropfkammer für wenige Sekunden tief abgesenkt werden, um das Tropfen in die Tropfkammer zu beobachten. Ein Verstopfen des Systems verhindert den Liquorabfluss. Bei blutigem Liquor kann der Arzt das System durch Anspülen (mit steriler NaCl-Lösung) oder Lysieren offen halten
- Die geförderte Liquormenge und das Aussehen des Liquors werden genau dokumentiert. Der Liquor wird regelmäßig, z. B. 3-mal pro Woche, mikroskopisch untersucht und zur mikrobiologischen Untersuchung gegeben, damit eine Infektion sofort erkannt wird. Dies wird unter aseptischen Bedingungen bei abgeklemmter Drainage durchgeführt. Je näher das Untersuchungsmaterial an der Austrittsstelle der Drainage abgenommen werden kann, desto besser. Wichtig ist es, eine geringe Menge (ca. 2 ml) abzuziehen und zu verwerfen, um möglichst frisches Material einzuschicken. Bei Schmerzäußerungen seitens des Patienten oder frischblutigem Punktat die Entnahme sofort abbrechen
- Patienten erhalten leichte Abführmittel, um starkes Pressen zu vermeiden.

Spezielle Pflegemaßnahmen bei liegender Ventrikeldrainage

- Alle 2–4 h Bilanz und Vitalwertkontrolle, mindestens einmal pro Schicht Kontrolle der Bewusstseinslage und der Pupillenreaktion
- Druckmessung (ICP) ist sinnvoll, Anlage der Drainage meistens aufgrund von erhöhtem Hirndruck
- Mischkammer lieber etwas zu hoch als zu tief hängen, da die Gefahr besteht, dass zu viel Liquor abläuft
- Alle 1–2 Tage aseptischer Verbandwechsel an der Einstichstelle und Wundinspektion, da große Infektionsgefahr

(Meningitis) besteht. Durch den Ventrikelkatheter besteht eine direkte Verbindung von außen ins Gehirn, außerdem handelt es sich um einen kontaminierten Einstichbereich – Haare sind große Keimträger
- Bei Änderungen der Bewusstseinslage sofort den Arzt rufen
- Hirndruckpatienten nicht überwässern! Strickt an Bilanzvorgabe halten
- Beste Lage ist die 30°-Oberkörperhochlagerung, den Kopf gerade (> Abb. 10.7)
- Stresssituationen für den Patienten so weit wie möglich vermeiden
- Auf Unruhephasen achten und ggf. den Arzt rufen – Eigengefährdung bei Manipulation an der Ventrikeldrainage durch den Patienten.

Der Arzt entscheidet, wann die Drainage geschlossen wird. Dies geschieht in der Regel, wenn die Drainage auf einem Niveau von 15 cm kaum noch Liquor fördert. Die Drainage wird dann 24 Stunden abgeklemmt oder hochgehängt. Während dieser Zeit achten die Pflegenden engmaschig auf Bewusstseins-, Pupillenveränderungen und Übelkeit; es wird kontinuierlich der ICP gemessen. Häufig erfolgt ein Kontroll-CCT, um die Ventrikelweite zu beurteilen. Der Arzt verschließt die Einstichstelle mit tiefen Nähten, die Pflegenden achten weiterhin auf austretenden Liquor oder die Entstehung eines Liquorkissens.

> **ACHTUNG!**
> Patienten mit Ventrikeldrainage sollten immer am Monitor mit ICP-Messung liegen und nur durch **Fachpersonal** versorgt werden. Ein unsachgemäßer Umgang mit der Ventrikeldrainage kann den Patienten akut vital gefährden!

Ventrikulo-peritonealer Shunt

Ein Liquorshunt stellt die dauerhafte Lösung der Liquorableitung bei Hydrozephalus dar. Häufigste Ableitungsart ist die **ventrikulo-peritoneale Ableitung** mit Platzierung im Bauchfell. Das Peritoneum weist eine hohe Resorptionsfähigkeit und -oberfläche auf, sodass der abgeleitete Liquor wieder in das Kreislaufsystem aufgenommen werden kann. Der Shunt wird in einer neurochirurgischen Operation komplett unter die Haut implantiert und besteht aus drei Bauteilen:
- Der **Ventrikelkatheter** wird analog zur externen Ventrikeldrainage über ein Bohrloch ins Ventrikelsystem eingeführt. Dieser proximale Katheteranteil geht in das nachgeschaltete Ventil über
- Das **Ventil** liegt zwischen Ventrikelkatheter und Peritonealkatheter. Es öffnet ab einem bestimmten Liquordruck und gibt so den Abfluss frei. Bei einigen Ventilen ist die Höhe dieses Drucks von außen einstellbar. Das Ventil verhindert aber auch ein Zurückfließen von Liquor ins Gehirn und das Entstehen eines Unterdrucks im Ventrikelsystem. Dem Ventil folgt der distale Katheteranteil
- Der **Peritonealkatheter** leitet den Liquor in den Peritonealraum ab und wird frei in das Peritoneum eingebracht.

Viele Shuntsysteme verfügen zusätzlich über einen *Reservoirballon*. Diese Shunts werden so implantiert, dass das Reservoir gut tastbar unter der Haut liegt, in der Regel hinter dem rechten Ohr. Der Reservoirballon ermöglicht zum einen Liquorpunktionen, etwa zur bakteriologischen Untersuchung (dazu wird der Ballon anpunktiert), zum anderen erlaubt er auch eine Funktionskontrolle des Ventils: Nach dem Ausdrücken sollte sich der Reservoirballon schnell wieder füllen. Bei magnetisch verstellbaren Ventilen muss der Shunt nach einer MRT-Untersuchung kontrolliert und ggf. neu eingestellt werden. In einigen Fällen kann auch eine Ableitung in den Vorhof des Herzens *(ventrikulo-atrial)* notwendig sein.

Shuntnachsorge
Um Fehlfunktionen oder Entzündungen des Shunts frühzeitig zu erkennen, sind **postoperative Nachuntersuchungen** erforderlich. Die erste Kontrolluntersuchung erfolgt ca. sechs Wochen nach dem Eingriff, die zweite nach weiteren sechs Monaten. Danach wird der Patient einmal jährlich untersucht.

Shuntkomplikationen
Die wichtigsten **Komplikationen** bei liegendem Shunt sind:
- **Verstopfung des Shuntlumens.** In diesem Fall stellen sich sämtliche Symptome des ansteigenden Hirndrucks ein
- **Katheterdislokation.** Sie tritt insbesondere bei Kindern und Jugendlichen während des Längenwachstums auf
- **Infektionen**, z. B. als Ventrikulitis, Meningitis, Endokarditis
- **Shuntabriss.** Der Liquor fließt dann bis zur Abrissstelle, tritt dort in die Weichteile über und kann sonografisch dargestellt werden. Eventuell ist an der Abrissstelle ein Liquorkissen tastbar
- **Akute oder chronische Überdrainage** mit Unterdruck im intrakraniellen Liquorraum, der zu zahlreichen Symptomen und Folgen führen kann, etwa Kopfschmerzen, einer Hirnblutung oder einer Bildung von subduralen Hygromen.

Pflege von Patienten mit ventrikulo-peritonealem Shunt
Siehe auch „Allgemeine Pflegemaßnahmen bei externen Liquorableitungen"
- Kontrolle der Vitalzeichen, Pupillenreaktion und Bewusstseinslage in regelmäßigen Abständen
- Patienten haben aufgrund der veränderten Druckverhältnisse im Kopf postoperativ häufig mit Übelkeit und Erbrechen sowie mit Kopfschmerzen zu kämpfen. Medikamente nach Arztanordnung verabreichen
- Lagerung am besten in 30°-Oberkörperhochlagerung, um den Abfluss des Liquors zu fördern (> Abb. 10.7)
- Mobilisation am 1. postoperativen Tag, nach Rücksprache mit dem Arzt

- Bis zur Entlassung alle 1–2 Tage aseptischer Verbandwechsel der Nahtstellen und Wundbeobachtung auf Infektionszeichen
- Wichtig ist der Abführstatus, da die Patienten einen abdominalen Eingriff hinter sich haben. Spätestens am 3. postop. Tag sollte der Patient abgeführt haben. Meistens benötigen die Patienten Unterstützung durch Laxanzien
- Nahtmaterial wird nach ärztlicher Anordnung entfernt, meist nach 10–14 Tagen.

Lumbaldrainage

Vergleichbar dem Vorgehen bei der lumbalen Liquorpunktion (> 1.9.2) wird über eine Hohlnadel ein feiner Katheter in den lumbalen Duralschlauch eingeführt und an eine Tropfenkammer angeschlossen. Insbesondere bei Verdacht auf einen *Hydrocephalus communicans* kann probatorisch eine lumbale Liquordrainage erfolgen. Bessert sich der klinische Zustand des Patienten, so muss der Patient als shuntpflichtig eingestuft werden und er bedarf eines dauerhaften Shunts. Vor der Anlage einer Lumbaldrainage muss ein *Hydrocephalus occlusus* ausgeschlossen sein, um eine untere Einklemmung unter Liquordrainage zu vermeiden. Eine Lumbaldrainage kann aber auch zur Sanierung eines postoperativ entstandenen Liquorkissens, nach posttraumatischer oder postoperativer Rhinoliquorrhö zum Einsatz kommen.

Spezielle Pflege bei liegenden lumbalen Drainagen
Siehe auch „Allgemeine Pflegemaßnahmen bei externen Liquorableitungen"
- Regelmäßige Wundverbandkontrolle und Kontrolle der Katheterlage (große Gefahr, dass der Katheter abknickt oder dekonnektiert, vor allem im Schlaf)
- Alle 2 Tage aseptischer Verbandwechsel an der Einstichstelle (bei Folie alle 7 Tage), Katheterverlauf nach Bedarf neu verbinden
- Gründliche Aufklärung des Patienten über die Gefahren bei Niveauveränderungen (Patienten mit lumbalen Drainagen sind häufig recht mobil und wollen nicht jedes Mal, wenn sie ihr Bett nach oben oder unten stellen wollen, die Pflegenden „stören")
- Bei lumbalen Drainagen ist meistens eine strenge Drainage gefragt, das heißt, dass tägliche Fördermengen bis zu 350 ml keine Seltenheit sind. Aus diesem Grund ist stets auf mindestens 2 l Trinkmenge zu achten
- Durch die strenge Drainage leiden die Patienten häufig vermehrt unter Kopfschmerzen, deshalb wird eine 90° Oberkörperhochlagerung oft nicht gut toleriert. Regelmäßige Analgesie sollte verordnet werden
- Kopfschmerzen sind hier meistens erste Zeichen für Unterdrucksymptomatik!
- Dreimal tgl. Vitalzeichen- und Vigilanzkontrolle, um eine Meningitis rechtzeitig zu erkennen. Bei Klagen über starke Kopfschmerzen, Nackensteifigkeit und Lichtempfindlichkeit hellhörig werden.

10.4 Akute intrakranielle Druckerhöhung

Akute intrakranielle Druckerhöhung: Sich rasch entwickelnde Druckerhöhung im Schädelinnenraum, oft innerhalb weniger Stunden. Stets lebensgefährlicher neurologisch-neurochirurgischer Notfall.

10.4.1 Krankheitsentstehung und Symptomatik

Krankheitsentstehung

Die wichtigsten **Ursachen** einer akuten intrakraniellen Druckerhöhung sind:
- Intrazerebrale Blutungen (> 2.2), z. B. infolge eines Schädel-Hirn-Traumas (> 8.1) oder eines Hirntumors (> 7.1)
- Hirnödem (Hirnschwellung), z. B. durch Trauma, Tumoren, Entzündungen oder ischämischen Insult (> 2.1)
- Venöse Abflussbehinderung, z. B. infolge einer Sinusvenenthrombose (> 2.4).

Kommt es durch die genannten Ursachen zu einem Verschluss des IV. Ventrikels oder des *Aquaeductus mesencephali*, entsteht ein akuter Hydrocephalus occlusivus (> 10.3.1) mit isolierter Aufweitung der inneren Liquorräume. Dadurch steigt der Hirndruck rasch an und es kann zu einer Einklemmung kommen (> 10.1).

Symptome und Untersuchungsbefund

Im Gegensatz zur chronischen intrakraniellen Druckerhöhung folgen die **Symptome** rasch aufeinander. Insbesondere nach einem Schädel-Hirn-Tauma sind die unspezifischen Zeichen einer beginnenden Hirndruckerhöhung evtl. nur an der Unfallstelle beobachtbar, und der Patient zeigt bei der Aufnahme in der Klinik bereits Zeichen eines massiv erhöhten Hirndrucks.

10.4.2 Diagnostik

Nichtinvasive Diagnostik

Bei der nichtinvasiven **Diagnostik** stehen die bildgebenden Verfahren, allen voran CCT und Kernspintomografie, im Vordergrund. Diese ermöglichen neben der Diagnostik der Ursache auch eine Einschätzung des Hirndrucks, die allerdings nicht verlässlich ist. So können in seltenen Fällen z. B. die intrazerebralen Liquorräume leer gepresst (aufgebraucht) sein, obwohl der Hirndruck noch normal ist. Umgekehrt kann ein normal erscheinendes CCT mit erhöhtem ICP einhergehen. Zudem zeigen bildgebende Verfahren insbesondere in der Phase des akuten Hirndruckanstiegs immer nur „Momentaufnahmen", die z. B. durch eine Zunahme der intrakraniellen Raumforderung wenig später schon überholt sein können.

> Bis heute gibt es kein nichtinvasives Diagnoseverfahren, das eine zuverlässige Bestimmung des Hirndrucks ermöglicht.

Hirndruckmessung

Die **Messung des Hirndrucks** wird meist dann durchgeführt, wenn aufgrund der Erkrankung und des Verlaufs ein erhöhter Hirndruck angenommen werden muss und dadurch Schädigungen der Hirnsubstanz zu erwarten sind. Dies ist z. B. bei großen oder multiplen Kontusionsherden (nach Schädel-Hirn-Trauma, > 8.1) oder diffusem Hirnödem der Fall.

Heutzutage wird der Hirndruck vor allem intraparenchymatös oder intraventrikulär gemessen. Zur Implantation der Messsonde ist ein kleiner neurochirurgischer Eingriff erforderlich, der meist auch auf einer Intensivstation durchgeführt werden kann:

- Bei der **intraparenchymatösen Messung** wird der Messfühler in das Hirngewebe eingebracht
- Bei der **intraventrikulären Messung** wird der Katheter analog zu einer externen Ventrikeldrainage in einen Seitenventrikel eingebracht. Vorteil dieser Methode ist die Möglichkeit der gleichzeitigen Liquordrainage.

Die Messsonde bzw. der Transducer wird über Verbindungskabel an den Überwachungsmonitor angeschlossen, auf dem der Hirndruck dann als Messwert (absolut und *Trend*, d. h. Darstellung des Messwerts im zeitlichen Verlauf) angezeigt und als Hirndruckkurve dargestellt wird. Die Hirndruckkurve lässt Rückschlüsse auf das noch vorhandene Kompensationsvermögen des Gehirns zu.

Eine sinnvolle Ergänzung der Hirndruckmessung ist die **Messung des pO_2** im Hirngewebe, die in Kombination mit der Hirndruckmessung weitere Rückschlüsse auf die Hirndurchblutung erlaubt.

10.4.3 Behandlungsstrategie und Pflege

ACHTUNG!
Die akute intrakranielle Drucksteigerung ist ein lebensbedrohlicher **Notfall,** der unbedingt auf der Intensivstation behandelt werden muss!

Ziele der **Hirndrucktherapie** sind die Senkung des erhöhten Hirndrucks und die Aufrechterhaltung einer ausreichenden Hirndurchblutung. Der *CPP* sollte nicht unter 50 mmHg absinken und zur Sicherheit 70 mmHg betragen. Sofern möglich, werden die Ursachen der Hirndruckerhöhung vorrangig beseitigt, z. B. intrazerebrale Hämatome.

Maßnahmen zur Hirndrucksenkung sind indiziert bei einem *ICP* > 20 mmHg. Auch wenn der genaue Hirndruck noch nicht bekannt ist, der Patient aber klinische Zeichen einer drohenden Einklemmung (> 10.1) zeigt, werden Maßnahmen zur Hirndrucksenkung ergriffen.

Basismaßnahmen

- **30°-Oberkörperhochlagerung** (> Abb. 10.7)
- **Ausreichende Oxygenierung** (Sauerstoffversorgung) und Vermeiden einer Hyperkapnie (CO_2-Anstieg im Blut). Hypoxie und Hyperkapnie steigern den Hirndruck und müssen deshalb vermieden werden. Um dies sicherzustellen, ist häufig eine frühzeitige Intubation und maschinelle Beatmung des Patienten indiziert
- **Analgosedierung.** Stress und Schmerzen steigern den Hirndruck. Daher sollten alle Situationen, die mit Stress oder Schmerzen verbunden sind, möglichst vermieden werden
- **Kreislaufstabilisierung.** Um eine ausreichende Durchblutung des Gehirns sicherzustellen, sollte der CPP mindestens 70 mmHg betragen. Um dies zu erreichen, muss der Blutdruck ausreichend hoch sein. Bei *Hypotonie* aufgrund eines Volumenmangels werden Infusionslösungen verabreicht, um den Blutdruck zu stabilisieren. Reicht dies alleine nicht aus, können Katecholamine eingesetzt werden. Auch eine *Hypertonie* schadet dem Patienten, da sie ein Hirnödem verstärken kann. Meist ist eine Hypertonie Ausdruck einer unzureichenden Analgosedierung, daher werden hohe Blutdruckwerte zunächst mit Sedativa und Analgetika behandelt. Nur wenn dies nicht ausreicht, kommen blutdrucksenkende Medikamente zum Einsatz.

Zusatzmaßnahmen

Liquordrainage
Liegt eine ventrikuläre Hirndrucksonde, kann der Arzt zur kurzfristigen Hirndrucksenkung Liquor über die **Liquordrainage** ablassen.

Osmotherapie
Bei der **Osmotherapie** erhält der Patient osmotisch wirksame Infusionslösungen verabreicht (z. B. Mannitlösung 20 %), meist als Kurzinfusion. Diese erhöhen die Serumosmolarität und entziehen dadurch dem Gehirn Wasser, wodurch der Hirndruck sinkt. Die Wirkung der Kurzinfusion setzt nach etwa 10–15 Minuten ein und hält bis zu vier Stunden an. Reicht die Wirkung der Osmotherapie alleine nicht aus, um den Hirndruck zu senken, können zusätzlich Diuretika verabreicht werden, z. B. Furosemid (Lasix®).

Wichtig ist die engmaschige Kontrolle der Serumosmolarität, die nicht über 320 mosmol/l ansteigen sollte. Auch eine Hypovolämie durch zu starkes Ausschwemmen sollte vermieden werden, um nicht die Hirndurchblutung weiter zu verschlechtern.

Therapeutische Hyperventilation
Reichen die oben genannten Maßnahmen nicht aus, um den Hirndruck zu senken, kann die **therapeutische Hyperventilation** helfen, der folgendes Wirkprinzip zugrunde liegt:

10.4 Akute intrakranielle Druckerhöhung

- Eine **Hyperkapnie** (pCO$_2$ > 44 mmHg) führt zur Erweiterung der Blutgefäße im Gehirn. Dadurch nimmt das Kompartiment „Blut" (> 10.1) im Schädelinnern zu und der Hirndruck steigt
- Eine **Hypokapnie** (pCO$_2$ < 36 mmHg) führt zur Verengung der zerebralen Blutgefäße und dadurch zum Absinken des Hirndrucks.

Diese Wirkung der Hypokapnie macht man sich in der Hirndrucktherapie zunutze und stellt das Beatmungsgerät so ein, dass der Patient hyperventiliert wird. Dabei besteht allerdings die Gefahr der Mangeldurchblutung des Gehirns. Dieses Risiko ist umso größer, je stärker der pCO$_2$ absinkt. Außerdem hält die hirndrucksenkende Wirkung nur wenige Tage an. Deshalb wird die therapeutische Hyperventilation nur mäßig (angestrebter pCO$_2$ 30–35 mmHg) und zeitlich begrenzt eingesetzt.

Hypothermie

Eine mäßige **Hypothermie** (36,5–34 °C) kann den Hirndruck senken, birgt jedoch zahlreiche Gefahren, z. B. Infektionen oder Wundheilungsstörungen. Deshalb werden in den meisten Kliniken bei Patienten mit normaler Körpertemperatur keine Maßnahmen zur Kühlung angewendet. Kommt der Patient jedoch bereits leicht unterkühlt in die Klinik, z. B. nach einem Unfall, wird die niedrige Körpertemperatur toleriert. Unbedingt vermieden werden sollten jedoch Kältezittern und eine Hyperthermie über 37,5 °C, da beides den Hirnstoffwechsel und damit den Sauerstoffbedarf und den Hirndruck steigert.

Glukokortikoide

Glukokortikoide haben eine ausgeprägte antiödematöse Wirkung bei Tumorödemen, sollten aber nur bei diesen Patienten zur Hirndrucksenkung eingesetzt werden. Bei Blutungen oder Schädel-Hirn-Traumen sollten Glukokortikoide nicht gegeben werden.

Barbiturate

Thiopental (Trapanal®). Nur noch selten und dann als „Ultima Ratio" (letzte Möglichkeit) bei ansonsten nicht beherrschbar hohem Hirndruck eingesetzt. Zahlreiche, insbesondere kardiopulmonale Nebenwirkungen. Voraussetzung ist eine kontinuierliche EEG-Ableitung, da die Narkosetiefe nach dem Verhältnis von EEG-Aktivität zu EEG-Nulllinie (*Burst/Suppression-Muster, Suppressionsrate*) gesteuert wird.

Hemikraniektomie

Letzte chirurgische Maßnahme zur Hirndrucksenkung bei Infarkten oder diffusen Hirnschwellungen ist die vorübergehende Entfernung von Teilen der Schädelkalotte *(Hemikraniektomie)* und die Eröffnung der Dura mater (harte Hirnhaut, *Duraplastik*). Das schwellende Gewebe hat dadurch die Möglichkeit, sich nach außen auszudehnen, ohne auf gesundes Hirngewebe zu drücken. Der entfernte Knochen wird tiefgefroren und später wieder eingesetzt.

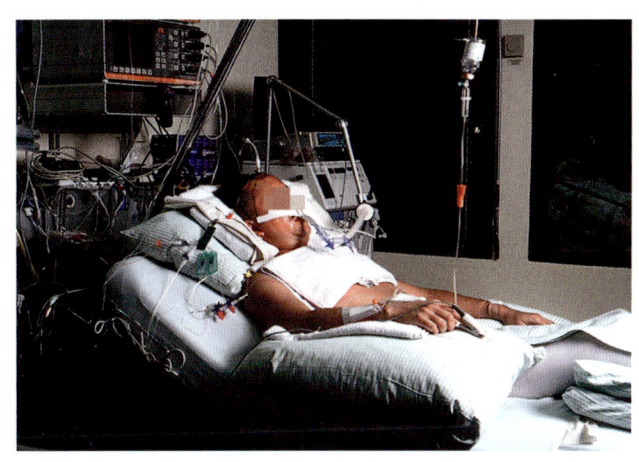

Abb. 10.7 Oberkörperhochlagerung. [K183]

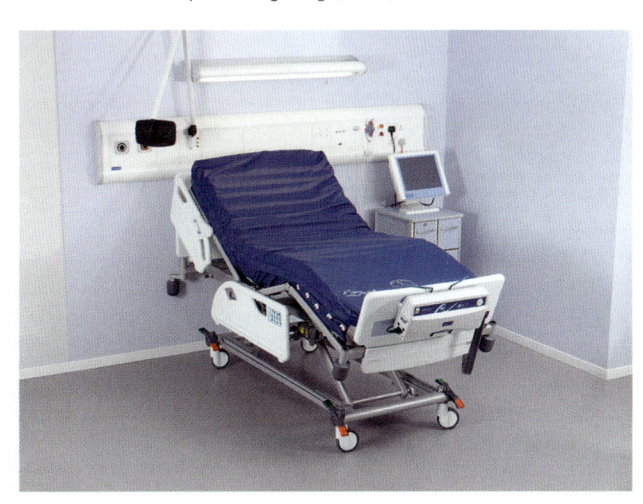

Abb. 10.8 Das Bild zeigt das **Nimbus4® Wechseldruck-Matratzensystem** von ArjoHuntleigh. Ein Auto-Matt-Sensorpad stellt bei diesem System sicher, dass der Patient automatisch mit dem optimalen Druck gestützt wird, unabhängig von seiner Körpergröße, seiner Position oder der Gewichtsverteilung. [V558]

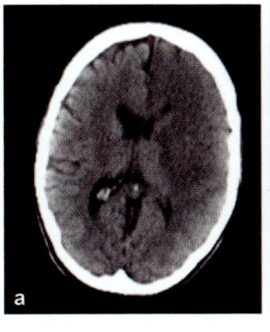

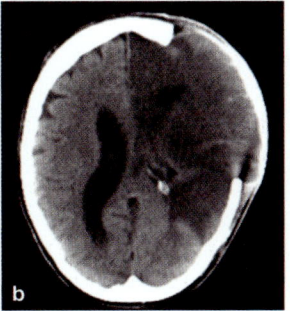

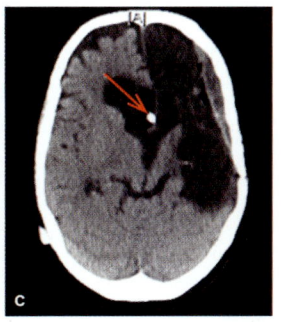

Abb. 10.6 Patient mit raumforderndem Mediainfarkt links **(a)**. Nach **Entfernung der Schädelkalotte** dehnt sich das Hirn als Ausdruck der Schwellung und des erhöhten intrakraniellen Drucks über den Trepanationsdefekt aus **(b)**. In Abbildung **(c)** ist derselbe Patient im Verlauf dargestellt. Der Knochendeckel ist wieder implantiert und der Infarkt im Defektzustand verheilt. Zusätzlich musste ein VP-Shunt von rechts eingebracht werden. [T422]

Prognose

Die **Prognose** der akuten intrakraniellen Druckerhöhung ist abhängig von der Grunderkrankung sowie der Dauer und dem Ausmaß der Hirndrucksteigerung. Überlebt der Patient eine Einklemmung, so besteht die Gefahr eines apallischen Syndroms (> 8.5).

Pflegemaßnahmen bei intrakranieller Druckerhöhung

Siehe „Allgemeine Pflegemaßnahmen bei externen Liquorableitungen"

10.5 Idiopathische intrakranielle Hypertension

> Als **idiopathische intrakranielle Hypertension** (IIH, „Überdruck im Schädel ohne bekannte Ursache"; früher: *Pseudotumor cerebri*) bezeichnet man einen erhöhten Hirndruck, bei dem die Ursache nicht geklärt ist. Typischerweise sind übergewichtige Frauen im mittleren Lebensalter betroffen. Der ältere Name *Pseudotumor cerebri* geht darauf zurück, dass auch ein Tumor einen erhöhten Druck im Schädelinneren verursachen kann, es sich aber bei der IIH nur um einen Pseudotumor handelt.

Symptome, Diagnostik und Behandlungsstrategie

Symptomatisch werden die Patienten häufig mit Kopfschmerzen, z. T. mit Übelkeit und Erbrechen, sowie Sehstörungen (Verschwommensehen, Gesichtsfeldausfälle). Bei der Untersuchung findet sich ganz überwiegend eine beidseitige Stauungspapille. Computer- und kernspintomografisch wirkt das Gehirn geschwollen, die inneren Hirnkammern sind sehr eng. Gelegentlich findet sich dabei auch eine *empty sella*, d. h., der erweiterte Subduralraum der Sellaregion lässt den sogenannten Türkensattel der Schädelbasis leer erscheinen. Bei der Lumbalpunktion finden sich stark erhöhte Liquordrücke (bis 40 cmH$_2$O). Therapeutisch kann die Gabe von Carboanhydrasehemmern wie Acetazolamid (unter anderem bei Glaukomen verabreicht) erwogen werden. Patienten ohne Ansprechen auf diese Therapie oder mit drohendem Sehverlust sollten einen Shunt erhalten.

Pflegemaßnahmen bei intrakranieller Druckerhöhung

Siehe „Allgemeine Pflegemaßnahmen bei externen Liquorableitungen"

Literatur und Kontaktadressen

WEITERFÜHRENDE LITERATUR

1. Knipfer, Eva; Kochs, Eberhard (Hrsg.): Klinikleitfaden Intensivpflege. 5. A., Verlag Elsevier, Urban & Fischer, München 2012.
2. Latasch, Leo; Knipfer, Eva (Hrsg.): Anästhesie Intensivmedizin Intensivpflege. 2. A., Verlag Elsevier, Urban & Fischer, München 2004.
3. Firsching, Raimund; Synowitz, Hans-Joachim; Wolf, Friedrich: Professionelle neurologische und neurochirurgische Pflege. Verlag Hans Huber, Bern 2003.

KONTAKTADRESSEN

- Arbeitsgemeinschaft Spina bifida und Hydrocephalus e. V.
  Grafenhof 5
  44137 Dortmund
  Telefon: 02 31/86 10 50 0
  www.asbh.de
- Bundesverband für Rehabilitation und Interessenvertretung Behinderter
  Eifelstraße 7
  53119 Bonn
  Telefon: 02 28/96 98 40
  www.bdh-reha.de

KAPITEL 11

Petra Mummel, Yamela Schlegel

Pflege von Menschen mit Muskelerkrankungen

11.1	Myasthenia gravis	195	11.4	Myotonie	199
11.1.1	Krankheitsentstehung und Symptome	195			
11.1.2	Diagnostik und Behandlungsstrategie	196	11.5	Metabolische und mitochondriale Muskelerkrankungen	200
11.2	Progressive Muskeldystrophie	198		Literatur und Kontaktadressen	200
11.3	Entzündliche Muskelerkrankungen	198			
11.3.1	Polymyositis und Dermatomyositis	199			
11.3.2	Einschlusskörperchen-Myositis	199			

Muskelerkrankungen (Myopathien) äußern sich meist in einer langsam progredienten schlaffen Lähmung, die aber im Gegensatz zu peripheren Nervenläsionen oft proximal betont ist und sich keinem nervalen Versorgungsgebiet zuordnen lässt. Die Muskeleigenreflexe sind normal oder abgeschwächt auslösbar und es liegt eine Muskelatrophie vor. Einige Myopathien gehen mit Schmerzen einher.

Ursächlich kommen für Muskelerkrankungen z. B. in Betracht:

- Autoimmune Formen, z. B. Myasthenia gravis (> 11.1)
- Paraneoplastische Formen, z. B. Lambert-Eaton-Syndrom
- Angeborene (hereditäre) Formen, z. B. progressive Muskeldystrophien (> 11.2)
- Entzündliche Formen durch bestimmte Erreger (z. B. Trichinose) (> 11.3)
- Metabolische Formen, z. B. Glykogenosen (> 11.5)
- Toxische Formen, z. B. durch Alkohol oder Medikamente (z. B. Lipidsenker)
- Endokrine Formen bei z. B. Hyperthyreose.

11.1 Myasthenia gravis

Myasthenia gravis *(Myasthenia gravis pseudoparalytica):* Belastungsabhängige Muskelschwäche infolge einer Störung der neuromuskulären Übertragung an der motorischen Endplatte. Häufigkeit ca. 5–10/100.000 Einwohner, Frauen sind häufiger betroffen als Männer; Manifestation vor allem zwischen dem 20. und 40. Lebensjahr. (📖 1)

11.1.1 Krankheitsentstehung und Symptome

Krankheitsentstehung

Die Myasthenia gravis ist eine Autoimmunerkrankung mit Autoantikörperbildung gegen die Azetylcholinrezeptoren an der postsynaptischen Membran der motorischen Endplatte von Muskelzellen (> Abb. 11.1). Dadurch wird die Anzahl der freien Rezeptoren vermindert, an die das Azetylcholin zur Erregungsübertragung vom Nerv auf den Muskel binden kann.

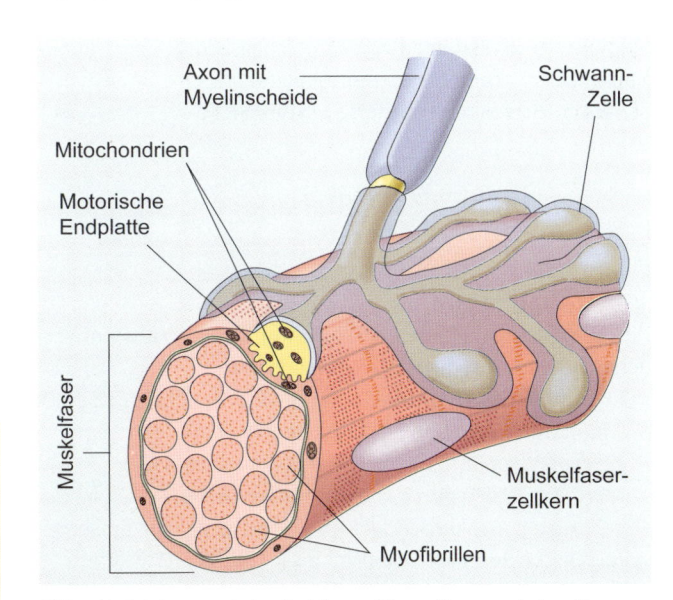

Abb. 11.1 Die motorische Endplatte. **Oben:** Ein motorischer Nerv verzweigt sich in mehrere synaptische Endköpfe, die mit einer Muskelfaser eine motorische Endplatte bilden. **Unten:** Motorische Endplatte im Rasterelektronenmikroskop (durch Vorbehandlung wurden die knopfförmigen Axonendigungen vom Muskel abgelöst). [L190]

11 Pflege von Menschen mit Muskelerkrankungen

Tab. 11.1 Klassifikation der Myasthenia gravis.

Klassifikation der Myasthenia gravis	
I	Okuläre Myasthenie
IIa	Leichte Generalisierung
IIb	Mäßige Generalisierung
III	Akute, schwere Generalisierung
IV	Chronische, schwere Generalisierung
V	Intubationsbedürftigkeit

In etwa 85 % der Fälle sind Thymusveränderungen nachweisbar, meist eine Entzündung mit Hyperplasie (Vergrößerung). Deshalb wird angenommen, auch wenn die genauen Vorgänge noch nicht vollständig aufgedeckt worden sind, dass sich der Autoimmunprozess in der Thymusdrüse entwickelt.

Symptome und Untersuchungsbefund

Leitsymptom der Erkrankung ist eine abnorme Ermüdung der Muskulatur unter Belastung. Im frühen Krankheitsstadium ist morgens oder nach einer längeren Ruhepause (z. B. Nachtruhe oder Mittagsschlaf) die Muskelkraft wieder normal.

Prinzipiell können alle Muskeln beteiligt sein. Im Anfangsstadium ist jedoch der vorwiegende Befall kleiner Muskeln typisch. Charakteristische Symptome sind:
- **Ptosis:** Herunterhängen des Oberlides
- **Dysarthrie** und **Dysphagie:** Sprach- und Schluckstörungen.

Die Patienten berichten z. B. über eine näselnde Sprache bei längerem Reden oder über Doppelbilder gegen Abend. Im weiteren Krankheitsverlauf sind zunächst proximale, dann auch distale Muskeln in unsystematischer Verteilung betroffen.

Bei ca. 10 % der Betroffenen kommt es im fortgeschrittenen Stadium zur **myasthenen Krise** mit lebensbedrohlicher Funktionseinschränkung der Atemmuskulatur, die eine intensivmedizinische Betreuung erfordert (➤ Tab. 11.1).

11.1.2 Diagnostik und Behandlungsstrategie

Diagnostik

Zur **Diagnose** und Differenzialdiagnose der Myasthenie werden folgende Untersuchungen durchgeführt:
- In der **Elektromyografie** (➤ Abb. 11.2) findet sich eine Amplitudenreduktion der Muskelpotenziale (Dekrement) bei repetitiver Stimulation (➤ 1.9.4, ➤ Abb. 11.3)
- Meist lassen sich durch eine **Blutuntersuchung** Azetylcholinrezeptor-Antikörper oder Antikörper gegen die muskelspezifische Rezeptor-Thyrosinkinase (MuSK) nachweisen
- **Tensilon®-Test:** Das Enzym Cholinesterase baut Azetylcholin ab. Deshalb führt die Gabe des Cholinesterasehemmers Tensilon® kurzzeitig zu einer deutlichen Symptombesserung und zur Rückbildung des elektromyografischen Dekrements.

- **Thorax-CT** zum Nachweis einer Thymushyperplasie oder eines Thymustumors, die mit dem Autoimmunprozess in Zusammenhang gebracht werden
- Weitere **Labordiagnostik** zum Ausschluss assoziierter Erkrankungen, z. B. Hyperthyreose, Lupus erythematodes.

Behandlungsstrategie

Die Krankheitserscheinungen werden durch **Cholinesterasehemmer** (z. B. Mestinon®) gebessert, da sie den Abbau von Azetylcholin hemmen und dadurch seine Konzentration an der motorischen Endplatte erhöhen. Mit Glukokortikoiden, Immunsuppressiva (z. B. Azathioprin (Imurek®), Mycophenolatmofetil (CellCept®) und evtl. Entfernung des Thymus wird versucht, in den Krankheitsprozess selbst einzugreifen.

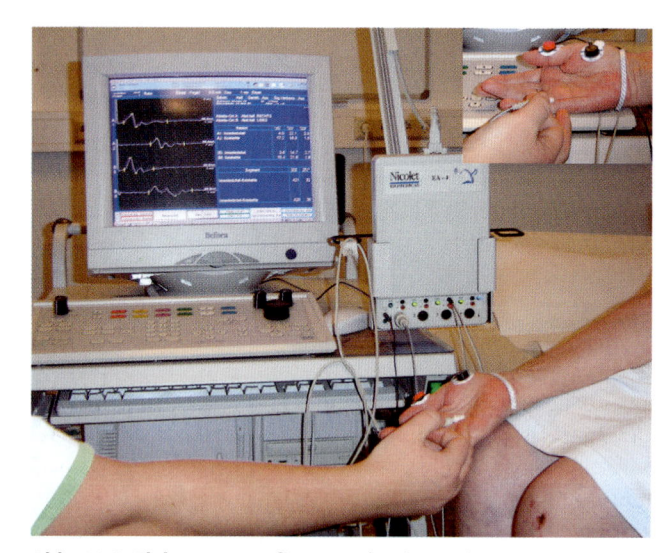

Abb. 11.2 Elektromyografie. Zur Aufzeichnung der Muskelströme wird die Elektrode durch die Haut direkt in den zu untersuchenden Muskel gestochen. [M298]

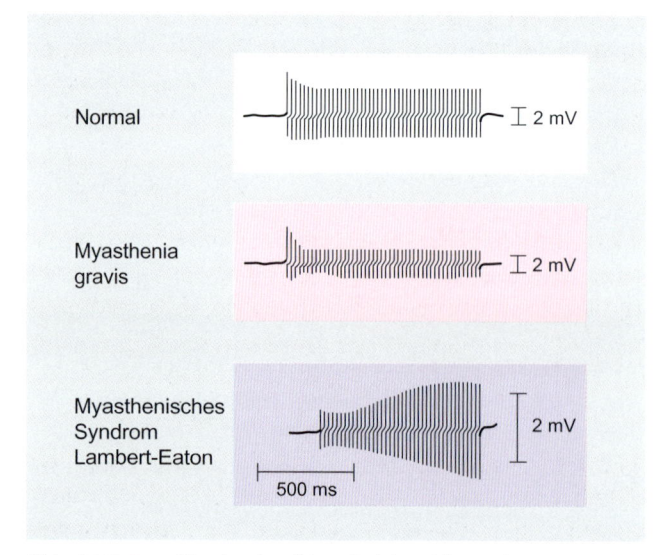

Abb. 11.3 Repetitive (rasch aufeinanderfolgende) Stimulation eines peripheren Nervs bei myasthenischen Syndromen. [L157]

Tab. 11.2 Auswahl von Substanzen, die eine Myasthenie induzieren oder verstärken können, sowie mögliche Ausweichsubstanzen.

	Induzierend	Verstärkend	Alternativpräparate
Antibiotika	Colistin, Neomycin, Streptomycin, Kanamycin, Gentamycin, Clindamycin	Tetrazykline, Erythromycin, Penicillin in hoher Dosierung	Cephalosporine, Chloramphenicol, Chinolone
Antikonvulsiva	Phenytoin, Trimethadion	Barbiturate, Primidon	
Psychotrope Substanzen		Thioridazin, Promethazin, Lithium, Chlorpromazin, Benzodiazepine, trizyklische Antidepressiva	Tetrazyklische Antidepressiva, Chlordiazepoxid (nur mit Überwachung)
Herz-Kreislauf-Substanzen	Practolol, Oxprenolol	Propranolol, Timolol, Nifedipin, Procainamid, Lidocain, Ajmalin	Tocainid, Digitalis
Antirheumatika	D-Penicillamin, Chloroquin	Chinin	Aminosalicylat, Paracetamol, Indometacin
Verschiedene		Glukokortikoide, Insulin, magnesiumhaltige Medikamente, Muskelrelaxanzien, Amantadin, jodhaltige Kontrastmittel, Schilddrüsenhormone	

Dies gilt auch für die hoch dosierte i.v.-Behandlung mit Immunglobulinen. Die Gabe von Glukokortikoiden kann allerdings initial zu einer vorübergehenden Verschlechterung der Muskelschwächen führen, sodass die Behandlung unter stationärer Kontrolle begonnen wird. Die Antikörperentfernung durch Plasmaseparation wird v. a. bei lebensbedrohlichen Zuständen angewendet.

Prävention von Komplikationen

Eine sorgfältige **Krankenbeobachtung** ist wichtig, um eine myasthene von einer cholinergen Krise zu unterscheiden bzw. eine optimale medikamentöse Einstellung zu ermöglichen. Zur Beurteilung der Lungenfunktion erfolgen regelmäßige Messungen der Vitalkapazität. Bei Befall der Atemmuskulatur kann das Abhusten erschwert sein, was zur Ansammlung von Schleim in den Atemwegen führt.

Oft leiden die Patienten an Schluckstörungen, welche die Nahrungsaufnahme erschweren. Es kommt zur erhöhten Aspirationsgefahr. Durch Aspiration von Schleim und Essensbestandteilen kann eine Pneumonie ausgelöst werden. Das Hauptaugenmerk liegt hier in einer sorgfältigen Pneumonieprophylaxe, die der Patient nach Beratung und Anleitung selbst durchführen kann oder die durch das therapeutische Team unterstützt wird.

Die Einbindung der Angehörigen spielt auch hier, nach Absprache mit dem Patienten, eine wichtige Rolle.

Fieberhafte Infektionen und viele Medikamente erhöhen die Gefahr einer myasthenen Krise. Der Patient sollte nicht eigenmächtig Medikamente einnehmen, da sie u. U. myasthene Symptome verstärken (➤ Tab. 11.2).

Patientenberatung

Noch während des Krankenhausaufenthaltes wird der Kontakt zu **Selbsthilfegruppen** hergestellt. Der Patient erhält außerdem einen Notfallausweis und wird angehalten, diesen immer bei sich zu tragen. Wesentlich für den Patienten ist das regelmäßige Einlegen von Ruhepausen.

> **NOTFALL!**
> **Myasthene oder cholinerge Krise**
>
> Bei falscher Dosierung des Cholinesterasehemmers besteht die Gefahr einer myasthenen oder cholinergen Krise:
> - Myasthene Krise (Atemlähmung) durch Unterdosierung des Cholinesterasehemmers
> - Cholinerge Krise (Muskelkrämpfe) durch Überdosierung des Cholinesterasehemmers.
>
> Vorgehensweise in beiden Fällen:
> - I. v. Injektion von **Tensilon®** bei myasthener Krise
> - I. v. Injektion von **Atropin** bei cholinerger Krise.
>
> Bei fehlender Besserung der klinischen Symptome nach Tensilon®-Gabe ist eine myasthene Krise ausgeschlossen und damit die sofortige Atropingabe indiziert.
>
> Weitere Maßnahmen:
> - Oberkörperhochlagerung mit Unterstützung der Atemhilfsmuskulatur
> - Atemgymnastik je nach körperlicher Verfassung
> - BGA, ggf. Intubation
> - Vibrax-Massage, Abklopfen
> - Unterstützung bei der Nahrungsaufnahme (Medikamente zerkleinern, passierte Kost)
> - Gegebenenfalls parenterale Ernährung.
>
> Die **klinische Unterscheidung** der myasthenen und der cholinergen Krise ist in einer Notfallsituation häufig nicht einfach. Bei beiden Krisen treten als Symptome Muskelschwäche (besonders der Atemmuskulatur), Unruhe und Bewusstseinstrübung (in schweren Fällen) auf. Die myasthene Krise zeichnet sich zudem durch Schluckstörungen und (daraus resultierend) Aspirationsgefahr aus. Bei der cholinergen Krise kommt es außerdem zu Bronchokonstriktion, vermehrter Speichel- und Bronchialsekretion, *Faszikulationen* der Gesichtsmuskulatur (unwillkürliche Kontraktionen kleiner Muskelfasergruppen), Bauchkrämpfen und Darmbeschwerden, Wadenkrämpfen, Übelkeit, Erbrechen, Bradykardie sowie engen Pupillen.
> Wenn Pflegende eines oder mehrere dieser Symptome bei Patienten unter Cholinesterasehemmern beobachten, informieren Sie sofort den Arzt!

Prognose

Die Gesamtletalität konnte inzwischen auf unter 5 % gesenkt werden. Mehr als 90 % der Patienten können so stabilisiert werden, dass sie normal weiterleben und weiterhin berufstätig bleiben. Umschulungen sind nur bei Berufen mit hoher körperlicher Belastung erforderlich. Myasthene Krisen sind sehr selten und lassen sich im Allgemeinen intensivmedizinisch gut beherrschen.

11.2 Progressive Muskeldystrophie

> **Progressive Muskeldystrophie:** Gruppe erblicher Erkrankungen mit unterschiedlichem Erbgang, die zu fortschreitender Muskelfaserdegeneration führt.

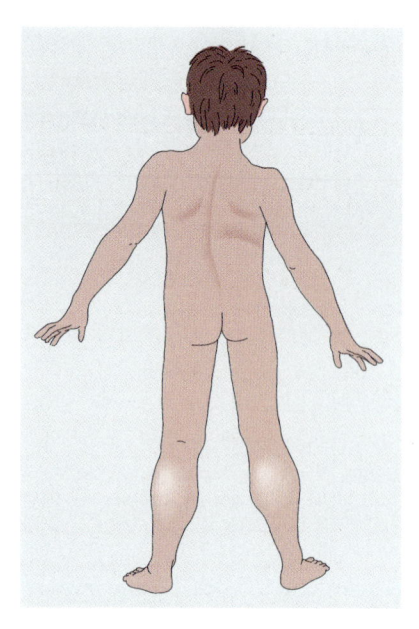

Abb. 11.4 Ausgeprägte progressive Muskeldystrophie vom Typ Duchenne. [L190]

Krankheitsentstehung

Die häufigste Form ist die **progressive Muskeldystrophie vom Typ Duchenne.** Aufgrund ihrer geschlechtsgebundenen Vererbung werden nur Jungen betroffen. Bei 30 % der Patienten handelt es sich um spontane Erkrankungen ohne familiäre Belastung. Die Krankheit beginnt bereits im Kleinkindalter. Als Folge des Gendefekts kommt es zu einer fehlerhaften Bildung von Dystrophin, einem wichtigen Bestandteil der Muskelzellmembran. (📖 2)

Symptome und Untersuchungsbefund

Typisch für die progressive Muskeldystrophie ist, dass die Kinder motorische Fähigkeiten, z. B. das Gehen, wieder „verlernen". Ausgehend von einer Schwäche des Beckengürtels, die später auch auf den Schultergürtel und den Rumpf übergreift, entwickelt sich ein typischer Watschelgang mit beidseitigem **Trendelenburg-Zeichen** (Hüfthinken infolge Schwächung der Oberschenkelmuskulatur). Beim Aufstehen stützt sich der Patient an den Oberschenkeln ab, um sich an sich selbst hochzuziehen *(Gowers-Zeichen)*. Die Waden scheinen aufgrund vermehrter Fetteinlagerung verdickt *(Pseudohypertrophie,* ➤ Abb. 11.4*)*. Es kommt rasch zur Invalidität, die Kinder sterben meist vor dem 20. Lebensjahr an wiederholten Infekten oder an einer möglichen Herzmuskelbeteiligung.

Andere Formen, z. B. die **Becker-Kiener-Muskelatrophie,** zeigen einen gutartigen Verlauf: Manifestation im jungen Erwachsenenalter, normale Lebenserwartung.

Diagnostik und Differenzialdiagnose

Hinweise auf eine Muskelerkrankung ergeben sich durch erhöhte Enzyme im Blut (z. B. Kreatinkinase, Aldolase), die Elektromyografie mit einem typischen myopathischen Muster und eine unauffällige Neurografie. Häufig wird die genaue **Diagnose** nur mittels Muskelbiopsie gestellt.

Differenzialdiagnostisch werden die Mononeuritis multiplex, die Myositis und die **spinale Muskelatrophie** (➤ 5.3.3) bedacht. Sie beruhen auf einer fortschreitenden Degeneration der Motoneurone im Rückenmark und Hirnstamm und sind ebenfalls oft erblich bedingt.

Behandlungsstrategie

Eine kausale **Therapie** gibt es bislang nicht. Zur Vermeidung frühzeitiger Bettlägerigkeit ist eine intensive Physiotherapie indiziert. Übergewicht sollte vermieden werden. Bei belasteten Familien mit Kinderwunsch ist eine genetische Beratung hilfreich.

Prävention und Patientenberatung

Im Spätstadium der Erkrankung müssen die komplette Körperpflege sowie sämtliche prophylaktische Maßnahmen durchgeführt werden. Eventuell wird eine Heimbeatmung erforderlich. Für die Pflegenden bedeutet dies eine einfühlsame psychologische Betreuung für Betroffene und ihre Angehörigen.

11.3 Entzündliche Muskelerkrankungen

Entzündliche Muskelerkrankungen (Myositiden) können bei **Systemerkrankungen** wie Kollagenosen (z. B. systemischer Lupus erythematodes) oder **granulomatösen Entzündungen** (z. B. Tuberkulose oder Sarkoidose) vorkommen. Zu den wichtigsten **erregerbedingten Formen** zählen die Trichinose (durch Fadenwürmer), Zystizerkose (Bandwurmerkrankung) und viral bedingte Myositiden durch z. B. HIV oder Coxsackie-B-Viren. Bei den **idiopathischen Myositiden** sind die Poly- bzw. Dermatomyositis die klinisch wichtigsten Vertreter. (📖 3)

11.3.1 Polymyositis und Dermatomyositis

Polymyositis und Dermatomyositis: Autoimmunbedingte entzündliche Muskelerkrankungen, die in 40 % der Fälle mit Malignomen assoziiert sind. Manifestation meist zwischen dem 40. und 60. Lebensjahr; Männer sind häufiger betroffen als Frauen.

Symptome und Untersuchungsbefund

Bei der **Polymyositis** entwickelt sich subakut eine schmerzhafte, proximal betonte Muskelschwäche, häufig begleitet von subfebrilen Temperaturen. Im weiteren Verlauf werden insbesondere auch die Nackenmuskeln und die bulbären Muskeln betroffen (Dysarthrie, Dysphagie).

Bei der **Dermatomyositis** treten die schmerzhaften Muskelschwächen eher akut auf und es bestehen zusätzlich Hautveränderungen (lilafarbenes Gesichtsödem, Teleangiektasien) (> Abb. 11.5). Insbesondere die Dermatomyositis tritt paraneoplastisch in Assoziation mit bösartigen Tumorerkrankungen auf.

Diagnostik und Differenzialdiagnose

Laborchemisch finden sich eine mittelgradig erhöhte BSG, CK und LDH. Antikörper gegen Muskelfasern im Serum können positiv sein.

Die Elektromyografie (EMG) zeigt ein überwiegend myopathisches Muster mit kleinen polyphasischen Potenzialen. Besonders bei der akuten Polymyositis ist eine pathologische Spontanaktivität nachweisbar.

Die **Diagnose** wird meist durch den histologischen Befund entzündlicher Infiltrate und Plasmazellen sowie Kaliberunregelmäßigkeiten der Muskelfasern im Muskelbiopsat gestellt. Da mit der Polymyositis in etwa 15 %, mit der Dermatomyositis in über 30 % der Fälle maligne Erkrankungen assoziiert sind, erfolgt auch eine Tumorsuche.

Differenzialdiagnostisch werden Polymyalgia rheumatica (Muskeldruckschmerz, BSG > 100, unauffälliges EMG und CK), andere systemische Bindegewebserkrankungen (z. B. Lupus erythematodes) und Myasthenia gravis abgegrenzt.

Behandlungsstrategie und Prognose

Die Therapie besteht in der **Immunsuppression** mit Prednisolon und ggf. Azathioprin, Cyclophosphamid oder Metothrexat. Wirksam scheint auch die hoch dosierte i. v. Immunglobulintherapie zu sein. Bei Kindern endet eine Dermatomyositis häufig tödlich, bei Erwachsenen erfolgt bei ⅔ eine Remission. Die Prognose ist abhängig von der Grunderkrankung.

11.3.2 Einschlusskörperchen-Myositis

Man unterscheidet eine sporadisch auftretende von einer hereditären Form, die autosomal-dominant oder -rezessiv vererbt wird, wobei Frauen in einem Verhältnis von 3 : 1 häufiger betroffen sind als Männer. Die Betroffenen erkranken meist ab dem 50. Lebensjahr, der Verlauf ist am Anfang eher schleichend und betrifft Fingerbeuger, Kniestrecker und Schluckmuskulatur. In der Regel fällt ein deutlicher Muskelschwund auf; äußere Augenmuskeln oder das Herz werden nicht befallen. In etwa 13 % sind begleitend andere Autoimmunerkrankungen anzutreffen. Im Verlauf zeigt die **Einschlusskörperchen-Myositis** eine kontinuierliche, langsame Verschlechterung.

Abb. 11.5 Dermatomyositis. Typisch ist das rötlich livide Ödem um die Augen. Die Patientin fühlt sich schwach, müde und kraftlos. Sie klagt über muskelkaterartige Schmerzen im Schulter- und Beckenbereich. [M123]

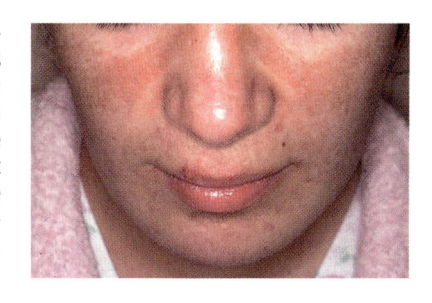

Diagnostik und Behandlungsstrategie

Die EMG-Untersuchung ergibt ähnliche Befunde wie bei Poly- oder Dermatomyositis (> 11.3.1). Die **Diagnose** einer Einschlusskörperchen-Myositis wird mit einer Muskelbiopsie gestellt (als Ausdruck des entzündlichen Prozesses finden sich viele Lymphozyten im Blut). Typisch sind Vakuolen, in denen sich u. a. Muskelkerne befinden (engl. *rimmed vacuoles*).

Mit einer hoch dosierten i. v. **Immunglobulintherapie** wird in 90 % der Fälle das Fortschreiten der Erkrankung aufgehalten, bei einigen Patienten stellt sich eine Besserung ein. Möglich ist auch die Gabe von Glukokortikoiden (nicht eindeutige Studienlage) sowie von Cyclophosphamid.

11.4 Myotonie

Myotonie: Erblich bedingte Muskelerkrankung mit verzögerter Erschlaffung nach Kontraktion *(Dekontraktionshemmung)*.

Man unterscheidet myotone Dystrophien und nichtdystrophe Myotonien.
- Am häufigsten ist die **myotone Dystrophie Typ I** (früher: *dystrophische Myotonie Curschmann-Steinert*), die besonders Männer um das 25. Lebensjahr befällt und autosomal-dominant vererbt wird. Typisch ist die Kombination aus Muskelschwäche und generalisierter Myotonie (Patient kann z. B. die Faust nicht sofort wieder öffnen), begleitet von Katarakt, Stirnglatze, Herzbeteiligung und endokrinen Symptomen (z. B. Hodenatrophie oder Ovarialinsuffizienz)
- Bei der **myotonen Dystrophie Typ II** (proximale, myotone Muskeldystrophie, PROMM) kommt es zu proximalen Muskelschwächen und -atrophien, meist im Bereich der Hüft- und Kopfbeuger beginnend. Die myotonen Störungen sind meist nur geringgradig ausgeprägt, Muskelschmerzen können vorliegen

- Die **nichtdystrophen Myotonien** (*Myotonia congenita Thomsen*, *Myotonia congenita Becker* und *Myotonia congenita Eulenburg*) sind sehr selten und beruhen auf einer Störung der Muskelzellmembran. Eine Behandlung ist möglich mit membranstilisierenden Medikamenten wie Mexiletin oder Carbamazepin.

Die **Diagnostik** der Myotonien stützt sich neben Anamnese und Klinik auf elektromyografische Untersuchungen, entsprechende humangenetische Untersuchungen und den laborchemischen Nachweis erhöhter Muskelentzündungen. Eine Muskelbiopsie kann notwendig sein, um andere Muskelerkrankungen auszuschließen.

11.5 Metabolische und mitochondriale Muskelerkrankungen

Metabolische Myopathien sind selten. Die häufigste Form ist der Myoadenylat-Deaminase-Mangel (MAD-Mangel), der bei den Betroffenen meist im Erwachsenalter zu belastungsabhängigen Muskelschmerzen mit vorzeitiger Ermüdbarkeit führt.

Störungen des Kohlenhydrat-/Glykogen- oder Lipidabbaus in den Muskelzellen führen zu einer verminderten Energiegewinnung und damit zu einer Muskelschwäche. Durch den verminderten Abbau kommt es zu einer Anreicherung von Glykogen und Lipiden in den Zellen, sodass man diese auch als *Speicherkrankheiten* bezeichnet. Je nach dem zugrunde liegenden Enzymdefekt werden verschiedene Unterformen unterschieden, andere Organe können ebenfalls betroffen sein.

Den **mitochondrialen Myopathien** liegen Störungen der Mitochondrienfunktion zugrunde. Da diese nicht nur auf muskuläre Mitochondrien beschränkt bleiben, sind häufig auch andere Organsysteme betroffen (z. B. Ausbildung einer Demenz oder Wachstumsstörungen).

Die **Diagnostik** erfolgt durch humangenetische Untersuchungen (sofern der genetische Defekt bekannt ist), Muskelbiopsien mit biochemischen Aufarbeitungen und durch elektromyografische Untersuchungen. Eine kausale **Therapie** gibt es meist nicht, sinnvoll sind eine angepasste Diät sowie Physiotherapie.

Literatur und Kontaktadressen

LITERATURNACHWEIS
1. Köhler, Wolfgang; Sieb, Jörn Peter: Myasthenia gravis. 2. A., Uni-Med-Verlag, Bremen 2003.
2. Daut, Volker: Leben mit Duchenne Muskeldystrophie. Eine qualitative Studie mit jungen Männern. Verlag Julius Klinkhardt, Bad Heilbrunn 2005.
3. Pongratz, Dieter; Zierz, Stephan: Neuromuskuläre Erkrankungen – Diagnostik, interdisziplinäre Therapie und Selbsthilfe. Deutscher Ärzte-Verlag, Köln 2003.

KONTAKTADRESSE
- Deutsche Gesellschaft für Muskelkranke e. V.
  Im Moos 4
  79112 Freiburg
  Telefon: 0 76 65/9 44 70
  www.dgm.org

KAPITEL 12

Petra Mummel, Petra Runge-Werner

Pflege von Menschen mit Schmerzen

12.1	Schmerzbedeutung und Schmerzerleben 201		12.3.4	Systemische medikamentöse Schmerztherapie: Opioid-Analgetika	210
12.1.1	Mit dem Schmerz konfrontiert sein 202		12.3.5	Systemische medikamentöse Schmerztherapie: Co-Analgetika und Begleitmedikamente	214
12.1.2	Psychische und kulturelle Einflüsse auf das Schmerzerleben 203		12.3.6	Grundsätze der systemischen medikamentösen Schmerztherapie	214
12.2	Schmerzassessment 203		12.3.7	Lokale medikamentöse Schmerztherapie: Lokalanästhetika	216
12.2.1	Schmerzanamnese 204		12.3.8	Operative Therapien	217
12.2.2	Standardisierte Schmerzeinschätzungsinstrumente 205		12.3.9	Physikalische Therapien	217
12.2.3	Expertenstandard „Schmerzmanagement in der Pflege" 207		12.3.10	Weitere Schmerztherapien	219
12.3	Schmerztherapie 207		12.4	Pflege von Menschen mit Kopfschmerzen	221
12.3.1	Allgemeine Grundsätze der Schmerztherapie 207		12.4.1	Migräne	221
12.3.2	Einführung in die medikamentöse Schmerztherapie 208		12.4.2	Cluster-Kopfschmerz	223
12.3.3	Systemische medikamentöse Schmerztherapie: Nicht-Opioid-Analgetika 208		12.4.3	Spannungskopfschmerz	224
			Literatur und Kontaktadressen		225

12.1 Schmerzbedeutung und Schmerzerleben

Auf Schritt und Tritt begegnet der **Schmerz** allen, die im medizinischen Bereich tätig sind. In der Neurologie sind Schmerzen ein häufiges Begleitsymptom bei vielen Erkrankungen, sie können aber auch Folge neurologisch bedingter Einschränkungen sein (wie z. B. Rückenschmerzen bei einem bettlägerigen Patienten) oder durch nicht fachgerechte Therapie entstehen, wie bei der schmerzhaften Schulter von Hemiplegiepatienten (➤ 2.1.4).

Die Behandlung von Schmerzen sollte stets oberste Priorität haben. Zum einen natürlich wegen des enormen Leidensdrucks der Betroffenen, zum anderen aber auch, weil Schmerzen die Rehabilitation neurologisch Erkrankter erschweren oder gar unmöglich machen können, wenn die Patienten ihre zwingend erforderliche Mitarbeit einschränken oder sogar die Therapie verweigern.

Im Folgenden werden der Bedeutung, der Entstehung und der Behandlung des Symptoms „Schmerz" besondere Aufmerksamkeit gewidmet und darüber hinaus die Pflege und Therapie von Nervenerkrankungen im Gesichts- und Kopfbereich vorgestellt, bei denen der Schmerz im Mittelpunkt der Symptomatik steht.

Was ist Schmerz?

Obwohl **Schmerz** ein allgegenwärtiges Phänomen ist, entzieht er sich einfachen und eindeutigen Definitionen.

Zunächst lässt er sich – rein physiologisch – als *Sinneswahrnehmung* beschreiben, als die Wahrnehmung, dass der Körper an irgendeiner Stelle Schaden nimmt oder zu nehmen droht (➤ Abb. 12.1). Ist diese Wahrnehmung gestört (etwa nach einer Querschnittslähmung), kann aus einer kleinen Hautverletzung eine bedrohliche Entzündung werden, weil die banale Gewebeschädigung nicht bemerkt und daher nicht versorgt wurde. Schmerzen sind also nicht nur lästig, sondern lebensnotwendige Alarmgeber zum Selbstschutz des Organismus.

Die Definition als reine Sinneswahrnehmung wird der Komplexität des Schmerzes aber nicht gerecht. Hinzu treten *emotionale* und *bewertende* Elemente, die den Schmerz z. B. als bedrohlich oder quälend, als bedeutend oder nebensächlich einordnen und den Umgang mit ihm bestimmen. Schmerz ist demnach ein *psychophysisches Erlebnis,* in das persönliche Schmerzerfahrungen und der soziale, ökonomische und kulturelle Hintergrund des betroffenen Menschen einfließen. Daher ist Schmerz ein individuelles Ereignis, das nur bedingt mitteilbar ist.

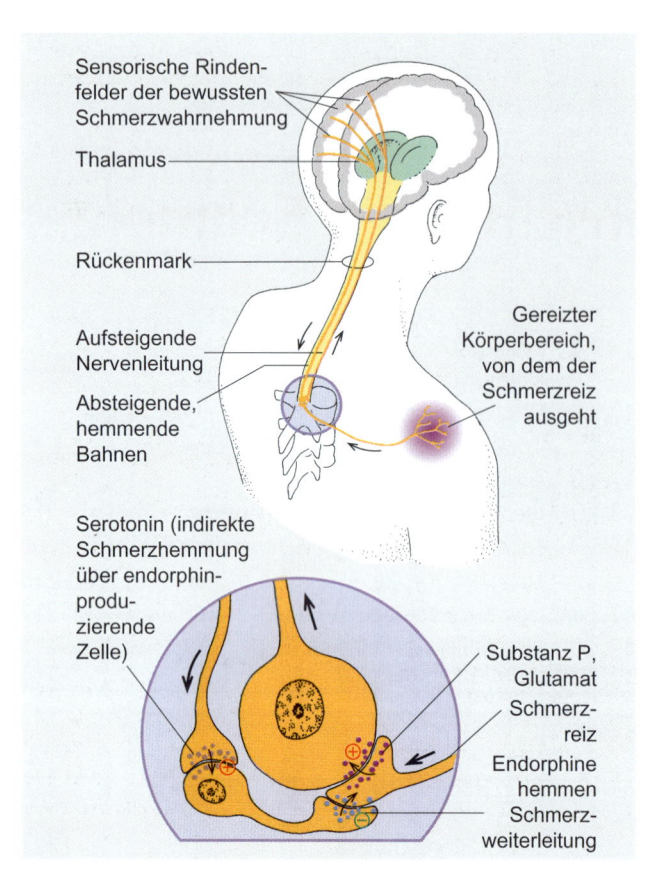

Abb. 12.1 Vom Schmerzreiz bis zur Schmerzwahrnehmung. Die Schmerzsignale werden über die Vorderseitenstrangbahn im Rückenmark und den Thalamus zur Großhirnrinde geleitet. Die Weiterleitung unterliegt unter anderem hemmenden Einflüssen durch Neurone des absteigenden Hemmsystems *(Detailzeichnung).* [L190]

Die klinische Erfahrung zeigt außerdem, dass Schmerzen auch ohne eine (drohende) Gewebeschädigung auftreten können.

Diese Überlegungen haben zu folgender Kurzdefinition des Schmerzes geführt.

> **Kurzdefinition des Schmerzes**
>
> „Schmerz ist ein unangenehmes Sinnes- und Gefühlserlebnis, das mit aktueller oder potenzieller Gewebeschädigung verknüpft ist oder mit Begriffen einer solchen Schädigung beschrieben wird." (Definition der *Internationalen Gesellschaft zum Studium des Schmerzes,* 📖 1)
> „Schmerz ist immer subjektiv. Jeder Mensch lernt die Bedeutung des Wortes durch Erfahrungen bei Verletzungen schon im Kindesalter kennen. Es handelt sich unstreitbar um eine Wahrnehmung in einem Teil oder Teilen des Körpers, die jedoch immer auch unangenehm und damit eine emotionale Erfahrung ist." *(International Association for the Study of Pain,* IASP, 📖 1)

12.1.1 Mit dem Schmerz konfrontiert sein

Unabhängig von der (mutmaßlichen) Ursache des Schmerzes gilt im Umgang mit Schmerzkranken:

- **Nur der Patient nimmt den Schmerz wahr.** Nur er weiß, wann, wo und in welcher Weise er Schmerzen hat. Alle seine Schmerzangaben sind ernst zu nehmen, auch wenn sie zunächst nicht nachvollziehbar erscheinen mögen
- **Schmerz bedroht.** Er bedroht die Integrität des Menschen und ist häufig begleitet von Angst und Depression. Es gilt, sich diesen Gefühlen zu stellen und den Patienten damit nicht allein zu lassen
- **Schmerz hat eine kulturelle Dimension.** Schmerz wird von Menschen aus unterschiedlichen gesellschaftlichen Gruppen verschieden erlebt und mitgeteilt. Dies wird besonders deutlich bei der Pflege von Schmerzpatienten aus anderen Kulturkreisen (> 12.1.2) oder bei der Geburtsbegleitung. Wichtig ist, schmerzleidenden Patienten vorurteilslos zu begegnen, deren eigene Vorstellungen zu erkunden und zu versuchen, darauf einzugehen
- **Schmerz kann etwas mitteilen.** Die Schmerzmitteilung kann eine zielorientierte Funktion haben: Ein Patient, der sich im Krankenhaus einsam und alleine fühlt, wird deshalb, schon aus Zeitmangel, nicht mehr Zuwendung bekommen. Hat er aber Schmerzen, dann werden sich die Pflegenden um ihn kümmern und ihm Aufmerksamkeit schenken. Auch beim Schmerzpatienten, der sich im Mehrbettzimmer Ruhe wünscht, können sich die Schmerzen verstärken, bis sein eigentliches Bedürfnis erfüllt ist. In solchen Fallen kann es sinnvoll sein, die vermuteten Gründe zu thematisieren und gemeinsam Lösungswege zu suchen.

Akuter und chronischer Schmerz

Ganz entscheidend für Behandlung, Pflege und Prognose von Patienten mit Schmerzen ist die Differenzierung zwischen akutem und chronischem Schmerz.

Der akute Schmerz
Der **akute Schmerz** ist ein Warnsignal des Körpers. Der Betroffene kann den akuten Schmerz in aller Regel gut lokalisieren, wobei die Schmerzlokalisation oft dem Ort der Schädigung entspricht. Wichtig ist bei akuten Schmerzen, die Ursache zu finden und diese gezielt zu behandeln.

Der chronische Schmerz
Von **chronischen Schmerzen** spricht man, wenn die Schmerzen über einen Zeitraum von mindestens sechs Monaten (fast) ständig vorhanden sind oder häufig wiederkehren. Die enge Beziehung zur fassbaren Gewebeschädigung, wie sie beim akuten Schmerz besteht, ist beim chronischen Schmerz meist nicht (mehr) vorhanden. Der chronische Schmerz hat also seine Warnfunktion verloren und stellt eine eigenständige Erkrankung, die *Schmerzkrankheit,* dar. Nicht selten sind psychische und soziale Komponenten beteiligt.

Chronische Schmerzen sind nur schwer zu ertragen. Sie zermürben den Kranken und bestimmen sein Leben. Diagnostik und Therapie chronischer Schmerzen sind schwierig und oftmals für Patienten wie Therapeuten enttäuschend.

Epidemiologische Daten über die Zahl chronisch Schmerzkranker sind rar. Die *Deutsche Gesellschaft zum Studium des Schmerzes* geht davon aus, dass in Deutschland jeder dritte Erwachsene (also ca. 13 Millionen Menschen) unter chronischen Schmerzen leidet, wobei Kopf- bzw. Gesichts- und Rückenschmerzen am häufigsten sind. Andere Zahlen sprechen von 5–8 Millionen Schmerzkranken. (📖 2) Solche Zahlen unterstreichen, welch große Bedeutung einer angemessenen Diagnostik und Therapie zukommt und wie wichtig eine patientenorientierte, situationsgerechte Pflege ist.

12.1.2 Psychische und kulturelle Einflüsse auf das Schmerzerleben

Psychische Einflüsse

Aus der psychologischen Forschung sind heute viele Einflüsse auf das bewusste Schmerzerleben bekannt (➤ Abb 12.2). Schmerzverstärkende *Faktoren* sind z. B. Angst, Einsamkeit, Abhängigkeit, Sorgen oder Depressionen. Dagegen wirken ein Gefühl der Sicherheit, Zuwendung und Verständnis durch nahestehende Menschen, Selbstbestimmung, Hoffnung, Freude (etwa nach einer Geburt) und Ablenkung *schmerzlindernd*. Wie ➤ Tab. 12.1 zeigt, kann die Kenntnis dieser psychologischen Einflussgrößen unmittelbar in der Pflege von Schmerzpatienten umgesetzt werden.

Fühlen sich die Patienten im Krankenhaus „wohl", soweit dies im Rahmen ihrer Erkrankung möglich ist, bewältigen sie den Schmerz besser.

Individuelles Schmerzkonzept

Auch die Einstellung des Einzelnen zu Schmerzen, das **individuelle Schmerzkonzept,** wirkt sich auf die Schmerzwahrnehmung und den Umgang mit Schmerzen aus.
- **Schmerz als Schuldererlebnis.** Patienten, die sich selbst die Schuld an den Schmerzen geben, nehmen den Schmerz meist sehr intensiv wahr
- **Der unverstandene Schmerz.** Wenn der Schmerz dem Kranken völlig unerklärlich ist und schicksalhaft über ihn hereingebrochen zu sein scheint, eskaliert der Schmerz zur „Katastrophe". Die Patienten haben oft außerordentliche Angst vor der Zukunft und entwickeln kaum Bewältigungsstrategien, weil ihnen das Verständnis für ihr Leiden fehlt
- **Charakter und Schmerz.** Ängstlichkeit, Neigung zu Panik, der Wunsch und die Fähigkeit, Unangenehmes zu verdrängen, und vieles andere nehmen Einfluss auf den Umgang mit Schmerzen. Menschen, die Unangenehmes, z. B. eine mögliche Krankheit, nicht wahrhaben wollen, halten oft erhebliche Schmerzen aus. So werden selbst größere Tumoren, die „normalerweise" erhebliche Schmerzen auslösen würden, nicht „bemerkt".

Tab. 12.1 Pflegende haben einen engen Kontakt zu den Patienten. Durch Zuwendung und Thematisierung der psychosozialen Situation können sie zur Schmerzlinderung beitragen.

Ängste des Patienten	Pflegemaßnahmen
Angst vor Schmerzen	• Schmerzprotokoll/-tagebuch anlegen, um die schmerzauslösenden Faktoren herauszufinden (➤ 12.2.1) • Patienten über prophylaktische Maßnahmen gegen den Schmerz informieren (z. B. Meiden von Schonhaltungen, die zu erneuten Schmerzen führen) • (Medikamentöse) Schmerzprophylaxe durchführen
Angst, mit dem Schmerz allein gelassen zu werden	• Gesprächsbereit sein und sich Zeit für den Patienten und seine Bedürfnisse nehmen, Pflegemaßnahmen ohne Hektik ausführen • Patienten nicht (lange) warten lassen, wenn er klingelt • Gegebenenfalls nach Beschäftigungsmöglichkeiten suchen, die den Patienten vom Schmerz (und von der Angst davor) ablenken
Angst, von medizinischer Versorgung abhängig zu werden	• Patienten auf Maßnahmen hinweisen, die er selbstständig gegen die Schmerzen einsetzen kann (z. B. Entspannungsübungen, physikalische Maßnahmen), und ihn ggf. dazu anleiten • Unabhängigkeit des Patienten fördern, z. B. durch selbstbestimmte Arzneimitteleinnahme (➤ 12.3.6)
Angst, als „überempfindlich" zu gelten	• Äußerungen des Patienten ernst nehmen und ihn auf die Bedeutung einer konsequenten Therapie hinweisen. Dabei die Individualität des Schmerzerlebens betonen
Angst, nicht mehr als individuelle Persönlichkeit betrachtet zu werden	• Patienten ganzheitlich pflegen und nicht auf den Schmerzaspekt reduzieren, d. h. zu geeigneten Zeitpunkten z. B. auf seine privaten Interessen eingehen
Angst vor der Zukunft (Familie, Beruf)	• Familienangehörige darüber aufklären (lassen), was die Schmerzen für den Patienten bedeuten und welche Auswirkungen sie auf die Persönlichkeit sowie das Familien- und Berufsleben haben können • Gegebenenfalls Sozialarbeiter des Krankenhauses hinzuziehen, Rehabilitationsmaßnahmen einleiten oder häusliche Versorgung sicherstellen

12.2 Schmerzassessment

Schmerz ist einem Außenstehenden nicht direkt zugänglich und nicht messbar wie etwa Fieber. Der Untersucher ist also auf die Angaben des Patienten angewiesen.

> „Schmerz ist, wenn die Patienten sagen, dass sie Schmerzen haben."
> (McCafferey, 1997) (📖 3)
> „Schmerz ist das, was die Person, die ihn erfährt, über ihn angibt; er ist vorhanden, wenn sie sagt, dass er da ist." (📖 3)

12.2.1 Schmerzanamnese

Erster diagnostischer Schritt ist die Erhebung der **Schmerzanamnese**. Erfragt werden:
- **Lokalisation des Schmerzes:**
  - Streng lokalisiert (z. B. an Narben und Wunden)
  - Diffus (z. B. Gliederschmerzen bei Grippe)
  - Ausstrahlend (z. B. in den linken Arm bei Herzinfarkt)
- **Art des Schmerzes:**
  - Stechend (z. B. bei Pleurareizung)
  - Brennend (z. B. bei Hautabschürfungen)
  - Ziehend (z. B. bei Rückenschmerzen)
  - Klopfend (z. B. bei eitriger Entzündung)
  - Bohrend (z. B. bei einem Tumor)
  - Krampfartig (z. B. bei Nierenkolik)
  - Wehenartig (z. B. bei Menstruationsbeschwerden)
  - Beklemmend (z. B. bei Angina pectoris)
- **Zeitpunkt und Auslöser des Schmerzes:** nach dem Essen (z. B. bei einem Ulcus ventriculi), nach Anstrengung (z. B. bei Herzerkrankungen), witterungsabhängig (z. B. bei Rheuma)?
- **Dauer des Schmerzes:** konstant (z. B. bei einem Tumor) oder in Intervallen (z. B. bei Koliken)?
- **Häufigkeit der Schmerzen:** Dauerschmerzen oder anfallsartig auftretende Schmerzen? Wie häufig?
- **Stärke (Intensität):** erträglich, überwältigend, unerträglich?
- **Begleitsymptome:** Schwellung und Rötung (z. B. bei einer Entzündung)?
- **Auslöser:** Wodurch können Schmerzen provoziert werden („Triggerfaktoren")?
- **Was bessert die Schmerzen?**
- **Bisherige Therapien:** Weiter wird nach bisherigen Therapieversuchen und deren Erfolg gefragt. Zum einen gewinnt man so Zusatzinformationen, zum anderen kann der Patient sich seine eventuellen Enttäuschungen von der Seele reden
- **Psychosoziale Faktoren** (z.B. Probleme in Beruf oder Privatleben). Die Reaktionen der Angehörigen und anderer wichtiger Bezugspersonen haben erheblichen Einfluss auf die Schmerzkrankheit
- **Stimmung des Patienten** (hoffnungsvoll, verzweifelt, mutlos, ängstlich, wütend) und seine **persönliche Einstellung** zu der Krankheit und den Schmerzen.

Körperliche Untersuchung

An die Erhebung der Anamnese schließt sich die **körperliche Untersuchung** an. Sie umfasst neben einer gründlichen internistischen Untersuchung u. a. eine orientierende Untersuchung von Muskulatur und Bewegungsapparat und eine neurologische Untersuchung (einschließlich des vegetativen Nervensystems).

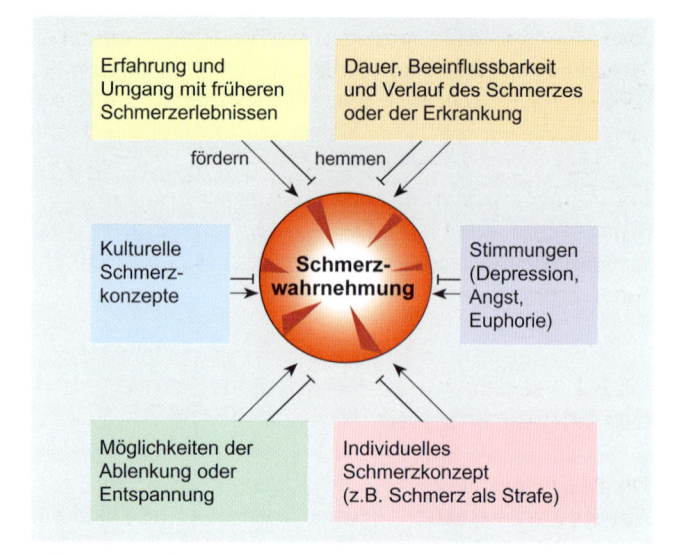

Abb. 12.2 Viele Faktoren beeinflussen die **Schmerzwahrnehmung**. [L157]

> **Beobachtung des Schmerzpatienten**
>
> Schon während der Anamneseerhebung und nachfolgend während des gesamten Klinikaufenthalts beobachten die Mitglieder des therapeutischen Teams den Patienten aufmerksam, da zwar nicht der Schmerz selbst, aber einige mit Schmerz assoziierte Erscheinungen der Beobachtung zugänglich sind. Sie achten auf Mimik, Gestik und Haltung des Patienten, z. B. auf ein schmerzverzerrtes Gesicht, eine gekrümmte Haltung oder das Schonen bestimmter Gliedmaßen. Häufig sind Schmerzen auch von sichtbaren vegetativen Reaktionen wie Schweißausbruch, Blässe, Tachykardie und Tachypnoe begleitet oder sie äußern sich durch nicht direkt assoziierbare Anzeichen, wie schlechten Schlaf oder Appetitmangel.
> **Schmerzbeobachtung** gelingt dabei am besten im pflegerischen Alltag, indem die Pflegenden dem Patienten in den verschiedensten Situationen nahe kommen. In der Neurologie ist sie besonders wichtig, da zahlreiche Patienten sich nicht adäquat verbal mitteilen können.

Schmerzprotokoll und Schmerztagebuch

Eine präzise Schmerzbeschreibung gibt Hinweise auf mögliche Ursachen des Schmerzes und ist wesentlicher Teil der Therapieplanung. Daher ist die Schmerzdokumentation von großer Bedeutung. Hilfestellung gibt ein **Schmerzprotokoll** (▶ Abb. 12.3), bei dem der Kranke mehrfach täglich seine Schmerzen mit einer Schmerzskala schätzt, die meist von 0 bis 10 oder 0 bis 100 reicht und diese Einschätzung zusammen mit besonderen Begebenheiten (schlechter Schlaf, körperliche Anstrengung, Ruhe usw.) dokumentiert.

Bei Patienten mit chronischen oder häufig wiederkehrenden Schmerzen empfiehlt sich die Anlage eines **Schmerztagebuchs.** Es dient der Selbstbeobachtung und Verhaltensanalyse und soll die bewusste Wahrnehmung schulen, Zusammenhänge zwischen Alltagssituationen und Schmerz transparent machen und die Notwendigkeit und Wirkung der Medikation klären.

Mehrdimensionale Schmerzeinschätzungsinstrumente

Mehrdimensionale Schmerzeinschätzungsinstrumente erfassen neben der Schmerzintensität weitere Schmerzdimensionen, z. B. die genaue Schmerzlokalisation durch Eintrag auf einer Skizze, die Schmerzqualität und Maßnahmen zur Schmerzlinderung. Sie werden besonders bei Patienten mit chronischen Schmerzen eingesetzt. Im deutschsprachigen Raum zunehmend verwendet wird der insgesamt fünfzehnseitige **Deutsche Schmerzfragebogen** *(DSF)*. (📖 4)

12.2.2 Standardisierte Schmerzeinschätzungsinstrumente

Die Behandlung des Schmerzes, gleich welcher Ursache, setzt eine angemessene Messung des Schmerzes und eine adäquate Dokumentation voraus. Die Wahl eines Einschätzungsinstruments für den Einsatz im Klinikalltag erfordert sorgfältige patientenorientierte Überlegungen.

Mittlerweile wurde eine Reihe von zuverlässigen und leicht anwendbaren Messinstrumenten entwickelt, um Schmerz zu messen und zu dokumentieren. Zuverlässigkeit bedeutet hier, dass die Instrumente Schmerz sicher erfassen und verschiedene Untersucher das gleiche Ergebnis erzielen. Theoretisch können sehr viele Daten erhoben werden. Es ist jedoch sinnvoll, sich auf die notwendigen zu beschränken, damit der Patient mitarbeitet und die Dokumentation nicht zu unübersichtlich wird.

In der Regel wird sich eine Einrichtung auf einheitliche Instrumente festlegen. Bei der Auswahl der geeigneten Skala wird außerdem berücksichtigt, mit welchem Instrument der Patient am besten zurechtkommt. Im weiteren Verlauf sollte die Skala nur bei Anwendungsproblemen gewechselt werden. (📖 5, 6)

Tagesprotokoll **Datum:**

Skalen für die Schmerzstärke
Uhrzeit keine Schmerzen stärkste vorstellbare Schmerzen

.... Uhr |————|
.... Uhr |————|
.... Uhr |————|
.... Uhr |————|
.... Uhr |————|
.... Uhr |————|

Schmerzbehandlung
(Medikamente, Massagen, Ablenkungen, was tun Sie gerade? ...)

➤ ....
➤ ....
➤ ....
➤ ....
➤ ....
➤ ....

Tagesablauf (am Abend auszufüllen)

Wie war heute Ihr allgemeines Wohlbefinden?
sehr schlecht |————|————| sehr gut

War Ihre nächtliche Schlafdauer
❑ ausreichend ❑ nicht ausreichend?

Hatten Sie heute Dauerschmerzen?
❑ nein ❑ ja

Wurden Sie heute durch Ihre Schmerzen in Ihren Tätigkeiten und in Ihrer Stimmung eingeschränkt?
❑ nein ❑ ein wenig ❑ deutlich ❑ stark ❑ fast völlig

Hatten Sie das Gefühl, die Schmerzen lindernd beeinflussen zu können?
❑ nein ❑ ein wenig ❑ deutlich ❑ stark ❑ sehr stark

Sonstige Beschwerden:
❑ Müdigkeit ❑ Niedergeschlagenheit ❑ Übelkeit ❑ Schlafstörungen
❑ Appetitlosigkeit ❑ Magenbeschwerden ❑ Lustlosigkeit ❑ Andere ....

Schmerzbezogene Ereignisse und andere Bemerkungen:
....

Abb. 12.3 Tagesprotokoll aus dem *Heidelberger-Schmerz-Tagebuch* (gekürzt nach Flöter et al.: Schmerztherapeutisches Kolloquium, Kronberg 1994). [L157]

Eindimensionale Skalen der Schmerzintensität

Die Schmerzintensität ist zwar nur *eine* der verschiedenen Schmerzdimensionen, sie ist aber der wichtigste Parameter für das subjektive Schmerzerleben und damit Grundlage für die Beurteilung von Notwendigkeit und Erfolg einer Schmerztherapie.

Freie Formulierungen über die Schmerzintensität sind kaum vergleichbar. **Eindimensionale Skalen der Schmerzintensität** erfassen die Schmerzintensität in Zahlen oder vorgegebenen Formulierungen und ermöglichen dadurch eine bessere Einschätzung von Schmerzen und Vergleiche z. B. im Krankheitsverlauf.

Numerische Rangskala

Bei **numerischen Rangskalen** *(NRS, numerische Rating-/Analogskalen)* ordnet der Patient seinen Schmerzen Zahlenwerte zu. Die verbreitetste Form ist die NRS 1–10 mit Werten von 0 (kein Schmerz) bis 10 (stärkster vorstellbarer Schmerz) (> Abb. 12.4). Diese Methode erlaubt dem Betroffenen eine konkrete Zahl zu benennen, die mit der Schmerzintensität im Augenblick übereinstimmt. Die NRS kann bei Erwachsenen wie auch bei Kindern ab 6 Jahren angewendet werden. Daher ist die Anwendung der NRS meist unkompliziert.

Die NRS kann auch als „gedachte" Skala eingesetzt werden, indem Sie fragen: „Wie intensiv ist Ihr augenblicklicher Schmerz, wenn 0 kein Schmerz und 10 den stärksten vorstellbaren Schmerz beschreibt?"

Visuelle Analogskala

Die **visuelle Analogskala** *(VAS)* ist eine 10, seltener 15 cm lange Linie, an deren beiden Enden die Begriffe „kein Schmerz" bzw. „stärkster vorstellbarer Schmerz" eingetragen sind (> Abb. 12.4). Der Patient markiert auf dieser Linie, wo seine Schmerzen einzuordnen sind, entweder durch Einzeichnen auf dem Papier oder durch Einstellen eines Schiebers.

Die visuelle Analogskala bietet theoretisch unendlich viele Antwortmöglichkeiten und kann auch kleinste Unterschiede aufspüren, sie ist aber auch fehleranfälliger als numerische Analogskalen. Für manche Patienten ist die Skala zu abstrakt.

Verbale Rating-Skala

Eine andere Möglichkeit, Schmerz einzuschätzen, ist die Nutzung von verbalen Rangskalen bzw. Begriffsskalen. Sie stellen die einfachste Form unter den eindimensionalen Skalen dar. Dieses Instrument nutzt dasselbe Konzept wie die visuelle Analogskala (VAS), indem der Schmerz aufsteigend beschrieben wird. Bei dieser Skala nutzen Sie eine Liste von Begriffspaaren wie *kein Schmerz, leichter Schmerz, mittelstarker Schmerz, starker Schmerz* und *stärkster vorstellbarer Schmerz*.

Das Instrument hat den Vorteil, dass es leicht verständlich ist und mit einem geringen Zeitaufwand sowohl mündlich als auch schriftlich eingesetzt werden kann. Es eignet sich besonders für hochbetagte Patienten, für Patienten, die unzureichend Deutsch sprechen, und für geschwächte Patienten. Für die Dokumentation ist es ratsam, dass Sie die Ergebnisse der VRS in Zahlenwerte umwandeln (0–10).

Eine Schwierigkeit in der praktischen Anwendung, die durch Flaherty bereits 1996 beschrieben wurde, ist, dass bestimmte Begriffe wie *leicht, mäßig, stark* unterschiedlich interpretiert werden können.

Gesichter-Rating-Skalen

Die **Gesichter-Rating-Skalen** wurden zunächst für Kinder entwickelt, eignen sich aber auch für Erwachsene. Die am sinnvollsten anzuwendenden Skalen sind das *Poker Chip Tool* oder die *Smiley Analogskala* (SAS). Letztere zeigt fünf Cartoons, variierend von lächelnd bis elend. Diese Skalen eignen sich für Kinder ab drei Jahren.

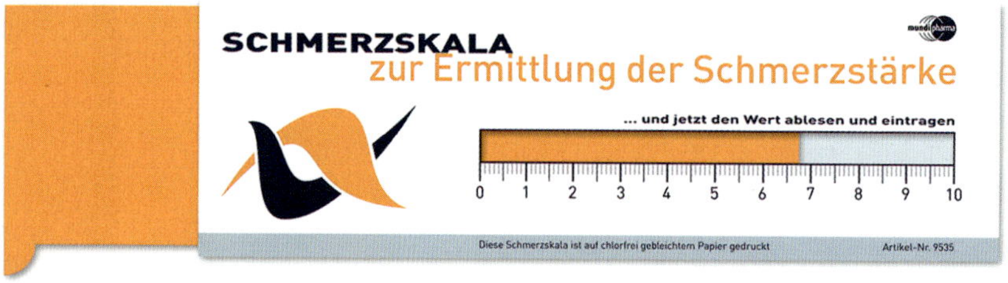

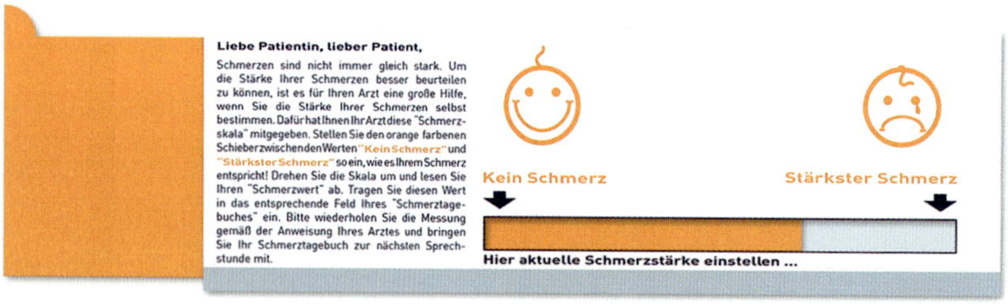

Abb. 12.4 Die **numerische Rangskala** (oben) und die **visuelle Analogskala** (unten) sind eindimensionale Schmerzskalen. Besonders praktisch sind Schieber mit je einer Skala auf Vorder- und Rückseite, weil hier eine „Umrechnung" der Analogskala in Zahlenwerte möglich ist. [U233]

Mehrdimensionale Schmerzmessinstrumente

Mehrdimensionale Schmerzmessinstrumente unterscheiden sich von den eindimensionalen dadurch, dass mehrere Dimensionen des Schmerzes dargestellt werden. Sie können aber auch zusätzliche, teilweise schmerzbedingte Verhaltensfaktoren abbilden. Ein Beispiel ist das *Zurich Observation Pain Assessment* (ZOPA). Dieses Schmerzerfassungsinstrument ist für kognitve und/oder bewusstseinsbeeinträchtigte Patienten geeignet. Das ZOPA bildet insgesamt 13 Verhaltensmerkmale ab, die vier Kategorien zugeordnet sind:
- **Kategorie 0, keine Anzeichen von Schmerz**
- **Kategorie 1, Lautäußerungen**
  - Stöhnen/Klagen (1)
  - Brummen (2)
- **Kategorie 2, Gesichtsausdruck**
  - Verzerrter, gequälter Gesichtsausdruck (3)
  - Starrer Blick (4)
  - Zähne zusammenpressen (Tubus beißen) (5)
  - Augen zusammenkneifen (6)
  - Tränenfluss (7)
- **Kategorie 3, Körpersprache**
  - Ruhelosigkeit (8)
  - Massieren oder Berühren eines Körperteils (9)
  - Angespannte Muskeln (10)
- **Kategorie 4, physiologische Indikatoren**
  - Änderungen bei Blutdruck/Puls (11)
  - Änderungen bei der Atmung (12)
  - Veränderung der Gesichtsfarbe (Schwitzen/Röte) (13)

Bei der Schmerzerfassung wird beurteilt, ob einzelne oder mehrere Verhaltensmerkmale des ZOPA vorhanden sind oder nicht. Schon ein einzelnes bestehendes Verhaltensmerkmal gibt einen Hinweis auf bestehenden Schmerz.

12.2.3 Expertenstandard „Schmerzmanagement in der Pflege"

Für die Behandlung von Patienten mit akuten oder tumorbedingten chronischen Schmerzen liegt seit 2004 der **Expertenstandard Schmerzmanagement in der Pflege** vom *Deutschen Netzwerk für Qualitätsentwicklung in der Pflege* (DNQP) vor, der 2011 überarbeitet wurde. Er beruht auf umfassenden Literaturarbeiten und konkretisiert die Anforderungen sowohl an die Pflege als auch an die Institution. Bei der aktuellen Literaturanalyse konnte vornehmlich auf nationale und internationale pflegerische und medizinische Standards und Leitlinien zurückgegriffen werden. Übergreifende Zielsetzung des Expertenstandards ist es, Patienten mit akuten oder zu erwartenden Schmerzen durch ein angemessenes Schmerzmanagement unnötiges Leid zu ersparen sowie einer Chronifizierung vorzubeugen. Das pflegerische Schmerzmanagement setzt unmittelbar zu Beginn des pflegerischen Auftrags ein. Im Zentrum steht die Wahrnehmung von Anzeichen und typischen Risikofaktoren für Schmerz. (7, 8)

12.3 Schmerztherapie

12.3.1 Allgemeine Grundsätze der Schmerztherapie

Vor Einleitung einer **Schmerztherapie** muss immer nach der Ursache der Schmerzen gesucht werden. Bei alten Menschen kann sich hinter der scheinbaren Arthrose eine Knochenmetastase, bei der Kopfschmerzpatientin hinter dem Kopfschmerz ein Familienproblem verbergen. Solche Probleme werden durch eine (symptomatische) Schmerztherapie nicht gelöst, sondern verschleppt und verschlimmert. (9)

Kausale und symptomatische Therapie

Zuerst wird versucht, die dem Schmerz zugrunde liegende Ursache zu beseitigen **(kausale Therapie)**. Gelingt dies nicht, so lassen sich dennoch oft durch *gezielte* Maßnahmen Schmerzen lindern oder beseitigen. Hierzu gehören z. B. Bestrahlungen zur Tumorverkleinerung.

Erst wenn diese gezielten Therapien nicht greifen oder zu aufwendig, riskant oder belastend werden, sind **symptomatische Schmerztherapien** angezeigt.

Diese theoretische Trennung zwischen kausalem und symptomatischem Vorgehen ist im klinischen Alltag oft unscharf. Häufig ermöglicht die Schmerzausschaltung erst eine kausale Therapie oder ist Teil einer kausalen Therapie. Deutlich wird das bei muskulären Verspannungen, die oft Schonhaltungen zum Schutz vor schmerzhaften Bewegungen sind, gleichzeitig aber neue Schmerzen verursachen. Hier müssen Schmerzen und Verspannungen beseitigt werden, bevor durch Krankengymnastik oder Rückenschule die primäre Erkrankung behandelt werden kann.

Interdisziplinäre Schmerztherapie

Das Schmerzerleben wird durch verschiedenste körperliche und psychische Faktoren beeinflusst (> 12.1). Um – insbesondere chronische Schmerzen – effektiv behandeln zu können, müssen Therapeuten aus medizinischen bzw. psychologischen Fachdisziplinen eng miteinander arbeiten („**interdisziplinäre Schmerztherapie**"). Man bedient sich dabei nicht nur *einer* Therapieform (z. B. nur Tablettengabe oder nur Entspannungsübungen), sondern stützt sich auf mehrere Behandlungssäulen:
- Beispielsweise erhält der Patient durch *Schmerzbewältigungsstrategien* Hilfe zur Selbsthilfe
- Durch *Aktivitätstraining* soll der verbliebene Spielraum ausgeweitet werden
- Die *Einbeziehung von Angehörigen* soll das soziale Umfeld so verbessern, dass die Familie nicht zwischen (übertriebener) Fürsorge, Resignation, Unwillen und Ungeduld hin und her pendelt
- Gleichzeitig gehören aber auch „konventionelle" *physikalische Therapieformen* und *Schmerzmittel* zur ganzheitlichen Schmerztherapie.

12.3.2 Einführung in die medikamentöse Schmerztherapie

Analgetika greifen in die Vorgänge sowohl der *Schmerzentstehung* als auch der *Schmerzwahrnehmung* ein. Nach ihrer Wirkungsweise werden sie in *Nicht-Opioid-Analgetika* (➤ Pharma-Info 12.1) und *Opioid-Analgetika* eingeteilt (➤ Pharma-Info 12.2).

Missbrauchgefahr von Analgetika

In unserer Gesellschaft mit ihrem Ideal vom sportlichen, gesunden und stets leistungsfähigen Menschen greifen viele Menschen auch bei kleinen Unpässlichkeiten zur (rezeptfreien) Schmerztablette, um „keine Schwächen zu zeigen". Die Schmerzen werden meist rasch gelindert, ohne dass der Betroffene viel Zeit aufwenden oder unbequeme Veränderungen der Lebensgewohnheiten auf sich nehmen muss.

Besonders bei *Kombinationspräparaten*, die zusätzlich zum Analgetikum aufputschende (z. B. Koffein) oder beruhigende Substanzen (z. B. Codein, Barbiturate) enthalten, besteht die Gefahr eines **Arzneimittelmissbrauchs** bis hin zur **Arzneimittelabhängigkeit**. Die Kranken nehmen die Tabletten nicht mehr nur zur Schmerzlinderung, sondern brauchen sie, um „sich wohlzufühlen", und erhoffen sich von ihnen die Lösung sozialer und psychischer Probleme.

> **VORSICHT!**
> Das Risiko für einen **Arzneimittelmissbrauch** wird bei den starken Schmerzmitteln (Opioid-Analgetika) häufig überschätzt, bei den einfachen Schmerzmitteln oft unterschätzt!

Schmerzmittelabhängigen Patienten drohen nicht nur die in Pharma-Info 12.1 und 12.2 genannten Nebenwirkungen, sondern es können auch wichtige Diagnosen verpasst und somit Therapiechancen nicht genutzt werden.

Außerdem können Schmerzmittel selbst ein Schmerzsyndrom hervorrufen (v. a. den sog. **Analgetika-Kopfschmerz**), das der Patient wiederum mit immer höheren Dosen zu bekämpfen versucht, wodurch er – häufig unbemerkt – in einen Teufelskreis gerät.

12.3.3 Systemische medikamentöse Schmerztherapie: Nicht-Opioid-Analgetika

> **Nicht-Opioid-Analgetika** *(Nichtopioide):* Schmerzmittel unterschiedlicher chemischer Struktur, die hauptsächlich über eine Synthesehemmung der schmerzvermittelnden *Prostaglandine* in der Körperperipherie wirken. Besonders bei leichten bis mäßigen Schmerzen und z. T. auch als Antirheumatika geeignet.

Früher wurden die Nicht-Opioid-Analgetika auch als *periphere Analgetika* bezeichnet. Neuere Untersuchungen lassen allerdings vermuten, dass die Prostaglandinsynthesehemmer auch über *zentrale* Angriffspunkte wirken. Außerdem wurde mit Flupirtin (➤ Pharma-Info 12.1) ein zentral wirksames, nicht-opioides Analgetikum entwickelt, sodass die Bezeichnung *periphere Analgetika* nicht mehr zutrifft und deshalb auch nicht mehr benutzt werden sollte. Gleiches gilt auch für Opiate, da sie ihre Wirkungen sowohl im zentralen als auch im peripheren Nervensystem entfalten können.

Tab. 12.2 Häufig verwendete Nicht-Opioid-Analgetika

Substanz (Bsp. Handelsname)	Indikationen, Dosierung in der Schmerztherapie (Einzeldosis)	Wirkdauer	Wichtigste Nebenwirkungen (NW) und Kontraindikationen (KI)
Azetylsalizylsäure (ASS), z. B. Aspirin®, ASS-ratiopharm®	Kopf-, Zahn- und Gliederschmerzen, beginnende Tumorschmerzen (v. a. bei Knochenmetastasen), Fieber, entzündliche Erkrankungen (v. a. Rheuma), Thrombozytenaggregationshemmung 0,5–1 g oral, i. v.	4 Std.	**NW:** gastrointestinale Beschwerden bis hin zur Ulkusbildung (nach den Mahlzeiten einnehmen, auf Oberbauchbeschwerden und Teerstuhl achten). Allergische Haut- und Blutbildveränderungen, Asthmaanfälle **KI:** Magen- und Duodenalulzera, Asthma bronchiale, Blutgerinnungsstörungen, Antikoagulanzientherapie, Heranwachsende vor der Pubertät, Schwangerschaft
Paracetamol, z. B. Benuron®, Doloreduct®	In der Schmerztherapie im Wesentlichen wie Azetylsalizylsäure, Fieber 0,5–1 g oral, rektal	4–6 Std.	**NW** (insgesamt geringer als bei Azetylsalizylsäure): gastrointestinale Beschwerden, Allergien. Bei Überdosierung Leber- und Nierenschäden **KI:** schwere Leber- und Nierenfunktionsstörungen, Suizidgefahr
Nichtsteroidale Antiphlogistika (NSAR), z. B. Diclofenac (Voltaren®) oder Ibuprofen (IBU-ratiopharm®)	Mäßige Schmerzen, beginnender Tumorschmerz, Menstruationsbeschwerden, rheumatische Entzündungen Diclofenac: 25–100 mg oral, rektal, i. m. Ibuprofen: 0,2–0,4 g oral, rektal	4–8 Std.	**NW:** gastrointestinale Beschwerden, Bronchialverengung bei disponierten Patienten, ZNS-Störungen (z. B. Kopfschmerz, Depressionen, Müdigkeit), Allergie **KI:** Magen- oder Duodenalulzera, schwere Leber- und Nierenschäden, Blutgerinnungsstörungen, Schwangerschaft
Metamizol, z. B. Novalgin®	Schmerzen, insbesondere mit spastischer Komponente (z. B. Nierenkoliken), sowie Fieber, wenn andere Maßnahmen nicht ansprechen 0,5–1 g oral, rektal; 0,5–2,5 g i. m., i. v.	4 Std.	**NW:** leichte gastrointestinale Beschwerden, Allergie; sehr selten: tödliche Agranulozytose. Wegen der Gefahr schwerer anaphylaktischer Reaktionen und eines Blutdruckabfalls v. a. bei Fieber langsame i. v. Injektion (1 ml/min) verdünnt oder als Kurzinfusion. (Harmlose) Rotfärbung des Urins möglich **KI:** strengste Indikationsstellung in der Schwangerschaft, Knochenmarkschädigungen

---
Pharma-Info 12.1

Nicht-Opioid-Analgetika

Azetylsalizylsäure und Paracetamol

Azetylsalizylsäure *(Acetylsalicylsäure),* kurz *ASS*, (z. B. Aspirin®, ASS-ratiopharm®) gehört zu den am meisten verkauften Arzneimitteln überhaupt. Da Azetylsalizylsäure seit über 90 Jahren industriell hergestellt wird, sind Nutzen und Gefahren gut bekannt.

Azetylsalizylsäure ist ein typischer Prostaglandinsynthesehemmer und vor allem für die Behandlung leichter bis mäßiger Schmerzen geeignet (insbesondere Kopf-, Zahn- oder Gliederschmerzen). Ihre fiebersenkende Wirkung ist relativ gering. Azetylsalizylsäure wirkt außerdem gerinnungshemmend, da sie die Entstehung von **Thromboxan A_2** in den Blutplättchen hemmt (Thromboxan A_2 fördert die Agglutination der Thrombozyten und die Vasokonstriktion kleiner Blutgefäße). Therapeutisch wird dies bei der Gefahr arterieller Gefäßverschlüsse ausgenutzt (z. B. bei koronarer Herzkrankheit oder einem drohenden Schlaganfall bei Einengung der A. carotis, ➤ 2.1.3). Hauptnebenwirkungen der Azetylsalizylsäure sind gastrointestinale Beschwerden und allergische Reaktionen (➤ Tab. 12.2).

Bei Kindern kann im Anschluss an virale Infekte das zwar seltene, aber meist tödliche **Reye-Syndrom** auftreten, das durch akute Leber- und Gehirnschädigungen gekennzeichnet ist. Wahrscheinlich erhöht Azetylsalizylsäure das Risiko eines Reye-Syndroms. Deshalb sollte sie Kindern vor der Pubertät nicht zur symptomatischen Schmerz- und Fieberbekämpfung gegeben werden. In diesen Fällen greift man besser zum ebenfalls lange bewährten Paracetamol.

Paracetamol (z. B. Benuron®, Doloreduct®) wirkt schmerzlindernd und fiebersenkend, aber nur gering entzündungshemmend. Bei Kindern ist es das Mittel der Wahl gegen Schmerzen und Fieber. Aber auch bei Erwachsenen ist es zur Behandlung leichter und mittelschwerer Schmerzen gut geeignet. Nebenwirkungen sind sehr selten. Am bedeutsamsten sind allergische Hautausschläge, Leber- und Nierenschäden. Da sich Paracetamol in hoher Dosis zum **Suizid** „eignet", sollte es suizidgefährdeten Patienten *nie* zur Selbstmedikation empfohlen werden. Denn schon bei einer Dosis von 10–15 Gramm droht ein akutes toxisches Leberversagen. Aufgrund der dadurch bedingten „Beliebtheit" von Paracetamol bei Suiziden dürfen Apotheken Paracetamol seit 1. April 2009 nur noch in Packungsgrößen bis 10 g ohne Rezept abgeben – das entspricht in der Regel 20 Tabletten mit je 500 mg.

Metamizol

Metamizol *(Novaminsulfon,* z. B. Novalgin®) ist ein gutes Analgetikum und Antipyretikum und wirkt außerdem *spasmolytisch* (krampflösend). Es wirkt besonders zuverlässig bei viszeralen Schmerzen, z. B. bei Nieren- oder Gallenkoliken. Metamizol geriet wegen des Risikos anaphylaktischer Schocks und toxischer Knochenmarkschädigungen wiederholt in die Schlagzeilen. Nach heutigem Kenntnisstand sind schwere Knochenmarkschädigungen aber seltener als bisher angenommen, sodass Metamizol bei bestimmten Indikationen weiterhin angewendet werden kann.

Nichtsteroidale Antiphlogistika

Nichtsteroidale Antiphlogistika (in der Rheumatologie meist bezeichnet als *nichtsteroidale Antirheumatika,* kurz *NSAR*, im Gegensatz zu Glukokortikoiden = Kortikosteroiden, die ebenfalls antiphlogistisch wirken) unterscheiden sich zwar in ihrem chemischen Aufbau, weisen aber alle das gleiche Spektrum an unerwünschten und erwünschten Wirkungen auf. Zu dieser Gruppe gehören z. B.:
- Diclofenac, z. B. Voltaren®
- Ibuprofen, z. B. Anco®
- Naproxen, z. B. Proxen®
- Indometacin, z. B. Indo®

Unterschiede bestehen jedoch in Häufigkeit und Stärke der Nebenwirkungen. So kommt es z. B. bei Ibuprofen deutlich seltener zu gastrointestinalen Beschwerden als bei Diclofenac.

Nichtsteroidale Antiphlogistika sind in den hohen Dosierungen, wie sie zur Therapie von Entzündungen erforderlich sind, oft besser verträglich als Azetylsalizylsäure. Auf die entzündungshemmende Wirkung muss man im Gegensatz zur analgetischen aber einige Wochen warten. Hierüber werden die Patienten aufgeklärt, da viele das Arzneimittel sonst nach kurzer Zeit eigenmächtig absetzen.

Sonderstellung: Flupirtin

Flupirtin (z. B. Katadolon®) ist ein Nicht-Opioid-Analgetikum. Es wirkt über Angriffspunkte im ZNS (jedoch nicht über Opioid-Rezeptoren) analgetisch und muskelentspannend. Daher sind Rückenschmerzen mit Muskelverspannungen eine der Hauptindikationen. Bedeutende Nebenwirkungen neben Magen-Darm-Beschwerden sind Müdigkeit und Leberschäden. Bei Patienten mit vorbestehender Leberschädigung oder einer *Myasthenia gravis* (➤ 11.1) darf Flupirtin nicht gegeben werden.

Zu den wichtigsten schmerzvermittelnden Substanzen im menschlichen Körper gehören die **Prostaglandine**, die im geschädigten Gewebe freigesetzt werden und Schmerzen, Fieber sowie Entzündungsreaktionen hervorrufen. Außerdem vermindern Prostaglandine die Sekretion der Magensäure, stimulieren die Schleimproduktion im Magen und regen die Uterusmuskulatur zu Wehen an.

Die *Hauptwirkung* fast aller **Nicht-Opioid-Analgetika** besteht in einer Hemmung der Prostaglandinsynthese, weshalb solche Substanzen auch als **Prostaglandinsynthesehemmer** bezeichnet werden. Prostaglandinsynthesehemmer wirken schmerzlindernd *(analgetisch)*, fiebersenkend *(antipyretisch)* und teilweise auch entzündungshemmend *(antiphlogistisch)*. Die verminderte Prostaglandinsynthese verringert aber auch den Schutz der Magenschleimhaut, sodass Magenulzera und -blutungen begünstigt werden. Außerdem führen Prostaglandinsynthesehemmer oft zu einer Verschlechterung allergischer Erkrankungen wie Heuschnupfen oder Asthma.

Die verschiedenen Prostaglandinsynthesehemmer unterscheiden sich trotz prinzipiell gleicher Eigenschaften sowohl in ihrem Wirkungs- als auch in ihrem Nebenwirkungsprofil. So wirkt das eine Arzneimittel stärker fiebersenkend (z. B. Metamizol), das andere stärker entzündungshemmend (z. B. Azetylsalizylsäure).

> **Prävention und Gesundheitsberatung**
>
> Vor allem in Bezug auf frei verkäufliche Analgetikapräparate und im außerklinischen Bereich sollten die Pflegenden die Patienten über die Gefahren einer möglichen **Schmerzmittelabhängigkeit** informieren. Dies gilt insbesondere für Medikamente, die nicht nur den schmerzstillenden Wirkstoff, sondern zusätzlich beruhigende oder anregende Substanzen wie z. B. Koffein enthalten. Diese Kombinationen sind wegen der erhöhten Missbrauchsgefahr nicht sinnvoll! Allgemein sollten Patienten mit Schmerzsyndromen möglichst früh zu ganzheitlichen Therapieformen und aktiver Mitarbeit am Heilungsprozess motiviert werden. Dies schließt eine *bewusste* Schmerzmittelgabe nicht aus.

12.3.4 Systemische medikamentöse Schmerztherapie: Opioid-Analgetika

> **Opioid-Analgetika** *(Opioide Analgetika):* Vom klassischen Rauschmittel Opium abgeleitete, stark wirksame Schmerzmittel, die ihre Wirkung nach heutigem Kenntnisstand über die **Endorphinrezeptoren** *(Opiatrezeptoren)* des ZNS entfalten. Unterliegen der *Betäubungsmittelverschreibungsverordnung* und dem *Betäubungsmittelgesetz* (➤ Pharma-Info 12.2).

Die Rohsubstanz Opium (griech. für *Mohnsaft*) ist seit über 6.000 Jahren bekannt und war wohl während vieler Jahrhunderte das wirksamste Schmerzmittel, das die Menschen kannten. Wichtigster Bestandteil des Stoffgemischs Opium ist das **Morphin**. Morphin und die anderen Bestandteile des Opiums mit morphinartiger Wirkung werden als **Opiate** bezeichnet; halb- und vollsynthetische Schmerzmittel, die über die Endorphinrezeptoren des ZNS wirken, werden **Opioide** genannt.

Wirkprofil der Opioid-Analgetika

Alle Opioid-Analgetika besitzen im Wesentlichen die gleichen Wirkungen:
- **Starke Schmerzstillung** *(Analgesie)*
- **Sedation.** Eine sedierende Wirkung ist insbesondere bei Therapiebeginn zu beobachten und lässt meist nach einigen Tagen nach
- **Hemmung des Atemzentrums.** Die atemdepressive Wirkung der Opioid-Analgetika ist vor allem bei einer Überdosierung gefährlich. Da das Atemzentrum durch Schmerzen stimuliert wird, hat die atemdepressive Wirkung bei der Schmerztherapie klinisch oft nur geringe Bedeutung
- **Hemmung des Hustenreflexes.** Deshalb findet man oft Codein, ein schwach wirksames Opiat, in Hustensäften
- **Reizung des Brechzentrums im Stammhirn.** Übelkeit und Erbrechen sind zwei besonders unangenehme Nebenwirkungen zu Beginn einer Therapie mit Opioid-Analgetika
- **Tonuserhöhung der glatten Muskulatur** des Magen-Darm-Trakts und der ableitenden Harnwege. Klinisch wichtig sind insbesondere eine behandlungsbedürftige spastische Obstipation und ein Harnverhalt
- **Einfluss auf die Stimmung.** Meist wirken Opiate euphorisierend (bei Schmerzpatienten oft nur entspannend), manchmal aber auch angstauslösend und niederschlagend. Der Einfluss auf die Stimmung ist bei intravenöser Zufuhr besonders intensiv, wodurch das Risiko einer Abhängigkeit steigt
- **Histaminfreisetzung** mit Juckreiz, Bronchialverengung und Gefäßweitstellung
- **Toleranzentwicklung.** Die Toleranzentwicklung gegenüber den Wirkungen und Nebenwirkungen der Opioid-Analgetika ist unterschiedlich. Die Toleranzentwicklung gegenüber der analgetischen Wirkung wird häufig überschätzt.

> Morphin und seine Abkömmlinge eignen sich zur Bekämpfung starker Schmerzen, z. B. postoperativ, beim akuten Herzinfarkt, beim Lungenödem, bei Tumorpatienten und bei schweren, nicht tumorbedingten Schmerzzuständen.

Schwache und starke Opioid-Analgetika

Nach ihrer Wirkungsstärke werden **schwache** und **starke Opioid-Analgetika** unterschieden (➤ Pharma-Info 12.2). Ihr Wirkprinzip und ihre Nebenwirkungen sind aber grundsätzlich gleich. Leider ist es bisher nicht gelungen, durch Synthese neuer Substanzen die erwünschte schmerzstillende Wirkung von den unerwünschten Nebenwirkungen (Obstipation, Abhängigkeitspotenzial) zu entkoppeln. Durch Kombination mit einem Opioid-Antagonisten kann aber versucht werden, diese Nebenwirkungen zu minimieren (z. B. Targin® mit einer Kombination aus Oxycodon und Naloxon).

Tab. 12.3 Überblick über Wirkungen und Nebenwirkungen bei kurz- und langfristiger Therapie mit Opioid-Analgetika.

	Kurzzeitige Therapie mit Opioid-Analgetika	Lang dauernde Therapie mit Opioid-Analgetika
(Erwünschte) Wirkungen		
Analgesie	+++	++
Sedierung	++	(+)
Nebenwirkungen		
Atemdepression	+++	(+)
Obstipation	+	+++
Euphorie	+	(+)
Übelkeit, Erbrechen	+	(+)
Abhängigkeit: physisch psychisch	+ nein	+++ fraglich
(+) = gering, + = mäßig, ++ = deutlich, +++ = stark		

Vorurteile behindern den vernünftigen Gebrauch von Opioid-Analgetika

Es sind vor allem folgende **Vorurteile,** die bei Patienten und Angehörigen, aber auch bei Ärzten und Pflegenden oft noch verbreitet sind und eine bedarfsgerechte Schmerztherapie behindern:

- **Vorurteil:** *„Opioide machen süchtig und führen zu körperlichen und psychischen Schäden."* Richtig ist, dass alle Opioide ein Abhängigkeitspotenzial besitzen. Die Gefahr *psychischer Abhängigkeit* ist jedoch bei Schmerzpatienten gering, wenn die Opioide nicht nach Bedarf, sondern regelmäßig nach Zeitplan gegeben werden. Die wohl entstehende *physische Abhängigkeit* ist nur beim Absetzen des Arzneimittels relevant (langsam ausschleichen)
- **Vorurteil:** *„Opioide verursachen eine schwere Atemdepression und verkürzen das Leben."* Da der Schmerz das Atemzentrum reizt und damit der Atemdepression durch Opiate entgegenwirkt, ist die atemdepressorische Wirkung in ers-

---

Pharma-Info 12.2

Übersicht über die Opioid-Analgetika

Substanz (Bsp. Handelsname)	BTM*	Dosierung und Darreichungsform	Wirkdauer	Nebenwirkungen und Kontraindikationen
Schwache Opioid-Analgetika				**Nebenwirkungen für alle Substanzen:** • Obstipation • Atemdepression • Übelkeit, Erbrechen • Schwindel, Benommenheit • Sedierung • Mundtrockenheit **Kontraindikationen:** • Störungen der Atmung • Gallenkoliken • Strengste Indikationsstellung in Schwangerschaft, Stillzeit und bei Alkoholkranken
Dihydrocodein retard (z. B. DHC 60/90/120 Mundipharma®)	nein	60–120 mg oral	8–12 Std.	
Tilidin-Naloxon (z. B. Valoron®N)	nein	50–100 mg oral	2–4 Std.	
Tramadol (z. B. Tramal®)	nein	50–100 mg oral, rektal, s.c., i.m., i.v.	2–4 Std.	
Starke Opioid-Analgetika				
Pethidin (z. B. Dolantin®)	ja	25–150 mg oral, s.c., i.m.; 25–100 mg i.v. (langsam!)	2–4 Std.	
Piritramid (z. B. Dipidolor®)	ja	15–30 mg i.m.; 7,5–22,5 mg i.v.	4–8 Std.	
Morphin • Nichtretardiertes Morphin (z. B. Morphin Merck® 10/20, Sevredol® 10/20, MSR® 10/20/30) • Retardiertes Morphin (z. B. MST 10/30/60/100/200 Mundipharma®, MST Continus® 30/60)	ja ja	Initial 10–30 mg s.c., i.m., oral, rektal; 5–10 mg i.v.; Dosierung bei Langzeitgabe teils erheblich höher	4 Std. 8–24 Std.	
Buprenorphin (z. B. Temgesic®)	ja	0,2–0,4 mg sublingual; 0,3 mg i.m., i.v.	6–12 Std.	
Fentanyl-Membranpflaster (Durogesic®)	ja	25–100 µg/Std. transdermal	72 Std.	

* BTM = Verordnung erfordert Betäubungsmittelrezept.

ter Linie bei gleichzeitiger Gabe weiterer atmungsdämpfender Arzneimittel oder bei Opiatüberdosierung wichtig
- **Vorurteil:** *„Opioide sedieren und machen soziale Kontakte unmöglich."* Eine Sedierung tritt insbesondere bei Therapiebeginn auf. Bei länger andauernder Opiatgabe – etwa bei Tumorpatienten – tritt sie in den Hintergrund. Zudem machen die verschiedenen Präparate unterschiedlich „müde" und die sedierende Wirkung ist auch von Patient zu Patient unterschiedlich stark ausgeprägt. Richtig ist vielmehr, dass die Opiate durch die Schmerzfreiheit oder Schmerzarmut dem Patienten soziale Kontakte oft erst wieder ermöglichen
- **Vorurteil:** *„Die notwendigen Dosissteigerungen gehen durch Gewöhnung ins Unvertretbare."* Richtig ist, dass im Laufe einer Opioidbehandlung eine Dosissteigerung notwendig werden kann. Dies ist aber nicht unbedingt Folge einer Toleranzentwicklung gegenüber der schmerzlindernden Wirkung (diese Toleranzentwicklung ist relativ gering), sondern eher durch Fortschreiten der Grunderkrankung (z. B. des Tumorleidens) bedingt. Aufgrund der Toleranzentwicklung auch gegenüber den Nebenwirkungen stellt eine schmerzbedingte Dosiserhöhung klinisch jedoch keineswegs ein Problem dar
- **Vorurteil:** *„Nach den Opioiden kommen keine Therapiereserven mehr."* Richtig ist, dass Opioide zu den stärksten verfügbaren Schmerzmitteln gehören. Ihre Wirkung kann jedoch durch weitere Therapiemethoden (z. B. Co-Analgetika) ergänzt werden
- **Vorurteil:** *„Wer Opioide erhält, für den gibt es keine Hoffnung mehr, er wird bald sterben."* Opioide werden nicht nur Tumorpatienten verabreicht, sondern sind gegen bestimmte starke Schmerzen unverzichtbar. Auch bei unheilbar Kranken bedeutet der Beginn einer Opioidbehandlung nicht unbedingt das nahe Ende, da die Therapie über lange Zeit möglich ist.

Pflege von Menschen mit Opioidmedikation

Die **Begleitung des Patienten** in schmerzvollen wie in schmerzfreien Phasen ist ein bedeutsamer Teil der Pflege von Schmerzpatienten. Patienten, die ständig starke Schmerzmedikamente erhalten, werden sowohl durch die (Rest-)Schmerzen als auch durch die Behandlung selbst an ihre Krankheit erinnert und entwickeln oft ein Gefühl der Machtlosigkeit gegenüber der Krankheit oder Zorn auf die Gesunden in ihrer Umgebung. Daher stoßen die Pflegenden in der Betreuung von Schmerzpatienten nicht selten an ihre psychischen Grenzen. Ist ihnen aber bewusst, dass z. B. Aggressionen Ausdruck des Schmerzerlebens der Kranken sind, können die Pflegenden manche Reaktion besser verstehen und darauf eingehen.

Führt der Therapieplan zur Ausschaltung der Schmerzen, stellt sich jedoch nicht selten das Gegenteil ein: Die Patienten vergessen ihren Schmerz, und es kommt, gerade wenn sie seit langer Zeit zum ersten Mal wieder schmerzfrei sind, zu euphorischen Reaktionen. Hier ist es wichtig, dass die Pflegenden den Betroffenen keine unrealistischen Hoffnungen auf ein „ewig schmerzfreies Leben" machen, sondern ihn vorsichtig auf eine mögliche Schmerzrückkehr vorbereiten. Gleichzeitig geben sie dem Patienten die Möglichkeit, für den Augenblick so zu leben, wie er es sich wünscht.

Um eine wirksame Schmerztherapie zu gewährleisten und Gefahren vorzubeugen bzw. sie frühzeitig zu erkennen, muss eine adäquate Schulung von Patienten und Angehörigen erfolgen.

> **VORSICHT!**
> Zeichen einer **Opiatvergiftung** sind:
> - Bewusstseinsstörungen bis hin zum Koma, zerebrale Krämpfe
> - Zyanose durch zentrale Atemlähmung, Ansammlung von Bronchialsekret in den Atemwegen wegen Dämpfung des Hustenreflexes, toxisches Lungenödem bei Heroin
> - Übelkeit, Erbrechen
> - Darmatonie
> - Hypothermie
> - Anfangs Pupillenverengung *(Miosis)*, bei Sauerstoffmangel und Blutdruckabfall in fortgeschrittenen Stadien jedoch Pupillenerweiterung *(Mydriasis)*.

Zur Therapie steht als Antidot **Naloxon** (Narcanti®) zur Verfügung, das in kurzen Abständen intravenös gespritzt wird. Eventuell ist eine Beatmung erforderlich.

Tab. 12.4 Pflegeprobleme bei Menschen mit Opioidmedikation.

Pflegeproblem	Pflegeziel	Maßnahmen
Nahrungsaufnahme gestört durch opiatbedingte Übelkeit und Erbrechen	Guter Ernährungszustand	- Information, dass Übelkeit/Erbrechen durch Toleranzwirkung nach 7 bis 14 Tage verschwindet (in seltenen Fällen erst nach 3 Wochen) - Wunschkost durch Diätküche - Antiemetikum nach Arztanordnung (CAVE: Nebenwirkungen) - Auf ausreichende Flüssigkeitszufuhr achten.
Atemdepression durch Opiatüberhang	- Veränderung der Atemfrequenz rasch erkennen - Atemfrequenz normalisieren	- Während der Dosisfindungsphase Überwachung der Atemfrequenz - Bei Atemdepression: Arztinformation - Patienten immer wieder zum Atmen auffordern - Naloxon auf Arztanordnung - Doxapram zur Atemstimulation - CAVE: Buprenorphin (Temgesic®) kann nicht durch Naloxon antagonisiert werden.

Tab. 12.4 Pflegeprobleme bei Menschen mit Opioidmedikation. (Forts.)

Pflegeproblem	Pflegeziel	Maßnahmen
Opiatbedingte Mundtrockenheit	Feuchte Mundschleimhaut	• Information, dass Mundtrockenheit durch Toleranzwirkung nach 7 bis 14 Tage verschwindet (in seltenen Fällen erst nach 3 Wochen) • Immer wieder kleine Schlucke Tee/Mineralwasser im Mund verteilen • Synthetisches Speichelspray verwenden • Kaugummi kauen • Saure Bonbons lutschen • Kleine Stücke Obst (Ananas/Melone) einfrieren und dem Patienten zum Lutschen geben.
Obstipationsneigung durch Opiate	• Individuelle Darmtätigkeit kennen • Obstipation erkennen • Regelmäßiger Stuhlgang	• Stuhlverhalten des Patienten *vor* der Opiateinnahme erfragen • Täglich Stuhlfrequenz erfragen und dokumentieren • Speisen, die obstipierend wirken, meiden (Heidelbeeren, Schwarztee, Kakao, Bananen, Schokolade) • Ausreichende Flüssigkeitszufuhr (min. 1,5 l/Tag) • Speisen anbieten, die die Darmträgheit anregen (Joghurt, Sauerkraut, Trockenobst, Vollkornprodukte, Salat, Weizenkleie) • Regelmäßig und prophylaktisch Laxanzien nach Arztanordnung verabreichen • Osmotisch wirkende Stoffe (z. B. 30–60 ml Lactulose) verabreichen; Wirkeintritt nach 8–12 h, nur wirksam bei ausreichender Flüssigkeitsmenge • Stoffe verabreichen, die die Wasserresorption aus dem Darm verhindern und die Sekretion von Flüssigkeiten in das Darmlumen fördern (z. B. Natriumpicosulfat, Laxoberal®, 10–20 Tropfen), Wirkeintritt nach 4–6 h • Bei bestehender Obstipation den Patient beim Abführen unterstützen (z. B. mit Abführzäpfchen, Mikroklyst oder – in schweren Fällen – mit einem Reinigungseinlauf.
Blasenentleerungsstörungen (durch Opiate erhöhter Sphinktertonus)	Blasenentleerungsstörungen erkennen	• Pat. über Möglichkeit einer Blasenentleerungsstörung informieren. Die Störung ist meist eine Anpassungsschwierigkeit und verschwindet nach einiger Zeit wieder. Symptome: häufiges Wasserlassen, kleine Urinmengen, Patient muss zum Wasserlassen pressen, Unterbauchschmerzen • Miktionsverhalten erfragen.
Patient lehnt Einnahme von Schmerzmitteln ab	Patient hat genügend Zeit, um diese Entscheidung treffen zu können	Patient hat das Recht auf Selbstbestimmung. Um die Sachlage beurteilen zu können, braucht er ausreichend Informationen. Gesprächsmöglichkeit mit Schmerztherapeuten vermitteln.
Opiatbedingte Müdigkeit	Patient kennt Gründe für die Müdigkeit und kann Einschränkung tolerieren	• Information an den Patienten, dass Müdigkeit durch Toleranzentwicklung nach 1 bis 2 Wochen (max. 3 Wochen) verschwindet • CAVE: andere organische Ursachen für die Müdigkeit bedenken, wie z. B. Hirntumor, Elektrolytentgleisung, Harnstofferhöhung • Bei Verwendung von Co-Analgetika: sedierende Wirkung bedenken • Durch Schmerzen kann es zu einer totalen Erschöpfung kommen. In der ersten Zeit mit funktionierender Schmerztherapie schläft sich der Patient einfach nur aus • Wenn die Schläfrigkeit nach 5 Tagen nicht in einem akzeptablen Maß ist, Dosis reduzieren. Das Maß der Schmerzfreiheit darf sich dadurch jedoch nicht verringern, sonst Schmerzpräparat wechseln.
Fahruntüchtigkeit während der Einstellungs- bzw. Änderungsphase mit Opiaten	Patient weiß über die Probleme der Fahruntüchtigkeit Bescheid	Information: Patient sollte während der Anpassungsphase mit Opiaten keine Maschinen bedienen und nicht aktiv am Straßenverkehr teilnehmen.
Schmerzen sind nicht messbar	Erkennen des individuellen Schmerzmaßes	Analoge Schmerzskala verwenden.
Patient hat das Gefühl der Machtlosigkeit gegenüber seinen Schmerzen	Patient kennt „Werkzeuge" gegen den Schmerz	• Medikamenteneinnahmezeiten genau einhalten. • Patient soll nicht auf seine Medikamente warten müssen. • Nach Möglichkeit nimmt der Patient seine Medikamente eigenverantwortlich Bedarfsmedikation für Schmerzspitzen ist ärztlich festgelegt.
Bewegungsstörungen durch Schon- und Fehlhaltungen während der Schmerzphasen	Normale Bewegungsabläufe	Physiotherapeuten einschalten.

12.3.5 Systemische medikamentöse Schmerztherapie: Co-Analgetika und Begleitmedikamente

Co-Analgetika

> **Co-Analgetika** (*Adjuvanzien* = „helfende Substanzen"): In der medikamentösen Schmerztherapie unterstützend zu den Analgetika eingesetzte Substanzen, die z. B. durch Abschwellung eines Ödems oder Beeinflussung der Schmerzverarbeitung schmerzlindernd wirken.

Psychopharmaka. Die analgetische Potenz der klassischen Schmerzmittel lässt sich durch den Einsatz von Psychopharmaka (Arzneimittel mit Einfluss auf die ZNS-Aktivität und auf psychische Funktionen, ➤ 13.6.1) steigern. Psychopharmaka unterstützen die Schmerzverarbeitung und besitzen z. T. eigene analgetische Effekte. Diese Wirkungen sind *unabhängig* von ihrem antipsychotischen (oder antidepressiven) Effekt. Es ist wichtig, dass der Patient über diesen Sachverhalt informiert wird – sonst fühlt er sich nicht ernst genommen, eventuell sogar zum psychisch Kranken „abgestempelt".

Antidepressiva (➤ Pharma-Info 15.1) mit serotoninerger und noradrenerger Komponente (z. B. trizyklische Antidepressiva wie Amitriptylin, etwa in Saroten®) können chronische Schmerzzustände mildern, indem sie körpereigene Schmerzhemmsysteme (s. o.) aktivieren. Die Dosierung in der Schmerztherapie ist geringer als die bei Depressionen. Antidepressiva sind insbesondere dann ratsam, wenn neben den chronischen Schmerzen eine begleitende Depression vorliegt.

Neuroleptika (z. B. Haloperidol, etwa in Haldol®, ➤ Pharma-Info 14.1) sind bei chronischen Schmerzen nicht wirksam. Weil sie gegen Übelkeit und Erbrechen helfen, kann man Neuroleptika in Kombination mit Opioid-Analgetika (➤ Pharma-Info 12.2) geben, um deren Nebenwirkungen zu mindern.

Benzodiazepine (z. B. Diazepam, etwa in Valium®, ➤ Pharma-Info 15.3) haben eine muskelentspannende Wirkung und sind daher bei Muskelschmerzen von Nutzen. Daneben ermöglichen sie dem Patienten einen besseren Nachtschlaf. Wegen der Suchtgefahr sollten sie aber vorsichtig eingesetzt werden. Schlafanstoßend wirken z. B. auch Antidepressiva.

Weitere Co-Analgetika. Viele Schmerzzustände gehen mit entzündlichen Reaktionen (z. B. rheumatischen Erkrankungen) oder Gewebeschwellungen (z. B. Ödem um einen Tumor) einher. In diesen Fällen lindern **Glukokortikoide** den Schmerz.

Weitere, je nach Schmerzursache eingesetzte Co-Analgetika sind:
- **Kalzitonin** (z. B. Karil®) und **Biphosphonate** (z. B. Ostac®) bei Knochenschmerzen, z. B. infolge Tumormetastasen
- **Antiepileptika** wie Carbamazepin (Tegretal®), Oxcarbazepin (Trileptal®), Gabapentin (Neurontin®) oder Pregabalin (Lyrica®) bei Nervenschmerzen oder verschiedenen Kopfschmerzerkrankungen (➤ Pharma-Info 9.1).

Begleitmedikamente

Neben Analgetika und Co-Analgetika sind häufig noch Arzneimittel erforderlich, die in erster Linie die Nebenwirkungen der Analgetika mildern sollen **(Begleitmedikamente).**

Die wichtigsten Begleitmedikamente sind Laxanzien gegen eine opioidbedingte Obstipation, Antiemetika gegen Übelkeit und Erbrechen oder Mittel zur Vorbeugung von Magenulzera bei Gabe von Prostaglandinsynthesehemmern.

Placebos

Der therapeutische Effekt von Arzneimitteln ohne Wirkstoff, sogenannten *Scheinmedikamenten* oder **Placebos,** ist umstritten. Heute nehmen Wissenschaftler an, dass Placebos *möglicherweise* über die Freisetzung von Endorphinen im ZNS Schmerzen lindern *können.* Inwieweit jedoch andere Faktoren wie etwa ein spontanes Schwanken der Symptome mitwirken, lässt sich meist nicht differenzieren. Die Wirkung von Placebos ist demnach zwar physiologisch erklärbar, es ist aber keineswegs bewiesen, dass eine erzielte Wirkung ausschließlich auf ihre Einnahme zurückzuführen ist.

> **VORSICHT!**
> Es ist nicht ratsam, (Schmerz-)Patienten Placebos zu geben. Der Patient wird durch die Placebogabe entmündigt und das Vertrauensverhältnis zu ihm wird möglicherweise schwer gestört.

12.3.6 Grundsätze der systemischen medikamentösen Schmerztherapie

Schmerzen bedeuten für den Patienten einen Verlust an Lebensqualität. Starke Schmerzen bestimmen das ganze Leben des Patienten und können – vor allem wenn sie chronisch sind – den Patienten zum Suizid(versuch) treiben. In Deutschland sind schätzungsweise 2.000–3.000 Suizide jährlich auf ein chronisches Schmerzproblem zurückzuführen.

> Ziel der Schmerztherapie ist nicht, dass der Patient lernt, seinen Schmerz heroisch zu ertragen, sondern dass er ein schmerzfreies oder zumindest schmerzarmes und selbstbestimmtes Leben führen kann (➤ Tab. 12.5). Wünscht ein Patient trotz seiner Schmerzen keine Analgetika, so sollte man dies akzeptieren, aber den Umgang mit dem Kranken von Anfang an so gestalten, dass er seine Entscheidung jederzeit ohne Gesichtsverlust revidieren kann.

Therapie akuter Schmerzen

Akute Schmerzen treten z. B. bei schweren Erkrankungen wie einem Herzinfarkt, bei Verletzungen sowie als postoperativer Wundschmerz auf. Das therapeutische Ziel ist die schnelle Schmerzbeseitigung, auch um gefährliche vegetative Nebeneffekte des Schmerzes wie Blutdrucksteigerungen zu vermeiden. Meistens ist die Therapie nur einige Tage lang notwendig.

> **Bedarfsmedikation**
>
> Die Pflegenden beobachten den Patienten auf Nebenwirkungen (Übelkeit, Atemdepression) und fragen ihn regelmäßig, ob die verordnete Medikation ausreiche. Da stets mit erneuten „Schmerzdurchbrüchen" zu rechnen ist, sollte der Arzt im Dokumentationssystem die Arzneimittel vermerken, die die Pflegenden im Bedarfsfall verabreichen dürfen, und auch angeben, nach welchem Zeitraum die Schmerzmittelgabe wiederholt werden kann.

Therapie chronischer Schmerzen

Bei **chronischen Schmerzen** bestehen prinzipielle Unterschiede in der Behandlung tumorbedingter und nichttumorbedingter Schmerzen:

- Für die medikamentöse Therapie von (gezielt nicht angehbaren) **tumorbedingten Schmerzen** gibt es einen *WHO-Stufenplan,* der auch in der Therapie von (starken) nichttumorbedingten Schmerzen Anwendung findet (> Abb. 12.5). Die Arzneimittel werden auf jeder Stufe ausdosiert, bei unzureichender Wirkung wird auf die nächste Stufe gewechselt
- Bei **nichttumorbedingten chronischen Schmerzen** (z. B. Migräne, Kopfschmerzen, Arthritis, Neuralgie) weist die medikamentöse Schmerztherapie alleine oft nur geringe Erfolge auf. Außerdem drohen bei Daueriennahme von Analgetika eine Reihe von Nebenwirkungen, und es besteht – vor allem außerhalb des Krankenhauses – ein nicht zu vernachlässigendes Missbrauchspotenzial. Daher sollten vor und neben der medikamentösen Therapie alle therapeutischen Alternativen nichtmedikamentöser Art ausgenutzt werden.

Sparsamer Umgang mit Arzneimitteln heißt nicht, dass der Patient zur Gewissensberuhigung seiner Therapeuten dem Schmerz ausgeliefert wird. Jeder vergebliche Therapieversuch führt zur Chronifizierung der Schmerzen. Während der WHO-Stufenplan früher für nichttumorbedingte chronische Schmerzen grundsätzlich abgelehnt wurde, wird er heute auch für die Therapie chronischer Schmerzen anderer Ursache verwendet, wenn alle anderen Therapiemöglichkeiten ausgeschöpft sind.

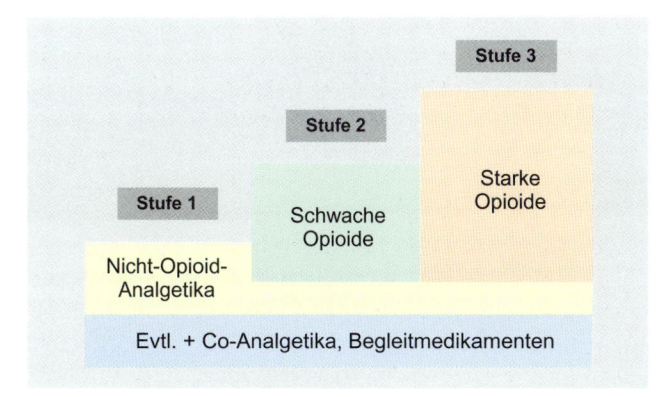

Abb. 12.5 WHO-Stufenplan der Therapie tumorbedingter Schmerzen. [A400]

Tab. 12.5 Grundsätze der medikamentösen Therapie akuter und chronischer Schmerzen. [A300]

	Akuter Schmerz	Chronischer Schmerz
Ziel	Therapie vorhandener Schmerzen	Schmerzprophylaxe, d. h. Verhinderung einer Schmerzwiederkehr
Wirkungsbeginn	Rasch	Eher langsam
Wirkdauer	Kurz	Möglichst lang
Applikationsweg	Bevorzugt i. v., i. m., s. c., spinal, peridural; ggf. rektal, oral	Oral, rektal, Pflaster
Applikationsintervalle	Nach Bedarf	In festen Intervallen, bevor sich die Schmerzen wieder bemerkbar machen
Schmerzmittel als Begleittherapie	Einzelmedikament Im Einzelfall erforderlich, z. B. Physiotherapie bei Rückenschmerzen	Kombinationstherapie Ja
Therapiedauer	Stunden–Tage	Wochen–Jahre
Therapiekontrollintervall	Stündlich–täglich, Auslassversuche	Wöchentlich–monatlich

Was, wann, wie: Entscheidung mit dem Patienten

Über die (medikamentöse) Schmerztherapie wird *zusammen mit dem Patienten* entschieden. Zur Ermittlung des individuellen Arzneimittelbedarfs und als Erfolgskontrolle der Therapie sollten alle chronisch Schmerzkranken ein Schmerztagebuch führen, dessen Angaben ernst zu nehmen sind, auch wenn starke Schwankungen auftreten.

Als **Darreichungsform** ist meist die *orale* Analgetikagabe möglichst in retardierter Form am günstigsten. Sie wird nicht nur von der Mehrzahl der Patienten bevorzugt, sondern vermindert auch die Abhängigkeit des Kranken von den Pflegenden, da der Patient das Schmerzmittel selbstständig einnehmen kann, und wirkt bei chronisch Schmerzkranken der Suchtgefahr erfahrungsgemäß eher entgegen.

Suppositorien werden von vielen Patienten toleriert, doch ist die Resorption insgesamt unsicherer als nach oraler Medikation.

Injektionen schaffen nicht nur Abhängigkeit von Pflegenden und Ärzten, sondern führen auch zu stark schwankenden Blutspiegelwerten: Nach einem raschen Anfluten des Schmerzmittels mit hohem Blutspiegel, der zwar zu einer effektiven Schmerzlinderung führt, aber auch ein hohes Nebenwirkungsrisiko birgt, sinkt der Blutspiegel rasch ab und die Schmerzen kommen wieder. Bei Infusionen werden solche Schwankungen zwar vermieden, doch ist der Patient in Mobilität und Unabhängigkeit stark eingeschränkt.

Eine Opiatgabe ist für eine sehr konstante Wirkstoffverabreichung außerdem in Form eines Pflasters möglich (z. B. Durogesic-Pflaster®). Der Wirkstoff diffundiert mit einer bestimmten Abgaberate aus dem Pflaster in die oberen Hautschichten, wo sich dann ein Depot mit dem Wirkstoff bildet.

Um eine optimale, dem unterschiedlichen Schmerzempfinden genau angepasste **Schmerzmitteldosierung** zu erreichen, wurden Pumpen zur parenteralen Gabe von Schmerzmitteln entwickelt, die die Patienten selbst bedienen können (> Abb. 12.7). Diese Verfahren bezeichnet man als *pumpengesteuerte On-demand-Analgesie* (**PCA** = engl. *patient controlled analgesia, patienten-kontrollierte Analgesie*). Auf Knopfdruck kann der Patient eine vorprogrammierte Schmerzmitteldosis abrufen. Nach einer vom Arzt festgelegten „Sperrzeit" kann die nächste Dosis angefordert werden. Die Erfahrungen haben gezeigt, dass die Patienten keineswegs hemmungslos „zugreifen", sondern dass eher Arzneimittel eingespart werden. Die PCA wird insbesondere zur Therapie akuter postoperativer Schmerzen eingesetzt.

Für eine effektive Analgesie ist eine Medikation *in regelmäßigen Zeitabständen* wichtig (> Abb. 12.6). Diese werden präparateabhängig so gewählt, dass der Blutspiegel des Schmerzmittels immer im therapeutischen Bereich liegt und der Schmerz kontinuierlich unterdrückt wird. Bei MST-Tabletten (kurz für engl. *morphin-slow-releasing-tablet*) beträgt das Dosierungsintervall 8–12 Stunden. Die Tabletten können also während der Wachzeit der Patienten eingenommen werden. Im Gegensatz dazu müssen Morphin-Tropfen alle vier Stunden eingenommen und der Patient dafür nachts geweckt werden. Der Patient wird angeleitet, die Arzneimittel selbstständig in der vereinbarten Dosis und zum richtigen Zeitpunkt zu nehmen. Im Krankenhaus kann man ihm die nächste Schmerzmitteldosis zur selbstständigen Verwaltung anvertrauen. Eine *Bedarfsmedikation* erfordert höhere Dosierungen, lässt den Patienten zum Bittsteller werden und steigert die Suchtgefahr.

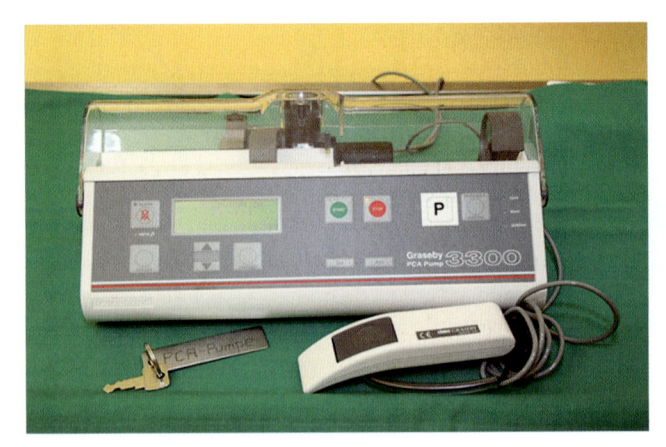

Abb. 12.7 PCA-Pumpe mit Bedienelement. [O646]

12.3.7 Lokale medikamentöse Schmerztherapie: Lokalanästhetika

Lokalanästhetika: Substanzen, die *reversibel* (d. h. für eine bestimmte Zeit) und *lokal* (d. h. örtlich begrenzt) die Signalleitung durch die Nervenfasern hemmen und so zu Schmerzlinderung oder -freiheit führen.

Zur medikamentösen Schmerztherapie zählt nicht nur die systemische Gabe von Schmerzmitteln, sondern auch die lokale Anwendung von **Lokalanästhetika.** Die schmerzleitenden Fasern reagieren auf Lokalanästhetika besonders empfindlich. Daher fällt nach der Injektion zuerst die Schmerzempfindung aus und dann erst die Empfindung von Temperatur, Berührung und Druck. Bedeutendste Kontraindikation ist eine Allergie des Patienten gegen die Substanz.

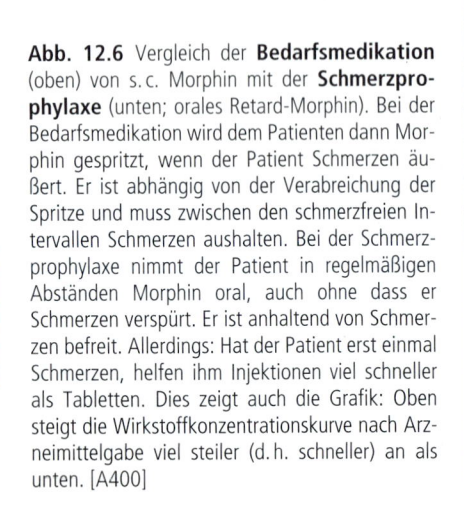

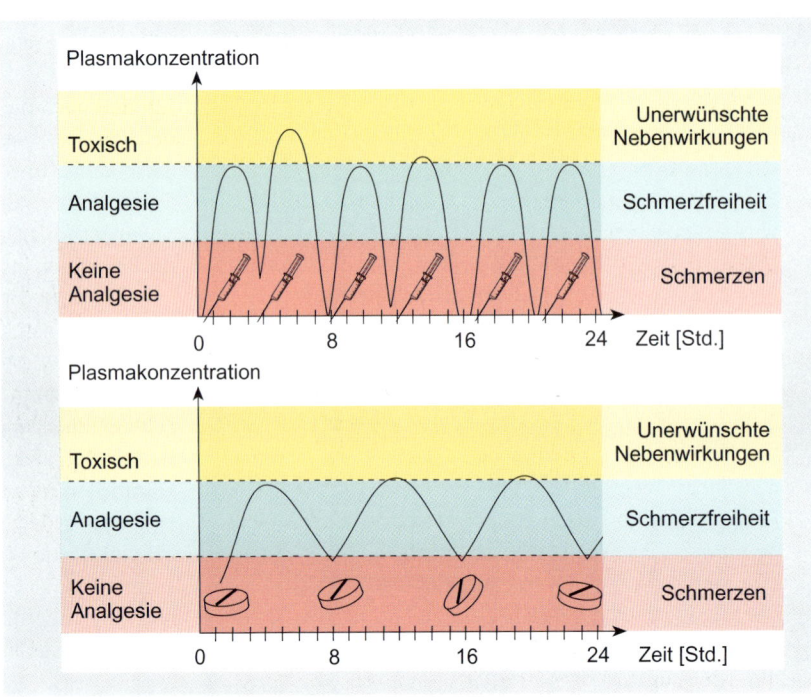

Abb. 12.6 Vergleich der **Bedarfsmedikation** (oben) von s. c. Morphin mit der **Schmerzprophylaxe** (unten; orales Retard-Morphin). Bei der Bedarfsmedikation wird dem Patienten dann Morphin gespritzt, wenn der Patient Schmerzen äußert. Er ist abhängig von der Verabreichung der Spritze und muss zwischen den schmerzfreien Intervallen Schmerzen aushalten. Bei der Schmerzprophylaxe nimmt der Patient in regelmäßigen Abständen Morphin oral, auch ohne dass er Schmerzen verspürt. Er ist anhaltend von Schmerzen befreit. Allerdings: Hat der Patient erst einmal Schmerzen, helfen ihm Injektionen viel schneller als Tabletten. Dies zeigt auch die Grafik: Oben steigt die Wirkstoffkonzentrationskurve nach Arzneimittelgabe viel steiler (d. h. schneller) an als unten. [A400]

Folgende Verfahren der Lokalanästhesie sind für die Therapie akuter oder chronischer Schmerzen bedeutsam:
- **Oberflächenanästhesie.** Die Nervenendigungen in der Haut oder Schleimhaut werden durch Auftragen des Lokalanästhetikums betäubt. Typisches Beispiel ist das Aufsprühen von Lidocain-Spray im Rachenbereich vor einer Endoskopie
- **Infiltrationsanästhesie.** Das gewünschte Areal wird durch intradermale, subkutane oder intramuskuläre Injektion eines Lokalanästhetikums betäubt. Die Infiltrationsanästhesie wird z. B. bei kleineren chirurgischen Eingriffen genutzt
- **Periphere Leitungsanästhesien** (*periphere Nervenblockaden*): Das Lokalanästhetikum wird möglichst nahe an periphere Nerven oder Nervengeflechte injiziert. Insbesondere bei chirurgischen Eingriffen, aber auch zur Therapie schwerer Nervenschmerzen wird eine Leitungsanästhesie angewendet
- **Sympathikusblockaden:** Einige chronische Schmerzerkrankungen (z. B. neuropathische Schmerzen oder das *Complex Regional Pain Syndrome*, CRPS, früher: M. Sudeck) werden durch das sympathische Nervensystem unterhalten und können durch Sympathikusblockaden positiv beeinflusst werden. Hierbei werden Lokalanästhetika (wie z. B. Buvicain oder Ropivacain) für die Infiltration von sympathischen Ganglien an der Wirbelsäule (z. B. Ganglion stellatum) verwendet. Eine Sonderform stellt die *ganglionäre lokale Opioidanalgesie* (GLOA) dar, bei der anstelle von Lokalanästhetika Opioide appliziert werden
- **Rückenmarknahe Leitungsanästhesien** (*zentrale Nervenblockaden*, > Abb. 12.8):
  - Bei der **Spinalanästhesie** wird das Lokalanästhetikum in den liquorhaltigen Subarachnoidalraum um das Rückenmark appliziert. Damit das Lokalanästhetikum nicht zum Hirnstamm aufsteigt und hier die lebenswichtigen Zentren lähmt, wird meist ein hyperbares (hier: schwerer als Liquor) Lokalanästhetikum gewählt und das Arzneimittel im Sitzen appliziert. Die Spinalanästhesie wird bei chirurgischen Eingriffen an den unteren Extremitäten, im Dammbereich, im Unterbauch und in der Geburtshilfe verwendet
  - Bei der **Periduralanästhesie** (*PDA, Epiduralanästhesie*) wird das Lokalanästhetikum in den Epiduralraum des Rückenmarks (auch Periduralraum genannt) injiziert und hemmt dort die Schmerzleitung in den Nervenwurzeln. Die Periduralanästhesie ist breiter anwendbar als die Spinalanästhesie und wird zunehmend auch zur Therapie *chronischer* Schmerzen eingesetzt. Bei starken chronischen Schmerzen kann ein Katheter in den Periduralraum gelegt werden, der eine kontinuierliche Arzneimittelgabe ermöglicht. Über einen solchen Katheter können auch Opioid-Analgetika verabreicht werden. Die Nebenwirkungen der periduralen Opioidtherapie, die auch bei ambulanten Patienten möglich ist, sind geringer als bei systemischer Gabe. Allerdings besteht die Gefahr einer ZNS-Infektion über den Katheter, sodass der Patient über den sterilen Umgang mit dem Katheter unterrichtet werden muss.

> **VORSICHT!**
> Bei Patienten mit Gerinnungsstörungen dürfen rückenmarknahe Anästhesien nicht eingesetzt werden.

12.3.8 Operative Therapien

Es gibt eine ganze Reihe von **operativen Verfahren,** um bestimmte Schmerzsyndrome zu behandeln. So können z. B. Schmerzmittel (in der Regel Morphium) auch intrathekal (d. h. direkt in den Liquor) gegeben werden. Die entsprechenden Katheter können sowohl im Bereich der Lendenwirbelsäule als auch intraventrikulär platziert werden und werden von einer nachfüllbaren transkutan einstellbaren (Medikamenten-)Pumpe gespeist, die z. T. auch von den Patienten mit zusätzlichen Boli-Gaben beeinflusst werden kann. Darüber hinaus gibt es eine Reihe von elektromodulatorischen Schmerzbeeinflussungsmöglichkeiten. So können z. B. (ähnlich wie beim M. Parkinson) tiefe Hirnelektroden im Thalamus, die über einen ebenfalls implantierten Stimulator bedient werden (engl. *deep brain stimulation,* kurz: DBS), ein Schmerzsyndrom ebenso beeinflussen wie Stimulatoren im Bereich des Epiduralraums der Zentralregion. Häufiger eingesetzt wird aber ein Elektroden-Empfängersystem im lumbalen Periduralraum, dessen Stimulation zu einer angenehmen Parästhesie im schmerzenden Dermatom führt (s. u., *Mit Strom gegen Schmerz*). Bei seltenen Schmerzsyndromen, wie z. B. den Phantomschmerzen nach Amputation, oder sogenannten viszeralen Schmerzen (z. B. nach Tumorbefall im Bauchraum) können auch direkt im Rückenmark bestimmte Bahnen (*Dorsal Root Entry Zone,* kurz: DREZ-Operation, Mittellinienmyelotomie) oder einzelne Nervenstränge (Rhizotomie) durchtrennt werden, um die Schmerzen für den Patienten zu lindern.

12.3.9 Physikalische Therapien

Physikalische Therapien durchbrechen den Kreislauf „Schmerz – Muskelverspannung – Durchblutungsstörung – Schmerz", indem sie den erhöhten Muskeltonus senken und

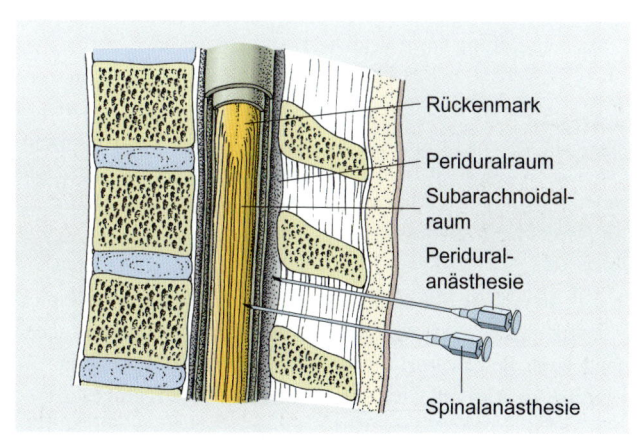

Abb. 12.8 Injektionsorte bei der Spinal- und der Periduralanästhesie. [L190]

die Durchblutung fördern. Die mit ihrer Anwendung verbundene menschliche Zuwendung ist außerdem Balsam für wunde Seelen und unterstützt so die psychische Schmerzverarbeitung. Die Beratung und Anregung Betroffener zu schmerzlindernden Verhaltensweisen gehört, in Zusammenarbeit mit den anderen Therapeuten, zu den pflegerischen Aufgaben. Viele der folgenden physikalischen Therapien werden von den Pflegenden durchgeführt:

- **Berührung:** Nur weniges wirkt so lindernd, wärmend und beruhigend wie die bewusste *Berührung mit der Hand*. Die Wirkung der Hautstimulation wird auch bei der Vibrationstherapie ausgenutzt, die sich für die Behandlung von Amputations-, Nerven- und Muskelschmerzen eignet
- **Kälte** wirkt durch Hemmung entzündlicher Stoffwechselprozesse und Reduzierung der Freisetzung von Entzündungsmediatoren entzündungshemmend und schmerzlindernd und verhindert zudem den Austritt von Flüssigkeit und Zellen aus Blut- und Lymphgefäßen (antiexsudativ). Außerdem kommt es durch die lokale Unterkühlung des Gewebes zur direkten Hemmung der Schmerzrezeptoren. Beim Eindringen der Kälte in die tiefer liegenden Gewebsschichten wird zusätzlich die Schmerzleitung gehemmt. Kälteanwendungen gehören besonders bei akut entzündlichen Schmerzformen wie Verletzungen (z. B. Muskelzerrungen), aktivierten Arthrosen oder rheumatischen Gelenkveränderungen zum Therapieprogramm. Wird Eis eingesetzt, sind regelmäßige Kontrollen zur Vorbeugung von Kälteschäden erforderlich (erstes Anzeichen: wächserne Blässe der Haut durch Gefäßkrampf)

ACHTUNG!
Eis und Kühlelemente nicht direkt auf die Haut legen, immer sollte ein Stück Stoff dazwischen liegen, z. B. ein Handtuch.

- Durch **Wärme** erweitern sich die Gefäße und entspannt sich die Muskulatur. Indikationen für eine Wärmebehandlung sind z. B. chronische Gelenkerkrankungen, Koliken, muskuläre Verspannungen, Ischialgien und Kopfschmerzen. Bei akuten entzündlichen Veränderungen ist eine Wärmebehandlung kontraindiziert

VORSICHT!
Bei Patienten mit Sensibilitätsstörungen ist bei der Therapie sowohl mit Kälte als auch mit Wärme doppelte Vorsicht geboten. Heizkissen werden bei der Wärmebehandlung wegen der **Brandgefahr** (Kurzschluss!) nicht eingesetzt!

- Die **klassische Massage** unterstützt die allgemeine Entspannung und wird erfolgreich bei muskulären Verspannungen (z. B. als Folge von Haltungsfehlern, falschen Bewegungsmustern oder reflektorisch bei Erkrankungen) eingesetzt (➤ Abb. 12.9). Massage ist bei vielen Patienten beliebt, da sie keine Aktivität verlangt und wohltuenden Körperkontakt vermittelt. Sie ist auch ein ideales Medium, um sich

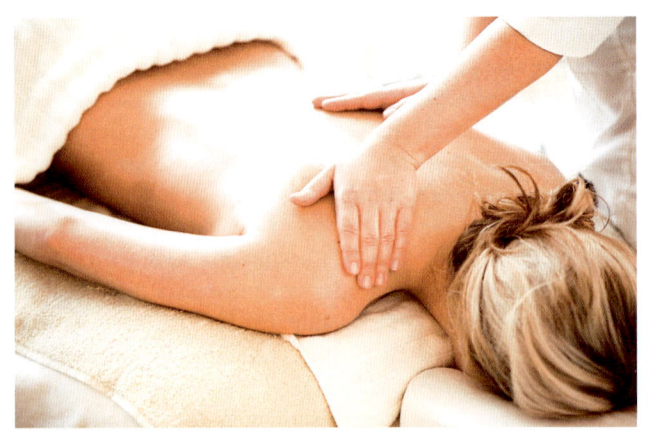

Abb. 12.9 Klassische **Massage** kann sehr zur Schmerzlinderung beitragen. [J787]

dem Kranken zuzuwenden. Massage darf aber nicht an die Stelle von aktiver und passiver Bewegungstherapie treten, sondern soll diese vorbereiten und unterstützen. Bei akuten *Kopfschmerzen* finden sich oft Hautverspannungen im Gesicht, die sehr gut einer sanften Massage mit kreisenden Bewegungen zugänglich sind. Da das Gesicht für den Patienten gut erreichbar ist, stellen chronische Kopfschmerzen eine Indikation zur Selbstbehandlung dar. Auch bei anderen chronischen Erkrankungen können die Patienten Druckmassagen oder Dehnungstechniken erlernen

- **Körperliches Training** erzeugt über eine Aktivierung des körpereigenen Endorphinsystems positive Gefühle und stützt so das Selbstwert- und Lebensgefühl. Es gibt Ansätze, dies systematisch zur Therapie auszunutzen, indem man beispielsweise Kopfschmerzpatienten bei Anfallsbeginn Trimmrad fahren lässt. Im Klinikalltag kann man diese Effekte ausnützen, indem man die Patienten zum Patientensport, Konditionstraining, Schwimmen oder Spazierengehen motiviert. Manchmal ist allerdings Vorsicht geboten: Körperliche Anstrengung kann z. B. Migräneanfälle auslösen. Hinweise dafür gibt die Schmerzanamnese. Für den Langzeiterfolg ist außerdem wichtig, dass die Patienten langsam beginnen und nicht „übermotiviert" in wenigen Wochen nachholen wollen, was sie seit Jahren versäumt haben
- **Physiotherapie:** Rücken- oder Nackenschmerzen beruhen oft auf Fehlhaltungen oder falschen Bewegungsabläufen. Durch Schulung der Patienten soll der Kreislauf „Fehlhaltung – Verspannung – Schmerz" durchbrochen werden. Hierzu dienen **Haltungstraining, Rückenschule** und andere krankengymnastische Verfahren. Besonders wichtig ist die Anleitung zum wirbelsäulenschonenden Bücken: Die Wirbelsäule bleibt während des ganzen Bewegungsablaufs *gestreckt*. Mit einem leichten Hohlkreuz und aus dem Hüftgelenk heraus nach vorn geneigtem Oberkörper geht man tief in die Knie und richtet sich dann mit weiter gestreckter Wirbelsäule wieder auf. Bei längerem Stehen schützt das kräftige Anspannen der Glutäalmuskulatur vor Schmerzen im Kreuzbereich. Zum

Entspannen empfiehlt sich für Patienten mit Rückenschmerzen die **Stufenlagerung,** die sich auch zu Hause problemlos durchführen lässt. Der Betroffene legt sich für mindestens zehn Minuten auf den Boden, lagert den Kopf auf ein flaches Kissen und legt die Unterschenkel bei gebeugten Knie- und Hüftgelenken auf ein Sofa oder einen niedrigen Stuhl

> **Patientenberatung**
> Manchmal hilft gegen chronische Rückenschmerzen ein neues Bett oder ein besserer Arbeitsstuhl.

- **Mit Strom gegen den Schmerz.** Bei zahlreichen Schmerzformen werden *elektrotherapeutische Verfahren* verwendet:
    - **Niederfrequenter elektrischer Strom** verändert beim Durchfließen des Körpers vermutlich das Ionenmilieu an den Membranen, beeinflusst dadurch die Reizleitung in den sensiblen Nerven und wirkt so analgetisch. **Hochfrequenzstrom** wirkt in erster Linie durch die Erzeugung von Wärme
    - Ein weiteres bedeutendes elektrotherapeutisches Verfahren ist die *transkutane elektrische Nervenstimulation,* kurz **TENS.** In dem schmerzenden Bereich werden Elektroden auf die Haut geklebt, die nicht schmerzhafte Stromimpulse aus einem handtellergroßen Stimulationsgerät zum Patienten leiten. Selten werden die Elektroden dauerhaft implantiert. Die Wirkung der TENS wird – je nach Stromfrequenz – durch Hemmung der Schmerzübermittlung vor allem im Rückenmark und durch Ausschüttung von Endorphinen erklärt. Indikationen sind besonders lokale, neurogen oder muskulär bedingte Schmerzen wie Neuralgien oder Wirbelsäulensyndrome. TENS kann vom Patienten selbst angewendet werden und verbessert so seine Unabhängigkeit
    - Therapieresistente Nervenschmerzen und andere chronische Schmerzen können auch mit Rückenmarksstimulation **SCS** (*spinal cord stimulation*) behandelt werden. Dabei wird ein Elektroden-Empfängersystem in den Periduralraum eingebracht, dessen Stimulation zu einer angenehmen Parästhesie im schmerzenden Dermatom führt (oben, *Operative Verfahren*)

> Für Patienten mit einem Herzschrittmacher sind TENS und SCS nicht geeignet.

- **Strahlentherapie:** Ionisierende Strahlen haben in kleinen Einzeldosen ebenfalls eine antiphlogistische und analgetische Wirkung. Dies macht man sich vor allem bei der Strahlentherapie arthrotischer Reizzustände zunutze. Die Veränderungen am Gelenk werden durch die Bestrahlung zwar nicht beeinflusst, aber es kommt oft zu einer Besserung oder zum Verschwinden der Schmerzen. Wegen des *genetischen Risikos* durch Keimzellschädigung wird die Indikation bei Patienten im fortpflanzungsfähigen Alter sehr streng gestellt.

12.3.10 Weitere Schmerztherapien

Akupunktur

Zu den Bereicherungen der westlichen Medizin gehört die **Akupunktur.** Die Wirkung der Akupunktur wird von *naturwissenschaftlich orientierten Forschern* durch Endorphinproduktion und eine Aktivierung zentraler schmerzhemmender Mechanismen erklärt. Dagegen wirkt Akupunktur nach *traditionellem (chinesischem) Verständnis* durch Harmonisierung der Lebensenergie, die ein ausgewogenes Zusammenspiel der Organe ermöglicht. Es gibt mehrere Schulen, die unterschiedliche Akupunkte, verschiedene Stichtiefen (2 mm bis 8 cm!) und z. T. widersprüchliche Behandlungskonzepte lehren. Meist wird eine Kombination von Punkten am Schmerzort mit fern liegenden Punkten gewählt. Mit einer Erfolgsquote von 50 bis 80 % ist die Akupunktur eine wichtige therapeutische Möglichkeit bei akuten Verspannungen des Bewegungsapparats.

Homöopathie

Die **Homöopathie** ist in der Behandlung von Schmerzen bei vielen Patienten außerordentlich beliebt und auch erfolgreich. Dies wird häufig mit einem Placeboeffekt erklärt. Andere Wissenschaftler halten Homöopathie für eine besonders erfolgreiche Form der Psychotherapie, deren Wirksamkeit auf die Persönlichkeit und die Zuwendung des Therapeuten zurückzuführen sei. Auf jeden Fall sind homöopathische Behandlungen nur mit geringen Risiken behaftet und können besonders bei chronischen Schmerzerkrankungen eine wertvolle Zusatztherapie sein.

Phytotherapie

Die **Phytotherapie** (*Pflanzenheilkunde*) verwendet Pflanzen als Heilmittel. Wissenschaftliche Untersuchungen konnten bei vielen Pflanzen deren analgesierende Wirksamkeit bestätigen. Phytotherapeuten gehen davon aus, dass die Wirkung einer ganzen Pflanze größer sein kann als die Wirkung der Summe ihrer Teile, sodass man nicht in jedem Fall den wirksamen Inhaltsstoff isolieren und dann als Tablette verabreichen kann. Daher werden meist ganze Pflanzen oder Pflanzenteile getrocknet und z. B. als Teeaufguss verwendet. Phytotherapeutika sind oft geeignete Alternativen oder Ergänzungen zur klassischen Schulmedizin.

Arnikablüten, Paprikafrüchte, Heublumen, Kiefernsprossen und *Guajakholz* eignen sich zur Schmerzbehandlung bei Erkrankungen des Bewegungsapparats. Sie werden häufig mit physikalischen Maßnahmen wie Wärmebehandlung kombiniert. *Kamillenblüten* sind ein bekanntes Hausmittel bei Magenschmerzen und fördern als Badezusatz die Wundheilung. *Keuschlammfrüchte* helfen bei Regelschmerzen. *Baldrian,*

Hopfen und *Melisse* beruhigen, z. B. vor einem gefürchteten Krankenhausaufenthalt oder vor einer Abschlussprüfung. *Johanniskraut* wirkt gegen Angst und Depressionen, die oft in Verbindung mit chronischen Schmerzen auftreten. *Salbei* eignet sich sehr gut zum Gurgeln bei Entzündungen im Hals- und Rachenraum und ist als Tee oder in konzentrierter Form als Salbeiöl (z. B. Salviathymol® N) erhältlich.

Phytopharmaka, also industriell hergestellte Pflanzenextrakte, enthalten oft nur geringe Mengen der wirksamen pflanzlichen Inhaltsstoffe, und ihre Qualität kann von Hersteller zu Hersteller schwanken.

Psychologische Ansätze

Musik
In Studien konnte der schmerzlindernde Einfluss von **Musik** bei Krebskranken belegt werden. (📖 10) Das Organisieren einer „professionellen" Musiktherapie mit Musikern und Instrumenten wird in den meisten Kliniken nur selten realisierbar sein. Dafür gibt es aber die einfache und doch wirkungsvolle Möglichkeit, Patienten nach ihrer Lieblingsmusik zu fragen und sie zum Hören zu motivieren (z. B. Angehörige bitten, einen CD-Spieler mitzubringen).

Angst
Eine wesentliche Rolle bei der Schmerzverarbeitung spielt die **Angst.** Drohende Operationen und Bestrahlungen lösen oft Angstzustände aus, jede Umstellung der Arzneimittel verbindet der Patient mit einem Fortschreiten der Krankheit. Der Verlust der Selbstständigkeit und zunehmende körperliche Einschränkungen gefährden die Integrität des Kranken. Wichtig sind in dieser Situation aufklärende und einfühlsame Gespräche, durch die sich die Angst häufig verringern lässt.

Oft aber ist die Angst durch Informationen nicht auszuräumen. Wenn große Verluste (z. B. Amputationen) oder insbesondere der Tod den Kranken bedrohen, gilt es, soweit wie irgend möglich Angst und Hilflosigkeit im Gespräch oder durch gemeinsames Schweigen auszuhalten. Gerade Patienten mit schweren Erkrankungen sollte man in ihren Mitwirkungsmöglichkeiten stärken und ihre Selbstständigkeit und ihr Selbstwertgefühl fördern und erhalten.

> **Patientenberatung**
> Basis für die Verarbeitung von Angst ist das Gespräch. Es ermöglicht den Kranken, sich Angst und Schmerz „von der Seele zu reden".

Depressionen
Chronische Schmerzsyndrome führen neben Angst häufig zu **Depressionen** (➤ 15.1). Umgekehrt gibt es auch Depressionen, die sich als Schmerzerkrankung äußern. Oft ist es gar nicht mehr möglich zu entscheiden, was zuerst da war.

Von Depressionen bestimmtes Verhalten und Erleben kann den Schmerz weiter verschlimmern – z. B. wenn infolge der Depression Schlafstörungen auftreten oder wenn der Patient in der grauen Welt der Depression auch die Therapie als sinnlos empfindet und aufgibt. Depressionen schließen oft freudige oder lustvolle Ereignisse aus und verhindern so Selbstheilungsprozesse.

Psychotherapie
Bei Patienten mit chronischen Schmerzen sollte man auch den Einsatz von **Psychotherapien** (➤ 13.6.3) überlegen. Begreift man den chronischen Schmerz als ein Geschehen, an dem sowohl organische wie auch psychische Faktoren beteiligt sind, machen psychologische Verfahren als Ergänzung einer medikamentösen Schmerztherapie durchaus Sinn. „Wunderheilungen" sind nicht zu erwarten, aber der Nutzen mancher Psychotherapieformen ist bei den verschiedensten Schmerzsyndromen gut belegt. Ihr gemeinsames Ziel ist es, den Schmerzkranken zu Selbstständigkeit im Umgang mit dem Schmerz zu befähigen. Viele Elemente dieser Therapien lassen sich auch im Stationsalltag realisieren. Die wichtigsten sind:
- **Operante Konditionierung** (➤ 13.6.3)
- **Kognitive Verhaltenstherapie:** (➤ 13.6.3)
- **Entspannungstechniken** (➤ 13.6.4)
- **Biofeedback:** Ziel des Biofeedbacks ist der bewusstere Umgang mit dem eigenen Körper. Biofeedback ist eine computerunterstützte Verhaltenstherapie, bei der der Patient lernt, seine Körperfunktionen willentlich zu beeinflussen. Spezielle Biofeedback-Geräte messen über Sensoren z. B. die Muskelspannung, den Hautwiderstand oder die Herzfrequenz. Die Werte werden umgewandelt und durch Tonsignale oder Lichtzeichen hör- bzw. sichtbar gemacht (➤ Abb. 12.10). Die Ergebnisse der Messungen werden dem Patienten mitgeteilt und er lernt, seinen Körper z. B. durch Entspannungstechniken (➤ 13.6.4) zu beeinflussen. Dieser Ansatz eignet sich z. B. zur Bekämpfung von Spannungskopfschmerzen (➤ 12.4.3). Zu Beginn der Behandlung erfolgt die Beeinflussung der Körperfunktionen noch mit einem Arzt, später kann der Patient seine Körperfunktionen auch ohne Biofeedback-Gerät gezielt steuern. Biofeedback ist wegen der aufwendigen Ausrüstung teuer und birgt die Gefahr, dass sich die Patienten nur auf die somatische Seite ihrer Erkrankung konzentrieren.

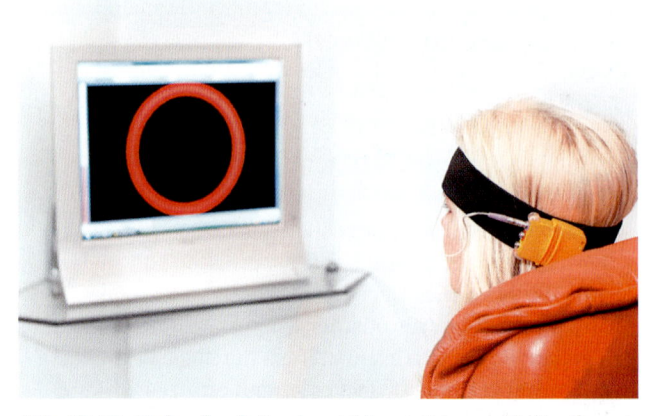

Abb. 12.10 Biofeedback-Vasokonstriktionstraining zur Migränetherapie [T625]

Die Ergebnisse sind nicht besser als bei der alleinigen Anwendung von Entspannungstechniken. (📖 11)

> Bei allen Psychotherapiestudien lassen sich immer wieder „unspezifische" Elemente (Erwartungen der Patienten, Zuwendung durch den Therapeuten) beschreiben, die für den Therapieerfolg wesentlich sind. Gerade diese diffusen, schwer greifbaren Einflüsse zwischen Menschen können Pflegende im Pflegealltag nutzen, um den Leidenden zu helfen, indem sie sie ernst nehmen, ihre Befürchtungen und Vorstellungen erkennen und so weit als möglich auf sie eingehen. Die Patienten sollen erfahren, dass sie sicher und geborgen sind.

12.4 Pflege von Menschen mit Kopfschmerzen

Ein starker, akuter Kopfschmerz tritt z. B. bei einer *Meningitis* (Hirnhautentzündung, ➤ 6.1) oder *Subarachnoidalblutung* (➤ 2.3) auf. Zu *rezidivierenden Kopfschmerzattacken* kommt es bei *Migräne* (➤ 12.4.1) oder der *Trigeminusneuralgie* (➤ 4.2). Der *Spannungskopfschmerz* (➤ 12.4.2) ist eher ein lang anhaltender und immer wiederkehrender Kopfschmerz.

Zur exakten Diagnosestellung sind neben der Information über den zeitlichen Verlauf auch die genaue Lokalisation des Kopfschmerzes, ein eventueller Seitenwechsel, der Charakter (dumpf, reißend, stechend) sowie das Auftreten von Begleitsymptomen (Übelkeit, Erbrechen, Schwindel, Sehstörungen, keinerlei Begleitsymptome) oder Auslösern wichtig.

Primäre Kopfschmerzen, wie z. B. die Migräne oder der Spannungskopfschmerz, treten ohne erkennbare Ursache als eigenständige Erkrankung auf. **Sekundäre Kopfschmerzen** sind Folge einer anderen Erkrankung, etwa die Kopfschmerzen im Rahmen einer Meningitis oder Subarachnoidalblutung.

Bedeutung erlangen die primären Kopfschmerzerkrankungen dann, wenn sie so stark oder häufig sind, dass sie die Lebensqualität und Arbeitsfähigkeit des Betroffenen (deutlich) beeinträchtigen. (📖 12)

> Kopfschmerzen bedürfen insbesondere dann der diagnostischen Abklärung, wenn sie
> - sehr heftig sind,
> - erstmalig auftreten,
> - ihren Charakter ändern,
> - Schmerzmittel nicht mehr helfen und immer häufiger eingenommen werden müssen,
> - mit neurologischen Symptomen oder Fieber einhergehen.

Trigeminusneuralgie, ➤ 4.2

12.4.1 Migräne

> **Migräne:** Periodisch und anfallsweise, meist halbseitig auftretender Kopfschmerz mit vegetativen und evtl. neurologischen Symptomen.

> Vorkommen bei ca. 5–10 % der Bevölkerung, Frauen sind häufiger betroffen als Männer. Erstmanifestation oft zwischen dem 15. und 25. Lebensjahr.

Krankheitsentstehung

Sicher spielt eine erblich bedingte Veranlagung bei der Entstehung eine Rolle, für die Sonderform der *familiären hemiplegischen Migräne* ist sogar Erblichkeit nachgewiesen.

Bei der Migräne liegt eine Störung des trigeminovaskulären Systems vor, die bislang noch nicht vollständig geklärt werden konnte. Es kommt nach heutigem Kenntnisstand zu einer Aktivierung des trigeminalen Systems mit einer Freisetzung von z. B. CGRP (engl. *calcitonin gene-related peptide*) und Substanz P. Dies führt zu einer aseptischen perivaskulären Entzündungsreaktion mit Vasodilatation und Schmerzen *(trigeminovaskulärer Reflex)*. Das klinische Phänomen der Aura (unten) wird durch eine wandernde, kortikale Erregungswelle (engl. *cortical spreading depression*) mit nachfolgender Minderdurchblutung (engl. *spreading oligemia*) hervorgerufen. Die Entstehungsmechanismen dieser neuronalen Erregungswelle sind derzeit noch unklar.

Häufige **Auslöser** für Migräneattacken können sein:
- Bestimmte Nahrungsmittel, z. B. Rotwein, Käse, Schokolade
- Psychische Faktoren, z. B. Belastung, aber auch Entlastung, etwa am Wochenende
- Physikalische Einflüsse, z. B. Lärm, Flackerlicht
- Menstruation.

Symptome

Die Patienten leiden rezidivierend unter meist halbseitigen Kopfschmerzanfällen (➤ Abb. 12.11), die typischerweise mit vegetativen Beschwerden wie Übelkeit, Erbrechen, Licht- und Lärmempfindlichkeit einhergehen. Es gibt zwar eine Seitenbevorzugung für die Schmerzen, die Seite kann jedoch im Verlauf wechseln. Die Dauer der Kopfschmerzen beträgt Stunden bis Tage. Der Charakter der Kopfschmerzen wird meist als klopfend oder hämmernd angegeben. Unterschieden werden:
- **Migräne ohne Aura** (früher einfache Migräne), bei der es nur zu vegetativen Begleitsymptomen kommt
- **Migräne mit Aura** (früher klassische Migräne, frz. *migraine accompagnée*). Vor dem Kopfschmerz treten kurzzeitige neurologische Symptome auf, z. B. Sehstörungen wie etwa ein Flimmerskotom (Flimmerwahrnehmung in fleckförmigen oder gezackten, wandernden Leerstellen des Gesichtsfelds). Seltener sind neurologische Herdsymptome wie Lähmungen, Sprachstörungen oder sensible Ausfälle. Nur sehr selten entwickelt sich als Komplikation ein Hirninfarkt mit bleibenden Ausfällen. Als Sonderformen mit eigener Bezeichnung werden meist geführt:
  – Die **Basilarismigräne** wird von Symptomen des Hirnstamms, z. B. Doppelbildern, Sensibilitätsstörungen der Zunge und des Gesichts, Schwindel, Ataxie und Dysarthrie, begleitet

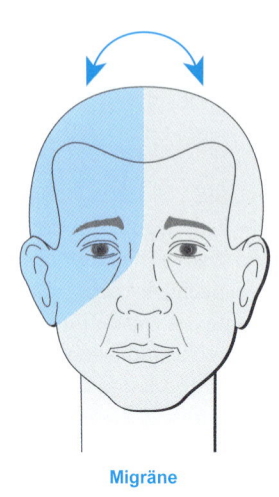

Abb. 12.11 Der Schmerz bei **Migräne** geht meist von einer Kopfhälfte aus, strahlt jedoch zur anderen hin aus. [R262]

– Die **ophthalmoplegische Migräne** mit Augenmuskellähmungen
- **„Migraine sans Migraine"** (Aura ohne Migränekopfschmerz). Dabei handelt es sich um periodisch auftretende isolierte Migräneäquivalente wie z. B. passagere Flimmerskotome, Sprachstörungen, sensible oder motorische Herdsymptome ohne begleitenden Kopfschmerz
- Eine **chronische Migräne** liegt dann vor, wenn monatlich an mehr als 15 Tagen Migränekopfschmerzen bestehen und dies über einen Zeitraum von mehr als drei Monaten.

Diagnostik

Die **Diagnose** einer Migräne ohne Aura ist meist klinisch möglich (> Tab. 12.6). Die Familienanamnese ist häufig positiv, der neurologische Untersuchungsbefund unauffällig. Bei erstmaligem Auftreten einer Migräne mit Aura, Veränderungen der Symptomatik oder einer Migräneaura ohne Kopfschmerz sind bildgebende Verfahren (v. a. Kernspin-, Computertomografie) und ggf. eine Liquoruntersuchung zum Ausschluss anderer neurologischer Erkrankungen erforderlich.

Behandlungsstrategien

Behandlungsstrategie im akuten Anfall
Die medikamentöse **Behandlung des akuten Anfalls** besteht in:
- Medikamenten gegen die Übelkeit zu Beginn der Attacke, z. B. Metoclopramid (z. B. in Paspertin®), das gleichzeitig die Resorption oraler Medikamente verbessert
- Schmerzmitteln wie Azetylsalizylsäure (z. B. Aspirin®), Paracetamol (z. B. ben-u-ron®) oder Ibuprofen (z. B. Dolormin Migräne®). Zu bevorzugen sind Brause- oder Kautabletten wegen der schnelleren Resorption (keine Retardtabletten), auch eine rektale oder intravenöse Gabe kommen in Betracht
- Bei schweren Anfällen **selektive Serotoninrezeptoragonisten** (sog. *Triptane*, z. B. AscoTop®, Imigran®, Naramig®, Sumatriptan®), die in verschiedenen Darreichungsformen erhältlich sind.

Behandlungsstrategie im Intervall
Bei häufigen Migräneattacken mit regelmäßiger Einnahme von Analgetika besteht ein hohes Risiko eines **Analgetika-Kopfschmerzes**, der in einen Teufelskreis münden kann. Es wird daher empfohlen, nicht an mehr als an 10 Tagen im Monat Schmerzmedikamente einzunehmen. Bei Langzeiteinnahme sind außerdem analgetikabedingte Leber- und Nierenschäden möglich.

Bei sehr häufigen, lang andauernden oder schweren Attacken ist daher eine **prophylaktische Behandlung** angezeigt. In diesem Fall muss das Medikament über ca. drei Monate konsequent eingenommen werden, erst anschließend kann man seine Wirksamkeit beurteilen. Zum Einsatz kommen z. B.:

Tab. 12.6 **Differenzialdiagnose** der Migräne: Andere Formen des Kopf- und Gesichtsschmerzes.

Kopfschmerz	Lokalisation	Prädisposition	Dauer/Zeitpunkt	Intensität	Auslöser	Begleitsymptome
Cluster-Kopfschmerz (> 12.4.2)	Einseitig orbital und temporal	Männer zwischen 20. und 40. Lebensjahr	1–3 Stunden, häufig nachts auftretend	Heftig stechend	Alkohol	Augentränen, Naselaufen, Horner-Syndrom
Arteriitis temporalis	Erst ein-, dann beidseitig temporal	> 50. Lebensjahr	Dauernd	Dumpf		BSG-Erhöhung, Fieber, Erblindungsgefahr
Trigeminusneuralgie (> 4.2)	Einseitig, 2. und/oder 3. Trigeminusast	> 40. Lebensjahr, w > m	Sekunden, tagsüber	Sehr heftig, „Nadelstiche"	Berührung, Mundbewegung (Sprechen, Essen)	Gewichtsverlust
Glaukomanfall	Einseitig periorbital		Dauernd	Bohrend		Mydriasis, Sehstörungen
Kopfschmerz bei Hypertonie	Diffus		Episodenhaft	Dumpf pochend		Übelkeit
Spannungskopfschmerz (> 12.4.3)	Diffus	w > m	Tagsüber	Dumpf drückend	Psychische Belastungen, „Stress", Spannung	Schlafstörungen, Schwindel

- Beta-Blocker (z. B. Beloc Dociton®)
- Flunarizin, ein Kalzium-Antagonist (z. B. Sibelium®)
- Antikonvulsiva: Topiramat (Topamax-Migräne®), Valproinsäure (z. B. Orfiril®)
- Trizyklische Antidepressiva, wie z. B. Amitriptylin (Saroten®)
- Pflanzliche Medikamente: Pestwurz (z. B. Petadolex®), Mutterkraut
- Akupunktur kann die Migränehäufigkiet reduzieren.

Pflege von Menschen mit Migräne

Pflege im akuten Anfall

Die pflegerischen Maßnahmen im akuten Anfall bestehen vor allem in der Reizabschirmung, z. B. der Unterbringung in einem dunklen, ruhigen Raum. Störungen werden möglichst vermieden. Vielen Patienten hilft Schlaf. Auch eine lokale Kältebehandlung, z. B. mit kalten Umschlägen auf Stirn und/oder Nacken, kann analgetisch wirksam sein. Ist dem Patienten zusätzlich zu den Kopfschmerzen schwindelig, kontrollieren die Pflegenden seinen Blutdruck und begleiten ihn ggf. zur Toilette. Meist hat der Patient während der Schmerzattacke keinen Appetit, wobei die vorübergehende Nahrungskarenz in aller Regel unproblematisch ist.

Prävention und Patientenberatung

Als sehr hilfreich für Patienten, Pflegende und Ärzte hat sich das Führen eines Kopfschmerzkalenders erwiesen (➤ Abb. 12.12), in dem Zeitpunkt, Dauer und Stärke des Kopfschmerzes sowie begleitende Ereignisse und eingenommene Medikamente eingetragen werden. Nur so können auslösende Faktoren zuverlässig erkannt und die Wirkung von Medikamenten nachvollzogen werden.

Sind Auslöser feststellbar, sollte der Patient diese möglichst meiden. Prinzipiell tut den meisten Patienten eine geregelte Lebensweise mit ausreichender Nachtruhe gut. Vielen hilft das Erlernen von Entspannungs- und Stressbewältigungstechniken, auch Ausdauersport wirkt sich günstig aus. (📖 13)

12.4.2 Cluster-Kopfschmerz

Cluster-Kopfschmerz *(Bing-Horton-Syndrom):* Überwiegend nachts auftretende, streng einseitige Kopf-Gesichtsschmerz-Attacken. Häufig bei Männern zwischen dem 20. und 40. Lebensjahr.

Der **Cluster-Kopfschmerz** bezieht seinen Namen von der typischen zeitlichen Häufung der Anfälle (engl. *cluster* = Haufen).

Krankheitsentstehung

Die Ursache des Cluster-Kopfschmerzes ist unklar, vermutet werden eine zentrale Dysfunktion des Hypothalamus und eine Aktivierung von Trigeminuskernen im Hirnstammbereich.

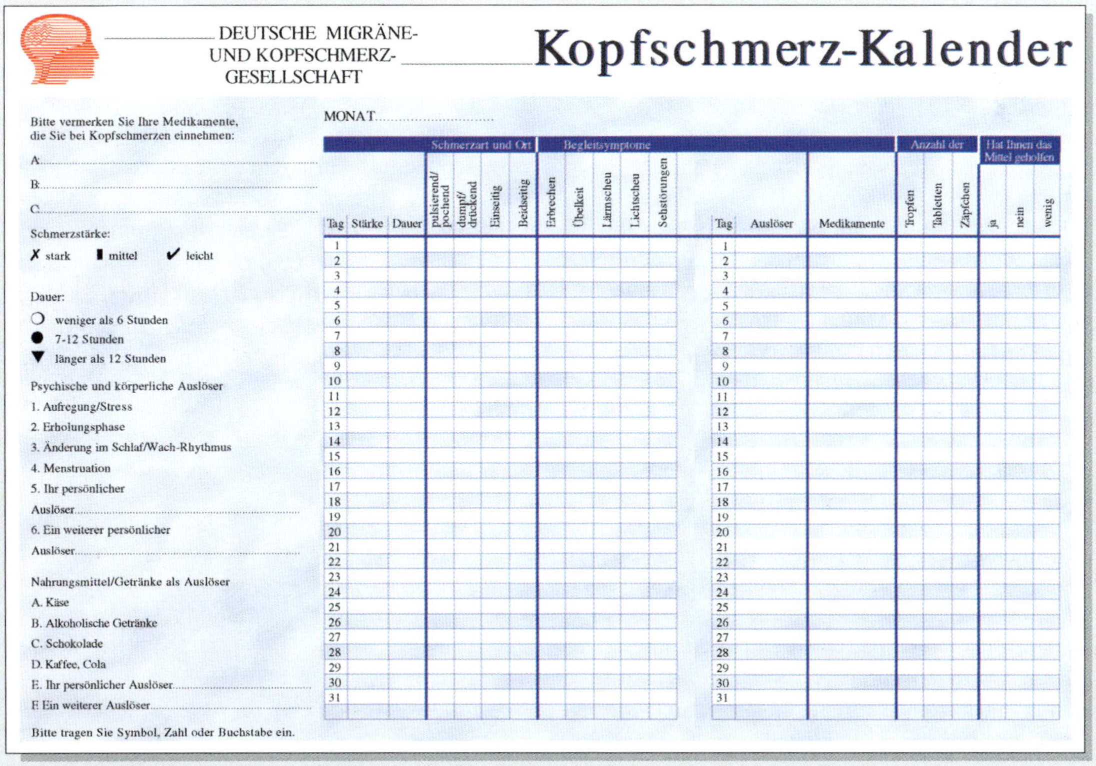

DEUTSCHE MIGRÄNE- UND KOPFSCHMERZ-GESELLSCHAFT

Kopfschmerz-Kalender

Bitte vermerken Sie Ihre Medikamente, die Sie bei Kopfschmerzen einnehmen:

A: ....

B: ....

C: ....

Schmerzstärke:

✗ stark ▮ mittel ✔ leicht

Dauer:

○ weniger als 6 Stunden

● 7-12 Stunden

▼ länger als 12 Stunden

Psychische und körperliche Auslöser

1. Aufregung/Stress
2. Erholungsphase
3. Änderung im Schlaf/Wach-Rhythmus
4. Menstruation
5. Ihr persönlicher Auslöser........
6. Ein weiterer persönlicher Auslöser........

Nahrungsmittel/Getränke als Auslöser

A. Käse

B. Alkoholische Getränke

C. Schokolade

D. Kaffee, Cola

E. Ihr persönlicher Auslöser........

F. Ein weiterer Auslöser........

Bitte tragen Sie Symbol, Zahl oder Buchstabe ein.

MONAT........

			Schmerzart und Ort				Begleitsymptome								Anzahl der			Hat Ihnen das Mittel geholfen		
Tag	Stärke	Dauer	pulsierend/pochend	dumpf/drückend	Einseitig	Beidseitig	Erbrechen	Übelkeit	Lärmscheu	Lichtscheu	Sehstörungen	Tag	Auslöser	Medikamente	Tropfen	Tabletten	Zäpfchen	ja	nein	wenig
1												1								
2												2								
3												3								
4												4								
5												5								
6												6								
7												7								
8												8								
9												9								
10												10								
11												11								
12												12								
13												13								
14												14								
15												15								
16												16								
17												17								
18												18								
19												19								
20												20								
21												21								
22												22								
23												23								
24												24								
25												25								
26												26								
27												27								
28												28								
29												29								
30												30								
31												31								

Abb. 12.12 Ein **Kopfschmerzkalender** hilft bei der Feststellung auslösender Faktoren für Migräneattacken, der Beurteilung von Medikamentenwirkungen und dem Entscheid für oder gegen eine prophylaktische Therapie. [W224]

12

Symptome, Befund und Diagnose

Die typischen Clusterkopfschmerz-Patienten sind junge Männer; sie beklagen heftigste, streng halbseitige Kopf- und Gesichtsschmerzen, die meist in der Augen- oder Schläfenregion lokalisiert sind. Die Attacken setzen rasch ein und dauern etwa 30–120 Minuten. Typischerweise treten Clusterattacken periodisch gehäuft und häufig zur gleichen Uhrzeit (meist nachts) auf. Oft wird der Schmerz im Liegen schlimmer, sodass der Patient eher umherläuft und sich nicht hinlegt. Die Schmerzen gehen einher mit autonomen Symptomen auf der betroffenen Seite:
- Rötung des Gesichts
- Hyperämie der Augenschleimhaut
- Tränenfluss sowie evtl. Nasensekretion
- Ptosis (Herabhängen des Oberlides) und Miosis (Engstellung der Pupillen).

Lichtscheu, Übelkeit und Erbrechen gehören nicht zu den typischen Begleiterscheinungen.

Beim **episodischen Cluster-Kopfschmerz** treten die Schmerzattacken gehäuft in Perioden von einer Woche bis zu einem Jahr auf, ohne von einem schmerzfreien Intervall von mindestens einem Monat unterbrochen zu werden. Beim **chronischen Cluster-Kopfschmerz** fehlen die schmerzfreien Intervalle oder dauern kürzer als einen Monat an. Patienten mit einem ausgeprägten Krankheitsbild können aufgrund der Symptomatik suizidal werden.

Die **Diagnosestellung** ist zumeist anhand der Klinik möglich, der neurologische Untersuchungsbefund ist unauffällig. Um eine hirnorganische Kopfschmerzursache auszuschließen, sollte eine bildgebende Diagnostik erfolgen.

Behandlungsstrategie

Im Gegensatz zu anderen Kopfschmerzformen helfen Analgetika wie Azetylsalizylsäure und Paracetamol beim Cluster-Kopfschmerz nicht. Therapie der Wahl ist Sauerstoffgabe über eine Nasensonde oder eine Maske zu Beginn der Attacke (Dosierung 7 l/Min. über 10–15 Min.). Medikamentös kann bei Beachten der Kontraindikationen Sumatriptan s. c. oder Zolmitriptan nasal angewendet werden, auch Lidocain-Spray intranasal hilft vielen Patienten.

Eine Prophylaxe wird vor allem mit dem Kalziumantagonisten Verapamil, Lithium sowie – seltener – mit dem Serotoninantagonisten Methysergid (maximale Therapiedauer drei Monate) oder Glukokortikoiden durchgeführt. Wirksam in der Prophylaxe sind ebenfalls Antikonvulsiva wie Valproinsäure (z. B. Orfiril®) oder Topiramat (z. B. Topamax®).

Neuerdings wurden schwer betroffene Patienten ähnlich wie beim M. Parkinson operativ mit tiefen Hirnelektroden im Thalamus, die über einen ebenfalls implantierten Stimulator bedient werden (engl. *deep brain stimulation*, kurz: DBS), erfolgreich behandelt.

> **Prävention und Patientenberatung**
>
> Sind Auslöser feststellbar (am häufigsten Alkohol und gefäßerweiternde Medikamente, selten Rauchen), sollte der Patient diese meiden. Damit dies gelingt, ist es oft sinnvoll, auch die Angehörigen zu informieren und in die Behandlung einzubeziehen. Entspannungsverfahren bringen keine wesentliche Hilfe.

12.4.3 Spannungskopfschmerz

> **Spannungskopfschmerz:** Chronisch-rezidivierender, meist dumpfer Kopfschmerz im gesamten Kopf. Er ist mit einer Häufigkeit von 5–10 % bei den ausgeprägten Formen mindestens ebenso häufig wie die Migräne. Man unterscheidet eine episodische und eine chronische Verlaufsform, wobei ein chronischer Spannungskopfschmerz dann vorliegt, wenn mindestens an 15 Tagen im Monat Kopfschmerzen auftreten.

Krankheitsentstehung

Über die Ursachen des Spannungskopfschmerzes ist bis heute wenig bekannt, vermutet wird eine multifaktorielle Genese (z. B. erbliche Veranlagung, erniedrigte Schmerztoleranz durch Störung der zentralen Schmerzmechanismen, erhöhter Muskeltonus). Wahrscheinlich sind Stress und Anspannung die entscheidenden Auslöser, obwohl dies bislang nicht wirklich belegt ist.

Symptome und Untersuchungsbefund

Der dumpfe Schmerz ist im ganzen Kopf zu spüren (> Abb. 12.13). Er wird meist als drückend oder bohrend beschrieben. Die Patienten haben das Gefühl, einen Helm oder einen Ring auf dem Kopf zu tragen. Begleiterscheinungen wie bei der Migräne oder bei Kopfschmerzen als Anzeichen einer Allgemeinerkrankung bestehen meist nicht, Übelkeit kann aber vorkommen. Einige Betroffene berichten zudem über eine Schmerzempfindlichkeit der Schulter- und Nackenmuskulatur. Die Patienten sind durch die Kopfschmerzen zwar teils erheblich beeinträchtigt, die meisten Alltagsaktivitäten sind ihnen jedoch noch möglich. Mä-

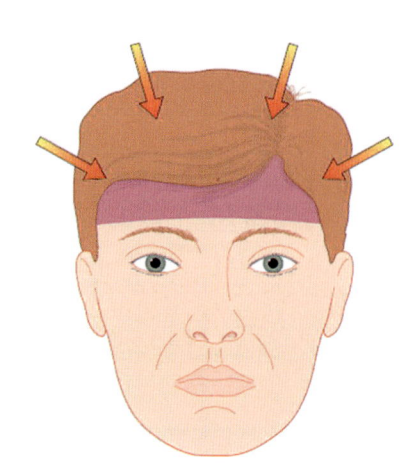

Abb. 12.13 Die Schmerzen beim **Spannungskopfschmerz** verteilen sich dumpf drückend gleichmäßig über den gesamten Kopf. [E789]

ßige körperliche Aktivität hat keinen wesentlichen Einfluss auf die Schmerzen.

Oft zeigt der Spannungskopfschmerz zunächst einen engen Bezug zu Stresssituationen oder (lang dauernden) Fehlhaltungen (z. B. bei Bildschirmarbeitsplätzen). Im Laufe der Zeit treten die Kopfschmerzen dann bei vielen Patienten immer häufiger auf und verlieren ihre Beziehung zur Anspannung. Durch fortgesetzte Analgetikaeinnahme entwickelt sich bei bis zu 30 % der Betroffenen zusätzlich ein Analgetikakopfschmerz, sodass nicht wenige Patienten am Ende fast täglich unter Kopfschmerzen leiden.

Diagnostik und Differenzialdiagnose

Der neurologische Untersuchungsbefund ist beim Spannungskopfschmerz normal. Aus der Anamnese lässt sich der Spannungskopfschmerz meist recht gut von der Migräne als wichtigster Differenzialdiagnose abgrenzen, wobei allerdings Kombinationen beider möglich sind.

Behandlungsstrategie

Bei leichten Kopfschmerzen reicht oft Pfefferminzöl aus, das auf Stirn oder Schläfen massiert wird (z. B. JHP® Rödler). Bei gelegentlichen starken Kopfschmerzen können Nicht-Opioid-Analgetika wie etwa Paracetamol oder Azetylsalizylsäure gegeben werden.

> **VORSICHT!**
> **Kombinationspräparate,** die darüber hinaus z. B. Koffein enthalten, sollten nicht eingenommen werden, da sie aufgrund der z. B. anregenden und als wohltuend empfundenen Wirkung des nicht schmerzstillenden Bestandteils erfahrungsgemäß oft zum *Schmerzmittelmissbrauch* und damit zum *Analgetikakopfschmerz* führen.

Gleichzeitig sollte man nichtmedikamentöse Verfahren einsetzen, um einer Chronifizierung mit häufiger Analgetikaeinnahme vorzubeugen. Der Patient soll die den Kopfschmerz auslösenden Faktoren erkennen und vermindern lernen. An erster Stelle stehen hier Stressbewältigungs- und Entspannungstechniken sowie insgesamt eine geregelte Lebensführung mit ausreichend Schlaf, Ausdauersport und „abhärtenden" Maßnahmen wie etwa Wechselduschen. Massagen werden von vielen als angenehm empfunden. Bei einem Teil der Patienten können psychotherapeutische Verfahren angezeigt sein.

> **Patientenberatung**
> Entspannungstechniken und Änderung der Lebensführung wirken nicht so schnell wie Medikamente. Alle an der Therapie Beteiligten müssen den Patienten immer wieder zu dieser für ihn zunächst mühsamen Therapieform motivieren.

Zur medikamentösen Prophylaxe kommen bei chronischen Spannungskopfschmerzen trizyklische Antidepressiva (vor allem Amitriptylin, z. B. Saroten®) in Betracht, die wahrscheinlich über eine Beeinflussung der zentralen Schmerzschwelle wirken. Ebenfalls wirksam sind: das Antidepressivum Mirtazapin (z. B. Remergil®), das Antikonvulsivum Valproinsäure (z. B. Orfiril®), das Muskelrelaxans Tizanidin (z. B. Sirdalud®), Akupunktur und Physio- bzw. Manualtherapie (> Abb. 12.14). Häufig ist eine Kombination medikamentöser und nichtmedikamentöser Therapieformen notwendig. (📖 13)

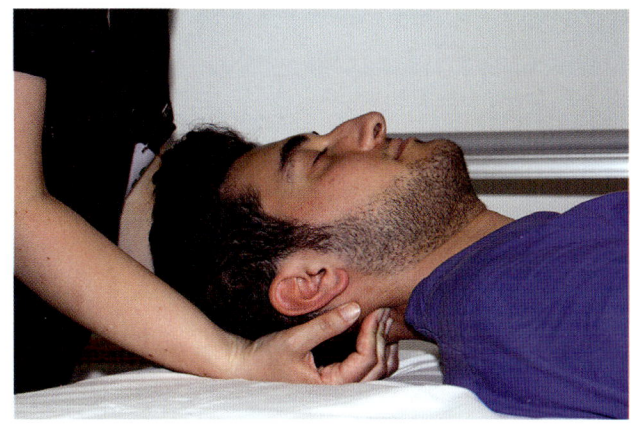

Abb. 12.14 Entspannungsmassage bei Spannungskopfschmerz. [T623]

Literatur und Kontaktadressen

📖 LITERATURNACHWEIS

1. Nachzulesen auf den Internetseiten der Internationalen Gesellschaft zum Studium des Schmerzes unter www.iasp-pain.org, dann über den Menüpunkt „Resources" weiter zu „pain terminology".
2. Zahlen und Fakten zum chronischen Schmerz, Stand Oktober 2007. Nachzulesen auf der Internetseite der Deutschen Gesellschaft zum Studium des Schmerzes e. V. unter www.dgss.org, dann weiter zu Dokumente und Zahlen und Fakten.
3. McCaffery, M.; Beebe, A.; Latham, J.: Schmerz. Ein Handbuch für die Pflegepraxis. Ullstein Mosby, Wiesbaden 1997, S. 14.
4. Nachzulesen auf den Internetseiten der Deutschen Gesellschaft zum Studium des Schmerzes (DGSS) unter www.dgss.org, dann weiter zu Dokumente und Schmerzfragebogen.
5. Bohlmann, Lars: Schmerzmanagement: Wege zum schmerzarmen Krankenhaus. In: Die Schwester, der Pfleger. 48 (2009) 1, S. 26–30.
6. Erfolgreiches Schmerzmanagement (Aufsatzsammlung). In: Unterricht Pflege. 14 (2009) 2, S. 2–49.
7. Besendorfer, Andrea: Expertenstandard Schmerzmanagement implementiert: „Ich hatte zum ersten Mal keine Schmerzen!". In: Pflegezeitschrift. 58 (2005) 2, S. 78–83.
8. Deutsches Netzwerk für Qualitätsentwicklung in der Pflege (Hrsg.): Expertenstandard Schmerzmanagement in der Pflege. Fachhochschule Osnabrück 2010.
9. Diener, Hans Christoph; Maier, Christoph (Hrsg.): Die Schmerztherapie. 3. A., Verlag Elsevier, Urban & Fischer, München 2008.
10. Neander, Klaus-Dieter (Hrsg.): Musik und Pflege. Urban & Fischer Verlag, München 1999.
11. Rief, Winfried; Bierbauer, Niels: Biofeedback-Therapie. Grundlagen, Indikationen, Kommunikation, praktisches Vorgehen in der Therapie. 2. A., Schattauer Verlag, Stuttgart 2006.
12. Drerup, Elisabeth: Schmerz und Schmerzbewältigung als Aufgabe der Pflegenden. In: Deutscher Verein für Pflegewissenschaft (Hrsg.):

Das Originäre der Pflege entdecken. Pflege beschreiben, erfassen, begrenzen. Mabuse Verlag, Frankfurt a. M. 2003, S. 205–222.
13. Göbel, Hartmut: Erfolgreich gegen Kopfschmerzen und Migräne. 4. A., Springer Verlag, Berlin 2004.
14. Handel, Elisabeth: Praxishandbuch ZOPA©. Huber Verlag, Bern 2010.

KONTAKTADRESSEN

- Deutsche Migräne- und Kopfschmerzgesellschaft e. V.
  PD Dr. Stefanie Förderreuther
  Neurologische Klinik der LMU München
  Ziemssenstraße 1
  80336 München
  Telefon: 089/51 60 23 07
  www.dmkg.de
- Deutsche Schmerzgesellschaft e. V.
  Bundesgeschäftsstelle
  Alt-Moabit 101 b
  10559 Berlin
  Telefon: 030/39 40 96 89–0
  www.dgss.org

KAPITEL 13

Giulio Calia, Martina Gühne

Einführung in die Pflege von Menschen mit psychischen Erkrankungen

13.1	Bewertung psychischer Krankheiten durch die Gesellschaft	228
13.2	Theorien zur Krankheitsentstehung	229
13.3	Einteilung psychischer Erkrankungen	230
13.3.1	Einteilung nach DSM 5	230
13.3.2	Einteilung nach ICD-10	230
13.3.3	Triadisches System nach Huber	231
13.4	Besonderheiten der Pflege in der Psychiatrie	232
13.4.1	Arbeitsfelder in der psychiatrischen Pflege	232
13.4.2	Der psychisch kranke Mensch	232
13.4.3	Professionelle psychiatrische Pflege – Voraussetzungen und Rahmenbedingungen	233
13.4.4	Ziele der psychiatrischen Pflege	235
13.4.5	Aufgaben und Handlungsfelder in der psychiatrischen Pflege	235
13.4.6	Beobachten, Beurteilen und Intervenieren	240
13.4.7	Interaktion in besonderen Situationen	241
13.4.8	Pflege bei Zwangsmaßnahmen	244
13.5	Erhebung des psychopathologischen Befunds	247
13.5.1	Erkennen von Bewusstseinsstörungen	248
13.5.2	Erkennen von Orientierungsstörungen	249
13.5.3	Erkennen von Aufmerksamkeits- und Konzentrationsstörungen	249
13.5.4	Erkennen von Gedächtnisstörungen	250
13.5.5	Erkennen von Denkstörungen	251
13.5.6	Erkennen von Ängsten und Zwängen	252
13.5.7	Erkennen von Wahrnehmungsstörungen	253
13.5.8	Erkennen von Störungen des Ich-Erlebens	254
13.5.9	Erkennen von Affektstörungen	254
13.5.10	Erkennen von Antriebs- und psychomotorischen Störungen	255
13.6	Therapien in der Psychiatrie	255
13.6.1	Medikamente in der Psychiatrie	255
13.6.2	Somatische Verfahren	257
13.6.3	Psychotherapeutische Verfahren	259
13.6.4	Entspannungsverfahren	266
13.6.5	Kreative Therapieverfahren	267
13.6.6	Hypnotische Verfahren	268
13.6.7	Ergotherapien	268
13.6.8	Sozialarbeit	268
13.6.9	Coping	269
13.7	Rehabilitation bei psychischen Störungen	269
	Literatur und Kontaktadressen	271

> **Psychiatrie:** Fachgebiet der Medizin, das sich mit Prophylaxe, Diagnose, Therapie und Rehabilitation psychischer Erkrankungen einschließlich deren Erforschung und Lehre befasst.
> **Psyche** (griech. *Hauch, Atem, Seele*): Gesamtheit des Erlebens, Denkens, Fühlens, Handelns und Wollens eines Menschen.

Die **Psychiatrie** ist ein Teilbereich der Medizin, der an viele andere medizinische Fachgebiete angrenzt. Jeder Psychiater muss heute z. B. über eingehende Kenntnisse der *Neurologie* verfügen. Psychiater sind Ärzte mit einer entsprechenden Facharztweiterbildung und mittlerweile auch regelhaft ärztliche Psychotherapeuten, was wiederum ein gemeinsames Wirkfeld mit psychologischen Psychotherapeuten bildet.

Die **Kinder- und Jugendpsychiatrie** (➤ Kapitel 20) ist ein eigenes Teilgebiet der Medizin im Schnittpunkt zwischen *Psychiatrie, Kinderheilkunde* und *Neurologie*.

Auch die Kinder- und Jugendpsychiater sind Ärzte mit entsprechender Facharztweiterbildung und mittlerweile auch einer regelhaften zusätzlichen Psychotherapieausbildung. Dieser Facharzt wurde 1968 etabliert – vorher wurden Kinder und Jugendliche mit psychischen Erkrankungen auch von Erwachsenenpsychiatern behandelt. Die **Psychosomatik** (➤ Kapitel 19) befasst sich mit Krankheiten, die psychisch (mit-)bedingt sind, aber körperliche Symptome und Veränderungen hervorrufen. Psychotherapeutische und somatische Behandlung gehen hier Hand in Hand. Klassische psychosomatische Krankheiten sind z. B. Asthma bronchiale, Ulcus duodeni, Colitis ulcerosa.

Grundlage der bisher genannten Gebiete ist die **Psychologie**, die Lehre vom (normalen) Erleben und Verhalten des Menschen. Ein Teilgebiet der *angewandten Psychologie* ist die **klinische Psychologie**. Sie befasst sich unter anderem mit der Persönlichkeitsdiagnostik (psychologische Tests) und der psychologischen Beratung von Menschen in Krisensituationen (z. B. Eheberatung, Drogenberatung).

> Körper und Psyche beeinflussen sich wechselseitig: Körperliche Krankheiten führen auch zu psychischen Störungen und umgekehrt.

Spezialisierung in der Psychiatrie

Die zahlreichen Aufgaben haben in der Psychiatrie zu Spezialisierungen geführt:

- So stellt die **Gerontopsychiatrie** (*Alterspsychiatrie*, ➤ Kapitel 21) den alten Menschen mit psychischen Störungen in den Mittelpunkt und ist bei der zunehmenden Zahl alter Menschen in unserer Gesellschaft zu einem *Schwerpunkt* innerhalb der Psychiatrie geworden (➤ Abb. 13.1)
- Die **forensische Psychiatrie** befasst sich mit der Behandlung psychisch kranker und suchtkranker Straftäter und mit rechtlichen Fragen der Psychiatrie
- Die **Behandlung Abhängigkeitskranker** (➤ Kapitel 22) dient dem Entzug und der Entwöhnung von Suchtstoffen (Drogen, Alkohol, Spielsucht, usw.).

Verschiedene **Behandlungsansätze** ergänzen sich bei der Behandlung psychisch kranker Menschen:

- Die **Psychotherapie** behandelt den Kranken mit seelischen Mitteln. Tiefenpsychologie und Verhaltenstherapie bilden heute die wichtigsten psychotherapeutischen Behandlungsansätze. Im deutschen Gesundheitssystem sind bisher nur drei Psychotherapieformen von den gesetzlichen Krankenkassen als zugelassene Psychotherapieformen akzeptiert. Neben der Verhaltenstherapie sind es die tiefenpsychologisch fundierte und psychoanalytische Psychotherapie. Die Verhaltenstherapie ist die Psychotherapieform, die am intensivsten wissenschaftlich evaluiert ist. Gab es früher starke Konkurrenzen und dogmatische Fronten zwischen den verschiedenen Therapieschulen, werden mittlerweile Therapieverfahren kombiniert eingesetzt. Zusätzliche spezielle Psychotherapieausbildungen spielen bei bestimmten Erkrankungen eine Rolle (z. B. spezielle Traumatherapie bei Psychotraumafolgeerkrankungen)
- Die **Sozialpsychiatrie** beschäftigt sich mit den gesellschaftlichen und familiären Entstehungsbedingungen und Behandlungsmöglichkeiten psychischer Krankheiten. Sie widmet sich z. B. schwierigen zwischenmenschlichen Beziehungen sowie der Besserung von Arbeits- und Wohnverhältnissen für den Kranken
- Die **Psychopharmakotherapie** (griech. *pharmakon* = Arzneimittel) umfasst den Bereich der medikamentösen Behandlung psychischer Krankheiten und spielt in der modernen Psychiatrie zunehmend eine relevante Rolle, insbesondere in der Kombination mit Psychotherapie (*Psychopharmakotherapie*, ➤ 13.6.1).

13.1 Bewertung psychischer Krankheiten durch die Gesellschaft

> **Psychische Krankheiten** verändern psychische Funktionen. Der psychisch Kranke fühlt sich z. B. niedergeschlagen oder erlebt die Welt anders, oder er hört Stimmen, die die Mitmenschen in seiner Umgebung nicht wahrnehmen. Dies hat Auswirkungen auf sein Verhalten, seine Kommunikation und die Beziehungen zu seinen Mitmenschen.

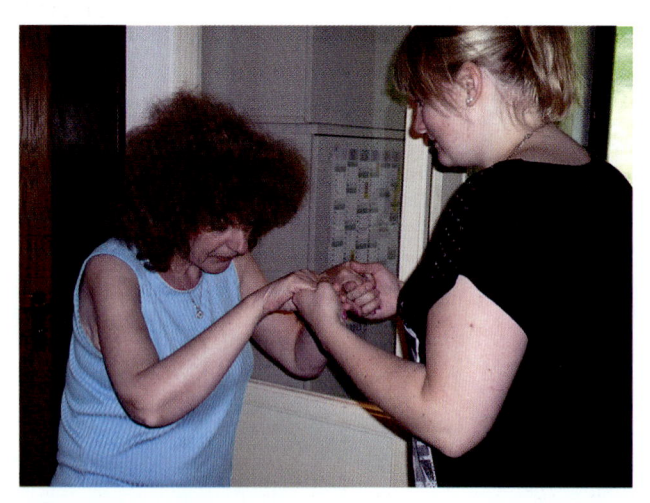

Abb. 13.1 Die **Gerontopsychiatrie** ist zu einem Schwerpunkt der Psychiatrie geworden. Aufgrund der Veränderung der Alterspyramide wird die Zahl alter Menschen mit psychischen Störungen in unserer Gesellschaft in den nächsten Jahrzehnten immer größer werden. [M322]

Häufig ist es nicht einfach zu sagen, wann Wahrnehmung, Erleben, Denken, Fühlen und Verhalten normal, anormal oder krankhaft sind. Solche Entscheidungen hängen in erheblichem Maße vom Standpunkt des Betrachters ab, der beeinflusst ist von den aktuellen gesellschaftlichen Werten und Normen und vom kulturellen Hintergrund.

Beispielsweise war die Homosexualität im Lauf der Jahrhunderte ganz unterschiedlichen Bewertungen ausgesetzt. Sie wurde bei den Römern und Griechen vor 2.000 Jahren geduldet. Noch vor 70 Jahren kamen unter der Herrschaft der Nationalsozialisten etwa 10.000 Homosexuelle in Konzentrationslagern um. Heute hat man sich in Deutschland weitestgehend von der Krankheitsvorstellung der Homosexualität verabschiedet und betrachtet sie mehr und mehr als Normvariante ohne Krankheitswert. Als Konsequenz hieraus wurde 1994 aus dem deutschen Strafgesetzbuch der Paragraf 175 gestrichen, der die Strafbarkeit homosexueller Handlungen regelte, 2001 die Eingetragene Partnerschaft homosexueller Menschen eingeführt und 2013 die steuerliche Gleichstellung homosexueller Lebenspartner beschlossen. In anderen Ländern und Kulturen wiederum steht auch heute noch Homosexualität unter Strafe.

Zu beurteilen, was (noch) normal ist und wann eine psychiatrische Erkrankung einsetzt (psychiatrischer Krankheitsbegriff), ist problematisch und hängt stark vom kulturell geprägten Menschenbild ab.

Der psychiatrische Krankheitsbegriff kann natürlich auch missbraucht werden, um „nicht fügsame Menschen" (z. B. *Dissidenten* = von der offiziellen Meinung abweichende politische Widersacher) oder gesellschaftliche Randgruppen aus der Gesellschaft zu entfernen. Ein Beispiel dafür ist die Behandlung politischer Dissidenten in psychiatrischen Kliniken der ehemaligen Ostblockstaaten.

Andererseits bietet der psychiatrische Krankheitsbegriff jedoch den tatsächlich betroffenen Menschen auch staatlichen Schutz: Sie bekommen z. B. Pflege, Behandlung, Krankengeld oder Rente. Oft erhalten sie gerichtlich ernannte Betreuer zur Seite, die ihre Interessen wahrnehmen, z. B. die Vermögensverwaltung.

13.2 Theorien zur Krankheitsentstehung

Der deutsche Psychiater *Wilhelm Griesinger* (1817–1868) erkannte schon 1845, dass „die Geisteskrankheiten in der Mehrzahl der Fälle aus dem Zusammenwirken mehrerer, z. T. vieler ungünstiger Umstände entstehen, […] für die psychische und somatische Heilmethode [muss daher] eine absolut gleiche Berechtigung in Anspruch genommen" werden. (📖 1)

Methodische Vielfalt ist ein Grundkennzeichen der Psychiatrie. Dementsprechend gibt es unterschiedliche Erklärungsmodelle für die Entstehung psychischer Krankheiten, die einander z. T. auch ergänzen:

- **Biologisches Modell:** Hiernach sind psychische Krankheiten durch Veränderungen der Nervenzellen, der Neurotransmitterübertragung, des Stoffwechsels, der Hirnstrukturen oder der Erbanlagen bedingt
- **Psychoanalytisches Modell:** Psychische Krankheiten sind die Folge unbewältigter frühkindlicher Konflikte
- **Lerntheoretisches Modell:** Hier wird die psychische Erkrankung als falsch erlerntes Verhalten angesehen
- **Gesellschaftskritisches Modell:** Nach diesem Modell entstehen psychische Erkrankungen als Folge gesellschaftlicher Bedingungen, die für den Einzelnen unerträglich sind
- **Systemisches Modell.** Dieses lenkt den Blick von Einzelvorgängen im Individuum auf ganze Systeme, denen das Individuum angehört. Es bezieht die Umgebung in Entstehung und Therapie einer psychischen Erkrankung mit ein, z. B. in der Familientherapie (➤ 13.6.3), in der der Patient als Symptomträger des Systems Familie angesehen wird.

Psychische Krankheit als multifaktorielles Geschehen

Keines der genannten Modelle vermag die Entstehung psychischer Erkrankungen alleine zu erklären. Sie betrachten von vielen Problembereichen immer nur *einen* und werden dem Menschen in seiner Gesamtheit nicht gerecht. Heute gehen die Wissenschaftler davon aus, dass immer verschiedene Faktoren zusammenspielen. Psychiater sprechen deshalb auch von einem *multifaktoriellen Geschehen* als Ursachenkomplex einer psychischen Störung. Neben genetischen Aspekten spielen Umweltfaktoren eine Rolle.

Psychische Erkrankungen sind wahrscheinlich so alt wie die Menschheit selbst und ebenso alt sind die Versuche, sie zu erklären und zu behandeln.

Der Begriff „Psychiatrie" wurde von *Johann Christian Reil* (1759–1813) geprägt; die Psychiatrie als wissenschaftliche Heilkunst hat sich erst in den letzten 200 Jahren entwickelt.

In der griechischen und römischen **Antike** suchte man Geisteskrankheiten durch Verknüpfung von seelischen und körperlichen Vorgängen zu erklären. So gab es bereits im *Corpus hippocraticum* (einer Sammlung von antiken medizinischen Texten) eine Darstellung der Vier-Säfte-Lehre, aus der man die unterschiedlichen Temperamente abzuleiten versuchte: So stand das Blut für den Sanguiniker, die gelbe Galle für den Choleriker, die schwarze Galle für den Melancholiker und der Schleim für den Phlegmatiker. Eine Störung im Säftegleichgewicht wurde für die Entstehung von Krankheiten verantwortlich gemacht. Oftmals wurden psychisch Kranke durch Isolierung zu behandeln versucht, oder durch Diät, Aderlass, Schröpfen oder Massage. Psychiatrische Krankenhäuser waren in der Antike unbekannt.

Im **Mittelalter** wurde die antike Heilkunst vor allem durch die Araber bewahrt, es kam zur Einrichtung erster Anstalten für psychisch Kranke, so z. B. in Damaskus, der heutigen Hauptstadt von Syrien. Über Spanien erreichte diese Heilkunde auch Mitteleuropa. Vielfach wurden psychisch Kranke jedoch in inhumaner Weise isoliert und verwahrt, z. B. im „Stock" in Frankfurt oder in den „Dorenkisten" in Lübeck. Im Spätmittelalter wurden Geisteskranke oftmals durch die Inquisition zu Hexen oder Besessenen erklärt und verfolgt, häufig starben sie auf dem Scheiterhaufen.

In der frühen **Neuzeit** wurden Geisteskranke zusammen mit Armen, Landstreichern oder Krüppeln eingesperrt. Der sogenannte Narrenturm in Wien wurde 1784 gebaut und war weltweit das erste Spezialgebäude zur Unterbringung von „Geisteskranken".

In Deutschland fanden sich psychisch Kranke in Zuchthäusern, in England in „Workhouses", in Frankreich in Einrichtungen wie dem „Hôpital général" in Paris.

Eine Änderung der Zustände ergab sich erst mit der **Aufklärung** im 18. Jahrhundert. Zunehmend wurden eine Humanisierung der Unterbringung Geisteskranker und eine zuwendende Behandlung gefordert. Aufsehenerregend war die Befreiung der Irren von ihren Ketten in der „Bicêtre" in Paris durch *Philippe Pinel* (1745–1826). Sie war der Startschuss einer zunehmenden Humanisierung in der Versorgung Geisteskranker, die man jetzt nicht mehr wegsperren, sondern denen man helfen wollte.

In der ersten Hälfte des **19. Jahrhunderts** wurden vor allem in Deutschland die psychischen Krankheiten als Erkrankungen der körperlosen Seele gesehen. Die Hauptvertreter dieser „Psychiker" wie *Johann Christian August Heinroth* (1773–1843) wollten mit teilweise drastischen Behandlungsmethoden die Seele kurieren, so durch Untertauchen in eiskaltes Wasser oder Hungerkuren. Heinroth erhielt 1811 den ersten deutschen Lehrstuhl für Psychiatrie in Leipzig. Anders als dieser behauptete der deutsche Psychiater Wilhelm Griesinger, dass die Entstehung von Geisteskrankheiten mit Erkrankungen des Gehirns zusammenhänge, und begründete somit den biologischen Ansatz der Psychiatrie. Er förderte auch entschieden den sozialpsychiatrischen Ansatz der Psychiatrie, der sich mit der Versorgung und dem sozialen Umfeld des Patienten befasst.

Die Sozialpsychiatrie erhielt starke Impulse aus England. Hier war es vor allem die „Non-restraint"-Bewegung unter *Robert Gardiner Hill* (1811–1878), die sich nach dem Tod eines Zwangsfixierten in den 30er-Jahren des 19. Jahrhunderts für humanere Behandlungsmethoden einsetzte. So sollte eine Tagesstrukturierung in der Landwirtschaft oder im Handwerk zur Gesundung der Patienten beitragen. Ab dem Ende dieses Jahrhunderts kam es in ganz Europa zunehmend zum Bau ausgedehnter psychiatrischer Anstalten, die unter ärztlicher Leitung standen.

Der Beginn des **20. Jahrhunderts** brachte große Fortschritte in der wissenschaftlichen Systematisierung der Psychiatrie. Hier sind vor allem *Emil Kraepelin* (1856–1926) und *Eugen Bleuler* (1857–1939) zu nennen. *Kraepelin* unterschied die endogenen und exogenen Psychosen und lieferte die Erstbeschreibung der „Dementia praecox", für die *Bleuler* später die Bezeichnung „Schizophrenie" prägte. *Karl Jaspers* (1883–1969) und *Kurt Schneider* (1887–1967) trugen wesentlich zur Systematisierung der Psychopathologie bei. *Sigmund Freud* (1856–1939) schuf die Psychoanalyse, in deren Gefolge zahlreiche analytische Behandlungsmethoden entstanden. Zu seinen Schülern gehörten u. a. *Carl Gustav Jung* (1875–1961) und *Alfred Adler* (1870–1937). In der zweiten Hälfte des Jahrhunderts bildete sich als ein weiterer großer Psychotherapiezweig die Verhaltenstherapie. Sie entstand aus den Studien von *Iwan Petrowitsch Pawlow* (1849–1936) über konditionierte Reize.

In den 30er-Jahren entstanden zahlreiche somatische Behandlungsmethoden: 1933 führte *Manfred Sakel* (1900–1957) die Insulin-Koma-Therapie in die psychiatrische Behandlung ein. 1937 wurde erstmals die Elektrokrampftherapie von den Italienern *Ugo Cerletti* (1877–1963) und *Lucio Bini* (1908–1964) durchgeführt. Der operative Eingriff der präfrontalen Lobotomie durch *Egas Moniz* (1874–1955) und *Almeida Lima* 1936 in Portugal erwies sich nicht als dauerhaft, da er zu komplikationsträchtig und letztlich ethisch nicht verantwortbar war.

Die zuvor hochstehende deutsche Psychiatrie erfuhr einen jähen Absturz in der Zeit des **Nationalsozialismus** von 1933 bis 1945. In einem primitiven Sozialdarwinismus wurden psychisch Kranke zwangsweise sterilisiert. Während des Zweiten Weltkrieges kam es zur Ermordung von ca. 100.000 vorwiegend chronisch psychisch Kranken im Rahmen der geheim gehaltenen sogenannten T4-Aktion.

Nach dem Zweiten Weltkrieg revolutionierte vor allem die Entdeckung und Entwicklung der Psychopharmaka die Behandlung der psychischen Erkrankungen. 1952 wurde Chlorpromazin als erstes Psychopharmakon eingeführt – es gilt als Grundstein der modernen Psychopharmaka-Therapie. In Deutschland brachte vor allem der Bericht der Enquete-Kommission des Bundestags von 1975 zur Situation der Psychiatrie in der Bundesrepublik Deutschland einen Modernisierungsschub in die Psychiatrie mit dem Aufbau neuer Versorgungsstrukturen und besserer Behandlungsmethoden.

13.3 Einteilung psychischer Erkrankungen

Es ist schwierig, psychische Erkrankungen sinnvoll einzuteilen. Verschiedene Schulen und Gebräuche führen dazu, dass unterschiedliche Dinge mit gleichem Namen und gleiche Dinge mit verschiedenen Namen benannt werden. Die derzeit gängigen Klassifikationssysteme sind das *DSM-* und das *ICD-System*.

Bei den modernen Klassifizierungen wurden die Begriffe *Neurose*, *Psychose*, *psychogen* und *psychosomatisch* als Einteilungskriterien aufgegeben. Statt von *Krankheit* spricht man heute oft von *Störung*. Der Begriff „Neurose" wird kaum mehr verwendet. Auch wird bei psychischen Störungen nicht zwischen *exogen* und *endogen* unterschieden. Vielmehr wurden Störungsgruppen gebildet, die Störungen mit z. B. gleichem Erscheinungsbild, wie etwa depressive Störungen, zusammenfassen.

13.3.1 Einteilung nach DSM 5

Das **DSM 5** (engl.: *Diagnostic and Statistical Manual of Mental Disorders*; Diagnostisches und Statistisches Manual Psychischer Störungen, 5. Ausgabe) definiert eine psychische Erkrankung anhand unterschiedlicher spezifischer Kriterien. Erst die Erfüllung dieser Kriterien erlaubt die exakte Diagnose einer psychischen Störung. Dabei kommt den *Symptomen* einer Erkrankung größere Bedeutung zu, als den theoretischen Annahmen und Vermutungen über die Ursachen. Das DSM 5 beschreibt jede psychische Störung auf mehreren Ebenen. So wird z. B. neben reinen Symptomen auch das gesellschaftliche Umfeld des Patienten bei der Diagnose berücksichtigt. Diese Version hat im Mai 2013 die DSM-IV abgelöst. (📖 2)

13.3.2 Einteilung nach ICD-10

Ein weiteres wichtiges Einteilungssystem ist die **ICD-10** (engl.: *International Classification of Diseases*; die Internationale Klassifikation der Krankheiten, 10. Version). Die ICD-10 ist ebenfalls an den *Symptomen* psychischer Krankheiten orientiert und nicht an ihren möglichen Ursachen. In ihr wurde die traditionelle Unterscheidung zwischen Psychosen und Neurosen aufgegeben. Festgelegte Diagnosekriterien für bestimmte psychische Erkrankungen sollen die Willkür psychiatrischer Diagnosen verringern. Im Jahr 2015 soll die ICD-11 erscheinen, die gewisse Veränderungen der Diagnosen mit sich bringen wird. (📖 3)

13.3.3 Triadisches System nach Huber

Gerd Huber, Psychiatrie-Professor in der Tradition der einflussreichen *Deutschen Schule* (im Gegensatz zur sogenannten *Wiener Schule*, der u. a. Freud und Adler angehörten), war Mitbegründer des **Triadischen Systems.** Diese Einteilung kann auch heute noch wertvolle Hilfe bei der Erfassung von psychischen Krankheiten und Störungen leisten. (📖 4) Darin werden unterschieden:
- **Exogene Psychosen** (körperlich begründbar) durch hirnbeteiligende körperliche Erkrankungen wie Infektions- und Stoffwechselerkrankungen oder primäre Hirnkrankheiten, z. B. Multiple Sklerose (➤ 6.10)
- **Endogene Psychosen** (körperlich nicht begründbar) wie etwa die Schizophrenie (➤ Kapitel 14)
- **Abnorme Variationen seelischen Wesens**, z. B. Neurosen, Minderbegabung (*geistige Behinderung*, ➤ 20.4), Sucht (➤ Kapitel 22), Persönlichkeits- (➤ 17.1) und Sexualstörungen (➤ 19.1.4).

Exogene und endogene Psychosen

> **Psychose:** Allgemeine Bezeichnung für eine *schwere psychische Krankheit*.
> Unterschiedlich genutzter Begriff; bezeichnet am häufigsten solche psychischen Krankheiten, bei denen der Kranke in seinem Kontakt zur Realität erheblich gestört ist und in die sich ein Gesunder nur schwer einfühlen kann.

Exogene Psychosen
Exogene Psychosen *(organische Psychosen, symptomatische Psychosen, exogene Reaktionstypen)* sind durch körperliche Krankheiten bedingt, etwa Hirntumoren (➤ 7.1), Fieber, Vergiftungen (Alkohol/Drogen) oder Stoffwechselstörungen (➤ Kapitel 16). Entsprechend der Ursache sind bei der körperlichen Untersuchung oder technischen Diagnosemaßnahmen pathologische Befunde feststellbar, z. B. ein erhöhter Alkoholspiegel oder vermehrte Stoffwechselprodukte im Blut oder Veränderungen im CT.

Endogene Psychosen
Bei **endogenen Psychosen** ist die Ursache der Psychose bisher unbekannt. Sicher ist jedoch, dass endogene Psychosen erblich mitbedingt sind und dass ihr Verlauf einer gewissen Eigengesetzlichkeit folgt, aber auch von Umweltfaktoren (Stressoren) abhängt. Zu den endogenen Psychosen werden die Schizophrenien (➤ 14.1), die schizoaffektiven Psychosen (➤ 14.2) und die affektiven Psychosen (➤ Kapitel 15) gezählt. Die Diagnose einer endogenen Psychose stützt sich vor allem auf den *psychopathologischen Befund* (➤ 13.5).

Abnorme Variationen seelischen Wesens

Unter den **abnormen Variationen seelischen Wesens** versteht Huber Extremvarianten hinsichtlich der Intelligenz, der Persönlichkeit, der sexuellen Triebanlagen und des Verhaltens. Dabei ist zu beachten, dass die Grenze zwischen abnormen Variationen auf der einen und den sogenannten „gesunden und normalen" Variationen auf der anderen Seite nur unscharf zu ziehen ist. Die Übergänge können fließend sein. Als wichtigste seelische Störung ist hier die **Neurose** zu nennen.

Die Ursachen der meisten Variationen sind letztlich ungeklärt. Vermutlich spielen genetische Anlagen, Entwicklungsstörungen, Umwelteinflüsse und soziale Faktoren eine Rolle.

Neurosen

> **Neurose:** Eine Neurose ist aus psychoanalytischer Sicht eine Krankheitssymptomatik, die durch unbewusste, bis in die Kindheit zurückreichende innere Konflikte ausgelöst wird. Aus lerntheoretischer Sicht ist sie ein erlerntes Fehlverhalten.

Die umfassendsten Neurosetheorien entstammen der *Psychoanalyse*. Ursache einer Neurose ist demnach ein ungelöster Konflikt aus der Kindheit. Das **Ich** ist nach psychoanalytischen Theorien die Instanz, die zwischen den Ansprüchen des **Es** (*Instanz der Triebe und Wünsche*), des **Über-Ichs** (*Instanz des Gewissens*, d. h. der erworbenen Wertvorstellungen) und der **Realität** vermittelt (➤ 13.6.3). Kann ein *Triebwunsch* vom Ich oder vom Über-Ich nicht akzeptiert werden, entsteht ein Konflikt.

Konflikte zwischen den einzelnen psychischen Instanzen sind normal und können auf verschiedene Weise gelöst werden. Ein möglicher (aber nicht optimaler) Lösungsmechanismus ist die *Verdrängung* ins Unbewusste. Damit ist der Konflikt aber nicht „aus der Welt". Vielmehr kann er sich aus dem Unbewussten als *neurotisches Symptom* wieder bemerkbar machen. Das Symptom ist quasi symbolischer Ausdruck des unbewussten innerseelischen Konfliktes. Der Zusammenhang zwischen dem zugrunde liegenden Konflikt und dem neurotischen Symptom ist für den Betroffenen nicht so ohne Weiteres sichtbar. Vielmehr muss der Konflikt in einer lang dauernden und mühevollen psychoanalytischen Therapie wieder zutage gefördert und dann bearbeitet werden. (📖 5)

> Das **neurotische Symptom** stellt aus psychoanalytischer Sicht einen Kompromiss zwischen Triebwunsch und Abwehr dar.

Nach psychoanalytischer Schule muss zur Behandlung einer Neurose der zugrunde liegende Konflikt zunächst aufgedeckt werden, um dann verarbeitet werden zu können. Die psychoanalytische Theorie ist umstritten: Nach der *Lerntheorie* sind neurotische Symptome (falsch) angelernte Gewohnheiten, die ebenso wieder „verlernt" werden können. Auch biologische Einflussfaktoren werden diskutiert.

> **Das triadische System nach Huber ist nicht unumstritten**
>
> Die Psychiater *Rainer Tölle* und *Klaus Windgassen* merken an: „Es könnte nun scheinen, dass mit den Kategorien endogen, organisch und psychoreaktiv eine ätiologisch (ursächlich) orientierte psychiatrische Krankheitslehre möglich würde. Das trifft jedoch nicht zu. Die genannten Entstehungsbedingungen lassen sich den einzelnen Krankheiten oder Krankheitsgruppen nicht ausschließlich zuordnen, sondern mehrere Entstehungsbedingungen sind in den meisten Fällen psychischer Krankheit nebeneinander wirksam und greifen ineinander. So entstehen und verlaufen sogenannte endogene Psychosen nicht unbeeinflusst von der Lebensgeschichte und -situation. Neurotische und verwandte Störungen sind auch an konstitutionelle bzw. somatische Grundlagen gebunden. Bei organischen Psychosen sind situative Zusammenhänge nicht belanglos." (6)

13.4 Besonderheiten der Pflege in der Psychiatrie

Die pflegerische Betreuung von psychisch kranken Menschen ist ein sehr spezifischer Arbeitsbereich der Gesundheits- und Krankenpflege (und der anderen pflegerischen und pädagogischen Berufe des Pflege- bzw. des Pflege- und Erziehungsdienstes). Menschen mit psychiatrischen Erkrankungen zu begleiten, stellt einen oft langen Prozess dar, bei dem die Pflegenden bereit sein müssen, sich intensiv auf den Patienten einzulassen und ihn höchst individuell im Gesamtkontext seiner Lebenssituation zu unterstützen.

13.4.1 Arbeitsfelder in der psychiatrischen Pflege

Psychiatrisch Pflegende sind heutzutage in vielen verschiedenen Einrichtungen tätig, in denen sie auf psychisch Kranke aller Altersgruppen und aus verschiedenen Lebenssituationen sowie auf vielfältige Krankheitsbilder und -ausprägungen treffen:

- **Fachkrankenhäuser und -abteilungen:** In psychiatrischen Fachkrankenhäusern gibt es normalerweise neben den allgemein-psychiatrischen Stationen auch Stationen/Bereiche für spezielle Fachrichtungen wie die Gerontopsychiatrie (➤ Kapitel 21), den Bereich für Abhängigkeitserkrankungen (➤ Kapitel 22) oder die Psychotherapie (➤ Kapitel 17, ➤ Kapitel 18, ➤ Kapitel 19). Meist gibt es auch ein bis zwei geschützt geführte Stationen, in denen ausgesprochen kranke Patienten oder solche mit bestehender Eigen- und/oder Fremdgefährdung aufgenommen werden
- **Teilstationäre Einrichtungen/Tageskliniken:** Während der Woche werden dort tagsüber psychisch Kranke behandelt. Abends, nachts und am Wochenende sind diese Patienten zu Hause und dadurch fester in ihrem häuslichen und sozialen Umfeld verwurzelt. Diese Form der Behandlung richtet sich an Menschen, die entweder nach einem stationären Aufenthalt weiterer Unterstützung bedürfen oder bei denen von vornherein eine tagesklinische Behandlung ausreicht, die also nicht stationär aufgenommen werden müssen
- **Komplementäre Einrichtungen:** Hierzu zählen therapeutische Wohngemeinschaften, Wohnheime mit unterschiedlich intensiver Betreuung und unterschiedlichen Konzepten, Werkstätten für psychisch Kranke, Tagesstätten, psychosoziale Kontakt- und Beratungsstellen sowie Maßnahmen zur Förderung und Integration in das Berufsleben. Sie alle haben das Ziel, den psychisch Kranken in den Bereichen Wohnen, Arbeiten und Freizeitgestaltung zu unterstützen
- **Ambulante psychiatrische Pflege:** Die ambulante psychiatrische Pflege sucht den Patienten in seinem Zuhause auf und unterstützt ihn ganz individuell, um die Alltagsbewältigung und eine sinnvolle Tagesstruktur zu gewährleisten, sich anbahnende Krisensituationen und Verschlechterungen frühzeitig zu erkennen und zwischen sämtlichen Ansprechpartnern und Anlaufstellen in der psychiatrischen Versorgungsstruktur zu vermitteln
- **Forensische Kliniken:** Auftrag der forensischen Psychiatrie ist die Begutachtung und Behandlung von psychisch kranken Straftätern. An die in der Forensik Pflegenden werden hohe Anforderungen gestellt, v. a. bei der Beziehungsgestaltung, in Bezug auf die Kommunikations- und Konfliktfähigkeit sowie bei der Wahrung der besonderen Sicherheitsstandards.

13.4.2 Der psychisch kranke Mensch

Zu Beginn einer psychischen Erkrankung verändern sich Wahrnehmen, Denken, Fühlen und Verhalten des Betroffenen oft kaum merklich und als schleichender Prozess. Für **psychisch kranke Menschen** ist es daher häufig sehr schwer, sich selbst einzugestehen, dass mit ihnen „etwas nicht stimmt". Auch ist schwer zu beurteilen, ab wann eine Veränderung bei einem Menschen als „noch normal", als ungewöhnlich oder bereits als krankhaft eingestuft werden muss. Solche Einschätzungen hängen in erheblichem Maße von der den betroffenen Menschen umgebenden Gesellschaft und ihren Werten und Normen ab (➤ 13.2).

In vielen Fällen nehmen auch zuerst die Angehörigen und Freunde einen psychisch auffälligen Menschen als verändert und seltsam wahr, während der Betroffene selbst (noch) keine Krankheitseinsicht hat und von der Richtigkeit seiner Denk- und Verhaltensweisen überzeugt ist. Hierfür gibt es viele Beispiele insbesondere bei Erkrankungen aus dem schizophrenen Formenkreis (➤ Kapitel 14).

Meist führen zwei Umstände dazu, dass ein Mensch sich psychisch krank fühlt und professionelle Hilfe in Anspruch nehmen möchte: Auf der einen Seite der subjektiv empfundene Leidensdruck und auf der anderen Seite die auftretenden Schwierigkeiten im Lebensalltag, die die Erkrankung mit sich bringt. Der nächste Schritt, nämlich sich professionelle Unterstützung zu suchen (meist zunächst einmal über den Hausarzt), kostet große Überwindung und ist oft nur durch Zuspruch und Motivation von nahestehenden Menschen durchführbar. In den meisten Fällen hilft die Erkenntnis, dass es so einfach nicht mehr weitergeht.

Neben der Schwierigkeit, eine psychische Veränderung bei sich selbst zu akzeptieren, haben die Betroffenen viele Ängste. Nicht nur hinsichtlich ihrer Gesundheit und Stabilität selbst, sondern auch vor den Reaktionen in ihrer Umgebung (Familie, Freunde, Arbeitskollegen etc.) und den Folgen der psychischen Erkrankung (z. B. Arbeitsplatzverlust).

Hinzu kommen viele Vorurteile gegenüber psychisch Kranken und teilweise unrealistische, oft durch die Medien vermittelte Vorstellungen über die Behandlung seelischer Krankheiten. Auch die Fragen nach der Ursache und der Krankheitsentstehung, oft von der Frage nach der „Schuld" begleitet, nehmen viel Raum ein.

13.4.3 Professionelle psychiatrische Pflege – Voraussetzungen und Rahmenbedingungen

Bezugspflege

Die Arbeit mit psychisch kranken Menschen unterscheidet sich wesentlich von der Arbeit in somatischen Kliniken. Im Zentrum der Pflege eines psychisch Kranken steht in erster Linie die **Beziehungsgestaltung** zum Patienten. Erst in zweiter Linie geht es um körperliche Grund- und/oder Behandlungspflege (7, 8, 9 ,10).

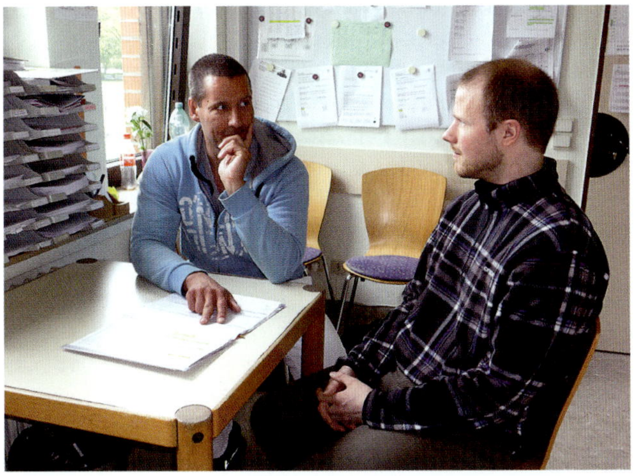

Abb. 13.2 Eine gemeinsam erstellte **Pflegeplanung** gibt dem psychisch Kranken Sicherheit und gewährleistet, dass er sich und seine Probleme in der Planung wiederfindet. [M322]

Pflegerisches Handeln orientiert sich ganz konkret an der individuellen Lebenssituation, in der sich der psychisch Kranke befindet und an den krankheitsbedingten Einschränkungen sowie den vorhandenen Ressourcen (➤ Abb.13.2).

Durch Anleitung, Beratung und Unterstützung in allen Bereichen des täglichen Lebens erreichen Pflegende, dass der Patient möglichst gut mit seiner Krankheit und den damit verbundenen Einbußen umgehen und entsprechend seinen Möglichkeiten ein selbstbestimmtes und eigenverantwortliches Leben führen kann.

Professionelle psychiatrische Pflege erfordert und verlangt jeden Tag aufs Neue, sich auf das durch die Krankheit veränderte Erleben und Verhalten eines Patienten einzulassen und je nach Situation angemessen zu reagieren und zu intervenieren.

Pflege als Beziehungsgestaltung

In den letzten Jahrzehnten hat sich das Berufsbild und auch das Selbstverständnis der in der Psychiatrie Tätigen enorm gewandelt: von früheren Wärter- und Kontrollfunktionen bis zur heutigen professionellen psychiatrischen Pflege. Damit die Pflegenden dem Patienten helfen können, muss ein Vertrauensverhältnis zwischen ihnen und dem Patienten geschaffen werden. Grundvoraussetzung dafür ist eine gute Beziehung zwischen Pflegenden und Patienten. Da psychisch Kranke aber oft in ihrer Beziehungsfähigkeit zu anderen Menschen, zu sich selbst, ihrem eigenen Körper und ihren Gefühlen gestört sind, ist eine Hauptaufgabe der Pflegenden in der Psychiatrie der Beziehungsaufbau und die Beziehungsgestaltung. Was einfach klingt, erfordert ein hohes Maß an beruflicher **Handlungskompetenz,** die sich aus den folgenden vier Bereichen zusammensetzt:

- **Persönliche Kompetenz:** Ein hohes Maß an persönlicher Kompetenz beinhaltet Faktoren wie Motivation und Eigeninitiative, Lernbereitschaft, Kritik- und Reflexionsfähigkeit, Belastbarkeit sowie die Entwicklung von Verantwortungsbewusstsein und individuellen Einstellungen und Werten. Psychiatrisch Pflegende müssen sich darüber im Klaren sein, dass sie den Patienten als Menschen mit all seinen Facetten der Persönlichkeit begegnen und dass diese eine große Rolle in der Beziehungsgestaltung und den Empfindungen beider Seiten spielen. Wichtig ist immer, das eigene Verhalten und die Wirkung auf andere – auch im Team – zu reflektieren
- **Soziale Kompetenz:** Soziale Kompetenz ist die Fähigkeit, sich auf andere einzulassen und ihnen Wertschätzung und Empathie entgegenzubringen. In erster Linie drückt sich soziale Kompetenz durch Fähigkeiten in der verbalen und nonverbalen Kommunikation aus und beinhaltet Taktgefühl, aktives Zuhören, Einfühlungsvermögen und ein angemessenes Konfliktverhalten. Die soziale Kompetenz bestimmt im Wesentlichen den Verlauf und Erfolg einer tragfähigen Beziehung zum psychisch Kranken, da die zwischenmenschlichen Kommunikationsmöglichkeiten bewusst mit zielgerichteten Pflegeinterventionen verknüpft werden

- **Fachliche Kompetenz:** Fachkompetent zu sein heißt, mit fachlichen Kenntnissen und Fertigkeiten kreativ und konstruktiv Probleme lösen zu können. Im Pflegealltag der Psychiatrie bedeutet dies, die Situation des Patienten einschätzen und entsprechend handeln zu können. Pflegeinterventionen werden bewusst und situativ richtig eingesetzt, wodurch der Patient bedürfnis- und ressourcenorientiert im Rahmen des Pflegeprozesses begleitet werden kann
- **Methodische Kompetenz:** Diese Fähigkeit beinhaltet die Kenntnis und korrekte Anwendung von bestimmten Techniken, Methoden und Vorgehensweisen zur Strukturierung und Organisation pflegerischer Tätigkeiten. Sie setzt voraus, Zusammenhänge erkennen und theoretische Inhalte in die Praxis transferieren zu können, erfordert aber auch strukturiertes Denken und Organisieren sowie Prioritätensetzung.

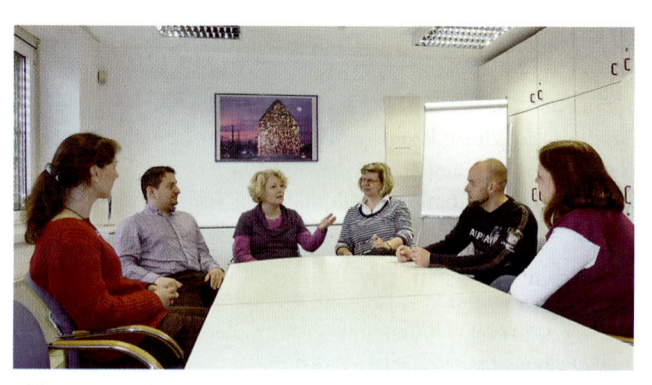

Abb. 13.4 In den regelmäßig stattfindenden **Teamsitzungen** kommen alle Teammitglieder zu Wort. Beobachtungen werden ausgetauscht und diskutiert, sodass alle an der Behandlung Beteiligten über jeden Patienten aktuell informiert sind. [M322]

Arbeiten im (multiprofessionellen) Team

Innerhalb der Psychiatrie hat sich die Zusammenarbeit im sogenannten **multiprofessionellen Team,** also zwischen allen am Behandlungsprozess beteiligten Berufsgruppen, durchgesetzt. Nur so kann eine therapeutische Gemeinschaft entstehen, die dem Patienten ganzheitlich, als Einheit aus Körper, Geist und Seele, gerecht wird und ihn auch sozio- und milieutherapeutisch behandelt.

In der Psychiatrie-Personal-Verordnung (PsychPV) sind die therapeutischen Berufsgruppen genau definiert:
- Ärzte
- Krankenpflegepersonal
- Diplom-Psychologen
- Ergotherapeuten
- Bewegungstherapeuten, Krankengymnasten, Physiotherapeuten
- Sozialarbeiter, Sozialpädagogen.

Zusätzlich haben auch Berufsgruppen Kontakt zum Patienten, die in der PsychPV nicht explizit erwähnt werden. Hier sind zum einen die Seelsorger zu nennen, die auf religiöse Bedürfnisse der Patienten eingehen, zum anderen z. B. Stationshilfen und Reinigungspersonal, welche die Patienten in die alltäglichen Verrichtungen auf der Station integrieren können (etwa Tisch decken, Blumen gießen).

Alle genannten Berufsgruppen sollen zum Erreichen des bestmöglichen therapeutischen Erfolgs in einem multiprofessionellen Team zusammenarbeiten (> Abb. 13.3). Alle verfolgen ein gemeinsames Ziel: Sie wollen den Patienten so unterstützen, dass er wieder in der Lage ist, sein Leben selbstständig zu organisieren und möglichst frei von Symptomen zu sein.

Regelmäßige **Teambesprechungen** (Therapiekonferenzen) sind unerlässlich und finden meist einmal pro Woche statt (> Abb. 13.4). Hier werden Informationen und Beobachtungen aller an der Behandlung beteiligten Berufsgruppen über die einzelnen Patienten zusammengetragen. Jede Wahrnehmung und Meinung ist gleichberechtigt. Auf diese Weise werden alle beteiligten Mitarbeiter auf denselben Wissensstand gebracht. Sie tauschen aus, wie der Patient sich eingelebt hat, was sich seit der letzten Woche verändert hat und was weitere Ziele sind. Auf diese Weise entsteht ein Gesamtbild des Patienten, aus dem heraus jede Berufsgruppe für ihren Aufgabenbereich realistische Teilziele erarbeiten kann, die mit den anderen Teammitgliedern aufeinander abgestimmt werden.

Um eine wirkliche Zusammenarbeit und keine bloße Arbeitsteilung zu erreichen, muss das gesamte Team:
- Aktiv an der Behandlung beteiligt sein
- Entscheidungen in demokratischer Weise besprechen
- Die Kompetenzen der einzelnen Berufsgruppen achten
- Gemeinsam getroffene Entscheidungen respektieren.

> Bei Überschneidungen des Zuständigkeitsbereichs wird in der Besprechung festgelegt, wer für die Ausführung zuständig ist. Es gibt klare Zuständigkeiten und Entscheidungskompetenzen, die eingehalten werden.

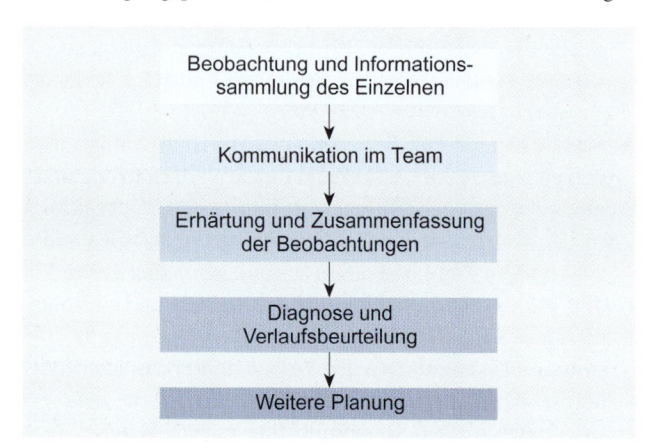

Abb. 13.3 Die **Kommunikation im Team** über die verschiedenen Beobachtungen ist ein wesentlicher Schritt, um Objektivität zu erhöhen. [A400]

Die allgemeinen Regeln der Gesprächsführung werden bei allen Sitzungen unbedingt beachtet. Kritik wird nur in konstruktiver Weise geübt und jedes Teammitglied erhält die Gelegenheit, seine Erwartungen und Befürchtungen zu äußern. Probleme dürfen nicht übergangen oder totgeschwiegen werden.

Ist es in besonderen Fällen nicht möglich, eine Lösung zu finden, die für alle Teammitglieder akzeptabel ist, sollte das Problem in einer Teamsupervision angegangen und gelöst werden. Ungelöste Probleme führen zu Spannungen im Team und wirken sich negativ auf die Behandlung des Patienten und die Arbeitszufriedenheit der Mitarbeiter aus.

> Die **Teamsupervision** lässt sich als eine Art Beratung des Teams bezeichnen, die zur Erhöhung der beruflichen Kompetenz und der Arbeitszufriedenheit führen soll. Sie dient der Reflexion und Bewältigung des beruflichen Erlebens und Handelns – besonders in Arbeitsfeldern, in denen es um die erfolgreiche Gestaltung sozialer Beziehungen geht. Das Team soll dabei auch in die Lage versetzt werden, eigene, möglichst optimale Lösungen für im Team bestehende Probleme zu finden. Alle Teammitglieder müssen mit dieser Beratung einverstanden sein und es sollten möglichst alle daran teilnehmen. Die Leitung der Teamsupervision liegt bei einem professionellen Supervisor, der auf keinen Fall Mitglied des Teams sein darf. Solche Supervisionen können regelmäßig oder zu einzelnen Anlässen stattfinden.

13.4.4 Ziele der psychiatrischen Pflege

Gegenwärtig gehen die Pflegenden in der Psychiatrie von einem ganzheitlichen Ansatz aus. Dabei wird der Patient als Ganzheit von Körper, Geist und Seele betrachtet und nicht auf sein behandlungsbedürftiges Symptom reduziert. Alles ist in gleicher Weise wichtig:

- Die soziale, familiäre und kulturelle Situation, aus dem der Patient kommt
- Seine Lebensgeschichte mit guten und belastenden Erfahrungen
- Seine genetische Veranlagung
- Seine körperliche Verfassung
- Seine Einstellungen und Denkweisen.

Wichtig bei der pflegerischen Zielsetzung ist daher immer, die Ressourcen und Defizite des Patienten gleichermaßen zu berücksichtigen. Die Ziele der psychiatrischen Behandlung sind davon abgeleitet:

- Der Patient lernt, die Verantwortung für das eigene Leben wieder übernehmen zu können
- Er erhält die Fähigkeit, unter möglichst normalen Bedingungen weiterleben zu können
- Er erlangt das Vermögen, sich selbst und seine Umgebung realistisch einschätzen zu können.

Für den Bereich der Pflege bedeutet dies – nach dem Prinzip **„Hilfe zur Selbsthilfe"** –, den Patienten anzuleiten, zu beraten und zu unterstützen, damit er im Alltag sein Leben selbstständig und mit möglichst großer Autonomie zu gestalten lernt. Dies bedeutet konkret:

- Mit dem Patienten grundlegende lebenspraktische Tätigkeiten zu trainieren
- Ihn zu befähigen, mit den Symptomen seiner Erkrankung gesundheitsfördernd umzugehen
- Die Beziehung und Einstellung zu sich selbst und zu anderen zu verbessern.

13.4.5 Aufgaben und Handlungsfelder in der psychiatrischen Pflege

Die **Beziehungsgestaltung** zwischen den Pflegenden und dem psychisch Kranken stellt den zentralen Aspekt der psychiatrischen Pflege dar. Sie stellt eine große Herausforderung dar, da nahezu jede psychische Erkrankung zu einer Einschränkung der sozialen Beziehungsfähigkeit führt. Der psychisch Kranke leidet unter:

- Sozialer Angst und Misstrauen, z. B. bei Depression oder Verfolgungswahn
- Bedürfnisstörungen, z. B. bei Sucht
- Gestörter Einsichtsfähigkeit, z. B. bei Denkstörungen oder Wahn
- Gestörter Kommunikationsfähigkeit, z. B. bei Wahrnehmungsstörungen
- Sonderbar erscheinenden Denk- und Verhaltensmustern, z. B. bei Persönlichkeitsstörungen.

Zusätzlich erschwert wird die Beziehungsgestaltung durch die im Klinikalltag notwendigen Aufsichts- und Kontrollfunktionen der Pflegenden. Ziele der Beziehungsgestaltung sind:

- Der Patient fühlt sich sicher und angenommen
- Er entwickelt Vertrauen zu den Mitgliedern des therapeutischen Teams
- Er fühlt sich als gleichberechtigter Partner
- Er hat möglichst wenig Angst vor der Behandlung und kann sich darauf einlassen
- Er arbeitet aktiv mit und lässt sich motivieren.

Psychiatrisch zu pflegen bedeutet demnach, den psychisch Kranken bei seinen krankheitsbedingten Einschränkungen zu unterstützen und ihn unter Mobilisierung seiner Ressourcen zu fördern und zu fordern, um seine Beziehungsfähigkeit zu verbessern bzw. wiederherzustellen. Zur Erreichung dieser Ziele ist die Bezugspflege Grundvoraussetzung. Alle pflegerischen Maßnahmen dienen letztlich dazu, die Selbstpflegekompetenz des Patienten zu stärken und ihn zu befähigen, auch außerhalb der psychiatrischen Einrichtung wieder ein eigenständiges Leben führen zu können.

Umgang mit Nähe und Distanz

Bei psychisch Kranken ist es besonders schwer, das richtige Maß zwischen zu viel und zu wenig Zuwendung zu finden – beides kann dem Patienten schaden.

Psychisch Kranke haben infolge ihrer Erkrankung mit ihrem Erleben von **Nähe und Distanz** mehr Probleme als Gesunde (➢ Abb. 13.5). Aus diesem Grund obliegt die Verantwortung für die Intensität der Beziehung zwischen Pflegenden und Patienten in erster Linie den Pflegenden.

Die vielfach eingeschränkten sozialen Kompetenzen vieler psychisch kranker Menschen veranlassen sie mitunter dazu, in ihren Bezugspflegenden einen Freund oder gar neuen Lebenspartner zu sehen. Versuche der Teammitglieder, einen Ersatz für Angehörige, Partner oder Eltern darzustellen, haben jedoch aus nachvollziehbaren Gründen auf Dauer keinen

Erfolg. Grenzüberschreitungen dieser Art können beim Kranken zu psychischen Verletzungen führen und Reaktionen bis hin zu Verschlechterungen des Krankheitszustands hervorrufen. Zur erfolgreichen Vermeidung von Grenzüberschreitungen ist es daher besonders wichtig, dass Pflegende nicht nur ihre eigenen Grenzen in der Beziehungsintensität erkennen, sondern – weitaus entscheidender – die des Patienten wahrnehmen und entsprechend respektieren. Selbstverständlich ist die Grenzziehung jedoch auch für Pflegende wichtig, um nicht selbst krank oder gar Opfer von Stalking zu werden.

Für professionelle Beziehungen gilt das sogenannte **Abstinenzgebot**, nach dem Liebesbeziehungen zwar entstehen können, aber nicht ausgelebt werden dürfen. Wird bekannt, dass sich ein Patient in einen Mitarbeiter verliebt, muss diese Situation akzeptiert und angesprochen werden. Eine Ablehnung kann für den Patienten sehr schmerzlich sein, ist aber langfristig weniger schlimm, als falsche Hoffnungen zu forcieren. Verliebt sich ein Mitarbeiter in einen Patienten, sollte dies im Team besprochen werden und entweder zu einem Ausschluss des Betreffenden aus der Behandlung oder einer Verlegung des Patienten auf eine andere Station führen.

Ein Problem in der Beziehungsgestaltung kann der **Doppelcharakter des Pflegeauftrags** sein: Einerseits sollen und wollen die Pflegenden ein Vertrauensverhältnis zum Patienten aufbauen, andererseits üben sie durch ihre ständige Anwesenheit Aufsichts- und Kontrollfunktionen aus und müssen je nach Notwendigkeit Grenzen setzen und evtl. auch Zwangsmaßnahmen durchsetzen, um den Patienten vor sich selbst oder vor anderen zu schützen.

Aus diesen Gründen ist die Beziehung zwischen Patienten und Pflegenden oft von massiven Konflikten geprägt. Wichtig ist hier die offene Kommunikation mit dem Patienten.

Einem Bruch des Vertrauensverhältnisses kann durch einen von Beginn an offenen Umgang mit möglichen Zwangsmaßnahmen oder Kontrollen vorgebeugt werden. Ein Patient, der die Konsequenzen kennt, die sein Verhalten haben kann, wird nicht das Gefühl haben, der Willkür der Pflegenden ausgesetzt zu sein.

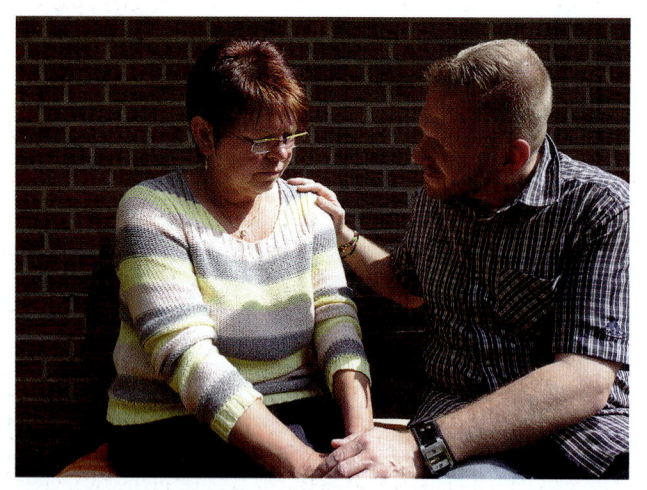

Abb. 13.5 Wie in allen Beziehungen geht es auch im psychiatrischen Alltag darum, angemessene **Nähe und Distanz** zu finden. [K342]

Die Beziehungsaufnahme gestaltet sich darüber hinaus bei Patienten, die sich auf unfreiwilliger Basis (also mit richterlichem Beschluss) in psychiatrischer Behandlung befinden, und den Pflegenden aus diesem Grund bereits ein grundsätzliches Misstrauen entgegenbringen, besonders schwierig (> 13.4.8).

Kommunikation in der Beziehungsgestaltung

Gespräche stehen im Mittelpunkt des Beziehungsaufbaus und der weiteren pflegerischen Begleitung. Daher sollte die Gesprächsführung bewusst gestaltet werden. Dies beginnt mit dem Schaffen einer für das Gespräch günstigen Umgebung. Die Pflegenden und der Patient setzen sich hin und lassen sich möglichst ohne Zeitdruck aufeinander ein. Die Zeit und die ungefähre Gesprächsdauer werden – soweit situativ möglich – schon zu Beginn des Gesprächs festgelegt. Das schafft Klarheit, hilft dem Patienten bei der Tagesplanung und verhindert unproduktive Gesprächsausgänge. Störungen während dieser Zeit werden vermieden. Die Pflegenden wenden die allgemeinen Regeln der Gesprächsführung an, hören dem Patienten stets aufmerksam zu und stellen gezielt Fragen, um das Gespräch sanft zu lenken.

Neben dem Führen von geplanten und vorher vereinbarten Gesprächen ist es eine wichtige und zentrale Aufgabe von Pflegenden, im pflegerischen Alltag immer wieder sogenannte Kurzkontakte zu ermöglichen und dem Patienten als ständig erreichbarer Ansprechpartner zur Verfügung zu stehen, um ihm (vor allem im stationären Rahmen) Sicherheit zu vermitteln.

Lebenspraktisches Training und Alltagsbewältigung

Fast alle psychiatrischen Patienten benötigen Hilfe bei der **Alltagsbewältigung.** Sie müssen langsam wieder an den normalen Alltag herangeführt werden, müssen neue Fähigkeiten einüben bzw. alte wiederentdecken oder stärken. Oft verhindern nicht nur die Krankheitssymptome selbst ein selbstständiges Leben, vielmehr haben sich infolge der Störung darüber hinaus Defizite in der Bewältigung der Alltagsanforderungen ergeben.

Da die Probleme der Patienten in Abhängigkeit von Art und Schwere der Erkrankung sehr unterschiedlich sind, muss für jeden Patienten ein individuelles Konzept zur Förderung seiner Selbstständigkeit überlegt werden. Was der eine Patient ohne Mühe bewältigt, kann für einen anderen zu viel sein. Beispielsweise kann eine depressiv erkrankte Hausfrau und Mutter mit der Versorgung ihres Haushalts und ihrer Familie komplett überfordert sein.

Gerade bei der Alltagsbewältigung ist es wichtig, nach den Stärken und gesunden Anteilen des Patienten zu suchen und diese systematisch zu fördern. Der defizitorientierte Blick auf die Krankheitssymptome ist wenig zielführend.

Die Möglichkeiten, **lebenspraktisches Training** durchzuführen, sind sehr vielfältig und individuell. Nur einige Beispiele sind: Hauswirtschaftstraining (gut in Gruppen durchführbar), Einkaufstraining, Umgang mit Geld, Wäschepflege, Nutzung öffentlicher Verkehrsmittel. Aber auch schon das Nachschlagen einer Telefonnummer im Telefonbuch kann für den psychisch Kranken eine Überforderung darstellen und pflegerische Unterstützung erforderlich machen.

Grundsätzlich kann das lebenspraktische Training sowohl in direkter Anwesenheit der Pflegenden begleitet als auch – in Abhängigkeit des Erkrankungsgrads – als Anleitung und in Form von Vor- und Nachbesprechung bestimmter Tätigkeiten umgesetzt werden.

Freizeitgestaltung und Tagesstrukturierung

Für psychisch Kranke ist eine geregelte **Tagesstruktur** enorm wichtig, da sie ihnen Halt gibt und ein Stück Normalität vermittelt. Zugleich stellt ein geregelter zeitlicher Tagesablauf mit Aufsteh-, Essens- und Therapiezeiten für viele Patienten eine hohe Anforderung dar und kann aus verschiedenen Gründen schnell überfordernd sein. Aufgrund von morgendlicher Antriebsarmut kann z. B. ein depressiver Patient nicht rechtzeitig zum Frühstück erscheinen, oder ein Patient mit sozialer Phobie hält eine gemeinsame Mahlzeit kaum aus.

Es ist üblich, dass die Patienten für die Zeit der Behandlung einen Wochen- oder Therapieplan bekommen, auf dem sämtliche Termine und Zeiten schriftlich festgehalten sind. Pflegende koordinieren die Therapien und reflektieren regelmäßig mit den Patienten, inwieweit der Wochenplan überfordernd, evtl. aber auch unterfordernd wirkt und ob er den Wünschen, Bedürfnissen und Möglichkeiten des Patienten angepasst werden muss.

Auch die **Freizeit,** d. h. im stationären Rahmen die therapiefreie Zeit, muss sinnvoll ausgefüllt werden, um einerseits das Krankheitserleben in den Hintergrund zu stellen und andererseits positive Aktivitäten zur Gesundung nutzen zu können. Besonders wichtig bei der Freizeitgestaltung ist das Aufgreifen und Fördern von Ressourcen. Das bedeutet, den Patienten nach seinen (früheren) Hobbys und Interessen zu fragen und ihn zu motivieren, diese so weit wie möglich umzusetzen und ggf. erst wieder aufzunehmen.

Im Sinne der Entlassungsvorbereitung können Pflegende bereits während der Behandlung durch Hinweise auf Sportvereine, Kreativkurse, die nächste Volkshochschule oder Kontaktadressen den Patienten unterstützen und ihn damit motivieren, die sinnvolle Freizeitgestaltung auch nach der Entlassung fortzuführen.

Soziotherapie

Soziotherapie ist jede Behandlung, die sich vorwiegend um die zwischenmenschlichen Bezüge und die soziale Umgebung eines psychisch Kranken kümmert. In der Soziotherapie wird das Zusammensein und -leben von Patienten und Behandelnden auf der Station bzw. der Einrichtung systematisch genutzt.

Ziel der Soziotherapie

Ziel der Soziotherapie ist es, die Interaktion des Patienten zu fördern und seine sozialen Kompetenzen zu stärken. Die Soziotherapie beinhaltet zunächst einmal alle sozialen Kontakte:

die Kommunikation mit den Pflegenden, das Miteinander der Patienten, z. B. bei gemeinsamen Mahlzeiten oder gemeinsamer Freizeitgestaltung, aber auch Auseinandersetzungen und Konflikte.

Darüber hinaus können Pflegende ein *Soziales Kompetenztraining* als Gruppenangebot durchführen, in dem gezielte Bereiche wie Kritikäußerung, Durchsetzen von Rechten, Überwindung von Unsicherheit oder Gewinnen von Sympathie – oft anhand von Rollenspielen – eingeübt werden können.

Milieugestaltung

Die **Milieugestaltung** (➤ 21.4.2) ist eine Therapiemethode innerhalb der Soziotherapie. Als Milieugestaltung bezeichnet man ganz allgemein die Umgebung des psychisch Kranken, die sich folgendermaßen zusammensetzt:
- Äußere Umgebung, z. B. Gestaltung der Räume, Helligkeit, Farben, Gemütlichkeit, Rückzugsmöglichkeiten, Sauberkeit, Orientierungshilfen
- Grenzen und Regeln, die den Ablauf und das Miteinander auf der Station strukturieren
- Das zwischenmenschliche Klima.

Eine wirksame Milieugestaltung ist als Grundvoraussetzung zu sehen, um eine Umgebung zu schaffen, in der sich der Patient wohl und sicher fühlt, in der ein Gesundungsprozess gelingen kann und ohne die jegliche Behandlung unwirksam würde.

Geistige und körperliche Aktivierung

Unter den Aspekten der Hospitalisierung und der Ressourcenförderung und -erhaltung ist die **geistige und körperliche Aktivierung** in der psychiatrischen Pflege unerlässlich.

Pflegende können dabei auf vielfältige und oft einfache Weise tätig werden: Schon die Unterhaltung über das aktuelle Tagesgeschehen aus der Zeitung regt die Patienten zum Nachdenken an, genauso wie bereits ein gemeinsamer Gang innerhalb der Klinik zur körperlichen Aktivierung genutzt werden kann.

Weitere Möglichkeiten zur geistigen Aktivierung sind Gesellschaftsspiele, Bücher, Zeitungs- und Leserunden, Filme, Rätselhefte oder Besuche von Museen und Ausstellungen. Eine

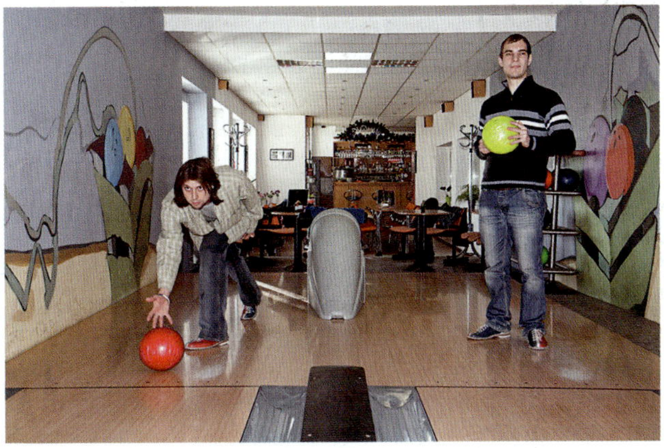

Abb. 13.6 Gemeinsames Bowling. [J787]

besondere Rolle spielt die geistige Aktivierung für ältere und demenzkranke Patienten; hierbei können gut Volkslieder oder Erinnerungen an „die gute alte Zeit" eingesetzt werden.

Neben den Angeboten aus der Bewegungstherapie geschieht die körperliche Aktivierung in Form von Spaziergängen, Morgengymnastik oder durch Freizeitangebote wie Minigolf oder Kegeln.

Sinnvoll ist es immer, die geistige und körperliche Aktivierungsmaßnahme mit einer anregenden Freizeitgestaltung und Tagesstruktur zu verknüpfen und dabei Interessen und Ressourcen der beteiligten Patienten aufzugreifen.

Persönliche Hygiene und Wohlbefinden

Die Gründe für die Vernachlässigung von Sauberkeit, **Hygiene** und Ordnung in der Krankheitsphase sind vielfältig: Einigen Patienten fehlt der Antrieb, andere haben eine Gleichgültigkeit gegenüber diesen Dingen entwickelt, wieder andere sind innerlich strukturlos und gedanklich im Krankheitsgeschehen gefangen. Körperpflege und Sauberkeit sind sehr sensible Themen, die einfühlsam und vorsichtig angesprochen werden sollten. Wichtig ist dabei eine Ausgewogenheit zwischen den Maßstäben, die Pflegende in diesem Bereich haben, und denen der Patienten. Auf jeden Fall muss den Patienten verdeutlicht werden, dass ein Mindestmaß an Hygiene und Ordnung zum persönlichen **Wohlbefinden** beiträgt und – auch mit Rücksicht auf Mitmenschen – notwendig ist.

Für die pflegerische Begleitung bedeutet dies, den Patienten sowohl zu regelmäßiger Körperpflege als auch zum Wechseln und Waschen der Kleidung zu motivieren und dabei zu unterstützen. Auch Dinge wie schmutzige Bettwäsche oder Unordnung auf der Station oder im Zimmer werden von den Pflegenden angesprochen und durch motivierende und anleitende Gespräche begleitet.

Umgang mit der Erkrankung

Da es oberstes pflegerisches Ziel ist, den Patienten ein möglichst selbstständiges und eigenverantwortliches Leben zu ermöglichen, müssen Pflegende auch vermitteln, wie die Patienten mit ihrer Erkrankung auf gesundheitsfördernde Weise umgehen können. Dazu gehört zunächst die Aufklärung über zur Erkrankung gehörende Symptome, über Situationen, die eine Verschlechterung hervorrufen können, über Frühwarnzeichen und über Anzeichen von Überforderung (z. B. Reizüberflutung).

Im nächsten Schritt vermitteln Pflegende den Patienten geeignete Strategien, die die Patienten zur Stabilisierung, bei beginnender Verschlechterung oder in akuten Krisensituationen anwenden können. Dazu gehört das bewusste Einsetzen von positiven und entlastenden Aktivitäten (z. B. Hobbys, Entspannungsmusik), das Nutzen von Rückzugs- und Ruhephasen, die Einnahme von Bedarfsmedikation oder das Aufsuchen von professionellen Hilfsangeboten (ambulante psychiatrische Dienste, Krisentelefon), die z. B. in einem persönlichen Krisennotfallplan aufgelistet werden können.

Gezielte Gruppenangebote zum besseren **Umgang mit der Erkrankung** sind u. a. psychoedukative Gruppen, Esstrainings für essgestörte Patienten, Genusstraining, Depressionsgruppen und Suchtgruppen.

Umgang mit Medikamenten

Ein verantwortungsvoller **Umgang mit Medikamenten** ist wichtig, damit die Patienten über ihre Medikation, d. h. über Effekte/Wirkungen und Nebenwirkungen, gut informiert sind, sie die Notwendigkeit einer medikamentösen Unterstützung einsehen und diese regelmäßig und in der verordneten Dosis auch nach der Entlassung weiterhin einnehmen. Dieser Bereich der psychiatrischen Pflege beinhaltet zunächst, v. a. in der Akutphase, die Kontrolle und Überwachung der Medikamenteneinnahme, indem Patienten ihre Psychopharmaka ausschließlich in Anwesenheit der Pflegenden einnehmen.

In Abhängigkeit vom Grad der Erkrankung, den kognitiven Fähigkeiten und der näher rückenden Entlassung wird die **Anleitung zur Medikamenteneinnahme** in verschiedenen Stufen durchgeführt:

- Information über Dosierung, Wirkweise der Medikation, Nebenwirkungen und Aussehen der Tabletten
- Gemeinsames Stellen der Medikamente
- Selbstständiges Stellen der Medikamente, anschließende Kontrolle durch die Pflegenden
- Selbstständige Medikamenteneinnahme ohne Erinnerung und Aufforderung durch die Pflegenden (> Abb. 13.7)
- Information darüber, wie sich der Patienten nach der Entlassung seine Medikamente beschaffen kann
- Aufklärung über den richtigen Umgang mit der Bedarfsmedikation und über Hilfsmaßnahmen bei störenden Nebenwirkungen.

Grundsätzlich gilt es, den Patienten immer wieder bei Fragen und Unsicherheiten zur Seite zu stehen und durch umfangreiche Aufklärung und Motivation die Compliance zu fördern und zu erhalten.

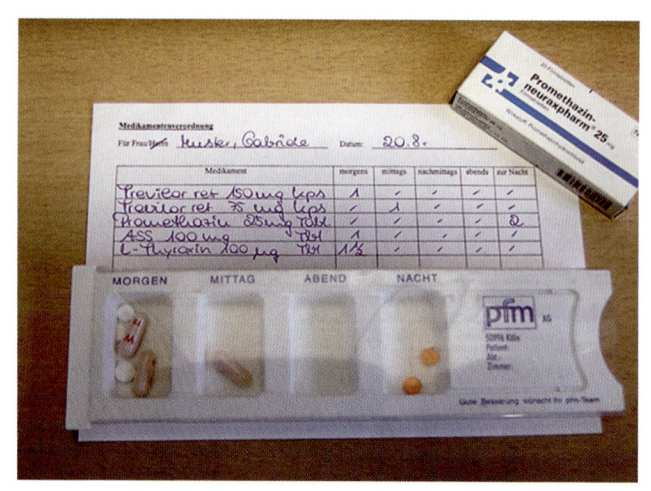

Abb. 13.7 Das **Medikamentenblatt** bietet eine gute Hilfestellung für die Tabletteneinnahme nach der Entlassung. [M322]

Entlassungsvorbereitung

Die **Entlassung** des Patienten wird langfristig vorbereitet und die Situation, die den Patienten danach erwartet, zuvor umfassend geklärt. Zur Belastungserprobung werden die Patienten je nach Gesundheitszustand und Belastbarkeit während des Klinikaufenthalts mehrfach für Stunden bis Tage – ggf. einschließlich Übernachtung – nach Hause beurlaubt. Pflegende besprechen diese Beurlaubungen hinsichtlich der Tagesstruktur, der lebenspraktischen Aktivitäten, der sozialen und familiären Kontakte und des allgemeinen Überforderungserlebens vor und nach und thematisieren dabei gelungene und noch schwierige Anteile. Die bestehenden Probleme werden dann bewusst in die Pflegeplanung integriert.

Auch die sorgfältige und langfristig geplante Entlassung eines Patienten kann bereits durch eine minimale Verschlechterung seines Gesundheitszustands erheblich gefährdet werden. Die mit einer Vorbereitung auf die Entlassung zwangsläufig einhergehende gedankliche Auseinandersetzung mit allen für ihn damit verbundenen Konsequenzen (zu Hause oder am Arbeitsplatz) kann für den Patienten eine massive Belastung darstellen, sodass der näher rückende Entlassungstermin von ihm nicht als erfreulich, sondern als bedrohlich empfunden wird. Entlassungsvorbereitungen sollten daher grundsätzlich zusammen mit dem Patienten getroffen und von einer intensiven Patientenbeobachtung begleitet werden.

> **VORSICHT!**
> **Patienten nicht durch frühzeitige Entlassung gefährden**
> Gerade ein aus einer intensiv empfundenen Überforderung resultierendes Gefühl der Ohnmacht oder Hilflosigkeit des Patienten erhöht die Gefahr von **Kurzschlussreaktionen** und im schlimmsten Fall von selbstgefährdenden oder suizidalen Handlungen!

Plötzliche **Behandlungsabbrüche** oder auch **vorzeitige Entlassungen** stellen ein bekanntes Phänomen in der Psychiatrie dar. Persönliche Gründe des Patienten für eine vorzeitige Entlassung gibt es viele und sie sind aus objektiver bzw. therapeutischer Sicht mitunter nur sehr schwer nachvollziehbar. Stehen einer Entlassung des Patienten weder juristische noch anderweitige forensische Gründe im Weg – z. B. bei Ausschluss einer akuten Eigen- oder Fremdgefährdung –, sollten Entlassungswünsche des Patienten ausführlich besprochen und abgewogen und seine Entlassung in gleichem Umfang vorbereitet und begleitet werden wie eine geplante. Geht der Patient überraschend, vielleicht sogar gegen ärztlichen Rat, wird trotz des Zeitmangels versucht, ihn, seine Angehörigen und sein soziales Umfeld bestmöglich vorzubereiten. (📖 11)

Angehörigenarbeit

Angehörige sind für den Patienten unersetzbar und auch das Team ist in der Regel auf ihre Mitarbeit angewiesen. Beispielsweise können Angehörige häufig schon bei der Aufnahme verlässliche Informationen über die Vorgeschichte des Patienten geben. Daher werden die Angehörigen so weit wie möglich und von Anfang an in die Behandlung einbezogen. Mit Einverständnis des Patienten erhalten sie umfassende Informationen über die Erkrankung, da sie vielfach nur lückenhaft über bestimmte Krankheitsbilder informiert sind und Zusammenhänge nur bedingt erkennen. Sind sie über alles aufgeklärt, was mit der Erkrankung zusammenhängt, fällt ihnen der Umgang mit dem Patienten leichter. Sie verstehen sein Verhalten besser und der Patient fühlt sich verstanden und aufgehoben. Dies ist besonders wichtig bei Beziehungen, die durch das Krankheitsbild gestört waren.

Die Angehörigen übernehmen in diesem Zusammenhang auch eine wesentliche Rolle bei der Wiedereingliederung des Patienten in sein privates und berufliches Umfeld. Wenn sie sich ausgegrenzt fühlen und mit der Behandlung nicht einverstanden sind, besteht die Gefahr, dass sie den Patienten demotivieren. Je mehr die Angehörigen einbezogen werden, desto mehr Nutzen besteht daher für den Patienten und desto besser können sie die Compliance des Kranken (mit) fördern.

Nicht nur für den Patienten, sondern auch für seine Angehörigen bricht mit der psychischen Erkrankung oft eine Welt zusammen. Der Aufnahme des Patienten auf eine psychiatrische Station ist vielfach eine lange Leidenszeit vorausgegangen. Eventuell ist eine schwierige soziale Situation entstanden, z. B. wenn der Patient seine Arbeit verloren hat. Häufig muss die gesamte Lebensplanung geändert werden. Daneben werden Familien psychisch Kranker oft auch Opfer von Schuldzuweisungen. In dieser Situation sind Schuldgefühle und Wut bei den Angehörigen nicht selten.

Empfehlenswert ist in solchen Fällen die Vermittlung von **Angehörigengruppen**, die z. T. auch in der Klinik angeboten werden. Dort tauschen die Betroffenen ihre Erfahrungen aus und erleben, dass sie mit ihrem Schicksal nicht alleine sind. Der gegenseitige Austausch und die Solidarität helfen dabei, sich zu orientieren, Schuldgefühle abzubauen, Überforderungen aufzufangen und vor allem Kenntnis von bestimmten Krankheitsbildern zu bekommen. Oft erfolgt auch eine Aufklärung und Beratung durch Fachleute. In Angehörigengruppen finden viele Angehörige wieder zu sich selbst und erlangen neue Kraft und Verständnis für den Umgang mit dem Patienten.

> **Oft ist auch Distanz zu den Angehörigen hilfreich**
> Zu Problemen kommt es häufig, wenn ein naher Angehöriger ebenfalls unter einer psychischen Erkrankung leidet. Da viele psychische Krankheiten familiär gehäuft vorkommen, ist dies öfter der Fall. Dann muss eventuell auf eine stärkere Trennung von Angehörigen und Patient hingewirkt werden. Auch bei Patienten, die ein stark gestörtes Verhältnis zu ihren Angehörigen haben (z. B. ein sehr dominanter Elternteil), sollte zumindest zu Beginn der Therapie von zu häufigen Kontakten abgesehen werden, um beiden Seiten eine Möglichkeit zu geben, den eigenen Standpunkt neu zu bestimmen.

Für Pflegende bedeutet professionelle Angehörigenarbeit, den Angehörigen bei Besuchskontakten, bei fest vereinbarten Gesprächen oder auch telefonisch einen Austausch über die Krankheitssymptome und Möglichkeiten der Unterstützung zu ermöglichen und auch Raum für Fragen und Empfindungen anzubieten.

> **Angehörige und Schweigepflicht**
> Zwei wichtige Punkte gilt es bei der Angehörigenarbeit zu beachten:
> - Eine Informationsweitergabe an Angehörige darf niemals ohne das Einverständnis des Patienten erfolgen
> - Der Patient entscheidet, welche Personen aus seinem Umfeld zu den Angehörigen zählen – dies sind nicht automatisch Familienmitglieder, sondern oft auch langjährige Freunde bzw. Lebenspartner.

13.4.6 Beobachten, Beurteilen und Intervenieren

Die **Patientenbeobachtung** nimmt in der Psychiatrie eine bedeutende Stellung ein und erfordert vonseiten der Pflegenden neben fachlicher Kompetenz auch ein hohes Maß an Sensibilität. Durch sie werden Erkenntnisse für die Pflegeplanung gewonnen, die psychopathologische Einordnung eines Krankheitszustands vorgenommen, Krisensituationen frühzeitig erkannt oder Bedürfnisse, Ressourcen und Probleme des Patienten erfasst. Pflegende sollten sich daher grundsätzlich über die Bedeutung und Tragweite ihrer Beobachtungen für die Behandlung bewusst sein. Meist sind es ihre Beobachtungen am Patienten, die Einfluss auf seine weitere Behandlung haben, sei es nun im Hinblick auf seine Ausgangsregelung oder aber seine Medikation. Die Krankenbeobachtung bezieht sich insbesondere auf Eigenschaften des Patienten:

- Aufgeschlossenheit zu den Mitarbeitern, Gesprächsbereitschaft, Ansprechbarkeit
- Stimmungsschwankungen im Tagesverlauf
- Schwingungsfähigkeit
- Auffällige Vorstellungen (z. B. Stimmenhören) und/oder auffälliges Verhalten
- Umgang mit der Erkrankung, Krankheitseinsicht, Compliance
- Mimik, Gestik, Sprache und Körperhaltung
- Körperpflege und Kleidung
- Soziale Fähigkeiten wie Aufgeschlossenheit oder Anpassungsfähigkeit
- Gestaltung des Privatbereichs (Bett, Nachttisch, Schrank)
- Integration in die Stationsgemeinschaft
- Verhalten bei Besuchen von Angehörigen und Freunden
- Antrieb und Freizeitverhalten
- Wirkungen und Nebenwirkungen von Psychopharmaka
- Kognitives Leistungsvermögen, Aufmerksamkeit, Bewusstsein
- Formale und inhaltliche Denkstörungen
- Hinweise auf suizidale Tendenzen
- Eigen- oder fremdaggressives Verhalten.

Subjektivität der Beobachtungen beachten

Beobachtungen sind immer subjektiv. Pflegende nehmen bestimmte Verhaltensweisen des Patienten längst nicht nur aus ihrer professionellen Rolle heraus wahr, sondern sind immer auch von persönlichen Befindlichkeiten beeinflusst und somit selbst unweigerlich Teil des Beziehungs- und damit auch des Beobachtungsprozesses.

So wundert es nicht, dass eine Pflegende einen Patienten als unruhig, zurückgezogen, wortkarg oder gar aggressiv empfindet, ihre Kollegin den Patienten aber als aufgeschlossen und freundlich erlebt. In der psychiatrischen Pflege ist es daher besonders wichtig, das Bewusstsein der Subjektivität der eigenen Wahrnehmung zu schärfen, damit Fehleinschätzungen weitgehend vermieden werden. Folgende Faktoren beeinflussen unsere Wahrnehmung zusätzlich:

- **Vorurteile:** Ein weitverbreitetes Vorurteil ist z. B., dass Patienten mit langen Krankheitsverläufen wenig Chancen auf Besserung hätten. Man erwartet bei solchen Patienten oft keine Erfolge und bemüht sich um sie nicht in demselben Maße wie um Patienten, die erst vor Kurzem erkrankt sind. Ausbleibende Therapiefortschritte scheinen das Vorurteil dann zu bestätigen
- **Geschlechtsspezifisches Rollendenken:** Beispielsweise wird von Frauen gemeinhin erwartet, dass sie sich hingebungsvoll um ihre Kinder kümmern. Tun sie es nicht, fällt dies meist negativ auf. Bei Männern wird diesem Bereich oft keine Beachtung geschenkt, sodass eine schwere Beziehungsstörung möglicherweise gar nicht auffällt
- **Kulturspezifische Besonderheiten:** Auf Westeuropäer wirkt das Verhalten von Patienten aus anderen Kulturkreisen oft befremdlich, da deren Sitten und Gebräuche nur unzureichend bekannt sind
- **Gewöhnung:** Die Pflegenden haben sich an den Umgang mit psychisch Kranken gewöhnt, auch an die Nebenwirkungen der gebräuchlichsten Medikamente wie etwa Müdigkeit als Folge der Einnahme von Antidepressiva (> Pharma-Info 15.1). Sie stufen diese Nebenwirkungen deshalb oft als unbedeutend ein, wogegen Patienten und Angehörige zutiefst beunruhigt sind
- **Eigene Wünsche und Bedürfnisse:** Pflegende neigen z. B. dazu, bei Patienten, für die sie sich sehr eingesetzt haben, keine Verschlechterungen wahrzunehmen bzw. wahrnehmen zu wollen.

Um zu mehr Objektivität in der Beurteilung zu kommen, müssen die Beobachtungen der einzelnen Mitarbeiter miteinander verglichen werden, denn oftmals verhalten sich die Patienten situativ oder im Beisein bestimmter Personen völlig unterschiedlich. So zeigen Patienten mitunter während der Visiten, d. h. gegenüber dem behandelnden Arzt, ein sozial erwünschtes Verhalten, das sich nicht vollständig mit den Beobachtungen der Pflegenden deckt.

Der Informationsfluss zwischen allen am Behandlungsprozess beteiligten Berufsgruppen sollte aus den genannten Gründen ständig gewährleistet sein. In vielen Kliniken werden aus diesem Grund regelmäßige Treffen zwischen den verschiedenen Berufsgruppen abgehalten. Im Rahmen solcher Therapiebesprechungen werden die einzelnen Beobachtungen dann gemeinsam ausgewertet und zu einem zusammenhängenden Bild des Patienten geformt (> 13.4.3).

13.4.7 Interaktion in besonderen Situationen

Die Aufnahmesituation

Die genauen Umstände der **Aufnahme** auf eine psychiatrische Station sind unterschiedlich. Die Patienten kommen in den meisten Fällen freiwillig und fühlen sich durch die stationäre Aufnahme zunächst entlastet. Normalerweise geht der Aufnahme eine Beratung beim Hausarzt oder einem ambulant tätigen Psychiater vorweg, die dem Patienten den Entschluss erleichtern und ihm Ängste nehmen kann und in der die Notwendigkeit einer stationären Behandlung erörtert wurde.

In weitaus weniger Fällen erfolgt die Aufnahme unfreiwillig. Die Patienten kommen in Begleitung eines Beamten des Ordnungsamts oder werden von der Polizei gebracht. Diese Art der Aufnahme setzt jedoch eine bestehende Eigen- oder Fremdgefährdung voraus.

Ungeachtet dieser Unterschiede bedeutet die Notwendigkeit einer Klinikaufnahme aufgrund einer psychischen Erkrankung für fast alle Patienten ein einschneidendes Erlebnis und eine erhebliche psychische Belastung. Viele Patienten fürchten den Verlust persönlicher Beziehungen, z.B. zum Lebenspartner oder zu Freunden, oder haben Angst um ihren Arbeitsplatz. Hinzu kommt in vielen Fällen eine eingeschränkte oder fehlende Krankheitseinsicht.

Entscheidend für die Aufnahmesituation ist auch, ob der Patient auf einer offenen oder einer geschützten Station aufgenommen wird. Der früher benutzte und oft negativ besetzte Begriff „geschlossene Unterbringung" ist mittlerweile durch „geschützt" ersetzt worden. Hierin drückt sich der Charakter der Station im positiven Sinne aus: Sie bietet nämlich in erster Linie Schutz des Patienten vor sich selbst und dient nicht – wie vielfach angenommen – ausschließlich dem Schutz der Öffentlichkeit. Neben der geschlossenen Tür stellen eine festere Struktur, intensivere pflegerische Begleitung und nicht vorhandene bzw. für Patienten nicht zugängliche Gefahrenquellen (Messer, Gürtel, Feuerzeug etc.) die Merkmale einer geschützten Station dar.

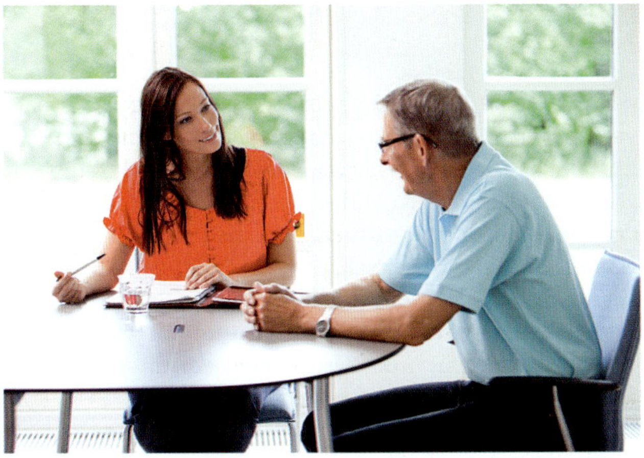

Eine geplante und terminierte Aufnahme erfolgt fast immer auf eine offene Station. Handelt es sich um eine Notaufnahme (z.B. in der Nacht) oder ist der Zustand des Patienten in der akuten Aufnahmesituation schwer einzuschätzen, wird die vorläufige Unterbringung auf einer geschützten Station bevorzugt.

Auch die noch oft negativ besetzte Einstellung der Gesellschaft zur Psychiatrie beeinflusst das Verhalten des Patienten in der Aufnahmesituation. Viele Patienten, die zum ersten Mal aufgenommen werden, haben unrealistische und beängstigende Vorstellungen von der psychiatrischen Behandlung und glauben vielleicht sogar, dass sie die Psychiatrie nie wieder verlassen werden.

Wegen dieser starken psychischen Belastung sollte der Patient in den ersten Stunden nach der Aufnahme möglichst nicht alleine gelassen werden.

Erstkontakt

Der **Erstkontakt** zwischen dem Patienten und den Pflegenden ist wichtig und prägend, da dies der Moment ist, in dem sich der Patient in die Obhut des Behandlungsteams begibt (> Abb. 13.9). Der Patient befindet sich in einer besonderen und außergewöhnlichen Situation und reagiert auf das Verhalten der Pflegenden (z.B. Gestik, Mimik, Freundlichkeit) sehr sensibel.

Es ist ratsam, dass der neu ankommende Patient bereits von seiner Bezugspflegekraft in Empfang genommen wird. Sie ist es auch, die dem Patienten die Räumlichkeiten der Station und sein Zimmer zeigt, ihn seinen Zimmernachbarn und Mitpatienten vorstellt. Die Bezugspflegekraft beschreibt außerdem den Tagesablauf, händigt Informationsblätter aus und weist auf die Besuchszeiten und die Telefonregelung hin und informiert den Patienten über das weitere Aufnahmeprozedere wie das Anamnesegespräch, Untersuchungen, Blutentnahmen etc.

Pflegenden wird im Zusammenhang mit der Aufnahme eines Patienten ein hohes Maß an Sensibilität und Einfühlungsvermögen abverlangt. Mit der Zeit entwickeln die Pflegenden jedoch ein Gefühl dafür, wie viele Informationen dem Patienten in der Aufnahmesituation zugemutet werden können und welche Informationen besser auf einen späteren Zeitpunkt verschoben werden sollten (> Abb. 13.8).

Kommen Patienten in Begleitung von Angehörigen zur Aufnahme, werden diese selbstverständlich auch über Ausgangs-, Besuchs- und Telefonregelungen informiert. Im Erstkontakt mit den Angehörigen sollten sich die Pflegenden Zeit für deren Fragen nehmen.

Abb. 13.8 Je mehr Informationen der Patient bei der Aufnahme erhält, desto weniger belastend ist die neue Situation für ihn. Auch ein offener Umgang mit möglicherweise nötigen Zwangsmaßnahmen zeigt dem Patienten, dass er der Pflegenden vertrauen kann. [J787]

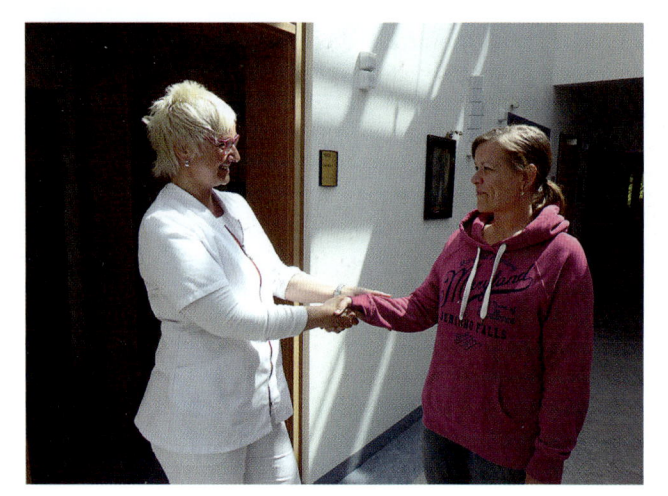

Abb. 13.9 Der erste Eindruck beeinflusst in hohem Maße die weitere Beziehung. [M322]

Sicherstellen von Gegenständen

Medikamente, Drogen, Alkohol und Waffen werden immer sichergestellt; auf geschlossenen Stationen darüber hinaus auch gefährliche Gegenstände wie z. B. Nassrasierer, Glas, Taschenmesser, Nagelfeilen oder -scheren, Spiegel oder Nadeln.

Kontrolle des persönlichen Eigentums

In manchen Fällen ist es sinnvoll, das Gepäck des Patienten nach gefährlichen Gegenständen wie beispielsweise Nagelscheren, Rasierklingen oder Glas zu durchsuchen. Dies ist bei Aufnahmen auf geschützten Stationen und Suchtabteilungen üblich und bei akuter oder vermuteter Suizidalität sogar notwendig.

Bei der Aufnahme auf einer offenen Station ist die Kontrolle des Gepäcks aufgrund der Freiwilligkeit und vorauszusetzenden Kooperationsbereitschaft des Patienten nicht zwingend erforderlich.

Bei der Aufnahme auf einer geschlossenen Station hingegen ist das Durchsuchen des gesamten Gepäcks und der Kleidung, die der Patient am Körper trägt, allein aus Sicherheitsgründen ratsam. Dem Patienten muss verdeutlicht werden, dass dies nicht aufgrund eines grundlegenden Misstrauens ihm gegenüber passiert, sondern zu gleichen Teilen auch zum Schutz der anderen auf der Station untergebrachten Patienten geschieht – z. B. solchen, die zu Selbstverletzungen neigen. Zudem sind sich viele Patienten der Gefährlichkeit bestimmter mitgebrachter Gegenstände (wie z. B. eines kleinen Taschenspiegels, eines Parfümfläschchens oder eines Föhns) oftmals gar nicht bewusst.

Selbstverständlich geschieht das Durchsuchen des Gepäcks im Beisein des Patienten und in Gegenwart eines Zeugen. Die Pflegenden führen die Durchsuchung zum eigenen Schutz immer mit äußerster Vorsicht und mit Handschuhen durch, da die Gefahr besteht, sich an mitgebrachten Messern, Kanülen oder Ähnlichem zu verletzen.

Die Begründung für die **Kontrolle des persönlichen Eigentums** sollte sachlich erfolgen und keinen Vorwurf oder eine Anklage enthalten. Der Hinweis darauf, dass eine Durchsuchung bei allen Patienten unabhängig von ihrer Erkrankung erfolgt und der eigenen Sicherheit, der der Mitpatienten und der des therapeutischen Teams dient, ist für die meisten Patienten einzusehen.

Die Durchsuchung ist für den Patienten unangenehm, weil dadurch massiv in seine Intimsphäre eingedrungen wird. Um die belastende Situation etwas abzumildern, wird das Durchsuchen am besten mit einer weiteren sinnvollen Tätigkeit verknüpft, z. B. mit dem Einräumen des Kleiderschranks. Bezugspflegende nutzen diese Gelegenheit oft dazu, mit dem Patienten näher in Kontakt zu treten.

Im **Erstgespräch** (auch Aufnahme- oder Anamnesegespräch genannt) erfassen die Bezugspflegenden neben den biografischen Daten (Lebenslauf, Bildungsweg, Familienstand, Wohnsituation, finanzielle Besonderheiten etc.) vor allem pflegerelevante Informationen des Patienten. Durch Fragen erfahren sie Näheres über:

- Umstände und Gründe, die zur Klinikaufnahme geführt haben
- Erwartungen, Ziele und Ängste des Patienten
- Die physische Situation des Patienten
- Die psychische Verfassung des Patienten
- Die soziale Situation des Patienten
- Frühere Erkrankungen und Krankenhauserfahrungen
- Stärken, Interessen und Hobbys.

Das Erstgespräch wird in der Regel vom Arzt und von einer Pflegekraft – im Idealfall mit der Bezugspflekraft – gemeinsam geführt. Es sollte nicht zu lange dauern, um den Patienten nicht zu überfordern; Konzentrations- und Denkstörungen sowie kognitive Einschränkungen müssen berücksichtigt werden. Durch das gemeinsame Gespräch erlebt der Patient die Therapeuten als Team, darüber hinaus bleibt es ihm erspart, seine Aufnahmegründe mehrfach erzählen zu müssen.

Fremdanamnese

Je nach Aufnahmesituation stellen professionelle Begleitpersonen oder Angehörige des Patienten eine wichtige Informationsquelle dar, da sie Informationen zum Aufnahmegrund liefern und besonders bei langjährig Erkrankten wichtige Aussagen über den bisherigen Verlauf der Erkrankung machen können. Bei Akutaufnahmen können sie die Entwicklung bis zur Aufnahme häufig besser schildern als der Patient, der durch die neue Situation unter großem Druck steht und offensichtliche Veränderungen an seiner Wahrnehmung oder seinem Verhalten möglicherweise gar nicht nachvollziehen kann. **Fremdanamnesen** erfolgen am besten in seinem Beisein.

Behandlungsvereinbarungen

In vielen Kliniken werden zu Beginn der Therapie sogenannte **Behandlungsverträge** geschlossen. Darin werden für die Dauer des Aufenthalts Bedingungen festgelegt, die bei Nichteinhaltung zu Konsequenzen führen, die mit dem Patienten vorher gemeinsam abgesprochen und festgelegt wurden. Da der sogenannte Behandlungsvertrag im rechtlichen Sinn keinen Vertragscharakter hat, wird er in vielen Fällen auch Behandlungs*vereinbarung* genannt. Ein Behandlungsvertrag kann z. B. eine Ausgangssperre als Folge einer Selbstverletzung oder eine disziplinarische Entlassung aufgrund von Drogenkonsum vereinbaren. Da die Patienten vorher über die Konsequenzen Bescheid wissen, können sie sich ihre Autonomie bewahren und fühlen sich im Falle eines Verstoßes nicht der Willkür des therapeutischen Teams ausgesetzt. Wichtig ist es, die Behandlungsverträge dem gesamten Team transparent und auch für Aushilfskräfte oder diensthabende Ärzte einsehbar zu machen.

Eine andere Form der Behandlungsvereinbarung richtet sich an langjährig Erkrankte, die in akuten Krankheitsschüben wiederholt aufgenommen werden. Diese im relativ gesunden Zustand verfassten Unterlagen dienen dann dem Behandlungsteam in der Akutaufnahme, in der der Patient krankheitsbedingt nicht entscheidungsfähig und einsichtig ist, als richtungsweisend. Inhalte sind typischerweise Wünsche zum pflegerischen und ärztlichen Umgang, hilfreiche Medikamente, entlastende und deeskalierende Maßnahmen, von vorneherein abgelehnte Behandlungsformen (z. B. EKT) und Telefonnummern von zu informierenden (Bezugs-)Personen.

Entweichen

Nicht wenige Patienten, die gerichtlich untergebracht sind, versuchen sich der psychiatrischen Behandlung durch **Entweichen** zu entziehen. Neben der für fast alle Patienten unerträglichen Situation, nicht selbst über den eigenen Aufenthaltsort bestimmen zu können, liegt dies oft in ihrer Erkrankung begründet: Ein Patient fühlt sich z. B. zu Unrecht in einem psychiatrischen Krankenhaus untergebracht und darüber hinaus möglicherweise sogar durch das Personal bedroht und versucht, sich durch Flucht zu retten. In solchen Fällen ist idealerweise der behandelnde, ansonsten der diensthabende Arzt zu verständigen, der nach sorgfältiger Prüfung des Behandlungs- und Gesundheitszustands des Patienten darüber entscheidet, ob eine polizeiliche Fahndung erforderlich ist oder nicht.

Auch bei Patienten, die sich freiwillig in stationärer Behandlung befinden und z. B. von einem Spaziergang nicht zurückkehren, wird der behandelnde bzw. diensthabende Arzt informiert. Es besteht zunächst jedoch keine rechtliche Veranlassung, die Polizei einzuschalten oder gar eine polizeiliche Fahndung einzuleiten.

Für die Pflegenden bedeutet eine festgestellte Entweichung, alle Möglichkeiten auszuschöpfen, den Patienten zu finden: Das Krankenhausgelände und die unmittelbare Umgebung werden abgesucht, Informationen darüber, wann der Patient zuletzt gesehen wurde und ob er entsprechende Äußerungen getan hat, werden gesammelt, Überlegungen zu möglichen Aufenthaltsorten werden angestellt. Dabei können Mitpatienten und Personal befragt oder Angehörige telefonisch kontaktiert werden. Ist der Aufenthaltsort dann bekannt, muss die Frage nach einer Rückkehr in die Klinik und nach einer Weiterbehandlung erörtert werden.

Angehörige und Mitpatienten einbeziehen

Eine Entweichung kann die Mitpatienten in Aufruhr versetzen, deshalb ist das baldige Einberufen einer Stationszusammenkunft sinnvoll. Besondere Ansprache brauchen die betroffenen Zimmernachbarn und nahestehende Patienten. Auch befragte Angehörige machen sich natürlich Sorgen und müssen durch das Klinikpersonal über die aktuelle Lage informiert werden.

Aggressionen

Aggressionen treten in allen zwischenmenschlichen Beziehungen auf und spielen auch in der Psychiatrie eine Rolle. Einige psychische Krankheiten gehen mit erhöhter Aggressionsbereitschaft einher, z. B. die Manie, wahnhafte Erkrankungen sowie Alkohol- und bestimmte Drogenintoxikationen (z. B. Kokain, Amphetamine, Crack). Auch im Klinikalltag gibt es immer wieder Situationen, die bei Patienten aggressives Verhalten auslösen:

- **Angst:** Ein Patient glaubt z. B. im Wahn, er würde bedroht, und versucht sich zu wehren
- **Frustrationen:** Sie werden z. B. durch Sanktionen hervorgerufen, auch wenn diese aus therapeutischen Gründen angezeigt sind
- **Zwang:** Dieser kann z. B. in einer vom Patienten verweigerten und trotzdem durchgeführten Maßnahme bestehen
- **Fixierung oder auch Sicherstellung:** Sie erfolgt als Sicherheitsmaßnahme bei Fremd- oder Eigengefährdung
- **Mangelnde Zuwendung:** Der Patient versucht, durch aggressives Verhalten Aufmerksamkeit zu erlangen.

Aggression niemals dulden!

Aggression als Verhaltensmuster darf nicht geduldet werden. Aggressiven Patienten, die unter Umständen sogar ihre Mitpatienten unter Druck setzen, müssen deutliche Grenzen gesetzt werden.

Oft können die Pflegenden die Situation entspannen, indem sie den Patienten auf sein Verhalten hinweisen: „So, wie Sie sich jetzt verhalten, machen Sie den anderen Patienten Angst." Denn häufig ist dem Patienten nicht bewusst, wie sein Verhalten auf andere wirkt. Auch die Frage nach dem Grund für den Ärger des Patienten führt in vielen Fällen zu einer Beruhigung der Situation, da er sich mit seinen Empfindungen ernst genommen fühlt und sich deshalb leichter auf ein Gespräch einlassen kann.

Im Umgang mit sehr gereizten, angespannten Patienten müssen die Pflegenden daran denken, dass diese mental eingeengt sind und ihre Umwelt nur begrenzt wahrnehmen.

Drohen Gewalttätigkeiten, versuchen die Pflegenden ruhig zu bleiben. Das weitere Vorgehen ist:

- Weitere Unterstützung holen – und zwar lieber zu viel als zu wenig. Sichtbare Übermacht verhindert oft tatsächliche Gewalt
- Andere Patienten in ihre Zimmer bitten
- Sicherheitsdistanz bewahren – zum einen aus Selbstschutz, zum anderen, damit sich der Patient nicht in die Enge getrieben fühlt
- Patienten durch Ansprache beruhigen – dies geschieht im Idealfall durch das Teammitglied, das den besten Zugang zum Patienten hat
- Patienten zu diesem Zeitpunkt auf keinen Fall mit seinem Fehlverhalten konfrontieren.

VORSICHT!
Bei Gefahr ist **keine Konfrontation** angezeigt, sondern beruhigende und deeskalierende Worte.

Aufkommende Aggressionen frühzeitig erkennen und verhindern
In den ersten Tagen nach der Aufnahme auf einer geschlossenen Station ist das Risiko der **Aggressionsentstehung** am höchsten. Entsprechend sind während dieser Phase die genaue Beobachtung des Patienten und eine Einschätzung seines Aggressionspotenzials von größter Wichtigkeit. Auf Risikofaktoren wie geringe Körperdistanz, Erregungs- und Anspannungszustände sollte rechtzeitig reagiert werden.

Eine ruhige Atmosphäre auf der Station und ein respektvoller und freundlicher Umgang mit den Patienten wirken ebenfalls aggressionsmindernd. Ein überkontrollierender Stil im Umgang mit den Patienten und zu strikte Stationsregeln führen eher zu Anspannungen und Stress bei potenziell aggressiven Patienten. Stationsregeln sind wichtig, um einen gleichmäßigen Ablauf auf der Station zu gewährleisten; sie sollten jedoch immer auch Ausnahmen zulassen. (📖 12, 13)

Bestehende Aggressionen verringern
Kommt es zu aggressiven Handlungen eines Patienten – sei es verbal oder tätlich – ist es wichtig, schnell zu reagieren, um einer Eskalation des Geschehens vorzubeugen. Die Pflegenden sollten selbst ruhig bleiben, dabei aber bestimmt auftreten. Sie sollten Ruhe und Selbstsicherheit ausstrahlen und keine Hektik aufkommen lassen. Distanz zur Situation zu bewahren, ist die Grundlage für professionelles Handeln. Wenn die Pflegenden sich zu eigenem aggressivem Verhalten hinreißen lassen, wirkt ihre eigene Emotionalität verstärkend auf das Gegenüber, die Situation eskaliert und wird unkontrollierbar. Es gilt daher, Beschimpfungen zu ignorieren und nicht auf sich selbst zu beziehen oder persönlich zu nehmen.

Soweit es die drohende Gewalt zulässt, kümmert sich *eine* Pflegekraft – idealerweise die Bezugspflegekraft – um den aggressiven Patienten. Sie begegnet dem Patienten auf gleicher Höhe – sitzt er, setzt sie sich zu ihm. Sie achtet dabei aber immer auf einen angemessenen Sicherheitsabstand, der die eigene Sicherheit gewährleistet und gleichzeitig den Patienten nicht einengt. Während des gesamten Gesprächs wahrt sie Augenkontakt und kehrt dem Patienten nicht den Rücken zu. Die Pflegekraft versucht, den Patienten zum Beschreiben seiner Gefühle zu bewegen. Wenn der Patient über seine Gefühle spricht, gewinnt er ein Stück der verlorenen Distanz zu den Ereignissen zurück. Gemeinsam mit dem Patienten kann die Pflegekraft die Ursachen der Aggression herausfinden und alternative Lösungsmöglichkeiten mit ihm suchen. Eine eingehende Kenntnis der Vorgeschichte des Patienten ist hier von äußerster Wichtigkeit. Der Patient muss spüren, dass die Pflegende nicht gegen ihn ist und er sich nicht verteidigen muss.

Talking-down
Eine weitere Methode, um Aggressionen zu mindern, ist das **Talking-down,** das besonders dann angewendet wird, wenn jemand nach dem Konsum von Drogen negative Emotionen, Aggressionen oder Panikattacken erlebt. Der Patient wird dabei in eine reizarme Umgebung gebracht und nicht allein gelassen. Ein andauernder beruhigender Gesprächskontakt vermittelt dem Patienten Sicherheit.

VORSICHT!
Die eigene Sicherheit geht vor
Bei allen Maßnahmen denken die Pflegenden stets an die eigene Sicherheit und die Sicherheit von Mitarbeitern und Mitpatienten. Wenn möglich, sollten die Mitarbeiter, die nicht im direkten Kontakt zum aggressiven Patienten stehen, aufgeregte Patienten beruhigen und dafür sorgen, dass sich die übrigen Patienten in ihren Zimmern aufhalten.

13.4.8 Pflege bei Zwangsmaßnahmen

Gelingt es nicht, einen Patienten durch Zusprache zu beruhigen, und verweigert er eine sedierende Medikation, sind ggf. **Zwangsmaßnahmen** erforderlich. Dies können Zwangsmedikation, Sicherstellung (Bauch- und/oder Hand-, Fuß-, Schultergurte) oder Isolierung sein. Jede Zwangsmaßnahme ist immer das letzte Mittel, das angewendet wird.

Zwangsmaßnahmen werden in den meisten Fällen als traumatisch erlebt und bedeuten immer einen massiven Eingriff in die Grundrechte jedes Menschen auf Unantastbarkeit seiner Würde (Art. 1 Grundgesetz) und die freie Entfaltung seiner Persönlichkeit (Art. 2 Grundgesetz). Mit diesen Grundrechten sollte man nicht leichtfertig umgehen und sich immer über die Konsequenzen seines Tuns für den betroffenen Menschen im Klaren sein.

Rechtliche Grundlagen von Zwangseinweisungen

Im Grundgesetz (GG) der Bundesrepublik Deutschland wird die Freiheit der Person garantiert (Art. 2 GG). **Zwangseinweisungen** (➤ Abb. 13.10) und andere Zwangsmaßnahmen greifen erheblich in dieses und andere Rechte ein (z. B. das Recht

13.4 Besonderheiten der Pflege in der Psychiatrie

auf körperliche Unversehrtheit). Sie werden deshalb durch spezielle Gesetze, die sogenannten **Landesunterbringungsgesetze,** geregelt. Diese sehen in den einzelnen Bundesländern unterschiedlich aus, gemeinsam ist ihnen jedoch Folgendes: Über die Notwendigkeit einer Unterbringung zur Behandlung entscheidet ein *Richter,* nicht etwa ein Arzt oder ein Angehöriger (Art. 104 Abs. 2 GG). Voraussetzungen sind:

- Es muss eine psychische Erkrankung vorliegen, die zu einer erheblichen *Eigen- oder Fremdgefährdung* führt
- Die Gefahr kann nicht durch eine andere Maßnahme (z. B. ambulante Behandlung) beseitigt werden.

Die Anregung zur **Unterbringung** erfolgt durch die zuständige Behörde, meist das Ordnungsamt. Der Richter stützt sich bei seiner Entscheidung auf ein ärztliches Zeugnis und auf die persönliche Anhörung des Betroffenen, der auch die Möglichkeit des Widerspruchs gegen den Unterbringungsbeschluss hat. Für die Dauer der Unterbringung wird eine Frist gesetzt (meist 4–6 Wochen), nach deren Ablauf eine erneute Anhörung stattfinden kann. Läuft die Unterbringungsfrist ab und erfolgt keine erneute Anhörung, muss der Patient sofort entlassen werden. Bei einer erkennbaren Besserung vor Ablauf der Frist kann der Beschluss auch vorzeitig aufgehoben werden. Während der Dauer der Unterbringung sind Maßnahmen, die der Abwendung von Gefahren für das Leben des Patienten oder anderer Personen dienen, grundsätzlich auch ohne Einwilligung des Patienten zulässig. Eine solche Maßnahme, z. B. eine Fixierung, muss jedoch vorher angedroht worden sein.

> Für Kranke, die wegen ihrer Krankheit bestimmte Angelegenheiten nicht erledigen können, kann nach dem Betreuungsrecht eine **Betreuung** eingerichtet werden. Der Betreuer bekommt Aufgabenbereiche zugewiesen, in denen er den Betreuten unterstützen soll (z. B. Vermögensbetreuung, medizinische Behandlung, Bestimmung des Aufenthaltsorts). Für eine Unterbringung oder für gefährliche Heilbehandlungen muss der Betreuer allerdings die Genehmigung des Vormundschaftsgerichts einholen.

Sonderfall: Zwangseinweisung aus juristischen Gründen

Eine besondere Form der Zwangseinweisung ist die aus juristischen Gründen. Zwar sind psychiatrische Einrichtungen Teil des medizinischen Versorgungssystems, sie spielen aber auch in der deutschen Rechtsprechung eine große Rolle. Beispiele sind:

- Der **Maßregelvollzug** *(Forensik),* d. h. die gesicherte Unterbringung und Behandlung psychisch kranker Rechtsbrecher
- Die gerichtlich angeordnete Drogenentwöhnung als Alternative zur Gefängnisstrafe
- Die Behandlung psychisch Kranker gegen ihren Willen auf geschützten Stationen.

Rechtliche Grundlagen für Zwangsmedikation

Für eine Zwangsmedikation müssen folgende Voraussetzungen erfüllt sein:

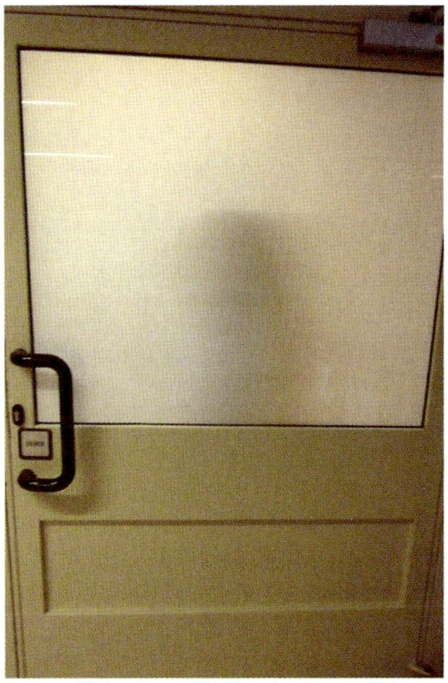

Abb. 13.10 Bei **Eigen- und Fremdgefährdung** wird die Aufnahme auf eine geschlossene Station notwendig. Der Patient erlebt dann zusätzlich die Einschränkungen des Freiheitsentzugs. [M322]

- **Mangelnde Einsicht.** Es sind alle Möglichkeiten ausgeschöpft worden, den Patienten durch eindringliche Gespräche und Überzeugungsversuche z. B. zur Medikamenteneinnahme zu bewegen
- **Fremd- oder Eigengefährdung.** Besteht laut Strafgesetzbuch (StGB) ein rechtfertigender Notstand (§ 34 StGB), dann ist das sogenannte Gut des Umfelds höher zu bewerten, als das „Recht des Patienten auf körperliche Unversehrtheit". Ein rechtfertigender Notstand liegt dann vor, wenn ein Patient z. B. in einem massiven Erregungszustand Einrichtungsgegenstände zerstört und außerdem zu befürchten ist, dass er seine Aggressionen auch gegen Mitpatienten, Mitarbeiter der Station oder sich selbst richtet. Unter Berücksichtigung obiger Kriterien dürfen in diesem Fall zwangsweise Medikamente verabreicht werden
- **Zwangsaufenthalt.** Patienten, die sich freiwillig in Behandlung begeben haben, entscheiden in der Regel selbst, ob sie eine Medikation einnehmen wollen oder nicht, d. h., sie haben das Recht, die Einnahme von Medikamenten zu verweigern. Bei Patienten, deren Aufnahme in die Klinik durch Zwangseinweisung erfolgt ist, dürfen Zwangsmaßnahmen nur nach Rücksprache mit dem gesetzlich bestellten Betreuer bzw. dem zuständigen Gericht durchgeführt werden. Besteht allerdings ein rechtfertigender Notstand, darf die Zwangsmaßnahme sofort durchgeführt werden. Die Zustimmung dafür muss jedoch in direktem zeitlichem Zusammenhang, also unmittelbar nach Einleitung der Zwangsmaßnahme, vom gesetzlichen Betreuer oder zuständigen Gericht nachträglich eingeholt werden.

Rechtliche Grundlagen für Sicherstellung

Eine **Sicherstellung** bzw. Fixierung (➤ Abb. 13.11) ist, sofern der Patient dafür seine Zustimmung nicht erteilt hat, grundsätzlich nur nach schriftlicher ärztlicher Anordnung und richterlicher Genehmigung möglich. Eine Sicherstellung *ohne* Ein-

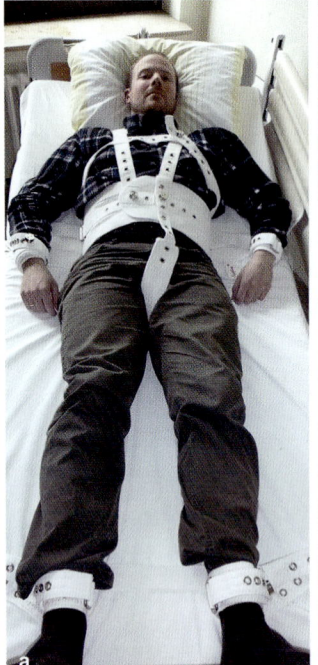

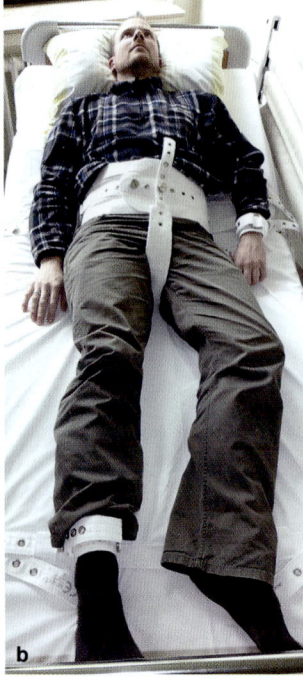

Abb. 13.11 (a) Komplette Fixierung (7-Punkt-Fixierung) mit Bauch- und Schultergurten sowie Arm- und Beingurten. (b) Sogenannte Diagonalfixierung, bei der neben dem Bauchgurt nur eine Arm- sowie eine Beinfixierung verwendet werden und dies jeweils auf der Gegenseite (also z. B. linker Arm und rechtes Bein). [M322]

willigung des Patienten und *ohne* vorherigen betreuungsrechtlichen oder richterlichen Beschluss kann jedoch in folgenden Situationen durch den Arzt angeordnet werden:
- **Notwehr** (§ 32 StGB), wenn ein Patient einen Mitpatienten, Besucher oder die Pflegenden angreift
- **Rechtfertigender Notstand** (§ 34 StGB), wenn schwere Fremd- oder Eigenaggressivität und deutliche Zeichen unmittelbar drohender Gefahren für sich oder andere zu erkennen sind.

> **VORSICHT!**
> **Sicherstellungen** sind nur zulässig, wenn sie durch den Stationsarzt oder in seiner Abwesenheit durch einen anderen Arzt angeordnet werden (Urteil des OLG Köln vom 2.12.1992, Az: 27 U 103/91; im Volltext abrufbar [Az in Suchmaske eingeben] unter http://dejure.org).

Bei Personen, die unter Betreuung stehen, ist für regelmäßige und dauerhafte Fixierungen (z. B. regelmäßiges Anbringen eines Bauchgurts und von Bettgittern zur Nacht) und andere freiheitsbeschränkende Maßnahmen ebenfalls ein richterlicher Beschluss nötig.

Eine Fixierung von Patienten, die nicht unter Betreuung stehen, ist nur dann zulässig, wenn die Voraussetzungen des rechtfertigenden Notstandes oder der Notwehr vorliegen, wobei hiervon nur kurzfristige Fixierungen erfasst werden. Eine richterliche Genehmigung für eine längere Fixierung ist hier nicht möglich.

Durchführung von Zwangsmaßnahmen

Zwangsmaßnahmen werden in der Regel vom (Stations-)Arzt nach Rücksprache mit dem zuständigen Oberarzt angeordnet.

Fixierung und Zwangsmedikation
Die einzelnen **Schritte** bei Fixierung und Zwangsmedikation:
- In einem Einzelzimmer ein Bett mit Fixierungsgurten vorbereiten. Auf Akutstationen empfiehlt es sich, immer ein Bett vorbereitet zu haben. Dabei die Funktionstüchtigkeit und den ordnungsgemäßen Zustand des Gurtsystems sowie des Verschlusssystems kontrollieren
- Sofern nicht genügend Pflegende im Dienst sind, wie es die Situation erfordert, auf anderen Stationen um Unterstützung bei der Zwangsmaßnahme bitten
- Auf ärztliche Anordnung Medikamente richten
- Im Vorfeld mit allen Durchführenden die Vorgehensweise besprechen. Dies vermeidet unnötige Fehler und Verletzungen von Patient und Mitarbeitern
- Zur eventuellen Gefahrenabwehr Mitpatienten in ihre Zimmer bitten und Besucher dazu anhalten, die Station zu verlassen
- Scharfe und gefährliche Gegenstände (z. B. Schmuck, Brille, Feuerzeug) aus der Nähe des Patienten entfernen
- Den Patienten (mit Nennung der Gründe) über die anstehende Zwangsmaßnahme informieren und ihn bitten, freiwillig in sein Zimmer zu gehen
- Sofern der Patient der Aufforderung der Pflegenden oder des Arztes, in sein Zimmer zu gehen, nicht nachkommt, versuchen, ihn mit mehreren Personen in das vorbereitete Zimmer zu führen
- Den Patienten erneut über die Notwendigkeit der Medikamenteneinnahme und das weitere Vorgehen aufklären
- Bei weiterer Verweigerung Patienten auf ein abgesprochenes Zeichen hin an Armen und Beinen festhalten und ins Bett legen (auf ausreichend Mitarbeiter achten, mindestens vier). Hierbei ist es wichtig, dass alle Mitwirkenden gleichzeitig und sicher zufassen, denn sollte sich ein Arm oder Bein aus dem Griff lösen, besteht die Gefahr, dass einer der Mitarbeiter geschlagen oder getreten wird
- Den Patienten mithilfe weiterer Mitarbeiter ins Bett heben
- Sofern möglich, dem Patienten die Schuhe ausziehen
- Danach Patienten mit Gurten fixieren und auf korrekten Sitz überprüfen. Die Gurte dürfen nicht zu eng oder zu locker angelegt sein (Vorgaben der Hersteller beachten!)
- Erneut eine orale Medikation anbieten
- Falls erforderlich, intramuskuläre oder intravenöse Gabe der Medikation
- Die Kleidung des Patienten nach Feuerzeugen, spitzen Gegenständen oder anderen potenziell fremd- und eigengefährdenden Gegenständen untersuchen
- Für die Zeit der Fixierung einen ständigen Sicht- und Hörkontakt sicherstellen, ggf. 1:1-Betreuung
- Puls, Blutdruck und korrekten Sitz der Fixierung regelmäßig kontrollieren sowie psychischen und körperlichen Zustand des Patienten überwachen

- Vorgang dokumentieren und später im Team reflektieren (eine Fixierung kann nicht nur für den Patienten eine traumatische Erfahrung sein!)
- Ist der Patient wieder für Gespräche zugänglich, wird das gesamte Vorgehen mit ihm besprochen. Die Rolle der Krankheit, aber auch sein Verhalten in der Krankheit werden reflektiert
- Lösen der Fixierung nur nach Rücksprache mit dem diensthabenden Arzt.

Dauer der Fixierung
Grundsätzlich gilt, dass nur ein Arzt und das Gericht die **Dauer einer Sicherstellung** festlegen können. Es gibt demnach keine festgeschriebene Mindest- oder Höchstdauer für eine Fixierung. Der Zeitraum wird immer an jeden einzelnen Betroffenen und die Ursache der Fixierung angepasst. In vielen Fällen beruhigen sich die Patienten schon nach einiger Zeit und ihnen wird bewusst, warum sie in dieser Zwangslage sind. Sie zeigen sich dann meist sehr kooperativ, sind im Gespräch wieder zugänglich und können aus der Sicherstellung befreit werden, weil keine Eigen- oder Fremdgefährdung mehr besteht.

Eine Defixierung sollte dennoch immer unter Einhaltung eines bestimmten Sicherheitsabstands erfolgen, da die Kooperationsbereitschaft des Patienten mitunter auch eine durch die Sicherstellung auferlegte sein kann. Davon sollte zwar nicht grundsätzlich ausgegangen werden, jedoch sollten solche Überlegungen in die Entscheidung über die Defixierung einbezogen werden. Defixierungen sollten daher grundsätzlich gemeinsam mit dem Arzt im Team besprochen werden, um unnötige Gefahrenmomente für alle Beteiligten zu vermeiden.

> **VORSICHT!**
> Die Fixierung muss auf jeden Fall gelöst werden, wenn nach der Beurteilung eines erfahrenen Arztes (bei rechtfertigendem Notstand) oder des Gerichts (bei länger andauernder Fixierung) keine Eigen- oder Fremdgefährdung mehr besteht! Bleibt die Sicherstellung trotzdem bestehen, wird aus einem rechtfertigenden Notstand eine **Freiheitsberaubung** (§ 239 StGB), die mit bis zu 10 Jahren Freiheitsstrafe geahndet werden kann.

Dokumentation von Zwangsmaßnahmen

Eine **genaue Dokumentation** der Geschehnisse, die zur Zwangsmaßnahme geführt haben, ist unerlässlich. Sie muss den Anlass, die Dauer der Maßnahme, das Verhalten des Patienten, erfolgte pflegerische Interventionen und die Reaktion des Patienten enthalten.

> **Umgang der Pflegenden mit Zwang**
> Zwangsmaßnahmen durchzuführen und die Reaktionen der Patienten darauf zu ertragen, bedeutet für die Pflegenden eine zusätzliche **psychische Belastung.** Vielen fällt es schwer, diese Aufgabe als Bestandteil ihrer Tätigkeit zu akzeptieren. Es empfiehlt sich der Austausch mit den Kollegen über Fallbesprechungen oder die Supervision (➤ 13.4.3).

Zu den schwierigen Aufgaben der Pflegenden bei der Umsetzung von angeordneten Zwangsmaßnahmen gehört z. B.:
- Patienten unter besonderen Umständen – und nur auf Arztanordnung – gegen ihren Willen medizinisch zu behandeln, ihnen z. B. Medikamente zu injizieren
- Ausgangs- und andere Regelungen ggf. mit Zwang durchzusetzen
- Suizidgefährdete Patienten an selbstgefährdenden Handlungen zu hindern
- Patienten voreinander zu schützen.

Während der Zwangsbehandlung werden die Weichen für die spätere Zusammenarbeit gestellt. Gerade deshalb gehen die Pflegenden während der Zwangsmaßnahmen respektvoll mit den Patienten um. Auch dem scheinbar nicht zugänglichen Patienten wird jede Maßnahme erklärt. Zwang darf nicht in Brutalität ausarten und darf vor allem den Patienten nicht demütigen. Pflegende müssen wissen, dass sich die Patienten im Nachhinein sehr genau an das Verhalten jedes Einzelnen erinnern können und dies auch rückmelden.

> Eine **Isolierung** des Patienten, d. h. eine vorübergehende Unterbringung in einem Zimmer, das absolut reizarm ist und das keine Verletzungs- und Gefährdungsmöglichkeiten lässt, findet hauptsächlich noch in forensischen Kliniken statt.

13.5 Erhebung des psychopathologischen Befunds

> **Psychopathologie:** Lehre von der Beschreibung des auffälligen Erlebens, Befindens und Verhaltens eines psychisch Kranken. Die Psychopathologie liefert Begriffe zur Beschreibung psychischer Auffälligkeiten. Der psychopathologische Befund dient der anschaulichen Beschreibung aller psychischen Auffälligkeiten, die bei einem Kranken beobachtet werden können. Er sollte differenziert und ausführlich sowie in regelmäßigen Abständen im Behandlungsverlauf erhoben und dokumentiert werden.

Diagnostik und Differenzialdiagnose

Die **Diagnose** von psychischen Erkrankungen stützt sich weitgehend auf die Befunde aus Gesprächen, Beobachtungen und psychologischen Tests (*psychopathologische Befunde*).

Aufgrund der engen Beziehung zwischen Psyche und Körper können körperliche Erkrankungen viele psychiatrische Krankheitsbilder hervorrufen. Wird die körperliche Erkrankung behandelt, verschwinden in gleichem Maße die psychischen Symptome.

Umgekehrt können im Rahmen psychischer Krankheiten zahlreiche somatische Beschwerden auftreten. Charakteristische und häufige Beschwerden sind Schlafstörungen, Kopfdruck, Appetitlosigkeit, Heißhunger, Magenbeschwerden, Rückenbeschwerden, Obstipation, Schwindel, Herzklopfen,

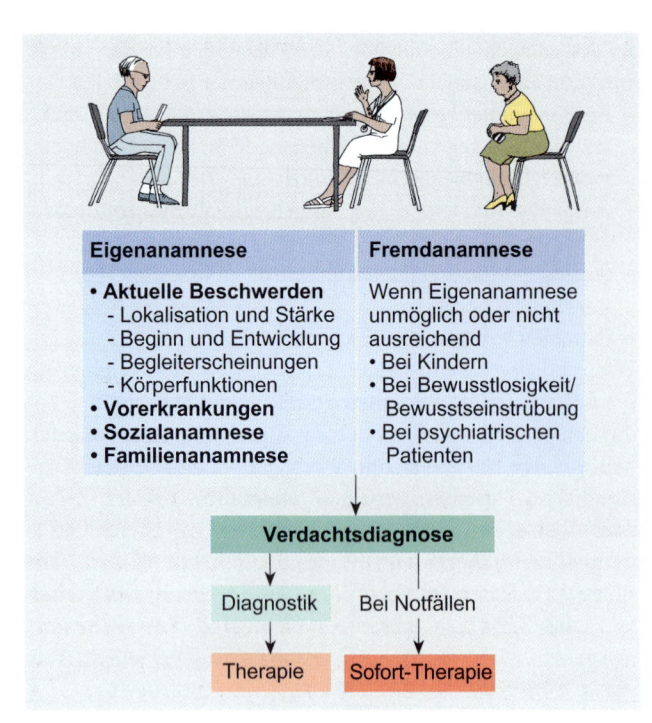

13 Einführung in die Pflege von Menschen mit psychischen Erkrankungen

Abb. 13.12 Bei der **Fremdanamnese** wird ein Dritter, meistens ein Angehöriger, hinzugezogen. Dieser Schritt bedarf der Einwilligung des Patienten. [L215]

Zyklusstörungen und sexuelle Störungen. Diese gilt es abzuklären durch:
- Anamnese
- Körperliche Untersuchung und Krankenbeobachtung
- Technische Diagnostik.

Anamnese
Während der Erhebung der **Anamnese** versucht der Arzt, etwas über die Beschwerden, die Krankheitsvorgeschichte, das soziale Umfeld und den Lebenslauf des Patienten zu erfahren und ein Bild von seiner Persönlichkeit zu gewinnen. Kann der Patient selbst wenig zu seinen Problemen sagen, ist die Fremdanamnese (➤ Abb. 13.12) von besonderer Bedeutung (➤ 13.4.7). Im Rahmen der Anamnese werden insbesondere auch Drogenkonsum, Alkohol- oder Medikamentenmissbrauch angesprochen. Ein Hausbesuch zur Komplettierung der Anamnese kann sehr wertvolle Informationen bringen.

Technische Diagnostik
Die technische Diagnostik umfasst in der Regel:
- EEG (➤ 1.9.4)
- EKG
- Laboruntersuchung mit Prüfung der Schilddrüsenfunktion, ggf. auch Borrelientiter
- Ggf. CT des Kopfes oder Kernspintomografie (➤ 1.9.3)
- Ggf. Liquorpunktion (➤ 1.9.2)
- Ggf. Doppler-Sonografie der hirnzuführenden Blutgefäße (➤ 1.9.5).

Mit diesen Methoden werden neurologische und somatische Grunderkrankungen ausgeschlossen.

Die psychiatrische Diagnose stützt sich neben Gesprächen, Beobachtungen und psychologischen Tests zunehmend auch auf **neurologische Untersuchungen.** Immer häufiger stößt man heute bei psychisch Kranken durch moderne apparative Untersuchungsmethoden (➤ 1.9) auch auf körperliche, meist neurologische Befunde.

Patientenbeobachtung
Die Pflegenden sind rund um die Uhr auf der Station. Sie leisten durch Beobachtung der körperlichen und psychischen Verfassung der Patienten einen unerlässlichen Beitrag zur Diagnosefindung. Beurteilt werden u. a. Bewusstsein und Orientierung, Aufmerksamkeit und Gedächtnis. Beim Denken sind einerseits die *Denkvorgänge* und andererseits die *Gedankeninhalte* bedeutsam. Wichtig sind außerdem Wahrnehmung, Ich-Erleben, Stimmung, Antrieb und Psychomotorik.

Daneben achten die Pflegenden auf Tagesschwankungen, Störungen der Sozialkontakte, Aggressionstendenzen, Suizidalität oder Neigung zur Selbstschädigung. Außerdem bemühen sie sich herauszufinden, ob sich der Patient krank fühlt *(Krankheitsgefühl)*, ob er seine Störungen als Krankheit verstehen kann *(Krankheitseinsicht)* und wie er zur Behandlung steht.

Alle Beobachtungen werden nicht nur dem Arzt, sondern dem gesamten therapeutischen Team mitgeteilt. Der Arzt ist auf die Hinweise der Pflegenden und des übrigen Teams angewiesen, um eine sichere Diagnose stellen und den Patienten richtig therapieren zu können. So kann es sein, dass ein Patient, der wegen Verfolgungswahns eingewiesen worden ist, im Arztgespräch das Vorliegen von Verfolgungsideen verneint, den Pflegenden aber erklärt, er könne nicht essen, weil seine Nachbarn ihn vergiften wollten. Das Nicht-Essen-Wollen ist hier ein entscheidender Hinweis auf das Vorliegen eines Vergiftungswahns im Zusammenhang mit einem Verfolgungswahn.

13.5.1 Erkennen von Bewusstseinsstörungen

Bewusstsein: Gesamtheit alles psychisch Erlebbaren (Gedanken, Gefühle, Wahrnehmungen) verbunden mit dem Wissen um sich selbst und die Umwelt. Bei einer Bewusstseinsstörung ist diese Gesamtheit gestört.

Bewusstseinsstörungen werden unterteilt in **quantitative** und **qualitative** Bewusstseinsstörungen.

Quantitative Bewusstseinsstörungen

Quantitative Bewusstseinsstörungen werden auch als *Vigilanzstörung* oder *Minderung der Wachheit* bezeichnet. In leichten Fällen sind die Patienten nur schläfrig *(Benommenheit)*. Bei stärkerer Ausprägung schlafen sie, sind aber erweckbar *(Somnolenz)*. Im *Sopor* zeigt der Patient selbst auf starke Schmerzreize nur ungerichtete Antworten wie z. B. Bewegungen. Die schwerste Form ist das *Koma* (> 1.8.6), bei der der Patient auch durch stärkste Reize nicht erweckbar ist. Quantitative Bewusstseinsstörungen werden vor allem bei somatischen Erkrankungen wie Schädel-Hirn-Traumen (> 8.1), Schlaganfällen (> 2.1) oder Stoffwechselentgleisungen beobachtet.

Qualitative Bewusstseinsstörungen

Bei **qualitativen Bewusstseinsstörungen** sind die Bewusstseinsinhalte verändert. Mögliche Formen sind **Bewusstseinstrübungen, -einengungen** und **-verschiebungen.**

Qualitative Bewusstseinsstörungen kommen vor beim *Delir* (> 16.2.1), beim *Dämmerzustand* (ein Zustand, bei dem das Bewusstsein eingeengt ist auf eine einzige Sache; die Umwelt kann nicht oder kaum wahrgenommen werden) und beim sog. *Oneiroid* (einem traumartig desorientiert-verworrenen Zustand; der Patient ist wie in Trance). Ursachen für solche Zustände können z. B. Epilepsien, Hirntraumata, extremer Sauerstoffmangel oder giftige Substanzen sein. Zu erkennen sind qualitative Bewusstseinsstörungen am Verhalten des Patienten und an seinen Äußerungen (> Tab. 13.1).

13.5.2 Erkennen von Orientierungsstörungen

Orientierungsstörung: Beeinträchtigung der Fähigkeit, sich bezüglich Zeit, Ort, Situation und eigener Person zurechtzufinden.
Desorientiertheit: Aufhebung der Orientierung. Schwerste Form der Orientierungsstörung.

Orientierung ist das Wissen um die gegenwärtige Situation. Der wache, gesunde Mensch weiß, wo er sich befindet, welcher Wochentag ist, was gerade geschieht und wer er selbst ist. Bei Orientierungsstörungen ist dieses Wissen nur noch z. T. oder gar nicht mehr vorhanden. In der Regel wird mit zunehmendem Schweregrad erst die zeitliche, dann die örtliche und situative und erst zuletzt die Orientierung zur eigenen Person beeinträchtigt (> Tab. 13.2).

Zu erkennen sind die Orientierungsstörungen am Verhalten des Patienten und an den Antworten, die er auf Fragen bezüglich der Zeit, des Ortes, der Situation (> Abb. 13.13) oder der eigenen Person gibt.

13.5.3 Erkennen von Aufmerksamkeits- und Konzentrationsstörungen

Aufmerksamkeitsstörung: Störung der Fähigkeit, sich einem Ausschnitt der Gesamtwahrnehmung oder des Gesamterlebens *zuzuwenden*.
Konzentrationsstörung: Störung der Fähigkeit, über längere Zeit bei einem Ausschnitt der Gesamtwahrnehmung oder des Gesamterlebens zu *verweilen*.

Bei **Störungen der Aufmerksamkeit** und **Konzentration** kann der Patient „nicht richtig zuhören" und sich nicht über längere Zeit mit einer Sache beschäftigen. Diese Störungen treten u. a. bei psychotischen und depressiven, aber auch bei hirnorganischen Erkrankungen auf. Das sogenannte Aufmerksamkeits-Defizit-(Hyperaktivitäts-)Syndom geht typischerweise gleichfalls mit Störungen von Konzentration und Aufmerksamkeit einher und gewinnt zunehmend an Bedeutung in der Erwachsenenpsychiatrie.

Hat ein Untersucher im Gespräch den Eindruck, dass der Patient an einer Aufmerksamkeits- oder Konzentrationsstörung leidet, kann er diesen Eindruck z. B. durch Rechenaufgaben, Buchstabieren oder spezielle Tests kontrollieren. Beispielsweise kann ein Patient durchaus den Eindruck vermitteln, dass er zuhört, indem er einen aufmerksam anschaut. Bei der Bitte, den letzten Satz zumindest sinngemäß zu wiederholen, scheitert er jedoch.

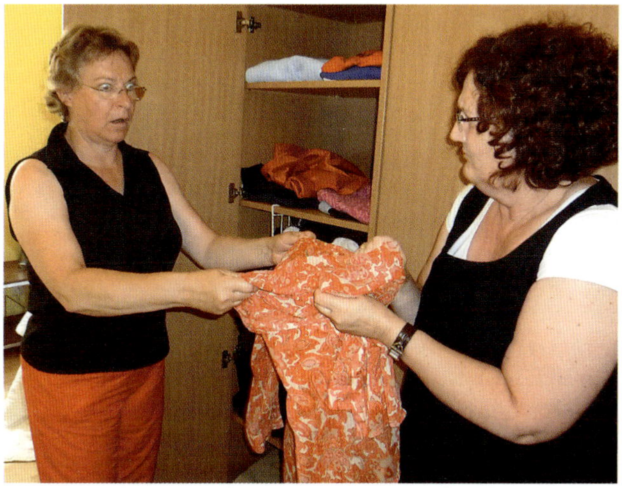

Abb. 13.13 Eine Frau beschuldigt ihre Freundin, die ihr beim Einräumen des Kleiderschranks helfen möchte, als Kleiderdiebin, da ihre situative Orientierung gestört ist und sie die Hilfestellung verkennt. [M322]

Tab. 13.1 Überblick über die qualitativen Bewusstseinsstörungen.

	Bewusstseinstrübung	Bewusstseinseinengung	Bewusstseinsverschiebung
Definition	Mangelnde Klarheit des Erlebens	Reduktion der Bewusstseinsinhalte, d. h., es erscheint nur noch ein kleiner Ausschnitt des Gesamterlebens im Bewusstsein	Gefühl einer allgemeinen Intensitätssteigerung (z. B. der Wachheit, der Wahrnehmung, der Erkenntnis)
Klinik	Der Patient ist verwirrt und desorientiert	Der Patient wirkt fasziniert durch eine einzige Sache, er spricht auf Außenreize nur vermindert an	Der Patient wirkt ekstatisch („entrückt"), schildert umfassende Erkenntnisse und Einsichten
Ursache (Bsp.)	Akute organische Psychosen (> Kapitel 16)	Akute organische Psychosen (> Kapitel 16)	Manie, Schizophrenie, Einnahme von Drogen

13 Einführung in die Pflege von Menschen mit psychischen Erkrankungen

Zufluss über Sinnesorgane (1 Milliarde Informationseinheiten [bit] pro Sek.)

Sensorisches Register
Zufluss 20 bit*/Sek.
Kapazität 200 bit

Kurzzeitgedächtnis
Zufluss max. 1 bit/Sek.
Kapazität 1000 – 10 000 bit

Langzeitgedächtnis
Zufluss max. 0,1 bit/Sek.
Kapazität > 10 Milliarden bit

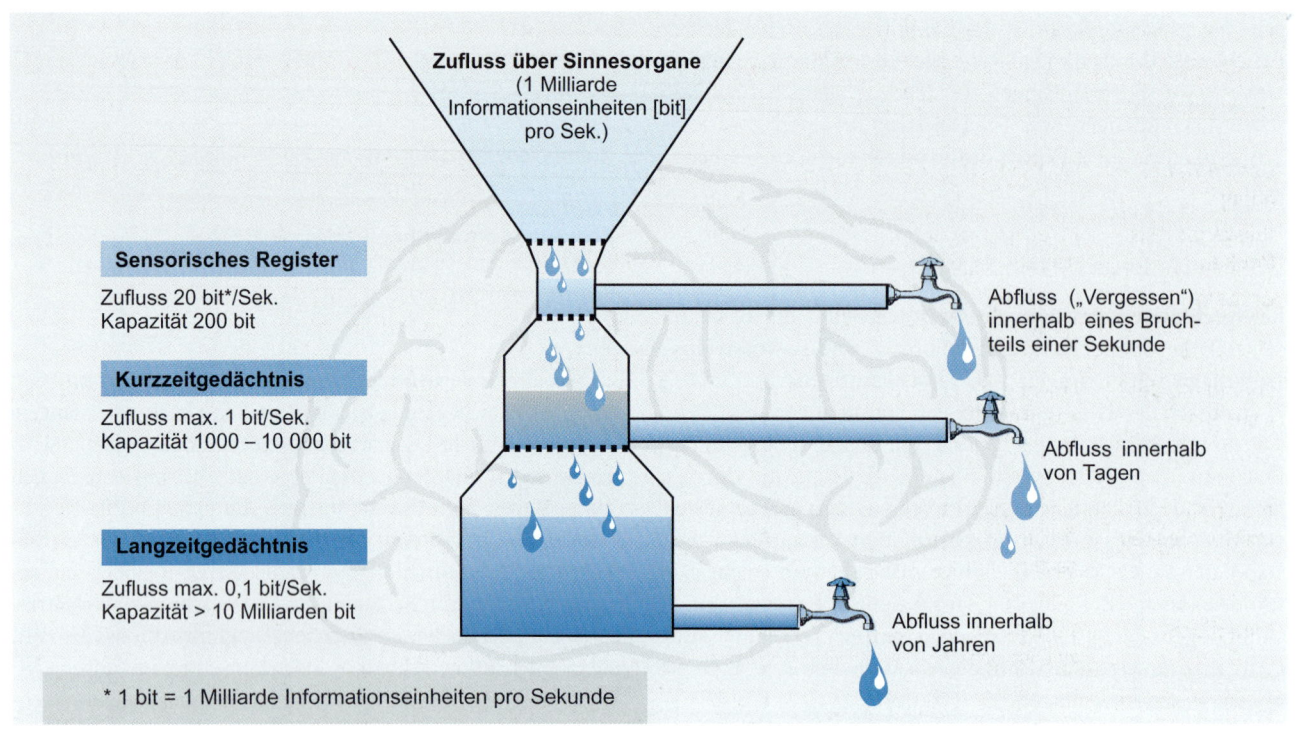

Abfluss („Vergessen") innerhalb eines Bruchteils einer Sekunde

Abfluss innerhalb von Tagen

Abfluss innerhalb von Jahren

* 1 bit = 1 Milliarde Informationseinheiten pro Sekunde

Abb. 13.14 Gedächtnismodell. Je länger die Speicherzeit, desto größer ist die Kapazität des jeweiligen Gedächtnisspeichers. Die zufließende Information muss mehrere „Filter" durchlaufen, um ins Langzeitgedächtnis zu gelangen. So sammelt sich im Langzeitgedächtnis nur eine kleine Auswahl der zugeflossenen Information an. Die Auswahlkriterien hängen stark von emotionalen Faktoren ab. [A400]

13.5.4 Erkennen von Gedächtnisstörungen

Gedächtnisstörung: Beeinträchtigung der Fähigkeit, sich Wahrnehmungen und Empfindungen zu merken und sich später daran zu erinnern.

Unser Gedächtnis (➤ Abb. 13.14) besteht aus zwei Komponenten: der Fähigkeit, Wahrnehmungen und Empfindungen zu speichern *(Merkfähigkeit),* und der Fähigkeit, diese wieder zurückzurufen *(Erinnerung).* Im praktischen Alltag sind diese beiden Komponenten aber nicht voneinander zu trennen.

Gedächtnisstörungen

Gedächtnisstörungen können die Merkfähigkeit, das Kurz- und das Langzeitgedächtnis betreffen.
- **Merkfähigkeitsstörungen:** Der Patient hat Neues bereits nach wenigen Minuten wieder vergessen
- **Störungen des Kurzzeitgedächtnis:** Der Patient kann Neues nur für einige Minuten bis Stunden behalten
- **Störungen des Langzeitgedächtnis:** Der Patient kann sich an Ereignisse, die Monate bis Jahre zurückliegen, nicht mehr erinnern.

Gedächtnisstörungen betreffen meist zunächst neue Gedächtnisinhalte und erst später alte. Das bedeutet, dass lang zurück-

Tab. 13.2 Überblick über die Orientierungsstörungen.

	Störung der zeitlichen Orientierung	Störung der örtlichen Orientierung	Störung der situativen Orientierung	Störung der Orientierung an der eigenen Person
Definition	Nichtwissen von Datum, Tag, Monat, Jahr, Jahreszeit	Nichtwissen des Ortes, an dem man sich aufhält (z. B. Stadt, Krankenhaus, Büro)	Nichtwissen der Situation, in der man sich befindet	Nichtwissen, wer man ist (z. B. Name, Vorname, Geburtsdatum)
Klinik (Bsp.)	Der Patient sagt, es sei Januar, tatsächlich aber ist es August	Der Patient meint, er sei zu Hause (und verhält sich auch so), dabei ist er im Krankenhaus	Der Patient glaubt, man wolle ihm seine Kleidung stehlen. Er erkennt nicht, dass er sich für eine ärztliche Untersuchung ausziehen soll	Der Patient kennt noch seinen Vornamen, aber nicht mehr seinen Nachnamen. Er sagt, er sei schon vor längerer Zeit geboren
Ursache (Bsp.)	Organische Psychosen (➤ Kapitel 16), z. B. Demenz	Organische Psychosen (➤ Kapitel 16), z. B. Demenz, Delir	Organische Psychosen (➤ Kapitel 16), z. B. Demenz, Delir, Wahn	Schwere Demenz (➤ 16.1), Wahn

Tab. 13.3 Die häufigsten formalen Denkstörungen.

	Definition	Klinik (Bsp.)	Ursache (Bsp.)
Denkhemmung	Unfähigkeit, einen klaren Gedanken zu fassen	Der Patient klagt, er könne nicht mehr denken und er komme zu keinem Ergebnis	Depressionen
Denkverlangsamung	Objektive Verlangsamung des Denkens	Der Patient spricht langsam, sein Wortschatz ist reduziert. Das Mitdenken fällt ihm schwer	Schizophrenien
Umständliches Denken	Unfähigkeit, Nebensächliches von Wichtigem zu trennen	Der Patient bleibt beim Erzählen an jeder Kleinigkeit hängen	Organische Psychosen, Minderbegabung
Grübeln	Ständige Beschäftigung mit bestimmten, meist unangenehmen Gedankengängen	Der Patient sagt, er müsse pausenlos über die finanzielle Lage der Familie grübeln und könne an nichts anderes mehr denken	Depressionen
Einengung des Denkens	Fixierung des Denkumfangs auf wenige Themen	Der Patient redet nur von der Ungerechtigkeit seines Rentenbescheids. Auf etwas anderes angesprochen, antwortet er kurz, um dann sofort zum Thema Rente zurückzukehren	Organische Psychose
Assoziativ gelockertes Denken	Patient „springt" im Gedankengang, lässt sich im Denken von Wort-, Bild- und gelegentlich auch Klangassoziationen leiten	Der Patient spricht von der kastanienbraunen Haarfarbe seiner Ehefrau, wechselt zum Thema Bäume, springt zum Waldsterben und dann zu den verstorbenen Großeltern	Manie, Psychosen jeder Art
Ideenflucht	Vermehrung von Einfällen, ohne dass diese zu Ende gedacht werden	Der Patient möchte zuerst einen Kuchen backen, im nächsten Moment ein Software-Programm schreiben und löst schließlich ein politisches Problem; gleichzeitig bestehen Größenideen	Manie
Gedankensperre/-abreißen	Plötzliches Abbrechen eines bis dahin flüssigen Gedankengangs ohne erkennbaren Grund; evtl. kombiniert mit einer Störung des Ich-Erlebens (Sperre ist „von außen" gemacht)	Der Patient spricht über seine Schulzeit. Plötzlich hält er inne, schaut sich irritiert um und fährt dann mit der Schilderung seiner Ehe fort	Schizophrenien
Zerfahrenes Denken	Völlig zusammenhangloses und zerrissenes (inkohärentes) Denken und Sprechen. Im Extremfall „Wortsalat"	Typischer Satz des Patienten: „Mein meiner Mutter mal mein meine – mein Nachbar malt macht – gestern macht es und stinkt nach Gas und im Ofen."	Schizophrenien

liegende Erinnerungen auch am längsten bewahrt werden. Beispielsweise vergisst der Patient mit einer zunehmenden Gedächtnisstörung anfangs lediglich die Namen der Pflegenden, später dann die der Enkel und schließlich die der eigenen Kinder. Kompliziertes wird in der Regel schneller vergessen als Einfaches, Ungewohntes schneller als lang Eingeübtes.

Amnesie

Amnesien ➤ 8.1.2

Als **Amnesien** werden zeitlich oder inhaltlich begrenzte *Gedächtnislücken* bezeichnet. Typisches Beispiel einer zeitlich begrenzten Amnesie ist die Erinnerungslücke für die Zeit direkt vor einer Gehirnerschütterung.

Konfabulationen

Konfabulationen sind *Pseudoerinnerungen* („scheinbare Erinnerungen"). Der Patient füllt eine Erinnerungslücke mit einem spontanen Einfall aus und hält diesen für eine echte Erinnerung.

13.5.5 Erkennen von Denkstörungen

Denkstörungen: Störungen im Denkablauf, kombiniert mit der Unfähigkeit, Bedeutungen zu erkennen und Beziehungen herzustellen. Sie sind unterteilt in:
- **Formale Denkstörungen** mit Störungen des *Gedankengangs*
- **Inhaltliche Denkstörungen** mit krankhaftem *Gedankeninhalt*.

Formale Denkstörungen

Formale Denkstörungen sind Störungen des Gedankengangs (➤ Tab. 13.3). Der Patient klagt, er könne nicht mehr klar denken, es falle ihm ständig etwas anderes ein *(Ideenflucht)* oder der Denkablauf sei gebremst und stockend.

Bei Verdacht auf eine formale Denkstörung achtet der Untersucher im Gespräch insbesondere darauf, wie der Patient auf Fragen eingeht, ob er beim Thema bleiben kann und ob ihm das Nachdenken sichtlich Mühe macht.

Im Umgang mit **denkgestörten Patienten** ist es besonders wichtig, die Gespräche in einem ruhigen, geschützten Rahmen zu führen, um den Kranken nicht zu überfordern. Denkgehemmten Kranken lässt man Zeit, da Hetze ihr Krankheitsgefühl verstärkt. Bei Patienten mit Ideenflucht spricht man nur wenige Themen an und stellt ganz klare Fragen. Bei sehr schweren Denkstörungen sollten eher kurze Gesprächskontakte stattfinden.

Inhaltliche Denkstörungen

Von **inhaltlichen Denkstörungen** spricht man, wenn sich das Denken offensichtlich mit veränderten, für Außenstehende nicht nachvollziehbaren Inhalten beschäftigt und die Urteilsfähigkeit des Patienten beeinträchtigt ist. Diese Störung liegt z. B. beim *Wahn* vor.

> **Wahn:** Im Widerspruch zur Realität stehende Überzeugung des Patienten, die ohne entsprechende Anregung von außen entsteht und vom Patienten mit unmittelbarer Gewissheit erlebt und trotz beweisbarer Gegengründe aufrechterhalten wird.
> Es handelt sich also um eine „Privatwirklichkeit", die von niemandem geteilt wird.

Es ist leichter, einen **Wahn** zu erkennen, als zu erklären, was ein Wahn ist. Hier ein Beispiel: Ein Patient kommt nachts in die Klinik, um sich beim Notarzt zu beschweren, er werde von den Klinikärzten zu Hause durch Kameras überwacht. Letzte Nacht habe man ihm sogar einen kleinen Sender in die Brust eingebaut, um jederzeit seinen Aufenthaltsort feststellen zu können. Er wisse, dass er ein besonders interessanter Fall sei, aber so könne man es doch nicht machen! Auf den Einwand der Ärzte und Pflegenden, dies könne doch gar nicht sein, da keine Narbe an der Brust zu sehen sei, antwortet der Patient, die hätten die Ärzte listigerweise unsichtbar gemacht.

Typisch für das Erscheinungsbild eines Wahns ist, dass die wahnhafte Überzeugung mit unmittelbarer Gewissheit erlebt wird. Ein Wahn ist durch Argumente nicht korrigierbar und wird von der Umwelt nicht geteilt.

Eine Wahnsymptomatik ist oft ein Bewältigungsversuch der Psyche bei einer aufkommenden psychischen Krankheit mit diffusen, nicht fassbaren Ängsten: Der Wahn dient psychodynamisch der Erklärung einer sonst unverständlichen und daher bedrohlichen Um- oder Innenwelt. Der oben beschriebene Patient kann sich durch den Wahn erklären, warum er sich beobachtet fühlt, warum er Angst hat, warum seine Brust schmerzt. Dadurch ist er zumindest teilweise entlastet.

Psychiater unterscheiden den Wahn von Aberglauben, religiösen Überzeugungen und gemeinsamen Irrtümern: Der Wahninhalt ist persönlichkeitsspezifisch.

Die **Wahnthemen** *(Wahninhalte)* werden kulturell und sozial beeinflusst. Typisch in der heutigen Gesellschaft sind z. B.:
- **Beziehungswahn:** Die Ereignisse in der Umgebung haben eine besondere Bedeutung für den Kranken. Er bezieht alles, was geschieht, auf sich. Beispielsweise kommt eine Patientin ins Krankenhaus, weil die Leute in der Straßenbahn nur noch darüber sprächen, dass sie krank sei und Medikamente brauche
- **Verfolgungswahn:** Der Verfolgungswahn kann als Sonderform des Beziehungswahns betrachtet werden. Der Kranke bezieht nicht nur alles, was geschieht, *auf* sich, sondern *gegen* sich und fühlt sich als Ziel von Feindseligkeit. Infolgedessen haben viele Patienten große Angst
- **Verarmungswahn:** Der Kranke ist unerschütterlich vom drohenden finanziellen Ruin überzeugt
- **Größenwahn:** Die Patienten überschätzen sich. Sie erleben sich z. B. als ungewöhnlich begabt, schön, mächtig oder halten sich für ein göttliches Wesen oder die Bundeskanzlerin
- **Schuldwahn:** Der Patient ist sicher, dass er gegen ein göttliches oder sittliches Gebot verstoßen und große Schuld auf sich geladen hat
- **Hypochondrischer Wahn:** Der Patient ist sich sicher, krank oder gar dem Tode verfallen zu sein. Auch Untersuchungsergebnisse ohne Befund beruhigen ihn nicht.

Wahn kommt bei verschiedenen psychischen Erkrankungen vor, z. B.:
- Schizophrenien und schizoaffektiven Psychosen (➤ 14.1, ➤ 14.2)
- Depressionen (➤ 15.1)
- Isolierten Wahnerkrankungen (➤ 14.3)
- Organisch bedingten psychischen Störungen (➤ 16.1, ➤ 16.2).

> Die Pflegenden reden dem Kranken den Wahn nicht aus, da dies in der Regel nicht nur sinnlos, sondern sogar gefährlich wäre und den Patienten verunsichern würde. Sie teilen aber auch nicht die Überzeugung des Patienten, denn das würde es diesem schwer oder unmöglich machen, den Wahn aufzugeben, wenn sich die Krankheit bessert. Eine gute und ehrliche Strategie ist es, dem Kranken zu sagen, dass man seine Überzeugung nicht teilt, aber seine Ansicht der Sache akzeptiert. Ansonsten versuchen die Pflegenden, am Wahn vorbei die gesunden Anteile des Kranken zu erreichen, etwa durch Gespräche über Themen, die nichts mit dem Wahn zu tun haben, oder durch gemeinsame Aktivitäten.

13.5.6 Erkennen von Ängsten und Zwängen

Angst- und Zwangsstörungen ➤ Kapitel 18

Ängste hat jeder Mensch, denn sie sind sinnvoll. Sie signalisieren uns Gefahren, veranlassen uns zum Angriff oder zur Flucht. Jeder kennt z. B. die Angst vor Prüfungen oder vor unbekannten Menschen.

Ängste sind dann krankhaft, wenn sie das Erleben eines Menschen und sein Verhalten unangemessen und fast ausschließlich bestimmen.

Hypochondrie

Patienten mit einer **Hypochondrie** befürchten ständig, krank zu sein oder in Kürze zu erkranken, ohne dass dies durch vorhandene Befunde zu rechtfertigen wäre. Hypochondrische Patienten beobachten ihren Körper in übertriebener Weise (➤ Abb. 13.15).

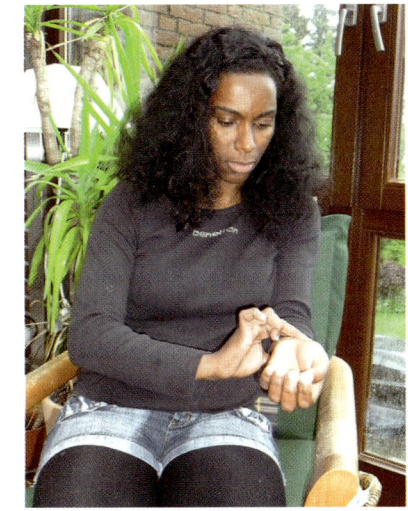

Abb. 13.15 Patienten mit einer **Hypochondrie** sind ständig auf der Suche nach Krankheitsanzeichen. Dadurch können sich (vegetative) Körperfunktionen tatsächlich verändern, wie z. B. der Pulsschlag bei Angst vor einer Herzerkrankung. [M322]

Zwänge sind Leitsymptom der Zwangsstörung (> 18.2), kommen aber auch bei Depressionen und Schizophrenien vor. Man unterscheidet Zwangsgedanken und Zwangshandlungen.

> Im Umgang mit Patienten, die unter unangemessenen Ängsten und Zwängen leiden, versuchen die Pflegenden, möglichst sachlich zu bleiben, die Empfindungen des Patienten aber dennoch ernst zu nehmen. Bei Zwangspatienten achten sie darauf, dass die Mitpatienten durch die Rituale nicht zu stark beeinträchtigt werden.

13.5.7 Erkennen von Wahrnehmungsstörungen

> **Halluzination** *(Trugbild, Sinnestäuschung)*: Wahrnehmungserlebnis ohne reales Objekt und ohne Reizquelle in der Außenwelt, das der Kranke aber für einen wirklichen Sinneseindruck hält.

Bei den häufig vorkommenden akustischen Halluzinationen z. B. nimmt der Betroffene akustische Täuschungen in den unterschiedlichsten Ausprägungen wahr. Dies können sowohl Lärm oder Geräusche sein als auch Stimmen, die murmeln, flüstern oder sogar ganze Sätze sprechen. In vielen Fällen kennt der Patient die Sprecher. Für Außenstehende sind diese Halluzinationen weder wahrnehmbar noch nachvollziehbar.

Es gibt Halluzinationen auf allen Sinnesgebieten (> Tab. 13.4). Manchmal gibt der Inhalt der Halluzination Hinweise auf die zugrunde liegende Erkrankung. So sind z. B. „dialogische Stimmen", d. h. Stimmen, die über den Kranken reden, ein häufiges Symptom bei schizophrenen Störungen.

Die hypochondrische Störung gilt als eigenständige Erkrankung, sie tritt jedoch häufiger als Begleitsymptom, z. B. bei depressiven Störungen, auf.

Phobie

Phobien (> 18.1.1) sind Angstgefühle angesichts bestimmter Objekte oder Situationen, wobei dem Betroffenen vom Verstand her klar ist, dass diese Angst unbegründet ist. Beispielsweise empfindet jemand panische Angst vor dem Überqueren eines großen Platzes *(Agoraphobie)* oder vor geschlossenen Räumen *(Klaustrophobie)*. Kennzeichnend für die Phobie ist die Vermeidung, d. h., der Patient meidet die angstauslösende Situation (z. B. freie Plätze, geschlossene Räume). Hierdurch tritt jedoch keine Besserung der Angst ein.

Zwang

Kennzeichnend für den krankhaften **Zwang** ist, dass sich dem Betroffenen Ideen, Vorstellungen oder Handlungsimpulse immer wieder stereotyp aufdrängen. Sie werden als quälend oder sinnlos erlebt, aber dennoch kann ihnen der Kranke nicht ausweichen. So kann ein Patient mit einem Waschzwang unter Umständen täglich Stunden mit dem Waschen seiner Hände zubringen. Unterlässt er dies, steigen unerträgliche Ängste auf.

> Im Umgang mit halluzinierenden Patienten ist zu beachten, dass sie durch ihr inneres Erleben oft völlig in Anspruch genommen und daher sozial manchmal nicht mehr handlungsfähig sind. Viele haben große Angst, müssen vor äußeren Belastungen abgeschirmt werden und Rückzugsmöglichkeiten haben. Gespräche sollten kurz sein und sich um unverfängliche Themen drehen. Wie beim Wahn ist es wichtig, dem Patienten seine Wahrnehmung nicht ausreden zu wollen, sondern ihn ernst zu nehmen und gleichzeitig zu verdeutlichen, dass man selbst die Wahrnehmung nicht bemerkt.

Tab. 13.4 Übersicht über Arten von Halluzinationen.

	Definition	Klinik (Bsp.)	Ursache (Bsp.)
Akustische Halluzination	Hören von Stimmen oder Geräuschen	Der Patient hört die Stimme eines Bekannten, der sagt, das alles sei doch Unsinn	Schizophrenie
Optische Halluzination	Sehen von Personen, Gegenständen oder ganzen Szenen und Handlungsabläufen	Der Patient sieht eine Teufelsfratze an einer völlig weißen Wand	Akute organische Psychose
Körperhalluzination (Leibhalluzination)	Fühlen von Berührung, Druck, Schmerzen u. Ä.	Der Patient klagt über elektrische Schläge und Bestrahlungen, die aus der Wand kämen	Schizophrenie, organische Psychosen
Olfaktorische (Geruchs-) **und gustatorische** (Geschmacks-) **Halluzination**	Riechen bzw. Schmecken; oft gemeinsam auftretend und meist unangenehm	Der Patient isst nicht, weil das Essen nach Blut schmecke, außerdem hat er Angst im Zimmer, weil es so stark nach Gas rieche	Schizophrenie

Im Gegensatz zu Halluzinationen handelt es sich bei **Illusionen** um Verkennungen tatsächlich vorhandener Sinneseindrücke. Beispielsweise hält das fiebernde, ängstliche („fantasierende") Kind den Schrank im Zimmer für einen bedrohlichen Riesen.

Bei der **Wahnwahrnehmung** hingegen misst der Patient einer realen Wahrnehmung eine abnorme Bedeutung bei. Beispielsweise sieht der Patient jemanden auf der Straße und ist überzeugt, dass ein Komplott gegen ihn geschmiedet wird.

13.5.8 Erkennen von Störungen des Ich-Erlebens

> **Störung des Ich-Erlebens:** Gestörtes Erleben der eigenen Persönlichkeit (des „Ichs") mit Störung der Abgrenzung zwischen eigener Person und Umwelt.

Das „Ich" ist der Teil der Psyche, der dem Menschen Sicherheit über seine Individualität und Persönlichkeit gibt. Dazu gehört, dass eigene psychische Vorgänge (z. B. Gefühle, Gedanken) auch als eigen oder „meinhaftig" erkannt werden.

Bei einigen psychischen Erkrankungen, besonders bei Schizophrenien, kommt es zu einer Störung der „Ich-Grenzen" und dadurch zu Unsicherheiten: Denke ich oder denkt ein anderer in mir?

Zu den **Ich-Störungen** gehören:
- **Derealisation:** Die Umgebung scheint dem Patienten verändert, unwirklich, fremdartig und unvertraut
- **Depersonalisation:** Die eigene Person oder Teile des eigenen Körpers kommen dem Kranken verändert, unwirklich oder fremd vor. Er steht sich selbst fremd gegenüber („Ich bin ein Roboter geworden", „Ich lebe nicht mehr")
- **Gedankenausbreitung:** Die Patienten haben den Eindruck, dass ihre Gedanken von anderen gelesen würden, dass andere wüssten, was sie denken
- **Gedankenentzug:** Die Patienten klagen, dass andere ihnen ihre Gedanken wegnehmen würden
- **Gedankeneingebung:** Die Kranken meinen, dass andere ihre Gedanken von außen beeinflussen und steuern würden
- **Fremdbeeinflussungserlebnisse:** Hier erlebt der Patient seine Handlungen und Handlungsantriebe als von außen beeinflusst. Beispielsweise sagt ein Patient, er wolle nicht schreien, aber es schreie aus ihm heraus, und das liege an den Strahlen.

> **VORSICHT!**
> **Angst nicht verstärken**
> Die Auflösung der eigenen Ich-Grenzen bereitet erhebliche Angst. Es besteht die Gefahr, die Patienten durch ungeschickten Umgang weiter zu gefährden. Man muss die Versuche des Patienten, sich z. B. durch Rückzug vor zu großer Nähe zu schützen, akzeptieren. Gleichzeitig ist es wichtig, Kontakt zum Patienten zu halten.

13.5.9 Erkennen von Affektstörungen

> **Affektivität** (Emotionalität): Gesamtheit der Gefühlsregungen, Stimmungen und des Selbstwertgefühls eines Menschen.

Ob Gefühle angemessen sind oder nicht, hängt immer von der Situation ab. Gesunde Menschen kennen eine große Breite möglicher Affekte: von rasender Wut bis zu stillem Glück. Je nach Situation sind auch extreme Gefühlsregungen adäquat und normal. Andererseits können Gefühle unangemessen erscheinen, selbst wenn sie wenig dramatisch sind, z. B. Gleichgültigkeit nach einem Todesfall oder ständige, mürrische Gereiztheit.

> Bei der Beurteilung des Affekts achten die Pflegenden auf die Grundstimmung (z. B. deprimiert, fröhlich), die Angemessenheit angesichts der jeweiligen Situation, die Stabilität der Gefühle und die emotionale Schwingungsfähigkeit (d. h. die „Schwankungsbreite").

Überblick über die wichtigsten Affektstörungen

- **Depression:** Niedergeschlagenheit („Ich kann mich über nichts mehr freuen")
- **Hoffnungslosigkeit** („Ich werde nie mehr gesund")
- **Ängstlichkeit** („Ich habe Angst vor allem und jedem")
- **Gefühl der Empfindungslosigkeit:** Gefühl, nichts mehr empfinden zu können und innen leer zu sein („In mir ist alles tot; wenn ich wenigstens weinen könnte")
- **Insuffizienzgefühle:** Gefühl, nichts wert zu sein („Ich bin unfähig, zu denken oder zu arbeiten. Eigentlich bin ich absolut überflüssig")
- **Affektstarre:** Verringerung der emotionalen Schwingungsfähigkeit (verminderte Spannbreite der Gefühle)
- **Euphorie:** Gesteigertes Wohlbefinden („Ich bin so glücklich wie nie zuvor")
- **Übersteigerte Selbstwertgefühle** („Ich habe ein Firmenkonzept, mit dem bin ich in vier Wochen Millionär")
- **Dysphorie:** Missmut
- **Affektarmut:** Gefühlsarmut
- **Ambivalenz:** Gleichzeitige Existenz widersprüchlicher, eigentlich einander ausschließender Gefühle
- **Parathymie:** Paradoxer Affekt, d. h., Gefühl und Erlebnis passen nicht zusammen (der Patient berichtet lächelnd, die Ärztin habe ihm gerade ein Gift gespritzt, das seine Knochen auflöse)
- **Affektlabilität:** Das Gefühl schwankt stark hin und her.

Hoffnungslosigkeit, Ängstlichkeit, das Gefühl der Empfindungslosigkeit, Insuffizienzgefühle und Affektstarre sind typisch für Depressionen. Es müssen aber bei einem depressiven Patienten nicht alle genannten Symptome gleichzeitig auftreten und umgekehrt können die Gefühle auch bei anderen Krankheitsbildern vorkommen. Euphorie und übersteigerte Selbstwertgefühle sowie Dysphorie sind häufig bei Manien zu beobachten, Affektarmut, Ambivalenz und Parathymie bei Schizophrenien.

> Es ist nicht möglich, dem Patienten unangemessen erscheinende Gefühle und Stimmungen auszureden. Die Pflegenden lassen sie zu, auch wenn dies auf Dauer sehr belastend ist. Oft können sie die Kranken sprachlich gut erreichen („Ich weiß, dass Sie keine Hoffnung haben. Das ist Ausdruck ihrer Krankheit. Ich glaube aber, dass es Ihnen wieder besser gehen wird. Sie müssen Geduld haben").

13.5.10 Erkennen von Antriebs- und psychomotorischen Störungen

> **Antriebsstörung:** Minderung oder Steigerung der inneren Kraft zur (zielgerichteten) Aktivität.

Der **Antrieb** ist quasi der „psychische" Motor, der dem Menschen Tätigkeiten überhaupt erst ermöglicht. Antrieb ist vom Willen weitgehend unabhängig.

Antriebsarmut

Als **Antriebsarmut** wird ein Mangel an Initiative und psychischer Energie bezeichnet. Die Patienten können sich kaum zu etwas aufraffen, es fehlt ihnen an Spontaneität, Initiative und Tatgeist. In maximaler Ausprägung führt Antriebsarmut zur völligen motorischen Bewegungslosigkeit, dem **Stupor.** Antriebsmangel ist eine mögliche Ursache psychisch bedingter Stummheit *(Mutismus)*.

Antriebsarmut ist ein häufiges Symptom bei Schizophrenien. Depressive Menschen empfinden dagegen oft eher eine **Antriebshemmung,** eine quälende „Bremsung" ihres Antriebs.

> Im Umgang mit antriebsarmen Patienten ist den Pflegenden stets bewusst, dass die **Antriebslosigkeit** nicht Ausdruck von Charakter- oder Willensschwäche ist. Sie motivieren die Kranken immer wieder, überfordern sie jedoch nicht.

Antriebssteigerung

Ein Patient mit **Antriebssteigerung** platzt geradezu vor Energie. Er ist ständig in Bewegung und unermüdlich tätig. Antriebsgesteigerte Patienten haben Mühe, die Distanz (den angemessenen Abstand zu anderen) zu wahren, und können ihre Mitmenschen dadurch verletzen. Gesteigerter Antrieb ist typisch für Manien.

Psychomotorische Störungen

> **Psychomotorische Störung:** Störung in der Art, sich zu bewegen (Erscheinungsbild der Bewegung, Körperhaltung während der Bewegung).

Alle Bewegungen eines Menschen werden nicht nur von seinem Willen, sondern auch von seinem körperlichen und psychischen Zustand mit beeinflusst. Dementsprechend können auch hier Störungen auftreten:
- **Akinese/Hypokinese** sind Bewegungslosigkeit bzw. Bewegungsarmut
- **Stereotypien** sind Bewegungen oder Worte, die immer wieder gleichförmig wiederholt werden (z. B. unruhiges Nesteln beim alkoholischen Entzugsdelir)
- Bei der **Katalepsie** verharrt der Patient in unnatürlichen Stellungen (= wächserne Biegsamkeit), sie wird noch gelegentlich bei schweren (katatonen) Schizophrenien beobachtet
- **Manierierte** und **bizarre Bewegungen** sind an sich alltägliche Bewegungen, die aber auffällig geziert, schwülstig oder posenhaft ausgeführt werden.

Auffällige Veränderungen der Psychomotorik findet man manchmal bei Schizophrenien und organischen Psychosen.

13.6 Therapien in der Psychiatrie

13.6.1 Medikamente in der Psychiatrie

Zur medikamentösen Behandlung psychischer Krankheiten werden **Psychopharmaka** eingesetzt. Sie entfalten ihre Wirkung im ZNS und werden therapeutisch zur Besserung von krankheitsbedingtem Verhalten, Erleben und Befinden verwendet. Zu den Psychopharmaka zählen u. a.:
- **Neuroleptika/Antipsychotika** (➤ Pharma-Info 14.1)
- **Antidepressiva** (➤ Pharma-Info 15.1)
- **Phasenprophylaktika,** z. B. Lithium (➤ Pharma-Info 15.2)
- **Benzodiazepine** (➤ Pharma-Info 15.3).

Viele Patienten haben die Befürchtung, dass Psychopharmaka nur der Ruhigstellung, nicht aber der eigentlichen Behandlung ihrer Erkrankung dienen. Sie haben Angst, dass die Einnahme dieser Medikamente ihre Persönlichkeit verändert. Patienten müssen diese Ängste genommen werden. Der Nutzen von Psychopharmaka bei vielen psychiatrischen Erkrankungen ist wissenschaftlich nachgewiesen, sodass sie aus der modernen Psychiatrie nicht mehr wegzudenken sind:
- Bei der Akutbehandlung schwerer Depressionen und Schizophrenien sind sie erstes Mittel der Wahl
- Bei rezidivierenden Depressionen und Schizophrenien kann die Rezidivquote durch eine Langzeitbehandlung mit Psychopharmaka deutlich verbessert werden. So kann die Rückfallquote bei Schizophrenien durch Neuroleptika von 80 auf 20 % gesenkt werden
- Bei Schizophrenien ist eine Behandlung mit Psychopharmaka oft Voraussetzung für eine soziale Reintegration
- Bei Krankheiten, die eine psychotherapeutische Behandlung erfordern, können Psychopharmaka notwendig sein, um zunächst einmal die Symptome zu lindern. Der Aufbau einer Zusammenarbeit und der Beginn einer Psychotherapie werden damit oft erst möglich.

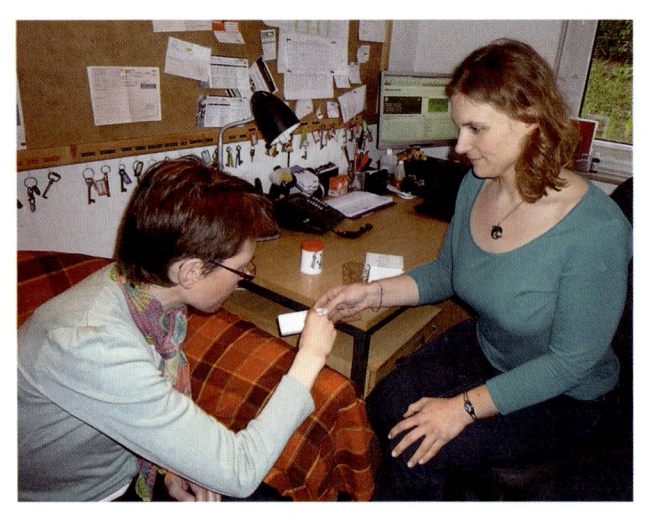

Abb. 13.16 In der Psychiatrie sind die Pflegenden nicht nur beim Richten der Medikamente gefordert; sie haben auch später bei der Medikamentenausgabe Einfluss auf die Akzeptanz der Psychopharmaka. [M322]

> Für viele Patienten hängt die langfristige Prognose davon ab, ob sie zur regelmäßigen Einnahme von Psychopharmaka motiviert werden können! Wichtig ist deshalb die **Compliance.** Darunter versteht man die Bereitschaft des Patienten, sich auf die Behandlung einzulassen. Sie ist u. a. abhängig von seiner Krankheitseinsicht und Persönlichkeit.

Das Präparat und dessen Dosierung werden für jeden Patienten individuell festgelegt. Eine entscheidende Rolle spielen dabei das Ansprechen des Patienten auf das Präparat, dessen Nebenwirkungen und der innere Leidensdruck des Betroffenen.

Die Akzeptanz von Psychopharmaka

Nicht selten kommt es vor, dass gerade diejenigen Patienten die Einnahme von **Psychopharmaka** ablehnen oder sogar ganz verweigern, die sie am dringendsten benötigen. Dafür gibt es verschiedene Gründe.

Zunächst gibt es dort die krankheitsuneinsichtigen Patienten, die Veränderungen in ihrer Wahrnehmung und somit auch ihrem Verhalten nicht erkennen. Für die Betroffenen ist es nicht nachvollziehbar, dass man ihnen dringend zur Einnahme von Medikamenten rät, sie fühlen sich missverstanden und zu Unrecht in ihrer freien Willensbestimmung eingeschränkt. Entweder aus diesem Grund oder einer grundlegenden (auch durch Vorerfahrungen begründeten) Angst Psychopharmaka gegenüber entwickeln sie Ängste oder sogar Aggressionen. Die Ängste wiederum, die Patienten vor bestimmten Psychopharmaka haben, sind z. T. durchaus nachvollziehbar und sollten auch entsprechend ernst genommen werden. Die größte Angst besteht meist vor Überdosierungen, einem Abhängigwerden von bestimmten Substanzen sowie vor deren als bedrohlich und einschränkend empfundenen Begleiterscheinungen oder vor gravierenden Persönlichkeitsveränderungen.

Auf der anderen Seite gibt es jedoch auch Patienten, die vor unsachgemäßer Medikamenteneinnahme geschützt werden müssen oder, anders ausgedrückt, die dazu neigen, mehr Medikamente einzunehmen, als erforderlich wären. Da es viele Medikamente gibt, die sich begünstigend auf die Psyche auswirken, wie z. B. Beruhigungsmittel, und quälende Gedanken abstellen oder motorische Unruhe bekämpfen, fällt vielen Menschen der Griff zu solchen Präparaten besonders leicht.

Weder im Fall der Verweigerung noch in dem des inadäquaten Umgangs mit bestimmten Medikamentengruppen ist von „böser Absicht" oder Fahrlässigkeit auszugehen. Meist ist es eher die Unwissenheit vieler Menschen, die sie dazu veranlasst, die Einnahme von Psychopharmaka entweder grundsätzlich abzulehnen oder im umgekehrten und schlimmsten Fall Missbrauch damit zu betreiben. Die **Akzeptanz** der Medikamente (➤ Abb. 13.16) wird gesteigert, wenn:

- Der Patient über die Wirkungsweise des Präparats informiert und über mögliche negative Begleiterscheinungen aufgeklärt ist
- Der Patient einen Zusammenhang zwischen besserer Befindlichkeit und Medikamenteneinnahme erkennt
- Die Nebenwirkungen gering sind, z. B. indem die geringstmögliche Dosis verordnet oder im Bedarfsfall ein Medikamentenwechsel vorgenommen wird
- Nebenwirkungen gezielt mitbehandelt oder durch Medikamentenwechsel vermieden werden
- Nicht zu oft am Tag Medikamente eingenommen werden müssen
- Möglichst wenige Präparate gleichzeitig verordnet werden
- Die Vorerfahrungen des Patienten mit bestimmten Präparaten bei der Wahl der Medikamente berücksichtigt werden
- Die Arbeitsfähigkeit nicht eingeschränkt ist
- Der Patient trotz Medikation noch aktiv am Straßenverkehr teilnehmen kann und seine Fahrtüchtigkeit dadurch nicht eingeschränkt ist.

Grundsätzlich trägt der Arzt die Verantwortung für die Psychopharmakotherapie; in der Verantwortung der Pflegenden liegt es, die Medikamente nach ärztlicher Anordnung zu stellen und auf die ordnungsgemäße Einnahme zu achten. Bemerken die Pflegenden jedoch, dass der Patient das ärztliche Aufklärungsgespräch nicht verstanden oder bestimmte Details vergessen hat, ergänzen sie die wichtigsten Informationen oder bitten den Arzt, den Patienten erneut über die Notwendigkeit und/oder Wirkungsweise bestimmter Medikamente zu informieren.

Aufbewahrung und Verabreichung von Psychopharmaka

Folgende Maßnahmen verhindern Konflikte und Missbrauch und helfen dem Patienten:

- Alle Medikamente werden für die Patienten unzugänglich aufbewahrt, da suizidale oder abhängige Patienten versuchen könnten, sie zu entwenden
- Diejenige Pflegekraft, die die Medikamente verteilt, sollte sie im Idealfall auch gestellt haben. In vielen Krankenhäusern wird das Tablettenstellen jedoch aus organisatorischen Gründen im Nachtdienst übernommen. Vor dem Verabreichen

der Medikamente muss sich daher unbedingt davon überzeugt werden, dass die Medikamente korrekt gestellt wurden
- Das Pflegepersonal sollte über die Wirkungsweisen der Medikamente ausreichend informiert sein. Nicht selten kommt es vor, dass Patienten gezielt danach fragen, wofür das Medikament genommen werden muss
- Werden z. B. mehrere Präparate in Tropfenform verabreicht, sollten diese aus Gründen der besseren Nachvollziehbarkeit für Patienten wie Pflegende nicht in einem gemeinsamen, sondern in getrennten Töpfchen dargereicht werden
- Die Medikamente werden regelmäßig und pünktlich gegeben, in der Regel nach dem Frühstück, Mittag- und Abendessen. Dies erleichtert den Patienten die Tagesstrukturierung
- Die Pflegenden schaffen eine ruhige und gelöste Atmosphäre, da die Medikamenteneinnahme für viele Patienten nicht einfach ist
- Der Patient nimmt die Medikamente in Gegenwart einer Pflegekraft ein. Ausreichend Wasser steht bereit, um zu gewährleisten, dass der Patient die Medikamente auch wirklich einnimmt
- Manche Patienten täuschen die Einnahme der Medikamente vor, da sie mit der Medikation nicht einverstanden sind. Hierbei hilft es, den Patienten bei und nach der Einnahme viel Wasser trinken zu lassen und ihn ggf. für eine bestimmte Zeit nach der Einnahme unter Beobachtung zu nehmen, indem er z. B. noch für 20 Minuten vor der Dienstzimmertür sitzen bleibt
- Gerade auch bei suizidalen Patienten sollte immer darauf geachtet werden, dass die Medikamente auch wirklich eingenommen werden. Menschen, die keinen Sinn mehr in ihrem Leben sehen, könnten die Medikamente u. U. im Mund aufbewahren und in einem unbeobachteten Moment wieder herausnehmen, um sie zu sammeln und sich später damit zu vergiften
- Um zu vermeiden, dass Medikamente von Patienten im Mund aufbewahrt werden, können anstelle von Tabletten auch Tropfen gegeben werden. Doch auch hierbei ist verstärkt darauf zu achten, dass der Patient nach der Einnahme beobachtet wird, um zu vermeiden, dass er das eingenommene Medikament nicht unmittelbar wieder erbricht oder ausspuckt. Stehen keine Tropfen zur Verfügung, können Tabletten ggf. auch gemörsert werden
- Ist eine Mundkontrolle nötig, muss immer auch unter die Zunge geschaut werden.

> Sind die Pflegenden unsicher, ob ein Patient die verordneten Medikamente wirklich genommen hat, fragen sie am besten offen nach. Oft bestehen trotz Aufklärung Unsicherheiten, die durch ein weiteres Gespräch ausgeräumt werden können.

Trainieren der Medikamenteneinnahme
Im Krankenhaus ist die Einnahme von Medikamenten oft weniger ein Problem als nach der Entlassung zu Hause. Die Patienten werden zu bestimmten Zeiten – meist nach den Mahlzeiten – vom Pflegepersonal daran erinnert. Viele Patienten sind jedoch auch noch nach der stationären Behandlung auf bestimmte Medikamente angewiesen. Oft werden diese im Alltag jedoch vergessen oder vertauscht oder leere Packungen nicht ersetzt. Viele Patienten setzen ihre Medikamente auch ohne Rücksprache mit dem Arzt ab, da sie sich gesund fühlen.

Aus diesem Grund ist es Aufgabe der Pflegenden, die selbstständige **Medikamenteneinnahme** vor der Entlassung systematisch mit den Patienten zu trainieren. Das Medikamentenmanagement stellt somit einen ganz wichtigen Bestandteil der Pflegeplanung bzw. der Entlassungsvorbereitung dar. Die Patienten üben unter Anleitung, ihre Medikamente zu richten, selbstständig einzunehmen und sich rechtzeitig ein neues Rezept zu besorgen. Dafür ist es natürlich zwingend erforderlich, dass die Patienten über die Wirkungsweisen der Medikamente informiert sind.

13.6.2 Somatische Verfahren

Elektrokrampftherapie

Die **Elektrokrampftherapie** (kurz *EKT, Heilkrampfbehandlung*) ist eine Methode, bei der mithilfe von elektrischem Strom künstlich zerebrale Krampfanfälle ausgelöst werden (➤ Abb. 13.17). Sie wird unter Narkose und medikamentöser Muskelentspannung durchgeführt. Gelegentliche Nebenwirkungen sind Gedächtnisstörungen oder Verwirrtheitszustände, die sich jedoch praktisch immer innerhalb einiger Stunden zurückbilden. In manchen Fällen klagen die Patienten über Kopfschmerzen. Die EKT führt *nicht* zu bleibenden Persönlichkeitsveränderungen oder Hirnschädigungen.

> **Indikationen** für eine Elektrokrampftherapie sind in Deutschland schwere endogene Depressionen (➤ 15.1) und bestimmte schizophrene Krankheitsbilder (➤ 14.1), falls die herkömmlichen Therapieverfahren keinen Erfolg hatten. Akut lebensrettend kann die Elektrokrampftherapie bei der perniziösen Katatonie im Rahmen schizophrener Erkrankungen sein (➤ 14.1.4). Diese geht einher mit einer extremen Erregung (in der der Patient auch wie versteinert wirken kann), hohem Fieber und Versagen lebenswichtiger Funktionen (z. B. Elektrolytentgleisungen, Kreislaufversagen).

Warum der ausgelöste Krampfanfall heilend wirkt, ist letztlich nicht geklärt; Veränderungen der Neurotransmitter im Gehirn scheinen eine wichtige Rolle zu spielen.

Die EKT wurde noch vor den Psychopharmaka in den 30er-Jahren des vergangenen Jahrhunderts entwickelt und ist heute noch bei schweren Depressionen die wirksamste Behandlungsmethode. Das Komplikationsrisiko ist vergleichsweise gering und z. B. niedriger als bei einer Entbindung. Die EKT kann heute auch bei hochbetagten Menschen, Schrittmacherträgern und bei Schwangeren durchgeführt werden.

Obwohl die Elektrokrampftherapie eine gut wirksame und vergleichsweise nebenwirkungsarme Behandlung ist, sind

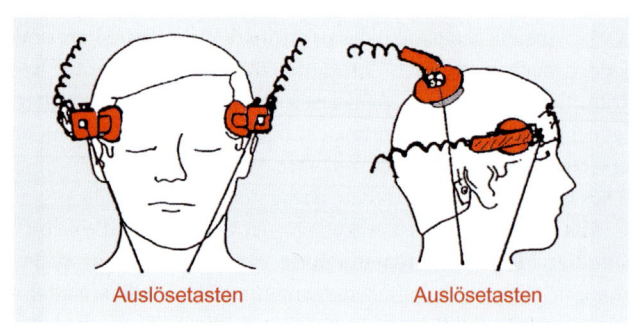

Abb. 13.17 Die Elektroden werden bei der **Elektrokrampftherapie** am Kopf angebracht um mithilfe von Strom zerebrale Krampfanfälle auszulösen. Richtig durchgeführt, ist die Elektrokrampftherapie relativ nebenwirkungsarm und bisweilen lebensrettend. [V194]

Vorurteile darüber weitverbreitet: Der Patient werde mit „elektrischen Schlägen" behandelt, durch die er sich alle Knochen brechen könne. Nach der Behandlung sei er völlig wesensverändert oder geistig behindert.

Auch wenn die Wirklichkeit ganz anders aussieht, ist es wegen dieser Vorurteile oft schwer, Patienten, Gesellschaft und häufig auch das Personal vom Nutzen der EKT zu überzeugen. Sie wird in Deutschland und der Schweiz daher nur selten durchgeführt, was angesichts von Leid und Risiken einer therapieresistenten Depression (Suizidrate 10 %) durchaus kritisch zu bewerten ist.

> **VORSICHT!**
> Vor der Durchführung der Behandlung muss der Patient ausführlich aufgeklärt werden. Es muss immer die Einwilligung des Betroffenen bzw. seines gesetzlichen Vertreters vorliegen.

Wachtherapie

Schlafentzug wirkt antidepressiv. Auf eine **Wachtherapie** reagieren ungefähr 60 % aller depressiven Patienten positiv, besonders solche mit ausgeprägten Tagesschwankungen im Stimmungsverlauf (morgendliches Stimmungstief).

Wirkungsweise
Über die **Wirkungsweise** des Schlafentzugs gibt es verschiedene Theorien, aber ähnlich wie bei der EKT gibt es noch keine endgültige wissenschaftliche Erklärung der Wirkweise. Diskutiert werden eine heilende Beeinflussung des Tagesrhythmus ebenso wie Beziehungen zur Adrenalin- und Cortison-Ausschüttung im Körper.

Ablauf der Wachtherapie
Beim **kompletten Schlafentzug** wird der Patient die ganze Nacht wach gehalten. Dies Verfahren ist aber heute zunehmend unüblich geworden, denn man erzielt den gleichen Effekt durch den **partiellen Schlafentzug,** bei dem der Patient zwischen Mitternacht und zwei Uhr morgens geweckt wird, sodass nur der Schlaf der frühen Morgenstunden entzogen wird. Oftmals können die Patienten das eingeschränkte Wachen nur in der zweiten Nachthälfte besser akzeptieren, zumal sie abends oft entlastet sind durch die Aussicht, im Schlaf der Depressionssymptomatik entgehen zu können. Wichtig ist, jeglichen Schlaf in der Wachphase zu unterbinden, denn auch nur ein kurzes Einnicken kann den positiven Effekt verhindern.

Die Behandlung sollte in der Woche maximal zweimal durchgeführt werden und hat keine Nebenwirkungen. Leider hält der Effekt nur kurz (einen Tag bis eine Woche) an. Aber auch eine kurze Besserung ist für viele Patienten eine große Erleichterung und gibt ihnen die Kraft, den Wirkungseintritt der medikamentösen Therapie abzuwarten. Zudem kann durch Schlafentzugstherapie oder EKT eine „Tür" aufgestoßen werden, die dann die Medikamentenwirkung deutlich verbessert.

Pflege
Pflegende, die die Wachtherapie begleiten, werden vor besondere Anforderungen gestellt. Ihre Aufgabe ist es, die Patienten während der Nacht zu betreuen und ihnen das Wachbleiben durch Beschäftigungsangebote zu erleichtern. Jeder Mensch verhält sich unter Schlafentzug anders und es ist ganz natürlich, dass den Patienten das Wachbleiben nach einer gewissen Zeit besonders schwerfällt. Die einen benötigen regelrechte Animation, während sich andere wiederum sehr gut alleine beschäftigen können, indem sie z. B. lesen oder Handarbeiten verrichten. Die Aufgaben der Pflegenden beschränken sich jedoch nicht allein auf die Unterhaltung der Patienten während der Wachtherapie. Genauso kann es vorkommen, dass Patienten einen erhöhten Gesprächsbedarf anmelden und der Pflegekraft viel Aufmerksamkeit abverlangen. In der Regel haben Pflegende während der Nacht jedoch neben der Begleitung der Wachtherapie auch noch diverse andere Aufgaben zu erledigen, die sie nicht vernachlässigen dürfen. Ideal ist es daher, wenn mehrere Patienten gleichzeitig an der Wachtherapie teilnehmen, da das gemeinsame Wachen in der Gruppe aus nachvollziehbaren Gründen vielfach einfacher gelingt. Da bereits ein kurzes Nickerchen die Wirkung des gesamten Schlafentzugs aufhebt, sollten sich die Patienten nicht in ihren Zimmern, sondern vorwiegend in den Gemeinschaftsräumen aufhalten und angezogen sein, d. h. normale Straßenkleidung tragen. Auf den Konsum koffeinhaltiger Getränke wie Kaffee, Cola oder sogenannte Energydrinks sollte während der Wachtherapie gänzlich verzichtet werden. Stattdessen sollten Möglichkeiten gefunden werden, dem Patienten das nächtliche Wachbleiben möglichst angenehm zu gestalten. So können z. B. über Tag Filme, auf die sich die Gruppe geeinigt hat, besorgt oder andere das Wachbleiben erleichternde Vorbereitungen (durch die Patienten selbst) getroffen werden.

Lichttherapie

Ist eine Erkrankung auf einen Lichtmangel zurückzuführen, wie z. B. die saisonal bedingte (Winter-)Depression (kurz SAD), hilft die **Lichttherapie** (➤ Abb. 13.18).

Dabei wird der Patient bis zu zwei Stunden täglich (meist vormittags) sehr starkem Licht ausgesetzt. Die Lichtintensität der Speziallampen entspricht ungefähr der eines hellen Som-

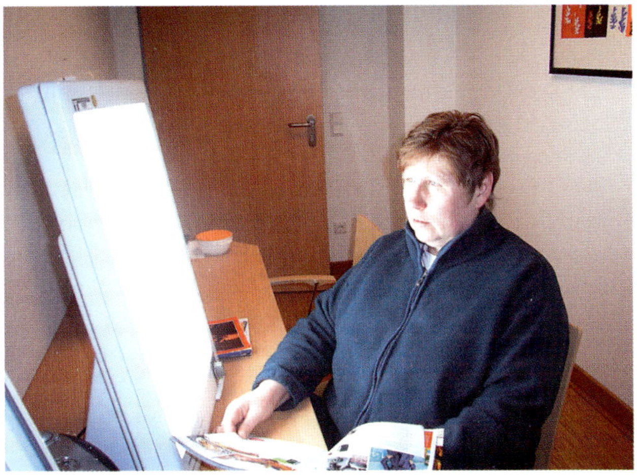

13.6 Therapien in der Psychiatrie

Abb. 13.18 Lichttherapie-Platz. Diese Therapieform wird insbesondere bei der Winterdepression eingesetzt. [M325]

mertags, ein durch normale Glühbirnen erhellter Raum reicht nicht aus. Die Behandlung ist nebenwirkungsarm, selten kommt es zu harmlosen Hautreizungen. Die natürliche Lichttherapie – das Sonnenlicht – kann und soll diese Therapieform durch Spaziergänge unterstützen. Die Sonnenbank kann die Lichttherapie nicht ersetzen, da hierbei ultraviolettes Licht zur Anwendung kommt, das für die Therapie nicht geeignet ist (Gefahr einer Netzhautschädigung!).

13.6.3 Psychotherapeutische Verfahren

> **Psychotherapie:** Behandlung erkrankter Menschen durch psychologische Mittel. Es gibt verschiedene psychotherapeutische Behandlungsverfahren, die sich hinsichtlich ihrer Annahmen über die Entstehung der Krankheit, ihres Menschenbilds und ihres therapeutischen Vorgehens stark unterscheiden.

Aus verschiedenen Grundrichtungen heraus haben sich inzwischen mehrere hundert **psychotherapeutische Verfahren** entwickelt. Alle haben zum Ziel, gestörte Einstellungen und Verhaltensweisen des Patienten zu verändern und dadurch sein seelisches und/oder körperliches Leid zu mindern bzw. zu heilen.

Die wesentliche Voraussetzung für den Erfolg jeder Psychotherapie ist eine tragfähige vertrauensvolle Beziehung zwischen Patient und Therapeut. Die beiden müssen ein sogenanntes *Arbeitsbündnis* eingehen. Hat der Patient zum Therapeuten Vertrauen, arbeitet er besser mit und akzeptiert auch die jeweiligen Behandlungsverfahren.

Ein **Therapieprozess** kann z. B. aus drei Schritten bestehen:
- Analyse des Problems
- Festlegung des Therapieziels, z. B. „Ich möchte meine Angst vor anderen Menschen abbauen"
- Bestimmen der Vorgehensweise zum Erreichen des Ziels, z. B. Gespräche und/oder Konfrontation mit der belastenden Situation.

Eine solche Einteilung in Therapieschritte gibt sowohl dem Patienten als auch dem Therapeuten mehr Klarheit über den Verlauf und die Ziele der Therapie.

Psychotherapie auf der Station
Im stationären Bereich werden z. B. die *akuten Symptome* der Erkrankung mithilfe der Psychotherapie bearbeitet (Krisenintervention). In der Regel kommen dabei verschiedene Methoden gleichzeitig zur Anwendung. Auch Einzel- und Gruppenbehandlung werden häufig kombiniert. Die meisten Verfahren sind bei diversen psychischen Störungen geeignet. Der behandelnde Arzt legt in Absprache mit dem Patienten die individuellen „Therapiepakete" fest. Ärzte, Therapeuten und Pflegende arbeiten dabei Hand in Hand.

Meist werden psychotherapeutische Verfahren, medikamentöse Therapie und Soziotherapie (➤ 13.4.5) miteinander verknüpft. Ganz wichtig ist, dass die Pflegenden über den jeweiligen Stand der Therapie informiert sind (➤ 13.4.3), damit sie im Pflegealltag angemessen auf das Verhalten des psychisch Kranken eingehen und seine jeweiligen Fortschritte begleiten können. Ihre Arbeit stellt einen wichtigen Faktor innerhalb des psychotherapeutischen Prozesses dar, der während der Behandlung (und z. T. darüber hinaus) einen großen Einfluss auf den Patienten hat.

Bei vielen Patienten ist nach dem Klinikaufenthalt eine psychotherapeutische Nachsorge notwendig, die ambulant erfolgen kann. Die dazu notwendigen Schritte werden meist schon in der Klinik vorbereitet, etwa das Vermitteln von Adressen oder Kontakten zu externen Psychotherapeuten, Selbsthilfe- oder Angehörigengruppen (➤ 13.4.5).

Tiefenpsychologische Verfahren: Psychoanalyse

> **Tiefenpsychologische Verfahren:** Psychotherapeutische Verfahren, die auf der Existenz unbewusster Persönlichkeitsanteile basieren. Diese sind Grundlage für die Gefühle und das Verhalten der Menschen.

Nach Ansicht der **Tiefenpsychologie** erschließt sich das Unbewusste dem Bewusstsein nicht willentlich. Es äußert sich aber in Träumen, Assoziationen oder Fehlleistungen wie „Versprechern" oder Witzen. Über diesen Weg werden unbewusste Konflikte der Deutung zugänglich. Die Tiefenpsychologie hat ein überaus ausführliches und fundiertes Seelenmodell entwickelt.

Das bekannteste tiefenpsychologische Verfahren ist die von dem Wiener Nervenarzt *Sigmund Freud* begründete **Psychoanalyse.**

Sigmund Freud (1856–1939) wurde in Freiberg (Mähren) als Sohn jüdischer Eltern geboren. Als Nervenarzt in Wien tätig, schuf er die *Psychoanalyse*, eine Methode zur Erklärung und Behandlung von Seelenstörungen. In einem umfangreichen wissenschaftlichen Werk erläuterte er seine Entdeckung des *Unbewussten*, entwickelte sein *Instanzenmodell,* beschäftigte sich mit der Traumdeutung ebenso wie mit vielen kultur- und gesellschaftsphilosophischen Fragen. Viele Patienten behandelte er selbst mit seiner Methode der Psychoanalyse, bei der der Patient auf dem Sofa liegend durch sogenanntes *freies Assoziieren* seinen unbewussten Anteilen näher kommen und so eine Heilung erfahren sollte. Besonders wegen seiner Libido- und Sexualtheorien wurde er anfänglich angefeindet. Seine Bedeutung kann heute jedoch kaum überschätzt werden, er gab einem ganzen Zeitalter eine charakteristische Prägung. Viele seiner Schüler erlangten selbst Weltruhm (*z. B. C. G. Jung, A. Adler, S. Ferenczi, O. Rank, E. Jones*). Von den Nationalsozialisten angefeindet, ging er 1938 ins Exil nach London, wo er im Jahr darauf verstarb.

Das Ziel der Psychoanalyse ist es, dem Patienten zu helfen, sich von seinen inneren Zwängen und alten Verhaltens- und Erlebnismustern zu befreien, die ihn in der Gegenwart „krank" machen. Das Hauptaugenmerk wird hierbei auf die Kindheit des Patienten gelegt. Freud ging davon aus, dass psychische Krankheiten ihren Ursprung in seelischen Konflikten haben, deren Wurzeln bis in die frühe Kindheit zurückreichen.

Entstehung psychischer Störungen nach Freud

Um den Entstehungsmechanismus psychischer Störungen nach Freud verstehen zu können, bedarf es der Kenntnisse über sein Instanzenmodell und sein Phasenmodell der psychosexuellen Entwicklung.

Nach Freuds **Instanzenmodell** prägen den Menschen folgende drei Instanzen (> Abb. 13.19):

- **Es:** Im Es finden sich die unbewussten *triebhaften* und *emotionalen* Bedürfnisse des Menschen, die vehement nach Befriedigung drängen
- **Über-Ich:** Es enthält die gesellschaftlichen und elterlichen Werte und Normen und bildet das menschliche *Gewissen*.

Ein Teil des Über-Ichs, das *Ideal-Ich*, umfasst die persönlichen Werte, Normen und Ideal-Vorstellungen
- **Ich:** Die Aufgabe des Ichs ist es, Kompromisse zu finden, zwischen den triebhaften Wünschen des Es, der Realität und den Ansprüchen des Über-Ichs. Dafür verfügt das Ich über eine Reihe von Funktionen, u. a. über die Wahrnehmung, die Intelligenz, die Steuerung des Verhaltens und die Abwehr bedrohlicher Erfahrungen. Es reagiert nach dem Realitätsprinzip: Es wägt Vor- und Nachteile einer Entscheidung ab und sucht eine akzeptable Erklärung.

Nach dem Instanzenmodell entstehen psychische Erkrankungen, wenn die Konflikte zwischen Es und Über-Ich durch das Ich nicht adäquat gelöst werden können. So besitzen Zwangsneurotiker und häufig auch Depressive ein übermäßig strafendes Über-Ich („Du bist ein schlechter Mensch", „Du hast versagt"). Das Ich ist unfähig, die unrealistischen Forderungen des Über-Ichs abzuschwächen.

Des Weiteren entwickelte Freud das sogenannte **Phasenmodell der psychosexuellen Entwicklung** beim Kind. Als eine der wichtigsten Triebfedern im menschlichen Leben sah Freud die Sexualität, auch *Libido* genannt, die es auch schon beim Kind gibt. Während der kindlichen Entwicklung richtet sich die sexuelle Energie nach einem ganz spezifischen zeitlichen Ablauf auf verschiedene Körperbereiche, die *erogenen Zonen*. Ihre Stimulation wird als angenehm erlebt, sie führt zu Lustgewinn. Im Laufe der psychosexuellen Entwicklung muss das Kind verschiedene Aufgaben bewältigen, um eine reife und stabile Persönlichkeit zu erlangen.

- **Orale Entwicklungsphase (ca. 0–1 Jahr):** Erogene Zone sind Mund und Haut. In dieser Phase muss die Einheit von Mutter und Kind allmählich aufgegeben werden, damit sich das Kind als eigenständiger Mensch (*Subjekt*) kennenlernen kann. Dabei erfährt es die anderen, zunächst die Mutter, als *Objekt* (> Abb. 13.20)
- **Anal-sadistische Entwicklungsphase (ca. 2–3 Jahre):** Erogene Zone sind After und Muskulatur von Armen und Beinen. In dieser Phase lernt das Kind erste Formen der Selbst- und Fremdkontrolle
- **Phallische/ödipale Phase (ca. 4–5 Jahre):** Erogene Zone ist das Genitale. Zunächst interessiert das Kind sich nur für sein eigenes Genital (*Autoerotismus*), dann entstehen sexuelle Wünsche gegenüber der Mutter (bei Jungen) oder dem Vater (bei Mädchen). Dadurch entsteht der *Ödipus-Komplex*: Das Kind begehrt den gegengeschlechtlichen Elternteil und fürchtet die Rivalität und Rache des gleichgeschlechtlichen Elternteils. Bei Jungen entsteht die Angst, der Vater könne sie kastrieren (*Kastrationsangst*). Der Ödipus-Komplex wird durch Identifikation der Jungen mit dem Vater bzw. der Mädchen mit der Mutter positiv gelöst
- **Latenzphase:** Ungefähr im sechsten Lebensjahr tritt nach Freud ein Stillstand in der psychosexuellen Entwicklung ein. Die frei werdenden Energien können für Aufgaben der sozialen Anpassung verwendet werden.

Misslingt die Lösung entwicklungsbedingter Konflikte in einer dieser Phasen, entstehen gemäß der psychoanalytischen Theorie

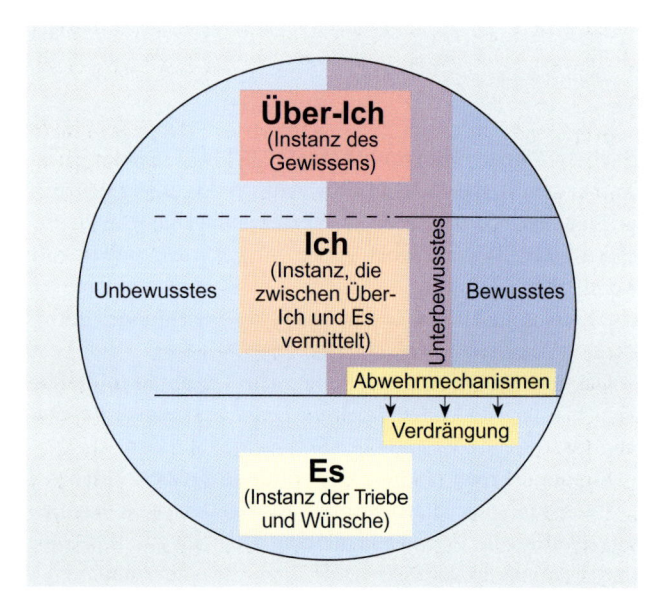

Abb. 13.19 Beziehung von Es, Ich und Über-Ich nach dem Instanzenmodell von Sigmund Freud. [A400]

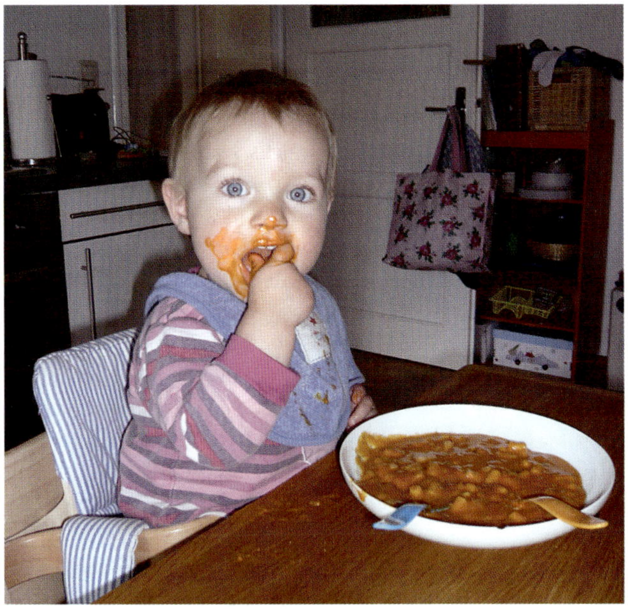

Abb. 13.20 Die Entwicklung in den ersten drei Lebensjahren ist für das ganze Leben entscheidend, weil in dieser Zeit grundlegende menschliche Erfahrungen gemacht werden. [O124]

nach Freud psychische Krankheiten. So haben Depressive oft Frustrationen in der oralen Phase erlitten (z. B. ständige Trennungserlebnisse), Zwangsneurotiker Frustrationen in der anal-sadistischen Phase (z. B. durch drastische Einschränkung ihrer Aktivitäten seitens der strengen Eltern) und hysterische Persönlichkeiten Frustrationen in der ödipalen Phase. Die „tieferen" Gründe für ihre psychischen Probleme sind den Patienten meistens nicht bewusst, sondern vielmehr ins Unbewusste „verdrängt". Dieser innerpsychische Verdrängungsprozess wird in der Tiefenpsychologie *Abwehr* genannt. Er dient dazu, unakzeptable Wünsche, Triebe, Erlebnisse oder Bedürfnisse aus dem Bewusstsein fernzuhalten.

Nach Freud gibt es verschiedene **Abwehrmechanismen:**

- **Verdrängung:** Diesem sehr häufigen Mechanismus unterliegen die Gefühle, die in der aktuellen Situation, in der sie ausgelöst wurden, nicht verarbeitet bzw. ausgelebt werden konnten. Wird der Betroffene später mit dem verdrängten Thema konfrontiert, bricht der alte Konflikt wieder auf und bewirkt jene psychischen Probleme, die im Erwachsenenalter unverständlich erscheinen
- **Projektion:** Eigene, unakzeptable Regungen werden anderen zugeschrieben. Beispielsweise sagt eine Mutter, die ihr Kind bestraft: „Es gibt Mütter, die furchtbar aggressiv mit ihren Kindern umgehen!"
- **Verschiebung:** Ein Triebimpuls wird von dem Objekt, dem er zunächst galt, auf ein anderes, „ungefährlicheres" Objekt verschoben. Bekanntes Beispiel: Der vom Chef gegängelte Ehemann beschimpft zu Hause seine Frau
- **Verleugnung:** Unakzeptables wird „wegdiskutiert": „Es ist aus biologischen Gründen unmöglich, das Eltern ihre Kinder nicht mögen."
- **Rationalisierung:** Durch logische Gründe werden unakzeptable Erlebnisse annehmbar. Klassisches Beispiel ist eine Fabel: Ein Fuchs kann die hoch hängenden Trauben trotz aller Anstrengungen nicht erreichen. Daraufhin sagt er: „Macht nichts, sie sind sicher sowieso sauer!"
- **Isolieren.** Ein unangenehmes Erlebnis wird zwar nicht als Ganzes vergessen, aber die begleitenden Gefühle werden abgespalten. „Ich kann mich erinnern, wie er mich schlug, aber es hat mir nichts ausgemacht."
- **Reaktionsbildung:** Unakzeptable Gefühle werden ins Gegenteil verkehrt. Aus aggressiven Tendenzen entsteht so z. B. ein überfürsorgliches Verhalten
- **Konversion:** Umwandlung einer psychischen Regung in ein körperliches Symptom. Es tritt z. B. eine Lähmung auf, weil sich der Patient nicht traut, auf Dinge zuzugehen (früher oft auch als „Hysterie" bezeichnet)
- **Sublimierung:** Die Energie eines unakzeptablen Triebes wird in künstlerische oder soziale Tätigkeiten umgelenkt
- **Regression:** Zurückfallen in kindliche Verhaltens- und Erlebensweisen.

Ablauf der Psychoanalyse

In der Psychoanalyse wird versucht, die **frühkindlichen Konflikte,** die den Störungen zugrunde liegen, zu erkennen und zu bearbeiten. Die **Fixierungen** (Stehenbleiben auf kindlichen Stufen) lassen sich nur lösen, wenn der frühkindliche Konflikt mit allen Schmerzen im Heute nachgeholt wird, die Traumata durchgearbeitet werden. Das geschieht mithilfe der **Übertragung.** Freud geht davon aus, dass der Patient seine Beziehung, die er zu den Eltern hatte, auf den Therapeuten überträgt. Auf diese Weise erkennt der Therapeut, welche Probleme der Patient hat, deckt sie gemeinsam mit ihm in vielen Gesprächen auf und bearbeitet sie.

Um an das Unbewusste zu gelangen, wird der Patient vom Therapeuten aufgefordert, „frei zu assoziieren". Er soll alles erzählen, was ihm im Moment in den Sinn kommt. Dabei liegt er in der Regel entspannt auf einer Couch. Auf diese Weise sollen die psychischen Inhalte unzensiert, also am Über-Ich vorbei, ans Tageslicht kommen.

In der Therapie werden vor allem sogenannte **Widerstände** gedeutet. Um unangenehmen Erkenntnissen zu entgehen, sträuben sich Patienten gegen bestimmte Themen. Der Therapeut weist den Patienten darauf hin, dass es sich um einen Widerstand handelt, und versucht zu klären, welche Probleme dahinterstecken.

Psychoanalytisch orientierte Therapieformen

Es gibt verschiedene psychoanalytisch orientierte **Therapieformen.** Im eher selten indizierten Standardverfahren, der **großen Psychoanalyse,** wird ein Strukturwandel der Persönlichkeit angestrebt. Der Patient wird über einige Jahre mehrmals wöchentlich behandelt. Die *Regression* des Patienten wird gefördert, um problematische frühkindliche Erlebnisse wieder in sein Bewusstsein zu rufen.

Heutzutage wird überwiegend die **tiefenpsychologisch fundierte Psychotherapie** durchgeführt. Sie ist zeitlich begrenzt und wird aktiv vom Therapeuten gestaltet. Er bringt durch Fragen wichtige Themen ins Spiel und versucht, die Ursachen und Gründe des aktuellen Konflikts aufzuklären. Durch Deutung wird der Konflikt dem Patienten zugänglich gemacht.

Im Rahmen eines stationären Aufenthalts in der Psychiatrie können nur psychoanalytisch orientierte **Kurz- oder Fokaltherapien** durchgeführt werden, bei denen ein Hauptkonflikt des Patienten, der *Fokus*, analytisch bearbeitet wird. Sie finden als Einzeltherapie statt. Der Patient sitzt dem Therapeuten gegenüber. Es werden nur die vordringlichsten Probleme bearbeitet, die die Symptome ausgelöst haben. In der Regel wird die in der Klinik begonnene Psychoanalyse nach der Entlassung mit einem externen Psychotherapeuten fortgesetzt.

Verhaltenstherapie

> **Verhaltenstherapie:** Psychotherapeutisches Verfahren, das davon ausgeht, dass gestörtes Verhalten und Erleben erlernt wurde und durch geeignete psychotherapeutische Behandlung auch wieder „verlernt" werden kann.

Wirkungsweise
Die Pioniere der Verhaltenstherapie, die amerikanischen Psychologen *John B. Watson* (1878–1956) und *Burrhus F. Skinner* (1904–1990), formulierten die **Reiz-Reaktions-Theorie.** Sie besagt, dass bestimmte Reize immer wieder dasselbe falsche Verhalten hervorrufen. Ein Mensch, der psychisch krank ist, hat diese Reaktionsweisen irgendwann gelernt. So hat er als Kind z. B. schlechte Erfahrungen mit Rolltreppen gemacht und leidet nun als Erwachsener unter einer Rolltreppenphobie. Um die beängstigende Situation nicht erleben zu müssen, hat er ein *Vermeidungsverhalten* entwickelt. Er fährt nie Rolltreppe, sondern sucht sich eine normale Treppe und vermeidet so die korrigierende Erfahrung, dass Rolltreppen in der Regel ohne Probleme genutzt werden können. Auf diese Weise erhält er seine Angsterkrankung aufrecht. Es können im Laufe der Zeit weitere Ängste hinzukommen, z. B. die Angst vor Aufzügen, U-Bahnhöfen und Straßenbahnen. Die Angst „generalisiert". (14)

In **Verhaltenstherapien** werden Probleme (Reize) und deren Symptome (Reaktionen auf Reize) bearbeitet, die dem Patienten durchaus bewusst sind, z. B. die Angst vor Spinnen oder Rolltreppen. Unbewusste Motive und Konflikte bleiben, anders als bei der Psychoanalyse und Gesprächspsychotherapie, im Hintergrund.

Typische **Indikationen** für eine Verhaltenstherapie sind:
- Ängste
- Zwänge
- Depressionen
- Ess-Störungen
- Chronische Konfliktsituationen
- Abhängigkeits- und Suchterkrankungen.

In den Therapiesitzungen wird nicht nur gesprochen, sondern konkret gehandelt: Der Therapeut geht etwa mit einem Agoraphobiker (*Agoraphobie*, > 18.1.1) auf eine große, belebte Straßenkreuzung, um die dort entstehende Angst „wegzutrainieren". Wichtig ist, gemeinsam mit dem Patienten eine sogenannte Verhaltensanalyse zu erstellen. Hier kommt das sogenannte SORCK-Schema zur Anwendung, in dem
- der **S**timulus für ein Verhalten,
- die beeinflussenden **O**rganvariablen (Prädispositionen, Modelllernen etc.),
- die **R**eaktionen,
- die (kurz- und langfristigen) negativen und positiven K(**C**)onsequenzen und
- die **K**ontingenz

analysiert werden und überlegt wird, wo Veränderungen ansetzen könnten.

Verschiedene Behandlungsstrategien
Die Verhaltenstherapie kennt verschiedene Behandlungsstrategien:
- Bei der **operanten Konditionierung** wird erwünschtes Verhalten systematisch gefördert und unerwünschtes Verhalten unterdrückt *(gelöscht)*. Hierfür werden *Belohnungen* – früher auch *Strafen* – eingesetzt (> Abb. 13.21). Systematisches Belohnen wird als **positive Verstärkung,** das Wegfallen von Strafen als **negative Verstärkung** bezeichnet. Damit **Belohnungen** wirklich wirken, müssen einige Punkte beachtet werden.
  - **Attraktive Belohnungen:** Ist die Belohnung für die Teilnahme an der Arbeitstherapie weniger attraktiv als ein (unerwünschtes) Alternativverhalten (wie etwa, im Bett liegen zu bleiben), wird der Patient das Alternativverhalten vorziehen
  - **Angemessene Belohnungen:** Kekse oder Zigaretten wirken schnell lächerlich und fördern daneben ein unangebrachtes Abhängigkeitsverhältnis

Abb. 13.21 Token-System (vom engl. *token economy*, übersetzbar mit *Münzeintausch-* oder *Münzverstärkungssystem*): ein Beispiel der operanten Konditionierung. Der Patient erhält z. B. für die Teilnahme an Therapien und Mahlzeiten einen grünen Punkt, für das unentschuldigte Fernbleiben einen roten Punkt. Innerhalb eines zuvor fest definierten Zeitraums (z. B. eine Woche) werden die grünen Punkte addiert. Erreicht der Patient eine zuvor festgelegte Mindestpunktzahl, erhält er eine ebenfalls zuvor abgesprochene Belohnung. [M322]

- **Individuelle Belohnungen:** Der Patient darf wählen, z. B. zwischen gemeinsamen Spielen, Spaziergängen, Stadtbummel usw. In manchen psychiatrischen Einrichtungen werden auch Münzen eingesetzt, die der Patient zum Einkauf auf dem Klinikgelände verwenden kann
- **Konsequente Belohnung:** Zumindest anfangs muss die Belohnung zeitnah zum gewünschten Verhalten erfolgen. Nur so wird gerade für schwer erkrankte Patienten der Zusammenhang ausreichend deutlich
- **Exklusive Belohnung:** Sie darf nicht auf anderem, bequemerem Wege erreichbar sein

- Ein sehr wichtiges verhaltenstherapeutisches Verfahren zur Behandlung von Phobien ist die **systematische Desensibilisierung.** Der Patient lernt zuerst, sich zu *entspannen.* Dann entwickelt er zusammen mit dem Therapeuten eine Angsthierarchie: Er gibt an, vor was er sich in der angsteinflößenden Situation am meisten fürchtet, vor was nicht so sehr, vor was am wenigsten. In den Sitzungen soll der Patient sich zunächst entspannen und wird dann in entspanntem Zustand gemäß seiner eigenen Angsthierarchie nach und nach mit den ängstigenden Situationen konfrontiert, zunächst mit der am wenigsten ängstigenden. Da Entspannung und Angst einander ausschließen, macht der Patient die Erfahrung, dass die erwarteten unangenehmen Konsequenzen ausbleiben, er „verlernt" allmählich seine Angst. Leidet der Patient etwa an einer Spinnenphobie, soll er sich im ersten Schritt eine Spinne vorstellen, dann diese zeichnen, dann Spinnennetze suchen und Spinnen beobachten und im letzten Schritt sogar das verhasste Insekt über seine Hand krabbeln lassen
- Auch die **Reizkonfrontation** *(Reizüberflutung)* dient dem Abbau von Ängsten. Dabei wird der Patient *direkt* der gefürchteten bzw. der am meisten gefürchteten Situation ausgesetzt (die er ja sonst immer vermeidet). So erlebt er, dass die Angst nicht nur auszuhalten ist, sondern mit der Zeit sogar nachlässt. Wichtig bei Konfrontationsbehandlungen ist die sogenannte Reaktionsverhinderung, was bedeutet, dass der Patient sein pathologisches Verhalten in der Situation nicht anwenden darf. Auch Tricks gilt es zu eliminieren, so kann z. B. eine Beruhigungstablette in der Hosentasche, die der Patient nehmen könnte, wenn er starke Angst bekäme, die gesamte Konfrontationsbehandlung zum Scheitern bringen. Solche Therapien funktionieren in der Regel nur dann, wenn der Patient aus eigener Motivation mitmacht. Diese Therapie wird z. B. bei **Zwangserkrankungen** angewendet (➤ 18.2). Diese Patienten verbringen sehr viel Zeit mit sogenannten Zwangshandlungen, duschen z. B. mehrmals täglich über ein halbe Stunde lang und benötigen jedes Mal fünf Handtücher. Dahinter steht die Angst, von Bakterien regelrecht „verseucht" zu werden. In Absprache mit dem Team legen Bezugspflegende und Patient gemeinsam eine Vorgehensweise fest, die die Zwangshandlung für eine bestimmte Zeit nicht in vollem Maße zulässt oder sogar ganz unterbindet. Statt 30 Minuten darf der Patient nur noch 10 Minuten duschen und zum Abtrocknen nur *ein* Handtuch benutzen. Auf diese Weise kann der Patient die Erfahrung machen, dass ihm auch bei Verzicht auf die Zwangshandlung nichts passiert. Bei **Angsterkrankungen** (Phobien, Panikstörungen) trainiert der Patient, in der angstauslösenden Situation zu verbleiben. So muss ein Patient mit ausgeprägter Höhenangst z. B. auf hohe Türme steigen (➤ Abb. 13.22). Er lernt durch häufiges Wiederholen dieser Übungen, dass seine krankhaften Befürchtungen („Ich bekomme einen Herzinfarkt, wenn ich von einem hohen Turm herunterblicke") nicht eintreffen, und kann so seine Angst „wegtrainieren".

> Das **Unterbinden von Zwangshandlungen** kann beim Patienten zu großen inneren Anspannungen führen. Die Therapiemaßnahme darf nur nach Absprache mit dem Team und in Einverständnis mit dem Patienten durchgeführt werden.

In den Anfängen der Verhaltenstherapie ging man davon aus, dass sich jedes krank machende Verhalten einfach „wegtrainieren" lasse, indem man dem Patienten das „falsche" Reiz-Reaktions-Muster abgewöhne. Doch die Erfahrung zeigte, dass die Erfolge oft nicht lange anhielten.

Heute weiß man, dass Gefühle und Gedanken der Patienten nicht einfach ausgeklammert werden dürfen. Im Rahmen der sogenannten *kognitiven Wende* rückten in den 50er-Jahren des letzten Jahrhunderts diese inneren, das Verhalten steuernden Prozesse *(Kognitionen)* in den Brennpunkt des Interesses.

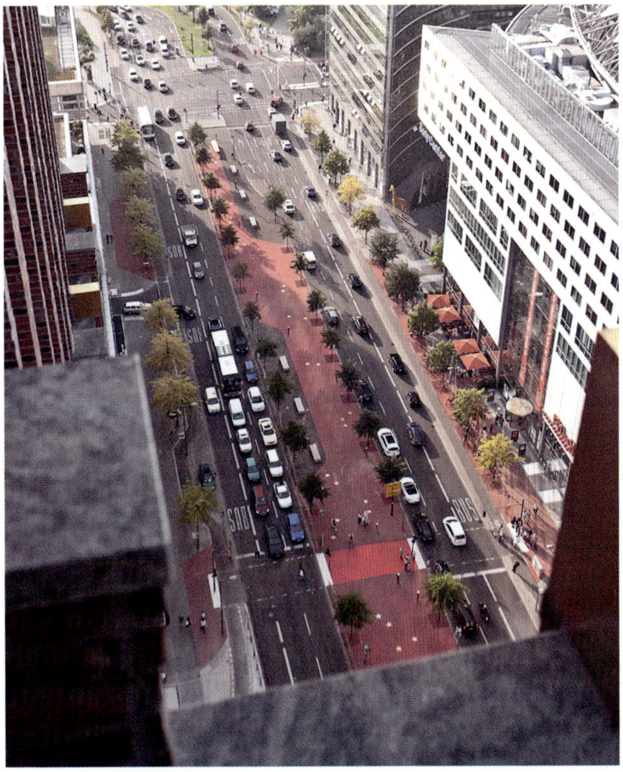

Abb. 13.22 Höhenangst *(Akrophobie)* zählt zu den häufigsten Phobien (➤ 18.1.1). Durch schrittweise Konfrontation mit der angsteinflößenden Situation verlernt der Patient stufenweise seine Angst. [J787]

Einer der bekanntesten Vertreter der **Kognitiven Therapie** ist *Aaron T. Beck* (* 1921). Er forschte vor allem auf dem Gebiet der Depressionen. Durch seine Studien konnte er beweisen, dass die erlernten inneren Vorgänge, also die Gedanken und Einstellungen des Patienten, beeinflussbar sind. Durch gezieltes Training können neue Denkmuster erworben werden. In der Therapie soll der Patient sich seiner inneren Dialoge bewusst werden und diese meist negativen Selbstgespräche *(dysfunktionale Kognitionen)* positiv beeinflussen. Ein Mensch mit Depressionen, der sich ständig einredet „Ich bin nichts wert" wird dazu angehalten, diese negative Formulierung durch eine positive zu ersetzen, etwa „Ich bin ein wertvoller Mensch". Dadurch ändert sich letztlich auch sein Verhalten.

Fehlerhaftes Denken zeigt sich in vielen Formen, etwa auch in willkürlichen Schlussfolgerungen („Hans hat nicht angerufen, also mag er mich nicht"), Alles-oder-Nichts-Denken („Wenn Hans mich nicht liebt, ist mein Leben gar nichts mehr wert") und falschen Generalisierungen („Hans liebt mich nicht, kein Mensch liebt mich"). Bei solchen Denkmustern ist auch eine sogenannte Realitätsüberprüfung sinnvoll – wie realistisch sind die Annahmen und gibt es auch andere Erklärungen („Hans hat nicht angerufen, weil etwas Nachvollziehbares dazwischengekommen ist – das bedeutet nicht, dass er mich nicht mag").

Weitere verhaltenstherapeutische Verfahren
Immer mehr Bedeutung erlangen **psychoedukative Verfahren.** Die Patienten erhalten im Rahmen dieser Therapien gezielt Informationen zu ihrer Störung sowie Anweisungen, wie sie damit umgehen können. So werden z. B. in Gruppensitzungen Therapiemanuale gelesen und durchgearbeitet oder es wird mit Wandzeitungen und Overheadprojektoren gearbeitet.

Weitere wichtige verhaltenstherapeutische Verfahren sind das **Training sozialer Kompetenzen,** Selbstkontrollverfahren und **Lernen am Modell** (Lernen durch Imitation).

Gesprächs(psycho)therapie nach Rogers

> **Gesprächs(psycho)therapie nach Carl Rogers** *(klientenzentrierte Psychotherapie,* engl.: *non-directive psychotherapy):* Psychotherapeutisches Verfahren, bei dem die Selbstentfaltung des Patienten im Vordergrund steht. Sie geht von der Annahme aus, dass jeder Mensch die Fähigkeit besitzt, seine Probleme selbst zu lösen.

Carl Rogers (1902–1987) ging davon aus, dass psychisch Kranke in ihrer Selbstentfaltung blockiert sind. Sie erleben, dass nur bestimmte Teile ihrer Persönlichkeit von der Umwelt akzeptiert werden. Diese Anteile nehmen sie bewusst wahr, alle anderen verdrängen sie. Ihr Selbstkonzept halten sie nur noch durch verschiedene *Abwehrmechanismen* aufrecht. Die Gesprächs(psycho)therapie ist von der Annahme geprägt, dass jeder Mensch die Fähigkeit besitzt, seine Persönlichkeit zu verändern und seine Probleme selbst zu lösen. (📖 15)

Ablauf einer Gesprächs(psycho)therapie
Eine ganz wesentliche Rolle bei der Gesprächs(psycho)therapie spielt die Therapeut-Klient-Beziehung (➤ Abb. 13.23). Die Grundhaltung des Therapeuten dem Patienten gegenüber ist durch drei Gesprächsregeln geprägt:
- **Akzeptanz:** Der Therapeut bringt dem Klienten bedingungslose Wertschätzung entgegen und akzeptiert ihn uneingeschränkt
- **Empathie:** Der Therapeut fühlt sich in den Klienten ein und versucht ihn zu verstehen
- **Kongruenz** *(Echtheit):* Der Therapeut ist mit sich selbst eins, d. h., er kann sich selbst wahrnehmen und sein Erleben auch dem Klienten mitteilen.

> Pflegende sollten sich bei Gesprächen mit Patienten an den Gesprächsregeln nach Rogers orientieren, d. h. ihnen Akzeptanz, Empathie und unbedingte Wertschätzung entgegenbringen.

Der Gesprächsverlauf ist **non-direktiv,** das bedeutet, er wird nicht vom Therapeuten bestimmt, sondern vom Patienten. Im Gespräch mit dem Patienten bewertet der Therapeut nichts von dem, was der Patient sagt oder tut, sondern begleitet ihn mit großem Verständnis. Er versucht, die emotionale Bedeutung des Gesagten zu erfassen und zu interpretieren. Allerdings sucht er keine Lösungen für die Probleme des Patienten, sondern unterstützt ihn vielmehr in seiner Selbsterkundung.

Eine wichtige Gesprächstechnik ist das **Spiegeln:** Der Therapeut fasst das, was der Patient gesagt hat, in klaren Worten zusammen und setzt unter Umständen neue Schwerpunkte. Auf diese Weise kommt der Patient zu neuen Erkenntnissen und traut sich, z. B. Gedanken und Gefühle auszusprechen, die er bisher aufgrund von Ängsten oder inneren Tabus zurückgehalten hat.

Im therapeutischen Prozess soll es dem Patienten gelingen, sein Selbst und seine Umwelt wieder umfassender wahrzunehmen und auf diese Weise zu gesunden.

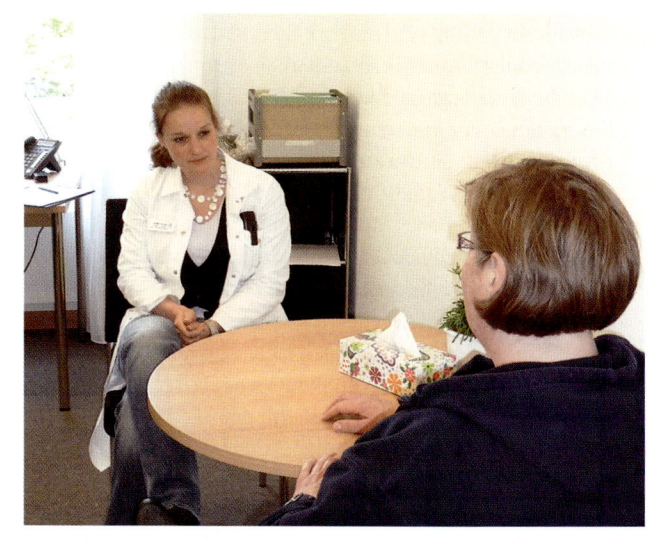

Abb. 13.23 Bei der **Gesprächstherapie** wird der Gesprächsverlauf vom Patienten bestimmt. [M322]

Gruppentherapie

> **Gruppentherapie:** Psychotherapeutisches Verfahren, bei dem mehrere Patienten gleichzeitig unter der Leitung eines oder mehrerer Therapeuten betreut werden. Dabei werden verschiedene gruppendynamische Abläufe gezielt therapeutisch genutzt.

Bei der **Gruppentherapie** ist vor allem wichtig, was innerhalb der Gruppe, also zwischen den Patienten passiert. Egal, ob sie sich miteinander identifizieren oder ihre Probleme auf Mitpatienten projizieren: In jedem Fall lernen sie voneinander. Sie sehen, dass andere Patienten ggf. mit denselben Symptomen zu kämpfen haben, und können beobachten, wie diese damit umgehen.

Gruppentherapien haben einige **Vorteile** gegenüber Einzeltherapien, z. B.:
- Angebot von Lernmöglichkeiten im zwischenmenschlichen Bereich
- Vorbeugung vor Rückzugstendenzen und sozialer Isolation
- Erleichterung des Beziehungsaufbaus zu Mitpatienten
- Möglichkeit zur Entwicklung und Erprobung neuer sozialer Kompetenzen
- Motivation durch positive persönliche Erfahrungsberichte von Leidensgefährten
- Vermittlung von Eigenverantwortung für den Therapieerfolg.

Auch dem Therapeuten bringt eine Gruppentherapie neue Erkenntnisse. Er kann den Patienten in der Gruppe beobachten. Dadurch lernt er ihn besser kennen und kann ihn gezielter unterstützen.

Verschiedene Formen der Gruppentherapie

Mehrere psychotherapeutische Schulen haben Konzepte für die Therapie in der Gruppe entwickelt:
- **Psychoanalytisch orientierte Gruppentherapie:** Hier werden die Beziehungen der Teilnehmer mithilfe psychodynamischer Deutungen bearbeitet. Je nach Ausrichtung wird entweder die Gruppe als Ganzes betrachtet oder es werden mehrere Einzeltherapien parallel durchgeführt. Im Zentrum steht die Übertragung zwischen Patient und Therapeut
- **Encounter-Gruppen:** In den von Rogers, dem Begründer der Gesprächs(psycho)therapie, entwickelten Encounter-Gruppen sollen sich emotionale Entwicklungen und Beziehungen frei entfalten. Dieses sehr unstrukturierte Konzept liegt auch manchen Selbsthilfegruppen zugrunde
- **Psychodrama nach Moreno.** Die Teilnehmer drücken ihre Probleme und Konflikte in Rollenspielen aus. Ein Teil der Gruppe ist das Publikum, das Spiel wird vom Therapeuten geleitet
- **Themenzentrierte Interaktion** *(TZI):* Dieser von Ruth Cohn (1912–2010) entwickelten Methode liegt ein ganzheitliches und humanistisches Menschenbild zugrunde. Es handelt sich nicht in erster Linie um eine Therapieform, sondern um eine Möglichkeit, mit Gruppen zielorientiert ein bestimmtes Thema zu bearbeiten. Entscheidend ist, dass der Fokus nicht nur auf dem Thema (Es) liegt, sondern dass der Einzelne (Ich) und die Gruppeninteraktion (Wir) ebenso berücksichtigt werden. Ziel ist es, in diesem Sinne Es, Ich und Wir in eine dynamische Balance zu bringen. In der themenzentrierten Interaktion wird nach insgesamt neun klar definierten Regeln gehandelt, z. B. „Sprich per ‚ich' und nicht per ‚man'", um die Verantwortung des Einzelnen für seine Aussagen zu unterstreichen
- **Verhaltenstherapie:** Verhaltenstherapeuten haben einige teils sehr konkrete Konzepte zur Behandlung einzelner Störungen in Gruppen entwickelt. So gibt es Verhaltenstherapiegruppen bei Angststörungen oder Depressionen sowie das Training sozialer Fertigkeiten oder das Problemlösungstraining zur Rückfallprophylaxe bei Schizophrenien. Typischerweise bekommen die Patienten im Sinne der *Psychoedukation* genaue Informationen über ihre Erkrankung und die dazu bekannten Therapien. Schritte zur Überwindung einzelner Probleme werden ausführlich besprochen und praktisch eingeübt. Oft bekommen die Patienten zusätzlich Bücher oder Selbsthilfemanuale zum Lesen *(Bibliotherapie)* und müssen „Hausaufgaben" machen, d. h. das in der Gruppe Gelernte auf den Alltag übertragen. In der nächsten Sitzung berichten sie über ihre Erfahrungen.

Unterschieden werden außerdem:
- **Offene Gruppen:** Hier wechselt die Zusammensetzung der Teilnehmer
- **Geschlossene Gruppen:** Die Teilnehmerzusammensetzung ist konstant.

Gruppentherapie auf der Station

Gerade im stationären Bereich kann das therapeutische Angebot durch Gruppentherapien stark erweitert werden. Oft sprechen auch organisatorische (oder finanzielle) Gründe für die Gruppenarbeit und gegen Einzelsitzungen.

Gruppentherapien sind geeignet für motivierte Patienten, die sich und ihre Probleme in die Gruppe einbringen und aktiv an ihr teilnehmen können. Der Patient muss nicht nur dem Therapeuten, sondern auch den anderen Gruppenmitgliedern vertrauen können.

Für Patienten mit gravierenden Störungen im zwischenmenschlichen Bereich oder starken Rückzugstendenzen sind Gruppentherapien oft zu fordernd. Letztlich entscheiden Therapeuten oder Ärzte, wer für eine Gruppentherapie geeignet ist. Auch pflegerische Angebote werden oft in Gruppen durchgeführt.

Paar- und Familientherapie

> **Paar- und Familientherapie:** Psychotherapeutisches Verfahren, an dem beide Ehe-/Lebenspartner bzw. alle Mitglieder einer Familie teilnehmen. Im Zentrum des Interesses steht der Umgang aller Beteiligten miteinander. Er soll gezielt verändert werden, um insbesondere dem Patienten eine neue Rolle zu ermöglichen.

Wie bei der Gruppentherapie wurden auch für die **Paar- und Familientherapie** verschiedene Verfahren entwickelt. Störungen des Patienten werden hierbei generell nicht nur als Folge seiner eigenen Biografie betrachtet, sondern auch als Folge familiärer Interaktionen. Die Familie wird als System gesehen – jedes Mitglied spielt eine bestimmte Rolle und trägt durch sein Verhalten zum „Stil" der Familie bei. Der Patient hat eine „Rolle" im Familiensystem, die ihm nicht guttut und die (Mit-)Ursache seiner Erkrankung ist.

Ziel der Familientherapie ist es, die Stärken der Familie ausfindig zu machen und an ihnen zu arbeiten. Es soll *nicht* nach einem Schuldigen für die Probleme des Patienten gesucht werden.

> Bei der Arbeit mit Familien ist es wichtig, dass der Therapeut eine tragfähige Beziehung zu *allen* Beteiligten aufbaut *(Allparteilichkeit)* und sich in familiären Auseinandersetzungen nicht auf eine Seite schlägt.

Verschiedene Formen der Paar- und Familientherapie
Mögliche **Interventionen** (Einflussnahmen) in der Familientherapie sind:
- **Psychoedukation:** Die ganze Familie wird über psychiatrische Sachverhalte, z. B. die Erkrankung eines Familienmitglieds, informiert und im Umgang mit ihm angeleitet
- **Verschreibungen:** Die Familie wird aufgefordert, sich in einem Punkt ganz anders zu verhalten als zuvor. Beispiel: Die magersüchtige Tochter soll von niemandem in der Familie mehr aufs Essen angesprochen werden
- **Grenzziehungen:** Die Möglichkeiten der Familienmitglieder, sich voneinander abzugrenzen, werden gebessert. Beispiel: Die fürsorgliche Mutter lernt, ihrem Kind mehr Verantwortung zu übergeben und weniger unter den Problemen zu leiden, die sich zunächst daraus ergeben
- **Training des Problemlöseverhaltens:** Beispielsweise lernt eine Familie, wie sie konsequent auf aggressive Impulsdurchbrüche eines geistig behinderten Kinds reagieren kann
- **Verbesserung der Kommunikation:** Die Familienmitglieder lernen, z. B. Kritik nicht versteckt, sondern offen auszusprechen
- **Vermitteln neuer Deutungen:** In der Familie übliche Erklärungen (z. B. die Mutter ist unglücklich, weil sie zu wenig Geld hat) werden infrage gestellt und neue Erklärungen angeboten (z. B. die Mutter ist unglücklich, weil sie durch die Doppelbelastung von Beruf und Haushalt chronisch überfordert ist)
- **Befragungen:** Jedes Familienmitglied legt seine Auffassung eines Problems dar, sodass für alle Beteiligten ein möglichst umfassendes Bild entsteht
- **Paradoxe Interventionen:** Auf Anweisung des Therapeuten wird zunächst genau das Gegenteil von dem gemacht, was letztlich erreicht werden soll. Beispiel: Eine magersüchtige Patientin darf nicht mehr an den Familienmahlzeiten teilnehmen
- **Zirkuläres Fragen** (auch: *triadische Frage*): eine Technik, die in der systemischen Therapie verwendet wird. Diese Technik besteht darin, die Gefühle und Reaktionen, die eine Person A infolge des Verhaltens von B entwickelt, nicht direkt von Person A zu erfragen, sondern von einer dritten Person C. Beispiel: „Sag mal Peter, was glaubst du, was dein Vater fühlt, wenn er deine Mutter so weinen sieht?"
- **Sokratischer Dialog:** Durch gezieltes Fragen und Gegenfragen werden den Gesprächspartnern Freiheiten und Gestaltungsmöglichkeiten bewusster (gemacht).

Bei akut psychotischen Patienten sind Paar- oder Familientherapien wegen der emotionalen Belastung kontraindiziert. Ansonsten sind sie bei vielen psychischen Störungen möglich. Voraussetzung ist aber in jedem Falle die Motivation aller Beteiligten.

13.6.4 Entspannungsverfahren

Entspannungsverfahren werden heute in praktisch allen psychiatrischen Einrichtungen angeboten. In der Regel erlernen die Patienten die Entspannungsverfahren in der Gruppe. Ziel ist es, sie nach und nach in die Lage zu versetzen, die Entspannungsverfahren in Stress-Situationen ohne fremde Hilfe selbst anzuwenden. *Biofeedback* ➤ 12.3

Progressive Muskelrelaxation nach Jacobson

Bei der **Progressiven Muskelrelaxation nach Jacobson** wird über die Entspannung der Muskulatur auch die psychische Anspannung gesenkt. Dabei werden einzelne Muskelgruppen zunächst gezielt angespannt und dann entspannt. Die Übungen sollten mehrmals in der Woche von den Patienten wiederholt werden. (📖 16)

Dieses Entspannungsverfahren gehört mittlerweile zu den Standardangeboten bei der stationären psychiatrischen Behandlung. Es sollte bei akut psychotischen Patienten nicht eingesetzt werden.

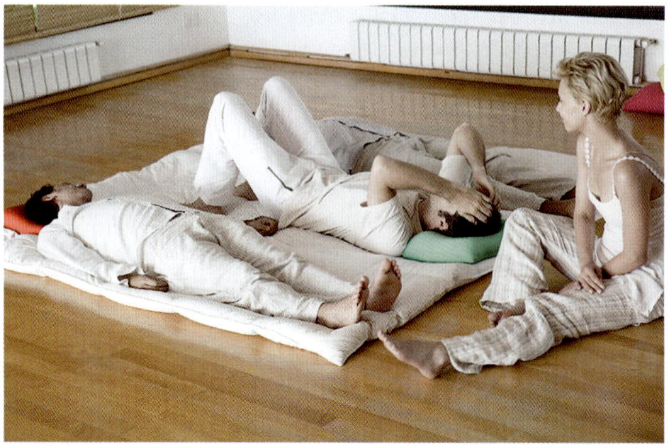

Abb. 13.24 Durch **Autogenes Training** kann sich der Patient mithilfe von Wärme- und Schwereempfindungen gezielt und tiefgehend entspannen. [J787]

Die Progressive Muskelrelaxation kann gut in Gruppen erarbeitet werden, oft unter Anleitung von Pflegenden oder Psychologen.

Autogenes Training

Das **Autogene Training** nach *J. H. Schulz* (1884–1970) ist ein autosuggestives Verfahren (> Abb. 13.24). Der Patient beeinflusst sich selbst, indem er bestimmte Übungen durchführt. In Einzelschritten wird durch Formeln (z. B. „Ich bin ganz ruhig – mein rechter Arm ist schwer und warm") eine Entspannung einzelner Körperteile erreicht, bis hin zur Beeinflussung von Atmung und Herzschlag. In der Folge wird auch die psychische Verfassung beeinflusst. (17)

Das Autogene Training unterstützt die Selbstständigkeit und Selbsthilfefähigkeit der Patienten und ist mittlerweile ein Standardverfahren bei einer Vielzahl psychischer Störungen. Bei akut psychotischen Patienten kann die Konzentration auf den Körper allerdings zur Verschlechterung führen.

13.6.5 Kreative Therapieverfahren

Der Grundgedanke aller **kreativen Therapieverfahren** ist, dass der Patient seelische Konflikte häufig nicht in Worten ausdrücken, also auch nicht mit seinem Therapeuten besprechen kann. In kreativen Therapien werden dem Patienten verschiedene andere Möglichkeiten angeboten, sich auszudrücken. Speziell ausgebildete Therapeuten interpretieren die Ergebnisse der Therapiesitzungen. Die meisten dieser Verfahren werden in der Gruppe angeboten, es gibt aber auch – je nach Indikation – Einzeltherapien. Durch kreative Therapien werden die Gefühle des Patienten freigesetzt, seine Ausdrucksfähigkeit und Kreativität gefördert. Die Arbeit in der Gruppe verbessert seine sozialen Kompetenzen.

Tanztherapie

Tanz ist eines der ältesten Ausdrucksmittel der Menschheit. Über die Körpersprache wird beim Tanz verloren gegangenes Selbstvertrauen wieder geweckt. Heute kommen in der **Tanztherapie** Standardtänze und frei improvisiertes Tanzen zum Einsatz. Der Patient erfährt seinen Körper in einem anderen Kontext. Dabei können – wie auch bei anderen körperbetonten Therapien – intensive emotionale Prozesse ausgelöst werden. Der Therapeut nimmt die Bewegungen des Patienten auf und reagiert darauf, wodurch ein intensiver, wenn auch wortloser Dialog entsteht.

Außerdem werden bei der Tanztherapie – ähnlich wie beim Patientensport – die positiven Effekte körperlicher Betätigung auf das psychische Befinden genutzt.

Konzentrative Bewegungstherapie

Die **konzentrative Bewegungstherapie** ist ebenfalls eine körperorientierte Therapieform. Die Übungen finden im Liegen, Stehen oder Gehen statt, der eigene Körper soll konzentriert wahrgenommen werden. Ziel ist es, Körperkontakt, Zugang zu den eigenen Gefühlen und Ausdrucksfähigkeit zu verbessern.

Musiktherapie

Die **Musiktherapie** ist eine Therapieform, bei der die Musik als nonverbales Mittel zur Kommunikation eingesetzt wird. Bei der *passiven* Musiktherapie hört der Patient Musik, bei der *aktiven* Musiktherapie drückt er sich selbst musikalisch aus (> Abb. 13.25). Zum Einsatz kommen dabei u. a. auch Orff-Instrumente (Trommeln, Rasseln, Flöten), die ohne Vorbildung gespielt werden können. Das Musikinstrument bildet über die Selbsterfahrung eine Brücke zu einem erweiterten und verbesserten Selbstausdruck und schafft Kontakt zum Gegenüber.

Ziel der Musiktherapie ist es, emotionale und kommunikative Vorgänge im Patienten zu aktivieren und seine Erlebnisfähigkeit auszuweiten. (18)

Kunsttherapie

Die **Kunsttherapie,** auch Gestaltungstherapie genannt, geht davon aus, dass sich in gestalterischen Arbeiten (wie etwa Bildern oder Plastiken) das bewusste und unbewusste Erleben des Patienten widerspiegelt. In den Arbeiten können die Symbole bewusst gemacht werden, die für die Blockierungen im seelischen Leben des Patienten verantwortlich sind. Dies geschieht in einem gemeinsamen Prozess von Therapeut und Patient oder Patientengruppe. Im Anschluss an das gestalterische Arbeiten folgt ein Gespräch mit dem Therapeuten über das Werk: Welche Gefühle spiegelt es wider? Welche Gefühle löst es aus? Inwieweit bezieht es sich auf die aktuelle Lebens-

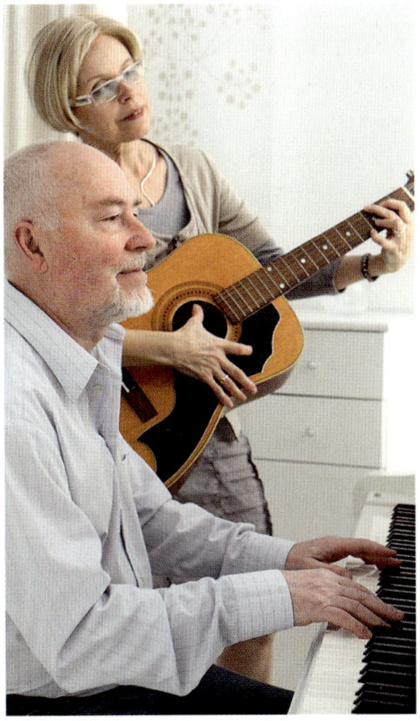

Abb. 13.25 Künstlerische und kreative Aktivitäten wie Tanz, Musik und Malerei müssen nicht auf therapeutische Maßnahmen beschränkt bleiben. Es gibt genügend öffentliche Angebote, die die Patienten auch nach einer Therapie nutzen können, um eine neu entdeckte Begeisterung nicht wieder versiegen zu lassen und soziale Kontakte zu knüpfen. [J787]

situation des Patienten? Besonders hilfreich ist die Kunsttherapie bei Patienten, die ihre Gedanken und Gefühle (zunächst) nur schlecht oder gar nicht in Worten ausdrücken können. (19)

13.6.6 Hypnotische Verfahren

Hypnose ist ein Suggestionsverfahren, bei dem durch gezielte willentliche Beeinflussung mithilfe gleichförmiger Sinnesreize ein Zustand tiefer Ruhe und Entspannung hervorgerufen wird. Wahrnehmungsfähigkeit und Verstandeskontrolle sind dabei herabgesetzt.

Dieser Zustand wird mithilfe des Hypnotherapeuten erreicht. Zwischen ihm und dem hypnotisierten Patienten besteht dabei eine enge Verbindung, der *Rapport*. Der Patient setzt die Anregungen des Therapeuten in Gefühle, Fantasien oder Handlungen um (> Abb. 13.26).

Der Hypnose haftet oft der Ruf des Unheimlichen an: Es wird befürchtet, dass sich der Patient unter Hypnose wesensfremd verhalten könne oder dem Therapeuten völlig ausgeliefert sei. Diese Vorurteile sind unbegründet. In den letzten Jahren gewinnt die Hypnose immer mehr an Bedeutung. Sie eignet sich z. B. zur **Schmerzbehandlung** oder bei **psychosomatischen** und **neurotischen Störungen**.

Bei psychotischen Störungen darf Hypnose nicht angewandt werden. Deshalb wird sie in psychiatrischen Kliniken nur ausgewählt angeboten.

13.6.7 Ergotherapien

Ergotherapien (griech. *ergon* = Arbeit) werden bei einer stationären Behandlung zusätzlich zu Psychotherapien eingesetzt. Sie werden von speziell ausgebildeten Ergotherapeuten durchgeführt. Ergotherapie umfasst **Beschäftigungs-** und **Arbeitstherapie**.

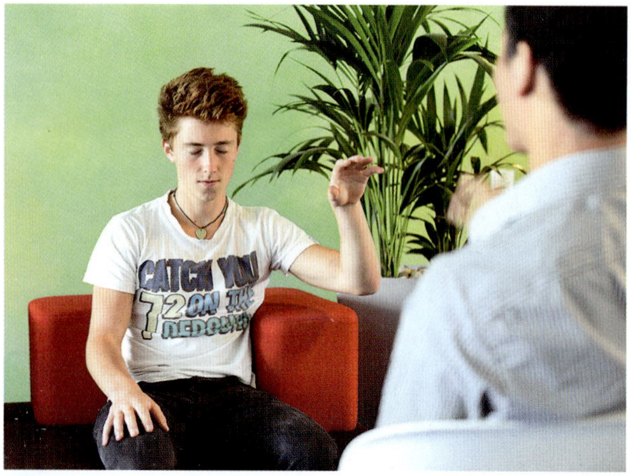

Abb. 13.26 Nur wenn der Patient bereit ist, sich hypnotisieren zu lassen, hat diese Behandlungsmethode Aussicht auf Erfolg. [K340]

Arbeit und Beschäftigung sind Teil der menschlichen Selbstverwirklichung und der eigenständigen Lebensgestaltung. Daher kommt der Ergotherapie große Bedeutung zu: Sie nutzt die entsprechenden Fähigkeiten des Patienten zur Selbsthilfe und entwickelt sie systematisch weiter. Durch die Ergotherapie werden *Ausdauer* und *Konzentration* trainiert. Die Patienten gewinnen wieder mehr *Selbstvertrauen,* wenn sie die Ergebnisse ihrer Anstrengungen sehen können. Sie lernen, ihr Leistungsvermögen realistisch einzuschätzen. Systematische Ergotherapie ist zudem wichtiger Bestandteil der *beruflichen Rehabilitation*.

Beschäftigungstherapie

Die **Beschäftigungstherapie** ist meistens musisch-kreativ ausgelegt, Möglichkeiten sind z. B. Handarbeiten, Töpfern, Malen, Basteln, Holz- oder Steinbearbeitung. Leistungsdruck wird vermieden, auf Perfektion und Qualität der Ergebnisse wird kein besonderer Wert gelegt. Wesentlich ist lediglich, dass die Patienten Freude am Tun haben und dabei erfahren, dass sie (wieder) etwas zustande bringen.

Die **Gestaltungstherapie** ist eine besondere Form der Beschäftigungstherapie, bei der die Werke der Patienten auf tiefenpsychologischer Grundlage gedeutet werden. Hierfür ist eine Zusatzausbildung zum Gestaltungstherapeuten erforderlich.

Arbeitstherapie

Die **Arbeitstherapie** soll die Wiedereingliederung ins Berufsleben erleichtern. Im Mittelpunkt steht entsprechend das schrittweise Trainieren von Leistungsvermögen und Selbstverantwortung. Die Patienten werden gezielt belastet, ihre Arbeit bewertet. Die Bedingungen sollten realistisch sein. Festgelegte Arbeitszeiten und -pausen, Leistungskontrollen und die Übernahme auch unangenehmer Aufgaben gehören ebenso dazu. Wenn möglich, werden die Patienten finanziell entlohnt.

Angebote der Arbeitstherapie sind z. B. einfache Industriearbeiten, wie das Zusammenstecken oder -schrauben von Einzelteilen. Oft gibt es eine Schreinerei oder eine Schlosserei, in der komplexere handwerkliche Tätigkeiten trainiert werden. Besonders wichtig sind heute auch Angebote wie Büro- und Computertraining.

13.6.8 Sozialarbeit

Eine wichtige Aufgabe im Rahmen der **Sozialarbeit** ist die Entwicklung von Perspektiven für die Zeit nach der Entlassung. Oft ist das soziale Umfeld (z. B. Wohnsitz, Arbeitsplatz) psychisch Kranker problematisch. Einsamkeit, Obdachlosigkeit und Arbeitslosigkeit verschlechtern ihre Lebensqualität und Prognose.

Ein weiteres Ziel ist es, die soziale Einbindung des Patienten, den Kontakt zu Angehörigen und Freunden zu fördern oder zu verbessern. Deshalb arbeiten die Sozialarbeiter eng mit den Angehörigen zusammen. Auf diese Weise können sie nicht nur das Krankheitsverständnis der Angehörigen verbessern, sondern auch abklären, welche Hilfen der Patient in seinem privaten Umfeld braucht. Das ist besonders im Hinblick auf die Entlassung wichtig. Gleichzeitig werden auch die Belastungen für die Angehörigen erträglicher. Je besser das soziale Netz, desto seltener gibt es Rückfälle.

Der **Sozialdienst** hat die Aufgabe, mit den Patienten Lösungsstrategien für ihre individuellen Probleme zu erarbeiten und die ersten Schritte dazu einzuleiten. Beispielsweise hilft er bei:
- Behördengängen
- Planung der Wohn- und Lebenssituation
- Organisation von Arbeitsversuchen (stufenweise Wiedereingliederung am Arbeitsplatz)
- Klärung finanzieller Probleme
- Suche nach geeigneten Reha-Möglichkeiten.

Da hierfür viel Zeit benötigt wird, werden die Kontakte zwischen Sozialdienst und Patienten frühzeitig hergestellt.

13.6.9 Coping

Coping (engl. *to cope* = zurechtkommen, fertig werden mit): Bewältigungsverhalten in Krisensituationen, besonders bei psychischer Krankheit.

Der Begriff **Coping** umschreibt allgemein die psychischen Verhaltensweisen, die jemand entwickelt, um Krankheiten oder unangenehme medizinische Maßnahmen zu bewältigen.

Die Bewältigung von Lebenskrisen erfordert von den Betroffenen schwierige psychische Anpassungsprozesse. Ziel der Coping-Therapie ist es, Bewältigungsstrategien zu vermitteln und dem Patienten zu helfen, trotz Krankheit die bestmögliche Lebensqualität zu erreichen.

Coping-Strategien zur besseren Bewältigung psychischer Krankheiten können vom Patienten erlernt und trainiert werden. Im Bereich der Psychiatrie und Psychotherapie wurden Trainingsprogramme vor allem für die Schizophrenie entwickelt. Coping-Strategien werden heute für verschiedenste psychische Krankheitsbilder vor allem in der sogenannten *Psychoedukation* von Patienten erlernt und geübt.

Psychoedukation findet in kleinen Patientengruppen (4–10 Personen) unter Leitung eines Therapeuten statt, in der Regel mit einem festen, fortlaufenden Programm über mehrere Sitzungen. Die Gruppentreffen dienen der Vermittlung von Informationen über die Krankheit und der Schulung von Bewältigungsstrategien.

Psychoedukation bei Menschen mit Schizophrenie

Viele Menschen mit einer Schizophrenie haben kein Krankheitsempfinden oder können ihre Symptome nur schwer zuordnen. Daher ist zunächst die Entwicklung eines Krankheitsmodells zusammen mit den Patienten in der Gruppe nötig. Hier hat sich das sogenannte **Vulnerabilitäts-Stress-Modell** bewährt, das besagt, dass der Patient eine Veranlagung für die Krankheit in sich trägt (*Vulnerabilität*) und die Krankheit bei psychischen Belastungen (*Stress*) zum Ausbruch kommt (> 14.1.1).

Effektive Coping-Strategien für Menschen mit Schizophrenie können in folgenden Bereichen erarbeitet werden (20):
- **Kognitive Strategien** sind Methoden der Aufmerksamkeitsverlagerung oder der Suche nach Ablenkung, um z. B. Distanz zu wahnhaftem Erleben zu finden
- **Verhaltensstrategien** bestehen in der Einübung von Aktivitäten (Spazierengehen, Besuche, Sport), um Isolation und Rückzugsverhalten entgegenzuwirken
- **Physiologische Strategien** sind Entspannungstechniken oder Atemkontrolltechniken (gegen Hyperventilation)
- **Sensorische Strategien** wie Radiohören oder Fernsehen können die Intensität akustischer Halluzinationen erniedrigen.

Ein bekanntes Beispiel für ein solches Trainingsprogramm ist das **integrierte psychologische Therapieprogramm für schizophrene Patienten (ITP)** nach *Brenner* (21), das auf dem Vulnerabilitäts-Stress-Modell aufbaut und in Kleingruppen durchgeführt wird. Dieses Trainingsprogramm gliedert sich wie folgt:
- **Kognitive Differenzierung:** Die Patienten üben z. B. anhand von einzelnen Begriffen die Bildung von Wortdefinitionen, Gegensatzpaaren, Oberbegriffen etc.
- **Soziale Fertigkeiten:** Auf Fotos werden soziale Situationen gezeigt, die von den Teilnehmern erkannt und adäquat bewertet werden sollen
- **Verbale Kommunikation:** Die Teilnehmer sollen sich in der Rolle des Sprechers oder des Zuhörers einüben
- **Interpersonelles Problemlösen:** In Rollenspielen werden verschiedene soziale Fertigkeiten trainiert, wie z. B. Wünsche zu äußern, ein Recht durchzusetzen etc.

13.7 Rehabilitation bei psychischen Störungen

Rehabilitation: Alle Maßnahmen, die akut oder chronisch kranken Menschen sowie behinderten oder von Behinderung bedrohten Menschen ein möglichst selbstständiges und selbstbestimmtes Leben mit Teilnahme an allen relevanten Lebensaktivitäten ermöglichen sollen.

Grundlagen der rehabilitativen Pflege in der Neurologie > 1.3

Auch in der Psychiatrie können **Rehabilitationsmaßnahmen** wirksam werden. Psychiatrische Patienten werden durch Übung, Erfolgserlebnisse und ein unterstützendes soziales Netz in die Lage versetzt, ein weitgehend oder komplett selbstständiges Leben zu führen.

Maßnahmen der Rehabilitation psychisch kranker Menschen

Rehabilitative Maßnahmen lassen sich gemäß der *Bundesarbeitsgemeinschaft Rehabilitation psychisch kranker Menschen* (BAG RPK) in drei Bereiche aufteilen (📖 22):

- **Medizinische Leistungen:**
  - Fachärztliche psychiatrische Behandlung
  - Psychiatrische Krankenpflege
  - Aufklärung über die Wirkung und den Umgang mit Medikamenten
  - Psychotherapie als Einzelbehandlung und in Gruppen
  - Aufklärung über die Erkrankung, psychoedukative, bewältigungsorientierte Verfahren
  - Arbeitstherapie, Ergotherapie, Arbeitsdiagnostik, Belastungserprobung
  - Angehörigenarbeit
  - Bewegungstherapie, Musiktherapie
  - Kunsttherapie, Kreativangebote
- **Sozialtherapeutische Leistungen:**
  - Lebenspraktisches Training
  - Freizeittherapeutische Förderung von Einzelnen und in Gruppen
  - Sportangebote
  - Kulturangebote
  - Wohngruppenarbeit
  - Integration in Gruppen bzw. Vereine der Gemeinde
  - Individuelle Begleitung und Rehabilitationsberatung
- **Berufliche Leistungen:**
  - Berufsfindung und Arbeitserprobung
  - Arbeitstraining, ggf. in einer Werkstatt für psychisch Behinderte
  - Berufliche Anpassung im erlernten bzw. angelernten Berufsfeld
  - Berufsvorbereitung auf eine anschließende Umschulung/Ausbildung
  - Berufsorientierende Bildungsangebote, theoretischer Unterricht in den Berufsfeldern
  - Begleitung während Umschulung/Ausbildung
  - Unterstützung beim Übergang in den Beruf, Bewerbertraining, Vorbereitung auf Vorstellungsgespräche.

> Häufig bleiben nach Abklingen der akuten Krankheitssymptomatik Restsymptome wie verminderter Antrieb, mangelnde Belastbarkeit und nur eingeschränkte Krankheitseinsicht beim Patienten zurück. Daher müssen sich rehabilitative Maßnahmen auf diese Defizite hin orientieren und gleichzeitig noch vorhandene **Ressourcen fördern**. So kann z. B. für manchen psychisch Kranken der Umzug in ein Wohnheim mit der dort vorhandenen fachlichen Unterstützung und Begleitung notwendig sein, um den Alltag wieder bewältigen oder eine Arbeit aufnehmen zu können. Auch ist bei mangelnder Krankheitseinsicht oft auch eine Begleitung erforderlich, um die medizinische Versorgung sicherzustellen, ohne die es wieder zu einem Rückfall kommen könnte. Ambulantes Betreutes Wohnen und die Werkstatt für psychisch Kranke helfen bei der Bewältigung des Alltags in der eigenen Wohnung bzw. geben Tagesstruktur und trainieren Ausdauer und Konzentration.

Ziele und Aufgaben der Rehabilitation psychisch Kranker

Die BAG RPK nennt folgende Ziele und Aufgaben der Rehabilitation psychisch Kranker:

- **Akzeptanz der Erkrankung und Entwicklung von Perspektiven:**
  - Verstehen der Erkrankung
  - Erkennen von belastenden Faktoren und deren angemessener Umgang im Alltag
- **Entwicklung einer Lebens- und Berufsperspektive:**
  - Erkennen von Fähigkeiten und deren Förderung
  - Berufliche Orientierung und Erprobung
  - Entscheidung für einen Beruf mit anschließenden praktischen Erfahrungen in diesem Berufsfeld
  - Beginn mit der Berufsausbildung bzw. Arbeitsaufnahme im bereits erlernten Beruf
- **Entwicklung von sozialer Kompetenz:**
  - Entwicklung sozialer Kompetenz im Zusammenleben und Zusammenarbeiten
  - Beziehungsaufnahme im Umfeld; u. a. bei kulturellen Veranstaltungen, beim Sport, in Vereinen und den Angeboten der Stadt, der Gemeinde
  - Hinführung zur eigenständigen Handlungsfähigkeit. (📖 23)

Therapie und Rehabilitation ergänzen einander

Die Übergänge zwischen stationären und ambulanten rehabilitativen Maßnahmen sind fließend. So kann eine in der Klinik begonnene Arbeitstherapie ambulant weitergeführt werden, ambulante psychiatrische Pflege dient der Unterstützung bei alltagspraktischen Fragen sowie bei der regelmäßigen Medikamenteneinnahme und die Kontinuität in der ärztlichen Versorgung wird über die Klinikambulanz aufrechterhalten. Therapie und Rehabilitation sind insofern nicht zu trennen, sondern eher zwei sich ergänzende Perspektiven mit Blick auf einen Patienten (📖 22):

- Aus der **therapeutischen Perspektive** stehen die psychische und körperliche Krankheitssymptomatik im Vordergrund. Es geht also um Symptome der Erkrankung, die durch die unterschiedlichen Behandlungsmethoden zurückgedrängt und zum Verschwinden gebracht werden sollen. Das primäre Ziel therapeutischer Maßnahmen ist die Symptomfreiheit
- Aus der **rehabilitativen Perspektive** stehen demgegenüber nicht so sehr die Symptome selbst, sondern die daraus entstehenden bzw. mit ihnen in Zusammenhang stehenden funktionalen Einschränkungen im Vordergrund, also die fehlenden oder eingeschränkten Fähigkeiten und Fertigkeiten in der Bewältigung sozialer Rollen und Anforderungen. Die Fragestellung ist weniger, welche Symptome noch bestehen, sondern eher, wie ein psychisch Kranker (trotz der noch bestehenden Symptomatik) seine Anforderungen im Beruf, in der Freizeit, in der Familie oder in der Partner-

schaft bewältigt. Es geht um vorhandene oder eingeschränkte soziale Kompetenzen und Fertigkeiten. Dabei werden aber nicht nur die Einschränkungen und Ressourcen des Individuums, sondern auch die der sozialen Umgebung berücksichtigt.

Case-Management

Die Pflegenden nehmen im Rehabilitationsteam aufgrund der räumlichen, zeitlichen und kommunikativen Nähe zum Patienten eine zentrale Position ein. Insbesondere an der Schnittstelle zwischen stationärer und ambulanter Versorgung spielen Pflegende als **Bezugspflege-Case-Manager** eine entscheidende Rolle. Neben den unmittelbaren Pflegeleistungen übernehmen sie auch die Koordination aller den Patienten betreffenden rehabilitativen Leistungen sowie die Anleitung, Schulung und Beratung der Betroffenen.

Literatur und Kontaktadressen

LITERATURNACHWEIS

1. Griesinger, Wilhelm: Pathologie und Therapie der psychischen Krankheiten. Stuttgart, 1845.
2. www.dsm5.org
3. Dilling, Horst et al. (Hrsg.): Internationale Klassifikation psychischer Störungen: ICD-10 Kapitel V (F) Klinisch-diagnostische Leitlinien. 6. A., Verlag Hans Huber, Bern 2008.
4. Huber, Gerd: Psychiatrie: Lehrbuch für Studium und Weiterbildung. 7. A., Schattauer Verlag, Stuttgart 2005.
5. Mentzos, Stavros: Neurotische Konfliktverarbeitung. Einführung in die psychoanalytische Neurosenlehre unter Berücksichtigung neuer Perspektiven. Fischer Verlag, Frankfurt/M. 2000.
6. Tölle, Rainer; Windgassen, Klaus: Psychiatrie. Springer-Verlag, 15. A., Berlin 2009.
7. Kistner, Walter: Der Pflegeprozess in der Psychiatrie. 4. A., Urban & Fischer Verlag, München 2002.
8. Holnburger, Martin: Pflegestandards in der Psychiatrie. 3. A., Urban & Fischer Verlag, München 2004.
9. Gültekin, Jan E.; Liebchen, Anna: Pflegevisite und Pflegeprozess – Theorie und Praxis für die stationäre und ambulante Pflege. Kohlhammer Verlag 2003.
10. Schlettig, Hans-Joachim; von der Heide, Ursula: Bezugspflege. 3. A., Springer Verlag, Berlin 2000.
11. Gold, Kai; Gühne, Martina (Hrsg.): Einzel- und Gruppenaktivitäten in der psychiatrischen Pflege. Urban & Fischer Verlag, München 2008.
12. Sauter, Dorothea; Richter, Dirk (Hrsg.): Gewalt in der psychiatrischen Pflege. Verlag Hans Huber, Bern 1998.
13. Richter, Dirk: Patientenübergriffe auf Mitarbeiter psychiatrischer Kliniken. Häufigkeit, Folgen, Präventionsmöglichkeiten. Lambertus Verlag, Freiburg im Breisgau 1999.
14. Schuster, Klaus: Abenteuer Verhaltenstherapie. Neue Erlebnisse mit sich und der Welt. dtv, München 1999.
15. Rogers, Carl R.: Therapeut und Klient. Grundlagen der Gesprächspsychotherapie. 18. A., Fischer Verlag, Frankfurt/M. 2004.
16. Hainbuch, Friedrich: Muskelentspannung nach Jacobson. 3. A., Gräfe & Unzer Verlag, München 2004.
17. Langen, Dietrich: Autogenes Training. Gräfe & Unzer Verlag, München 2005.
18. Neander, Klaus-Dieter: Musik und Pflege. Urban & Fischer Verlag, München 1999.
19. Spreti, Flora von; Martius, Philipp; Förstl, Hans (Hrsg.): Kunsttherapie bei psychischen Störungen. Urban & Fischer Verlag, München 2005.
20. Wiedemann, G.; Riedl, U.: Schizophrene Psychosen. In: Batra, A. et al. (Hrsg.): Verhaltenstherapie. Grundlagen – Methoden – Anwendungsgebiete. 3. A., Thieme-Verlag, Stuttgart 2009.
21. Brenner, H.D.: Integriertes Psychologisches Therapieprogramm bei schizophren Erkrankten (ITP). 6. A., Beltz Psychologie Verlags Union, Weinheim, 2008.
22. Frieboes, R.-M.; Zaudig, M.; Nosper, M.: Rehabilitation bei psychischen Störungen. Urban & Fischer Verlag, München 2005.
23. www.bagrpk.de

KONTAKTADRESSEN

- Das Psychiatrienetz (www.psychiatrie.de) stellt Inhalte und Materialien für Psychiatrieerfahrene, Angehörige, Profis und die interessierte Öffentlichkeit zur Verfügung.
- Deutsche Arbeitsgemeinschaft Selbsthilfegruppen e. V.
  Otto-Suhr-Allee 115
  10585 Berlin
  www.dag-shg.de
- Deutscher Fachverband für Verhaltenstherapie (DVT)
  Georgskommende 7
  48143 Münster
  Telefon: 02 51/4 40 75
  www.verhaltenstherapie.de
- Deutsche Gesellschaft für Verhaltenstherapie (DGVT)
  Postfach 1343
  72003 Tübingen
  Telefon: 0 70 71/9 43 40
  www.dgvt.de
- Gesellschaft für wissenschaftliche Gesprächspsychotherapie (GwG)
  Melatengürtel 125 a
  50825 Köln
  Telefon: 02 21/9 25 90 80
  www.gwg-ev.org
- Deutsche Gesellschaft für Systemische Therapie und Familientherapie (DGSF)
  Jakordenstraße 23
  50668 Köln
  Telefon: 02 21/61 31 33
  www.dgsf.org
- Milton H. Erickson Gesellschaft für Klinische Hypnose
  Waisenhausstraße 55
  80637 München
  Telefon: 0 89/34 02 97 20
  www.meg-hypnose.de

KAPITEL 14

Giulio Calia, Kai Gold

Pflege von Menschen mit Erkrankungen des schizophrenen Formenkreises

14.1 Schizophrenie 273	14.2 Schizoaffektive Psychosen 285
14.1.1 Gemeinsame Kennzeichen schizophrener Erkrankungen 273	14.2.1 Schizomanische Psychose 285
	14.2.2 Schizodepressive Psychose 285
14.1.2 Paranoid-halluzinatorische Schizophrenie 282	
14.1.3 Hebephrene Schizophrenie 282	14.3 Anhaltende wahnhafte Störungen 286
14.1.4 Katatone Schizophrenie 283	
14.1.5 Schizophrenia simplex 284	Literatur und Kontaktadressen 286
14.1.6 Zönästhetische Schizophrenie 284	
14.1.7 Schizophrene Residuen 284	

14.1 Schizophrenie

Schizophrenie: Endogene Psychose (➤ 13.3.3), die die ganze Persönlichkeit betrifft und tief greifend verändert. Sie ist gekennzeichnet durch eine schwere Störung des Denkens, Fühlens und Wahrnehmens. Die Schizophrenie kann in unterschiedlichen Erscheinungsformen auftreten, ihrer Entstehung liegt ein vielfältiges Ursachengefüge zugrunde, das bis heute nicht abschließend geklärt ist.

Das Wesen der Krankheit **Schizophrenie** ist schwer zu erklären. Früher sprach man von „Irresein", „Verrücktheit" oder „Wahnsinn". Heute vermeidet man solche wertenden Vokabeln und spricht von *Schizophrenien* oder allgemeiner von *Psychosen*.

Beschreibungen schizophren Erkrankter kennt man seit dem Altertum, die Krankheit kommt in allen Kulturen mit gleicher Häufigkeit vor.

Da es viele Erscheinungsformen gibt, spricht man auch von der „Gruppe der Schizophrenien" oder von „Erkrankungen des schizophrenen Formenkreises".

Die Einteilung dieser Erkrankungen ist nicht immer einheitlich. Generell werden folgende Formen unterschieden, die fließend ineinander übergehen. Die Einteilung erfolgt dabei jeweils nach der vorherrschenden Symptomatik in der aktuellen Krankheitsphase:
- Paranoid-halluzinatorische Schizophrenie (➤ 14.1.2)
- Hebephrene Schizophrenie (➤ 14.1.3)
- Katatone Schizophrenie (➤ 14.1.4)
- Schizophrenia simplex (➤ 14.1.5)
- Zönästhetische Schizophrenie (➤ 14.1.6)
- Schizophrene Residuen (➤ 14.1.7).

Schizophrene Erlebnisweisen sind so ungewöhnlich, dass man sie nur schwer mitteilen oder nachvollziehen kann. Im Zentrum der Erkrankung stehen charakteristische Veränderungen von Denkstruktur, Wahrnehmung und Affekt. Der Bezug des Kranken zur Realität ist gestört. Seine intellektuellen Fähigkeiten bleiben in der Regel erhalten.

14.1.1 Gemeinsame Kennzeichen schizophrener Erkrankungen

Aufgrund der bereits oben erwähnten verschiedenen Erscheinungsformen und Ausprägungen des Krankheitsbildes gibt es nicht *die* Schizophrenie. Trotz aller Unterschiede sind aber bestimmte **Kennzeichen** bei Krankheitsentstehung, Symptomen, Behandlungsstrategien und Pflege allen Formen gemeinsam.

Krankheitshäufigkeit

Ungefähr 1 % der Bevölkerung erkrankt irgendwann im Laufe des Lebens an einer Schizophrenie, die Krankheit ist also keineswegs selten.

Krankheitsentstehung

Die **Ursachen** der Schizophrenie sind vielfältig. Viele Faktoren wirken bei der Krankheitsentstehung zusammen:
- Ergebnisse von Familien- und Zwillingsstudien zeigen, dass Schizophrenien genetisch mitbedingt sind. So erkranken Geschwister oder Kinder eines Schizophrenen mit einer Wahrscheinlichkeit von 10 % selbst, bei eineiigen Zwillingen beträgt die Übereinstimmung sogar 30–80 %. Vererbt wird jedoch nicht die Krankheit selbst, sondern eher eine Krankheitsbereitschaft, die sogenannte Vulnerabilität („*Verletzlichkeit*")

- Genetische Faktoren allein reichen jedoch nicht zur Manifestation der Erkrankung aus. Betroffene berichten gehäuft von Komplikationen unter und kurz nach ihrer Geburt, durch die das noch unreife Gehirn möglicherweise z. B. durch Sauerstoffmangel geschädigt wurde. Perinatal erworbene Hirnschädigungen können eine Teilursache der Krankheitsentstehung sein
- Es gibt epidemiologische Daten, die für eine Infektionshypothese sprechen: Retrospektiv fand man heraus, dass das Erkranken der Mutter an einer Virusgrippe während Grippeepidemien zu der Zeit des zweiten Trimenons das Risiko des Ungeborenen, später an einer Schizophrenie zu erkranken, erhöht. Zudem gibt es ein Überwiegen der Wintergeburten von schizophrenen Patienten auf der Nordhalbkugel, was mit einem erhöhten Erkrankungsrisiko der Mutter in der Zeit des zweiten Trimenons für Virusinfektionen einhergeht
- Neurobiochemisch wird eine Störung der Dopaminwirkung u. a. im Bereich des limbischen Systems angenommen (*Dopaminhypothese*, ➤ Abb. 14.1). Diese Veränderungen sollen dann zu einer Störung der Informationsverarbeitung führen, als deren Folge der Patient z. B. nicht mehr Wichtiges von Unwichtigem trennen kann (*Filterstörung*, ➤ Abb. 14.2)
- Seit einigen Jahren wird auch eine Glutamathypothese der Schizophrenie diskutiert. Ein gewichtiges Argument für diese Hypothese ist die Existenz eines analogen Phänomens zur Amphetaminpsychose, der Glutamatpsychose durch Phencyclidin (PCP). Die psychoseauslösende Wirkung des Phencyclidins ist seit Langem bekannt. Das L-Isomer des PCP-Derivats Ketamin, das für Narkosen eingesetzt wurde, kann akute Psychosen auslösen. PCP kann bei gesunden Menschen Positiv- und Negativ-Symptome auslösen. Die PCP-Psychose gilt als ideales Modell für die Schizophrenie. Glutamat ist der wichtigste Neurotransmitter der kortikalen Neurone. Es sind bislang acht glutamaterge Rezeptoren identifiziert worden. Sie teilen sich in zwei Gruppen: drei ionotrope und fünf metabotrope Rezeptoren. Von allen Glutamat-Rezeptoren ist der NMDA-Rezeptor der psychiatrisch interessanteste
- Der Nachweis von sozialen und psychologischen Krankheitsursachen ist bisher nicht sicher gelungen. Gesichert ist aber, dass psychosoziale Faktoren erheblich auf den Krankheitsverlauf einwirken. Sicherlich tragen belastende Lebensereignisse (engl. *life events*) zur Auslösung einer Erkrankung bei. Hier scheinen es weniger materielle Notsituationen als vielmehr belastende zwischenmenschliche Beziehungen zu sein, die zur Krankheitsauslösung beitragen. Heute weiß man, dass Wiedererkrankungen überzufällig häufig auftreten, wenn die Angehörigen sich überengagiert und überfürsorglich oder aber völlig gleichgültig verhalten (engl. *expressed emotions*, EE).

Aus dem Zusammenspiel von Krankheitsanlage und auslösenden Faktoren hat man das **Vulnerabilitäts-Stress-**

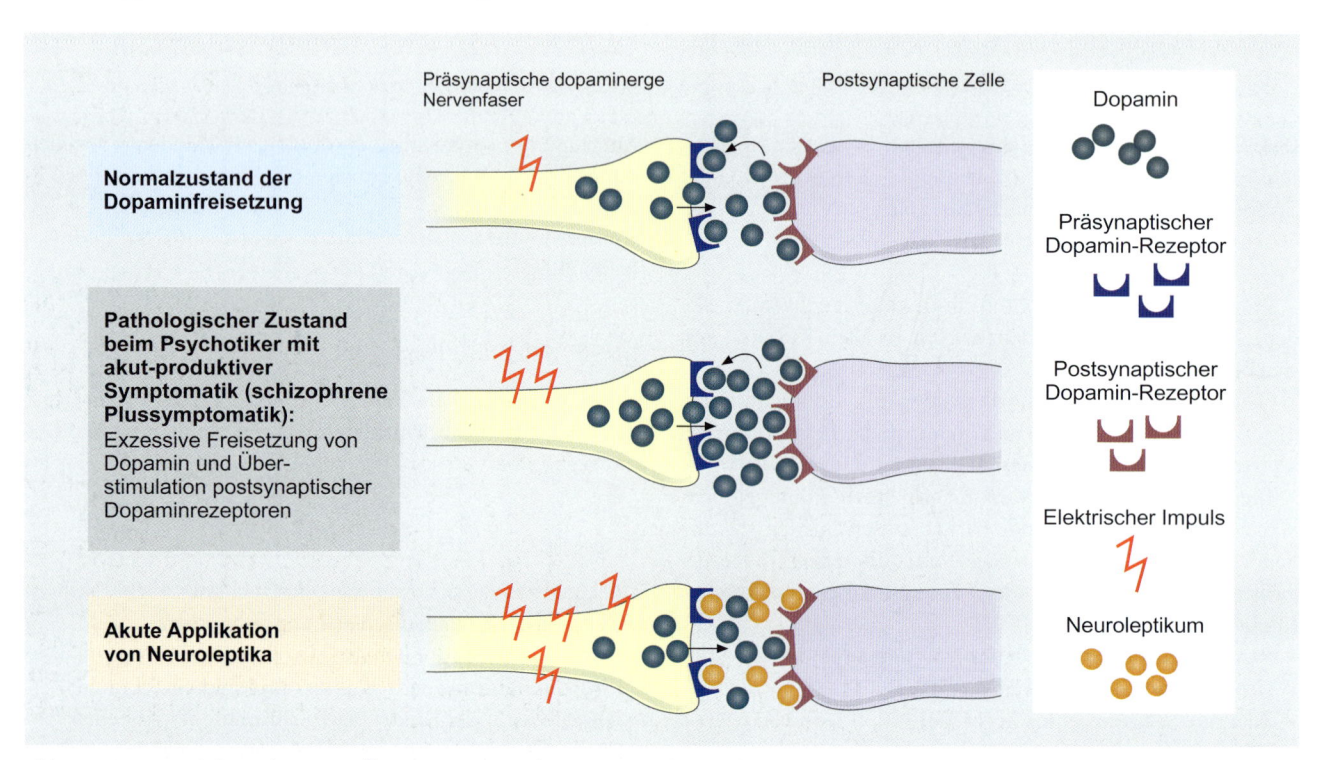

Abb. 14.1 Dopaminhypothese: Die Übertragung eines Informationssignals im Gehirn von einer Nervenzelle zur anderen findet durch Ausschüttung chemischer Substanzen, sogenannter Neurotransmitter, statt. Bei der Psychose kommt es zu einer übermäßigen Ausschüttung des Neurotransmitters Dopamin, die dann die psychotischen Symptome verursacht. Übrigens löst auch Cannabis eine Erhöhung des Dopamins aus, weshalb Cannabis Psychosen auslösen kann. Mit Medikamenten (Neuroleptika/Antipsychotika) kann die Dopaminausschüttung wieder normalisiert werden. Die Symptome verschwinden. [L157]

Modell entwickelt (Vulnerabilität = *Verletzlichkeit, Anfälligkeit*). Es integriert die verschiedenen oben genannten Ansätze. Demnach wird nicht die Krankheit vererbt, sondern die Anfälligkeit, auf Belastungen jeglicher Art mit einer Schizophrenie zu reagieren. Kommt es im Laufe des Lebens durch besondere psychische oder körperliche Belastungen zu „Verletzungen", verändert sich der Hirnstoffwechsel. Je höher die Vulnerabilität eines Menschen ist, desto eher können zusätzliche Belastungen zum Ausbruch der Erkrankung führen. (📖 1)

Krankheitsverlauf

Eine schizophrene Erkrankung beginnt in der Regel in der Pubertät, vorher hat in der Regel eine hinreichend normale Entwicklung stattgefunden, in der insbesondere ein normaler Realitätsbezug aufgebaut werden konnte. Im Vorfeld treten unspezifische Prodromalsymptome (z. B. Konzentrations- und Leistungsstörungen, Gereiztheit, Schlafstörungen, psychosozialer Rückzug, illusionäre Verkennungen) auf, die mehrere Jahre vor Ausbruch der Erkrankung vorhanden sein können, aber nicht als beginnende Schizophrenie erkannt werden.

Meistens beginnt eine Schizophrenie bei Männern zwischen dem 20. und dem 25. Lebensjahr, bei Frauen im Schnitt fünf Jahre später. Neuerkrankungen kommen aber auch noch im 4. oder 5. Lebensjahrzehnt, vereinzelt noch später vor. Selten gibt es auch frühe Manifestationen im Kindesalter. Die Krankheit kann schleichend beginnen, mit ungewöhnlichen oder unverständlichen Verhaltensweisen, die nicht sofort an eine Psychose denken lassen. Oft kann es Monate oder Jahre dauern, bis die Krankheit durch Entwicklung von Wahn oder Halluzinationen eindeutig ausbricht. Je schleichender der Verlauf, desto schwieriger die Behandlung und ungünstiger die Prognose.

Die Erkrankung verläuft phasenhaft. Bei ca. 20 % der Betroffenen heilt die Schizophrenie nach einer ersten Phase folgenlos aus und tritt nicht wieder auf. Bei den übrigen kann es zu weiteren Phasen kommen, mit der Zahl solcher Rezidive steigt auch die Gefahr der Entwicklung eines Residuums (bleibende Folgen). Die Wiedererkrankungen, auch Episoden oder Wellen genannt, dauern mit großer Variation ungefähr drei Monate an. Nach sechs bis sieben Episoden erschöpft sich die Krankheit allmählich, es tritt keine wesentliche Verschlechterung mehr ein. Nur bei ca. 20 % der Patienten ist der Verlauf ausgesprochen ungünstig mit schlechter medikamentöser Ansprechbarkeit oder Entwicklung eines ausgeprägten Residuums mit bleibenden Veränderungen. Ungefähr 10 % benötigen auf Dauer eine Heimunterbringung. Mehr als 60 % erreichen eine soziale Remission und können wieder weitgehend in das normale Leben eingegliedert werden mit Arbeit, eigener Wohnung etc. Das **Suizidrisiko** ist hoch und liegt bei 10 %.

Medikamente haben die Prognose und den Krankheitsverlauf wesentlich verbessert. So senken Neuroleptika/Antipsychotika die Rückfallquote innerhalb von zwei Jahren von 80 auf 20 %. Daher ist eine neuroleptische/antipsychotische Langzeittherapie, oft über Jahre, überaus wichtig.

Symptome

Durch eine schizophrene Erkrankung können praktisch alle psychischen Funktionen gestört werden. Die Vielzahl der **Symptome** hat der deutsche Psychiater Eugen Bleuler (1857–1939) wie folgt eingeteilt: Die stets vorkommenden *Grundsymptome* umfassen Störungen des Denkens (Zerfahrenheit), der Affektivität, der Ambivalenz und Autismus. *Akzessorische (hinzutretende) Symptome* wie Wahn, Halluzinationen und katatone Störungen müssen nicht immer vorkommen, sind aber oftmals eindrucksvoll.

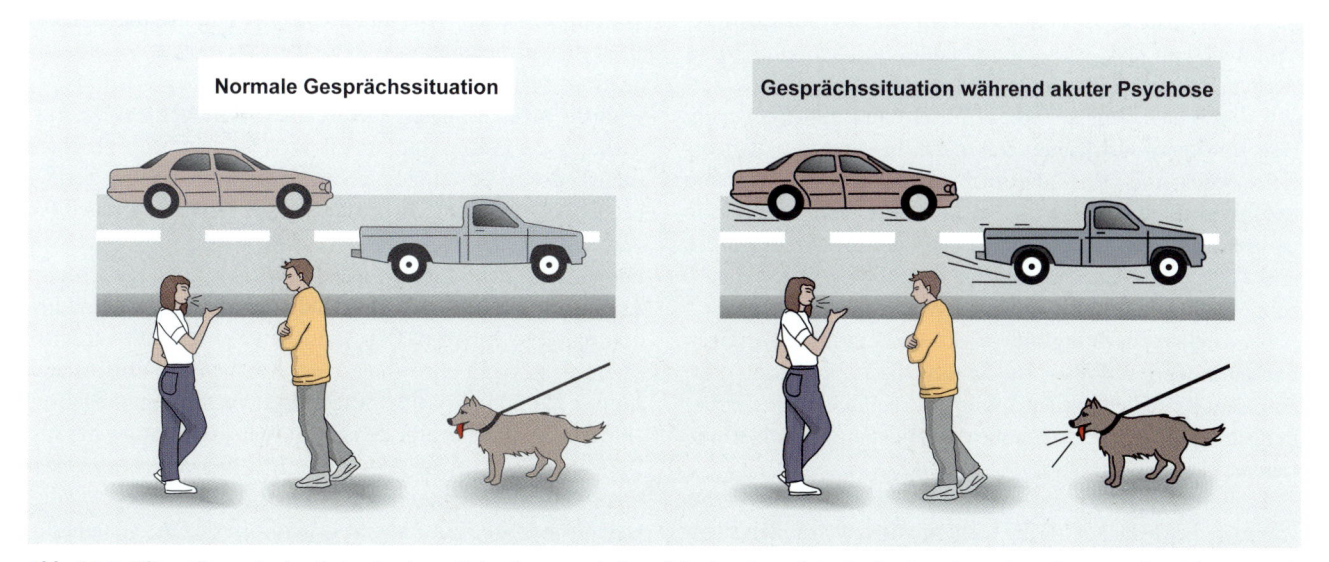

Abb. 14.2 Filterstörung in der akuten Psychose: Links eine normale Gesprächssituation auf der Straße. Dem Gesunden gelingt es, sich auf das Gespräch zu konzentrieren und andere Außenreize abzufiltern. Der Psychosekranke (rechtes Bild) ist dazu nicht in der Lage, alle Eindrücke und Geräusche stürmen ungehindert auf ihn ein und erdrücken ihn geradezu. Er kann irrelevante Reize nicht mehr ausblenden. [L157]

Formale Denkstörungen

Die eindrücklichste formale Denkstörung bei der Schizophrenie ist die **Zerfahrenheit.** Das Denken erscheint zusammenhanglos und nicht nachvollziehbar. Der Kranke redet Unverständliches, ja er bildet kaum richtige Wörter oder Sätze, scheint völlig wirr und durcheinander. Der außenstehende Untersucher kann den Gedankengängen des Patienten nicht mehr folgen, doch kann das zerfahrene Denken innerhalb des psychotischen Erlebens durchaus sinnvoll sein. Manchmal ist es möglich, sich als Untersucher in die psychotische Erlebniswelt „einzuhören" und das Gesagte zumindest teilweise zu verstehen.

Andere Denkstörungen sind ebenfalls tief greifend: Beim **Gedankenabreißen** (Sperrung des Denkens) bricht der zuvor flüssige Gedankengang plötzlich ab, manchmal sogar mitten im Satz. Beim **Gedankenentzug** beschreibt der Patient, ein Gedanke werde ihm von außen „weggenommen" oder „entzogen". Umgekehrt hat der Patient bei den **gemachten Gedanken** das Gefühl, Gedanken würden ihm von außen „eingezwungen", es seien nicht seine eigenen Gedanken, die er denke.

Die Bedeutungen der verschiedenen Wörter werden nicht mehr scharf gegeneinander abgegrenzt **(Begriffszerfall).** Manchmal bilden die Patienten durch Verknüpfung von Begriffen ganz neue Wörter *(Neologismen).* Ein Patient ist z. B. mit seinen Turnschuhen gelaufen und erzählt später, er habe „gelaufsohlt".

Bei der **Manieriertheit** bedient sich der Patient einer gezierten und affektiert wirkenden sprachlichen (und auch körperlichen) Ausdrucksweise.

Formale Denkstörungen müssen nicht immer stark ausgeprägt sein. Manchmal wirkt der Patient im Gespräch auf den ersten Blick nur unkonzentriert. Er berichtet z. B., sich nicht mehr auf Lesen oder Fernsehen konzentrieren zu können.

Affektstörungen

Besonders quälend ist es für viele Patienten, regelmäßig in einem Zwiespalt der Gefühle, Empfindungen oder Wünsche zu stecken. Dieses als **Ambivalenz** bekannte Symptom äußert sich darin, dass der Patient z. B. für ein und dieselbe Person Hass und Liebe gleichzeitig empfindet, in einer Situation zugleich weint und lacht. Eigentlich miteinander unvereinbare Gefühlsqualitäten treten zugleich auf und stehen oft beziehungslos nebeneinander. Der Patient kann gleichzeitig Glück und Angst erleben, in einer für den Gesunden schwer verstehbaren und kaum nachvollziehbaren Weise.

Bei **Affektverflachung** sind Affekt- und Gefühlsäußerungen nur vermindert auslösbar. Die Affektverflachung tritt oft nach längerem Krankheitsverlauf auf. Im Extremfall verfällt der Patient in **Apathie,** die nach außen als Teilnahmslosigkeit und Gefühlsleere sichtbar wird.

Typisch sind auch paradoxe Affekte **(Parathymie).** Hierbei stimmen die Gedankeninhalte nicht mit den nach außen sichtbaren Gefühlsäußerungen überein. Schreckliche Erlebnisse können munter lächelnd erzählt werden – und umgekehrt.

Angst ist im Erleben des Schizophrenen allgegenwärtig, vor allem in der Akutphase der Erkrankung. Die in der Erkrankung neu aufkommenden psychotischen Erlebnisweisen lösen hochgradige Angst aus, der Patient fühlt eine bedrohliche Veränderung seiner Gefühls- und Erlebniswelt, er spürt die zunehmende Auflösung der Grenzen zwischen seinem eigenen inneren Erleben und der Außenwelt. In der Psychiatrie spricht man von der Auflösung der Ich-Grenzen. All dies wird vom Patienten als eminent beängstigend empfunden. Diese diffuse Angst ist oft der Hintergrund für die Anspannung und Erregung der Patienten.

Darüber hinaus können an Schizophrenie Erkrankte in der akuten Krankheitsphase depressiv oder manisch, heiter-unernst, ja sogar enthemmt und ausgelassen sein.

Autismus

Autismus bei Kindern ➤ 20.3.1

Hierunter versteht man eine „Ich-Versunkenheit" und Abkapselung von der Realität. Die Patienten leben gewissermaßen in einer „Privatwelt". Autistische Patienten können sich daher nicht so verhalten, wie es die jeweilige Situation erfordern würde. Beispielsweise befragt ein Patient stundenlang seine Mitpatienten nach ihren Vorfahren und erstellt Stammbäume, ohne das Desinteresse und den Ärger der Mitpatienten überhaupt wahrzunehmen. Autismus ist ein Mechanismus, durch den sich der Ich-gestörte Kranke vor Überforderungen schützt. Extrem autistische Kranke nehmen keinen Anteil mehr an ihrer Umgebung, sprechen kaum noch *(Mutismus)* oder bewegen sich nicht mehr *(Stupor).*

Inhaltliche Denkstörungen: Wahn

Wahn ist definierbar als eine Vorstellung oder Wahrnehmung des Patienten, die nicht der Realität entspricht und von der er dennoch unkorrigierbar überzeugt ist. Der Patient erkennt Symptome wie die Halluzinationen oder Ich-Störungen weder als krankheitsbedingt noch inhaltlich falsch. Er erlebt sie vielmehr als real und vertritt sie mit absoluter Gewissheit, selbst wenn sie objektiv als unrealistisch bewiesen wurden. Die Entwicklung der Wahnsymptomatik versteht man heute als einen (unbewussten) Bewältigungsversuch des Kranken. Das Zerfließen der Ich-Grenzen, die Auflösung der Grenze zwischen Ich und Außenwelt, löst eine massive, diffuse Angst aus. Durch die Entwicklung des Wahns wird dieser zunächst ungerichteten Angst eine Richtung gegeben. Dadurch ist der Patient zumindest teilweise entlastet. Die Angst ist gewissermaßen leichter zu ertragen, wenn der Patient eine Ursache für sie ausmachen kann, z. B. durch die Entwicklung eines Verfolgungswahns.

Meist entsteht Wahn aus einer **Wahnstimmung** heraus. Die Patienten merken, dass sich etwas Bedrohliches zusammenbraut. Ihre Umgebung erscheint ihnen merkwürdig, viele belanglose Handlungen geheimnisvoll. Die genaue Bedeutung können sie jedoch nicht entschlüsseln. Bei der **Wahnwahrnehmung** misst der Patient einer realen Begebenheit oder einem Gegenstand eine objektiv falsche Bedeutung zu. Er hält z. B. alle blauen Autos für die Autos von Verfolgern. **Überwertige Ideen** sind dem normalen Erleben näher. Es handelt sich um stark gefühlsbetonte Überzeugungen, an denen auch gegen erheblichen Widerstand festgehalten wird.

In den meisten Fällen zeigen sich **Wahnthemen** als Beziehungs-, Beeinträchtigungs- und Verfolgungswahn. Ein Patient mit **Beziehungswahn** bezieht alles, was um ihn herum passiert, auf sich. Dies können neben Bemerkungen, Mimik und Gesten von Mitmenschen auch so abwegige Dinge wie Zeitungs-, Radio- oder Fernsehberichte sein. Er ist überzeugt davon, dass alles seinetwegen geschieht und nur für ihn von Bedeutung ist. Auch bei einem **Beeinträchtigungswahn** wähnt sich der Patient als Ursache und Mittelpunkt des Geschehens. Hinzu kommt noch das Gefühl, alles arbeite nicht für, sondern gegen ihn. Er vermutet überall Feindseligkeit und böse Absicht, fühlt sich ungerecht behandelt und übergangen. Dies kann bis hin zu Tötungsvorwürfen führen. Eine Steigerung ist der **Verfolgungswahn** (> Abb. 14.3). Der Patient fühlt sich in Verkennung harmloser Ereignisse selbst von engsten Vertrauten beobachtet und verfolgt, spricht seine Gedanken allerdings aus Angst oft nicht aus. Des Weiteren erwähnenswert sind der **Eifersuchtswahn** (der Patient hält seinen Partner für untreu), der **Liebeswahn** (der Patient ist überzeugt, von einer ihm fremden Person geliebt zu werden), der **Größenwahn** (der Patient fühlt sich mit großer Macht ausgestattet), der **Versündigungswahn** (der Patient glaubt, er habe Schuld auf sich geladen) und der **hypochondrische Wahn,** bei dem der Patient der festen Überzeugung ist, an einer schweren Krankheit zu leiden und dem Tod nahe zu sein.

Wahrnehmungsstörungen

Viele an Schizophrenie erkrankte Menschen haben mindestens einmal im Verlauf der Erkrankung optische oder akustische Wahrnehmungsstörungen.

Besonders häufige Wahrnehmungsstörungen sind **Halluzinationen.** Den Sinneseindrücken, die der Patient wahrnimmt, liegt keinerlei reales Objekt zugrunde. Halluzinationen kommen in allen Sinnesbereichen (Sehen, Hören, Riechen, Schmecken, Fühlen) vor. Bei optischen Halluzinationen berichten die Patienten oft von ganzen Szenarien mit vielen kleinen Tieren oder aber es werden nichtexistente Personen oder Schatten wahrgenommen. Akustische Halluzinationen können als kommentierende („Sie wäscht sich"), imperative („Wirf dich vor den Zug") oder dialogisierende, sich über den Patienten unterhaltende Stimmen empfunden werden. Teilweise werden aber nur einzelne Wörter gehört. Es können aber auch Geräusche (Pfeifgeräusche, Brummen, Knarren etc.) auftreten. Ist der Geschmackssinn in die Halluzinationen mit einbezogen, berichten die Patienten z. B. von bitter schmeckendem Essen (und äußern deswegen wahnhafte Vergiftungsängste). Bei Geruchshalluzinationen können die Kranken giftige oder faulige Gase wahrnehmen, manchmal wird Verwesungsgeruch benannt. Körperhalluzinationen werden typischerweise als von „außen gemacht" empfunden. Die Patienten erzählen etwa, man würde sie bestrahlen oder mit Nadeln durchbohren. Daneben gibt es eigenartige Leibgefühle (Brennen, Kribbeln, Schrumpfen der Glieder), die als **Zönästhesien** bezeichnet werden.

Illusionäre Verkennungen sind dadurch gekennzeichnet, dass etwas real Vorhandenes für etwas anderes gehalten wird. Ein typisches Beispiel sind Bäume im Nebel, die für gefährliche Monster gehalten werden. Aber auch Personenverkennungen (jemand wird für jemand anderes gehalten) treten auf.

Störungen des Antriebs und der Psychomotorik

Katatone Erscheinungen *(Erkrankung mit gestörter Willkürmotorik)* durch Störungen des Antriebs und der Psychomotorik sind heute im Vergleich zu früher weniger deutlich ausgeprägt. Zur Katatonie gehören z. B. die motorische Erstarrung, bizarre Haltungen, Automatismen, Manierismen, das Grimassieren oder Bewegungsstürme. Dabei nehmen die Patienten alles wahr, was in ihrer Umwelt geschieht, sie können sich aber nicht am Geschehen beteiligen. Katatone Erscheinungen können durch Bewegungslosigkeit oder durch erhöhte Erregung gekennzeichnet sein und gehen meist mit starker innerer Anspannung einher. Sehr selten, aber lebensbedrohlich ist die **perniziöse Katatonie** (> 14.1.4).

Der Antrieb kann in der akuten Krankheitsphase durch innere Unruhe oder eine manische Stimmungslage gesteigert sein. Bei Entwicklung einer Residualsymptomatik nach langem Krankheitsverlauf entsteht oft **Antriebsarmut,** die Patienten können sich zu kaum etwas aufraffen, stehen morgens nicht auf, waschen sich nicht etc. Oft wird dies fälschlicherweise mit „Faulheit" verwechselt. Tatsächlich ist der residuäre Patient jedoch oft nicht zur Regelung seines Alltags fähig und bedarf gerade vonseiten der Pflegenden einer strukturierenden Unterstützung.

Störungen des Ich-Erlebens

Zum Kern der schizophrenen Erkrankung gehört die Veränderung des Ich-Erlebens. An Schizophrenie Erkrankte können sich selbst als fremd oder unheimlich erleben, Veränderungen an einzelnen Körperteilen beobachten **(Depersonalisation).**

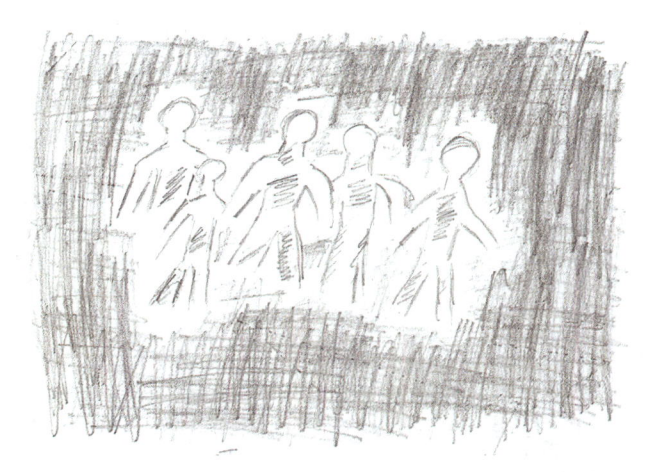

Abb. 14.3 Zeichnung eines Patienten, der unter Verfolgungswahn leidet.

Genauso können sie auch ihre Umwelt als unvertraut, sonderbar und räumlich verfälscht empfinden **(Derealisation).** Die Patienten fühlen sich „wie im falschen Film". Bei den Betroffenen kann die Grenze zwischen „Ich" und „Umwelt" komplett zerbrechen, sodass sie die eigenen Denk- und Willensprozesse nicht mehr als solche erkennen.

Besonders belastend für viele Patienten ist in diesem Zusammenhang das Gefühl, ihre Gedanken gehörten ihnen nicht mehr allein. Leiden Patienten unter **Gedankenausbreitung,** sind sie überzeugt, alle anderen könnten ihre Gedanken lesen und wüssten genau, was sie über sie denken. Beim **Gedankenlautwerden** hört der Patient seine eigenen Gedanken laut. Oft berichten Patienten, ihre Gedanken seien fremdgesteuert. Eine fremde Macht entziehe ihnen ihre Ideen mitten im Satz, sodass sie nicht zu Ende denken können **(Gedankenentzug).** Genauso können Patienten Gedanken als von anderen gedacht und aufgezwungen empfinden. Beispielsweise behauptet ein Mann, seine Frau „gebe ihm schon seit einigen Monaten Gedanken in den Kopf" **(Gedankeneingebung).** Die Patienten beklagen, sie müssten alles mitdenken, was anderen Leuten durch den Kopf geht.

Die Fremdbeeinflussung kann neben den Gedanken auch Gefühlsäußerungen und Handlungsweisen betreffen. Die Patienten haben das Gefühl, schreien, toben oder um sich schlagen zu „müssen". Eine typische Beschreibung: „Die Schreie kommen nicht von mir. Meine Stimmbänder werden bestrahlt und dann schreit es aus mir heraus."

Sogenannte **Ich-Störungen** im engeren Sinne zeigen an, wie tief die Persönlichkeit eines Psychotikers erkrankt sein kann. Scharfetter nennt fünf basale Ich-Funktionen, die gestört sein können (📖 2):
- Die Gewissheit der eigenen Lebendigkeit (Ich-Vitalität) („Lebe ich noch?")
- Die Gewissheit der Eigenbestimmung des Denkens und Erlebens (Ich-Aktivität) („Ich werde fremdgesteuert.")
- Die Gewissheit, dass der eigene Leib eine Einheit ist (Ich-Konsistenz) („Dies Bein gehört mir nicht.")
- Die Gewissheit, dass die eigene Person und die Außenwelt voneinander abgegrenzt sind (Ich-Demarkation) („Meine Gedanken fließen überall hin.")
- Die Gewissheit um eine eigene Identität und Person (Ich-Identität) („Ich bin jemand anders.").

Einteilung in positive und negative Symptome

Zur Einteilung der Vielzahl von Symptomen ist auch die Unterscheidung zwischen sogenannten positiven und negativen Symptomen gebräuchlich und zweckmäßig:
- **Positive Symptome** (Plussymptome) sind Phänomene, die bei einem gesunden Menschen nicht auftreten, wie z. B. Wahn, Wahrnehmungsstörungen (Halluzinationen) und Störungen des Ich-Erlebens
- **Negative Symptome** (Minussymptome) bezeichnen das Fehlen von Funktionen und Teilbereichen der Psyche, die beim Gesunden normalerweise anzutreffen sind, z. B. Störungen von Affekt, Antrieb oder Denkfähigkeiten, Freudlosigkeit, fehlende Spontaneität, sozialer Rückzug oder verminderte soziale Leistungsfähigkeit.

Behandlungsstrategie

Ein Hauptproblem in der **Behandlung** ist die fehlende oder mangelnde Krankheitseinsicht der Patienten, die ihre Krankheit oft nicht selbst wahrnehmen können. Dies erfordert seitens des Behandlers viel Einfühlungsvermögen, um den ambivalenten Patienten durch die Therapie zu führen.

Entsprechend den vielfältigen Ursachen und Beeinflussungsfaktoren einer Schizophrenie gibt es keine einzelne Therapieform, die die Schizophrenie einfach beseitigen kann. Medikamentöse Therapie, Psychotherapie (➤ 13.6.3) und Soziotherapie (➤ 13.6.8) müssen immer zusammen eingesetzt werden, um den Patienten so weit wie möglich zu rehabilitieren.
Rehabilitation ➤ 13.7

Medikamentöse Therapie

Die Hauptsäule der Schizophrenietherapie ist jedoch die medikamentöse Behandlung. Seit der Entdeckung des ersten Neuroleptikums, Chlorpromazin, im Jahre 1952 ist es überhaupt erst möglich geworden, einen Großteil der Kranken zu heilen oder ihren Zustand zumindest deutlich zu bessern.

Die **medikamentöse Therapie** wirkt besonders auf die Positivsymptomatik. Sie stützt sich in erster Linie auf Neuroleptika (➤ Pharma-Info 14.1), die bei der Schizophrenie auch zur Langzeitbehandlung und Rezidivprophylaxe eingesetzt werden. Bei starken Angstzuständen werden zusätzlich Tranquilizer (z. B. Benzodiazepine, ➤ Pharma-Info ➤ 15.3) gegeben.

> Entgegen einem weitverbreiteten Vorurteil machen Neuroleptika nicht abhängig!

Psycho- und Soziotherapie

Psychotherapie bei Schizophrenen ist immer supportiv, d. h. stützend und strukturierend. Gesprächskontakte sollten im Stationsalltag eher häufig und kurz als selten und lang sein. Der psychosekranke Patient braucht immer wieder die stützende Zuwendung seines Bezugspersonals. Er soll Hilfe erfahren bei aufkommenden Ängsten ebenso wie bei Schwierigkeiten in der Bewältigung des Stations- und Lebensalltags. Unter dieser Voraussetzung können psychotherapeutisch viele bekannte Verfahren eingesetzt werden. Jede aufdeckende Psychotherapie wie z. B. Tiefenpsychologie belastet den akut Kranken jedoch zu sehr und kann ihn sogar weiter in die Krankheit hineintreiben.

Verhaltenstherapeutisch können die verschiedensten Probleme bearbeitet werden. Wenn es dem Patienten besser geht, werden gemeinsam krankheitsauslösende Situationen und Faktoren analysiert, damit der Patient ihnen in Zukunft ausweichen kann. Rollenspiele können die soziale Kompetenz verbessern. Gegen die häufig auftretenden Konzentrationsstörungen hilft kognitives Training.

Immer mehr erkennt man den Wert sogenannter psychoedukativer Gruppen. In ihnen erhalten die Patienten Informationen über die Krankheit; das Herausarbeiten warnender

Pharma-Info 14.1

Neuroleptika

Als **Neuroleptika** (engl. *major tranquilizer*) werden Medikamente bezeichnet, die nicht nur sedierend wirken, sondern darüber hinaus die gestörten psychischen Funktionen zu „ordnen" vermögen. Je stärker diese antipsychotische Wirkung eines Medikaments ist, desto geringer sedierend wirkt es in der Regel. Man spricht dann auch von einem Antipsychotikum. Darüber hinaus wirken Neuroleptika in unterschiedlichem Maße antihistaminisch, antiemetisch, antiadrenerg und anticholinerg.

Man unterscheidet hoch-, mittel- und niederpotente Neuroleptika sowie die atypischen Neuroleptika.

Hoch- und mittelpotente Neuroleptika

Hoch- und **mittelpotente Neuroleptika** wirken besonders gegen psychotische Spannungszustände und Erregung, Angst, Wahn und Halluzinationen. Sie ordnen den formalen Gedankengang. Ihre beruhigende Wirkung ist nur gering. Zu den hochpotenten Neuroleptika zählen Haloperidol (z. B. Haldol®), Fluphenazin (z. B. Lyogen®) und Flupentixol (z. B. Fluanxol®), zu den mittelpotenten z. B. Zuclopenthixol (etwa Ciatyl®) oder Perazin (z. B. Taxilan®). Die besser verträglichen atypischen Neuroleptika wie z. B. Amisulprid (Solian®), Quetiapin (Seroquel®), Aripiprazol (Abilify®), Risperidon (Risperdal®) oder Olanzapin (Zyprexa®) verdrängen die klassischen Neuroleptika wegen ihrer geringeren Nebenwirkungen zunehmend.

Indikationen

Indikationen hoch- und mittelpotenter Neuroleptika sind psychotische Störungen bei Schizophrenien, wahnhaften Depressionen, hirnorganischem Psychosyndrom und Delir. Sie werden aber auch zur Stimmungsstabilisierung bei Persönlichkeitsstörungen oder affektiven Erkrankungen eingesetzt. Weiterhin werden sie zur Rückfallprophylaxe bei chronisch verlaufenden schizophrenen Psychosen eingesetzt.

Unerwünschte Wirkungen

Unerwünschte Wirkungen betreffen in erster Linie das extrapyramidalmotorische System (kurz *EPMS*):

Dyskinesien sind spontan auftretende unwillkürliche Bewegungen. Bei der Neuroleptikatherapie sind zwei Formen von Dyskinesien zu unterscheiden:
- Gelegentlich treten zu Beginn der Therapie **Frühdyskinesien** *(initiale Dyskinesien)* auf. Meist handelt es sich dabei um schmerzhafte Zungen-, Schlund- und Blickkrämpfe oder um Krämpfe der Kiefermuskulatur. Frühdyskinesien müssen sofort mit Biperiden (etwa Akineton®) behandelt werden. Die Neuroleptikatherapie kann fortgesetzt werden, ein Wechsel des Neuroleptikums ist jedoch angeraten
- **Spätdyskinesien** *(tardive Dyskinesien)* entwickeln sich erst nach länger dauernder Neuroleptikatherapie. Am häufigsten sind unwillkürliche Bewegungen der Mund-, Schlund- und Gesichtsmuskulatur, z. B. Schmatz- und Kaubewegungen. Bei einigen Patienten sind die Spätdyskinesien therapieresistent. Über die Gefahr von Spätdyskinesien muss der Patient aufgeklärt werden. Bei Spätdyskinesien kann ein Behandlungsversuch mit Tiaprid (Tiapridex®) unternommen werden, Biperiden ist kontraindiziert. Das Neurolepikum sollte oft gewechselt werden. Das geringste Risiko für die Entwicklung von Spätdyskinesien haben die Neuroleptika Clozapin (Leponex®) und Quetiapin (Seroquel®).

Bei der **Akathisie** hat der Patient einen solchen Bewegungsdrang, dass er weder ruhig sitzen noch stehen kann. Die Betroffenen trippeln auf der Stelle, laufen unruhig auf und ab und „zappeln" auf dem Stuhl herum. Die Patienten leiden oft sehr darunter. Eine Akathisie ist manchmal nur schwer von einer krankheitsbedingten Unruhe zu unterscheiden. Die Behandlung der Akathisie besteht in der Dosisreduktion des Neuroleptikums (falls möglich) und der Gabe eines Beta-Blockers.

Das **pharmakogene Parkinson-Syndrom** (➤ 5.2.1) zeigt sich durch Muskelsteifigkeit (Rigor), Zittern (Tremor) und v. a. Bewegungsarmut (Hypokinese). Die Patienten wirken steif und bewegen sich roboterhaft mit kleinen Schritten und starrer Mimik. Das pharmakogene Parkinson-Syndrom wird durch Gabe von Biperiden (z. B. Akineton®) und evtl. Umstellung des Neuroleptikums therapiert.

Weitere Nebenwirkungen bestehen in Blutdrucksenkung, Kreislauflabilität, Mundtrockenheit, Kopfschmerzen, Thrombosegefahr, Obstipation, Allergien, depressiver Verstimmung, deliranten Symptomen und – besonders belastend, oft übersehen und ungern angesprochen – Libido- und Potenzstörungen.

Durch Neuroleptika bedingte Gewichtszunahme und Blutzuckererhöhungen im Rahmen des **metabolischen Syndroms** rücken zunehmend in den Fokus der ärztlichen Aufmerksamkeit. Eine ganz seltene, aber lebensgefährliche Nebenwirkung ist das **maligne neuroleptische Syndrom** mit Fieber, Rigor und Akinese, Bewusstseinsstörungen, starkem Schwitzen und Tachypnoe. Es äußert sich in derselben Weise wie die perniziöse Katatonie (➤ 14.1.4) und lässt sich von dieser nur durch Laborparameter unterscheiden (CPK ↑, SGOT ↑, LDH ↑).

Pflege

Die Pflegenden sorgen für die korrekte Einnahme der verordneten Medikamente und beobachten den Patienten auch im Hinblick auf Medikamentennebenwirkungen aufmerksam. Viele Kranke äußern die Beschwerden nicht selbstständig (z. B. wegen einer krankheitsbedingten Antriebsarmut oder Depression) oder nehmen sie nicht wahr (z. B. werden gerade Spätdyskinesien von den Patienten oft nicht als störend oder behindernd wahrgenommen). Das Augenmerk sollte akuten Schwierigkeiten wie Kreislauf- oder Verdauungsbeschwerden ebenso gelten wie längerfristigen Veränderungen (z. B. Gewichtszunahme oder erste dyskinetische

Veränderungen). Nebenwirkungen sollten mit dem Patienten offen besprochen werden.
Um die regelmäßige medikamentöse Behandlung bei chronisch Kranken zu sichern, gibt es von einigen hochwirksamen Neuroleptika Depotformen, die nur alle 2–4 Wochen als i. m. Injektion verabreicht werden.

Niederpotente Neuroleptika

Niederpotente Neuroleptika wirken stark sedierend und gering antipsychotisch. Sie dämpfen Erregungszustände und fördern den Nachtschlaf.
Zu den niederpotenten Neuroleptika zählen u. a. Thioridazin (z. B. Melleril®), Pipamperon (z. B. Dipiperon®), Promethazin (z. B. Atosil®), Levomepromazin (z. B. Neurocil®) und Melperon (z. B. Eunerpan®).

Indikationen

Ihre **Indikationen** sind Erregungs-, Angst- und Spannungszustände sowie Schlafstörungen.

Unerwünschte Wirkungen

An **unerwünschten Wirkungen** sind bei niederpotenten Neuroleptika v. a. starke Müdigkeit mit Störung der Arbeitsfähigkeit und vegetative Nebenwirkungen wie Mundtrockenheit oder verstärkter Speichelfluss, Schwitzen, Akkommodationsstörungen und Obstipation zu nennen. Motorische Störungen hingegen sind sehr selten.

Atypika

Atypische Neuroleptika sind Olanzapin (z. B. Zyprexa®), Quetiapin (z. B. Seroquel®), Ziprasidon (Zeldox®), Amisulprid (z. B. Solian®), Zotepin (z. B. Nipolept®) und Risperidon (z. B. Risperdal®).
Atypische Neuroleptika beeinflussen nach heutigem Kenntnisstand auch die Negativsymptomatik, d. h. die Antriebsarmut, die verminderte affektive Schwingungsfähigkeit oder die verminderte Leistungsfähigkeit. Auf die Positivsymptomatik wirken sie ähnlich gut wie die klassischen Neuroleptika. Sie haben deutlich weniger Nebenwirkungen, besonders im kardialen und extrapyramidalmotorischen Bereich. Die Verwendung dieser neuen Neuroleptika bedeutet eine wesentliche Verbesserung der Lebensqualität für die Betroffenen.

Sonderstellung: Clozapin

Clozapin (z. B. Leponex®) ist vom Wirkprofil den mittelstarken Neuroleptika zuzuordnen. Es wird ebenfalls als *atypisches Neuroleptikum* bezeichnet, da es ein anderes Nebenwirkungsspektrum hat (insbesondere keine Effekte auf das extrapyramidalmotorische System) und oft noch wirkt, wenn andere Neuroleptika versagen.
Wichtigste Nebenwirkung ist die seltene, aber gefährliche **Agranulozytose** (Absinken der Granulozyten unter 500/μl Blut). Unter der Behandlung mit Clozapin müssen daher regelmäßige Blutbildkontrollen (zunächst 1-mal wöchentlich, später 1-mal monatlich) erfolgen. Durch diese Vorsichtsmaßnahme und rechtzeitiges Absetzen des Medikaments kann ein lebensbedrohlicher Abfall der Leukozyten in der Regel verhindert werden. Das Medikament darf nur von bestimmten, von der Herstellerfirma autorisierten Fachärzten eingesetzt werden. Bei unzuverlässigen Patienten, bei denen kein regelmäßiger Arztkontakt vorausgesetzt werden kann, darf es nicht gegeben werden. Erste Hinweise auf eine Agranulozytose sind das Auftreten von Fieber oder Halsschmerzen – dann muss sofort der Arzt informiert werden!
Nicht so bedrohlich, aber für die Patienten belastend sind zu Beginn der Therapie starker Speichelfluss und Müdigkeit sowie später die Gefahr einer massiven Gewichtszunahme.

Patientenberatung

Die Medikation mit Neuroleptika empfinden viele Patienten als belastend. Sie haben das Gefühl, sich zwischen einer schweren Krankheit oder schlimmen Nebenwirkungen entscheiden zu müssen. Diese Patienten müssen mit ihren Fragen und Sorgen ernst genommen werden. Aufgrund ihrer Skepsis gegenüber den Medikamenten lassen einige Patienten diese heimlich weg (z. B. unbemerktes Ausspucken) oder verweigern sie ganz offensiv.
Im Gespräch werden die Gründe besprochen, die für oder gegen eine Medikation sprechen. Neben der Beobachtung der regelmäßigen Medikamenteneinnahme sind Information und Aufklärung über Wirkungen und unerwünschte Wirkungen deshalb auch eine entscheidende pflegerische Aufgabe. Wichtig ist die Beurteilung, wie zuverlässig der Patient bei der Medikamenteneinnahme ist. Davon hängt z. B. ab, ob der Arzt auch nach der Entlassung Tabletten verschreiben wird oder ob er die Einstellung des Patienten auf ein Depot-Neuroleptikum anstrebt.

Frühsymptome wird besonders wichtig genommen, damit die Patienten z. B. bei Rezidiven den Beginn der Krankheit erkennen und sich frühzeitig in Behandlung begeben können. Die Patienten sollen auch lernen, Belastungen und Stress besser zu bewältigen.
Ein großes Problem für die Wiedereingliederung in den Alltag ist die Negativsymptomatik, die in der Behandlung oft sehr hartnäckig ist. Neuere Neuroleptika versprechen bessere Erfolge als frühere, aber mindestens ebenso wichtig ist eine aktivierende und strukturierende Begleitung der Kranken. Für die notwendige Aktivierung sind die pflegerisch angewandten Therapieformen, z. B. Training der Alltagsbewältigung, besonders wichtig (**Soziotherapie,** ➤ 13.6.8). Ergänzt wird das Behandlungskonzept durch Sport, Ergo- und Arbeitstherapie.

> Psychoanalytisch orientierte Verfahren sind nicht geeignet, da sie die Gefahr einer emotionalen Überstimulation bergen, die oft zu erneuten Rezidiven führt.

Psychoedukation bei Schizophrenie > 13.6.9

Pflege von schizophren erkrankten Menschen

Die **Pflege** schizophrener Patienten ist immer eine Gratwanderung zwischen Unterstimulation, die die Negativsymptomatik begünstigt, und Überstimulation, die die Positivsymptome verstärken kann und zu einer Krankheitsverschlechterung führt. Der Umgang mit den Erkrankten erfordert viel Geduld und Toleranz von den Pflegenden. Insbesondere ist auf die Stärkung und die Förderung der gesunden Anteile der Patienten zu achten.

Gesprächsführung und Beziehungsgestaltung

Wichtig für schizophrene Patienten sind **klare, einfache und übersichtliche Informationen.** Der Kommunikationsstil muss eindeutig sein, ironische Bemerkungen, Anspielungen, Zweideutigkeiten, komplizierte Erklärungen, vage Aussagen und Flüstern müssen unbedingt vermieden werden. Absprachen und Verabredungen, etwa zum gemeinsamen Spaziergang, werden eingehalten, um so Verlässlichkeit zu zeigen und das Vertrauen des Patienten nicht zu gefährden. Der Patient wird zudem ermuntert, Unklarheiten anzusprechen und bei Unsicherheit nachzufragen. Ambivalente Patienten werden bei ihrer Entscheidungsfindung unterstützt, ggf. werden Vor- und Nachteile gemeinsam abgewogen.

Die Pflegenden nehmen insbesondere in der akut schizophrenen Phase alle **Wahnideen und Halluzinationen** des Patienten ernst. Auf keinen Fall versuchen sie, ihm seine Vorstellungen auszureden. Durch Diskussionen würden die Pflegenden den Patienten nur weiter verunsichern und seine Angst vergrößern. Wesentlich wichtiger ist es, dem Patienten einfühlsam und verständnisvoll zu begegnen, Ängste zu akzeptieren und Gespräche über „neutrale" Themen anzubieten.

Durch regelmäßige Kontakte lernen die Pflegenden die Symbolsprache des Patienten besser kennen und sind in der Lage, auch zunächst wirr erscheinende Äußerungen nachzuvollziehen oder nichtsprachliche Hinweise verstehen zu können. Die Interpretation nonverbaler Signale stellt dabei eine besonders große Herausforderung in der Pflege schizophrener Patienten dar, die nur durch ein Mindestmaß an Nähe zum Patienten erreicht wird. Dies gelingt am besten durch die **Bezugspflege** (> 13.4.3).

Die (Bezugs-)Pflegenden unterstützen den Patienten beim Aufbau und Halten sozialer Kontakte, vermitteln z. B. bei Furcht gegenüber einem Mitpatienten oder begleiten ihn zu externen Terminen. Sie helfen ihm bei der Bewältigung alltäglicher Verrichtungen und versuchen, seine gesunden Anteile zu stärken. Sie motivieren den Patienten mitunter zur Bewegung und zu sportlichen Aktivitäten, die ihm helfen, seine Unruhe zu bewältigen oder seine gestörte Körperwahrnehmung zu korrigieren. So erstellen sie eine ganz individuelle Pflegeplanung *für* und im Idealfall *mit* dem Patienten. Dadurch und durch fortwährende Information des Patienten über pflegerische Maßnahmen stabilisiert sich das Vertrauensverhältnis zwischen ihm und den (Bezugs-)Pflegenden. (📖 3)

> **Bezugspflegende** müssen ein konstantes und ausgewogenes Verhältnis zwischen Nähe und Distanz im Umgang mit dem Patienten finden. Zu viel Nähe bedroht und kann die Krankheit verschlimmern, zu viel Distanz verstärkt die Einsamkeit und lässt den Kranken mit seiner Angst alleine.

Nach Auseinandersetzungen bemühen sich Pflegende verstärkt, den Kontakt zum Patienten zu halten. Sie achten insbesondere auf eine möglicherweise wahnhafte oder paranoide Verarbeitung von Konflikten.

Kommunikation in der Beziehungsgestaltung > 13.4.5

> **VORSICHT!**
> Im pflegerischen Umgang mit schizophren Erkrankten ist es äußerst wichtig, auf eventuell bestehende **suizidale Gedanken oder Tendenzen** des Kranken zu achten!

Hilfe bei der Alltagsbewältigung

Die **Pflege** schizophrener Menschen muss sich immer am Stadium der Erkrankung, am Zustand des Patienten und an den verschiedenen Krankheitssymptomen orientieren. Manchmal ist eine stetige Aktivierung ebenso sinnvoll wie ein vorübergehendes „In-Ruhe-Lassen" des Patienten. Hierbei gilt es dann, individuell abzuwägen zwischen pflegerischem Auftrag einerseits und Wahrung der eigenen Bedürfnislage des Patienten andererseits.

Ein gutes Beispiel hierfür stellt die Körper- und Kleiderpflege dar: In der Erkrankung empfinden viele Menschen es als weniger wichtig, darauf zu achten, und vernachlässigen ihr Äußeres. Pflegende sollten ihren persönlichen Reinlichkeitsanspruch nicht auf die Patienten übertragen, sondern dem Patienten sein Erscheinungsbild spiegeln und in Erfahrung bringen, warum es bei ihm zu einer Vernachlässigung in diesem Bereich kommt und vor allem auch inwieweit sie ihn dabei unterstützen können und müssen.

Anhand eines persönlichen und individuellen Tages- oder Wochenplans kann der Patient erkennen, welche Termine, Therapien, Kontakte und Untersuchungen in der nächsten Zeit für ihn anstehen. Dabei sind auch Ruhephasen sehr wichtig. Ausgeprägten Rückzugstendenzen muss jedoch durch eine angemessene und für den Patienten individuell passende Aktivierung entgegengewirkt werden. Die pflegerische Interaktion kann von der Motivation bis zur Anleitung oder direkten Hilfestellung zu einer sinnvollen Tagesstrukturierung und bei der Freizeitbeschäftigung reichen (> Abb. 14.4). Wichtig ist es dabei, das richtige Maß für den Patienten zu finden. (📖 4)

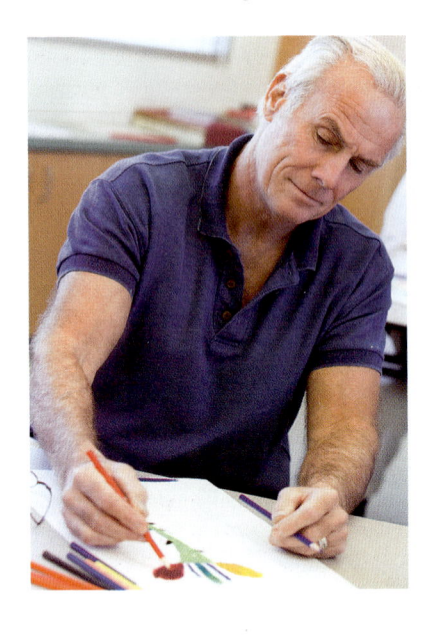

Abb. 14.4 Die **Maltherapie** kann helfen, den Tag zu strukturieren. Der Patient kann Ausdauer und Konzentration trainieren. [J787]

Angehörigenbegleitung und -beratung

Angehörige schizophrener Patienten benötigen häufig Rat und Unterstützung im Umgang mit dem Kranken, vor allem aber auch viel Verständnis und „ein offenes Ohr", damit sie über Erlebnisse und Probleme reden können, die mit der Krankheit verbunden sind.

Die nahen Angehörigen haben zumeist unmittelbar die Veränderungen im Verhalten ihres Ehepartners, Kindes, Elternteils etc. erlebt. Vielleicht haben sie Reaktionen des Betroffenen nicht einordnen können, mussten Konflikte ertragen oder haben einfach nicht verstanden, „was da passiert". (📖 5)

Angehörige stellen eine wichtige zusätzliche Informationsquelle für alle an der Behandlung Beteiligten dar. Vor allem sind sie aber in den meisten Fällen die wichtigsten Bezugspersonen des schizophren Erkrankten und benötigen als solche offene Informationen über die Erkrankung. Auf diese Weise fühlen sie sich verstanden und können auch nach einer stationären Behandlung eine angemessene (familiäre) Unterstützung geben. Viele Krankenhäuser bieten auch spezielle Angehörigengruppen an.

14.1.2 Paranoid-halluzinatorische Schizophrenie

Die **paranoid-halluzinatorische Schizophrenie** ist die häufigste Form der Schizophrenie. In den meisten Fällen tritt sie zwischen dem 30. und 40. Lebensjahr auf, bei Männern auch früher. Der Verlauf ist schubförmig.

Symptome

Bei dieser Form der Schizophrenie herrschen Verfolgungswahn und andere Wahnideen sowie akustische Halluzinationen vor. Die Patienten hören imperative, dialogisierende oder kommentierende Stimmen, die über sie reden und ihnen Dinge befehlen. Hinzu kommt der Zerfall des „Ichs" und der Grenzen zur Außenwelt. Die Patienten sind sich selbst in ihrem Verhalten und ihrer Körperwahrnehmung fremd. Sie fühlen sich wie von außen gelenkt. Oft sind sie zudem in ihren Affekten gestört (➤ 14.1.1). Die Vielzahl der Erlebnisse löst häufig große Angst aus.

Pflege

Die Pflegenden nehmen Wahnideen und Halluzinationen des Patienten ernst, bleiben jedoch bei ihrer Sichtweise der Realität. Unter keinen Umständen streiten sich Pflegende über den Realitätswert von Wahnvorstellungen. Vielmehr einigen sich Pflegende und Patient darauf, dass sie nicht einer Meinung sind *(Konsens im Dissens)*. Der Patient hat somit nach Abklingen der akuten Phase nicht das Gefühl, die Pflegenden hätten ihm zuliebe „Theater gespielt".

Vielmehr ist es bedeutend, dem Patienten während der Akutphase durch die pflegerische Begleitung Sicherheit zu vermitteln. Das kann z. B. auch bedeuten, ihm zu zeigen, dass Stationstüren und die Fenster verschlossen sind und er sich so sicher fühlen kann. Da speziell ein Vergiftungswahn bis zur Nahrungsverweigerung führen kann, sind auch hier besondere Maßnahmen notwendig. Das kann z. B. ein Vorkosten von Speisen und Getränken oder das Anbieten von verschlossenen Lebensmitteln sein.

Aufgrund der Problematik, den Patienten in seinem Erleben auf der einen Seite ernst nehmen und Wahninhalte auf der anderen Seite nicht verstärken zu wollen, ist es ratsam, den Patienten vom Wahnthema abzulenken und unverfänglichere Themen anzusprechen, wie z. B. seine Hobbys, Sport oder persönliche Interessen.

Äußert der Patient hingegen das Bedürfnis, über den Wahn sprechen zu wollen, gehen die Pflegenden jederzeit auf seinen Wunsch ein, ohne ihn jedoch durch konkretes Nachfragen in seinem paranoiden Erleben zu bestärken. Vielmehr wird dabei auf die Gefühlslage des Patienten eingegangen. Ein Gespräch über die Erlebnisse der Akutphase kann den Patienten erleichtern. Dafür ist ein geschützter Rahmen insofern wichtig, als Wahn und Halluzinationen häufig mit Angst und Erregung einhergehen, sodass es während eines zunächst harmlos erscheinenden Gesprächs und aus einer scheinbaren Gelassenheit heraus zu plötzlichen Affektausbrüchen bei den Betroffenen kommen kann.

In der pflegerischen Begleitung paranoid-halluzinatorischer Patienten ist darüber hinaus zu beachten, dass sie bei Aktivitäten möglicherweise rasch ermüden. Überforderungen physischer und natürlich auch psychischer Art sind aus diesem Grund unbedingt zu vermeiden.

14.1.3 Hebephrene Schizophrenie

Die **hebephrene Schizophrenie** beginnt schon sehr früh, oft zwischen dem 15. und 25. Lebensjahr.

Symptome

Die Patienten reagieren oft unpassend, lächeln, schneiden Grimassen. In ihrem Denken sind sie ungeordnet, ihre Sprache erscheint bizarr und maniriert, oft sind sie weitschweifig und wenig geordnet im Reden. Sie verhalten sich enthemmt und albern („läppisch") und können oft keine Distanz zu Mitpatienten und Pflegenden halten. Anders als bei der paranoid-halluzinatorischen Schizophrenie treten nur in seltenen Fällen Wahnideen und Halluzinationen auf. Im klinischen Bild sieht man zudem Symptome wie Affektverflachung, Störungen des Antriebs und formale Denkstörungen.

Die Prognose ist im Gegensatz zu anderen Schizophrenieformen eher ungünstig, die Kranken neigen zur Ausbildung einer Residualsymptomatik.

Pflege

Die Pflegenden begegnen dem albern-unernsten Verhalten des Patienten sachlich und lassen sich von der gehobenen Stimmung nicht beeinflussen. Ansonsten gelten für die pflegerische Begleitung hebephrener Patienten die gleichen allgemeinen Regeln wie die für den Umgang mit anderen schizophrenen Patienten (> 14.1.1).

Stille, zurückgezogene Patienten werden mit dem Ziel der Antriebsstärkung und der Tagesstrukturierung von den Pflegenden mit kleinen Aufgaben in den Stationsalltag eingebunden.

Patienten, die im Gespräch weitschweifig und unkonzentriert sind, geben sie Themen und Zeitrahmen vor. Dabei ist es ratsam, die bei vielen Patienten beliebten Themen wie Religion und Philosophie zu meiden.

14.1.4 Katatone Schizophrenie

Bei der **katatonen Schizophrenie** liegt der Krankheitsausbruch um das 25. Lebensjahr herum. In den westlichen Industrieländern tritt diese Form aus bisher ungeklärten Gründen seltener auf.

Symptome

Hauptmerkmale der katatonen Schizophrenie sind entweder Hypokinese bis hin zum Stupor oder Hyperkinesen und psychomotorische Erregungszustände. Diese völlig unterschiedlichen Erscheinungen treten in Schüben auf, die von symptomfreien Intervallen unterbrochen werden. Daneben kommt es häufig zu Wahnvorstellungen und Halluzinationen.

Hypokinetische Phase
In einer hypokinetischen Phase reagieren die Patienten kaum auf ihre Umgebung. Sie liegen bei vollem Bewusstsein fast bewegungslos im Bett, bleiben trotz funktionsfähiger Sprechorgane stumm (**Mutismus**) und ihr Gesicht ist starr und ausdruckslos. Typisch sind Haltungsstereotypien, bei denen die Patienten unsinnige und bizarre Haltungen einnehmen, die sie auch beibehalten, wenn ein anderer sie zu bewegen versucht (**Negativismus**). Zugleich lassen die Patienten sich von außen eine Gliederstellung auflegen, in der sie verharren (**Flexibilitas cerea** = wächserne Biegsamkeit). Halten solche Körperhaltungen über Stunden oder sogar Tage an, bezeichnet man dies als **Katalepsie.**

Hyperkinetische Phase
Dazu im Gegensatz stehen hyperkinetische Phasen, die sich in psychomotorischen und auch sprachlichen Erregungszuständen äußern. Kennzeichnend sind Stereotypien in Bewegung und Sprache, in extremen Fällen führt der Patient mehrere Tage die gleichen Bewegungen aus oder spricht immer denselben Satz. In diesem Zusammenhang kann es auch zur Nachahmung der Bewegung anderer (**Echopraxie**), zum Nachsprechen von Sätzen (**Echolalie**) und zu Befehlsautomatismen kommen, bei denen der Patient gegen seinen Willen alles ausführt, was ihm gesagt wird. Solche Zustände können zu kritischen Situationen in Form von Erschöpfungszuständen, schweren Mangelzuständen infolge ungenügender Nahrungszufuhr sowie Selbst- und Fremdverletzungen führen.

> **VORSICHT!**
> Lebensbedrohlich ist die **perniziöse Katatonie.** Sie geht einher mit akuter innerer Anspannung (die sich nach außen als Erregung oder Erstarrung zeigt), hohem Fieber, Tachykardie, Kreislaufstörungen und Entgleisungen anderer Organfunktionen. Die perniziöse Katatonie kann nur intensivmedizinisch behandelt werden. Bleiben (hochpotente) Neuroleptika und Benzodiazepine erfolglos, wird eine Elektrokrampftherapie (> 13.6.2) durchgeführt.

Pflege

Berichten von Betroffenen zufolge bekommen Patienten trotz ihrer Regungslosigkeit und des Negativismus sehr wohl mit, was um sie herum geschieht und gesprochen wird. Dieses ist unbedingt bei der **Pflege** und in der Kommunikation zu beachten.

Verharrt ein Patient über längere Zeit in einer bizarren Position, ist dies dem Arzt mitzuteilen, da organische Schäden die Folge sein können. Kommt es zu einer Katalepsie, benötigt der Patient intensivpflegeähnliche Überwachung und Pflege, damit er keine körperlichen Schäden erleidet (z. B. Prophylaxe von Dekubitus, Pneumonie, Kontrakturen oder eines Flüssigkeitsmangelzustands) und eine Verschlechterung des Zustands frühzeitig erkannt wird (Gefahr der perniziösen Katatonie). Zwangsmethoden, z. B. im Zusammenhang mit einer Nahrungsverweigerung, sollten jedoch nicht angewandt werden. Sie verstärken die Angst des Patienten. Bei stuporösen Patienten ist aufgrund des fehlenden Lidschlags zudem auf die Augenpflege zu achten.

Einem Patienten mit Erregungszuständen sollten Möglichkeiten für den Abbau der motorischen Unruhe gegeben werden.

Die Pflegenden schaffen Rückzugsmöglichkeiten, damit er nicht von Mitpatienten belästigt wird oder er selbst diese nicht belästigt. Bei Echolalie machen sie den Patienten auf sein Sprachverhalten aufmerksam und lenken ihn durch Beschäftigung ab.

ACHTUNG!
In vielen Fällen wechseln Erregung und Stupor völlig unvermittelt. Gefährliche Gegenstände wie Glasflaschen und Scheren gehören deshalb nicht in die Reichweite dieser Patienten.

14.1.5 Schizophrenia simplex

Die **Schizophrenia simplex** ist eine Form der Schizophrenie, die mit einer ausgeprägten Negativsymptomatik einhergeht und keine produktiven positiven Symptome wie Wahn und Halluzinationen kennt. Die Betroffenen sind in vielen Fällen lange Zeit psychiatrisch unbehandelt geblieben, da der Verlauf schleichend und eher symptomarm ist.

Symptome

Typisch für die Schizophrenia simplex sind Denkstörungen, schnelle geistige und körperliche Erschöpfung, Leistungsabfall, Antriebsminderung und Schlafstörungen. Viele Patienten werden von ihren Mitmenschen als verschroben eingestuft. Oft erleben sie infolge der Krankheit einen beruflichen und sozialen Abstieg, da sie den an sie gestellten Anforderungen nicht mehr gerecht werden können. Kommen depressive Symptome hinzu, suchen sie häufig freiwillig eine Klinik auf. Ansonsten sind meist Verwahrlosungs- und Rückzugstendenzen der Grund für eine Einweisung.

Bei schleichendem Beginn und chronischem Verlauf ist die Prognose eher ungünstig. Häufig kommt es zu Defektzuständen. Sofern die Soziotherapie (> 13.6.8) etwas am Verhalten und sozialen Umfeld des Patienten ändern kann, ist ihm ein selbstständiges Leben möglich.

Pflege

Bei der **Pflege** eines Patienten mit einer Schizophrenia simplex stehen aktivierende und ressourcenorientierte Maßnahmen im Vordergrund. Hier sind z. B. die Körper- und Kleiderpflege, lebenspraktisches Training, Kontakte zu Angehörigen und Freizeitbeschäftigung wie Spaziergänge oder Spiele von Bedeutung (*Alltagsbewältigung,* > 13.4.5). Bei allen Maßnahmen ist auf die Belastbarkeit des einzelnen Patienten Rücksicht zu nehmen. Die Pflegenden achten darauf, den Patienten nicht zu überfordern und ihm ausreichend Rückzugsmöglichkeiten zu schaffen.

14.1.6 Zönästhetische Schizophrenie

Für die **zönästhetische Schizophrenie** typisch sind eigenartige Leibempfindungen. Andere schizophrene Symptome fehlen in vielen Fällen.

Symptome

Die Leibesmissempfindungen äußern sich in Taubheits- oder Fremdheitsgefühl an den Gliedmaßen, verschiedenen Arten von Schmerzen sowie unerklärlichen Hitze- und Kälteempfindungen. Hinzu kommt die Vorstellung, Körperteile würden bewegt, gedrückt oder gezogen. Die Patienten erleben unnatürliche Schwere oder Leichtigkeit, Verkleinerung und Schrumpfung. Dabei hat der Patient jedoch nur selten das Gefühl, seine Empfindungen würden von außen zugefügt.

Pflege

Die Pflegenden zeigen dem Patienten Verständnis und geben ihm ausreichend Raum für Gespräche, in denen sie sich seine Empfindungen beschreiben lassen, und achten auf suizidale Tendenzen.

14.1.7 Schizophrene Residuen

Erlebt ein Patient viele schizophrene Schübe, kann er schließlich einen Zustand erreichen, in dem er einzelne Symptome zeigt, die sich weder bessern noch verschlimmern (lat. *residuum* = Rest). Eine akute Symptomatik tritt nur selten auf.

Symptome

Typische bleibende Symptome sind kognitive Störungen wie Denk- oder Konzentrationsstörungen, Beeinträchtigungen des Allgemeinbefindens, mangelnde körperliche und geistige Belastbarkeit, erhöhte Erregbarkeit und Intoleranz gegen Stress, Verlust des Selbstvertrauens und insgesamt Minderung von Antrieb, Ausdauer und Geduld. Hinzu kommen vegetative Störungen wie Schlafprobleme.

Pflege

Die Pflegenden begegnen dem Patienten empathisch und vor allem geduldig. Pflegerische Hauptaufgabe ist es, ihn immer wieder zu aktivieren und zur Freizeitbeschäftigung, zu kleineren Aufgaben und zur Teilnahme an verschiedenen Therapien zu motivieren, um der Antriebsarmut entgegenzuwirken und ein weiteres Absinken seiner geistigen und körperlichen Fähigkeiten zu vermeiden.

Ziel pflegerischer Maßnahmen sollte immer die Aufrechterhaltung oder Wiedererlangung verloren gegangener Selbstständigkeit sein. Die Pflegenden unterstützen daher den Patienten bei den alltäglichen Aktivitäten und gewähren ihm dabei größtmögliche Selbstverantwortung und Eigenständigkeit *(Hilfe zur Selbsthilfe)*, ohne ihn zu sehr zu behüten oder zu bevormunden.

14.2 Schizoaffektive Psychosen

Schizoaffektive Psychosen: Episodische Erkrankungen mit dem Auftreten von schizophrenen und affektiven Symptomen in derselben Krankheitsphase.

Schizoaffektive Psychosen stellen ein Krankheitsbild zwischen schizophrenen und affektiven Psychosen dar. Je nachdem, ob die Stimmung pathologisch gehoben oder gesenkt ist, handelt es sich um eine **schizomanische** oder **schizodepressive** Episode. Die Prognose ist unter einer ausreichenden medikamentösen Therapie als relativ günstig anzusehen

14.2.1 Schizomanische Psychose

Schizomanische Psychosen zeigen sowohl schizophrene als auch manische Symptome. Meistens handelt es sich um rasch fortschreitende *(floride)* Psychosen mit akutem Beginn. Das Verhalten kann stark gestört sein, im Allgemeinen kommt es unter Behandlung innerhalb weniger Wochen zu vollständiger Rückbildung.

Symptome

Affektive Anteile machen sich durch Antriebssteigerung, übertriebenes Selbstbewusstsein, aber häufig auch durch Reizbarkeit und aggressive Tendenzen bemerkbar. Die Patienten können sich nur schwer konzentrieren und verlieren oft jegliches Gefühl für Distanz.

Als **schizophrene Anteile** kommen Größen- und Verfolgungswahn, gestörtes Ich-Erleben mit Gedankenausbreitung und -abreißen sowie das Gefühl, fremdgesteuert zu sein, hinzu.

Behandlungsstrategie

Zur **Akuttherapie** sind hochpotente Neuroleptika geeignet (➤ Pharma-Info 14.1), die bei starker Erregung mit Benzodiazepinen oder gelegentlich auch mit niederpotenten Präparaten kombiniert werden können.

Eine **Prophylaxe** mit Lithium (➤ Pharma-Info 15.2) ist insbesondere bei typischerweise stark rezidivierenden bipolar anmutenden Verläufen indiziert. Lithium hat bei der schizoaffektiven Störung wahrscheinlich eine geringere Wirksamkeit als bei den bipolaren affektiven Störungen, vor allem bei rein schizodepressiven Störungen und bei im Vordergrund stehender schizophrener Symptomatik. Man nimmt an, dass Carbamazepin einen ähnlichen phasenprophylaktischen Effekt bei der schizoaffektiven Störung hat wie Lithium.

Pflege

Die **Pflege** schizomanischer Patienten richtet sich danach, welche Symptome im Vordergrund stehen. Die Pflege bei vorherrschend schizophrener Symptomatik entspricht der allgemeinen Pflege bei Schizophrenie (➤ 14.1), bei vorherrschend manischer Symptomatik der der Pflege bei manischen Patienten (➤ 15.2.2).

Prognose

Bei schizomanischen Verläufen kommt es in der Regel nach wenigen Wochen zu einer vollständigen Rückbildung der Symptome. Je ausgeprägter der schizophrene Anteil ist, desto schlechter ist auf lange Sicht die Prognose.

14.2.2 Schizodepressive Psychose

Schizodepressive Psychosen zeigen schizophrene und depressive Symptome innerhalb einer Episode.

Symptome

Als **affektive Anteile** sind typische depressive Symptome wie Antriebslosigkeit, Desinteresse, Schuldgefühle und Hoffnungslosigkeit bis hin zu suizidalen Tendenzen zu nennen. Hinzu kommen Appetitlosigkeit, Gewichtsverlust und Schlafstörungen.

Die **schizophrenen Anteile** sind geprägt von gestörtem Ich-Erleben mit Gedankenausbreiten und dem Gefühl der Fremdbeeinflussung. Wahnideen und akustische Halluzinationen sind ebenfalls häufig.

Behandlungsstrategie

Die **Akuttherapie** erfolgt wie bei der schizomanischen Psychose durch hochpotente Neuroleptika (➤ Pharma-Info 14.1). Wegen der depressiven Syptomatik können sie mit Antidepressiva (➤ Pharma-Info 15.1) kombiniert werden. Eine **Prophylaxe** erscheint wie bei den schizomanischen Episoden als äußerst sinnvoll. Sie verläuft entsprechend der Prophylaxe von schizomanischen Psychosen (➤ 14.2.1).

Pflege

Die **Pflege** schizodepressiver Patienten richtet sich ebenfalls danach, welche Symptome im Vordergrund stehen. Die Pflege bei vorherrschend schizophrener Symptomatik entspricht der allgemeinen Pflege bei Schizophrenie (➤ 14.1), die bei vorherrschend depressiver Symptomatik der der Pflege von depressiven Patienten (➤ 15.1.4).

Prognose

Schizodepressive Psychosen beginnen meistens schleichend und nehmen einen chronischen Verlauf. Die Prognose ist ungünstiger als bei den schizomanischen Psychosen. Ein Teil der schizodepressiven Patienten entwickelt auf lange Sicht ein schizophrenes Residuum (> 14.1.7).

14.3 Anhaltende wahnhafte Störungen

Im Gegensatz zu den bisher erwähnten Störungen (> 14.1.1) werden unter **anhaltenden wahnhaften Störungen** oder Wahnentwicklungen gemäß ICD-10 eine Reihe von Störungen verstanden, „bei denen ein lang andauernder Wahn das einzige oder das am meisten ins Auge fallende klinische Charakteristikum darstellt und die nicht als organisch, schizophren oder affektiv klassifiziert werden können". (6)

Die wahnhafte Störung ist charakterisiert durch die Entwicklung eines einzelnen Wahns oder mehrerer aufeinander bezogener Wahninhalte, die im Allgemeinen lange, manchmal lebenslang, andauern. Nicht mit der Diagnose vereinbar sind eindeutige und anhaltende akustische Halluzinationen (Stimmen), schizophrene Symptome, Affektverflachung, deutliche affektive Symptome oder eine eindeutige Gehirnerkrankung.

Der Inhalt des Wahns oder des Wahnsystems ist sehr unterschiedlich (> 14.1.1). Die Wahnideen sind, anders als bei den anderen Erkrankungen des schizophrenen Formenkreises, nicht bizarr, sondern durchaus nachvollziehbar. Die Krankheit entwickelt sich in der Regel langsam über Jahre. Oft entwickelt sich im Laufe der Zeit ein differenziertes, vielschichtiges „Wahngebäude". Affekt, Sprache und Verhalten sind bei dem Erkrankten anders als bei der Schizophrenie normal.

Es gibt einige **typische Formen** der Wahnentwicklung:
- **Paranoia** *(sensitiver Beziehungswahn)*: Bei der klassischen Paranoia eines sensitiven Menschen entwickelt sich aus dem ständigen Gefühl der Minderwertigkeit und des Gekränktseins schließlich die wahnhafte Überzeugung, von allen verachtet, beobachtet oder verlacht zu werden
- **Querulantenwahn:** Hier ist der Kranke der Überzeugung, ständig von Behörden, Gerichten oder sonstigen Institutionen falsch behandelt und gekränkt zu werden
- **Dysmorphophobie:** Der Kranke ist der Überzeugung, durch einen vermeintlichen Körperfehler (oft Nase oder Gesicht) grob entstellt zu sein
- **Dermatozoenwahn:** Vorwiegend ältere, vereinsamte Menschen entwickeln die Überzeugung, dass auf ihrer Haut kleine Tierchen krabbeln würden. Vielfach findet sich eine hirnorganische Mitbeteiligung
- **Wahnentwicklung bei Schwerhörigkeit:** Durch den Hörverlust und die damit verbundene Isolierung werden die Kranken zunehmend misstrauisch und fühlen sich schließlich in wahnhafter Weise von ihrer Umgebung bedroht
- **Symbiontischer Wahn** *(Folie à deux):* Die Wahnsymptomatik wird von einem eng mit dem Kranken zusammenlebenden Gesunden mit übernommen

Behandlungsstrategie

Wahnhafte Störungen sind schwer zu behandeln. Nach jahrelangem Krankheitsverlauf ist die Symptomatik oft chronifiziert und hat sich fest in die Persönlichkeit des Betroffenen eingegraben. Es kann ein Behandlungsversuch mit Neuroleptika unternommen werden, bei depressiver oder unruhiger Symptomatik auch mit Antidepressiva oder Sedativa. Häufig ist die Störung jedoch therapieresistent, der Kranke ist zudem in der Regel nicht behandlungswillig. Ein Zugang über psychotherapeutische Kontakte kann versucht werden. Oft benötigen die Patienten eine sozialtherapeutische Betreuung.

Pflege

Die Pflege bei wahnhaften Störungen entspricht der allgemeinen Pflege bei Wahnideen und Halluzinationen (> 14.1.1 und > 14.1.2).

Literatur und Kontaktadressen

LITERATURNACHWEIS
1. Tölle, Rainer: Psychiatrie: einschließlich Psychotherapie. 14. A., Springer Verlag, Berlin 2008.
2. Scharfetter, Christian: Schizophrene Menschen. Diagnostik, Psychopathologie, Forschungsansätze. 5. A., Beltz Verlag, Weinheim 1999.
3. Arieti, Silvano: Schizophrenie. Ursachen, Verlauf, Therapie, Hilfen für Betroffene. 8. A., Piper Verlag, München 2004.
4. Gold, Kai; Gühne, Martina (Hrsg.): Einzel- und Gruppenaktivitäten in der psychiatrischen Pflege. Urban & Fischer Verlag, München 2008.
5. Bäuml, Josef: Psychosen aus dem schizophrenen Formenkreis. Ein Ratgeber für Patienten und Angehörige. Springer Verlag, Berlin 2006.
6. Schüttler, Reinhold: Deskriptives Klassifikationskonzept mit operationalisierten Kriterien für die Einteilung psychiatrischer Störungen im Erwachsenenalter. ICD-10, Kapitel V, F00 – F99 (Psychische und Verhaltensstörungen). Zuckschwerdt Verlag, München 2000.

KONTAKTADRESSEN
- BASTA – Bündnis für psychisch erkrankte Menschen
  Möhlstr. 26, 81675 München
  Telefon: 0 89/41 40 66 74
  http://openthedoors.de/de
- World Psychiatric Association (WPA)
  International programme to fight the stigma and discrimination because of schizophrenia
  www.openthedoors.com
- Vielfältiges Informationsangebot zu Psychosen oder Bipolaren Erkrankungen: www.psychose.de

KAPITEL 15
Pflege von Menschen mit affektiven Störungen

Giulio Calia, Kai Gold

15.1	Depression 288	15.2	Manie 294
15.1.1	Krankheitsentstehung 288	15.2.1	Erscheinungsbild und Behandlungsmöglichkeiten 294
15.1.2	Symptomatik 288	15.2.2	Pflege eines Menschen mit einer Manie 295
15.1.3	Diagnose und Behandlungsmöglichkeiten 289		
15.1.4	Pflege eines Menschen mit einer Depression 290	15.3	Bipolare affektive Störungen 297
		Literatur und Kontaktadressen 298	

> **Affektive Störungen:** Psychische Erkrankungen mit Beeinträchtigung von Stimmung, Antrieb und Gefühlen. Bei gedrückter Stimmung spricht man von **Depression,** bei gehobener Stimmung von **Manie.** Der Verlauf ist phasenhaft, zwischen den einzelnen Krankheitsphasen sind die Patienten in der Regel vollkommen gesund und zeigen im Gegensatz zur Schizophrenie nur sehr selten die Entwicklung eines Residuums.

Ursachen, Einteilung und Verlauf affektiver Störungen

Die Beobachtung einer depressiven Stimmung ist zunächst nur ein Symptom und noch keine Diagnose. Denn Depressionen können aus den verschiedensten Ursachen und bei fast allen psychischen Erkrankungen als Symptom vorkommen. So gibt es Depressionen bei Schizophrenien ebenso wie bei hirnorganisch veränderten oder dementen Patienten. Depressionen können darüber hinaus psychogen ausgelöst sein, d. h., sie können reaktiv als Antwort auf belastende Lebensereignisse auftreten oder neurotisch (d. h. lebensgeschichtlich) bedingt sein. Neben den organischen und den psychogenen Depressionen gibt es noch die endogenen (griech.: *von innen entstehenden*) Depressionen, bei denen man keine äußere Ursache für die Krankheitsentstehung angeben kann *(affektive Psychosen, Melancholien)*.

Affektive Störungen können also verschiedene **Ursachen** haben. Heute gehen Wissenschaftler davon aus, dass affektive Störungen oft *multifaktoriell* bedingt sind, d. h. durch ein Zusammenspiel von genetischer Veranlagung und Umwelteinflüssen entstehen *(Vulnerabilitäts-Stress-Modell, ➤ 13.2)*. Oft, jedoch nicht immer lassen sich belastende Lebensereignisse (wie Trennungen, Verluste, Streitigkeiten, Arbeitslosigkeit oder chronischer Stress), hormonelle Umstellungen (Wochenbett) oder körperliche Erkrankungen als Auslöser der Krankheitsepisoden ermitteln. Neurobiochemisch sind Neurotransmitterstörungen im Gehirn nachweisbar, und zwar ein Noradrenalin- und Serotoninmangel.

Der klassische Verlauf: manisch-depressive Psychosen

Den klassischen Krankheitsverlauf bietet die endogene affektive Psychose *(Zyklothymie, manisch-depressive Krankheit)*. Manche Patienten machen nur eine einzelne Episode durch, bei anderen treten wiederholte Phasen auf. Klassischerweise werden **monopolare Verläufe** mit ausschließlich depressiven Phasen (ca. ⅔ aller Erkrankungen) von **bipolaren Verläufen** mit depressiven und manischen Phasen (ca. ⅓ aller Erkrankungen) unterschieden (➤ Abb. 15.1). Verlaufsformen mit ausschließlich manischen Phasen sind sehr selten. Depressive Phasen dauern durchschnittlich sechs Monate an (Schwankungsbreite wenige Tage bis über ein Jahr), manische Phasen sind durchschnittlich kürzer. Oft kommt es nach einer manischen Phase zu einer sogenannten depressiven Nachschwankung und umgekehrt.

Zwischen den einzelnen Episoden erholt sich der Patient typischerweise vollständig. Bei einigen Patienten wechseln die Phasen sehr schnell, bei mehr als vier Erkrankungsphasen pro Jahr spricht man vom sogenannten *Rapid Cycling* (➤ 15.3). Bei echten Rapid Cyclern können die Phasen innerhalb von Tagen, teilweise sogar Stunden (eher bei Jugendlichen Patienten) wechseln.

Das gesunde Intervall zwischen zwei Phasen kann sehr unterschiedlich lang sein, von einigen Tagen bis zu Jahrzehnten. Die Zyklusdauer, d. h. der Abstand vom Beginn einer Erkrankungsphase bis zur nächsten, beträgt bei der unipolaren Depression durchschnittlich fünf Jahre, bei der bipolaren Affektpsychose ist sie ca. ein Jahr kürzer.

Monopolare Verlaufsformen beginnen vorwiegend zwischen dem 30. und 40. Lebensjahr, bipolare Affektpsychosen wesentlich früher, oft schon vor dem 20. Lebensjahr. Bei den affektiven Erkrankungen werden juvenile Formen diskutiert,

15 Pflege von Menschen mit affektiven Störungen

Abb. 15.1 Die beiden Pole der affektiven Störung: Depression und Manie. [J787]

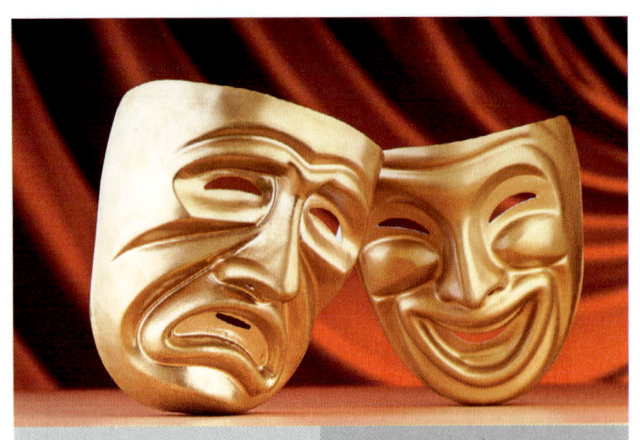

Depressive Verstimmung	Manische Verstimmung
• Denkhemmung	• Ideenflucht
• Psychomotorische Hemmung	• Psychomotorische Erregung
• Vitalstörungen	• Steigerung der Vitalgefühle
• Wahnthemen Schuld und Verarmung	• Wahnthema Größenideen

die symptomatisch abweichen können von den typischen Formen im Erwachsenenalter (> 20.3.10).

15.1 Depression

Depression: Affektive Störung mit krankhaft niedergedrückter Stimmung, die mit einer Vielzahl psychischer und körperlicher Symptome einhergehen kann. Die Störung ist sehr häufig, schätzungsweise 15 % aller Menschen leiden mindestens einmal im Leben an einer behandlungsbedürftigen Depression.

Jeder Mensch erlebt neben Zeiten der Freude auch Zeiten der Traurigkeit, denn Stimmungsschwankungen gehören zum Leben. Depressionen sind nicht nur durch die besondere Schwere und Dauer der Trauer und Niedergeschlagenheit gekennzeichnet, sie sind auch qualitativ anders als die „normale" Traurigkeit. Sie verändern den Menschen und können von ihm alleine oft nicht bewältigt werden.

15.1.1 Krankheitsentstehung

Depressionen können bei verschiedenen psychischen Erkrankungen auftreten. Sie können alleiniges Symptom oder Teil einer komplexen psychischen Störung sein. In manchen Fällen gibt es einen konkreten Auslöser, in anderen Fällen sind die Ursachen der Depression völlig unklar. (1)

Die **ICD-10** *(internationale Klassifikation psychischer Störungen der WHO,* > 13.3.2), das heute gängige Klassifikationsschema psychischer Störungen, fragt nicht mehr nach den Ursachen der Erkrankung, sondern stellt in ihrer Einteilung nur noch auf die beobachtbare Symptomatik ab. Dies dient vor allem der besseren Vergleichbarkeit psychiatrischer Erkrankungen im internationalen Austausch und weniger einer exakten Diagnosestellung. Unterschieden werden in der ICD-10 einzelne depressive Episoden, rezidivierende *(wiederholt auftretende)* und anhaltende depressive Störungen sowie bipolare Verläufe (mit gegenwärtig depressiver Episode). Weitere Kriterien sind der Schweregrad der Störung (leicht, mittelgradig, schwer) und die Begleitsymptome (mit und ohne psychotische Symptome).

15.1.2 Symptomatik

Psychische Symptome

Affektive Symptome
Charakteristisch für depressive Erkrankungen sind **affektive Symptome** (> 13.5.9). Depressive Patienten sind niedergeschlagen, bedrückt und freudlos. Einige bezeichnen sich als traurig, viele betonen, dass sie noch nicht einmal echte Traurigkeit empfinden können, sie seien vielmehr „leer" und „wie abgestorben", befinden sich in einem Zustand der Gefühllosigkeit (> Abb. 15.2). Oft leiden die Kranken insbesondere unter dem Fehlen liebevoller Gefühle gegenüber anderen („Ich bin nur noch Mutter vom Kopf her, vom Herzen her bin ich tot."). Auch sich selbst können die Betroffenen nicht mehr positiv wahrnehmen: Sie halten sich für wertlos, überflüssig, schuldig *(Insuffizienzgefühle)* oder todkrank. Sie sind von Minderwertigkeitsgefühlen geplagt, trauen sich nichts mehr zu. Sie sind mutlos, haben keine Hoffnung auf Besserung oder auf eine gute Zukunft. Oft erscheint ihnen das Weiterleben unerträglich und sinnlos, sodass sie den Suizid als letzten Ausweg ansehen.

Die Kombination von negativem Selbstbild, negativem Weltbild und negativen Zukunftserwartungen ist so typisch, dass sie als **depressive Triade** bezeichnet wird. Sie spielt vor allem in der kognitiven Verhaltenstherapie eine Rolle.

Antriebsstörungen
Verminderter Antrieb ist ein weiteres Anzeichen für eine depressive Erkrankung (> Abb. 15.3). Weder für Hobbys noch für ihren Beruf können die Kranken Interesse aufbringen. Sie

Abb. 15.2 Einige Menschen mit einer Depression bezeichnen sich als traurig, andere betonen, dass sie noch nicht einmal echte Traurigkeit empfinden könnten, sie seien vielmehr „leer" und „wie abgestorben" *(Gefühl der Gefühllosigkeit)*. [M322]

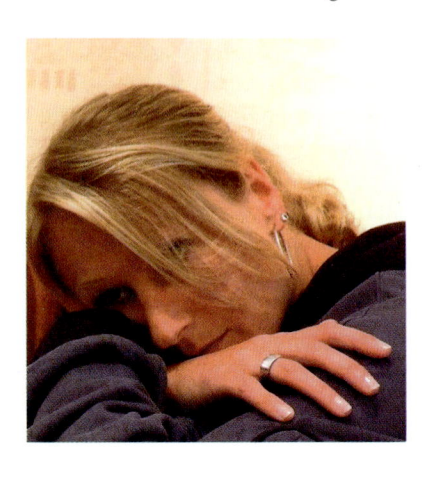

15.1 Depression

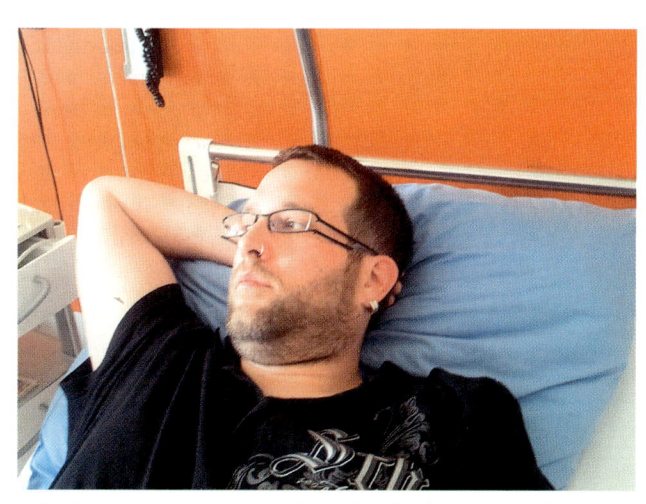

Abb. 15.3 Depressive Patienten haben häufig massive **Antriebsstörungen** und neigen dazu, ganze Tage im Bett zu verbringen. Dem wirken die Pflegenden mit aktivierenden Maßnahmen entgegen. [M322]

haben keinen Schwung und werden schnell müde. Sie bewegen sich nur langsam, der Gesichtsausdruck ist leidend oder erstarrt. In Extremfällen kommt es zu einem depressiven **Stupor**: Der Kranke ist nahezu bewegungslos, stumm und reagiert nicht mehr auf seine Umwelt.

Aufgrund dieser **Antriebshemmung** kann der Außenstehende nur schwer die innere Unruhe wahrnehmen, die viele Patienten quält. Oft leiden sie auch unter **Angstgefühlen,** die schleichend oder überfallartig auftreten können. Manchmal verspüren depressive Patienten andererseits eine starke psychomotorische **Erregung.** Sie ringen ständig die Hände oder laufen rastlos auf und ab. Dann spricht der Psychiater von *agitierter Depression*. Viele depressive Menschen gehen immer weiter auf Distanz zu ihren Mitmenschen und sind nicht mehr im Stande, emotionale Bindungen aufrechtzuerhalten. Sie fühlen sich, als säßen sie unter einer Glasglocke oder in einem tiefen Loch.

Denkstörungen

Auch das **Denken** ist erschwert und verlangsamt, wie gebremst (*Denkhemmung*). Manchmal müssen die Patienten zwanghaft über einige wenige bedrückende Themen nachdenken (*Grübeln*). Das Zeiterleben ist verändert. Vielen Patienten erscheinen die Vorgänge des täglichen Lebens als sich endlos lang hinziehend, nicht enden wollend (*Zeitdehnung*). Es stellen sich typische, negativistische Denkmuster ein (*dysfunktionale Kognitionen*).

Daneben sind Störungen von Konzentration, Aufmerksamkeit und Gedächtnis häufig. Diese Störungen können so ausgeprägt sein, dass vor allem bei alten Menschen eine Demenz anstelle einer Depression diagnostiziert wird (*Pseudodemenz*). Mit Abklingen der Depression verschwinden auch die pseudodementen Symptome.

Wahnhafte Störungen

Bei schweren Depressionen kann ein **Wahn** entstehen. Dieser spiegelt typischerweise das negative Selbstwertgefühl der Kranken wider. **Schuldwahn, Verarmungswahn** und **hypochondrischer Wahn** sind am häufigsten zu beobachten. Das Gefühl, nichts wert zu sein, bis hin zum Zweifel an der eigenen Existenz wird als **nihilistischer Wahn** bezeichnet. Es können auch psychotische Symptome auftreten mit dann z. T. typischen Halluzinationen (zum Beispiel Geruchshalluzinationen mit Riechen von Verwesungsgeruch).

Somatische Symptome

Manchmal werden Depressionen sehr körpernah erlebt. Die **somatischen Symptome** können dabei alle Organe betreffen. Typischerweise klagen die Patienten über ein Druck- oder Schweregefühl im Brustbereich, über Kopfschmerzen, muskuläre Verspannungen oder schwere Glieder. Aber auch Rückenschmerzen können eine depressive Genese haben.

Charakteristische **vegetative Symptome** sind Ein- und Durchschlafstörungen mit morgendlichem Früherwachen, Appetitstörungen, Verstopfung oder Durchfall, Herzbeschwerden (Tachykardie, Rhythmusstörungen), Libido- und Potenzstörungen und Schwitzen. Hinzu kommen Kopfschmerzen mit Druckgefühl über den Augen, an Stirn und Hinterkopf, Zahnschmerzen und Prothesenprobleme ohne auffälligen Befund, Würgereiz und Ohrgeräusche.

Die Tagesschwankungen mit „Morgentief" und „abendlicher Aufhellung" weisen auf eine **Störung des Biorhythmus** (*zirkadiane Störung*) hin.

15.1.3 Diagnose und Behandlungsmöglichkeiten

Diagnostik

Die verschiedenen Erscheinungsformen der Depression können anhand ihrer Symptomatik nur schwer unterschieden werden. Deshalb müssen außerdem die Biografie, die Krankengeschichte, die aktuelle Lebenssituation und die Familienanamnese Berücksichtigung finden. Für eine **depressive Episode einer bipolaren affektiven Störung** sprechen:

- Eine positive Familienanamnese (Erkrankungen in der Verwandtschaft)
- Frühere depressive und/oder manische Phasen (vom Patienten und von seinen Angehörigen oft nur als „psychische Erkrankung" erwähnt)
- Ausgeprägte Tagesschwankungen
- Schlafstörungen mit morgendlichem Früherwachen
- Depressive Wahnbildung und
- Fehlen eines aktuellen Auslösers (z. B. Tod des Ehepartners).

Bei sogenannten **neurotischen** und **reaktiven Depressionen** ist ein belastendes Ereignis vorausgegangen, das den Zustand des Patienten ausreichend erklärt. Bei neurotischen Depressionen entwickelt sich die Symptomatik aus einer schwierigen und belasteten Lebensgeschichte, klassischerweise beginnen die Konflikte (nach *Freud*) bereits im Kindes- und Jugendalter (➢ 13.6.3).

Bei einer **larvierten Depression** (*larviert* = maskiert) stehen die Vitalstörungen und vegetativen Symptome so im Vordergrund, dass sie die depressive Verstimmung überdecken. Der Patient klagt nur über quälende körperliche Symptome wie Kopf- oder Magenschmerzen, fühlt sich aber keinesfalls depressiv gestimmt.

Saisonal abhängige Depressionen *(SAD)* treten in den Herbst- und Wintermonaten auf und beruhen angeblich auf einem gestörten Melatonin-Serotonin-Gleichgewicht. Abgesehen von der gedrückten Stimmungslage zeigen die Patienten ein vermehrtes Schlafbedürfnis und gesteigerten Appetit.

Behandlungsstrategie

Ob eine Depression ambulant behandelt werden kann oder eine Krankenhausaufnahme sinnvoller ist, hängt von der Schwere der Erkrankung, dem sozialen Umfeld und der Persönlichkeit des Kranken ab. Während einige Patienten die Krankenhausaufnahme als Entlastung und sich dadurch als krank „anerkannt" empfinden, stellt die Aufnahme in eine psychiatrische Klinik für andere eine zusätzliche psychische Belastung mit der Gefahr der Krankheitsverschlimmerung dar. *Suizidale Tendenzen*, die nicht selten auftreten, sind jedoch immer ein Grund für eine stationäre Aufnahme.

Die **medizinische Therapie** von Depressionen stützt sich auf:
- Akutbehandlung mit Antidepressiva (➤ Pharma-Info 15.1)
- Rückfallprophylaxe mit Lithiumsalzen (➤ Pharma-Info 15.2) oder Antidepressiva
- Wachtherapie (➤ 13.6.2)
- Lichttherapie (➤ 13.6.2, Abb. 15.4)
- Psychotherapeutische Verfahren (➤ 13.6.3) (📖 2)
- Elektrokrampftherapie bei therapieresistenten Depressionen (➤ 13.6.2).

In der Akutphase kann sich auch anbieten, zusätzlich Neuroleptika (➤ Pharma-Info 14.1) oder Benzodiazepine (cave: Suchtpotenzial) zu verabreichen.

Antidepressiva

Antidepressiva ➤ Pharma-Info 15.1

Auf die medikamentöse Therapie mit **Antidepressiva** sprechen schätzungsweise 70–80 % der Patienten mit einer sogenannten endogenen Depression gut an. Bei anderen Depressionsformen sind die Erfolge weniger gut.

Antidepressiva müssen zudem mindestens sechs Monate nach Abklingen der depressiven Phase weiter genommen werden, da es sonst leicht zu einem Rezidiv kommen kann. Sie werden meistens oral gegeben. Trotz einer fast unüberschaubaren Vielfalt an Antidepressiva kann man im Vorhinein nicht sagen, welches Medikament bei welchem Patienten wirkt. Bei der Auswahl des Antidepressivums orientiert man sich daher vorwiegend am unterschiedlichen Nebenwirkungsspektrum der Medikamente. So werden, je nachdem, ob der Patient eher *gehemmt-apathisch, gehemmt-ängstlich* oder *agitiert-ängstlich*

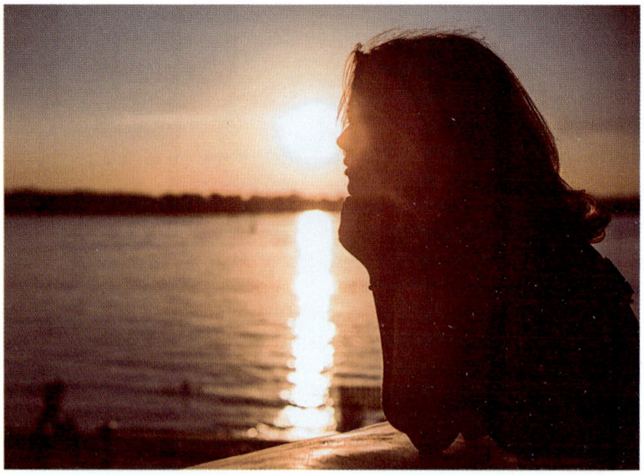

Abb. 15.4 Die saisonal abhängige Depression (SAD) wird durch die **Lichttherapie** günstig beeinflusst. Für die Lichttherapie können natürliches (Sonnen-)Licht, aber auch spezielle Lampen genutzt werden (➤ 13.6.2). [J787]

ist, dämpfende oder aktivierende Antidepressiva gegeben. Ältere Patienten sollten möglichst keine Medikamente mit kardialen Nebenwirkungen bekommen.

> **VORSICHT!**
> Viele depressive Patienten haben **suizidale Gedanken,** evtl. sogar **Suizidabsichten.** Dies sollten die Pflegenden stets mit im Auge behalten (➤ Kapitel 23). Oft sprechen die Patienten nicht selbst davon. Bei Verdacht sollte man sie offen auf suizidale Gedanken ansprechen. Bei suizidalen Äußerungen ist der Arzt hinzuziehen.
> Wissenschaftlich unbewiesen ist allerdings die oft gehörte Behauptung, dass in der zweiten oder dritten Behandlungswoche mit Antidepressiva die Suizidgefahr besonders groß sei, der gebesserte Antrieb bei fehlender Stimmungsaufhellung erhöhe die Gefahr eines Suizidversuches. Tatsächlich ist während des gesamten Behandlungsverlaufs auf Suizidalität zu achten!

Medikamentöse Rückfallprophylaxe

Nach zwei depressiven Episoden und mindestens einer manischen Phase sollte eine medikamentöse **Rückfallprophylaxe** überlegt werden (*bipolare Verläufe,* ➤ 15.3).

15.1.4 Pflege eines Menschen mit einer Depression

Der Umgang mit depressiven Menschen erfordert ein hohes Maß an Einfühlungsvermögen und Geduld seitens aller Beteiligten.

Der Betroffene befindet sich bildhaft ausgedrückt in einem inneren Gefängnis, aus dem er andere emotional nicht mehr erreichen kann, in dem er selbst jedoch für Außenstehende auch meist emotional schwer oder gar nicht mehr erreichbar scheint. Dadurch stoßen Pflegende – wie natürlich auch Angehörige – bei der Begleitung depressiver Patienten oftmals nicht nur an ihre fachlichen, sondern auch an ihre persönlichen Grenzen.

Besonders wichtig bei der Pflege depressiver Patienten ist es, eine gesunde Balance zwischen aktivierenden Maßnahmen und einer möglichen Überforderung zu finden. Die Schwierigkeit in der Begleitung depressiver Menschen liegt vor allem darin, die Betroffenen weder „überzubehüten", indem man ihnen permanent Verantwortung abnimmt, noch sie „abzuschreiben", weil sie das Gefühl vermitteln, dass sie die angebotene Hilfestellung und Zuwendung nicht zu schätzen wissen. (📖 3)

Gesprächsführung

Charakteristisch für die Depression ist, dass sich die Betroffenen von ihrer inneren Traurigkeit auch nicht durch Zuwendung seitens der Pflegenden oder ihrer engsten Angehörigen distanzieren können.

Aus vielen nachträglichen Äußerungen genesener Patienten weiß man, dass sie sich durch ein Zuviel an Zuwendung unter Druck gesetzt fühlen und noch mehr Schuldgefühle entwickeln, weil sie für die ihnen entgegengebrachte Zuwendung keine Gegenleistung erbringen oder Dankbarkeit zeigen können. Durch Zuwendungsentzug fühlen sie sich wiederum in ihren ohnehin schon stark ausgeprägten Minderwertigkeitsgefühlen bestätigt. Unangebrachter Trost („Es ist doch völlig unnötig, dass Sie sich wegen solcher Kleinigkeiten schuldig fühlen!") oder der Einsatz von allgemeinen Floskeln („Alles wird wieder gut!") ist falsch, denn hierdurch signalisieren die Pflegenden dem Patienten, dass sie ihn nicht verstehen und nicht ausreichend ernst nehmen.

Wichtig ist es, dem Patienten gut zuzuhören, sein Gefühl der Ausweglosigkeit zu akzeptieren und ihn über den Bezug zwischen seiner Gefühlslage zu seiner depressiven Erkrankung zu informieren. Aus objektiver Sicht lassen sich häufig für bestimmte Probleme Lösungen erkennen. Die Sicht eines depressiv erkrankten Menschen sieht jedoch meist ganz anders aus, denn im akuten Krankheitsstadium erscheint ihnen ihre Situation ausweglos und eine Lösung ihrer Probleme unmöglich. Pflegende dürfen sich durch ihr Gefühl, dass ihre tröstenden und zuwendenden Worte regelrecht auf „taube Ohren" stoßen, nicht entmutigen lassen.

Beziehungsgestaltung

Patienten reagieren meist positiv auf eine persönliche Begleitung in ihrer Krankheitsphase und empfinden sie als wohltuend und hilfreich. Dies gelingt am besten im Rahmen der **Bezugspflege** (> 13.4.5). Die Bezugspflegeperson steht in regelmäßigem Kontakt mit dem Patienten, ohne ihn zu bedrängen. Durch die persönliche und empathische Ansprache und aufmunternde Worte vermittelt sie ihm Sicherheit und Zuversicht. Sie sollte den Patienten motivieren, auch schon kleinere Veränderungen und Besserungssignale selbst wahrzunehmen und zu beschreiben.

Depressive Patienten lösen bei ihren Mitmenschen nach einer kurzen Phase des Mitleids oft Hilflosigkeit, Resignation und sogar Wut aus. Ihr Klagen strengt an, und irgendwann kann das Gefühl entstehen, dass sie sich eigentlich in ihrer depressiven Haltung ganz wohlfühlen. Damit übernimmt man die negative Sicht der Patienten und ihre depressive Selbsteinschätzung. Diese **Gegenübertragung,** die die Krankheit des Patienten nicht ernst nimmt, muss erkannt werden, damit sie sich nicht gegen den Kranken richtet.

Ein großes Problem sind für viele Betroffene die **gesellschaftlichen Folgen** ihrer Erkrankung. Schon vor ihrem Klinikaufenthalt haben sie möglicherweise zwischenmenschliche und berufliche Probleme gehabt, die mit zur Einweisung geführt haben. Aufgrund ihrer Minderwertigkeitsgefühle und der übersteigerten Selbstansprüche glauben sie, ihren eigenen Erwartungen und denen anderer Menschen nicht mehr genügen zu können. Dies kann im Verlauf der Erkrankung dazu führen, dass sie tatsächlich viele Dinge nicht mehr zufriedenstellend schaffen, die sie früher ohne Mühe bewältigen konnten. Sie fühlen sich als Versager und haben Angst, Partner, Freunde und Arbeitsstelle zu verlieren. Private Kontakte können sie oft nicht mehr aufrechterhalten, mit dem Rückzug droht die emotionale Vereinsamung. Die Pflegenden sprechen mit dem Patienten über seine Ängste. Sie weisen ihn immer wieder darauf hin, dass sich erfahrungsgemäß nach Besserung seiner Erkrankung die alten Kontakte wieder aktivieren und neue knüpfen lassen. Sie motivieren den Patienten dazu und begleiten evtl. auch Außenaktivitäten wie z. B. einen Cafébesuch.

> Weder Pflegende noch Angehörige dürfen den akut depressiv Erkrankten auffordern „sich zusammenzureißen" und „positiv zu denken".

Sanfte Aktivierung und Hilfe bei der Alltagsbewältigung

Für depressive Menschen sind oft schon einfachste Aufgaben und die Anforderungen des täglichen Lebens eine große Anstrengung und Herausforderung. Im akuten Stadium wird der Patient deshalb zunächst entlastet und ihm werden ausreichend Rückzugsmöglichkeiten geboten.

Zu starker Rückzug ist auf Dauer allerdings zu vermeiden und **aktivierende Maßnahmen** nach dem Grundsatz „fördern ohne zu überfordern" sollten so bald wie möglich einsetzen. Bei gemeinsamen Beschäftigungen und in den Therapien erfahren die Patienten, dass sie mehr können, als sie sich zugetraut hätten, und kleine Erfolgserlebnisse erhöhen die Motivation zu weiteren Aktivitäten. Da Patienten oft zunächst „keine Lust" haben oder verlangsamt sind, brauchen die begleitenden Pflegenden viel Geduld und eine gute Motivationsfähigkeit.

Die Pflegenden achten auf die Einhaltung der **Tagesstruktur** und insbesondere auch auf die **Körperpflege** und eine ausreichende **Flüssigkeits- und Nahrungszufuhr.** Das bedeutet u. a., dass der Patient morgens regelmäßig zu angemessener Uhrzeit aufsteht und sich auch nicht wieder ins Bett zurückzieht (Morgentief!). Gegebenenfalls gehört dazu auch die Motivation oder

Anleitung zur Körperpflege, selten sogar die direkte Hilfestellung dabei bzw. ihre komplette Übernahme. Bei ausgeprägten Tagesschwankungen kann diese auch auf den Nachmittag oder Abend verlegt werden. Manchen Menschen bietet ein kurzzeitiges Zurückziehen ins Bett im Tagesverlauf Sicherheit und Geborgenheit, bei anderen Menschen wiederum wirkt sich ein morgendliches Längerliegenbleiben bzw. ein mittägliches Hinlegen depressionsfördernd aus. Ungeachtet der Einzelfallentscheidung sollte berücksichtigt werden, dass ein Mittagsschlaf auch immer die Gefahr von nächtlichen Ein- oder Durchschlafstörungen birgt. Bei **Schlafstörungen** und Unruhe haben sich alternativ zu Medikamenten auch Beruhigungstees, entspannende Bäder, der Einsatz ätherischer Öle und Entspannungstechniken (> 13.6.4) bewährt.

Bedingt durch verminderten Antrieb, Konzentrations- und Gedächtnisstörungen, Wahn und Störungen des Selbstwertgefühls brauchen depressive Patienten bei vielen alltäglichen Verrichtungen pflegerische Unterstützung und Hilfestellung. Dabei nehmen die Pflegenden ihnen aber nur die nötigsten Dinge ab und übertragen den Patienten so viel Selbstverantwortung wie möglich. Sie motivieren auch langsam und träge erscheinende Patienten geduldig und vermeiden dabei gleichermaßen eine Überbehütung wie auch ein Drängeln und Unter-Druck-Setzen.

Dem Patienten werden wiederkehrend gemeinsame Unternehmungen wie Spaziergänge oder andere **Einzel- oder Gruppenaktivitäten** angeboten, und er wird dazu ermuntert, sich am Stationsleben zu beteiligen. Auch wenn er desinteressiert erscheint, ist es wichtig, ihn einzuladen, da er sich sonst u. U. ausgegrenzt fühlt. Jedoch auch hier drängen die Pflegenden ihn nicht zur Teilnahme an bestimmten Sport-, Freizeit- oder sonstigen Beschäftigungsangeboten. Denn dadurch fühlt sich der Patient möglicherweise unter Druck gesetzt und überfordert, was zu einer Bestätigung seiner negativen Selbstwahrnehmung führen kann. Vielmehr sollte ihm die Möglichkeit gegeben werden, bei Gruppenaktivitäten auch nur zuzusehen und dabei zu sein, ohne aktiv daran teilnehmen zu müssen. Äußert der Patient hingegen selbst den Wunsch zur Teilnahme an bestimmten Freizeit- oder Beschäftigungsangeboten, sollte er darin durch Lob und Zuspruch entsprechend positiv bestärkt werden. Art und Intensität der Beschäftigungen werden nur langsam gesteigert. (📖 4)

Allgemeine **Alltagstätigkeiten** sollten Pflegende z. B. in Koch- und Backgruppen, in Einkaufstrainings oder anhand sich ergebender Tätigkeiten wie Kleiderpflege, Bettenmachen oder Tischdienst auf der Station bedarfs- und ressourcenorientiert mit dem Patienten üben. Dabei sollten sich solche Übungen am Alltag des Patienten in seinem häuslichen Umfeld orientieren. **Konzentration und Gedächtnis** können z. B. durch Gesellschafts- und Ratespiele, durch das Lösen von Kreuzworträtseln, durch spezielle Konzentrations- und Gedächtnisübungen oder in Lese- und Diskussionsrunden trainiert werden.

Suizidgefahr

Umgang mit suizidgefährdeten Patienten, > 23.1

Ein wichtiges pflegerisches Problem ist die mögliche **Suizidgefahr.** Die Pflegenden müssen auf suizidale Äußerungen des Patienten, aber auch auf andere Anzeichen, wie z. B. eine plötzliche auffällige Stimmungsbesserung nach vorheriger Niedergeschlagenheit, das Verschenken von persönlichem Eigentum oder geschriebene Abschiedsbriefe, achten, ihn darauf ansprechen und ihm anbieten, über seine Suizidgedanken zu reden. Dieser offensive Umgang mit dem Problem befreit den Patienten von Schuldgefühlen und schafft Vertrauen.

Die Sicherheit des Patienten hat äußerste Priorität und erfordert eine engmaschige Beobachtung, die bis zu Sichtkontrollen in Abständen von 15 Minuten über mehrere Tage reichen kann. Einige Kliniken verfügen zudem über spezielle Überwachungsräume. Gefährliche Gegenstände aus dem Besitz des Patienten (z. B. Gürtel, Scheren, Messer, Rasierklingen, Kopfhörerkabel, Gegenstände aus Glas, Spiegel) werden unter Verschluss genommen. Bei Patienten, die bereits einen Suizidversuch unternommen haben, achten die Pflegenden darauf, eventuell nötige Verbände nur mit Pflastern anzufertigen, da z. B. Mullbinden wiederum zum Strangulieren verwendet werden können. Besonders nachts ist die Gefahr eines unbemerkten Suizidversuchs groß, da weniger Pflegende auf der Station sind.

Zur Suizidprophylaxe muss besonders auch die Medikamenteneinnahme kontrolliert werden, um ein Sammeln von Tabletten zu verhindern.

Pharma-Info 15.1

Antidepressiva

Medikamente, die stimmungsaufhellend und angstlösend wirken, werden als **Antidepressiva** *(Thymoleptika)* bezeichnet (> Abb. 15.5). Einige Antidepressiva wirken darüber hinaus beruhigend, andere antriebssteigernd. Die Untergruppe der Serotonin-Wiederaufnahmehemmer wirkt außerdem gegen Zwänge.

Entgegen eines häufigen Vorurteils besteht **keine Abhängigkeitsgefahr!** Antidepressiva hellen nur die *depressive* Verstimmung auf, sie heben nicht die ausgeglichene Stimmung eines Gesunden, können aber bei bipolar Erkrankten eine Manie auslösen. Allerdings dauert es ca. 10 bis 21 Tage bis zur Stimmungsaufhellung.

Indikationen

Indikationen für Antidepressiva sind vor allem mittelschwere und schwere depressive Verstimmungen, aber auch Zwangsstörungen, Angststörungen, posttraumatische Belastungsstörungen sowie somatoforme Störungen. Darüber hinaus können sie eingesetzt werden bei Entzugsbehandlungen und Schlafstörungen. Oft werden sie über die akute Krankheitssymptomatik hinaus auch zur Rückfallprophylaxe bei rezidivierenden depressiven Störungen eingesetzt. Unterstützend können Antidepressiva bei chronischen Schmerzen (➤ 12.3) gegeben werden.

Einteilung der Antidepressiva

Antidepressive werden meist nach ihrer chemischen Struktur eingeteilt.

Tri- und tetrazyklische Antidepressiva

Tri- und tetrazyklische Antidepressiva sind die älteste Substanzklasse unter den Antidepressiva und seit über 40 Jahren im Einsatz. Zu ihnen zählen z. B. Amitriptylin (z. B. Laroxyl®), Doxepin (z. B. Aponal®), Imipramin (z. B. Tofranil®) und Maprotilin (z. B. Ludiomil®).

Tri- und tetrazyklische Antidepressiva haben eine Reihe unerwünschter Wirkungen, die sich v. a. aus ihrer zentralen und peripheren anticholinergen Wirkung erklären und den Patienten erheblich belasten können: Kreislaufregulationsstörungen, Tachykardie, Schwindel, Mundtrockenheit, (nächtliches) Schwitzen, Akkommodationsstörungen, Glaukom, Fingerzittern, Obstipation, Blasenentleerungsstörungen. Viele Patienten sind insbesondere anfänglich sediert und benommen. Langfristig ist eine Gewichtszunahme recht häufig. Seltene Nebenwirkungen sind Herzrhythmusstörungen, zerebrale Krampfanfälle und Delir. Da das Nebenwirkungsprofil der einzelnen Substanzen unterschiedlich ist, möglichst bei Nebenwirkungen auf ein anderes Präparat wechseln.

Kontraindikationen sind eine Prostatavergrößerung, ein Glaukom und Herzrhythmusstörungen.

MAO-Hemmer

Die reversiblen **MAO-Hemmer** (kurz für *Monoaminoxidase-Hemmer*) wie Moclobemid (z. B. Aurorix®) hemmen selektiv und reversibel einen Untertyp der Monoaminoxidase, sodass die Konzentration von Noradrenalin und Serotonin an den Nervenendigungen erhöht und somit die Signalübertragung im Gehirn verbessert wird. Sie haben weniger Nebenwirkungen als trizyklische Antidepressiva, sind aber bei schweren Depressionen weniger wirksam.

Irreversible MAO-Hemmer wie z. B. Jatrosom® zeigen oftmals noch Wirkung bei chronifizierten Depressionen.

Selektive Serotonin-Wiederaufnahmehemmer

Selektive Serotonin-Wiederaufnahmehemmer (kurz *SSRI*) wie Sertralin (z. B. Zoloft®), Fluoxetin (z. B. Fluctin®), Citalopram (z. B. Cipramil®) oder Escitalopram (Cipralex®) gehören zu den neueren Antidepressiva. Da sie bei ungefähr gleicher Wirksamkeit insgesamt besser verträglich sind als die trizyklischen Antidepressiva, werden sie zunehmend eingesetzt, insbesondere auch bei älteren Patienten mit Kontraindikationen gegen trizyklische Antidepressiva. Nebenwirkungsfrei sind selektive Serotonin-Wiederaufnahmehemmer aber auch nicht: gastrointestinale Symptome, Unruhe und Schlafstörungen können auftreten.

Neue Antidepressiva

In den letzten Jahren sind **neue Antidepressiva** mit unterschiedlichen Wirkmechanismen auf den Markt gekommen, die bei insgesamt deutlich verbesserter Verträglichkeit einen großen Fortschritt in der Therapie der Depressionen darstellen. Hierzu gehören u. a. Venlafaxin (z. B. Trevilor®), Mirtazapin (z. B. Remergil®), Reboxetin (z. B. Edronax®), Duloxetin (z. B. Cymbalta®) und Agomelatin (Valdoxan®).

Patienten- und Angehörigenberatung

Typischerweise treten die Nebenwirkungen der antidepressiven Therapie bereits *vor* der aufhellenden Wirkung auf und führen bei depressiven Patienten zu noch mehr Angst und Unsicherheit. Die Zeit bis zur Stimmungsaufhellung (nach ca. 10 bis 21 Tagen) ist für den Patienten nur schwer zu ertragen, da Antriebssteigerung, Sedierung und andere unerwünschte Wirkungen schon früher wahrgenommen werden. In dieser Phase braucht der Betroffene besondere Unterstützung.

Wichtig sind eine **Obstipationsprophylaxe** und die regelmäßige **Miktionskontrolle** (Frage nach Beschwerden wie Nachtröpfeln und unwillkürlichem Harnabgang).

Patienten mit **Mundtrockenheit** hilft vermehrtes Trinken, Kaugummi kauen oder das Lutschen saurer Bonbons. Einer **Gewichtszunahme** kann durch Aufklärung über ausgewogene und kalorienreduzierte Ernährung und Motivation zu ausreichender Bewegung entgegengewirkt werden.

Klagen über Schwierigkeiten beim Lesen sind ein Hinweis auf harmlose, meist vorübergehende **Akkommodationsstörungen.** Die Patienten brauchen deshalb keine neue Brille. Bei akuter Sehstörung und Augenschmerzen hingegen besteht Glaukomverdacht. Dann muss sofort der Arzt informiert werden!

Der **Fingertremor** behindert feinmotorische Arbeiten. Für depressive Patienten ist das „Versagen" bei entsprechenden Beschäftigungen (z. B. Stricken) ein weiterer Beweis ihrer Unzulänglichkeit. Man sollte sie daher zu Tätigkeiten ermutigen, die ihre Fingerfertigkeit nicht zu sehr in Anspruch nehmen (z. B. Lesen). (📖 5)

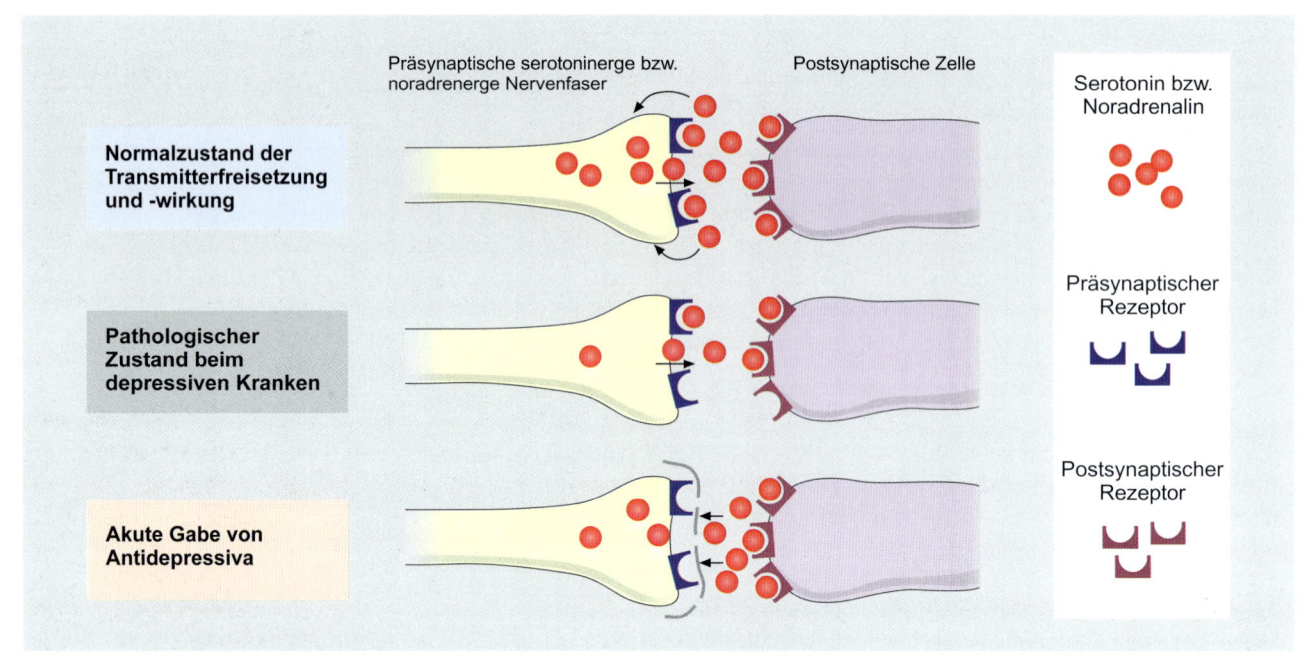

Abb. 15.5 Wirkweise der Antidepressiva: An den Nervenendigungen im Gehirn (synaptischer Spalt) kommt es zu einem Mangel der Neurotransmitter Serotonin und Noradrenalin, was die Signalübertragung von Zelle zu Zelle stört. Die Antidepressiva erhöhen durch teils unterschiedliche Wirkmechanismen die Konzentration dieser Neurotransmitter, dadurch kommt es zu einer Besserung der depressiven Symptome. [L157]

15.2 Manie

Manie: Affektive Störung mit gehobener Stimmung, Antriebssteigerung, Denkstörungen sowie evtl. Wahn. In der Regel Teil einer bipolaren affektiven Störung.

15.2.1 Erscheinungsbild und Behandlungsmöglichkeiten

Hauptsymptome der manischen Patienten sind Ideenflucht (beschleunigtes Denken), gesteigerter Antrieb und gehobene Stimmung. Oft überschätzen sie ihre Möglichkeiten und Fähigkeiten und sind in ihrer Kritik- und Urteilsfähigkeit deutlich eingeschränkt. Sie fühlen sich ausgesprochen wohl und keineswegs krank *(heitere Manie)*. Einige Betroffene sind aber auch gereizt und aggressiv, insbesondere wenn ihre Umgebung sich ihnen widersetzt *(gereizte Manie)*.

Vorkommen manischer Zustände

Manische Zustände kommen (fast) nie als monopolare Erkrankung vor, sondern sind Teil einer bipolaren affektiven Störung (➤ 15.3) oder Begleitsymptom verschiedener psychiatrischer Krankheitsbilder:
- Schizoaffektive Psychosen (➤ 14.2)
- Nebenwirkung von Medikamenteneinnahme, z. B. Glukokortikoide, MAO-Hemmer (➤ Pharma-Info 15.1), Steroide, Antiparkinsonmedikamente
- Somatische Erkrankungen, z. B. Hirntumoren (➤ 7.1)
- Drogenmissbrauch, z. B. Psychostimulanzien, Amphetamine.

Symptome

Typische Symptommuster
- **Ideenflucht:** Das Denken ist beschleunigt, aber auch flüchtiger als sonst, die Kranken springen von Einfall zu Einfall. Durch äußere Eindrücke werden sie sofort abgelenkt, sie können sich nicht mehr konzentrieren
- **Wahn:** Als Ausdruck der veränderten Grundstimmung dominieren Größenideen. Beispielsweise ist eine manische Patientin der felsenfesten Überzeugung, durch ihre Spenden die Armut auf der Welt beseitigt zu haben, und feiert dies mit allen Mitpatienten
- **Antriebssteigerung:** Sie führt zu psychomotorischer Erregung, Bewegungsdrang und Redefluten. Manische Patienten eilen von einer Beschäftigung zur nächsten, meistens ohne zu einem Ergebnis gekommen zu sein, und entwickeln große Energien. In schweren Fällen sind sie so erregt, dass sie toben und Gegenstände zerstören
- **Vegetative Symptome:** Hierzu zählen insbesondere verkürzte Schlafdauer und gesteigerte Libido. Beides wird von den Patienten aber nicht als störend empfunden
- **Psychomotorische Erregung:** Die Patienten sind typischerweise ständig in Bewegung, versuchen zu entweichen und suchen andauernd das Gespräch mit Patienten und Pflegenden

- **Kritikminderung:** Gehobene Stimmung, Größenideen und Antriebssteigerung führen beim Kranken oft zu einem Realitätsverlust und unüberlegten Handlungen. Typisch sind Verschuldung durch maßlose Einkäufe, Übernahme unerfüllbarer Verpflichtungen und unüberlegte Geschäftsgründungen. Zwischenmenschliche Kontakte werden schnell hergestellt und ebenso schnell wieder gelöst, ungewöhnlich schnell lassen sich Betroffene auf sexuelle Kontakte ein.

Spezielle Symptommuster

In Abhängigkeit von der Zusammenstellung verschiedener Symptome kennt man spezielle Symptommuster:
- **Heitere Manie:** Gekennzeichnet durch grundlose Heiterkeit, Übermut, Optimismus und Scherzhaftigkeit
- **Geordnete Manie:** Typisch ist die fehlende Ideenflucht, das Denken erscheint völlig adäquat und geordnet
- **Verworrene Manie:** Ideenflucht bis zur Denkzerfahrenheit (➤ 14.1.1)
- **Gereizte Manie:** Durch Reizbarkeit und Aggressivität geprägt
- **Überkochende Manie:** Auf dem Gipfel der manischen Phase Ideenflucht, mangelndes Konzentrationsvermögen, gepaart mit Halluzinationen und paranoiden bis katatonen Symptomen.

Behandlungsstrategien

Obwohl manische Patienten sich subjektiv bestens und gesund fühlen, müssen sie behandelt werden, um Schaden von ihnen und ihrer Umgebung abzuwenden. Unter Umständen kann bei akuter Eigen- oder Fremdgefährdung die Einweisung in eine geschlossene psychiatrische Abteilung notwendig sein.

Die unerlässliche **medikamentöse Therapie** setzt an mehreren Punkten an:
- Medikamentöse Therapie mit Neuroleptika, Lithium, Valproat oder Carbamazepin
- Sedierung mit Benzodiazepinen
- Rückfallprophylaxe mit Lithium, Carbamazepin, Valproat oder Olanzapin.

Eine Psychotherapie ist während der akuten Erkrankung meist nicht möglich, da der Patient seine Probleme nicht erkennen kann. Dennoch benötigen die Patienten eine enge supportive *(stützende)* Begleitung.

Medikamentöse Akuttherapie

Die **medikamentöse Therapie in der Akutphase** stützt sich in erster Linie auf die Gabe von Neuroleptika (➤ Pharma-Info 14.1) und Lithium (➤ Pharma-Info 15.2). Bei schweren akuten manischen Phasen werden Benzodiazepine und Neuroleptika kombiniert. Nebenwirkungen wie Dyskinesien erfordern die Gabe von Biperiden (z. B. Akineton®) oder einen Neuroleptikawechsel. Lithium eignet sich zur Behandlung von Manien, weil es in der Regel weniger Nebenwirkungen aufweist als die Behandlung mit Neuroleptika. Die Wirkung tritt jedoch erst nach ca. einer Woche ein, also merklich später als bei den Neuroleptika. Das kann die Behandlung gerade hochmanischer, gereizter Patienten mit Lithium zu einem großen Problem machen.

Weitere Möglichkeiten sind Carbamazepin und Valproat. Letzteres ist bei Rapid Cyclern sogar überlegen.

Neue Untersuchungen zeigen eine antimanische und auch phasenprophylaktische Wirkung verschiedener atypischer Neuroleptika, allen voran Olanzapin (z. B. Zyprexa®). Aber auch Aripiprazol (Abilify®) soll eine antimanische Wirkung haben.

Patientenberatung

Die **Aufklärung** sowohl des Patienten als auch der Angehörigen über Verlauf, Frühsymptome, Gefahren, Auslöser und Prophylaxe der Manie ist in mehrerer Hinsicht besonders wichtig. Zum einen haben manische Patienten meist keinerlei Krankheitseinsicht und sehen sich nicht als behandlungsbedürftig an. Zum anderen müssen Angehörige oft die Konsequenzen des maßlosen Handelns des Patienten tragen. Dazu gehört es, in seinem privaten Umfeld für Verständnis zu werben und zu vermitteln oder auch juristische Konflikte zu regeln. Viele Angehörige fühlen sich überfordert und haben ein schlechtes Gewissen, wenn sie den Patienten in die Klinik bringen und behandeln lassen.

15.2.2 Pflege eines Menschen mit einer Manie

Dem inneren Gefängnis eines depressiven Menschen steht die Grenzenlosigkeit des an einer Manie erkrankten Patienten gegenüber. Manisch Erkrankte zeigen in der akuten Krankheitsphase vielfach **keine Krankheitseinsicht,** weshalb es oftmals sehr schwierig ist, dem Patienten seine Verhaltensweise zu spiegeln, da er diese nicht oder nur schwer als Krankheitssymptom annehmen kann.

Gesprächsführung und Beziehungsgestaltung

Die **Kommunikation** zum Patienten bleibt ruhig, sachlich und klar. Keinesfalls lassen Pflegende sich auf Witzeleien, Sprüche oder Anzüglichkeiten ein, um den Patienten nicht noch in seinem Verhalten zu bestärken. Sie bremsen hingegen vorsichtig die Redeflut der Patienten. Wichtig ist es, dem Patienten mögliche Freiräume zu lassen, aber auch nötige Grenzen aufzuzeigen und die eigenen Grenzen zu bewahren. Dies erfordert eine konsequente und einheitliche Linie im Team, klare Regeln und Strukturen. Wahnideen werden weder bestärkt noch aberkannt. Konfliktgespräche werden weitestgehend vermieden bzw. ist es angebracht, deeskalierend zu agieren. Etwaige verbale Entgleisungen (Beschimpfungen) oder Impulsdurchbrüche sind krankheitsbedingt und dürfen keinesfalls persönlich genommen werden.

Auf die **Stationsatmosphäre** wirkt sich die Anwesenheit bereits *eines* manischen Patienten mitunter auflockernd aus

– er regt Mitpatienten an, macht Scherze und sorgt durch vielerlei andere unkonventionelle Aktivitäten für allgemeines Aufsehen. Die Pflegenden müssen verhindern, dass andere Patienten zu sehr einbezogen oder gar in Mitleidenschaft gezogen werden. An einer Manie Erkrankte können mitunter die Grenzen anderer Menschen nicht richtig wahrnehmen. Eventuell müssen auch manische Patienten von anderen manischen Patienten abgeschirmt werden, damit sich die Atmosphäre nicht zu sehr „hochschaukelt".

Ein weiteres, sehr häufig zu beobachtendes Phänomen ist die **sexuelle Enthemmtheit** manischer Patienten in der Akutphase. Mitpatienten sind daher unbedingt vor eventuellen sexuellen Beleidigungen oder Übergriffen zu schützen, die eigene Distanz ist dringend zu wahren.

Nach der Akutphase leiden die Patienten häufig unter **Schuldgefühlen,** bei deren Bewältigung die Pflegenden durch Krankheitsaufklärung und Verständnis helfen können. Aus dieser Gefühlslage heraus kann eine ernsthafte depressive Verstimmung entstehen. Auch ist ein **Suizidrisiko** zu beachten, das in dieser Phase durchaus erhöht ist.

> **VORSICHT!**
> Gefährlich ist die **Lithiumintoxikation.** Sie wird durch kochsalzarme Diät, Verlust von Natrium und Flüssigkeit (Diarrhö, Erbrechen, Schwitzen, Fieber, Diuretika) oder falsche Einnahme des Präparats begünstigt und zeigt sich zunächst durch gastrointestinale Symptome sowie uncharakteristische ZNS-Erscheinungen (Müdigkeit, Apathie, Schwindel, Tremor). In schwersten Fällen kommt es zu zerebralen Krampfanfällen, Koma, Herzrhythmusstörungen und akutem Nierenversagen. Die Behandlung ist nur auf einer Intensivstation möglich und umfasst neben symptomatischen Maßnahmen eine forcierte Diurese und Hämodialyse.

Umgang mit Antriebssteigerung und Hilfe bei der Alltagsbewältigung

Weitere charakteristische Symptome der Manie sind die **Antriebssteigerung** und der stark **ausgeprägte Bewegungsdrang** der Betroffenen. Pflegende lassen sich nicht von der Hektik und Umtriebigkeit anstecken und sorgen für eine möglichst reizarme Umgebung. Allerdings provozieren Bewegungseinschrän-

---

Pharma-Info 15.2

Lithium

Indikation

Lithium (z. B. Quilonum®) wird eingesetzt zur
- Prophylaxe rezidivierender depressiver Störungen und Manien
- Prophylaxe schizoaffektiver Psychosen
- Akutbehandlung der Manie
- Unterstützung der Antidepressiva bei der Akutbehandlung einer Depression
- Therapie einer bestimmten Kopfschmerzform, des Cluster-Kopfschmerzes (> 12.4.2).

Bei etwa 75 % der Patienten verringern Lithiumsalze die Rückfallquote bei episodisch verlaufenden Depressionen und/oder Manien.

Nebenwirkungen

Die Lithiummedikation muss vom Patienten sehr exakt und gewissenhaft eingenommen werden, da es leicht zu **Überdosierungen** mit Vergiftungserscheinungen kommen kann. Der Patient ist darauf hinzuweisen, dass er bei ersten Anzeichen einer solchen Überdosierung sofort den Arzt aufsuchen muss (Übelkeit, Erbrechen, Durchfall, Händetremor, Abgeschlagenheit, Müdigkeit, Schwindel, verwaschene Sprache). Da der Lithiumspiegel im Blut sehr eng mit dem Wasserhaushalt des Körpers zusammenhängt, muss der Patient auf Änderungen im Wasserhaushalt aufpassen, z. B. starkes Schwitzen, fiebrige Erkrankungen, Nierenerkrankungen, Diarrhöen. Nebenwirkungen einer Lithiumtherapie können darüber hinaus sein: Fingerzittern, Polyurie, verstärkter Durst, Schilddrüsenunterfunktion und -vergrößerung sowie – für viele besonders belastend – Gewichtszunahme. Lithiumsalze sind außerdem teratogen (d. h. Fehlbildungen in der Schwangerschaft hervorrufend). Bei Frauen im gebärfähigen Alter ist daher auf eine geeignete Kontrazeption zu achten.

Die vielfältigen, aber insgesamt nicht oft auftretenden Nebenwirkungen machen entsprechende Kontrollen erforderlich: Vor Beginn der Behandlung sind Körpergewicht, Halsumfang, Urinstatus, Blutbild, Kreatinin, Elektrolyte, Blutzucker, Schilddrüsenwerte und EKG zu überprüfen. Diese Kontrollen werden in regelmäßigen Abständen nach Arztanordnung wiederholt und im sogenannten **Lithiumausweis** (> Abb. 15.6) dokumentiert. Der Serumlithiumspiegel wird zu Beginn der Behandlung wöchentlich, später monatlich bis vierteljährlich bestimmt, außerdem bei jedem Verdacht auf Überdosierung oder Einnahmefehler.

Kontraindikationen

Kontraindikationen sind schwere Herz- und Nierenleiden, Nebennierenunterfunktion sowie eine (geplante) Schwangerschaft.

Pflege

Die Pflegenden beobachten den Patienten nicht nur auf mögliche Nebenwirkungen der Lithiumbehandlung und eventuelle Überdosierungserscheinungen, sondern auch auf Erkrankungen, die zu einer erhöhten Gefahr der Intoxikation führen (z. B. Durchfall, Erbrechen, Fieber). Der Patient soll keine Medikamente eigenmächtig einnehmen (auch frei verkäufliche Schmerzmittel oder harntreibende Tees können den Lithiumspiegel erhöhen) und Speisen normal salzen.

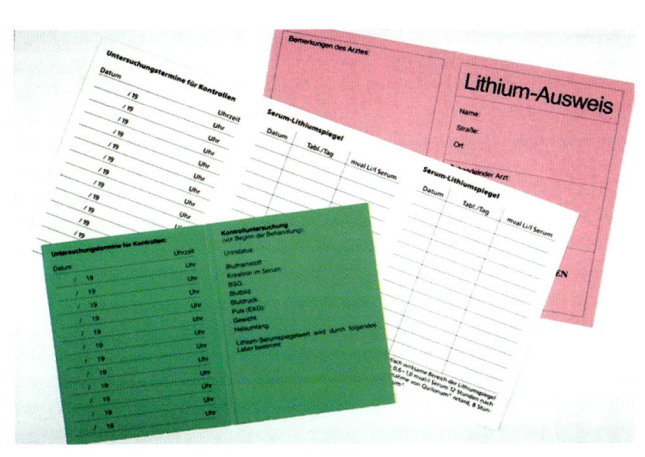

Abb. 15.6 Jeder Patient, der ein Lithiumpräparat einnimmt, sollte stets einen **Lithiumausweis** bei sich tragen. [K183]

kungen nicht selten Gereiztheit bis hin zu Aggressivität. Um dem vorzubeugen, wird den Patienten ausreichend Entfaltungsspielraum gewährt und die Möglichkeit geboten, ihre übersteigerte Energie auszuleben, ohne sich dabei zu überfordern.

Auf keinen Fall darf der Patient durch ein Überangebot an Freizeitaktivitäten oder Beschäftigungsangeboten überstimuliert werden. Im Bereich der kreativen Aktivitäten empfehlen sich z. B. großzügige Mal- oder Töpferarbeiten, während motorische Unruhezustände und Bewegungsunruhe durch gezielte Bewegungsmaßnahmen erfolgreich kompensiert werden können. Wegen der möglichen **Ideenflucht** ist es in diesem Zusammenhang ratsam, dem Patienten nicht eine Vielzahl von Beschäftigungsmöglichkeiten anzubieten, sondern ihn z. B. nur zwischen bestimmten Alternativen wählen zu lassen und ihn zu ermuntern, diese Tätigkeit auch zu beenden.

Manische Patienten müssen auch vor sich selber bzw. den Folgen ihres krankheitsbedingten Handelns geschützt werden. In der akuten Krankheitsphase neigen viele Betroffene dazu, großzügig bis verschwenderisch mit **Geld** umzugehen und größere Anschaffungen vorzunehmen oder aber Mitpatienten zu Geschäften zu überreden oder sie zu beschenken. Deshalb sollte dringend darauf geachtet werden, dass sich der Patient z. B. nicht verschuldet. Mitpatienten werden darauf hingewiesen, weder Geld noch Gegenstände jeglicher Art zu verleihen oder anzunehmen. Wichtig ist in diesem Zusammenhang, dass Verträge, die im manischen Zustand abgeschlossen werden, rechtlich unwirksam sind. Auch das Telefonverhalten der Patienten muss mitunter beobachtet und kontrolliert werden, damit sich der Patient weder durch hohe Telefongebühren noch durch telefonische Bestellungen finanziell ruiniert. Oftmals macht es Sinn, manischen Patienten ihr Geld einzuteilen und Mobiltelefone unter Verschluss zu halten.

Viele Patienten neigen zudem zu **unkontrollierter Nahrungsaufnahme.** Sie nehmen häufig ein natürliches Sättigungsgefühl nicht mehr wahr und essen und trinken dann ggf. im Übermaß. Durch die Überaktivität kann es jedoch gleichermaßen vorkommen, dass die Patienten viel zu schnell essen, weil sie gedanklich bereits mit anderen Dingen beschäftigt sind. Besonders beim Essen sollte daher für eine möglichst ruhige und reizarme Umgebung gesorgt werden. Dies kann auch bedeuten, dass der Patient (mit oder ohne pflegerische Begleitung) sein Essen alleine auf dem Zimmer einnimmt, wo er nicht durch Mitpatienten oder andere äußere Reize von der Nahrungsaufnahme abgelenkt wird. Es muss darauf geachtet werden, dass Patienten regelmäßige Mahlzeiten und angemessene Portionen, die ggf. auch von Pflegenden eingeteilt werden, zu sich nehmen.

Eng mit der Nahrungsaufnahme verknüpft ist die **Verdauung.** Viele manische Patienten vernachlässigen in der akuten Krankheitsphase die natürlichen physiologischen Vorgänge, sodass Pflegende auch auf die Verdauung des Betroffenen achten und ggf. regulierende Maßnahmen ergreifen.

Des Weiteren ist einer Vernachlässigung von **Körper- und Kleiderpflege** sowie der Ordnung und Sauberkeit des direkten Umfeldes des Patienten (besonders des Patientenzimmers) pflegerisch durch Motivation, Anleitung oder direkte Hilfestellung zu begegnen, wobei die Toleranzgrenze nicht zu eng gesteckt sein sollte.

Die motorische Unruhe zeigt sich nicht nur tagsüber. Manische Patienten haben oft **erhebliche Schlafstörungen** und sind während der Nacht sehr unruhig. Eine ausführliche Dokumentation des Schlafverhaltens ist zur Kontrolle sehr wichtig. In akuten Phasen ist die Gabe von Schlafmedikamenten sinnvoll, da der Patient ansonsten in einen völlig verschobenen Tag-Nacht-Rhythmus gerät und zudem Mitpatienten nachts stört. Zusätzlich werden dem Patienten noch alternative Möglichkeiten wie entspannende Bäder oder Tees angeboten.

> **Atmung beobachten**
>
> Insbesondere bei intravenöser Gabe und Patienten mit vorbestehenden Atemstörungen muss die Atmung des Patienten beobachtet werden, da Benzodiazepine eine zentrale Hemmung der Atmung bewirken.

> **VORSICHT!**
> Benzodiazepine werden weitaus häufiger eingesetzt (etwa als Schlafmittel) als es sinnvoll ist und sind in zahlreichen Kombinationspräparaten (z. B. gegen Muskelverspannungen) enthalten. Ihr **Suchtpotenzial** wird von Angehörigen medizinischer Berufe leider oft unterschätzt.

15.3 Bipolare affektive Störungen

Von einer **bipolaren affektiven Störung** spricht man, wenn ein Patient depressive und manische Phasen im Wechsel erlebt. Die einzelnen Phasen dauern Tage bis Monate an. Dazwischen kann eine symptomfreie Zeit von einigen Tagen bis zu mehreren Jahren liegen.

Der Umschwung in die andere Phase kann auch völlig unvorhersehbar innerhalb weniger Stunden erfolgen. Diesen schnellen Phasenwechsel (laut Definition 4 × jährlich und mehr) bezeichnet man als **Rapid-Cycler-Syndrom.**

Pharma-Info 15.3

Benzodiazepine

Benzodiazepine sind Medikamente, die angstlösend, sedierend (beruhigend), schlafanstoßend, antikonvulsiv (antiepileptisch) und (zentral) muskelentspannend wirken. Benzodiazepine sind in der Psychiatrie kurzzeitig zur Behandlung von Angst, z. B. bei psychotischen Spannungszuständen oder schwersten Depressionen, indiziert. Außerdem sind sie zur Therapie akuter Anspannung (z. B. präoperativ), als Antiepileptikum (➤ 9.2.4) und zur Sedierung (etwa des Herzinfarktpatienten) geeignet.

Benzodiazepine sind in der Regel gut verträglich. Die wichtigste akute Nebenwirkung ist Müdigkeit (Beeinträchtigung der Fahrtüchtigkeit!). Die Toxizität von Benzodiazepinen ist gering, d. h. sie sind recht „sichere" Medikamente. Allerdings sind sie in höherer Dosierung aufgrund von Atemdepression z. B. lebensgefährlich. Auch muss das Akkumulationsrisiko beachtet werden!

Für die Behandlung akuter Überdosierungen (etwa als Suizidversuch mit gesammelten Tabletten) steht heute als spezifisches Antidot Flumazenil (Anexate®) zur intravenösen Gabe zur Verfügung.

Bei Langzeiteinnahme von Benzodiazepinen besteht **Suchtgefahr** – eine Suchtentwicklung kann bereits nach wenigen Wochen eintreten. Viele Patienten brauchen immer höhere Dosen. Bei plötzlichem Absetzen kommt es zu Entzugssymptomen wie Schlaflosigkeit, Unruhe, Zittern, Angstzuständen und Alpträumen, in schweren Fällen zu zerebralen Krampfanfällen und Delirien.

Kontraindikationen sind akute Alkohol-, Rauschgift- oder Psychopharmakavergiftungen. In Schwangerschaft und Stillzeit sowie bei Suchtgefährdung ist auf eine enge Indikationsstellung zu achten.

Benzodiazepine werden meist oral als Tabletten, Dragees oder Tropfen verabreicht. Ein Teil der zahlreichen Präparate ist auch für die rektale Anwendung (z. B. zur Prämedikation und Anfallsbehandlung bei Kindern) oder zur intravenösen Injektion erhältlich.

Rapid-Cycler-Syndrom: mindestens vier bipolare Krankheitszyklen pro Jahr.
Ultra-rapidCycler-Syndrom: Phasenwechsel innerhalb von 48 Stunden, kurze Phasendauer.

Behandlungsmöglichkeiten und Phasenprophylaxe

Bei bipolaren Verläufen ist es wichtig, den ständigen Phasenwechsel zu durchbrechen, um Patienten und Angehörige zu entlasten. Dies gelingt am besten mit einer langfristig angelegten **Phasenprophylaxe**. Sie wird mit Lithium, ggf. auch Carbamazepin durchgeführt. Bei ca. 75 % der Patienten ist eine deutliche Besserung von Anzahl, Dauer und Schweregrad der einzelnen Phasen zu erkennen. Beim Rapid-Cycler-Syndrom ist die Phasenprophylaxe mit Valproat wahrscheinlich wirksamer.

Um die therapeutisch wirksame Dosis genau einstellen zu können, muss der *Lithiumspiegel* im Plasma zu Beginn der Therapie wöchentlich kontrolliert werden. Schwerwiegende Nebenwirkungen treten bei korrekter Lithiumtherapie nur selten auf.

Zur Prophylaxe gehören aber immer auch eine regelmäßige Psychotherapie (➤ 13.6.3) und Veränderungen in der Lebensweise, z. B. das Erlernen von Techniken zur Stressbewältigung (➤ 13.6.4).

Pflege

Die Pflege ist der Phase angepasst, in der sich der Patient gerade befindet. (📖 6)
Pflege von depressiven Patienten, ➤ 15.1.4
Pflege von manischen Patienten, ➤ 15.2.2

Literatur und Kontaktadressen

📖 LITERATURNACHWEIS
1. Tölle, Rainer: Depressionen: Erkennen und behandeln. 2. A., Beck Verlag, München 2003.
2. Hautzinger, Martin et al.: Kognitive Verhaltenstherapie bei Depressionen. 6. A., Beltz Verlag, Weinheim 2003.
3. Schulz, Michael: Pflege von depressiven Patienten. Heilberufe 2009; 61: 25–26.
4. Gold, Kai; Gühne, Martina (Hrsg.): Einzel- und Gruppenaktivitäten in der psychiatrischen Pflege. Urban & Fischer Verlag, München 2008.
5. Cleve, Jay: Licht am Ende des Tunnels. Wie Depressive und ihre Angehörigen sich selbst helfen können. 2. A., Verlag Hans Huber, Bern 2000.
6. Bock, T.; Kösler, A.: Spannungsfelder bei Patienten mit bipolaren Erkrankungen – eine besondere Herausforderung in der Pflege. Psych Pflege 2005; 11: 275–278.

KONTAKTADRESSEN
- Kompetenznetz Depression (unterstützt vom Bundesministerium für Bildung und Forschung)
  www.kompetenznetz-depression.de
- Deutsche Gesellschaft für Bipolare Störungen e. V. (DGBS)
  Postfach 14 31
  87404 Kempten
  Beratungstelefon: 0700 333 444 55 (12 Cent/Min. aus dem deutschen Festnetz)
  www.dgbs.de

KAPITEL 16

Giulio Calia, Kai Gold

Pflege von Menschen mit organisch bedingten psychischen Störungen

16.1	Gemeinsame Kennzeichen organisch bedingter psychischer Störungen 299		16.3	Organisch bedingte psychische Störungen bei speziellen Erkrankungen 303	
16.1.1	Ursachen	299	16.3.1	Infektionskrankheiten des Gehirns	303
16.1.2	Einteilung	299	16.3.2	Hirntumoren	304
16.1.3	Diagnostik und Differenzialdiagnose	300	16.3.3	Epilepsie	304
			16.3.4	Schädel-Hirn-Trauma	304
16.2	Organisch bedingte psychische Syndrome	300	16.3.5	Hormonstörungen	305
			16.3.6	Metabolische Enzephalopathien	305
16.2.1	Demenz und Delir	300	16.3.7	Degenerative Hirnerkrankungen	305
16.2.2	Organisches amnestisches Syndrom	301			
16.2.3	Sonstige psychische Störungen körperlicher Ursache	302	16.4	Psychische Störungen in der Schwangerschaft und im Wochenbett	305
16.2.4	Organisch bedingte Persönlichkeitsveränderungen	303	16.4.1	Medikamentöse Therapie in der Schwangerschaft	305
			16.4.2	Wochenbettpsychosen	306
				Literatur und Kontaktadressen	306

Organisch bedingte psychische Störung (körperlich begründbare psychische Störung, traditionell: *exogene Psychose*): Durch eine körperliche Erkrankung bedingte psychische Störung.

16.1 Gemeinsame Kennzeichen organisch bedingter psychischer Störungen

Anders als bei den bisher beschriebenen Krankheiten werden in diesem Kapitel psychische Störungen beschrieben, die ganz oder überwiegend auf nachweisbare körperliche Erkrankungen zurückzuführen sind. Einer **organisch bedingten psychischen Störung** können verschiedene körperliche Erkrankungen zugrunde liegen. Immer jedoch ist das Gehirn in Mitleidenschaft gezogen: Entweder ist die Krankheit direkt im Gehirn lokalisiert (z. B. bei einem Gehirntumor oder einer Alzheimer-Demenz) oder das Gehirn ist sekundär betroffen (z. B. bei Leberschäden oder Schilddrüsenfunktionsstörungen).

16.1.1 Ursachen

Die **Ursachen** sind überaus vielfältig: Schädel-Hirn-Traumata (➤ 8.1), Tumoren (➤ 7.1) oder Abbauprozesse wie bei der Alzheimer-Demenz (➤ 21.3.1), entzündliche Prozesse (z. B. Enzephalitiden bei HIV oder Syphilis, ➤ Kapitel 6), Herz-Kreislauf-Erkrankungen (Herzinsuffizienz, Gefäßverkalkungen), Exsikkose, aber auch Krankheiten, die das Gehirn sekundär in Mitleidenschaft ziehen, wie Leber- oder Niereninsuffizienz, Hormonstörungen wie Schilddrüsen- oder Nebennierenrindenüberfunktion, Vitaminmangelzustände oder konsumierende Erkrankungen wie Krebs.

Dabei ist die Beobachtung überraschend, dass ganz unterschiedliche Ursachen zu ähnlichen klinischen Bildern führen, denn das Gehirn antwortet auf verschiedene Schäden mit gleichen Symptomen: „Den zahlreichen und unterschiedlichen Verursachungen entsprechen aber keineswegs zahlreiche und verschiedene psychische Symptome. Weitgehend unabhängig von der Art der Schädigung oder Funktionsstörung reagiert das Gehirn relativ gleichförmig". (📖 1) Die Symptomatik sagt also meist nichts über die Art ihrer Verursachung aus.

16.1.2 Einteilung

Organisch bedingte psychische Störungen können nach verschiedenen **Kriterien** eingeteilt werden:
- Nach dem zeitlichen Verlauf werden **akute** und **chronische** organisch bedingte psychische Störungen unterschieden
- Nach der Lokalisation der zugrunde liegenden Erkrankung werden vielfach **hirnorganische** psychische Störungen (die

Ursache liegt im Gehirn selbst) und **symptomatische** psychische Störungen (die Ursache liegt außerhalb des Gehirns) mit sekundärer Funktionsstörung des Gehirns unterschieden.

Üblicherweise jedoch werden heute organische psychische Störungen ebenso wie die übrigen psychischen Krankheiten nach der ICD-10 klassifiziert:
- Demenzen verschiedener Ursache (> 16.2.1, 21.3)
- Delir (> 16.2.1)
- Organisches amnestisches Syndrom (> 16.2.2)
- Sonstige psychische Störungen körperlicher Ursache (> 16.2.3)
- Organisch bedingte psychische Syndrome (> 16.2.4).

16.1.3 Diagnostik und Differenzialdiagnose

Die **Diagnose** einer organisch bedingten psychischen Störung wird anhand des psychopathologischen Befunds (> 13.5), durch spezielle, standardisierte Tests und durch technisch-medizinische Untersuchungen (> 1.9) zum Aufdecken der zugrunde liegenden Erkrankung gestellt. Manchmal ist die Ähnlichkeit zwischen organisch bedingten psychischen Störungen und anderen psychischen Erkrankungen, z. B. einer endogenen Depression (> 15.1) oder Schizophrenie (> 14.1), sehr groß. Oft kann dann auch der erfahrene Arzt nicht unterscheiden, ob eine psychische Störung organisch bedingt ist oder nicht. Daher steht vor der Diagnose einer psychischen Störung stets die Abklärung organischer Erkrankungen. Hierzu gehören die körperliche Untersuchung bei Krankenhausaufnahme durch den Arzt, Blutentnahme, EKG, EEG und schließlich bei entsprechendem Verdacht auch weiterführende Untersuchungen wie CCT (kraniale Computertomografie) oder MRT (Magnetresonanztomografie) (> 1.9.3), Liquoruntersuchungen (> 1.9.2), Ultraschalluntersuchungen (> 1.9.5) etc.

16.2 Organisch bedingte psychische Syndrome

16.2.1 Demenz und Delir

Funktionsstörungen oder Schädigungen des Gehirns können sich auf zwei Arten zeigen:
- Zum einen als chronisches, überdauerndes Syndrom, dies wird als „Demenz" oder „organisches Psychosyndrom" bezeichnet. Bei leichterer Ausprägung spricht man von „leichter kognitiver Störung"
- Zum anderen kann die Störung akut und vorübergehend sein, dann spricht man vom „Delir".

Hier entspricht die Begriffsbestimmung nicht dem klinischen Alltagsgebrauch, in dem bei „Demenz" oft die Altersdemenz gemeint ist, bei „Delir" oft das Alkoholdelir.

Demenz

Aufgrund der vornehmlichen Betreuung Betroffener in der Gerontopsychiatrie wird die **Demenz** (> Abb. 16.1) ausführlich in > Kapitel 21 dargestellt.

Delir

Das **Delir** ist der Prototyp der akuten organischen Psychose. Ein Delir findet sich nicht nur beim Alkoholentzug, es kann auch vorkommen bei Medikamentenunverträglichkeiten oder -überdosierungen, bei Hyperthyreose, hochfiebrigen Erkrankungen, Exsikkose etc. Leitsymptom ist die praktisch immer vorkommende Bewusstseinsstörung (im Gegensatz zu dementen Patienten, die zwar desorientiert, aber bewusstseinsklar sind). Im Delir ist das Bewusstsein getrübt, das Denken ist verwirrt bis zur Zusammenhangslosigkeit. Dieses inkohärente *(nicht zusammenhängende)* Denken weist keinerlei inneren Zusammenhang auf, wie es z. B. beim zerfahrenen Denken von schizophren Erkrankten (> 14.1.1) oder beim ideenflüchtigen Denken eines an einer Manie erkrankten Patienten (> 15.2.1) zumindest noch ansatzweise erkennbar sein kann. Die Betroffenen sind in der Regel extrem unruhig, dabei ratlos und ängstlich. Oft liegen optische Halluzinationen vor (krabbelnde Tiere, Flocken in der Luft). Die Patienten laufen in ihrer Unruhe oft ziellos auf der Station umher, kramen oder nesteln ständig und zeichnen sich insgesamt durch extreme motorische Unruhe aus. Die Stimmung schwankt sehr stark zwischen depressiv-klagsam und gereizt-euphorisch. Die Handlungen der Patienten sind ziellos, das Urteilsvermögen ist praktisch aufgehoben.

Im sogenannten **Prädelir**, einer Vorstufe des Delirs, findet sich eine flüchtige vegetative Symptomatik mit Schreckhaftigkeit, Schlafstörungen, Schwitzen und morgendlichem Tremor, die Patienten zeigen zunehmende Unruhe und Umtriebigkeit.

Das Delir ist eine schwerwiegende Erkrankung. Bei voller Ausprägung führt es unbehandelt, bei ca. 15 % der Betroffenen zum Tode, optimal behandelt, liegt die Letalität immer noch bei 1–2 %. Ein Delir klingt typischerweise nach 5–7 Tagen ab. Vitamin-B-Mangelzustände sind insbesondere beim

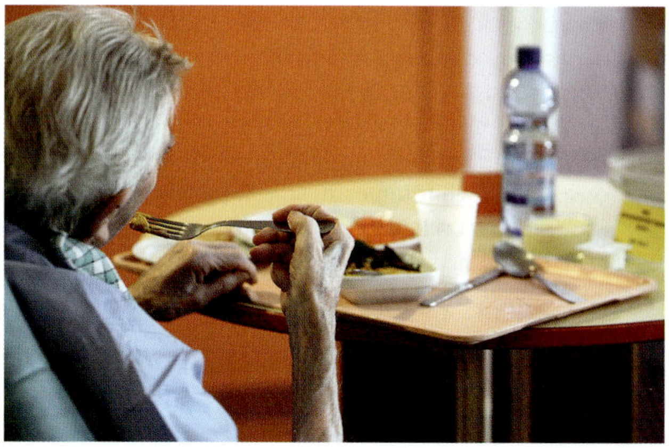

Abb. 16.1 Die **Demenz** ist ein häufiges Krankheitsbild: In der Gruppe der über 65-Jährigen sind ca. 5 % betroffen. [J787]

Alkoholdelir gefährlich und können zu einem Korsakow-Syndrom (➤ 16.2.2) führen.

Nach Abklingen besteht oft eine Erinnerungslosigkeit für die Zeit des Delirs *(Amnesie)*.

Die Behandlung erfolgt je nach Ursache. Wichtig ist zunächst, die Ursache auszuschalten (Alkohol, Medikamente, Fieber, Exsikkose etc.). Beim Alkoholdelir kann mit Clonidin (Handelsname z. B. *Catapresan*®), Carbamazepin (➤ Pharma-Info 9.1), Clomethiazol (Handelsname z. B. *Distraneurin*®) und Haloperidol (➤ Pharma-Info 14.1) behandelt werden.

Pflege von Menschen mit einem Delir
Die pflegerische Betreuung deliranter Patienten beinhaltet gleichermaßen somatische wie auch psychiatrische Aspekte.

Aus **somatischer** Sicht ist auf eine kontinuierliche Krankenbeobachtung zu achten, da die vegetative Begleitsymptomatik sehr stark ausgeprägt sein kann. Die Patienten fiebern, schwitzen stark, zeigen einen Tremor und z. T. gefährlich erhöhte Vitalwerte. Dies erfordert eine engmaschige Überwachung des Patienten mit regelmäßigen Puls-, Blutdruck- und Blutzuckerkontrollen, Kontrollen der Körpertemperatur und der Atmung sowie der Ein- und Ausfuhr und eine entsprechende Dokumentation. Es ist unbedingt auf eine ausreichende Flüssigkeitszufuhr zu achten. Um ein entstehendes Delir möglichst frühzeitig entdecken zu können, ist die regelmäßige Überwachung der Vitalparameter (Puls, Blutdruck) insbesondere bei Risikopatienten (z. B. im Alkoholentzug) von großer Bedeutung.

> **NOTFALL!**
> Bei Veränderungen am Krankheitszustand ist unbedingt der Arzt zu informieren, da bei schweren Verläufen mitunter eine intensivmedizinische Behandlung erforderlich sein kann!

Die Übergänge zwischen somatischer und **psychiatrischer** Pflege deliranter Patienten sind z. T. fließend und daher nicht eindeutig voneinander abzugrenzen. Die oft mit massiven Angst- und motorischen Unruhezuständen einhergehende Verwirrtheit der Betroffenen macht eine Einzelbetreuung mit festen Bezugspersonen in den meisten Fällen unumgänglich. Oberstes Gebot ist ein ruhiges und unmissverständliches Auftreten, das dem Kranken ausreichend Sicherheit und Orientierung ermöglicht. Um den Patienten insgesamt nicht zu überfordern, ist bei der Gesprächsführung darauf zu achten, ihm durch kurze und verständliche Aussagen oder einfache Fragen zu begegnen. Auch nichtsprachliche Äußerungen (nonverbale Botschaften) oder leichte Berührungen haben auf manche Patienten einen positiven Einfluss. Beruhigend wirkt sich auf die Patienten zudem eine ruhige und ansprechende Gestaltung der Räumlichkeiten aus. Es sollte daher darauf geachtet werden, Außenreize zu minimieren und so wenig Veränderungen wie möglich in der optischen Gestaltung der Station und des Patientenzimmers oder auch im Tagesablauf vorzunehmen.

Verwirrte Menschen haben naturgemäß ein erhöhtes Sicherheits- und Schutzbedürfnis. Der Angst kann bereits durch geringen Aufwand wie z. B. dezente Lichtquellen im Zimmer oder vermehrte Kontrollgänge erfolgreich entgegengewirkt werden. Zum Schutz des Patienten kann evtl. auch dessen Sicherstellung notwendig sein (➤ 13.4.8).

16.2.2 Organisches amnestisches Syndrom

Das **organische amnestische Syndrom** ist eine besondere und seltene Ausprägung der Demenz. Gedächtnisstörungen stehen hier ganz im Vordergrund, während andere für die Demenz typische Symptome (Denk-, Antriebs-, psychomotorische und affektive Störungen) schwächer ausgeprägt sind oder ganz fehlen.

Es besteht eine auffallende Beeinträchtigung des Kurzzeit- und meist auch des Langzeitgedächtnisses. Daraus folgt Desorientiertheit, die oft begleitet ist von *Konfabulationen* (Füllen von Erinnerungslücken mit Vorgängen, die nur in der Fantasie existieren und in keinem Zusammenhang mit der Realität stehen). Der Patient ist verwirrt. Die Wahrnehmung und andere kognitive Funktionen, einschließlich des Intellekts, sind im Allgemeinen intakt.

Das ausschließlich durch alkoholtoxische Einflüsse verursachte amnestische Syndrom heißt auch **Korsakow-Syndrom** oder *Korsakow-Psychose*. Das Korsakow-Syndrom kann im Anschluss an ein schweres, wiederholtes Delir auftreten. Patienten mit Korsakow-Syndrom zeichnen sich durch eine medikamentös nur schwer beeinflussbare ausgeprägte Unruhe aus, sie sind sehr umtriebig und benötigen oft eine intensive pflegerische Begleitung.

Pflege von Menschen mit einem organischen amnestischen Syndrom

Da das Korsakow-Syndrom eine ähnliche Symptomatik aufweist wie andere demenzielle Erkrankungen, richtet sich auch der allgemeine Umgang mit den Betroffenen in erster Linie nach den Richtlinien der *Pflege von Menschen mit einer Demenz* (➤ 21.4).

Ähnlich wie bei der Demenz ist der Pflegebedarf bzw. die Pflegeintensität bei Patienten mit Korsakow-Syndrom in unmittelbarem Zusammenhang mit dem Ausprägungsgrad der Organveränderungen zu sehen. Dieser Umstand erschwert eine Standardisierung des pflegerischen Aufgabenkataloges und macht eine individuelle und ressourcenorientierte Pflegeplanung erforderlich.

Da die primäre Ursache für ein Korsakow-Syndrom in einem jahrelangen Alkoholabusus oder -missbrauch liegt, stellt **Alkoholabstinenz** das oberste Gebot im Umgang mit diesen Patienten dar. Die Pflege in der Akutphase orientiert sich an den Behandlungsstrategien in der Alkoholentgiftung (➤ 22.4.2). Der Suchtdruck der Patienten ist in der ersten Zeit der Alkoholabstinenz stärker ausgeprägt, lässt in der Regel im weiteren Verlauf der Korsakow-Erkrankung jedoch deutlich nach.

Aufgrund der organischen Gehirnveränderungen leidet die Mehrzahl der Betroffenen unter **Gedächtnisstörungen,** die überwiegend das Kurzzeitgedächtnis, in besonders schweren Fällen jedoch auch das Langzeitgedächtnis betreffen. Mitunter vergessen die Betroffenen, was sie noch vor wenigen Minuten gesagt oder getan haben. Da ihre intellektuellen und sprachlichen Fähigkeiten in der Regel erhalten bleiben, neigen sie im „Bedarfsfall" zum **Konfabulieren** (s. o.), einem charakteristischen Phänomen des Korsokow-Syndroms. Hierbei wird nicht immer deutlich, ob sich die Betroffenen ihrer Erinnerungslücken bewusst werden und schämen und so lediglich versuchen, ihre Defizite durch „Notlügen" weniger offensichtlich werden zu lassen. Ebenso kann es jedoch auch sein, dass der Patient von seinen Schilderungen fest überzeugt ist. Unabhängig davon, ob der Patient bewusst oder unbewusst konfabuliert, bezichtigen ihn die Pflegenden niemals des Lügens, sondern begegnen ihm jederzeit wertschätzend und verständnisvoll.

Der Umgang mit Gedächtnisstörungen macht für die Pflegenden, die die Patienten engmaschig betreuen, **Biografiearbeit** zwingend erforderlich. Mit dem Wissen um die wichtigsten biografischen Daten des Patienten und mithilfe bestimmter **Validationstechniken** (▶ 21.4.4) lassen sich vereinzelte krankheitsbedingte Erinnerungslücken beim Patienten wieder vorsichtig schließen.

Die Gedächtnisstörungen der Betroffenen gehen meist auch mit **Verwirrtheitszuständen** und **Orientierungsstörungen** einher. Dies wird besonders auffällig, wenn die Patienten in eine fremde Umgebung kommen, z. B. zur Aufnahme in ein psychiatrisches Krankenhaus oder beim Umzug in ein Alten- oder Pflegeheim. **Orientierungshilfen** wie z. B. Namensschilder an den Patientenzimmern oder Wegweiser zur Toilette oder zu anderen wichtigen Räumen helfen dem Patienten, sich in der fremden Umgebung besser zurechtzufinden. Je nach Gesundheitszustand und Orientierungsgrad ist eine geschützte Unterbringung sinnvoll, da die Patienten u. U. nicht eigenständig zu ihrer Station/Wohngruppe zurückfinden würden.

Viele Korsakow-Patienten fallen im stationären Setting zudem durch starke **motorische Unruhe** und Umtriebigkeit auf. Dieses Phänomen liegt – ähnlich wie z. B. auch eine gesteigerte Aggressionsbereitschaft – in erster Linie in ihrer Desorientiertheit begründet. Ob und inwieweit die massive Unruhe der Korsakow-Patienten im Laufe der Behandlung nachlässt, hängt im Einzelfall von verschiedenen Faktoren ab. Hier ist es wichtig, dass den Betroffenen ausreichend Bewegungsmöglichkeiten gegeben werden, z. B. durch Spaziergänge über den Stationsflur oder begleitete Spaziergänge außerhalb des Krankenhauses. Der **Bezugspflege** (▶ 13.4.3) kommt eine besondere Bedeutung zu. Zwar lassen Unruhezustände desorientierter Patienten sich nicht allein durch Beziehungsarbeit vermeiden, mit zunehmendem Vertrauen in die Bezugspersonen fällt es dem Patienten jedoch leichter, Ängste abzubauen und sich auf Hilfsangebote einzulassen.

16.2.3 Sonstige psychische Störungen körperlicher Ursache

Die hier beschriebenen Störungen zeichnen sich durch einige Besonderheiten aus: Bewusstseinsstörungen und kognitive Defizite sind in der Regel nicht zu beobachten, die Symptomatik ähnelt oft endogenen oder psychoreaktiven Erkrankungen, neben organischen finden sich oft andere zusätzliche Ursachen. Die Symptomatik kann flüchtig sein.

Organisch-depressive Störungen

Depressive Störungen können von einer Vielzahl organischer Krankheiten ausgehen. Sie hängen entweder direkt mit einer organischen Erkrankung des Gehirns zusammen, z. B. Demenz (▶ 21.3), Morbus Parkinson (▶ 5.2.1), Chorea Huntington (▶ 5.2.4), Hirninfarkt (▶ 2.1), Multiple Sklerose (▶ 6.10), Epilepsie (▶ 9.2) und Schädel-Hirn-Trauma (▶ 8.1). Oder sie sind auf allgemein-körperliche Erkrankungen zurückzuführen, z. B. Infektionen (z. B. Tbc, Lungenentzündung), Schilddrüsenerkrankungen, Stoffwechselstörungen oder bösartige Tumoren.

Die Symptomatik ist sehr vielgestaltig und kann der einer Depression (▶ 15.1.) entsprechen. Oft ist der organische Faktor nicht die alleinige Ursache, in der Regel bestehen noch andere Entstehungsbedingungen, z. B. belastende Lebensveränderungen. Überzufällig häufig treffen Altersdemenz und Depression zusammen.

Die Behandlung organisch-depressiver Patienten ist nicht wesentlich anders als die organisch gesunder. Die körperliche Grundkrankheit muss mitbehandelt werden. Die medikamentöse Behandlung ist ähnlich, es treten allerdings rascher Nebenwirkungen auf. Auch Elektrokrampftherapie (▶ 13.6.2), Schlafentzug (▶ 13.6.2) und Psychotherapie (▶ 13.6.3) sind möglich.

Organisch-maniforme Störungen

Maniforme Störungen ähneln einer Manie (▶ 15.2). Oft fehlt den organisch-maniformen Zuständen allerdings das Ansteckende und Mitreißende der Manie, die organische Euphorie wirkt leer. Diese affektiven Störungen treten oft bei Patienten mit Hirntumoren (▶ 7.1) oder Hirntraumata (▶ 8.1) auf. Sie werden auch als symptomatische Manien bezeichnet. Auch hier unterscheidet sich die Behandlung prinzipiell nicht von der organisch gesunder Patienten.

Organisch-paranoide Störungen

Die Symptomatik kann einer paranoid-halluzinatorischen Schizophrenie (▶ 14.1.2) täuschend ähnlich sein. Auch werden **Wahnentwicklungen** bei organischer Hirnschädigung beobachtet. Vielfach kommt es auch unter organischer Schädigung zur Entwicklung von **Halluzinosen,** die sich auszeichnen durch Halluzinationen und Wahn. Bewusstseinsstörungen wie beim Delir liegen nicht vor. Der Verlauf kann akut und vorübergehend, aber auch chronifizierend sein.

Vorkommen von Halluzinosen:
- **Optische Halluzinose:** z. B. bei Intoxikation mit Halluzinogenen (LSD)
- **Akustische Halluzinose:** z. B. bei Alkoholabhängigkeit
- **Haptische (taktile) Halluzinose:** z. B. bei Amphetamin-Intoxikation
- Bei regelmäßigem Kokaingebrauch (Dauerkonsum) kann es zur sog. **Kokainpsychose** kommen
- Eine Sonderform der **taktilen Halluzinose** ist der Dermatozoenwahn. Hier liegt häufig eine Chronifizierung vor, oft handelt es sich bei den Erkrankten um ältere, vereinsamte Frauen. Die Patienten glauben, auf, in oder unter der Haut von Parasiten befallen zu sein, die z. B. zu Jucken, Stechen und Brennen führen. Viele berichten über Kriechen, Krabbeln, Hüpfen oder Durchbohren. Manche behaupten sogar, das Ungeziefer zu sehen, und demonstrieren dafür in ihren Augen beweiskräftige Tatsachen: Meist sind es Hautschuppen, Hautteilchen, Staubkörner oder Textilfasern.

Viele Patienten sind den ganzen Tag mit ihrer Halluzinose befasst und füllen gewissermaßen ihre soziale Isolierung damit aus. Die Störung ist aufgrund ihrer Chronifizierung schwer zu behandeln. Gelingt eine Besserung der wahnhaften Symptomatik (durch Neuroleptika, ➤ Pharma-Info 14.1), entwickelt sich nicht selten im Gefolge eine Depression, da den Patienten ein wesentlicher „Lebensinhalt" genommen wurde.

Weitere organisch bedingte Störungen

Organisch bedingte Störungen können praktisch jedes Symptombild zeigen, das die Psychiatrie kennt. So sind im ICD-10 noch aufgelistet:
- Organische Angststörung
- Organische dissoziative Störung
- Organische emotional-labile *(asthenische)* Störung.

Neben der Behandlung der organischen Ursache sind die Behandlungsstrategien den nichtorganischen Krankheitsbildern sehr ähnlich.

16.2.4 Organisch bedingte Persönlichkeitsveränderungen

Oft kommt es durch Hirnkrankheiten und -funktionsstörungen nicht zu umschriebenen psychiatrischen Symptomen wie Wahn oder Depression, sondern zu **Veränderungen in der Persönlichkeit** des Betroffenen. Das wird am Verhalten des Patienten sichtbar: Er wird gleichgültiger, umständlicher oder reizbarer, verliert an Schwung und Initiative. Als weiteres typisches Anzeichen einer solchen organisch bedingten Persönlichkeitsveränderung gilt die Zuspitzung charakteristischer Persönlichkeitsmerkmale: Der Sparsame wird geizig, der Penible umständlich, der Heitere geschwätzig. Neue Verhaltensweisen sind eher selten. Bei Schädigung des Frontalhirns (z. B. durch ein langsam wachsendes Meningeom) kann es zu einem Abbau von Taktgefühl kommen, die Persönlichkeit „vergröbert", der Patient wird distanzärmer, verliert das Feingefühl für soziale Situationen und angemessenes Verhalten (Frontalhirnsyndrom). Im Extremfall können völlig neue, von Nahestehenden als taktlos empfundene Verhaltensweisen auftreten, so z. B. anzügliches Verhalten eines älteren Mannes gegenüber Frauen.

16.3 Organisch bedingte psychische Störungen bei speziellen Erkrankungen

16.3.1 Infektionskrankheiten des Gehirns

Den bakteriellen bzw. viralen Befall des Gehirns nennt man **Enzephalitis** (➤ 6.2), eine entsprechende Erkrankung der Hirnhäute **Meningitis** (➤ 6.1). Es sollte hier unter anderem auch nach Zeckenbissen in der Anamnese (Borrelieninfektionen) gefragt werden. Im Vordergrund der akuten Enzephalitis oder Meningitis stehen körperliche Symptome (Fieber, Erbrechen, Meningismus [Nackensteifigkeit], Kopfschmerzen etc.). Darüber hinaus treten oft auch psychiatrische Symptome auf, sie dominieren in der Regel aber nicht das klinische Bild. Hierzu gehören Somnolenz *(Schläfrigkeit)*, Apathie, eine delirante oder demenzielle Symptomatik, aber auch affektive Verstimmungszustände oder eine paranoid-halluzinatorische Symptomatik.

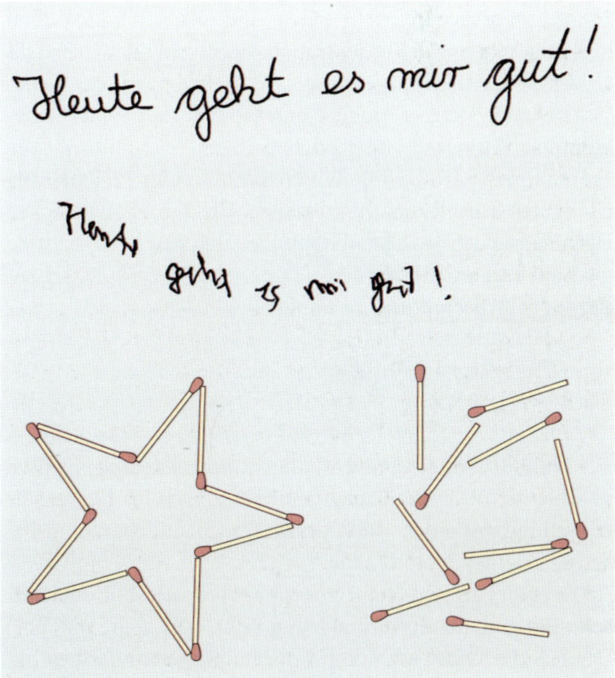

Abb. 16.2 Schriftprobe und Streichholztest bei **Enzephalopathie.** Das Gehirn ist unfähig, koordinierte Handlungen durchzuführen. Dem Patienten gelingt es nicht, einfache Wörter zu Papier zu bringen oder aus Streichhölzern einen Stern zu legen. [L190]

Die **Neurolues** (> 6.7) stand Anfang des letzten Jahrhunderts wegen ihrer vielfältigen psychiatrischen Erscheinungen im Mittelpunkt der psychiatrischen Forschung. Für die Behandlung der Lues *(Syphilis)* wurde im Jahre 1927 sogar der Nobelpreis an Julius Wagner von Jauregg (1857–1940) vergeben. Die Krankheit wird hervorgerufen durch einen Befall des Gehirns mit dem Bakterium *Treponema pallidum*. Eine psychische Symptomatik kommt erst Jahrzehnte nach der Infektion zum Ausbruch, die Patienten zeigen zunächst einen uncharakteristischen Leistungsabfall, ehe es später zu akuten Psychosen kommt, u. a. zum euphorisch-expansiven Syndrom mit Größenwahn. Die Krankheit endet oft in einer Demenz. Seit der Entdeckung der Antibiotika ist die Lues gut behandelbar, heute sehen wir die geschilderte Symptomatik in den Industrieländern kaum mehr.

Dagegen ist die **HIV-Enzephalitis** (> 6.4) immer noch von hoher Aktualität. Die psychischen Störungen sind häufig und vielgestaltig. Früh kann es zu kognitiven Einbußen kommen, häufig sind depressive Syndrome. Es treten auch hirnorganische Persönlichkeitsveränderungen auf, die Patienten werden gleichgültig, antriebsarm und träge. Es kann sich auch eine Demenz entwickeln. Eine paranoid-halluzinatorische Symptomatik scheint eher selten zu sein.
Pflege bei infektiösen und entzündlichen Erkrankungen des ZNS > Kapitel 6

16.3.2 Hirntumoren

Alle Arten von **Hirntumoren** (> 7.1) können psychische Störungen verursachen. Nicht selten sind unspezifische Verhaltensänderungen wie Konzentrationsstörungen oder Gleichgültigkeit erste Zeichen des Tumors. Je nachdem, wo der Tumor sich befindet, kann es dabei zu unterschiedlicher Symptomatik kommen. Tumoren im vorderen Hirnbereich führen zum Frontalhirnsyndrom mit Wesensveränderung, z. B. Verflachung der Gefühle, unangemessenen Affekten, Kritiklosigkeit, Distanzlosigkeit zu anderen Menschen, unpassendem pathologischem Lachen und Weinen.
Pflege bei ZNS-Tumoren > Kapitel 7

16.3.3 Epilepsie

Bei **Epileptikern** sind vielgestaltige psychische Störungen beobachtbar, von Persönlichkeitsveränderungen bis hin zu Verstimmungszuständen, Dämmerzuständen und paranoid-halluzinatorischer Symptomatik.

Die früher als typisch für Epileptiker beschriebene **enechetische Persönlichkeitsveränderung** sieht man heute nur noch selten. Sie zeichnet sich durch Umständlichkeit und zähes, haftendes Denken aus. Das Festhalten an einem Gedanken oder Einfall wird *Perseveration* genannt. Laut einigen Autoren sei diese Persönlichkeitsveränderung häufiger bei Schläfenlappenepilepsien anzutreffen.

Verstimmungszustände treten bei Epileptikern häufiger auf als im Durchschnitt der Bevölkerung, die Stimmung kann euphorisch sein, aber auch depressiv bis missmutig-gereizt. Überdurchschnittlich häufig kommt es bei Epileptikern zu Suiziden und Suizidversuchen (> Kapitel 23).

Dämmerzustände können nach einem generalisierten oder psychomotorischen Anfall auftreten. Die Patienten wirken äußerlich geordnet, zeigen jedoch bei genauerer Betrachtung eine Bewusstseinstrübung und handeln automatenhaft („wie in Trance"). Dabei kann die Handlung selbst völlig unauffällig aussehen (z. B. fahren die Patienten mit öffentlichen Verkehrsmitteln, ohne auffällig zu werden), sie sind jedoch nur beschränkt ansprechbar. Nach dem „Aufwachen" besteht oft eine Amnesie. Kommt es im Rahmen eines Dämmerzustands mit Unruhe und Gereiztheit zu einer Straftat, so sind die Patienten für diese Tat als nicht schuldfähig anzusehen.

Eine **paranoid-halluzinatorische Symptomatik** bei Epileptikern kann einer Schizophrenie (> 14.1) ähnlich sein, auch hier gibt es keine spezifische Symptomatik für Epileptiker. Die Symptomatik kann u. U. wochenlang andauern.
Pflege bei zerebralen Krampfanfällen > 9.2.5

16.3.4 Schädel-Hirn-Trauma

Schädel-Hirn-Traumata (> 8.1) entstehen z. B. durch Unfallschädigungen des Gehirns. Offene Schädel-Hirn-Verletzungen werden vom Chirurgen oder Neurochirurgen behandelt. Bei den sogenannten gedeckten oder stumpfen Hirntraumata unterscheidet man die Commotio cerebri und die Contusio cerebri.

Commotio cerebri
Bei der **Commotio** *(Gehirnerschütterung)* kommt es z. B. durch einen Unfall zu einer Schädigung des Gehirns, allerdings ohne Substanzverlust an Hirngewebe. Kardinalsymptom ist die Bewusstlosigkeit, deren Dauer in der Regel mit dem Ausmaß der Schädigung korreliert. Die Bewusstlosigkeit hält einige Minuten bis maximal eine Stunde an. Üblich ist eine Erinnerungslosigkeit für die Zeit vor bzw. nach dem Unfall (retrograde bzw. anterograde Amnesie). Nach der Commotio leiden die Patienten oft noch für längere Zeit an verschiedenen Symptomen wie Schwindel, Kopfschmerzen, Erbrechen oder Erschöpfbarkeit. Neurologische Ausfälle (z. B. Lähmungen) kommen nicht vor. Die Commotio klingt vollständig wieder ab.

Contusio cerebri
Bei der **Contusio** *(Gehirnprellung)* ist die Schädigung des Gehirns so erheblich, dass es zu einem dauerhaften Verlust von Hirngewebe kommt. Die Bewusstseinsstörung dauert länger als bei der Commotio. Es kann zu neurologischen Ausfällen kommen. Bei einer *Contusionspsychose* im Gefolge eines Unfalls kommt es zu einer deliranten Symptomatik, die häufig in einer psychiatrischen Klinik behandelt werden muss. Nach einer Contusio können psychische Störungen überdauern, z. B.

mit demenziellen Symptomen oder organisch bedingten Persönlichkeitsstörungen.
Pflege bei Verletzungen des ZNS ➤ Kapitel 8

16.3.5 Hormonstörungen

Die häufigste Ursache für organisch bedingte psychische Störungen bei **Hormonstörungen** *(Endokrinopathien)* sind **Schilddrüsenfunktionsstörungen** (➤ Abb. 16.3). Typischerweise treten affektive Störungen auf. Bei einer Überfunktion der Schilddrüse ist der Patient agitiert, unruhig, oft auch maniform. Bei einer Unterfunktion treten vorwiegend depressive Verstimmungen auf, die mit Apathie und Antriebsarmut einhergehen. Das **Cushing-Syndrom** (erhöhter Blutspiegel von Kortisol) geht vielfach einher mit Stimmungsschwankungen, Unruhe oder Apathie, evtl. auch paranoid-halluzinatorischer Symptomatik. **Hyperparathyreoidismus** (vermehrte Parathormonbildung) kann Apathie, gelegentlich auch Persönlichkeitsveränderungen hervorrufen.

16.3.6 Metabolische Enzephalopathien

Viele Stoffwechselkrankheiten gehen vor allem im fortgeschrittenen Stadium mit psychischen Veränderungen einher.

Ist der Leberstoffwechsel und somit die Entgiftungsfunktion der Leber gestört, gelangen hirntoxische Stoffe vermehrt ins Blut. Eine wichtige Rolle spielt dabei das Eiweißabbauprodukt Ammoniak. Als Folge entwickelt sich eine **hepatische Enzephalopathie.** Sie beginnt mit Apathie, Unruhe, Merkstörungen und Störungen des Schlaf-Wach-Rhythmus als ersten psychischen Symptomen und schreitet über zunehmende Bewusstseinstrübung und Desorientiertheit fort.

Die **terminale Niereninsuffizienz** kann Verstimmungszustände, Apathien oder schizophrenieähnliche Symptome hervorrufen. Bei langjähriger Dialyse kann sich eine Aluminium-Enzephalopathie entwickeln.

Ein **Vitamin-B$_{12}$-Mangel** (vor allem bei Alkoholikern) kann zu einem Korsakow-Syndrom (➤ 16.2.2), seltener zu Depressionen und paranoid-halluzinatorischer Symptomatik führen.

Abb. 16.3 Schilddrüsenfunktionsstörungen sind nicht selten Ursache einer exogenen Psychose. Hier eine 20-jährige Patientin mit einer Knotenstruma (Struma nodosa). [T127]

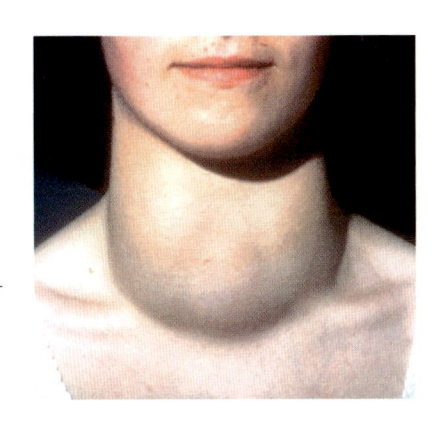

Karzinompatienten leiden häufig unter psychischen Störungen, die verschiedenster Ursache sein können. So können reaktive Depressionen ebenso auftreten wie metabolisch bedingte Enzephalopathien beim **paraneoplastischen Syndrom** (Freisetzung von schädigenden Substanzen durch Tumoren).

16.3.7 Degenerative Hirnerkrankungen

Bei der selten auftretenden **Pick-Krankheit** kommt es aus unbekannter Ursache zu einer Atrophie der Hirnsubstanz, und zwar vor allem im Bereich des Frontalhirns. Entsprechend dieser Lokalisation beginnt die Pick-Krankheit mit Persönlichkeitsveränderungen: Die Patienten verlieren zunehmend das Taktgefühl im sozialen Umgang, „vergröbern" in ihren Gefühlsregungen und können ihr Verhalten zunehmend weniger steuern. Bei weiterem Fortschreiten kommt es zum Verlust des Sprachschatzes und Gedächtnisses, die Krankheit endet in einem ausgeprägten demenziellen Abbau und ist therapeutisch nicht beeinflussbar.

Auch bei der **Parkinson-Erkrankung** (➤ 5.2.1) sind psychische Begleitsymptome häufig, hier vor allem depressive Symptome, die bei 40 % der Parkinson-Patienten auftreten. Hier sind Antidepressiva indiziert.

Die **Chorea Huntington** (➤ 5.2.4) ist eine autosomal-dominant vererbte Erkrankung, 50 % der Kinder eines Betroffenen erkranken ebenfalls. Der Beginn liegt meist im 4.–5. Lebensjahrzehnt. Die Symptomatik besteht einerseits in ausgeprägten, ausfahrenden Bewegungsstörungen der Extremitäten, andererseits in organischen Persönlichkeitsveränderungen mit Reizbarkeit, Triebenthemmung und Verstimmbarkeit. Später kommt es zur Demenz. Auch diese Erkrankung ist therapeutisch nicht beeinflussbar.

16.4 Psychische Störungen in der Schwangerschaft und im Wochenbett

16.4.1 Medikamentöse Therapie in der Schwangerschaft

Ein besonderes Problem stellt die **medikamentöse Therapie** von psychisch erkrankten Schwangeren dar. Es gilt, sorgfältig abzuwägen zwischen dem Risiko einer Schädigung des Kindes und dem Nutzen, den die Kranke (und damit auch das Kind) von einer Behandlung und Gesundung haben. Nicht nur das Psychopharmakon, auch die (unbehandelte) akute Psychose kann für das Kind gesundheitsgefährdend sein. Daher ist manchmal eine Medikation unausweichlich, z. B. bei einer ausgeprägten paranoid-halluzinatorischen Symptomatik.

Unter den **Neuroleptika** (➤ Pharma-Info 14.1) liegen derzeit die meisten Erfahrungen bei der Verwendung von Haloperidol vor, hier ist es nach bisherigen Beobachtungen nicht zu einer Erhöhung der natürlichen Fehlbildungsrate gekommen.

Antidepressiva (> Pharma-Info 15.1) zeigen nach bisherigen Beobachtungen kein erhöhtes Teratogenitätsrisiko (Risiko von Fehlbildungen), vereinzelt wurden nach Behandlung der Mutter mit Trizyklika (z. B. Saroten®) beim Neugeborenen Entzugssymptome mit Zittrigkeit, Übererregbarkeit und vereinzelt auch Krämpfen beobachtet.

Problematisch ist die Gabe von **Phasenprophylaktika** (> Pharma-Info 15.2), da diese die Fehlbildungsrate in der besonders kritischen Embryonalperiode (erste drei Schwangerschaftsmonate) erhöhen. Unter Lithium soll es zu vermehrten Herzfehlbildungen kommen *(Ebstein-Anomalie)*, Carbamazepin und insbesondere Valproat erhöhen deutlich die Rate der sogenannten Neuralrohrdefekte („offener Rücken"). Zu bedenken ist allerdings, dass es unter den letzten beiden Medikamenten zu einer Erhöhung der natürlichen Fehlbildungsrate von 2 % auf 4–6 % kommt, d. h., die weitaus meisten Kinder werden trotz Gabe dieser Medikamente gesund geboren.

Bei **Benzodiazepinen** (> Pharma-Info 15.3) wird ein erhöhtes Risiko für Herzfehlbildungen und Lippen-Kiefer-Gaumen-Spalten beschrieben, neuere Untersuchungen bestreiten dies jedoch. Nach der Geburt kommt es häufig zum „*Floppy-Infant-Syndrom*" (engl. *floppy* = schlaff; *infant* = Kind) mit Bewegungsarmut, Trinkschwäche, schnellem Herzschlag und verringerter Muskelspannung. (2)

16.4.2 Wochenbettpsychosen

Während der Schwangerschaft kommt es auffallend selten zu Depressionen bzw. wahnhaften Erkrankungen, es scheint einen gewissen (hormonellen) Schutz zu geben. Dafür treten diese Erkrankungen im **Wochenbett** ca. zehnmal häufiger auf als im sonstigen Leben einer Frau. Diese zumeist depressiven Psychosen beginnen in der Regel ein bis zwei Wochen nach der Geburt. Es treten auch reaktive Depressionen, schizophrene und schizoaffektive Psychosen auf. Ein Drittel der Frauen muss nach einer weiteren Schwangerschaft und Geburt mit einem erneuten Auftreten der Erkrankung rechnen. Man vermutet neben hormonellen auch genetische und psychoreaktive Ursachen.

Bei Erkrankungen im Wochenbett können die Mütter normal mit Medikamenten behandelt werden, allerdings ist ein Abstillen erforderlich, da die meisten Psychopharmaka in die Muttermilch übergehen. (3) Wichtig ist, ein mögliches Tötungsrisiko des Kindes im Auge zu haben, insbesondere dann, wenn es aufgrund der Wochenbettpsychose zu starker Ablehnung des Kindes kommt.

Literatur und Kontaktadressen

LITERATURNACHWEIS
1. Tölle, Rainer; Windgassen, Klaus: Psychiatrie. 15. A., Springer Verlag, Heidelberg 2009.
2. Hornsteib, Christiane; Klier, Claudia: Auf einmal ist da ein Kind. Postpartale Depression – Erkennen und Helfen (DVD). Kohlhammer Verlag, Stuttgart 2005.
3. Wortmann-Fleischer, Susanne; Downing, George; Hornstein, Christiane: Postpartale psychische Störungen. Ein interaktionszentrierter Therapieleitfaden. Kohlhammer Verlag, Stuttgart 2006.

KONTAKTADRESSE
- Schatten & Licht – Krise nach der Geburt e. V.
  Obere Weinbergstr. 3
  86465 Welden
  Telefon: 0 82 93/96 58 64
  www.schatten-und-licht.de

Weitere Literaturhinweise und Kontaktadressen in den Kapiteln zu den einzelnen organischen Erkrankungen

KAPITEL 17

Eva-Maria Frings, Martina Gühne

Pflege von Menschen mit Persönlichkeitsstörungen

17.1 Persönlichkeitsstörungen 307	17.1.10 Die abhängige Persönlichkeitsstörung 314
17.1.1 Die histrionische Persönlichkeitsstörung 310	
17.1.2 Die paranoide Persönlichkeitsstörung 310	17.2 Störungen der Sexualpräferenz und der Geschlechtsidentität 314
17.1.3 Die schizoide Persönlichkeitsstörung 310	17.2.1 Störungen der Sexualpräferenz 314
17.1.4 Die zwanghafte Persönlichkeitsstörung 310	17.2.2 Störung der Geschlechtsidentität 315
17.1.5 Die dissoziale Persönlichkeitsstörung 311	17.3 Andauernde Persönlichkeitsveränderung nach Extrembelastung 315
17.1.6 Die emotional instabile Persönlichkeitsstörung 311	
17.1.7 Die Borderline-Persönlichkeitsstörung 312	17.4 Störungen der Impulskontrolle 316
17.1.8 Die narzisstische Persönlichkeitsstörung 313	
17.1.9 Die ängstlich-vermeidende Persönlichkeitsstörung 314	Literatur und Kontaktadressen 316

Es gibt psychologische, pädagogische und philosophische Definitionen zur Persönlichkeit. Das vorliegende Kapitel orientiert sich an den Definitionen, die in der Internationalen Klassifikation der Krankheiten (ICD-10) verwendet werden.

> In der ICD-10 wird die **Persönlichkeit** als ein anhaltendes Muster von Erlebens- und Verhaltensweisen eines Menschen angesehen, das Ausdruck des individuellen Lebensstils und des Verhältnisses zu sich und anderen Personen ist.

17.1 Persönlichkeitsstörungen

Unter **Persönlichkeitsstörungen** versteht man die pathologische Ausprägung von Persönlichkeitseigenschaften und -stilen. Durch ausgesprochen starre und unflexible Wahrnehmungs-, Verhaltens- und Denkmuster ist den Betroffenen kein situationsangemessenes Erleben und Verhalten möglich und es kommt zu normabweichenden Verhaltensauffälligkeiten. Diese führen häufig zu interaktionellen Schwierigkeiten, Einbußen in der sozialen und persönlichen Funktionsfähigkeit und zu emotionalem Leiden, wodurch ein Behandlungsbedarf im Sinne einer Krankheit entsteht. Persönlichkeitsstörungen sind in der ICD-10 im Kapitel F60 aufgeführt. Die dort beschriebenen Abweichungsmuster sind langfristige Erlebens- und Verhaltensmuster, die sich im Verlauf der Persönlichkeitsentwicklung ausgeformt haben. Sie sind nicht Folge einer anderen psychischen Erkrankung oder einer Erkrankung des Gehirns. Sie können alleine oder in Kombination mit anderen psychischen Erkrankungen auftreten.

Typologie

Es gibt inter- und intrakulturelle Ähnlichkeiten in den Abweichungsmustern. Diese Ähnlichkeiten haben zu einer **Typologie** von Persönlichkeitsstörungen geführt. Die in der Typologie der Erkrankung aufgeführten Erlebens- und Verhaltensmuster sind an sich gar nicht so ungewöhnlich. Viele Menschen möchten gerne einmal im Mittelpunkt stehen oder sich zurückziehen, sind gekränkt, wenn sie nicht beachtet werden oder machen sich abhängig von der Meinung anderer. Die Pathologie entsteht erst durch das Ausmaß und die Rigidität dieser Erlebens- und Verhaltensmuster. Der Übergang vom Persönlichkeitsstil zur Persönlichkeitsstörung ist insofern fließend.

Entstehung von Persönlichkeitsstörungen

Wie bei den meisten psychischen Erkrankungen haben sich multifaktorielle Modelle zur Erklärung der **Krankheitsentstehung** als hilfreich erwiesen. Dabei spielen neben der Lebens- und Lerngeschichte eines Menschen deren aktuelle soziale Situation sowie biologische/genetische Faktoren eine Rolle. Auch wenn nach strenger Definition die Persönlichkeitsstörung nicht Folge einer Hirnschädigung sein sollte, gibt es insbesondere bei den durch Impulsivität gekennzeichneten Störungen Hinweise auf neurologische Schädigungen, die aber eher diffuser Natur als konkret auf eine umschriebene Hirnschädigung zurückführbar sind.

Hinweise auf genetische Faktoren gibt es insbesondere bei den sozial störenden Verhaltensweisen durch Geschwister- und Zwillingsstudien. Psychosoziale Risikofaktoren sind u. a. Heimaufenthalte, Trennungssituationen, familiäre Konflikte, Gewalt und Missbrauch. (📖 1)

Diagnostik

Zur **Diagnose** einer Erkrankung der Persönlichkeit gehört nicht ein einzelnes diagnostisches Gespräch, sondern die Beobachtung einer Person (eventuell im stationären Rahmen) über einen längeren Zeitraum und über unterschiedliche Situationen hinweg, verbunden mit eigen- und fremdanamnestischen Angaben (➤ 13.5). Laut ICD-10 sollten folgende Kriterien für die Diagnosestellung erfüllt sein:
- Die Erfahrungs- und Verhaltensmuster weichen auf mehreren Ebenen (Kognitionen, Affektivität, Impulskontrolle/Bedürfnisbefriedigung, Interaktionsgestaltung) deutlich von kulturell erwarteten und akzeptierten Normen ab
- Das auffällige Verhaltensmuster ist tief greifend und in vielen persönlichen und sozialen Situationen eindeutig unpassend und unflexibel
- Die Störung führt zu persönlichem Leid oder nachteiligem Einfluss auf die soziale Umwelt, manchmal jedoch erst im späteren Verlauf
- Das auffällige Verhaltensmuster ist andauernd, situationsübergreifend und nicht beschränkt auf Episoden psychischer Krankheiten oder durch organische Erkrankungen erklärbar
- Die Störungen beginnen in der Kindheit und Jugend und manifestieren sich auf Dauer im Erwachsenenalter
- Die Störung ist meistens mit deutlichen Einschränkungen der beruflichen und sozialen Leistungsfähigkeit verbunden.

Aus therapeutischer Sicht werden das problematische Verhalten und die Situationen, in denen es auftritt, analysiert, um das zunächst unverständlich erscheinende Verhalten in Anbetracht der individuellen Lebens- und Lerngeschichte verstehbar zu machen. In unterschiedlichen Kulturen müssen besondere Kriterien in Hinsicht auf soziale Normen, Regeln und Verpflichtungen entwickelt werden. Folgende Fragen helfen, das Verhalten besser zu verstehen:
- Warum verhält sich eine Person auffallend aufreizend?
- Will sie Kontakt oder versucht sie, Unsicherheit zu überspielen?
- Musste sie sich so verhalten, um im familiären Umfeld zu bestehen?
- Welches Verhalten hat man von ihr erwartet oder was glaubte sie, was man von ihr erwartet hat?

Manche Patienten haben unter psychischem Stress gestanden oder auch massive psychisch belastende Situationen über längere Zeit ertragen müssen (z. B. Missbrauchserfahrungen). Infolge anhaltend schwieriger oder seltsamer Situationen und Beziehungen haben sie ein Verhalten eventuell erlernen müssen, weil es zunächst mit positiven Konsequenzen (Lob, Zuwendung) verbunden war oder weil Unangenehmes (Strafe, Verachtung) dadurch beendet wurde. Die Beendigung unangenehmer Zustände oder das Nichteintreffen von erwarteten unangenehmen Konsequenzen (Strafe), die sogenannte negative Verstärkung, spielt eine große Rolle bei der Entstehung psychischer Störungen.

Ähnlich wie die verhaltenstherapeutische Schule betrachten die psychoanalytischen Schulen die gesamte Lebensgeschichte eines Menschen und beachten insbesondere die unbewussten psychischen Prozesse in der Kindheit, wobei auch hier die Qualität der Beziehung zu den Bezugspersonen von zentraler Bedeutung ist.

Es gibt **psychologische Persönlichkeitstests,** die im Rahmen der Diagnostik ausgewertet werden und als Grundlage für die Therapie Informationen liefern können. Bei Persönlichkeitstests werden meist von der Testperson Selbsteinschätzungen (z. B. zum Thema Persönlichkeitseigenschaften, Vorlieben, Lebenszufriedenheit oder Leistungsorientierung) erfragt. Die Testperson soll z. B. die Aussage „Ich bin ungern mit Menschen zusammen, die ich nicht kenne" als für sie zutreffend oder nicht zutreffend bewerten.

Psychologische Tests unterliegen strengen wissenschaftlichen Kontrollstandards und müssen regelmäßig statistisch und inhaltlich auf ihre Zuverlässigkeit *(Reliabilität),* Stimmigkeit *(Validität)* und Objektivität überprüft werden.

Differenzialdiagnose

Wichtig ist es, den differenzialdiagnostischen Blick auch während der Behandlung nicht zu verlieren. Zum Beispiel müssen Psychosen (➤ Kapitel 14) und Depressionen (➤ 15.1) als Primärerkrankungen oder Ursache für Verhaltensauffälligkeiten ausgeschlossen werden. Es muss bei Missbrauch von psychotropen Substanzen wie Alkohol, Medikamenten oder Drogen (➤ Kapitel 22) abgeklärt werden, inwieweit eine Abhängigkeit von diesen Stoffen, die behandelt werden muss, vorliegt. Fremdanamnestische Daten von Angehörigen, Kollegen und Freunden müssen erhoben werden (➤ 13.5) und im Gespräch mit dem Patienten sollte sich der Therapeut über seine eigenen Gefühle und Reaktionen dem Patienten gegenüber bewusst werden und diese im Rahmen der Diagnostik mit beachten (➤ 13.6.3, *Gesprächstherapie nach Rogers*).

Behandlungsstrategie

In der Regel kommen die Patienten nicht zu einem Therapeuten und sagen: „Ich habe eine Persönlichkeitsstörung, bitte behandeln Sie die Störung." Der erste Kontakt mit therapeutisch/medizinischen Stellen findet meist aufgrund eines aktuellen Problems statt und der Patient sieht sich selbst und seine Verhaltensweisen nicht unbedingt als Ursache des Problems an. So kann z. B. ein Patient darüber klagen, dass er nicht mit seinen Kollegen zurechtkomme oder dass es immer wieder Schwierigkeiten mit den Nachbarn gebe. Es kann eine Kündigung anstehen, deren tiefere Ursache in der mangelnden Teamfähigkeit des entsprechenden Mitarbeiters liegt. Ebenso kann auch ein

Suizidversuch Anlass einer stationären Aufnahme sein oder ein übermäßiger Alkohol- oder Tablettenkonsum.

Aufgrund der starren Erlebensweisen ist es den Betroffenen nur schwer möglich, Eigenanteile an Konflikten und Problemen zu erkennen. Diese mangelnde Krankheitseinsicht ist typisch für Persönlichkeitsstörungen und somit meist erster therapeutischer Ansatzpunkt. Zum Patienten vorzudringen gestaltet sich häufig nicht ganz einfach, weshalb die **Therapie** von Persönlichkeitsstörungen keine kurzzeitige, sondern meist eine lang andauernde ist.

Psychoanalytische Verfahren und verhaltenstherapeutische Schulen sehen in der **Beziehungsgestaltung** zum Therapeuten und im stationären Rahmen zu den Mitpatienten und Mitarbeitern ein zentrales Element der Therapie (> 13.4.3). Der Patient soll durch wohlwollende Rückmeldungen über sein Verhalten und durch das Erproben neuer Verhaltensweisen korrigierende Erfahrungen machen. Er soll selbst lernen, adäquat zu beobachten und eigene und fremde Reaktionen zu reflektieren. Ziel ist eine Veränderung von Selbst- und Fremdwahrnehmung und der sehr starren Denkmuster des Patienten. Dies stellt sich bei diesem Krankheitsbild häufig als eine große Herausforderung dar. Ergänzend können auch verhaltenstherapeutisch-kognitive Verfahren (lat. *cogere* = denken) angewendet werden (> 13.6.3), d.h. Verfahren, die sich speziell mit der Umstrukturierung dysfunktionaler Bewertungsprozesse von Patienten befassen.

Therapeutisches Milieu

Aufgrund der zentralen Rolle der Beziehungsgestaltung in der Therapie von Persönlichkeitsstörungen sind die Mitarbeiter einer Einrichtung bedeutender Teil des therapeutischen Geschehens. Sie müssen sich daher ihres eigenen Erlebens und Verhaltens im Kontakt zum Patienten bewusst sein.

Teambesprechungen (> Abb. 17.1), Supervisionen und eine gute Gesprächskultur innerhalb eines Behandlungsteams sind wichtige Voraussetzungen für eine gute Beziehungsgestaltung zum Patienten (> 13.4.3). Dieser sollte innerhalb des therapeutischen Geschehens stimmige und verlässliche Beziehungen erleben können. Dazu gehört auch ein klares und verständlich strukturiertes Regelwerk für den Alltag. So können z.B. feste und klare Regeln für Krisensituationen mit den Patienten vereinbart werden, die auch dem gesamten Behandlungsteam bekannt sind.

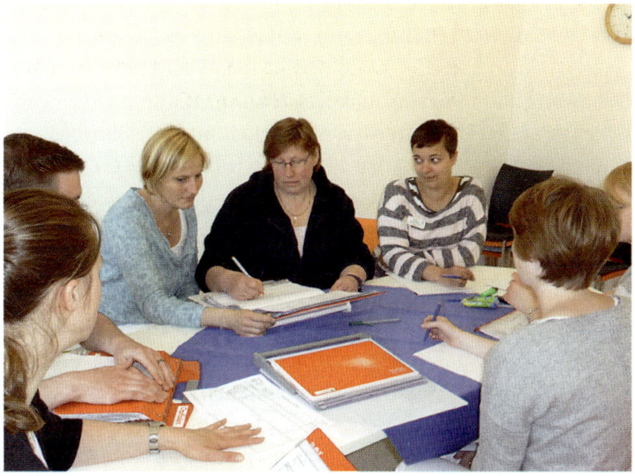

> **„Spaltungsphänomenen" vorbeugen**
>
> Persönlichkeitsgestörte Menschen können im Umgang sehr manipulierend und „anstrengend" sein. Sie neigen dazu, die Pflege-Patienten-Beziehung permanent auf die Probe zu stellen, indem sie nicht selten z.B. versuchen, die verschiedenen Teammitglieder gegeneinander auszuspielen *(Spaltung)*. Patienten – wie alle Menschen – sind im Krisenfall sehr sensibel für unterschiedliche Meinungen innerhalb eines Teams. Ein regelmäßiger Austausch im Team kann diesen „Spaltungsphänomenen" vorbeugen.

Medikation

Begleitend zu psychotherapeutischen Maßnahmen kann es bei schwer erkrankten Patienten notwendig sein, beruhigende, angstreduzierende oder impulsmildernde **Medikamente** zu verschreiben, damit ein therapeutischer Beziehungsaufbau oder der Beginn einer Therapie überhaupt möglich wird. Manche Patienten brauchen auch über den stationären Aufenthalt hinaus neben therapeutischen Gesprächen eine Regelmedikation (Antidepressiva, > Pharmainfo 15.1; Neuroleptika, > Pharmainfo 14.1; zur Phasenprophylaxe auch Antikonvulsiva, > Pharmainfo 9.1), die lange Zeit aufrechterhalten wird und gleichzeitig der Suizidprophylaxe dient.

Pflege

Bei der pflegerischen Begleitung von persönlichkeitsgestörten Menschen nimmt die Beziehungsgestaltung eine besonders wichtige Rolle ein, da die Patienten vor allem unter verändertem Verhalten und Erleben im zwischenmenschlichen und sozialen Bereich leiden. Die pflegerische Grundhaltung muss klar und für die Patienten durchschaubar sein, d.h., dass Pflegende den Patienten ihr eigenes Handeln und Reagieren verdeutlichen und in den Krankheitszusammenhang einordnen. Eine verlässliche und kontinuierliche Begleitung sowie ein Arbeiten im Bezugspflegesystem sind unbedingt erforderlich (> 13.4.3).

Im Stationsalltag werden dem Patienten seine Einschränkungen in den sozialen Kompetenzen und die zum Leidensdruck führenden Verhaltensmuster bewusst gemacht und reflektiert. Daraufhin können neue Verhaltensweisen eingeübt werden und kann die Alltagsbewältigung verbessert werden. Die Pflegenden nehmen dabei eine Vorbildfunktion ein. Persönliche Eigenschaften als problematisch zu erkennen und ablegen zu müssen ist schmerzhaft und kann Ängste und depressive Verstimmungen hervorrufen, auf die die Pflegenden empathisch eingehen. Sie machen dem Patienten immer wieder klar, dass die Behandlung ein langer Prozess ist, und spiegeln ihm auch kleinschrittige Veränderungen.

Abb. 17.1 Regelmäßige **Teambesprechungen** und genaue Absprachen, die bestenfalls auch schriftlich festgehalten werden, verhindern eine Spaltung des Teams. [M322]

> **Krisen für die Beziehungsgestaltung nutzen**
>
> Ein erfahrenes Team ist sich der Gefahr von **Krisen** wie Impulsdurchbrüchen, problematischen Beziehungen zwischen Patienten, Gruppendynamiken innerhalb der Patientengruppe oder Suiziddrohungen und manchmal auch Suiziden (auch nach dem stationären Aufenthalt) ständig bewusst. Das Auftreten und Austragen von Konflikten – auch unter Mitpatienten – gehört zum Alltag und sollte als Chance zur Veränderung gesehen und sinnvoll für den therapeutischen Prozess genutzt werden.

17.1.1 Die histrionische Persönlichkeitsstörung

Die **histrionische Persönlichkeitsstörung** ist gekennzeichnet durch eine dramatische Inszenierung der eigenen Person, theatralisches Verhalten und einen übertriebenen Ausdruck von Gefühlen. Histrionische Personen stellen sich gerne in den Mittelpunkt, haben ein gesteigertes Bedürfnis nach Aufmerksamkeit und Aufregung, sind leicht beeinflussbar und weisen einen schnell wechselnden, gleichzeitig aber oberflächlichen Gefühlsausdruck auf. Das Auftreten ist häufig unangemessen verführerisch und geprägt durch übermäßiges Interesse an körperlicher Attraktivität.

Pflege

Histrionische Patienten wirken in ihrem Verhalten und in ihren Äußerungen oft demonstrativ, theatralisch und dramatisierend. Pflegende sollten darauf nur so wenig wie möglich eingehen und eher auf authentisches und angemessenes Verhalten reagieren. Sie sollten wissen, dass hinter der Fassade von übertriebener Emotionalität eine ausgeprägte Sensibilität und Verletzbarkeit steckt. Durch regelmäßige, fest vereinbarte Kontakte tragen die Pflegenden dazu bei, dass die Patienten ihr übersteigertes Geltungsbedürfnis ablegen, ihr Selbstwertgefühl stärken und sich auf eine tragfähige und nicht nur oberflächliche Beziehung einlassen können.

17.1.2 Die paranoide Persönlichkeitsstörung

Menschen mit einer **paranoiden Persönlichkeitsstörung** sind anderen gegenüber ausgesprochen misstrauisch, nachtragend und fühlen sich schnell angegriffen. Eigentlich freundlich gemeinte Handlungen anderer werden feindlich umgedeutet und Motive anderer als böswillig ausgelegt, sodass z. B. „Verschwörungstheorien" entwickelt werden. Sehr häufig glauben die Patienten, ihr Partner sei ihnen sexuell untreu. Manchmal kämpfen diese Patienten in streitsüchtiger, unbelehrbarer und unangemessen wirkender Weise um ihr vermeintliches Recht. Dabei geht es ihnen in erster Linie darum, Recht zu bekommen, und nicht um materielle Güter.

Pflege

Durch kontinuierliche Zuwendung und wohlwollende Begleitung erleichtern die Pflegenden dem Patienten, sich von seinem Misstrauen und seiner Feindseligkeit zu distanzieren und die verzerrte Wahrnehmung seiner Mitmenschen zu korrigieren. Die Pflegenden sind im Umgang mit diesen Patienten ruhig und vermeiden Konflikte so weit wie möglich, um das streitsüchtige und auf eigenen Rechten beharrende Verhalten nicht zu verstärken.

17.1.3 Die schizoide Persönlichkeitsstörung

Bei einer **schizoiden Persönlichkeitsstörung** wirken die Patienten emotionslos, kühl, abweisend und desinteressiert an ihrer Umwelt. Selten können sie wirkliche Freude empfinden oder herzliche Beziehungen eingehen. Da sie soziale Normen nur unzureichend wahrnehmen und kaum Interesse an zwischenmenschlichen Beziehungen haben, wirkt ihr Auftreten häufig seltsam und einzelgängerisch. Im Inneren leiden sie jedoch oft unter ihrer Isolierung und sind sehr verletzlich.

Pflege

Im pflegerischen Umgang mit schizoiden Persönlichkeiten gilt es, Ablehnung und abweisendes Verhalten auszuhalten und als zur Persönlichkeitsstörung gehörend einzustufen. Die Pflegenden sollten dem Patienten immer wieder Kontaktbereitschaft signalisieren, da er sich aufgrund seines Leidensdrucks in Behandlung begeben hat und die Chance bekommen soll, aus seinem Zustand von Verschlossenheit und Distanziertheit herauszufinden. Um einen besseren Zugang zum Patienten zu bekommen, sollten die Pflegenden in der Kommunikation die Interessen und Ressourcen des Patienten aufgreifen.

17.1.4 Die zwanghafte Persönlichkeitsstörung

Die **zwanghafte Persönlichkeitsstörung** ist durch Ordnungsliebe (> Abb. 17.2), Gewissenhaftigkeit und Perfektionismus gekennzeichnet. Diese Charakterzüge wirken in ihrer Ausprägung übertrieben und ausgesprochen rigide. Zwanghafte Patienten sind häufig pedantisch und haben ein sehr hohes Kontrollbedürfnis, weswegen sie kaum dazu in der Lage sind, Arbeiten zu delegieren und sich schwertun, eigene Aufgaben zu bewältigen bzw. zu vollenden. Vergnügen und zwischenmenschliche Beziehungen scheinen für die Patienten weniger bedeutend zu sein als Leistung und werden vernachlässigt.

Pflege

Die Pflegenden versuchen, dem Betroffenen eine bessere Wahrnehmung sowohl seiner eigenen wie auch der Gefühle anderer

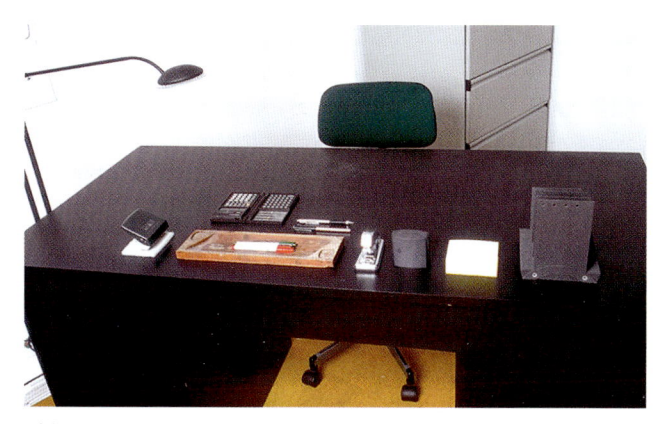

Abb. 17.2 Menschen mit einer zwanghaften Persönlichkeitsstörung sind überaus ordentlich. [K183]

zu ermöglichen, um so seine sozialen Kompetenzen zu verbessern. Vielfach ist es ein stark ausgeprägter Perfektionismus in Verbindung mit einem hohen, selbst gesetzten Normen- und Wertegerüst, mit dem sich die Betroffenen unter massiven Druck setzen. Die Pflegenden akzeptieren dies zunächst, spiegeln den Betroffenen jedoch, dass Abweichungen vom persönlichen Leistungsanspruch kein Fehlverhalten darstellen, sondern lediglich aus Sicht der Betroffenen selbst als unerträglich empfunden werden. Dazu gehört es z. B. auch, sie regelrecht dazu zu motivieren, gegen selbst gestellte Normen zu verstoßen bzw. in bestimmten Situationen gezielt einmal nicht perfekt und vorbildlich zu sein. Am Beispiel eines zwanghaft ordentlichen Menschen könnte dies ein Verlassen des Zimmers sein, ohne vorher alles an seinen Platz geräumt zu haben. Darüber hinaus soll durch gezielte Ansprache und Motivation erreicht werden, dass der Patient seine Freizeit für sich positiv gestaltet und soziale Kontakte pflegt. Damit soll dem Patienten verdeutlicht werden, dass seine Tagesgestaltung nicht nur von Gewissenhaftigkeit und Starrsinn geprägt sein muss.

17.1.5 Die dissoziale Persönlichkeitsstörung

Menschen mit einer **dissozialen Persönlichkeitsstörung** fallen durch die Missachtung sozialer Normen, Desinteresse an den Gefühlen anderer, Verantwortungslosigkeit, Gewalttätigkeit, Skrupellosigkeit sowie fehlendes Schuldbewusstsein auf. Sie können Frustration nur schwer ertragen, neigen zu aggressivem Verhalten und sind überraschend angstfrei. Betroffene Personen kommen häufig in Konflikt mit dem Gesetz und werden straffällig. Sie neigen aber dazu, andere zu beschuldigen und für ihr eigenes Fehlverhalten verantwortlich zu machen.

Pflege

Fehlverhalten weder über- noch unterzubewerten fällt insbesondere im Stationsalltag nicht immer leicht, da es gerade dort unter Mitpatienten und im Umgang mit Stationsregeln immer wieder zu Konflikten sowie impulsiven und aggressiven Ausbrüchen bei den Betroffenen kommen kann. Pflegende sollten das Sozialverhalten dieser Patienten daher engmaschig beobachten. Auch eine klare Grenzsetzung – zum Schutz der Mitpatienten – ist erforderlich. Hierbei kann eine Behandlungsvereinbarung (> 13.4.7) hilfreich und für den Patienten richtungsweisend sein.

Dissozial persönlichkeitsgestörte Menschen streben nicht grundsätzlich oder von vornherein einen Zustand von Disharmonie mit ihrer Umwelt an, eher sollte ihr Verhalten als ein missglückter Anpassungsversuch an die bestehenden gesellschaftlichen Normen und Vorgaben gedeutet werden. Die Pflegenden sollten sich ebenso darüber bewusst sein, dass dissoziale Menschen möglicherweise auch „gelernt" haben, Aufmerksamkeitseinbußen (z. B. innerhalb der Familie) durch Fehlverhalten zu kompensieren und Strafen oder anderweitige Negativsanktionen als Form von Bestätigung zu akzeptieren.

Kommt es zu Auffälligkeiten, wird den Patienten das entsprechende Fehlverhalten sachlich gespiegelt, wie auch die Zusammenhänge zwischen Regelerfordernis und -verletzung ausführlich erklärt. Nur so gelingt es, beim Patienten ein Bewusstsein für Schuld bzw. Verantwortung für das eigene Verhalten und ein Empfinden für die Gefühle anderer zu entwickeln. Durch die sachliche und wertfreie Diskussion erfährt der Patient ein (ihm möglicherweise fremdes) Gefühl von Wertschätzung und Akzeptanz.

Eine den dissozialen Menschen häufig kennzeichnende gering ausgeprägte Frustrationstoleranz verhindert leider vielfach eine konstruktive Auseinandersetzung mit vorangegangenem Fehlverhalten, sodass impulsiven Handlungen z. B. durch sportliche Betätigung erfolgreich vorgebeugt werden kann. In der Praxis hat sich zum Aggressionsabbau z. B. der Boxsack bewährt.

17.1.6 Die emotional instabile Persönlichkeitsstörung

Bei den **emotional instabilen Persönlichkeitsstörungen** unterscheidet man zwischen dem impulsiven Typus und dem Borderline-Typus (> 17.1.7).

Der **impulsive Typus** zeichnet sich durch plötzliche und heftige Aktionen aus *(Impulsivität)*. Betroffene haben deutliche Defizite in der Kontrolle eigener Reaktionen und Impulse, sind streitlustig, wenig frustrationstolerant und handeln ohne Berücksichtigung möglicher Konsequenzen. Ihre Grundstimmung ist starken Schwankungen unterworfen, sodass sie häufig schon bei geringsten Anlässen mit starken Wut- und Gewaltausbrüchen reagieren.

Pflege

Pflegerisch ergeben sich ähnliche Erfordernisse wie bei Patienten mit einer dissozialen Persönlichkeitsstörung (> 17.1.5).

17.1.7 Die Borderline-Persönlichkeitsstörung

Mit dem Begriff **Borderline-Persönlichkeitsstörung** wird eine Grenzstörung (engl. *borderline* = Grenzlinie) bezeichnet, die zwar zwischen Neurose (> 13.3.3), Psychose (> 13.3.3) und Persönlichkeitsstörung steht, jedoch in den meisten Fällen zu den Persönlichkeitsstörungen gezählt wird.

Das Krankheitsbild zeigt über die Symptome des impulsiven Typus (> 17.1.6) hinaus ausgeprägte Störungen des Selbstbildes. Hinzu kommen Unsicherheiten hinsichtlich persönlicher Ziele und innerer Präferenzen (auch der sexuellen). Patienten schildern oft ein Gefühl der inneren Leere mit depressiven Phasen. Diese Depressionen sind manchmal durch ohnmächtige Wut und/oder Schuldgefühle gekennzeichnet. Viele Patienten berichten von ständig vorhandenen diffusen Ängsten, manchmal auch von verschiedenartigen Phobien. Die Nähe zu den psychotischen Erkrankungen äußert sich in z. T. auftretenden kurzzeitigen wahnähnlichen Zuständen und Halluzinationen. Die betroffenen Patienten (in der Mehrzahl Patientinnen) leiden unter starken Verlustängsten, können gleichzeitig nahe Beziehungen aber kaum aushalten. Dies äußert sich in einer Störung ihrer Nähe-Distanz-Regulierung und führt zu intensiven, aber unbeständigen Beziehungen. Typisch ist selbstzerstörerisches (autodestruktives) Verhalten, wie z. B. das Zufügen von Selbstverletzungen, riskantes (Sexual-)Verhalten oder auch Suchtverhalten. Bei emotionalen Krisenzuständen drohen Borderline-Persönlichkeiten oft mit Suizid oder unternehmen tatsächlich einen Selbsttötungsversuch (> Kapitel 23).

Bei Borderline-Störungen mit selbstverletzendem Verhalten sind die Beendigung und das Nichtauftreten dieser Verhaltensweisen therapeutisch von großer Bedeutung. Das selbstverletzende Verhalten kann eine solche Eigendynamik gewinnen, dass es zu Beginn einer Behandlung nur durch konsequente Strukturen und Regelungen eingegrenzt werden kann und so eine Stabilisierung der Betroffenen ermöglicht und die Basis für eine Therapie geschaffen werden kann. Dieses Vorgehen kann z. B. mit dem bei Therapiebeginn sinnvollen Schutz vor Suchtmitteln bei abhängigkeitserkrankten Patienten oder der externen Kontrolle der Nahrungszufuhr bei essgestörten Patienten verglichen werden. Da diese Verhaltensweisen auch mit fast zwanghaftem Charakter oder im Sinne eines Impulsausbruchs ausgeführt werden, müssen die Strukturen stabil sein. Gleichzeitig muss vonseiten der Behandelnden nachvollzogen werden, warum der Mensch sich selbst verletzt oder mit Suizidalität droht.

> **Selbstverletzungen**
>
> Krisensituationen erscheinen Borderline-Patienten häufig unerträglich, sodass sie durch z. B. eine Selbstverletzung eine subjektive Spannungsreduktion erleben. Hier zeigt sich, wie psychisch angespannt es im Inneren einer sich selbst verletzenden Person aussehen muss, wenn körperlicher Schmerz psychisch erleichternd wirkt. Diese Anspannung versteht man meist nicht allein aufgrund der aktuellen Situation, in der eine Selbstverletzung stattgefunden hat, sondern nur im Lichte der gesamten Lebens- und Lerngeschichte.

Pflege

Innerhalb der pflegerischen Begleitung richtet sich der Fokus insbesondere auf die **Beziehungsgestaltung.** Primäres Ziel ist es daher, den im zwischenmenschlichen Bereich oft schwer gestörten Menschen eine positive und eine frühere Erfahrungen korrigierende Beziehungsgestaltung zu ermöglichen.

Viele Patienten berichten von einer grundlegenden **Angst vor Beziehungen.** Die meisten Ängste dieser Art resultieren aus Negativerfahrungen im zwischenmenschlichen Bereich, z. B. durch in der Vergangenheit liegende zu intensive Beziehungen oder aber – im umgekehrten Fall – vor Beziehungsabbrüchen. Den Bezugspflegenden (> 13.4.3) wird aus diesem Grund sehr viel Einfühlungsvermögen abverlangt.

Viele Betroffene kompensieren ihre grundlegende Beziehungsangst mit **Misstrauen** und neigen dazu, Grenzen auszutesten. Wichtig ist es daher, dass pflegerische Kontakte gleichbleibend wohlwollend und vor allem regelmäßig stattfinden und nicht nur als Reaktion auf krankheitsbedingtes, oft agierendes Verhalten erfolgen. Die Pflegenden sollten innerhalb der Beziehungsgestaltung zum Borderline-Patienten konsequent auf ein ausgewogenes Nähe-Distanz-Verhältnis achten.

Die Pflegenden sind sich bewusst, dass die Patienten zum schnellen **Wechsel zwischen Abwertung und Idealisierung** neigen, da sie das Nebeneinanderbestehen von guten und als schlecht empfundenen Anteilen einer Person nicht tolerieren können. Durch agierendes und provokantes Verhalten testen sie die pflegerische Beziehung aus und überprüfen ihre Beständigkeit.

Patienten mit einer Borderline-Persönlichkeitsstörung brauchen im Stationsalltag fest vereinbarte Regeln und Grenzen. Sie neigen dazu, die Teammitglieder gegeneinander auszuspielen, um für sich Vorteile und Sonderregelungen herauszuschlagen. Dem beugt das Team durch ein einheitliches Vorgehen, verbindliche Absprachen und einen kontinuierlichen Informationsaustausch erfolgreich vor.

Auf Konflikte und Fehlverhalten, wie z. B. die Missachtung der Stationsregeln oder unerlaubten Alkoholkonsum, sollten die Pflegenden nicht mit Ablehnung und Zurückweisung reagieren, sondern dies offen thematisieren und hinterfragen. Damit machen sie den Patienten klar, dass sie bereit sind, sie trotz der Verstöße zu begleiten. Natürlich gibt es hier auch Verhaltensweisen, die im stationären Rahmen nicht dauerhaft tragbar sind. Konsequenzen dafür sollten in einer Behandlungsvereinbarung (> 13.4.7) festgehalten werden.

Belastend für die Patienten sind die ausgeprägten **Stimmungsschwankungen** in Verbindung mit einer massiven inneren **Anspannung** und einem (scheinbar) nicht zu ordnenden **Gefühlschaos,** was in letzter und schlimmster Konsequenz dann zu selbstverletzendem Verhalten bis zu suizidalen Impulsen führen kann.

Nach **Selbstverletzungen** – häufig Ritzen und Schneiden in die Haut – versorgen die Pflegenden die Wunde. Dabei sollte weder dramatisierend noch bagatellisierend reagiert werden. Auf sachliche Art sollte gemeinsam mit dem Patienten überlegt

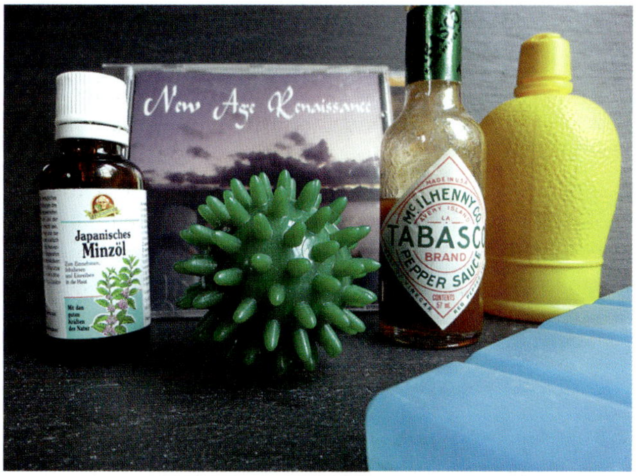

Abb. 17.3 Beispiele für Materialien innerhalb des **Skillstrainings**, um starke Reize setzen zu können. [M322]

werden, inwieweit er mit dem Selbstverletzungsdruck im Vorfeld hätte umgehen können und wie er zukünftig darauf reagieren kann. Die Pflegenden motivieren die Patienten daher, sich frühzeitig zu melden, und erarbeiten und erproben dann mit ihnen druckentlastende Maßnahmen wie Sport, Gespräche, ablenkende Beschäftigungen oder Skills. (📖 2)

Skills

Skills (engl. für *Fertigkeiten*) sind in der Behandlung von Borderline-Patienten ein wichtiger Baustein. Es geht um Fähigkeiten, mit deren Hilfe die Patienten krankhafte Verhaltens-, Denk- und Gefühlsmuster verändern können. Das Skillstraining (➤ Abb. 17.3) wird oft in Gruppen vermittelt und gliedert sich in vier Bereiche:
- **Innere Achtsamkeit:** Vermittlung von Techniken, sich selbst bewusster zu spüren, auf der Gefühlsebene wahrzunehmen und mehr Kontrolle über sich zu bekommen
- **Zwischenmenschliche Fertigkeiten:** Einüben von sozialen Kompetenzen, um Beziehungen zu knüpfen und zu pflegen, mit gegenseitiger Achtung und Akzeptanz von Wünschen und Bedürfnissen
- **Umgang mit Gefühlen:** Beobachten, Beschreiben und Verstehen von Gefühlen, um ihre Bedeutung für das Handeln einordnen zu können
- **Stresstoleranz:** Bei emotionalem Stress Reduktion der Anspannung durch gedanklich entlastende Strategien, körperliche Ablenkung oder starke äußere Reize.

Die Pflegenden begleiten die Betroffenen letztendlich bei einem Prozess der Nachreifung und des Erwachsenwerdens. Deshalb ist es notwendig, den Patienten – im Rahmen ihrer psychischen Belastbarkeit – schrittweise mehr Eigenverantwortung zu überlassen und ihnen die Konsequenzen ihrer Entscheidungen zu spiegeln, vor allem in den Bereichen Beziehungsgestaltung und Sozialverhalten, Umgang mit Krankheitssymptomen sowie Alltags- und Lebensgestaltung. Darüber hinaus sollten die Patienten in diesem Prozess zu einem gefestigten Selbstbild und einem klaren Identitätsgefühl gelangen und sich ihrer Ziele in verschiedenen Lebensbereichen bewusst werden. Hier begleiten die Pflegenden die Patienten bei ihren Ängsten und reflektieren die persönliche Entwicklung. Wichtig ist es auch, die pflegerische Beziehung bei der Entlassung nicht abrupt enden zu lassen, sondern den Abschied kleinschrittig vorzubereiten und ihnen nach der Entlassung weiterhin z. B. telefonischen Kontakt anzubieten.

Die Pflege von Patienten mit einer Borderline-Persönlichkeitsstörung stellt an alle Mitarbeiter hohe Anforderungen. Die Pflegenden müssen bereit sein, sich auf diesen oft langen Beziehungsprozess einzulassen, und dürfen Zurückweisung und Ablehnung seitens der Patienten nicht persönlich nehmen. Die Patienten werden oft als sehr „anstrengend" erlebt. Deswegen sollten die Pflegenden ihre eigenen Grenzen im Blick haben. Innerhalb des Teams sollte die Möglichkeit bestehen, sich über die eigenen Gefühle und die Gefühle im Umgang mit den Patienten regelmäßig auszutauschen. Im Idealfall geschieht dies im Rahmen von Supervisionen (➤ 13.4.3). (📖 3)

17.1.8 Die narzisstische Persönlichkeitsstörung

Mit *Narzissmus* wird die gefühlsmäßige Einstellung eines Menschen zu sich selbst beschrieben. Ihren Ursprung hat die Bezeichnung in der griechischen Sage von Narziss, einem wunderschönen Jüngling, der sich in sein eigenes Spiegelbild verliebte, die Liebe anderer gering achtete und schließlich zur Strafe in eine Narzisse verwandelt wurde.

Menschen mit der nach ihm benannten **narzisstischen Persönlichkeitsstörung** haben ein großartiges Selbstbild. Sie pflegen oft intensive Fantasien von Macht, Ruhm und Erfolg und haben ein großes Bedürfnis nach Anerkennung und Bewunderung. Gegenüber anderen sind sie abwertend, wenig einfühlsam und dabei jedoch gleichzeitig leicht kränkbar. Da sie eine besondere Behandlung einfordern, häufig arrogant auftreten und über die Interessen anderer hinweggehen, werden narzisstische Menschen meist als unangenehm erlebt und sind wenig beliebt. Soziale Konflikte oder auch juristische Auseinandersetzungen sind mögliche Folgen.

Pflege

Nicht selten beanspruchen narzisstische Menschen für sich eine Sonderrolle gegenüber den anderen Patienten auf der Station. Im täglichen Umgang achten die Pflegenden daher vor allem auf die Gleichbehandlung aller Patienten und vor allem auch auf die Einhaltung bestehender Stationsregeln. Zur Vermeidung eines subjektiv empfundenen Sonderstatus werden Sonderregelungen daher grundsätzlich nur innerhalb des Teams – niemals nur in Einzelabsprache mit dem Patienten – besprochen. Da dies von den Patienten vielfach nur sehr schwer akzeptiert werden kann, benötigen insbesondere die Bezugspflegenden (➤ 13.4.3) im Umgang mit narzisstischen Menschen ein gutes Konfliktmanagement, das sie dazu befähigt, Auseinandersetzungen weder zu forcieren noch gänzlich zu scheuen.

Auch die Beziehungsgestaltung gestaltet sich mitunter recht schwierig, da narzisstisch strukturierte Patienten ihr wirkliches Gefühlsempfinden zu überspielen versuchen. Die Pflegenden verstärken weder das großartige Selbstbild durch offene Bewunderung, noch lehnen sie den Patienten deswegen ab. Vielmehr akzeptieren und respektieren sie ihn so, wie er ist. Die Pflegenden sollten immer die überhöhte Sensibilität des Patienten beachten, zumal eine vom Patienten empfundene Kränkung zu suizidalen Krisen (> Kapitel 23) führen kann.

17.1.9 Die ängstlich-vermeidende Persönlichkeitsstörung

Personen mit einer **ängstlich-vermeidenden Persönlichkeitsstörung** zeichnen sich durch eine ausgeprägte Selbstunsicherheit aus. Sie fühlen sich anderen gegenüber minderwertig (weniger schön, weniger intelligent, weniger beliebt), sind sehr risikoscheu, trauen sich wenig zu und haben große Sorge, von anderen abgewertet oder abgelehnt zu werden. Im Kontakt zu anderen Menschen sind sie sehr zurückhaltend, schüchtern, unsicher und wirken z. T. unbeholfen. Häufig leben sie sehr zurückgezogen und sind deswegen in ihrer Lebensführung stark eingeschränkt.

Pflege

Zentrale Inhalte der Pflege sind die Stärkung des Selbstwertgefühls und der Aufbau sozialer Kontakte. Pflegende gehen auf positive Eigenschaften und Fähigkeiten sowie kleinschrittige Entwicklungen des Patienten lobend und verstärkend ein und können durch das Übertragen von Stationsaufgaben (z. B. Blumendienst) zur Überwindung von Minderwertigkeitsgefühlen beitragen.

Beim Aufbau von Kontakten zu anderen Menschen bieten die gemeinsamen Stationsaktivitäten ein gutes Übungsfeld, aber auch für das private Umfeld können die Patienten motiviert werden, sich z. B. einer Sportgruppe anzuschließen.

17.1.10 Die abhängige Persönlichkeitsstörung

Die **abhängige Persönlichkeitsstörung** (auch *dependente Persönlichkeitsstörung* genannt) ist geprägt durch ein überdauerndes Muster, sich anderen unterzuordnen und eigene Bedürfnisse hinter die von anderen zu stellen. Betroffene sehnen sich nach Versorgung und Verantwortungsübernahme durch andere, sind häufig unfähig, selbstständig Entscheidungen zu treffen, fühlen sich ohne Hilfe der Welt nicht gewachsen und können schlecht alleine sein.

Pflege

Patienten mit einer abhängigen Persönlichkeitsstörung sollen lernen, selbst Verantwortung zu übernehmen und sich bei Entscheidungen nicht von anderen abhängig zu machen. Deswegen sollten Pflegende – anders als bei den meisten anderen Krankheitsbildern – nicht zu sehr „die Richtung vorgeben", sondern dem Patienten eigene Handlungsspielräume schaffen. Beispielsweise soll ein Patient selbst entscheiden, ob er sich über zu laute und ihn störende Musik aus dem Nebenzimmer beschwert oder sein Bedürfnis nach Ruhe unterordnet.

Das Pro und Kontra der – zunächst als ungewohnt und angstbesetzt empfundenen – Gefühle wird mit dem Patienten besprochen und der Umgang mit Eigenverantwortung und Selbstständigkeit reflektiert. Die Wahrnehmung eigener Bedürfnisse soll dem Patienten bewusster werden.

17.2 Störungen der Sexualpräferenz und der Geschlechtsidentität

17.2.1 Störungen der Sexualpräferenz

Unter einer **Störung der Sexualpräferenz** (auch *Paraphilie* genannt, von griechisch *pará* = abseits/neben und *philía* = Freundschaft/Liebe) versteht man das sexuelle Verlangen nach ungewöhnlichen Sexualobjekten (z. B. Fetischismus, fetischistischer Transvestitismus, Pädophilie) oder ungewöhnlichen sexuellen Aktivitäten, wie z. B. Exhibitionismus, Voyeurismus, Frotteurismus, Sadomasochismus, Sodomie (sexuelle Handlungen an Tieren) oder Nekrophilie (sexuelle Handlungen an Leichen oder Leichenteilen). Wesentliches Merkmal für die Diagnose und die Behandlungsnotwendigkeit einer Störung der Sexualpräferenz ist, dass die ungewöhnlichen sexuellen Impulse als dranghaft, d. h. unkontrollierbar, empfunden werden und anhaltend den Hauptanteil der sexuellen Befriedigung ausmachen. Dies kann für die betroffene Person zu subjektiv empfundenem Leid führen. Störungen der Sexualpräferenz treten häufiger bei Männern als bei Frauen auf.

Fetischismus und fetischistischer Transvestitismus
Fetischismus meint die Fokussierung sexueller Erregung und Befriedigung auf ein unbelebtes Objekt. Viele Fetische dienen als Ersatz für den menschlichen Körper, z. B. Wäschestücke oder Schuhe. Häufig werden auch Gegenstände aus Leder, Plastik oder Gummi verwendet. Diese Abweichung kann bei geringer Ausprägung gut in die partnerschaftliche Sexualität eingebaut werden, z. B. indem der Partner bestimmte Kleidungsstücke trägt oder wenn ein Körperteil des Partners (Brust, Füße oder Gesäß) zum Fetisch wird.

Beim **fetischistischen Transvestitismus** werden Kleider des anderen Geschlechts zur sexuellen Stimulation angezogen und eventuell zusätzlich noch Perücken und Kosmetika verwendet. Spiegel dienen zur Steigerung der sexuellen Erregung. Die Verkleidung ermöglicht ein Erleben illusionärer Doppelsexualität. Der Transvestit unterscheidet sich vom Transsexuellen (> 17.2.2) dadurch, dass er keinen echten Wunsch nach Geschlechtsumwandlung hat, sondern lediglich die „Verkleidung" sexuell erregend findet. Nach eingetretenem Orgasmus besteht das Verlangen, die gegengeschlechtliche Kleidung wieder auszuziehen.

Exhibitionismus

Exhibitionisten erreichen sexuelle Befriedigung, indem sie ihre Genitalien vor fremden (meist gegengeschlechtlichen) Personen in der Öffentlichkeit entblößen und auch häufig dabei masturbieren. Der Wunsch nach engerem Kontakt besteht nicht, denn gerade die Anonymität trägt wesentlich zur sexuellen Erregung bei.

Voyeurismus

Voyeurismus ist die sexuelle Befriedigung durch heimliches Beobachten der sexuellen Intimitäten anderer. Dabei wird häufig masturbiert. Anonymität und Angst vor Entdeckung tragen zur Erregung bei.

Frotteurismus

Das Pressen des eigenen Körpers an andere Menschen in Menschenansammlungen oder öffentlichen Verkehrsmitteln zum Zweck der sexuellen Erregung wird als **Frotteurismus** (franz. *se frotter* = sich reiben) bezeichnet.

Pädophilie

Als **Pädophilie** bezeichnet man die sexuelle Präferenz für Kinder, die sich meist noch in der Vorpubertät befinden. Pädophilie kann sich sowohl auf Mädchen als auch Jungen beziehen. Von Pädophilie sind fast ausschließlich Männer betroffen.

Bei manchen Pädophilen kommt es vor, dass sie sich eigentlich erwachsene Sexualpartner wünschen, aber keine geeigneten Kontakte herstellen können und sich deshalb ersatzweise Kindern zuwenden *(Hemmungspädophilie)*. Dabei scheinen sie sich der Altersgrenze kaum bewusst zu sein oder verleugnen ihre Bedeutung.

Sadomasochismus

Sadomasochismus beschreibt die sexuelle Erregung und Befriedigung durch das Zufügen *(Sadismus)* oder Erleiden *(Masochismus)* von Schmerzen und Erniedrigung. Erotisch erlebt wird dabei nicht die Aggression, sondern das Gefühl der Macht oder Auslieferung an den Partner. Meist werden die betreffenden Personen sowohl durch sadistische wie auch masochistische Aktivitäten sexuell stimuliert, wobei eine jeweilige Präferenz vorherrschen kann. Zwischen Sadisten und Masochisten können – im Gegensatz zu anderen sexuellen Deviationen – stabile Partnerschaften entstehen.

Behandlungsstrategie

Eine Indikation zur Therapie ist gegeben, falls entweder der Patient oder andere unter seiner Sexualität leiden. Unter Umständen werden sexuelle Abweichungen als Ausdruck der eigenen Persönlichkeit empfunden und als interessanter oder kreativer als übliche Sexualpraktiken bewertet. Dann ist die Eigenmotivation zu einer Therapie gering.

Schwierig wird es, wenn eine Therapie nach sexuell delinquentem Verhalten gerichtlich angeordnet wird, der Patient aber eigentlich an seiner sexuellen Ausrichtung festhalten möchte. Dann wird der Aufbau der Therapiemotivation zum ersten Therapieziel.

Man nimmt bei den Störungen der Sexualpräferenz ein multifaktorielles Ursachenmodell an und dementsprechend sind die Therapiemöglichkeiten mehrdimensional, meist beginnend mit therapeutischen Gruppen- oder Einzelgesprächen (psychoanalytisch, gesprächstherapeutisch oder verhaltenstherapeutisch). Verhaltenstherapeutisch werden z. B. Selbstkontrollmechanismen trainiert und versucht, alternatives befriedigendes sexuelles Verhalten aufzubauen. Im Rahmen von Angehörigengesprächen können Problemkreise wie z. B. Partnerschaftsprobleme, weitere Verhaltensstörungen oder soziale Desintegration in die Behandlung einbezogen werden.

17.2.2 Störung der Geschlechtsidentität

Die Störung der Geschlechtsidentität, die sogenannte **Transsexualität**, ist gekennzeichnet durch den dauerhaft bestehenden Wunsch, dem anderen Geschlecht anzugehören. Psychisches und körperliches Geschlecht passen nicht zusammen: Transsexuelle erleben sich subjektiv als nicht zum eigenen Geschlecht gehörig und wünschen häufig eine chirurgische und hormonelle Behandlung, um sich der eigenen primären und sekundären Geschlechtsmerkmale entledigen zu können. Sie wollen auch sozial als Frau (bei biologischen Männern) oder Mann (bei biologischen Frauen) anerkannt werden und streben meist auch einen Namenswechsel an. Die Ursache ist unbekannt, vermutlich führt eine Kombination von Umwelt-, hormonellen und genetischen Einflüssen zu Störungen bei der psychischen Geschlechtsdifferenzierung.

Vom Transsexualismus abzugrenzen ist der **Transvestitismus** (▶ 17.2.1).

Behandlungsstrategie

Wenn psychotherapeutische Versuche, dem transsexuellen Patienten die psychische Annahme des eigenen Geschlechts zu ermöglichen, nicht zur Entlastung des Patienten führen, erfolgt u. U. eine **Geschlechtsumwandlung.** Voraussetzungen hierfür sind eine mindestens einjährige Beobachtung und ein ebenfalls einjähriger Alltagstest, in dem der Patient in der gewünschten Geschlechtsrolle lebt. Daraufhin besteht die Möglichkeit einer zunächst hormonellen und zuletzt operativen Geschlechtsumwandlung. Während der ganzen Behandlung ist ärztliche und psychotherapeutische Betreuung notwendig.

17.3 Andauernde Persönlichkeitsveränderung nach Extrembelastung

Eine Persönlichkeit kann sich nach **Extrembelastungen** so verändern, dass das grundlegende Erlebens- und Verhaltensmuster eines Menschen nach eigener Einschätzung und/oder Beurteilung durch seine Mitmenschen nicht mehr wiedererkennbar ist. Es handelt sich dann um eine Persönlichkeitsstörung, die nicht auf irgendeine genetische Disposition oder längere lebens- und lerngeschichtliche Erfahrungen zurückzuführen, sondern die Folge extremer psychischer Belastung (z. B. Kriege, Erfahrungen in Konzentrationslagern, Folter, Geiselhaft, Gefangenschaft oder Gewalt) ist. Die Störung äußert sich in einer feindlichen und misstrauischen Haltung gegenüber dem Umfeld, durch sozialen Rückzug sowie Gefühlen der chronischen Anspannung, Leere und Hoffnungslosigkeit. Für die Vergabe der Diagnose muss die Persönlichkeitsänderung über einen Zeitraum von mindestens zwei Jahren bestehen.

Behandlungsstrategie

Wie bei posttraumatischen Belastungsstörungen (> 18.3.1) ist neben der psychischen – ggf. auch körperlichen – Ruhe und Erholung das therapeutische Gespräch über das auslösende Ereignis von zentraler Bedeutung. Grundlage ist dabei (wie bei allen therapeutischen Kontakten) eine vertrauensvolle Beziehung, die es dem Patienten erlaubt, sich zu erinnern und seinen Empfindungen nachzufühlen. Die Erlebnisse sollen besprochen und dadurch gefühlsmäßig aktiviert und im therapeutisch geschützten Rahmen wiedererlebt werden. Aus therapeutischer Sicht soll durch die Aktivierung der Gefühle deren quälende Intensität nachlassen. Im Grunde soll ein Habituationseffekt (eine **Gewöhnung an die Erinnerung**) stattfinden. Diese Gewöhnung findet z. B. nicht statt, wenn Gefühle verdrängt und unterdrückt und die traumatischen Erfahrungen nicht als Bestandteil der Vergangenheit, sondern der Gegenwart eingeordnet werden.

Eigenständige psychische Erkrankungen wie Depressionen (> 15.1), Ängste (> 18.1) oder Zwänge (> 18.2) sollten getrennt davon therapeutisch und/oder medikamentös behandelt werden.

17.4 Störungen der Impulskontrolle

Als **Störungen der Impulskontrolle** bezeichnet man unterschiedliche Verhaltensstörungen, die gekennzeichnet sind durch wiederholte Handlungen ohne vernünftige Motivation und von den Betroffenen als unkontrollierbar erlebt werden. Trotz negativer Konsequenzen schaffen es die Patienten nicht, auftretenden dranghaften Impulsen zu widerstehen. Häufig werden der Betroffene selbst und/oder andere Menschen dabei geschädigt. Die Ursachen sind unklar.

Spielsucht

Eine der häufigsten Störungen ist der **Drang zum Glücksspiel**. Er beherrscht das Leben des pathologischen Spielers, selbst wenn dadurch Familie, Beruf und Freundschaften Schaden nehmen oder sogar zerstört werden. Oft verarmen die Betroffenen und gelegentlich werden sie kriminell, um sich Geld zum Spielen zu verschaffen.

Pyromanie

Unter **Pyromanie** versteht man den inneren Drang zur Brandstiftung. Pyromanen sind fasziniert von allem, was mit Feuer zu tun hat (z. B. Löschfahrzeuge, brennbare Flüssigkeiten oder Feuerlöscher). Vor einer Brandstiftung empfinden sie eine wachsende innere Anspannung, unmittelbar nach der Ausführung starke Erregung, die auch sexuellen Charakter haben kann. Erkennbare Motive wie Versicherungsbetrug, politischer Fanatismus, Rache oder Mordabsichten bestehen nicht.

Kleptomanie

Kleptomanie (pathologisches Stehlen) beschreibt eine Störung, bei der die betroffene Person wiederholt dem Drang zu stehlen, nicht widerstehen kann. Die Betroffenen empfinden typischerweise vor dem Diebstahl starke Anspannung, danach ein Gefühl der Erleichterung und Befriedigung. Die gestohlenen Gegenstände dienen weder zur Bereicherung noch zum persönlichen Gebrauch und werden nach der Tat oft weggeworfen oder unbenutzt in Abstellräumen gehortet.

Behandlungsstrategien

Kognitiv-verhaltenstherapeutische Ansätze konzentrieren sich darauf, den auftretenden dysfunktionalen Impuls der Patienten durch genaue Situationsanalysen und bewusste Aufmerksamkeitslenkung zu verändern und kontrollierbarer zu machen. Darüber hinaus werden funktionalere Verhaltensweisen zum Spannungsabbau entwickelt und eingeübt.

Literatur und Kontaktadressen

LITERATURNACHWEIS
1. Sauter, Dorothea: Aspekte der Pflege von PatientInnen mit Missbrauchserfahrungen. Psych Pflege 2004; 10: 144–151.
2. Sauter, Dorothea: Pflegestandard selbstverletzendes Verhalten. Psych Pflege 2004; 10: 195–202.
3. Kreisman, Jerold; Straus, Hal: Ich hasse dich – verlass' mich nicht. Die schwarzweiße Welt der Borderline-Persönlichkeit. 24. A., Kösel Verlag, München 2012.

KONTAKTADRESSEN
- Anonyme Spieler
  Eilbeker Weg 20
  22089 Hamburg
  Telefon: 0 40/2 09 90 09
  www.anonyme-spieler.org
- Borderline Plattform
  Postfach 800113
  12491 Berlin
  www.borderline-plattform.de

KAPITEL 18

Eva-Maria Frings, Martina Gühne

Pflege von Menschen mit Angst-, Zwangs-, Belastungs- und somatoformen Störungen

18.1	Angststörungen	317	18.4	Dissoziative Störungen	326
18.1.1	Spezifische Phobien	319	18.5	Somatoforme Störungen, Somatisierungsstörungen und hypochondrische Störungen	327
18.1.2	Panikstörungen	321			
18.1.3	Generalisierte Angststörung	322			
18.2	Zwangsstörungen	323		Literatur und Kontaktadressen	328
18.3	Belastungsreaktionen und Anpassungsstörungen	324			
18.3.1	Belastungsreaktionen	324			
18.3.2	Anpassungsstörungen	325			

In diesem Kapitel werden Erkrankungen beschrieben, bei denen das Gefühl der **Angst** Leitsymptom ist. Angst ist ein Gefühl wie Wut, Freude, Trauer oder Liebe und ist wie alle Gefühle mit körperlichen Reaktionen und typischen beobachtbaren Verhaltensweisen verbunden. Evolutionsbiologisch wurde ein Organismus bei einer drohenden Gefahr durch Angst zum Kampf oder zur Flucht mobilisiert. Durch die Aktivierung des Sympathikus wird der Körper in erhöhte Leistungsbereitschaft versetzt. Zum Beispiel wird Blut in die Muskeln gepumpt und die Pulsfrequenz erhöht. Gleichzeitig werden Vorgänge, die in der speziellen Gefahrensituation nicht unbedingt notwendig sind, reduziert. So werden u. a. Verdauungsprozesse verlangsamt oder eingestellt und die Fortpflanzungslust gedämpft. Angst hat also evolutionsgeschichtlich in Bedrohungssituationen eine wichtige Schutzfunktion. Die Angst als Gefühl hat sich in der Evolution als überlebenswichtig für Organismen erwiesen (➤ Abb. 18.1). Neben dem Wetter und den Gegebenheiten des Wohnortes waren Tiere und feindlich gesinnte Mitmenschen Faktoren, die das Leben gefährdeten und denen der Mensch mit Kampf oder Flucht begegnen musste. Angst ist dementsprechend ein Gefühl, das der Mensch seit je innehat.

18.1 Angststörungen

Auch heute gibt es real bedrohliche Situationen, die in Menschen Angst auslösen, z. B. **Angst** vor körperlichen Angriffen oder vor psychischen Anfeindungen, Angst vor Geschwindigkeit, vor steilen Abhängen, Betrunkenen, die einem aggressiv entgegenkommen, oder die Angst vor dem Tod naher Angehöriger. Diese Liste

Angst ist immer notwendig und sinnvoll als …

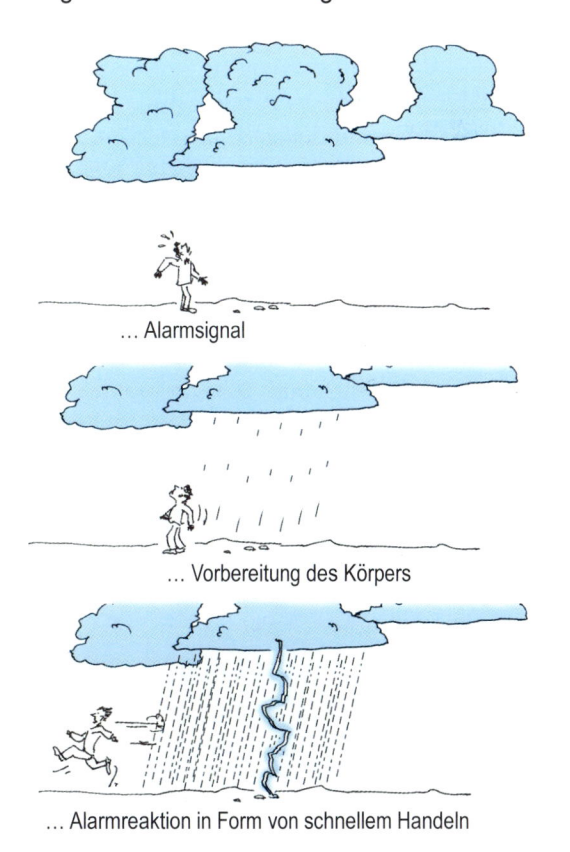

… Alarmsignal

… Vorbereitung des Körpers

… Alarmreaktion in Form von schnellem Handeln

Abb. 18.1 Angst ist überlebenswichtig [L104]

könnte endlos weitergeführt werden. Meistens ist für Menschen verstehbar, warum sie in den jeweiligen Situationen Angst empfinden, und sie betrachten sie deshalb als angemessen oder sogar sinnvoll. Angst kann sogar bis zu einem gewissen Grad als angenehm und spannend erlebt und gezielt provoziert werden (z. B. durch Krimis, Gruselfilme, Klettern, Fallschirmspringen).

Angst wird dann zur Krankheit, wenn von den Betroffenen selbst oder Außenstehenden das Ausmaß und der Auslöser der Angst als nicht mehr angemessen empfunden wird. Der Betroffene kann die Angstreaktion nicht mehr steuern und fühlt sich ihr hilflos ausgeliefert. Die Angst führt zu subjektivem Leid der Betroffenen sowie deren Angehörigen und dient nicht mehr dem Überleben, sondern beeinträchtigt das Leben.

Krankheitsursachen

Bei den Angst- und Zwangserkrankungen (> 18.2) haben sich vor allem **multifaktorielle Krankheitsentstehungsmodelle** als plausibel und hilfreich erwiesen. Anlage- und Umweltfaktoren, die individuelle Lebens- und Lerngeschichte eines Menschen sowie aktuelle Auslöser müssen bei Diagnostik und Therapie mitbedacht werden. Menschen unterscheiden sich hinsichtlich ihrer psychophysiologischen Reagibilität, hinsichtlich des Erziehungsstils, den sie genossen haben, hinsichtlich der Erfahrungen, aus denen sie gelernt haben, und der Krisen, die sie erlebt haben. Hieraus ergibt sich die individuelle Prädisposition zur Entwicklung einer Angststörung.

Diagnostik

Im Rahmen der **Angstforschung** hat sich etabliert, die Angstreaktion auf drei Ebenen zu beobachten und zu beschreiben:
- Auf der kognitiven Ebene (lat. *cogere* = denken) werden die Gedanken eines Menschen beachtet,
- auf der physiologischen Ebene dessen körperliche Reaktionen,
- auf der Verhaltensebene das sichtbare Verhalten.

Ein Mensch, der Angst vor großen Höhen hat und auf einem hohen Turm steht, kann befürchten, abzustürzen und sogar zu sterben (kognitive Ebene). Auf der physiologischen Ebene stellt man z. B. einen Anstieg von Blutdruck und Puls sowie Schweißausbrüche fest, während auf der Verhaltensebene z. B. beobachtet werden kann, wie dieser Mensch versucht, nicht in die Tiefe zu schauen, sich am Geländer festzuklammern und möglichst schnell den Turm zu verlassen.

Krankheitsentstehung

Bei der Entstehung von Angst- und Zwangserkrankungen (> 18.2) sind die psychophysiologischen Lernmechanismen des klassischen und operanten Konditionierens von zentraler Bedeutung.

Klassisches Konditionieren
Beim **Klassischen Konditionieren** nach Iwan Petrowitsch Pawlow (1849–1936) geht es um die Verbindung zwischen Reizen und Reflexen. Durch den Prozess der Klassischen Konditionierung koppeln sich Reaktionen an bestimmte Situationen. Durch diesen Prozess kann allein die Erinnerung an eine Situation das entsprechende Gefühl und die dazugehörigen autonomen körperlichen Reaktionen wieder wachrufen. Bei dem oben genannten Menschen, der unter Höhenangst leidet, kann die Höhenangst z. B. bereits auftreten, wenn er nur an die Situation mit dem Turm denkt oder einen Turm auf einem Foto sieht. Klassisches Konditionieren kann dementsprechend die Entstehung einer Angststörung erklären: Ein Reiz (z. B. Höhe) löste in einer bestimmten Situation Angst aus. Die psychophysiologische Reaktion wird in der Folge an den Reiz gekoppelt und tritt jedes Mal bei Konfrontation mit dem Reiz erneut auf.

> **Der Pawlowsche Hund**
>
> In den Pawlowschen Experimenten wurde einem Hund Futter dargeboten, woraufhin eine verstärkte Speichelproduktion beim Hund einsetzte. Die Speichelproduktion ist eine Reaktion des autonomen Nervensystems auf den **Reiz** „Futter", d. h. eine **Reaktion,** die dem bewussten Willen nicht unterliegt. Später läutete jedes Mal bei der Futtervergabe gleichzeitig eine Klingel. Nach einiger Zeit zeigte sich die vermehrte Speichelproduktion des Hundes nicht nur bei der Futtervergabe, sondern auch beim Hören der Klingel. Eine Reaktion des autonomen Nervensystems (Speichelproduktion) wurde vom Reiz „Futter" auf den Reiz „Klingel" übertragen. Wenn auf das Klingeln keine Futtergabe mehr folgte, verringerte sich die Speichelproduktion nach einiger Zeit allmählich. Die Reaktion „Speichelproduktion" wurde somit wieder von der Situation „Futtervergabe" entkoppelt.

Operantes Konditionieren
Der zweite wichtige Lernmechanismus ist das **Operante Konditionieren** nach Burrhus Frederic Skinner (1904–1990). Es handelt sich um das Lernen durch Verstärkung. Die Grundannahme dieser Lerntheorie ist, dass Verhalten durch seine Konsequenzen gesteuert wird (> 13.6.3).

Unter **positiver Verstärkung** versteht man wohltuende und angenehme Konsequenzen (z. B. Lob, Zuwendung), die dazu animieren, das vorherige Verhalten zu wiederholen und häufiger zu zeigen. Sind die Konsequenzen auf ein bestimmtes Verhalten jedoch unangenehm, machen sie das Auftreten des Verhaltens unwahrscheinlicher und man spricht von **Bestrafung** (z. B. körperliche Züchtigung in der Erziehung).

Daneben gibt es die **negative Verstärkung.** Dabei handelt es sich um Konsequenzen, die unangenehme Zustände aufheben. Wenn der Mensch mit Höhenangst den Turm verlässt, sinkt seine Angst. Ein aversiver Gefühlszustand, seine Angst, wird beendet. Das „Flüchten" vom Turm wird dementsprechend durch das Sinken der Angst negativ verstärkt und dadurch zukünftig öfter gezeigt. Ein Verhalten, das durch Sinken der Angst negativ verstärkt wird, nennt man **Vermeidungsverhalten** und ist für die Aufrechterhaltung von Angststörungen verantwortlich.

Der Prozess der negativen Verstärkung ist wichtig für das Verständnis psychopathologischer Phänomene, denn er kann zunächst unverständlich erscheinendes Verhalten häufig erklären. Viele Verhaltensweisen werden nicht ausgeführt, weil ein Patient positive Verstärkung erwartet, sondern weil unangenehme, belastende oder quälende Zustände beendet werden und die betroffene Person auf diese Weise versucht, ihr Funktionsniveau aufrechtzuerhalten. Um der Angst zu entgehen, vermeidet der Betroffene zukünftig Aussichtsplattformen. Er sieht sich keine Fotos von hohen Türmen an und will keine Geschichten von Ballonfahrten der Freunde hören. Langfristig verfestigt sich dadurch die Angst, weil der Betroffene keine korrigierenden Erfahrungen mehr macht. Er erlebt nicht mehr das Abklingen der Angst in der Situation selbst. Er wird immer ungeübter im Bewältigen der Situation, wodurch die Erwartungsangst vor den entsprechenden Situationen immer größer wird. So steigt das psychophysiologische Anspannungsniveau, während die Schwelle zur Auslösung von Angstreaktionen auf der psychophysiologischen Ebene immer niedriger wird. Es entsteht ein Teufelskreis aus Vermeidung und Angst, der sich selbst aufrechterhält (> Abb. 18.2). (📖 1)

Pflege

Der pflegerische Umgang mit Patienten, die unter einer Angststörung leiden, sollte einerseits einfühlsam und verständnisvoll sein, andererseits sollten Pflegende den Patienten jedoch auch zu einer sinnvollen Tagesstruktur und Freizeitgestaltung motivieren und dabei auf seine Ressourcen achten. Auf diese Weise lernt der Patient, sein Leben aktiv und eigenverantwortlich zu gestalten und seine krankheitsbedingten Einschränkungen zunächst zu akzeptieren, um sie in einem nächsten Schritt gezielt anzugehen.

Das Selbstvertrauen und die Selbstständigkeit können die Pflegenden stärken, indem sie ihm kleinere Aufgaben auf der Station übertragen, ihn in gemeinsame Aktivitäten einbeziehen und ihn bei Eigeninitiative und Eigenverantwortung lobend bestärken.

Die Pflegenden ermöglichen dem Patienten, über seine Ängste vor Überforderung und vor den Veränderungen, die die Behandlung mit sich bringt, zu sprechen: z. B. kann für den Patienten das Wegfallen der Funktionalität der Angst und das Aufgeben der Rolle des Kranken und des zu Beschützenden schwierig sein und ihn vor neue Herausforderungen stellen.
Umgang mit suizidgefährdeten Patienten > 23.2

18.1.1 Spezifische Phobien

Bei den **spezifischen Phobien** (griech. *Phobos* = Furcht) handelt es sich um übermäßige und unangemessene Ängste, die sich auf bestimmte, abgrenzbare Situationen oder Objekte beziehen (z. B. Angst vor Höhen, Angst vor dem Fliegen, vor Spinnen, Anblick von Blut etc.). Patienten können oft das erste Auftreten der Phobie genau benennen und auch beschreiben, wie sie in der Folgezeit die Situation vermieden haben.

Es gibt spezifische Phobien, die für die Betroffenen zwar lästig, nicht jedoch behandlungsbedürftig im Sinne einer Krankheit sind. Pathologisch werden die Ängste dann, wenn sie zu deutlichen Einschränkungen in der Lebensgestaltung führen. Das Ausmaß des Vermeidungsverhaltens bestimmt oft die Notwendigkeit von Therapien. Wenn die Vermeidung immer größer wird und sich auf immer mehr Situationen des täglichen Lebens bezieht, kann die Einschränkung so groß werden, dass das Leid für den Betroffenen und die Angehörigen eine Behandlung notwendig macht.

Ein Spinnenphobiker braucht z. B. professionelle Hilfe, wenn er den Dachboden oder den Keller aus Angst vor Spinnen nicht mehr betritt und wenn er irgendwann nicht mehr allein in der Wohnung bleibt, weil er glaubt, ohne die mögliche Hilfe von anderen Menschen Spinnen nicht entfernen zu können. Dieser Mensch grenzt sich immer mehr ein und es besteht die Gefahr der weiteren Ausbreitung der Symptomatik (Generalisierung), weil er keine korrigierenden Erfahrungen mehr machen kann.

Soziale Phobie
Die **soziale Phobie** gehört im weitesten Sinne zu den spezifischen Phobien, weil die auftretende Angst gut auf bestimmte

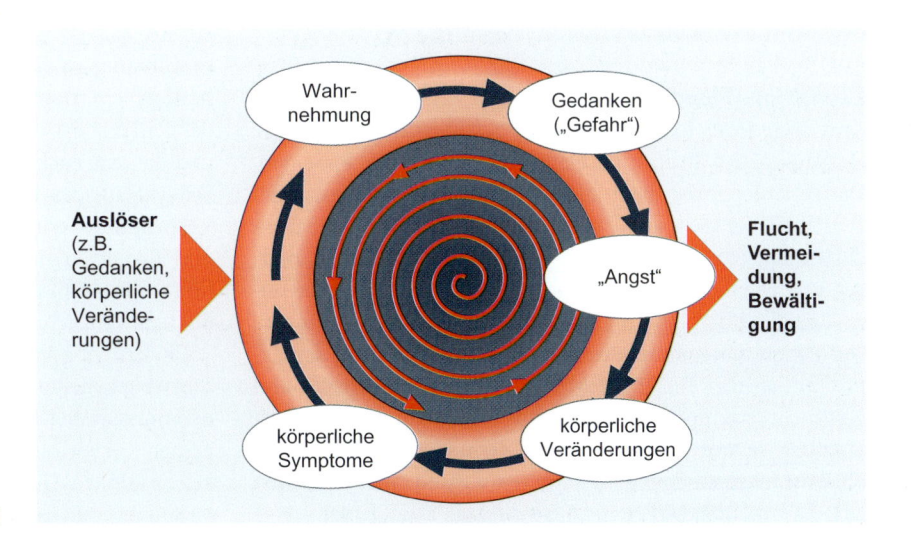

Abb. 18.2 Der „Teufelskreis der Angst". [L190]

Situationen eingegrenzt werden kann. Leitsymptom ist die Angst vor der Beobachtung und Bewertung durch andere Menschen. Dabei geht es nicht um die Angst vor Menschenmengen, in denen man anonym ist und nicht auffällt. Es geht vielmehr um Situationen, in denen man als Einzelner Beachtung findet und Aufmerksamkeit auf einen gerichtet ist, z. B. beim Halten von Vorträgen, auf Partys, in Arbeitsgruppen, bei gemeinsamen Essen etc. Sozialphobiker befürchten, sich unangemessen oder peinlich zu verhalten, Angstsymptome zu zeigen oder lächerlich zu wirken und deswegen von anderen abgewertet zu werden. Derartige Situationen werden dementsprechend vermieden oder nur mit Hilfe sogenannter Sicherheitsstrategien bewältigt, wie z. B. dem Ablesen bei Vorträgen oder mit starkem Make-up, um Erröten zu kaschieren. Dadurch werden Betroffene immer ungeübter in der sozialen Kompetenz und ziehen sich im Sinne eines Teufelskreises (> Abb. 18.2) noch weiter zurück, um vermeintlichen (oder inzwischen auch tatsächlichen) noch größeren Peinlichkeiten aus dem Weg zu gehen.

Behandlungsstrategie

Ziel einer **Therapie** bei Angsterkrankungen ist die Reduktion der Angst durch Aufgabe des Vermeidungsverhaltens.

Nach Problemanalyse und Diagnostik, die immer auch eine Differenzialdiagnostik sein muss, um psychotische, wahnhafte oder hirnorganische Störungen auszuschließen, erfolgt die Therapieplanung. Zur Behandlung von Angst-, Zwangs- und Panikstörungen haben sich konfrontative Verfahren bewährt. Dabei handelt es sich um Verfahren, bei denen sich der Betroffene direkt in die angstauslösenden Situationen begibt und eine Abnahme der Angst erlebt, sogenannte **Expositionen.** Das Vorgehen bei einer Expositionsbehandlung unterscheidet sich dahingehend, ob direkt die am stärksten angstbesetzte Situation gewählt wird, die sogenannte Reizüberflutung (engl.: *flooding*), oder ob man sich schrittweise der schwersten Situation annähert (sog. graduierte Exposition). Wenn Expositionen in realen Situationen durchgeführt werden, bezeichnet man sie als *Expositionen in vivo,* wenn die Konfrontation in der Vorstellung erfolgt, wird sie *Exposition in sensu* genannt. (📖 2)

Exposition (Flooding)

Grundlage jeder **Exposition** ist die ausführliche theoretische Herleitung der Expositionsbehandlung mit dem Patienten. Diese Vorbereitung dient zum einen dem Beziehungsaufbau zwischen Therapeut und Patient, zum anderen muss vor allem der Patient die Prinzipien und Wirkmechanismen der Übungen verstehen. Erst wenn er nach vollständiger Aufklärung seine Einwilligung gibt, können Expositionsübungen beginnen. Der Patient übergibt die Kontrolle zur Durchführung der Exposition an den Therapeuten. Dabei muss auch bedacht und besprochen werden, was ein Therapeut alles tun darf, um Vermeidung seitens des Patienten zu verhindern. Expositionen ohne ausführliche kognitive Vorbereitung und ohne Vertrauen zum Therapeuten wirken nicht. Sie sind ein Kunstfehler.

Wenn man mit der Situation beginnt, die der Patient am schwersten einschätzt (*flooding*), hat das den Vorteil, dass ein Patient nach erfolgreich beendeter Übung keine schweren Expositionen mehr erwarten muss und somit Erwartungsängste verhindert werden. Prinzipiell kann die Angst jedoch immer wieder auftreten, auch wenn Folgeübungen eigentlich als leichter eingeschätzt worden waren.

Graduierte Expositionen

Graduierte Expositionen werden gewählt, wenn man feststellt, dass dem Patienten die Fertigkeiten fehlen, die schwersten Situationen auszuhalten. Zum Beispiel ein Mensch mit sozialen Ängsten, der immer allein und ohne soziale Kontakte gelebt hat, müsste zuerst im sozialen Kompetenztraining lernen, wie man Kontakte schließt und wie man erfolgreiches soziales Verhalten einübt. Schwere Konfrontationsübungen, z. B. Übungen, in denen Patienten Peinlichkeiten ertragen müssen, sind für Patienten geeignet, die über eine gewisse soziale Kompetenz und ausreichend Übung in sozialen Kontakten verfügen (z. B. Psychologen, die unter sozialen Phobien leiden).

Gesundheitliche Probleme können ebenfalls für ein graduiertes Vorgehen sprechen. Ein Asthmatiker, der unter Höhenangst leidet, muss sein psychophysiologisches System erst durch Steigerung der Schweregrade eingewöhnen (trainieren), um nicht in der ersten schweren Übung Luftnot zu bekommen. Auch bei Kindern und Jugendlichen kann es unter Umständen sinnvoll sein, systematisch den Schweregrad zu steigern, je nachdem, ob sie in der kognitiven Vorbereitung die therapeutischen Konsequenzen voll verstanden und überblickt haben. Davon muss sich ein Therapeut immer überzeugen. Auch nach schweren psychischen Traumata (posttraumatische Belastungsreaktionen, > 18.3.1) kann graduiertes Vorgehen indiziert sein.

Expositionen in vivo

Bei **Expositionen in vivo** sucht man die realen angstbesetzten Situationen mit dem Patienten auf. Ziel der Übung ist es, dass der Patient in der angstbesetzten Situation das Abklingen der Angst erfährt, ohne Vermeidungs- oder Sicherheitsverhalten einzusetzen. Durch das Unterlassen der Vermeidung setzt eine Gewöhnung an die Angstsymptomatik (die sogenannte **Habituation**) ein. Durch diese korrigierende reale Erfahrung erlebt der Patient, dass man Angst aushalten und überleben kann und dass sie auch ohne eigenes Zutun mit der Zeit nachlässt. Die Aufgabe des Therapeuten liegt während der Übung darin, Vermeidungsverhalten seitens des Patienten zu verhindern und zu gewährleisten, dass die Übung lange genug durchgeführt wird, damit der Patient auch tatsächlich eine Angstreduktion wahrnehmen kann.

Ein Patient mit Höhenängsten muss z. B. so lange auf einem Turm bleiben, bis die Angst abklingt. Er darf nicht wegschauen und muss immer wieder auf angstauslösende Reize vom Therapeuten hingewiesen werden, um sich gedanklich nicht ablenken zu können. Genauso muss der Spinnenphobiker eine Spinne so lange auf der Hand halten – oder seine Hand in einem

Spinnenterrarium belassen –, bis er eine deutliche Reduktion der Angst feststellen kann. Patienten mit Flugängsten müssen einen ausreichend langen Flug mit dem Therapeuten buchen, weil ein Inlandflug zu kurz ist, um eine Habituation zu erreichen. Oder der Patient mit sozialen Phobien muss einen Vortrag halten oder in Anwesenheit anderer essen, bis seine Angst und Anspannung nachlassen.

Aufbau neuen Verhaltens
Parallel zum Abbau von Ängsten und Zwängen (➤ 18.2) muss adäquates, d. h. **situationsangemessenes Verhalten** aufgebaut werden. Der Patient, der unter einer sozialen Phobie leidet, muss lernen, sich zu überwinden, eventuelle Bewertungen auszuhalten. Er kann gleichzeitig im sozialen Kompetenztraining neues adäquates Verhalten lernen und im geschützten Rahmen einer Übungsgruppe üben.

Patienten, die unter einem Waschzwang leiden (➤ 18.2) müssen parallel zur Exposition oder nach einer Reihe von Expositionen adäquates Hygieneverhalten systematisch einüben („Wie oft am Tag wäscht man sich eigentlich die Hände?").

Pflege

Phobien werden meist ambulant behandelt. Manchmal müssen die Patienten aber wegen begleitender Depressionen (➤ 15.1) oder aufgrund massiver Einschränkungen in der Alltagsbewältigung stationär aufgenommen werden. Pflegende können dann, in Absprache mit dem Therapeuten und nach theoretischer Vermittlung des Krankheitsmodells (➤ Abb. 18.2), den Patienten zu konfrontativen Angstübungen motivieren oder ihn dabei begleiten. Vor allem kümmern sich die Pflegenden dabei gezielt um Alltagsfertigkeiten, die der Patient aufgrund seiner Angst vermeidet, wie z. B. das Betreten eines Supermarkts oder das Nutzen öffentlicher Verkehrsmittel. Dabei sollte unbedingt beachtet werden, dass die Konfrontation mit einer angstauslösenden Situation für den Patienten meist sehr quälend ist. Sinnvoll sind motivierende und reflektierende Worte zu den Betroffenen, die bereits gemachte positive Erfahrungen aufgreifen.

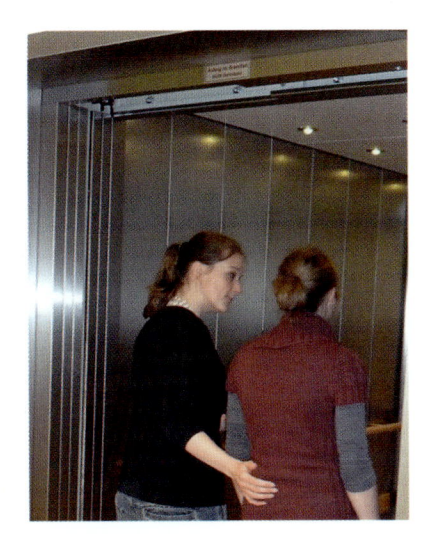

Abb. 18.3 Exposition in vivo. [M322]

Besondere Bedeutung hat die soziale Phobie bei stationären Behandlungen. Hierbei stellen die Kontaktaufnahme zur Patientengemeinschaft und gemeinsame Mahlzeiten im Speiseraum die Patienten vor große Herausforderungen und müssen pflegerisch einfühlsam und motivierend begleitet werden.

> **Die Angst ernst nehmen**
> Phobiker sind sich der mitunter Widersinnigkeit ihrer Angst verstandesmäßig durchaus bewusst. Dennoch stellt sie die Bewältigung ihrer Angst vor bestimmten Situationen, die von Nichtbetroffenen meist als „banal" bezeichnet werden würden, vor schier unlösbare Probleme.

18.1.2 Panikstörungen

Personen mit einer **Panikstörung** leiden unter wiederholten, plötzlich einsetzenden Panikattacken und befürchten ein erneutes Eintreten solcher Panikattacken. Die Angstattacken gehen mit starken physiologischen Symptomen wie z. B. Schwindel, Herzrasen, Schweißausbrüchen oder einem Engegefühl in der Brust einher und die Betroffenen befürchten, daran zu sterben oder die Kontrolle zu verlieren. Wenn aufgrund der Angst vor Panikattacken spezifische Situationen (z. B. Kaufhäuser oder Busfahren) vermieden werden, spricht man von einer **Panikstörung mit Agoraphobie.** Durch die Vermeidung macht der Patient keine korrigierenden Erfahrungen, sodass die Angst vor diesen Situationen und die damit verbundenen körperlichen Reaktionen zunehmen, wodurch wiederum häufiger Panikattacken auftreten. Sie werden häufig bereits durch kleinste körperliche Veränderungen ausgelöst, die von Patienten sehr genau beobachtet und als Beginn eines aufkommenden Panikanfalls katastrophisierend (z. B. als Herzinfarkt) interpretiert werden. Durch diese katastrophisierenden Gedanken steigt beim Patienten die Angst und dadurch auch die physiologische Erregung, sodass die Schwelle zur Auslösung von Panikattacken immer schneller erreicht wird. Die ersten Anfälle treten meist in belastenden, stressreichen, manchmal von psychophysiologischer Erschöpfung und Anstrengung geprägten Situationen auf, die in der Folgezeit vermieden werden.

Behandlungsstrategie

Da Panikattacken häufig durch die Interpretation eigentlich harmloser körperlicher Symptome (starkes Herzklopfen wird z. B. als Anzeichen eines Herzinfarkts missinterpretiert) ausgelöst werden, liegt ein Schwerpunkt der Behandlung der Panikstörung auf der Gewöhnung und der Reattribuierung (Umdeutung) interozeptiver Reize (körperlicher Symptome). So erfährt der Patient durch sogenannte **Verhaltensexperimente,** dass Körpersymptome wie z. B. ein erhöhter Herzschlag (bewusst ausgelöst durch körperliche Belastung) nicht prinzipiell Anzeichen eines Herzinfarkts ist. Gleichzeitig wird dadurch auch eine Habituation an physiologische Angstsymptome erreicht. Darüber hinaus haben sich auch bei der Panikstörung **Expositionen in vivo** (> 18.1.1) als erfolgreich erwiesen (> Abb. 18.3). Eine häufige Folge des Erlebens von Panikattacken ist die Vermeidung potenziell gefährlicher Situationen, die letztlich die Störung aufrechterhält. Daher muss in der Therapie die Konfrontation mit angstauslösenden Situationen stattfinden und eine Habituation in diesen angestrebt werden. Häufig handelt es sich dabei um Situationen, in denen Hilfe (bei einem plötzlich auftretenden Panikanfall) nicht rechtzeitig zu erwarten wäre, wie z. B. einsame Wälder, allein zu Hause, im Stau, im Kaufhaus oder auf einem Kirchturm sein.

Wenn die Attacke in der Übung auftritt, muss man auf jeden Fall bis zum Abklingen der Symptomatik in der Situation bleiben. Ein Abbruch der Exposition käme einer Vermeidung gleich, denn die Panikattacke würde dann durch das Beenden der Konfrontation abklingen und nicht durch Habituation.

Expositionsübungen müssen wiederholt und zunehmend auch selbstständig vom Patienten bewältigt werden, um erfolgreich sein zu können. Er muss sein Vermeidungs- und Sicherheitsverhalten kennenlernen und sich selbst „auf die Schliche kommen". Zu den Sicherheitsstrategien von Betroffenen gehören z. B. beruhigende Medikamente, das Beisichtragen von Handys, Ärzte und Apotheken in der Nähe, Notausgänge, gedankliche Beruhigungen wie „Es wird schon nichts passieren" etc.

Pflege

Die Pflegenden sollten den Patienten dazu motivieren, die im Rahmen der Therapie erarbeiteten Problemlösestrategien anzuwenden, um baldmöglichst Panikattacken ohne Hilfsmaßnahmen bewältigen zu können. Dazu gehört es z. B. auch, den Patienten in Momenten, in denen eine Panikattacke droht oder wenn er sich bereits in einer befindet, an hilfreiche gedankliche Strategien und Kompensationsmöglichkeiten zu erinnern. Ziel der pflegerischen Begleitung ist immer, die Alltagsfähigkeiten des Patienten zu erhalten und einer Vermeidung entgegenzuwirken.

Sofern keine individuellen Gründe dagegen vorliegen, begleiten die Pflegenden den Patienten in vermeintlich bedrohlichen Situationen. Sie achten jedoch hier immer darauf, dass der Patient durch ihre Anwesenheit und Unterstützung in kein zu großes Abhängigkeitsverhältnis zu ihnen gerät.

18.1.3 Generalisierte Angststörung

Kernsymptom der **generalisierten Angststörung** ist das übermäßige und als unkontrollierbar empfundene Sorgen über verschiedenste Themen (z. B. die eigene Gesundheit oder die naher Angehöriger, den Beruf, die finanzielle Situation, Partnerschaft, aber auch alltägliche Anforderungen). Patienten sind häufig dauerhaft ängstlich und angespannt, ruhelos und reizbar. Darüber hinaus treten aufgrund des vielen Sorgens nicht selten Schlaf- und Konzentrationsstörungen auf.

Behandlungsstrategie

Ein Schwerpunkt der Behandlung der generalisierten Angststörung liegt auf der sogenannten **kognitiven Umstrukturierung,** was ein „Umdenken" meint. Da Betroffene häufig bestimmte Überzeugungen und Annahmen über sich selbst und die Welt sowie ihre Zukunft haben, die das Sorgen begünstigen, werden in der Therapie angstauslösende Gedanken identifiziert, kritisch hinterfragt sowie entkatastrophisiert und es wird trainiert, sie durch „hilfreichere" Gedanken zu ersetzen.

Zudem vermeiden Patienten häufig, sich „real" mit ihren Befürchtungen auseinanderzusetzen, und versuchen, das Sorgen zu unterdrücken. Hierdurch wird es längerfristig jedoch noch verstärkt. Deswegen ist auch die **Konfrontation** mit Befürchtungen, z. B. indem die Patienten Sorgenszenarien aufschreiben und immer wieder lesen, ein wichtiger Bestandteil der Therapie. Hierbei sollen eine Habituation an die Sorgeninhalte sowie ein anderer Umgang mit Ängsten, Sorgen und Befürchtungen erzielt werden.

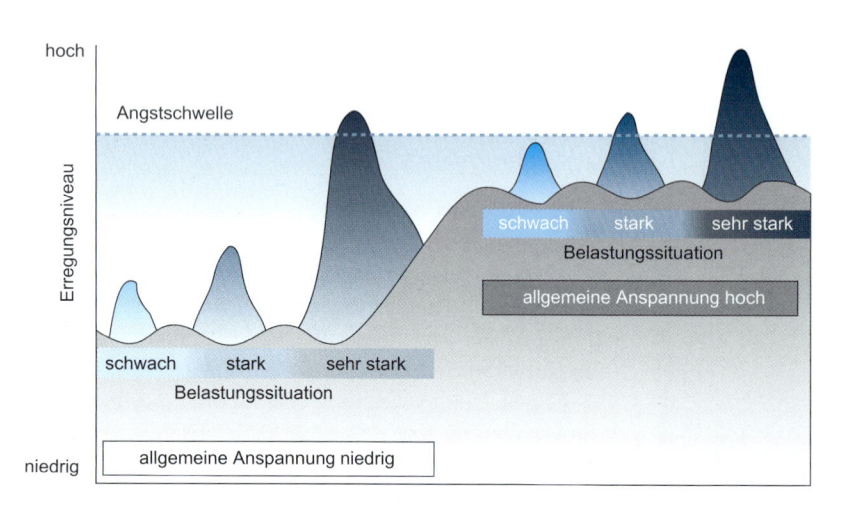

Abb. 18.4 Stress und Angstreaktionen im Alltagsleben. [L190]

Pflege

Patienten mit Angststörungen suchen oft die Nähe der Pflegenden. Patienten mit einer generalisierten Angststörung gibt das Wissen um die jederzeitige Erreichbarkeit der Pflegenden ein Gefühl der Sicherheit und des Ernstgenommenwerdens. Dies kann die Angst mindern, sollte jedoch nicht zum Regelfall werden. Schließlich ist es Ziel jeder Therapie, dass der Patient seine Angst bewältigt und das Alleinsein aushält.

Zu Beginn der Behandlung erleichtern engmaschige pflegerische Kontakte dem Patienten das Einleben auf der Station bzw. im Krankenhaus. Nach der Eingewöhnungs- und Kennenlernphase sollte jedoch bald mit dem Patienten besprochen werden, wie er sich trotz seiner Angst und Anspannung einer sinnvollen Alltagsgestaltung zuwenden kann. Im Einzelnen bedeutet dies, mit dem Patienten Übungen zu besprechen, wie er das Alleinsein aushalten und selbstständiger werden kann, um z. B. alleine in die Stadt zu gehen oder sich anderweitig ohne Begleitung zu beschäftigen. Die Anforderungen sollten langsam gesteigert werden.

Bei längeren Aktivitäten und bei Belastungserprobungen im häuslichen Umfeld können Pflegende dem Patienten auch telefonischen Kontakt zur Station anbieten. Bei Angststörungen ist jedoch immer darauf zu achten, dass die Patienten ihre Angst nicht durch zu starke Unterstützung durch die Pflegenden zu kompensieren versuchen. Aus diesem Grund ist bei der Begleitung von Expositionsübungen immer genauestens auf die Wiedererlangung von Selbstständigkeit zu achten.

Die Gefühle und das Erleben des Patienten sollten regelmäßig reflektiert werden. Das Führen eines „Angsttagebuchs" kann dabei sehr hilfreich sein.

18.2 Zwangsstörungen

Nach der ICD-10 sind die zentralen Merkmale dieser Störung wiederkehrende Gedanken oder Handlungen, die immer wieder ausgeführt werden müssen. Die Person versucht erfolglos, sich gegen diese Gedanken zu wehren oder Widerstand gegen das Ausführen der Handlungen zu leisten. Der Widerstand erfolgt, weil die Person letztlich Einsicht in die Sinnlosigkeit der Gedanken und Handlungen hat. Zwangspatienten sind durch ihre Zwänge ausgesprochen gequält und in ihrer Lebensgestaltung eingeschränkt.

Handlungszwänge äußern sich oft als Wasch- oder Kontrollzwänge. So wäscht sich eine Person bis zu hundertmal am Tag die Hände, um Infektionen oder eine Kontamination zu vermeiden, obwohl die Haut der Hände durch das Waschen inzwischen pergamentartig verdünnt und von der Waschlotion angegriffen ist (➤ Abb. 18.5). Eine andere Person kontrolliert vor dem Verlassen des Hauses so oft den Herd und andere Elektrogeräte, dass sie sich grundsätzlich bei allen Terminen verspätet.

Unter **Gedankenzwängen** versteht man sich aufdrängende, als sehr unangenehm oder ängstigend empfundene Gedanken,

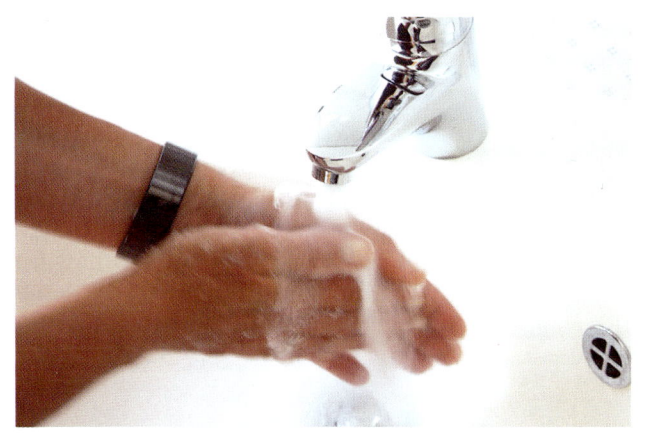

Abb. 18.5 Handlungszwang „Hände waschen". [J787]

Vorstellungen oder Impulse. So kann eine Mutter z. B. unter dem sich aufdrängenden Zwangsgedanken leiden, ihrem Kind etwas antun zu können, oder ein gläubiger Mensch kann den Impuls haben, in der Kirche obszöne Äußerungen schreiend von sich zu geben.

Krankheitsursachen

Die Ursachenannahme ist **multifaktoriell.** Bislang gibt es keine wissenschaftlichen Hinweise auf eine typische Persönlichkeit, die an einer Zwangsstörung erkranken könnte. Bei Zwangsstörungen gibt es leichte Hinweise auf familiäre Häufungen und auf biochemischer Seite Hinweise auf Störungen des Serotonin-Haushalts, wobei jedoch schwer zu unterscheiden ist, ob diese Störung nicht bereits vor dem Auftreten der Erkrankung vorhanden war. Klassische und operante Konditionierungsprozesse (Vermeidungsverhalten) spielen bei der Entstehung und Aufrechterhaltung der Erkrankung eine große Rolle (➤ 18.1).

Meistens treten erste Zwangssymptome – ähnlich wie Phobien oder Panikstörungen – in stressreichen, psychophysiologisch belastenden Situationen auf. In diesen bekommen derartige Gedanken, die zu anderen Zeiten einfach als unsinnig abgetan werden würden, auf einmal größere Aufmerksamkeit und Bedeutung. Daraufhin wird ein bestimmtes Verhalten entwickelt, um den Gedanken zu „neutralisieren" – das Zwangsverhalten. Der einschießende Gedanke, sich in der U-Bahn mit einer schweren Krankheit infizieren zu können, führt z. B. zu intensivem Händewaschen bei der Rückkehr in die eigene Wohnung. Dies führt anfänglich zu einer gewissen Stressreduktion und wird damit negativ verstärkt (➤ 18.1). Die Angst, sich infizieren zu können, kann z. B. immer stärker werden, nachdem man einen schweren Infekt überstanden hat. Diese Angst wurde durch Hygieneverhalten reduziert. Mit jedem Händewaschen erleben die Betroffenen Erleichterung.

Wenn Stress- und Belastungssituationen anhalten und durch das Kontroll- oder Hygieneverhalten Erleichterung erreicht werden kann, besteht nicht nur die Gefahr, dass das Verhalten aufrechterhalten wird, sondern sich zudem eine Eigendynamik entwickelt, die sich – wie bei anderen psychischen Erkrankungen – im Sinne eines Teufelskreises selbst aufrechterhält (➤ 19.2 Ess-

Störungen, ➤ 18.1.2 *Panikstörungen*). Der Patient macht keine korrigierenden Erfahrungen mehr, engt seine Wahrnehmung zunehmend auf die Zwangssymptomatik ein und „verlernt" dabei adäquates Hygiene- und Kontrollverhalten.

Bei den Zwangsgedanken, besonders bei denjenigen, die obszönen oder gewalttätigen Inhalts sind, erreicht der Widerstand gegen diese Gedanken bzw. der Versuch, sie zu unterdrücken, genau das Gegenteil. Die Gedanken verschwinden nicht, sondern werden immer häufiger und heftiger, weil unser Gehirn die aufgewendete Widerstandsenergie als etwas Wichtiges registriert.

Behandlungsstrategie

Zwangspatienten fühlen sich durch ihre Symptomatik oft gequält und leiden massiv darunter. Dieses Leiden macht deutlich, dass sie durchaus die Sinnlosigkeit der Gedanken und der Handlungen erkennen. Dies ist der wichtigste Unterschied zum Wahn (➤ 14.1.1), bei dem die Patienten von der Wahrhaftigkeit der Wahninhalte überzeugt sind.

Gespräche über den Zwang und das Aufarbeiten der Inhalte von Zwangshandlungen und Zwangsgedanken werden letztlich immer wieder deutlich machen, dass der Patient um die Sinnlosigkeit weiß, aber trotz der Einsicht sein Verhalten nicht ändern kann, da er ansonsten schwerwiegende Konsequenzen befürchtet (z. B. die Infektion mit einer tödlichen Krankheit). Die Zwangsrituale dienen der Verhinderung eines sehr angstauslösenden Ereignisses. Dies verdeutlicht, dass es sich bei der Zwangsstörung um eine Angsterkrankung handelt. Dementsprechend spielen auch in der Zwangsbehandlung Expositionsübungen (➤ 18.1.1) eine wichtige Rolle.

Der Patient muss im Vorfeld der Durchführung der Expositionen das Prinzip der Gewöhnung *(Habituation)* in der angstbesetzten Situation genau kennenlernen und mit dem Therapeuten planen, was unternommen werden muss, um Neutralisierungsverhalten zu unterbinden.

Ein Patient, der unter dem wiederkehrenden Gedanken leidet „Ich könnte mich mit einer tödlichen Krankheit infizieren", müsste sich so lange einer potenziellen „Gefahrenquelle" aussetzen, ohne dabei Neutralisierungsverhalten anzuwenden, wie z. B. Händewaschen, bis die aufkommende Angst vor Infektionen nach dem Prinzip der Habituation abklingt. Ziel ist es, möglichst schwere, d. h. möglichst angstbesetzte Situationen bewusst zu erleben. Dazu könnte der Patient z. B. zunächst zusammen mit dem Therapeuten, und später auch alleine, Bahnhofstoiletten aufsuchen und dort alles berühren (auch die Toiletten selbst), ohne die Hände zu waschen, jedem Passanten die Hände schütteln und danach ein Brötchen essen, ohne zuvor die Hände gewaschen zu haben etc. Um dies sicherzustellen, bestünde z. B. die Möglichkeit, das Wasser im Zimmer des Patienten vorübergehend abzustellen. Konsequenterweise sollte dabei darauf geachtet werden, dass dem Patienten in der Zwischenzeit keine anderen „Wasserquellen" wie z. B. aufbewahrtes Wasser in einer Wärm- oder Mineralwasserflasche zur Verfügung stehen, während hingegen schmutziges Regenwasser vom Balkon „erlaubt" wäre. (📖 3)

Parallel zu den Expositionsübungen kann es notwendig sein, adäquates Hygieneverhalten aufzubauen. Dazu bespricht und übt man das Händewaschen z. B. vor jeder Mahlzeit, am Abend und am Morgen. Wichtig ist es, die Übungen regelmäßig zu wiederholen und zu besprechen und dabei immer wieder auf subtiles Neutralisierungsverhalten zu achten. Darüber hinaus ist auch die kognitive Umstrukturierung dysfunktionaler Annahmen (z. B. über Ansteckungswahrscheinlichkeiten) ein wichtiger Bestandteil der Zwangsbehandlung.

Pflege

Bei der Begleitung von Patienten mit Zwangshandlungen ist es zunächst wichtig, die Rituale und Handlungen kennenzulernen und gezielt zu beobachten. Berücksichtigt werden muss, dass schon der Aufenthalt auf der Station unter Mitpatienten für die Zwangserkrankten eine große Einschränkung in der Ausübung ihrer Zwangshandlungen bedeutet (z. B. durch die gemeinsame Nutzung des Bades), was meist zu hoher innerer Anspannung führt. Erst wenn sich der Patient auf die Behandlung einlassen kann und Vertrauen gefasst hat, können die Pflegenden mit dem Patienten überlegen, inwieweit er seine Zwangshandlungen reduzieren und Alternativen einsetzen kann, d. h., es wird ein fester zeitlicher Rahmen für die Handlungen vereinbart und der Patient wird bei Bedarf von den Pflegenden bei seinen Zwangshandlungen unterbrochen. Da der Patient dadurch unter großen Druck und in einen Zustand hoher Anspannung gerät, ist es wichtig, ihm entsprechende Hilfestellung oder auch Entlastung wie z. B. durch ablenkende Aktivitäten oder Gespräche anzubieten. Darauf aufbauend können auch Übungen im Bereich des lebenspraktischen Trainings durchgeführt werden, wie z. B. Küchendienst oder kleine Reinigungsarbeiten bei einem Patienten mit einem Waschzwang.

> **Gespräche steuern**
>
> Bei Patienten mit Zwangsgedanken sollten die Pflegenden diese nicht als unsinnig darstellen oder dagegen argumentieren. Auch hier soll der Patient lernen, mit seinen Gedanken umzugehen und sich nicht von ihnen beherrschen zu lassen. Deswegen begrenzen die Pflegenden die Gespräche über Inhalte der Zwangsgedanken zeitlich und lassen sich nicht zu Argumentationen und ständigen Rückversicherungen verleiten. Hilfreich für den Patienten sind ebenfalls sinnvolle Beschäftigungen und Ablenkung durch genügend Therapien und Freizeitaktivitäten.

18.3 Belastungsreaktionen und Anpassungsstörungen

18.3.1 Belastungsreaktionen

Belastungsreaktionen sind psychische Reaktionen auf Belastungssituationen von eigentlich psychisch unauffälligen Menschen. Nach der ICD-10 muss ein zeitlicher Zusammenhang zwischen einer außergewöhnlichen Belastung und dem Beginn der Symptome erkennbar sein. Das auslösende Ereignis kann gleichermaßen eine reelle Bedrohung wie Erdbeben, Hausbrand oder Hochwasser sein wie auch eine Bedrohung der sozialen Stellung durch Kündigung, Todesfall oder z. B. Unfall. Die Symptomatik kann nach anfänglicher Betäubung durch Angst, Panik, Verzweiflung, psychophysiologische Erregtheit oder Rückzug gekennzeichnet sein.

Bei einer **akuten Belastungsreaktion** klingen die Symptome nach ein bis zwei Tagen ab. Kommt es jedoch kurzfristig zu keiner Symptomverbesserung oder gar zu einer Verschlechterung der Symptomatik (in Verbindung mit einer zunehmend schwereren Alltagsbewältigung), kann sich eine akute Belastungsreaktion zu einer sogenannten **Anpassungsstörung** entwickeln.

Eine **posttraumatische Belastungsstörung (PTBS)** (> 17.3) tritt häufig erst mit einer gewissen zeitlichen Verzögerung auf. Manchmal Wochen bis Monate nach dem belastenden Ereignis. Sie ist die Reaktion auf ein zutiefst erschütterndes Ereignis, das häufig mit einer Bedrohung für Leben oder Gesundheit des Betroffenen einhergeht, wie z. B. Krieg, Mord, Gewalt, Folter, Vergewaltigung, schwerer Unfall etc. Symptomatisch ist eine PTBS vor allem gekennzeichnet durch

- Automatisches und unkontrollierbar empfundenes Wiedererleben des Traumas (z. B. in Form von inneren Bildern, „Flashbacks" genannt, oder Albträumen)
- Vermeidung von Orten, Dingen und Menschen, die an das Trauma erinnern
- Gefühlstaubheit
- Anhaltende Übererregung sowie
- Verstärkte Wachsamkeit.

Behandlungsstrategie

Die *akute* **Belastungsreaktion** wird meist sofort und schnell behandelt – eher im Sinne einer Krisenintervention als einer längerfristigen Therapie. Bei Unfällen, Katastrophen, Bränden etc. stehen den Betroffenen speziell geschulte Therapeuten zur Seite, die ihnen gezielt und vor allem individuell Hilfestellung bei der Traumabewältigung leisten.

Manchmal kann aufgrund des subjektiven Leidensdrucks eine Einweisung in eine psychiatrische Klinik notwendig werden. Dort können aufgrund des geschützten und ruhigen Rahmens mitunter recht schnelle Behandlungserfolge erzielt werden. Manche Patienten benötigen eine gute – aber nur kurzfristig angesetzte – Schlafmedikation oder Medikation zur Beruhigung.

Während Anpassungsstörungen meist ambulant gut behandelbar sind, findet die Behandlung einer **posttraumatischen Belastungsstörung** häufig auf stationären Spezialabteilungen statt. Die Behandlung erfolgt in der Regel in Form einer Kombination aus Einzel- und Gruppentherapie und konzentriert sich speziell auf die Traumabewältigung. Durch eine intensive Auseinandersetzung mit den traumatischen Ereignissen, die u. a. durch die Anwendung von Expositionsübungen stattfindet, werden eine Verarbeitung der Erlebnisse und eine Reduzierung der Symptome erreicht. Zudem werden eine Modifikation dysfunktionaler Gedanken und Überzeugungen sowie der Abbau von Vermeidungsverhalten angestrebt.

Pflege

In psychiatrischen Kliniken werden Patienten mit Belastungsreaktionen relativ häufig behandelt. Dabei gehört es zu den pflegerischen Aufgaben, dem Patienten im Gespräch über seine Erlebnisse empathisch zu begegnen und gemeinsam zu überlegen, wie er momentan mit negativen Gefühlen wie Trauer und Wut umgehen kann, z. B. durch Abbau aggressiver Gefühle am Boxsack oder durch bewusstes Einsetzen von angenehmen Aktivitäten.

Bei sogenannten Flashbacks oder sich aufdrängenden schmerzhaften Erinnerungen können die Patienten vorübergehend den Bezug zur Realität verlieren. Dann versuchen die Pflegenden, den Patienten aus seinem Zustand der Erinnerung an die Vergangenheit zu lösen, indem sie ihm Sicherheit und Orientierung geben und ihn anleiten, seine Wahrnehmung bewusst auf die momentane Situation und Umgebung zu konzentrieren. Auch **Skills** wie z. B. starke Reize (Eisbeutel, Chili) können zur Anwendung kommen.

18.3.2 Anpassungsstörungen

Nach der ICD-10 handelt es sich bei **Anpassungsstörungen** um Zustände subjektiven Leidens und emotionaler Beeinträchtigung, die nach entscheidenden Lebensveränderungen, belastenden Ereignissen oder nach schwerer körperlicher Krankheit auftreten. Sie entstehen durch eine misslungene Anpassung an veränderte Begebenheiten. Es kann daher in der Regel bei der Anpassungsstörung davon ausgegangen werden, dass die Störung ohne das belastende Ereignis nicht eingetreten wäre.

Anpassungsstörungen dauern länger an als akute Belastungsreaktionen und verlaufen sehr schwankend. Auch ungewöhnlich lange und problematisch verlaufende Trauerreaktionen fallen unter diese Kategorie. Anpassungsstörungen können dahingehend differenziert werden, ob die Symptomatik eher depressiv oder ängstlich gefärbt ist.

Behandlungsstrategie

Die Therapie kann einzel- oder gruppentherapeutisch (> 13.6.3) erfolgen, stationär oder ambulant. Fast alle therapeutischen Schulen werden das belastende Ereignis thematisieren, nicht zuletzt um die Gefühle, die mit dem Ereignis verbunden sind, für die Betroffenen erlebbar zu machen (z. B. Trauer und Weinen nach einem Todesfall, der sich schon einige Jahre zuvor ereignet hat). Innerhalb dieser Gespräche werden auch sogenannte Tabuthemen, d. h. Themen, die von den Betroffenen bisher vermieden wurden, unter denen sie jedoch nachweislich leiden, angesprochen (z. B. nach einer Vergewaltigung oder

Gewaltanwendung). Dadurch soll eine adäquate Anpassungsleistung an die eingetretenen Veränderungen erzielt werden.

Abstand vom Ereignis und die damit verbundene psychische und physische Erholung können vor allem anfänglich von großer Bedeutung sein. Später jedoch sollte auch über eine direkte Konfrontation mit der die Belastung auslösenden Situation nachgedacht werden (z. B. nach Geiselhaft oder Banküberfall den Ort des Geschehens wieder aufsuchen).

Pflege

Bei Patienten, die unter einer Anpassungsstörung leiden, achten die Pflegenden vor allem auf Probleme und Einschränkungen in der Alltagsbewältigung sowie im lebenspraktischen und sozialen Bereich. Sie können ihnen außerdem bei Fragen zum Aufbau von sozialen Kontakten zur Seite stehen, ihnen Möglichkeiten zur Teilnahme an lokalen Freizeitangeboten aufzeigen oder Kontakte zu unterstützenden Beratungsstellen initiieren.

18.4 Dissoziative Störungen

Bei Patienten, die unter einer **dissoziativen Störung** (auch: *Konversionsstörung*) der Bewegung, Wahrnehmung oder Empfindung leiden, treten Lähmungen im Bewegungsapparat auf, entstehen epilepsieartige „Anfälle" oder auch Empfindungsstörungen, Schmerzzustände, Erbrechen, Blindheit oder Taubheit, die nicht durch eine somatische Ursache erklärt werden können. Beispielsweise sind die Lähmungen oder die Sensibilitätsstörungen nicht mit der Innervation der gelähmten Gebiete in Einklang zu bringen, „epileptische Anfälle" gehen ohne Stürze und Verletzungen (Zungenbiss) einher oder aber es kann bei dissoziativer Blindheit kein Schaden am Auge oder an den versorgenden Nerven diagnostiziert werden.

Für die Vergabe der Diagnose einer dissoziativen Störung muss ein zeitlicher Zusammenhang zwischen den dissoziativen Symptomen und belastenden Ereignissen oder emotionalen Konflikten vorliegen.

Ein Patient mit **dissoziativer Amnesie** kann sich an belastende Erlebnisse oder Probleme nur noch lückenhaft oder gar nicht mehr erinnern. Dabei kann das Ausmaß der Amnesie schwanken. Für den Patienten bedeuten diese Gedächtnisausfälle eine große Belastung. Er ist ratlos und gerät oft in depressive Verstimmungen.

Dissoziative Fugue *(frz. fugue = Flucht)* bedeutet so viel wie „psychogenes Weglaufen". Die Patienten verlassen ohne vorherige Ankündigung plötzlich ihre Wohnung oder ihren Arbeitsplatz. Ihre Ziele sind häufig Orte, an denen sie sich früher oft aufgehalten haben. In vielen Fällen kommen die Symptome der dissoziativen Amnesie hinzu. Die Patienten „erwachen" irgendwo und wissen nicht, wie sie an diesen Platz gekommen sind. Nach außen wirken sie jedoch geordnet und kontrolliert.

Auch die **multiple Persönlichkeitsstörung** rechnet man zu den dissoziativen Störungen. Die Betroffenen verhalten sich so, als bestünden sie aus mehreren, voneinander unabhängigen Persönlichkeiten. Jede Persönlichkeit verfügt mitunter über einen eigenen Namen, eigene Interessen, Vorlieben und Erinnerungen. Die Störung ist selten und auch hinsichtlich ihrer Existenz umstritten.

Krankheitsursachen

Die Ursachen der dissoziativen Störungen sind im Vergleich zu den Ursachen anderer psychischer Erkrankungen schwerer zu fassen. Aus der individuellen Lebens- und Lerngeschichte müssen Hinweise zur Erklärung der Phänomene gefunden werden (▶ 17.1, *Persönlichkeitsstörungen*). Manchmal gibt es traumatisierende Ereignisse, die mit der Symptomatik im Zusammenhang stehen und deren belastende Erinnerungen symbolisch abgespalten werden. Es kann aber auch ein Verhalten sein, das von der Umgebung verstärkt wurde und für den Patienten subjektiv einen Vorteil ergibt, z. B. Aufmerksamkeit und Fürsorge bei epilepsieartigen Anfällen. Psychoanalytiker – bei den ersten Fällen von Sigmund Freud handelte es sich um Konversionsneurosen – vermuten, dass symbolhaft unbewusste Konflikte nach außen drängen.

Behandlungsstrategie

Nach entsprechender Differenzialdiagnostik, die sowohl psychiatrische als auch allgemeine somatische und neurologische Elemente beinhalten sollte, erfolgt eine umfassende Problemanalyse, die möglichst auch fremdanamnestische Daten enthält. Derzeit gibt es nur wenig eindeutige Therapierichtlinien zur Behandlung von dissoziativen Störungen.

In psychoanalytischen Behandlungen wird versucht, den zugrunde liegenden unbewussten Konflikt bewusst zu machen, indem das Verhalten hinsichtlich seiner Symbolkraft gedeutet wird. Verhaltenstherapeutisch würde entweder nach Verstärkern, die dieses Verhalten ausgeformt haben, oder aber nach Reizen, die immer wieder als Auslöser für bestimmtes Verhalten fungieren, gesucht werden. In manchen Fällen muss ein eventuell vorliegender sogenannter sekundärer Krankheitsgewinn überprüft werden, d. h. die Frage danach, welche eventuellen Vorteile für den Patienten mit seiner Symptomatik verbunden sind. Zudem könnten traumatische Erlebnisse bearbeitet werden. Dabei ist die Beziehungsarbeit zwischen Therapeut und Patient besonders wichtig, auf deren Basis das Verständnis und die Bearbeitung der Symptomatik überhaupt erst möglich werden.

Pflege

Im Umgang mit Patienten, die unter dissoziativen Störungen leiden, müssen die Symptome ernst genommen werden. Gleichzeitig achten die Pflegenden aber darauf, dass die manchmal demonstrativ wirkende Hilflosigkeit der Patienten nicht die einzige Ebene der Beziehung darstellt. Sie geben dem Patienten die notwendige Beachtung seiner Symptome und versuchen, den sekundären Krankheitsgewinn, d.h. die äußeren Vorteile zu verringern, indem sie z.B. Gespräche über die Beschwerden und Zuwendung begrenzen. Positiv verstärkt werden sollte, wenn der Patient beginnt, sowohl über seine Gefühle und sein psychisches Erleben zu sprechen als auch sich vermehrt Themen außerhalb seiner Krankheit zuzuwenden.

Bei akuten dissoziativen Zuständen, die u.a. bei Borderline-Störungen (> 17.1.8) oder bei posttraumatischen Belastungsstörungen (> 18.3.1) auftreten, haben die Patienten den Bezug zur Realität vorübergehend verloren, sind nicht orientiert und durch Ansprache oft nicht erreichbar. Die Pflegenden begegnen den Patienten mit klaren, verständlichen Äußerungen darüber, wer sie sind und wo sich der Patient befindet. Starke Reize, z.B. ein Kältereiz durch einen Eisbeutel, bringen den Patienten schneller in die Realität zurück.

18.5 Somatoforme Störungen, Somatisierungsstörungen und hypochondrische Störungen

Das Gemeinsame dieser Störungen ist das Leiden unter körperlichen Beschwerden verbunden mit der Angst, erkrankt zu sein, ohne dass eine organische Grunderkrankung festzustellen ist.

Somatoforme Störungen

Patienten mit **somatoformen Störungen** zeigen oft seit Jahren eine körperliche Symptomatik, die auf ein bestimmtes organisches System einzugrenzen ist. Zum Beispiel leidet ein Patient im Bereich des Magens seit Jahren an Völlegefühl, Obstipation und/oder Durchfällen, ohne dass Hinweise auf eine Erkrankung des Organsystems vorliegen. Trotz wiederholt unauffälliger Befunde (Magen-Darm-Spiegelung, Laborwerte etc.) und ärztlicher Aufklärung besteht der Patient auf weiteren Untersuchungen, weil er unter der fortbestehenden Symptomatik massiv leidet.

Somatoforme Schmerzstörungen sind oft auf einen bestimmten Bereich begrenzt (z.B. im Lendenwirbelsäulen- oder Schulter-Nacken-Bereich), ohne dass sich organische Schäden wie z.B. Bandscheibenvorfall nachweisen lassen. Aufgrund der unter Umständen jahrelangen Leidensgeschichte wirken die Patienten mitunter regelrecht demonstrativ in ihrer Schilderung der Symptomatik, die ohne somatische Befundergebnisse scheinbar unbewiesen und – auch aus Sicht der Patienten – unglaubhaft erscheint.

Somatisierungsstörungen

Patienten mit einer **Somatisierungsstörung** klagen über wechselnde Beschwerden wie Blähungen, Übelkeit, Gelenk- und Rückenschmerzen, juckende oder brennende Stellen auf der Haut sowie sexuelle und menstruelle Störungen. Für die Diagnose müssen die wechselnden körperlichen Beschwerden mindestens zwei Jahre vorliegen, ohne dass körperlich begründbare Fehlfunktionen nachweislich diagnostiziert werden konnten.

Hypochondrische Störungen

Bei der **hypochondrischen Störung** leiden die Betroffenen unter der anhaltenden Angst, an einer schweren, unentdeckten Krankheit zu leiden. Sie beobachten ihren Körper sehr genau, um erste Krankheitsanzeichen nicht zu übersehen, und suchen häufig ärztliche Rückversicherung, die sie jedoch nur kurzfristig beruhigen kann. Zum Beispiel ist der Betroffene überzeugt, an Hautkrebs erkrankt zu sein, nachdem er eine kleine Hautveränderung an sich festgestellt hat. Neue oder verändert wahrgenommene Symptome werden als Anzeichnen neuer Krankheiten interpretiert.

Krankheitsursachen

Manche Patienten haben schwere Krankheiten durchlebt und entwickeln in der Folgezeit zunehmend Krankheitsängste, die durch **Vermeidungsverhalten** verstärkt werden (z.B. Schonverhalten, Beruhigung durch Ärzte, übertrieben gesunde Lebensführung und intensive Informationssuche). Andere wiederum erleben im Rahmen der Lebens- und Lerngeschichte Modelle, deren Verhalten und damit auch Sorgen sie übernehmen.

Auch **klassisch konditionierte Lernprozesse** (> 18.1) können durch Kopplungen von Angst und körperlichen Symptomen und späterem Vermeidungsverhalten zu einer Verstärkung eigentlich normaler psychophysiologischer Prozesse führen. Dabei spielt die Wahrnehmung eine große Rolle. Diese kann sich auf eine Symptomatik verengen und dadurch verzerrt und unrealistisch werden. Zudem sinkt die Wahrnehmungsschwelle für die Symptomatik mit der Zeit, sodass ein Patient immer sensibler für Schmerzen oder eigene Körperreaktionen wird.

Behandlungsstrategie

Basis jeder Therapie ist ein vertrauensvolles Verhältnis. Dazu müssen die Behandler dem Patienten signalisieren, dass sie ihm, seinem Leiden und seiner Symptomatik Glauben schenken. Vor der Psychotherapie muss eine umfassende körperliche Untersuchung durchgeführt werden, die jedoch meist aufgrund einer längeren Krankheitsgeschichte bereits mehrfach erfolgt ist.

Wenn ein vertrauensvolles Verhältnis besteht, kann von Patient und Therapeut ein mögliches Entstehungsmodell der Erkrankung erarbeitet werden, in dem neben den medizinischen auch psychologische und soziale Faktoren der Lebens- und Lerngeschichte mitbedacht werden.

Falls es sich bei der Symptomatik um konditionierte Kopplungen handelt, können z.B. bei der hypochondrischen Störung Konfrontationsübungen in Situationen durchgeführt werden, die der Patient für gesundheitsgefährdend hält (> 18.2, *Therapie bei Zwangsstörungen*). Auf der kognitiven Ebene können die Gedanken überprüft und modifiziert werden, die bei Krankheitssymptomen auftreten. Gleichzeitig wird so auch an der Wahrnehmung gearbeitet, die durch gedankliche Interpretationen gefärbt wird (Entkatastrophisieren). Ablenkungsstrategien können eingeübt werden, um bei somatoformen Erkrankungen den Wahrnehmungsfokus von der Symptomatik abzulenken. Zusätzlich muss die Lebensführung eines Patienten dahingehend überprüft werden, ob sie nicht symptomverstärkend ist (Stress, Verspannungen, ungesundes Essen etc.). Alternative und (ablenkende) Freizeitgestaltung, Bewegungsangebote, bei Schmerzen Krankengymnastik und Entspannungsübungen können ebenfalls wichtig sein.

Bei der hypochondrischen Störung muss über die Aufgabe von Schonverhalten gesprochen werden, das sich der Patient zur Krankheitsvermeidung angewöhnt haben könnte. Familiäre und persönliche Krisen, Depressionen oder Ängste gehören ebenso in die Therapie wie auch berufliche und sonstige Belastungen.

Pflege

Hypochondrische Patienten und Patienten mit Somatisierungsstörungen nehmen die Pflegenden meist stark in Anspruch und klagen ständig über ihre Beschwerden. Dabei ist dies für sie oft die einzige Möglichkeit zu kommunizieren. Für die pflegerische Beziehung ist es wichtig, die Beschwerden ernst zu nehmen und nicht als unbegründet und eingebildet zu werten.

Die Pflegenden sollten darauf achten, dass nicht nur die körperlichen Beschwerden Anlass und Inhalt der Gespräche sind. Durch kontinuierliche Begleitung können sie eine Vertrauensbasis aufbauen und dem Patienten damit den Zugang zu seinem emotionalen Erleben erleichtern. Auch hier ist es, wie bei den funktionellen psychophysiologischen Störungen (> 19.1), pflegerische Aufgabe, den Patienten beim Umgang mit seinen Symptomen zur Selbstfürsorge anzuleiten und in der Alltagsbewältigung zu stärken (> 13.4.5). Die Pflegenden sollten auf den Leidensdruck und die Beschwerden verständnisvoll reagieren, jedoch auch versuchen, die Belastbarkeit im Alltag schrittweise zu steigern, ohne den Patienten dabei zu überfordern.

Literatur und Kontaktadressen

LITERATURNACHWEIS
1. Margraf, Jürgen; Schneider, Silvia: Panik. Angstanfälle und ihre Behandlung. 3. A., Springer Verlag, Berlin 2008.
2. Margraf, Jürgen: Lehrbuch der Verhaltenstherapie (2 Bd.). 3. A., Springer Verlag, Berlin 2009.
3. Lakatos, Angelika; Reinecker, Hans: Kognitive Verhaltenstherapie bei Zwangsstörungen. 3. A., Hogrefe Verlag, Göttingen 2007.

KONTAKTADRESSEN
- Angsthilfe e. V.
  Bayerstr. 77 a
  80335 München
  Telefon: 0 89/51 55 53 15
  www.panik-attacken.de
- Agoraphobie e. V.
  Taunusstraße 5
  12161 Berlin
  Telefon: 0 30/8 51 58 24
  www.angstzentrum-berlin.de
- Deutsche Gesellschaft Zwangserkrankungen e. V.
  Postfach 702334
  22023 Hamburg
  Telefon: 05 41/3 57 44 33
  www.zwaenge.de

KAPITEL 19

Eva-Maria Frings, Martina Gühne

Pflege von Menschen mit psychophysiologischen Störungen und Ess-Störungen

19.1	Psychophysiologische Erkrankungen	329
19.1.1	Asthma bronchiale	330
19.1.2	Schlafstörungen	330
19.1.3	Magengeschwür (Ulcus ventriculi)	332
19.1.4	Sexuelle Funktionsstörungen	333
19.2	Ess-Störungen	334
19.2.1	Anorexia nervosa	334
19.2.2	Bulimie	337
	Literatur und Kontaktadressen	338

19.1 Psychophysiologische Erkrankungen

Die **Psychophysiologie** beschäftigt sich mit den Zusammenhängen physischer und psychischer Prozesse im Körper. Dabei werden die Organsysteme Herz, Lunge, Magen, Darm, Gefäße, Urogenitalsystem und Sinnesorgane in ihrem Zusammenspiel mit dem Nervensystem, Immunsystem und endokrinen System beobachtet und untersucht und die physikalischen, biochemischen und bioelektrischen Prozesse beschrieben.

Bei den **psychophysiologischen Erkrankungen** handelt es sich um Erkrankungen, bei denen sowohl psychische als auch physische Faktoren eine Rolle spielen und miteinander interagieren. Dabei beinhaltet der Begriff „psychophysiologisch" oder – fast synonym – *psychosomatisch* zunächst keine Annahmen über die Ursächlichkeit der Erkrankung. Es besteht zwar ein Zusammenhang, die genaue Wirkweise der beiden Faktoren aufeinander kann jedoch häufig nicht vollständig aufgeklärt werden. Sowohl psychische als auch physische Faktoren werden bei der Diagnostik und Therapie dieser Erkrankungen mitbedacht. Psychophysiologische Störungen sind z. B. Asthma bronchiale, Schlafstörungen, Ulcus ventriculi oder auch sexuelle Funktionsstörungen.

Entstehung von psychophysiologischen Erkrankungen

Die Ursachenannahmen sind multifaktoriell, d. h., neben der genetisch-biologischen Anlage eines Menschen spielen gleichermaßen auch seine Lebens- und Lerngeschichte sowie aktuelle Situationsfaktoren eine entscheidende Rolle.

Eine Grundannahme (*Arbeitshypothese oder Paradigma*) in der Psychophysiologie ist, dass sich unser Organismus bei guter Funktionsfähigkeit und bei einer – einigermaßen bestehenden – Beschwerdefreiheit in einem Fließgleichgewicht (*Homöostase*) befindet. Störungen der Homöostase finden jederzeit statt, z. B. positiv durch Freude, Sex, Glück oder aber im negativen Sinne durch Ärger, Angst und Lärm. Im Normalfall regulieren die neuronalen und endokrinen Systeme im Körper nach Abklingen der Stressoren das Zusammenspiel der Organsysteme, bis das Fließgleichgewicht wiederhergestellt ist. Anhaltende Störungen des Fließgleichgewichts können zu Veränderungen im psychophysiologischen Gleichgewicht führen, die subjektives Leid zur Folge haben. Mitunter können dahingehend sogar nachweisbare Organveränderungen oder -schäden nachgewiesen werden, wie z. B. an der Magenschleimhaut. Es können jedoch auch Funktionsstörungen entstehen, ohne dass organische Veränderungen oder Störungen vorhanden sind, wie z. B. bei den sexuellen Störungen.

Häufig verursachen die wahrgenommenen körperlichen Beeinträchtigungen und Beschwerden erneuten Stress und halten dadurch sowie z. B. durch selektive Aufmerksamkeitsprozesse oder Schon- und Vermeidungsverhaltensweisen psychophysiologische Störungen in der Folge aufrecht.

Pflege von Menschen mit psychophysiologischen Erkrankungen

Wenn Menschen mit psychophysiologischen Erkrankungen auf einer psychosomatischen Station aufgenommen werden, fühlen sie sich möglicherweise nicht ernst genommen und fordern weitere körperliche Untersuchungen.

Die Pflegenden geben dem Patienten zu verstehen, dass sie ihn sehr wohl als krank, leidend und therapiebedürftig einschätzen. Gespräche oder Klagen über somatische Beschwerden werden aber weder heruntergespielt noch übermäßig beachtet. Stattdessen sollte die pflegerische Beziehungsgestaltung auf andere Inhalte gelenkt werden, um dem Patienten das Gefühl zu vermitteln, nicht nur über seine körperliche Symptomatik Zuwendung und Beachtung zu bekommen und sich schrittweise auf die Behandlung der psychischen Komponente seiner Erkrankung einlassen zu können.

Um die Überzeugung von einer rein körperlichen Ursache nicht zu verstärken, gehen die Pflegenden auf den Wunsch nach zusätzlichen Untersuchungen und Medikamenten nicht ein (Gefahr der iatrogenen Chronifizierung), sondern erklären dem Patienten einfühlsam und vorsichtig, dass er sich in Behandlung begeben hat, um an der psychischen Ursache seiner Beschwerden zu arbeiten. Dabei kann durch Verdeutlichung der Zusammenhänge zwischen Körper und Psyche die Fähigkeit zur Selbstbeobachtung gestärkt werden, z. B. führt Angst zu Pulsbeschleunigung, die von vielen Betroffenen wiederum als bedrohliches Herzrasen empfunden wird. Außerdem motivieren die Pflegenden den Patienten dazu, an der Linderung seiner Symptome aktiv mitzuwirken, z. B. durch Entspannungstechniken (> 13.6.4), Ernährungsumstellung, Atemtechniken (> Abb. 19.1) oder individuelle Stressbewältigungsstrategien (> 13.6.9, *Coping*).

19.1.1 Asthma bronchiale

Das **Asthma bronchiale** ist definiert als das anfallsweise Auftreten von Atemnot infolge variabler und reversibler Bronchialverengung durch Entzündung und Hyperreaktivität der Atemwege. Die Erkrankung ist chronisch und nicht selten tritt sie familiär gehäuft auf. Erschwertes Atmen und Luftnot sind typische Symptome und lösen häufig Erstickungsgefühle und Ängste bei den Betroffenen aus.

Wenn Angst und die mit der Atemnot verbundenen körperlichen Reaktionen zunehmend miteinander auftreten, kann durch klassische Konditionierung (> 18.1) schon die kleinste körperliche Veränderung, die den Patienten an Atemnot erinnert, Angst auslösen. Diese Angst führt wiederum zu Anspannung und z. B. einer Blutdrucksteigerung, d. h. zu Symptomen, die sich wiederum negativ auf die Atmung auswirken, weil sie eine entspannte Atmung verhindern. So entsteht ein Teufelskreis aus Angst (> Abb. 18.2), Anspannung und Atemnot. Gleichzeitig findet unwillkürlich eine Kopplung an die Situationen statt, in denen diese Symptome gleichzeitig auftreten, z. B. beim Sport. In der Folgezeit vermag allein die Situation oder körperliche Anstrengung Angst vor dieser existenziellen Atemnot auszulösen, sodass es zu Atemnot und den entsprechenden körperlichen Reaktionen kommt. Zukünftig kann u. U. allein die Erwartung kritischer Situationen (z. B. Sport zu betreiben) die Angst aufkommen lassen und durch die Kopplung an die körperlichen Reaktionen Asthmaanfälle auslösen.

Behandlungsstrategie

Eine **Therapie** des Asthmas muss neben Medikation und somatischer Behandlung auch die verstärkenden psychophysiologischen Prozesse des Klassischen Konditionierens (> 18.1) beachten. Um eine Linderung der Symptomatik für den Patienten zu erzielen, müsste die Angst von den Symptomen des Asthmas und der entsprechenden Situation entkoppelt werden. Dabei kann unterschiedlich verfahren werden. Mithilfe von Entspannungsverfahren kann versucht werden, das allgemeine Anspannungsniveau eines Patienten zu senken (> Abb. 19.1). Es könnten die Gedanken, die ein Patient kurz vor einem Asthmaanfall hat, daraufhin überprüft werden, inwieweit sie angstauslösend sind. Die Gedanken könnten dann wiederum auf ihren Realitätsgehalt geprüft und infrage gestellt werden. Patienten können üben, gedanklich zu entkatastrophisieren („Sport führt nicht automatisch zu Asthmaanfällen, bei passender körperlicher Belastung trainiere ich mein körperliches System.") oder sich durch Wahrnehmungsübungen von körperlichen Symptomen abzulenken. Es kann zudem neben entspannenden oder ablenkenden Fantasien auch ablenkendes praktisches Verhalten in der Krisensituation eingeübt werden.

Maßnahmen dieser Art bekämpfen zwar nicht das Asthma als solches, die Symptomatik kann jedoch nachweislich gelindert und der Teufelskreis, der die Symptomatik verstärkt, unterbrochen werden.

19.1.2 Schlafstörungen

Schlafstörungen können sich als Einschlaf- und Durchschlafstörungen oder als morgendliches Früherwachen zeigen (> Abb. 19.2). Sie können entweder eigenständige Symptomatik sein oder ein Symptom im Rahmen einer psychischen oder körperlichen Erkrankung darstellen. Schlafstörungen können auch Folge von Konsum psychotroper Substanzen wie Alkohol, Drogen oder Medikamente sein. Insbesondere Alkohol oder als Schlafmittel eingesetzte Beruhigungsmittel wie Benzodiazepine (> Pharma-Info 15.3) können nach längerer Zeit des Konsums genau das Gegenteil von dem bewirken, wofür sie eigentlich eingesetzt waren *(paradoxe Wirkung)*. Daher muss bei der Einnahme von Schlafmitteln immer davon ausgegangen werden, dass sie infolge einer sogenannten Toleranzentwicklung (> 22.2) bei gleichbleibender Dosierung nur eine begrenzte Zeit wirken. Aus diesem Grund muss bei der Einnahme von Benzodiazepinen immer die Gefahr der Abhängigkeitsentwicklung mitberücksichtigt werden. Bei Patienten mit einer Suchtanamnese (Vorgeschichte) wird daher auf die Benzodiazepingabe verzichtet.

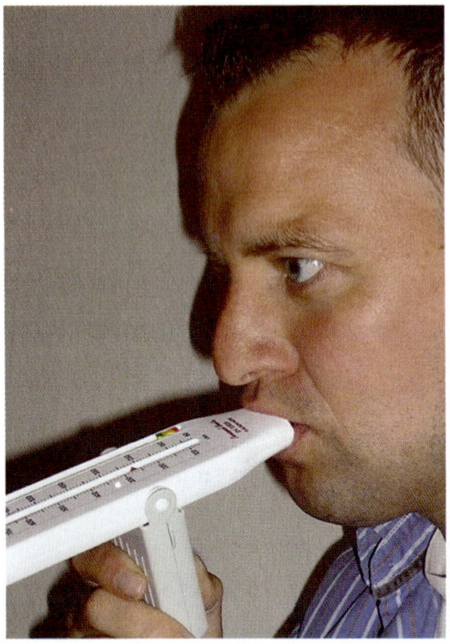

Abb. 19.1 Atemgymnastik. Durch bewusstes Atmen und Wahrnehmen der Atmung (hier Messung des exspiratorischen Flusses mittels Peak-Flow-Meter) wird der Patient in seiner Ganzheit positiv beeinflusst. Darüber hinaus dient die Atemgymnastik der Verbesserung der Lungenfunktion, der Förderung der Brustkorbbeweglichkeit und der Mobilisierung von Sekret in den Atemwegen. [M322]

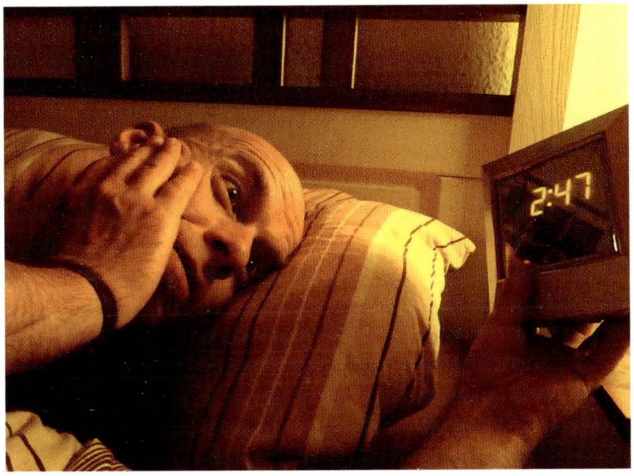

19.1 Psychophysiologische Erkrankungen

cker!), werden sie unruhig, was wiederum den Schlaf verhindert. So entsteht ein Teufelskreis aus Anspannung und Schlaflosigkeit. Durch die therapeutische Identifikation und Modifikation ungünstiger schlafbezogener Annahmen und Gedanken werden die Erwartungen an sich selbst und den eigenen Schlaf gesenkt und damit die Voraussetzungen für einen ruhigen und erholsamen Schlaf verbessert.

> **Schlafdauer**
>
> Es gibt keine Richtlinien, wie lang die **Schlafdauer** sein muss. Manche Menschen fühlen sich bereits nach vier, andere erst nach sieben Stunden Schlaf erholt. Wichtig für einen erholsamen Schlaf ist nicht unbedingt die Dauer des Schlafs, sondern dass typische Schlafphasen wie Tief- und Traumphasen (REM-Phase: engl. *rapid eye movement*) durchlaufen werden.

Abb. 19.2 Nächtliches Wachliegen: Verschiedene Ursachen können zu Ein- und Durchschlafstörungen führen. [M322]

Psychische Ursachen von Schlafstörungen können Emotionen wie Angst, Trauer, Unruhe oder Wut und Ärger sein. Diese und auch andere Emotionen – so auch Glück und Freude – aktivieren den Körper psychophysiologisch und können dadurch einen befriedigenden Schlaf verhindern. Daher gehören zur Diagnostik von Schlafstörungen unabdingbar die Kenntnisse der emotionalen Befindlichkeiten einer Person, die Analyse des Tagesablaufs, ihrer Rituale vor dem Schlafengehen und das Wissen um ihre aktuellen Sorgen und Konflikte.

Schlafstörungen können eine von der auslösenden Situation losgelöste Eigendynamik entwickeln. Durch Konditionierungsprozesse kann die Angst vor Schlaflosigkeit so groß werden, dass die Angst immer häufiger auftritt, „wenn es nur im weitesten Sinne ums Schlafen geht". Allein das Schlafzimmer oder der Wecker kann Angst und Sorgen auftreten lassen, welche die notwendige Schlafruhe verhindern und den Körper eher aktivieren als beruhigen.

Zur Diagnostik von Schlafstörungen wurden im medizinischen und psychologischen Forschungsbereich **Schlaflabors** (> 1.9.4) eingerichtet, die mit psychophysiologischen Methoden den Schlaf der Probanden beobachten (EEG, EKG, Hautleitfähigkeit, Augenbewegungen, Videoaufzeichnungen, Befragung des Probanden). Die Ergebnisse aus dem Schlaflabor werden später auch therapeutisch genutzt.

Behandlungsstrategie

Bei der **Therapie** von Schlafstörungen muss nach guter Diagnostik vorwiegend daran gearbeitet werden, die Angst vor Schlaflosigkeit zu reduzieren. Dazu gehört auch, dass der Patient adäquate Informationen über den Schlaf bekommt (*Psychoedukation*). Häufig sind die Patienten geprägt von populären Annahmen und „Mythen", die den Druck erhöhen, „richtig schlafen" zu müssen, und damit zu schlafraubendem Grübeln und dysfunktionalen Erwartungen führen. Zum Beispiel glauben viele Menschen, mindestens acht Stunden Schlaf zu benötigen. Wenn sie weniger Schlaf bekommen (Blick auf den We-

Zur Therapie gehört darüber hinaus auch die Überprüfung und ggf. eine Veränderung des Tagesablaufs (nicht zu früh zu Bett, keinen Stress vor dem Schlafen, morgens beim Erwachen sofort aufstehen), die Einführung von Ritualen vor dem Schlafengehen (Fernseher aus dem Schlafzimmer entfernen, Wecker außer Sichtweite stellen, für frische Luft sorgen, für Ruhe sorgen, Spaziergänge machen, keinen Kaffee mehr trinken) und die Behandlung psychischer und körperlicher Ursachen (Psychose, Depression, Übergewicht, Atemprobleme, Bluthochdruck usw.). Der Konsum psychotroper Substanzen muss überprüft, bei Missbrauch eingeschränkt und bei Abhängigkeit (> Kapitel 22) unterlassen werden (> Abb. 19.3).

> ❶ **Sich tagsüber regelmäßig bewegen („müde machen").**
>
> ❷ **Vernünftige Essgewohnheiten verbessern den Schlaf (leichte Abendmahlzeiten, aber nicht hungrig ins Bett gehen).**
>
> ❸ **Aktivitäten nicht zu spät beenden.**
>
> ❹ **Sich in etwa immer zur gleichen Zeit (± 30 Minuten) ins Bett legen.**
>
> ❺ **Kräuter-Einschlaftees, Baldriantropfen und bei vielen auch eine geringe Alkoholmenge (z.B. 0,3 l Bier) fördern den Schlaf.**
>
> ❻ **Kälte ist ein Einschlafkiller: Also zweite Bettdecke oder warme Socken bei kalten Füßen.**
>
> ❼ **Vor dem Schlafengehen „Einschlafritual": Zimmerlüften, Umziehen, Zähne putzen, Toilettengang.**

Abb. 19.3 Die Prinzipien gesunder **Schlafhygiene** lassen sich mit Einschränkungen auch auf den Alltag im Krankenhaus übertragen. [M325]

Pflege

Patienten mit Schlafstörungen haben oft unrealistische Vorstellungen über die Dauer und Qualität eines erholsamen Schlafs. Aufgabe der Pflegenden ist es, ihnen zu erklären, dass es keine allgemeine ideale Schlafdauer gibt und gelegentliches Aufwachen in der Nacht nicht zwangsläufig pathologisch ist.

Außerdem sollen die Patienten über den Teufelskreis aus Angst vor der Schlaflosigkeit, Ärger über das Ausbleiben des Schlafes und daraus erst recht resultierenden Einschlafstörungen aufgeklärt werden. Die Pflegenden achten auf der Station darauf, dass betroffene Patienten tagsüber nicht schlafen oder sich aufs Bett legen. Sie halten die Patienten an, immer zur gleichen Zeit ins Bett zu gehen, und wirken durch ein Abendprogramm (Spiele, Leserunde, Filme) möglicher Langeweile entgegen. Manche Patienten gehen abends um 20 Uhr ins Bett, weil sie „todmüde" sind, und wachen um 3 Uhr morgens auf. Die Patienten sehen nur die Uhrzeit, aber nicht die Tatsache, dass sie sieben Stunden geschlafen haben. Damit die Patienten ihr Schlafpensum vor Augen haben, können sie ein Schlafprotokoll führen, in dem sie Aufwachzeit und Stimmung notieren (> Abb. 19.4).

Schlafgewohnheiten wie Lichtverhältnisse und Raumtemperatur sowie Einschlafrituale (z. B. Entspannungsmusik oder warme Getränke) sollten erfragt und so weit wie möglich beibehalten werden. Bei Durchschlafstörungen wird den Patienten erklärt, dass sie nicht zu lange wach im Bett liegen bleiben sollten. Es ist besser, kurz aufzustehen, dann z. B. einen Beruhigungstee zu trinken, ein kurzes Gespräch mit dem Nachtdienst zu führen oder etwas zu lesen und sich erst wieder bei auftretender Müdigkeit hinzulegen.

Besondere Begleitung brauchen Patienten, die aufgrund von Traumata, wie z. B. Missbrauch, unter Albträumen oder nächtlicher Angst leiden. Hier ist es wichtig, den Patienten durch häufige Sichtkontrollen oder etwas Licht im Zimmer ein Gefühl der Sicherheit zu vermitteln.

Nach belastenden Albträumen hilft oft ein beruhigendes, aber nicht zu tief gehendes oder sogar deutendes Gespräch über den Inhalt des Traums. (📖 1)

19.1.3 Magengeschwür (Ulcus ventriculi)

Die Entstehung von **Magengeschwüren** wird zumeist im Zusammenhang mit einer chronisch atropischen Magenschleimhautentzündung (Gastritis) beobachtet und es besteht eine Verbindung mit dem Bakterium *Helicobacter pylori*.

Neben der medizinisch-medikamentösen Behandlung werden psychophysiologische Prozesse bei der Therapie berücksichtigt. Ohne diese Prozesse als ursächlich für die Magenschleimhautentzündung anzusehen, können sie an der Aufrechterhaltung der Erkrankung beteiligt sein. Schmerz und Unwohlsein, die infolge des Geschwürs auftreten, können dauerhaft zu Verstimmungen und Stress führen. Diese Emotionen können ihrerseits wieder die körperliche Symptomatik negativ beeinflussen. Durch emotionale Belastung werden Prozesse im Magen angeregt, die zu einer verstärkten Säureproduktion führen, was wiederum eine Abheilung des Geschwürs verhindert.

Behandlungsstrategie

Eine **Therapie** müsste auf der psychischen Ebene die Symptome des Geschwürs von Stress und Verstimmung entkoppeln. Die Symptome des Geschwürs (Magendrücken, Aufstoßen usw.) sollten im Idealfall für den Patienten nicht mehr entmutigende Hinweise für das Fortbestehen der Erkrankung sein und somit für weiteren Stress sorgen. Vielmehr könnten sie uminterpretiert werden, z. B. als Hinweise darauf, dass es notwendig ist, sich vermehrt um Entspannung zu bemühen oder qualitativ gut zu essen, um den Magen und sich selbst zu pflegen. Diese Verfahren zur kognitiven Umstrukturierung werden im Rahmen von psychotherapeutischen Einzelgesprächen angewendet. Der Patient wird angeleitet, eigene Gedanken und Gefühle besser wahrzunehmen und sich auf die Suche nach möglichen Stressoren im Alltag zu begeben. Diese sind sowohl im Berufs- wie im Privatleben zu suchen, z. B.: Ist die Arbeitsbelastung passend? Sind Erholungspausen sinnvoll? Bestehen zwischenmenschliche Konflikte, die geklärt werden müssten? Es gehört ebenfalls zur Behandlung, das Essverhalten und die

Schlafprotokoll							Name:					
Bitte abends ausfüllen							Bitte morgens ausfüllen					
Datum	Genussmittel			Medikamente (Schlafmittel und andere)	Wann/ Wie lange tagsüber gelegen?	Wann ins Bett gegangen?	Wann aufgestanden?	Wie oft aufgewacht?	Wie haben Sie geschlafen? Und wie lange?			Bemerkungen
	Alkohol	Nikotin	Kaffee, Cola, Tee						Gut	Mittel	Schlecht	
14.6.97	1 Bier (12.00 h)	5 Zig.	3 Tassen Tee (16.00 h)		13.00 h 1 Stunde	22.30 h	6.00 h	3 x			4 Std.	Ärger mit dem Chef

Abb. 19.4 Das Führen eines **Schlafprotokolls** durch den Patienten hilft, das Ausmaß der Schlafstörung festzulegen, und kann Anhaltspunkte für die Ursache(n) der Schlafstörungen geben. [A400]

Art und Qualität der Nahrung zu überprüfen, Tagesabläufe zu registrieren und auch für Ablenkung, Entspannung und – ganz wichtig – Vergnügung zu sorgen.

Pflege

Die **Pflege** von Patienten mit chronisch entzündlichen oder auch akuten Magen- oder Darmerkrankungen verlangt große Sensibilität. Informationen über das psychosoziale Umfeld und die Lebensweise sind Voraussetzung für eine ganzheitliche Sichtweise und einen einfühlsamen Umgang, wodurch sich der Patient angenommen fühlt und sich auf eine Behandlung sowohl auf der körperlichen als auch auf der psychischen Ebene einlassen kann.

Besonders depressiv verstimmte Patienten benötigen häufig viel Zuwendung und Unterstützung im Umgang mit ihrer Krankheit. Die Pflegenden achten außerdem darauf, dass die Krankheit nicht zum einzigen Lebensinhalt wird, und motivieren den Patienten, den Blick auf seine gesunden Anteile und Ressourcen (Hobbys, Interessen, Freundschaften) zu richten.

19.1.4 Sexuelle Funktionsstörungen

> **Sexualität** ist wesentlicher Bestandteil der Persönlichkeit des Menschen und wirkt sich stark auf die Gestaltung seines Lebens aus. Menschliche Sexualität fungiert nicht nur als ein biologisch vorgegebenes Verhalten, das zur Erzeugung von Nachkommen dient, sondern stellt gleichermaßen auch ein soziales und psychisches Phänomen dar.

Nach der ICD-10 sind sexuelle Funktionsstörungen dadurch definiert, dass die von der betroffenen Person gewünschte sexuelle Beziehung verhindert wird, was jedoch nicht auf eine organische Störung oder Erkrankung zurückzuführen sein darf. Die sexuelle Reaktion wird als psychophysiologischer Prozess angesehen, an dem körperliche wie auch psychische Faktoren beteiligt sind. Zur Diagnose einer sexuellen Funktionsstörung gehört deswegen neben der Psychodiagnostik auch eine umfassende körperliche Untersuchung. Die meisten sexuellen Funktionsstörungen werden ambulant bei niedergelassenen Psychotherapeuten mit einer speziellen Zusatzqualifikation behandelt.

Krankheitsentstehung

Grundsätzlich wird bei den sexuellen Störungen wie auch bei anderen psychischen Störungen ein multifaktorielles Entstehungsgefüge, bestehend aus den Faktoren Anlage, Umwelt, Situation sowie Lebens- und Lerngeschichte, angenommen.

Organische Faktoren

Organisch bedingte sexuelle Funktionsstörungen können z. B. Folgen von Diabetes mellitus, Polyneuropathien (> 4.4) oder Erkrankungen des Rückenmarks (> 7.2) sein. Diese Erkrankungen können bei Männern z. B. zu Beeinträchtigungen der Erektionsfähigkeit und der Ejakulation führen. Stoffwechselstörungen wie die Hypothyreose können sexuelles Verlangen reduzieren. Störungen der Sexualität können weiterhin auch nach Unfällen auftreten, die zu Verletzungen des Rückenmarks (> 3.2) oder zu Querschnittslähmungen (> 3.1) geführt haben. Ihre Auswirkungen auf die Psyche des Patienten müssen bei der Rehabilitation berücksichtigt werden.

Medikamentöse Faktoren

Sexuelle Störungen, verbunden mit mangelndem sexuellem Verlangen, können Folge somatischer oder psychiatrischer **Medikation** sein (Beta-Blocker, Antidepressiva, Neuroleptika > Pharma-Info 14.1). Mögliche sexuelle Funktionsstörungen infolge einer Medikation sollten rechtzeitig mit dem Patienten besprochen werden. Auch Alkohol-, Medikamenten- und Drogenmissbrauch können zu sexuellen Funktionsstörungen führen, die durch die Abstinenz wieder behoben werden können.

Psychische Faktoren

Bei den **psychischen Faktoren** sind – wie auch bei anderen psychophysiologischen Erkrankungen – die Lernmechanismen des operanten und des klassischen Konditionierens von großer Bedeutung (> 18.1). Gleichzeitig sind Angst, Anspannung und Stress psychische Faktoren, die Sexualität beeinflussen und sexuelle Funktionsstörungen mit bedingen können.

Aus verhaltenstherapeutischer Sicht kann z. B. eine Erektionsstörung dadurch entstanden sein, dass eine Person beruflich und familiär stark beansprucht wird und sich kaum noch entspannen kann. Nach bisher problemlosem Geschlechtsverkehr kommt es aufgrund des Stresses und der Anspannung zu reduzierter sexueller Erregung. Dies ist meist auch mit einer mangelnden Erektion des Penis verbunden. Der Mann entwickelt in der Folge Versagensängste. Er vermeidet in Zukunft den Geschlechtsverkehr, um der aufkommenden Angst und einem drohenden „Versagen" und der Scham aus dem Wege zu gehen. Durch die Vermeidung lässt die Angst kurzfristig nach und das Vermeidungsverhalten wird durch die Angstreduktion negativ verstärkt und entsprechend zukünftig öfter gezeigt. Längerfristig wird die Angst vor einer mangelnden Erektion aber immer größer, weil der Betreffende keine korrigierende Erfahrung macht. Es entsteht ein Teufelskreis aus Vermeidung und Angst.

Zusätzlich spielen die Persönlichkeitsmerkmale einer Person eine Rolle. Wenn eine Person grundsätzlich ein eher ängstlich, vermeidender Typ ist und sich selbst dafür verantwortlich macht, wenn etwas nicht funktioniert, ist die Wahrscheinlichkeit der Vermeidung größer, als wenn es sich um jemanden handelt, der die Situation nicht so sehr auf sich bezieht, den Vorgang für Zufall hält und die mangelnde Erektion auf den Stress bezieht.

Störungen im sexuellen Reaktionszyklus

Der psychophysiologische **sexuelle Reaktionszyklus** kann zu unterschiedlichen Zeitpunkten seines Ablaufs gestört werden. Er wird in vier Phasen unterteilt:
- Erregungsphase
- Plateauphase
- Wenige Sekunden andauernde Orgasmusphase
- Rückbildungsphase.

Der Orgasmus ist beim Mann durch die Ejakulation, das Ausstoßen des Spermas, charakterisiert, bei der Frau durch Kontraktionen des Uterus und der Vagina. Innerhalb eines sexuellen Reaktionszyklus sind bei der Frau mehrere Orgasmen möglich, während sich beim Mann an die Rückbildungsphase eine Zeit anschließt, in der er zunächst nicht erregbar ist.

Störungen können z. B. zu Beginn des sexuellen Reaktionszyklus als Störung des sexuellen Verlangens oder als Abneigung gegenüber sexueller Betätigung auftreten oder sich später im Zyklus als Störungen der sexuellen Erregung, z. B. als Ausbleiben der Erektion oder mangelnde Feuchtigkeit der Vagina, zeigen. In der Plateauphase kann die Erektion oder Lubrikation (Feuchtigkeit) im vaginalen Bereich nachlassen. Noch später im Reaktionszyklus kann der Orgasmus ausbleiben oder aber ein vorzeitiger Samenerguss eintreten – nämlich entweder noch vor oder direkt nach dem Eindringen des Penis in die Vagina. Weitere Störungen des sexuellen Reaktionszyklus sind das Auftreten von Schmerzen während des Geschlechtsverkehrs oder Scheidenkrämpfe.

Behandlungsstrategie

Verhaltenstherapeutische Ansätze würden mit den Patienten und ihren Partnern zunächst eine Problemanalyse durchführen und ein entsprechendes Krankheitsentstehungs- und Therapiemodell daraus ableiten. Ziel des therapeutischen Vorgehens ist es, Ängste und dysfunktionale Erwartungen an den Geschlechtsverkehr zu reduzieren. Das offene Gespräch über die Störung kann entlastend und angstreduzierend sein. Informationen darüber, dass sexuelle Störungen nicht selten sind, können ebenfalls Anspruchsdenken realistisch reduzieren. Auch Informationen über Sexualität, den Reaktionszyklus und den Körper des anderen Geschlechts sollen die Kenntnisse der Beteiligten erweitern. Die zentrale Bedeutung von Vermeidungsverhalten sowie dysfunktionaler Gedanken und Erwartungen als störungsaufrechterhaltende Faktoren werden thematisiert und daraus Übungen abgeleitet, welche die Partner zu Hause anwenden können. Dies können z. B. Streichelübungen sein, die nicht das Erreichen eines Orgasmus zum Ziel haben, sondern eher das gegenseitige Kennenlernen. Auch sollen sie das Verständnis füreinander sowie die jeweilige sexuelle Erregung fördern. Dadurch soll die Sexualität wieder von einem „Leistungsdenken" befreit werden und die Partner sollen lernen, miteinander zu reden, um ihre (sexuellen) Wünsche und Bedürfnisse zu äußern. Wichtig ist es, bei den Übungen keinen Leistungsdruck entstehen zu lassen und für eine entspannte Atmosphäre zu sorgen. Manchmal wird dazu von therapeutischer Seite auch der Vollzug des eigentlichen Geschlechtsverkehrs vorübergehend „verboten", um die Partner zu entlasten.

19.2 Ess-Störungen

> Bei **Ess-Störungen** handelt es sich z. B. um Krankheiten, bei denen durch die Betroffenen selbst (u. a. durch Hungern, selbst herbeigeführtes Erbrechen und andere Maßnahmen) ein Gewichtsverlust herbeigeführt wird. Die zwei häufigsten Essstörungen sind die Magersucht (*Anorexia nervosa*) und die Bulimie (*Bulimia nervosa*). Meist sind junge Frauen von der Erkrankung betroffen, aber auch junge Männer werden immer häufiger behandelt.

19.2.1 Anorexia nervosa

Für die Entstehung der **Anorexia nervosa** werden unterschiedliche Ursachen verantwortlich gemacht, d. h., auch hier gelten multifaktorielle Entstehungsmodelle. Eine genetische Veranlagung ist nicht auszuschließen, da nach Zwillingsstudien die Wahrscheinlichkeit, dass bei Erkrankung eines eineiigen Zwillings der andere Zwilling ebenfalls eine Magersucht entwickeln wird, etwa bei 50 % liegt. Relativ häufig finden sich diskrete hirnorganische Auffälligkeiten, deren pathogenetische Bedeutung bislang jedoch noch nicht geklärt ist.

Auch angeborene Stoffwechselunterschiede werden diskutiert und können mitverursachend sein. Neben der biologischen Veranlagung und der individuellen Lebens- und Lerngeschichte ist auch aktuellen Krisen und/oder längeren Problemsituationen Beachtung zu schenken.

Die grundsätzliche Furcht der Patientinnen, zu dick zu sein, wird nicht zuletzt auch durch die Schönheitsideale der westlichen Gesellschaft mitgeprägt. Die Gesellschaft ist aber nur ein Faktor, der zur Ausbildung einer Erkrankung beiträgt. Denn nicht jede Person, die eine Diät einhält, wird krank daran, genauso wie nicht jede Person, die Alkohol trinkt, zum Alkoholiker wird.

In der Diagnostik und Therapie von Essstörungen wird unter anderem in der Vorgeschichte der Patienten nach Gründen gesucht, die erklären können, warum das Hungern für die Betroffenen kurzfristig verstärkend gewirkt hat. Anfänglich kann z. B. Anerkennung für eine gute Figur oder das Gefühl, sich und seinen Körper kontrollieren zu können, verstärkend gewirkt haben, insbesondere wenn es sich vielleicht um eine Person handelt, die primärpersönlich ein großes Bedürfnis nach Kontrolle oder Anerkennung hat. Oft beginnen die Erkrankungen in Krisen- und Schwellensituationen. Eine Schwellensituation ist z. B. die Pubertät, die mit körperlichen und psychischen Veränderungen einhergeht und neue Rollenanforderungen an Menschen stellt.

Das Hungern kann dann eine Eigendynamik gewinnen und zum Teufelskreis werden, der in sich selbst verstärkt und aufrechterhalten wird, weil sich – unter anderem – die Wahrnehmung des eigenen Körpers der Patienten ändert. Die Selbstwahrnehmung der Patienten hat dann manchmal überhaupt nichts mehr mit ihrem wirklichen Aussehen zu tun und es entwickelt sich eine sogenannte Körperschemastörung. Betroffene schätzen sich als zu dick ein, selbst wenn ihr Äußeres eher einem Skelett ähnelt. Vor einen Spiegel gestellt, malen sie ihre subjektiv empfundenen Umrisse deutlich unterschiedlich von dem wirklichen Spiegelbild; sie malen sich z. B. dicker, als sie tatsächlich sind. Sie fasten unter Umständen bis zum Tod, weil sie das Ausmaß ihrer Veränderung nicht wahrnehmen und so ihr Ziel nie erreichen können. (📖 2)

Krankheitskriterien

Nach der ICD-10 gelten folgende **Kriterien** für die Diagnose einer Anorexia nervosa:
- Tatsächliches Körpergewicht mindestens 15 % unter dem erwarteten
- Der Gewichtsverlust ist selbst herbeigeführt durch:
  - Vermeidung hochkalorischer Speisen und/oder durch selbst induziertes Erbrechen
  - Selbst induziertes Abführen
  - Übertriebene körperliche Aktivität
  - Gebrauch von Appetitzüglern oder Diuretika
- Körperschemastörung: Die Angst, dick zu werden, besteht als eine tief verwurzelte, überwertige Idee und die Betroffenen legen eine sehr niedrige Gewichtsschwelle für sich selbst fest (➤ Abb. 19.5)
- Eine umfassende endokrine Störung auf der Hypothalamus-Hypophysen-Gonaden-Achse. Sie manifestiert sich bei Frauen als *Amenorrhö* (Ausbleiben der monatlichen Regelblutung) und bei Männern als Interessenverlust an Sexualität.

Krankheitssymptome

Auffällig ist in erster Linie das niedrige Körpergewicht. Folge der Mangelernährung sind häufig eine Senkung von Körpertemperatur, Herzschlagfrequenz und Blutdruck sowie Haarausfall, brüchige Nägel, Flaumbehaarung am Körper (sogenannte Lanugobehaarung), trophische Störungen an Haaren und Nägeln, Hungerödeme, Veränderungen des Blutbilds und Elektrolytstörungen, z. B. Hypokaliämie.

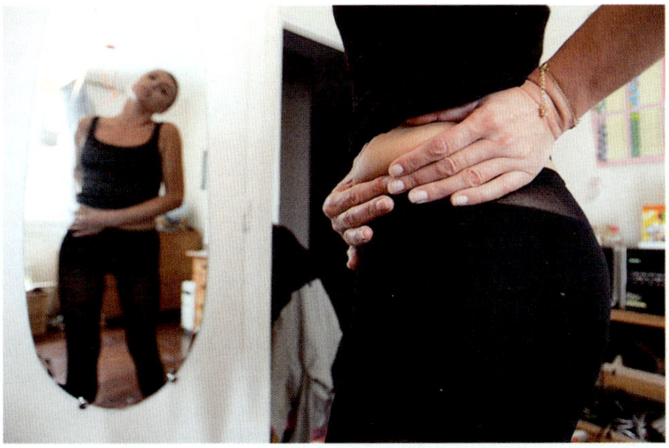

Aufgrund von Störungen im Hormonsystem infolge des Hungerns entsteht eine *Amenorrhö*, bei Männern lässt das sexuelle Interesse nach.

Beginnt die Erkrankung vor der Pubertät, bilden sich die sekundären Geschlechtsmerkmale nicht oder stark verzögert aus. Auch das Wachstum stoppt. Nach der Normalisierung des Essverhaltens und des Gewichts wird die körperliche Entwicklung meist normal abgeschlossen (sogenannte *Nachreifung*).

Patienten befolgen fast immer eine strikte Regelung der Kalorienaufnahme durch Fasten. Sie betreiben exzessiv Sport, um ihren Kalorienverbrauch zusätzlich zu steigern. Besonders nach „Diätsünden", wie z. B. dem Verzehr von Schokolade, die zu heftigen Schuldgefühlen führen können, verwenden sie teilweise Abführmittel, Appetitzügler und Diuretika, was kurzfristig zu einer Entlastung von Schuldgefühlen führt.

Meist besteht selbst bei vitaler Bedrohung keine Krankheitseinsicht bei den Betroffenen. Aus Selbstbildnissen und Beschreibungen wird die verzerrte Körperwahrnehmung deutlich. Das von ihnen angestrebte Idealgewicht ist unangemessen niedrig. Manchmal haben Patienten mit Anorexie wie auch mit Bulimie zusätzlich Persönlichkeitsstörungen (➤ 17.1) und/oder Depressionen (➤ 15.1).

Zur ergänzenden Diagnostik des Essverhaltens, des körperbezogenen Erlebens und weiterer psychischer Variablen gibt es Selbst- und Fremdbeurteilungsbögen.

Behandlungsstrategie

Die Patientinnen sind bei Behandlungsbeginn aufgrund der Veränderung der Selbstwahrnehmung nicht immer zu einer Therapie bereit und bei ausgeprägter *Kachexie* (körperliche Auszehrung) auch nur eingeschränkt in der Lage, eine Therapie auszuhalten. Ein Gewichtsverlust von mehr als 50 % des Sollgewichts kann zu schweren Elektrolytstörungen mit lebensbedrohlichem Leber- oder Nierenversagen führen.

Die Patientinnen müssen zunächst unter internistischer und stützend psychotherapeutischer Betreuung wieder an Gewicht zunehmen. Die Anhebung des Körpergewichts muss in Absprache mit den Patientinnen erfolgen. Häufig werden dazu sogenannte therapeutische **Gewichtszunahmeverträge** mit den Patientinnen abgeschlossen, die das Erreichen einer kontrollierten Gewichtszunahme regeln. Die festgelegten Grenzen dürfen nicht willkürlich oder gewaltsam überschritten werden, da die Gewichtszunahme für die Betroffenen eine extreme Belastung darstellt. Der Gewichtsaufbau beginnt unter Umständen bei bedrohlicher Unterernährung mit einer hochkalorischen Sondenernährung über eine Magensonde, ggf. sogar parenteral durch intravenöse Gabe. Es gilt, zunächst einmal das Überleben zu sichern.

Abb. 19.5 In erster Linie erkranken junge Mädchen und Frauen an **Magersucht** *(Anorexia nervosa)*, Männer sind insgesamt seltener, aber doch zunehmend häufiger betroffen. Das Körpergefühl dieser Patientinnen ist massiv gestört. Sie empfinden sich häufig auch noch dann als zu dick, wenn sie bereits bis auf die Knochen abgemagert sind. [J787]

Psychotherapeutische Maßnahmen umfassen Familientherapie (> 13.6.3), Gruppen- und Einzelgespräche (> 13.6.3), Bewegungs- und Ergotherapie (> 13.6.5, > 13.6.7).

Ein Behandlungsschwerpunkt in der Therapie der Anorexie liegt darin, die Selbstwahrnehmung der Patientinnen zu modifizieren und eine Veränderung der Beziehung zum eigenen Körper zu erreichen. Eine Methode kann es dabei sein, das eigene Aussehen neutral beschreiben zu lernen, um so das eigene Vokabular zu erweitern (nicht nur „dick" und „dünn"). Dadurch kann eine differenziertere Selbstwahrnehmung erzielt werden. In Gruppengesprächen erfahren die Patientinnen Erleichterung, wenn sie über ihre Erkrankung sprechen. Familiäre Konflikte und Bindungen sowie mögliche Veränderungen werden in Einzel- und Angehörigengesprächen thematisiert. Darüber hinaus wird die Nachsorge nach einem stationären Aufenthalt geplant.

Einzeltherapeutisch kann an den subjektiven Gewichtsnormen der Patientinnen gearbeitet und durch geeignete kognitive Techniken eine Veränderung der Bewertungen erreicht werden. Ziel ist es dabei auch, den Selbstwert der Betroffenen wieder von Aussehen, Figur und Gewicht zu entkoppeln. Um Ängste vor (insbesondere hochkalorischen) Nahrungsmitteln abzubauen, sind darüber hinaus Übungen in der Praxis, sogenannte *Expositionen in vivo,* von Bedeutung. Die Patientinnen essen gemeinsam mit Therapeuten oder Co-Therapeuten und versuchen, ein normales Essverhalten zu trainieren. Sie lernen dabei, dass eine normale und ausgewogene Nahrungsaufnahme nicht zu unkontrollierbarem „Dickwerden" führt. Das Erbrechen bei Völlegefühl wird unterbunden und die Patientinnen sollen sich an das Gefühl gewöhnen, den Mageninhalt bei sich zu behalten. Sie sollen kalorienhaltige Kost zu sich nehmen und sich an übliche Essenspläne halten und nicht im Essen „herumstochern".

Alle therapeutischen Maßnahmen müssen mit den Patientinnen vor Beginn der Therapie besprochen werden, insbesondere diejenigen Maßnahmen, welche die Therapeuten ergreifen müssten, wenn die Patientinnen versuchen zu vermeiden. Denn so wie bei den Therapien von Alkohol und Drogen die Konsumfreiheit Basis der Behandlung ist, so ist bei den essgestörten Patientinnen die Basis der Behandlung, dass sie Nahrung zu sich nehmen und nicht weiter an Gewicht verlieren. Eine Verweigerung des Essens oder mögliche „Tricksereien" bei der Gewichtskontrolle (viel Wasser trinken vor dem Wiegen, schwere Kleidung) müssen besprochen und mögliche Konsequenzen gemeinsam definiert werden.

Pflege

Anorektische Patientinnen benötigen eine sehr intensive pflegerische Begleitung und profitieren von klaren und konsequenten Regeln und Strukturen. Primäres Ziel pflegerischer Begleitung sollte immer die Hinführung zu ausreichender und selbstständiger Nahrungsaufnahme sein.

Zur **Gewichtszunahme** wird mit der Patientin ein verbindlicher Ernährungsplan mit anschließenden Ruhezeiten erstellt, der drei Haupt- und mindestens zwei Zwischenmahlzeiten enthalten sollte (> Abb. 19.6). Im Akutstadium kann sogar eine zusätzliche Kaloriengabe über eine Magensonde erforderlich und für die Patientin hilfreich sein, da ihr die Verantwortung vorübergehend abgenommen wird.

Es ist sinnvoll, Vereinbarungen über die wöchentliche Gewichtszunahme (ca. 700–1.000 g) mit den Betroffenen zu treffen und diese mit Vergünstigungen zu belohnen. Die Mitarbeit und Motivation der Patientinnen kann so z. B. über eine erweiterte Ausgangsregelung, mehr Eigenverantwortung bei abnehmender Kontrolle durch das Personal oder die gesteigerte Teilnahme am Therapieprogramm honoriert werden.

Auch für den Fall des Nichterreichens des vereinbarten Zielgewichts sollten verbindliche Regelungen vereinbart und besprochen werden.

> Ein Unterlaufen der vereinbarten Regelungen (z. B. Nichteinhalten der Mahlzeiten oder heimlicher Sport) stellt keineswegs böse Absicht dar, sondern ist zurückzuführen auf massive Ängste vor einer Gewichtszunahme.

Gewichtskontrollen erfolgen an bestimmten Wochentagen, durchaus jedoch – bei Verdacht auf Manipulationen (s. u.) – auch ohne vorherige Ankündigung.

Aufgrund fehlender Krankheitseinsicht, einhergehend mit einer verzerrten Körperwahrnehmung, und aufgrund mangelnder *Compliance* (Bereitschaft zur Mitarbeit) missachten die Patientinnen häufig die Behandlungsvereinbarungen, indem sie
- Durch heimliche sportliche Betätigung Kalorien verbrennen
- Mahlzeiten erbrechen oder Nahrung verschwinden lassen
- Laxanzien oder in hohen Dosen abführend wirkenden Süßstoff konsumieren
- Das Gewicht durch vermehrtes Trinken oder versteckte schwere Gegenstände in der Kleidung zu manipulieren versuchen.

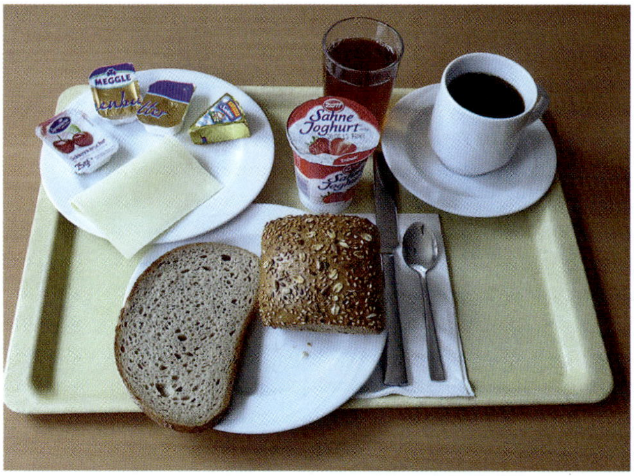

Abb. 19.6 Ein Beispiel für eine typische Frühstücksmahlzeit für eine anorektische Patientin mit dem Ziel der Gewichtszunahme. [M322]

Auch das **Essverhalten** an sich kann gestört sein, d. h., Nahrung wird stark gewürzt, übermäßig zerkleinert oder auf unübliche Weise miteinander vermischt. Beachtet werden muss auch, dass das Hungergefühl durch übermäßiges Trinken oder durch Kaugummis beeinflusst wird.

Zur pflegerischen Begleitung gehört auch die gemeinsame Nahrungszubereitung im Hauswirtschaftstraining. Café- oder Restaurantbesuche und Esstraining in der Gruppe dienen dazu, den sozialen Aspekt des gemeinsamen Essens kennenzulernen und die Mahlzeiten wieder genießen zu können.

> Für die pflegerische Beziehung sind **Einfühlungsvermögen und Offenheit** wichtig. Pflegende reagieren verständnisvoll auf die Ängste der Patientinnen und fördern die Krankheitseinsicht, indem sie der Patientin ihr Verhalten spiegeln, Verstöße gegen die Absprachen thematisieren und pflegerische Maßnahmen umfassend begründen.

Für das Team sind ein einheitliches Vorgehen und ein guter Informationsaustausch erforderlich, da es aufgrund des Leidensdrucks und eines eventuell bestehenden Autonomiekonfliktes häufig zu Diskussionen, zu oben genannten Manipulationen oder zum Ausspielen des Teams gegeneinander kommt.

19.2.2 Bulimie

Die **Bulimie** beginnt meist im Jugendalter mit Veränderungen des Essverhaltens. Die Patientinnen haben Angst, zu dick zu werden oder zu sein, und versuchen meist, strenge Diäten einzuhalten. Hungergefühle werden unterdrückt, bis es zu (häufig als unkontrollierbar erlebten) Heißhungerattacken kommt. Die drohende Gewichtszunahme wird dann durch Gegenmaßnahmen wie selbstinduziertes Erbrechen „kontrolliert". Das pathologische Verhaltensmuster verfestigt sich allmählich und gewinnt eine Eigendynamik. Es ist oft durch heftige Gefühle wie Erleichterung oder sogar Euphorie während des Essanfalls sowie quälende Schuldgefühle und depressive Verstimmungen nach dem Essen gekennzeichnet.

Die **Ursachen** der Bulimie sind mit denen der Anorexie vergleichbar: Häufig sind Krisen- und Schwellensituationen, Hilflosigkeit, Bedürfnis nach Kontrolle und Schönheitsideale auslösende und krankheitsaufrechterhaltende Faktoren. Nicht selten bestand in der Vorgeschichte eine Anorexie.

Krankheitskriterien

Nach der ICD-10 gelten folgende **Kriterien** für eine Bulimia nervosa:
- Häufige Episoden von Essanfällen, bei denen große Mengen an Nahrung in sehr kurzer Zeit zu sich genommen werden
- Andauernde Beschäftigung mit dem Essen, eine unwiderstehliche Gier oder der Zwang zu essen
- Übertriebene Beschäftigung mit der Kontrolle des Körpergewichts
- Die Patientin versucht, der Gewichtszunahme durch eine der folgenden Verhaltensweisen entgegenzutreten:
  – Selbst induziertes Erbrechen
  – Zeitweilige Hungerperioden
  – Missbrauch von Abführmitteln
  – Gebrauch von Appetitzüglern
- Übertriebene Sorge um Körperform und Gewicht. Selbstwahrnehmung als „zu fett".

Krankheitssymptome

Leitsymptom der Bulimie sind wiederholte **Essattacken,** durch die täglich insgesamt bis zu 21.000 Kalorien verzehrt werden können, und anschließende Gegenmaßnahmen, die eine Gewichtszunahme verhindern sollen. Auch gedanklich sind die Patientinnen permanent mit dem Thema Essen beschäftigt und befürchten, zu dick zu werden. Das angestrebte Gewicht liegt bei der Bulimia nervosa wie bei der Anorexie unter dem Normalgewicht. Bulimie-Patientinnen sind allerdings meistens nicht mager, sondern eher normal- oder leicht übergewichtig, da sie durch die Essattacken immer wieder Kalorien zu sich nehmen.

Körperliche Folgesymptome sind Ösophagusentzündungen und Karies infolge des häufigen Erbrechens von saurem Magensaft. Bei ausgeprägter Symptomatik tritt eine Hypokaliämie auf.

Behandlungsstrategie

Es gibt viele Parallelen zur **Behandlung** der Anorexie. Durch die Psychotherapie sollen die Selbstwahrnehmung und die Beziehung zum eigenen Körper verbessert werden. Kognitive Techniken (*cogere* = lat. denken) werden angewandt, die das Denken und individuelle Bewertungen und infolgedessen auch die Gefühle verändern sollen. Übungen werden durchgeführt, um gesundes Essverhalten praktisch zu üben. Dabei soll selbstinduziertes Erbrechen verhindert und das „Nichterbrechen" bis zur Gewöhnung ausgehalten werden. Häufig leiden Bulimie-Patientinnen unter mangelnden Emotionsregulationsstrategien. Essattacken und Erbrechen stellen in der Folge dysfunktionale Versuche der Betroffenen dar, mit negativen Emotionen umzugehen. Dementsprechend ist es in der Behandlung wichtig, mit den Patientinnen hilfreichere Strategien zum Umgang mit Konflikten, Problemen und Gefühlen zu entwickeln und zu trainieren. (3)

Einen weiteren wichtigen Behandlungsschwerpunkt stellt die sogenannte *Cue Exposure* dar. Dabei konfrontieren sich die Patientinnen z. B. mit Lebensmitteln, die sie häufig bei Essanfällen verzehren, lernen, ihrem Essensdrang zu widerstehen, und erlangen dadurch wieder Kontrollerleben.

Familientherapeutische Gespräche (> 13.6.3), Entspannungsverfahren (> 13.6.4) und erlebnisorientierte Verfahren wie Rollenspiele werden ebenfalls in der Therapie angewandt. In den Rollenspielen können neue Verhaltensweisen ausprobiert und im geschützten Rahmen geübt werden. Die Betroffenen können Rückmeldung von anderen erhalten oder sich selbst auf Videoaufnahmen sehen. Videotechniken werden zunehmend bei Körperschemastörungen benutzt, weil sie es der Patientin erlauben, „sich mit den Augen anderer betrachten zu können", und ihnen damit einen regelrechten Perspektivwechsel ermöglichen. Gespräche mit ebenfalls Betroffenen können Entlastung bringen und Beispiele bieten, wie man mit dieser Erkrankung umgehen kann. Bei Patientinnen mit traumatischen Vorerfahrungen wie z. B. Missbrauch und Vergewaltigung müssen diese Ereignisse zusätzlich bearbeitet und hinsichtlich ihrer Bedeutung für die Essstörung bewertet werden.

Pflege

Da Bulimie einhergeht mit unkontrollierter Nahrungsaufnahme, den sogenannten *Fressanfällen*, und anschließendem Erbrechen, muss der Fokus pflegerischer Maßnahmen in erster Linie auf angemessene Portionierung, regelmäßige Nahrungsaufnahme und Vermeidung der Essattacken gerichtet sein. Um zu einem adäquaten Essverhalten bzw. Umgang mit Lebensmitteln zurückzufinden, ist die Erstellung eines **Essensplans** mit fest vereinbarten Essenszeiten und -portionen unerlässlich und hilft Essgestörten dabei, unkontrollierte Essattacken zu vermeiden und vor allem auch einen Blick für eine angemessene Portionierung zu entwickeln.

Neben der Erstellung eines Ernährungsplans gehört es zu den pflegerischen Aufgaben, die Patientinnen – je nach Ausprägung der Symptomatik – während und vor allem *nach* dem Essen zu beobachten und zu betreuen. Manche Patientinnen zeigen bereits bei der Nahrungsaufnahme massive Auffälligkeiten, indem sie z. B. ihr Essen herunterschlingen. Dies kann dadurch verhindert werden, dass die Mahlzeiten in Ruhe und keinesfalls unter Zeitdruck eingenommen werden. So sehen **Esstrainings** für jede Hauptmahlzeit etwa 30 Minuten vor. Insbesondere jedoch auch die Begleitung *nach* den Mahlzeiten ist von größter Wichtigkeit, um dem Erbrechensdruck erfolgreich entgegenzuwirken. Pflegende können den Patientinnen in diesen Zeiten Hilfestellung durch Ablenkung und Beschäftigung sowie entlastende Gespräche anbieten.

> Oberste Pflegeziele stellen immer die Wiederherstellung der Eigenverantwortung und Entwicklung einer gesunden Esskultur dar.

Trotz aller Einsicht kann es immer wieder zu Rückfällen kommen, weil die Patientinnen dem Druck nicht standhalten konnten. Rückfälle, d. h. Essanfälle mit nachfolgendem Erbrechen, sollten niemals moralisierend oder wertend reflektiert werden, sondern es sollte auf sachliche Art und Weise nach Auslösern und Lösungsstrategien gesucht werden. In Einzelfällen werden bei ausgeprägter Symptomatik zusätzliche Regelungen vereinbart, wie z. B. die Einteilung des Geldes, Küchenverbot oder das Wegschließen von Nahrungsmitteln.

Bei fortschreitender Normalisierung des Essverhaltens schreiben die Patientinnen Ernährungsprotokolle, achten dabei auf Menge, Zusammensetzung, Hunger- und Sättigungsgefühl und besprechen dies regelmäßig mit ihren Bezugspflegenden.

Gewichtskontrollen finden regelmäßig statt. Im Bedarfsfall wird sogar eine Gewichtsreduktion angestrebt.

Durch gemeinsame, pflegerisch begleitete Mahlzeiten lernen die Patientinnen, angemessen zu portionieren, langsam zu essen und das Essen zu genießen. Süßigkeiten sollten nicht generell verboten werden, da sonst der Heißhunger zu groß werden und dieser eine Essattacke auslösen kann. Um sich von den ständigen Gedanken ans Essen ablenken zu können, brauchen die Patientinnen eine ausgefüllte Tagesstruktur, die neben ergotherapeutischen (> 13.6.7) gleichermaßen auch bewegungstherapeutische Angebote (> 13.6.5) vorsehen sollte.

Ein großes Problem vieler Betroffener ist die Identifikation mit der weiblichen Rolle. Hier kann eine Pflegende u. U. als Vorbild dienen und Gesprächsbereitschaft signalisieren.

Patientenberatung

Aufklärung über eine gesunde und ausgewogene Ernährung ist ebenfalls pflegerische Aufgabe, hier bietet sich ein **Hauswirtschaftstraining** mit gemeinsamem Einkaufen, Kochen und Essen an.

> **Nachsorge**
> Ess-Störungen sind schwere und zu Chronizität neigende Erkrankungen. Bis zu fünf Prozent der Patientinnen sterben an ihrer Erkrankung. Ob jemand wirklich geheilt ist, zeigt erst der langfristige Verlauf. Nach stationären Aufenthalten sind ambulante Hilfen durch Psychotherapeuten und Selbsthilfegruppen erforderlich. Wiederaufnahmen ins stationäre Behandlungssetting können notwendig werden, verbunden mit der Hoffnung, dass die Aufenthalte kürzer und der Aufnahmeanlass nicht dramatischer wird.

Literatur und Kontaktadressen

LITERATURNACHWEIS
1. Morgan, K.; Closs, José S.: Schlaf – Schlafstörungen – Schlafförderung. Ein forschungsgestütztes Praxishandbuch für Pflegende. Verlag Hans Huber, Bern 2000.
2. Sonnleithner, Elisabeth: Anorexia nervosa. Beschreibung eines Pflegeprozesses nach Peplau. Österreichische Pflegezeitschrift. Ausgabe 1, 2003, 11–13.
3. Legenbauer, T. & Vocks, S.: Manual der kognitiven Verhaltenstherapie bei Anorexie und Bulimie. Springer-Verlag, Heidelberg 2006.

KONTAKTADRESSEN
- Hungrig-Online e. V.
  Postfach 1905
  91009 Erlangen
  www.hungrig-online.de
  www.bulimie-online.de
  www.magersucht-online.de

KAPITEL 20

Giulio Calia, Beatrix Cormann

Pflege in der Kinder- und Jugendpsychiatrie

20.1	Besonderheiten der Pflege in der Kinder- und Jugendpsychiatrie	340	20.3.3	Enuresis	351
20.1.1	Die Rolle von Pflege und Erziehung im stationären Alltag	340	20.3.4	Enkopresis	352
20.1.2	Beziehungsgestaltung	341	20.3.5	Aufmerksamkeitsdefizit-Hyperaktivitäts-Syndrom (ADHS)	352
20.1.3	Probleme und Konfliktsituationen	343	20.3.6	Angstsyndrome	355
			20.3.7	Zwangsstörungen	356
20.2	Indikationen zur stationären Aufnahme, Anamnese und Behandlung	344	20.3.8	Hysterische Störungen	357
20.2.1	Ätiologie psychischer Störungen im Kindes- und Jugendalter	344	20.3.9	Schizophrenie	358
20.2.2	Stationäre Aufnahme	344	20.3.10	Affektive Störungen	358
20.2.3	Anamnese und Diagnostik	345	20.3.11	Ess-Störungen	360
20.2.4	Therapieformen bei Kindern und Jugendlichen	346	20.3.12	Abhängigkeitserkrankungen	360
			20.4	Geistige Behinderung	361
20.3	Häufige Krankheitsbilder im Kindes- und Jugendalter	349	20.5	Gewalt gegen Kinder und ihre Folgen	365
20.3.1	Frühkindlicher Autismus	349	20.5.1	Deprivation	365
20.3.2	Autistische Psychopathie nach Asperger	350	20.5.2	Kindesmisshandlung	365
			20.5.3	Sexueller Kindesmissbrauch	367
				Literatur und Kontaktadressen	370

Kinder- und Jugendpsychiatrie: Diagnostik, Therapie und Prophylaxe von psychischen Störungen bei Kindern und Jugendlichen bis zum 18. Lebensjahr, in manchen Fällen auch darüber hinaus. Seit 1968 eigenes medizinisches Fachgebiet.

Die **Kinder- und Jugendpsychiatrie** unterscheidet sich von der Erwachsenenpsychiatrie sowohl hinsichtlich der Krankheitsbilder und deren Ausprägung als auch hinsichtlich der eingesetzten Behandlungsformen. So haben Depressionen im Kindesalter ein unspezifisches Gesicht, z. B. Lustlosigkeit, Lernstörungen, Rückzugsverhalten oder Aggressivität, aber auch motorische Unruhe. Im Erwachsenenalter zeigen sie hingegen ein genauer umrissenes Krankheitsbild (➤ 15.1). Es gibt psychische Störungen, die schon im Kleinkindalter auftreten und teilweise bis ins Erwachsenenalter hineinwirken, wie z. B. der frühkindliche Autismus (➤ 20.3.1). Andere Störungen beginnen erst im Jugendalter, wie die Anorexia nervosa (➤ 20.3.11).

Auch die **Behandlungsschwerpunkte** sind anders als im Erwachsenenalter: Bei Kindern und Jugendlichen hat auch die medikamentöse Therapie mit den Besonderheiten der Biochemie in der Kindheit und Pubertät ihren Stellenwert, tritt gegenüber erwachsenen Patienten aber eher etwas in den Hintergrund. Dafür nimmt die **Elternarbeit** einen zentralen Stellenwert ein, d. h., es wird in viel stärkerem Maß als bei Erwachsenen das soziale Umfeld (➤ Abb. 20.1) mit einbezogen (z. B. im Rahmen einer Familientherapie oder von Hilfeplankonferenzen).

Bei der Einzelarbeit in Pflege und Therapie besteht bei Kindern und Jugendlichen die Notwendigkeit zu spielerischem Handeln, da sie – auch bei guter Begabung – aufgrund der geringeren Lebenserfahrung über eine weniger große Reflexionsfähigkeit verfügen. Zudem spielt eine pubertätsspezifische Dynamik, in der es um die Auseinandersetzung *mit* und die Abgrenzung *von* Erwachsenen geht, eine bedeutende Rolle.

Die **Ursachen** für psychische Störungen sind bei Kindern, Jugendlichen und Erwachsenen im Grundsatz gleich. Oft wird der Grundstein für psychische Störungen im Erwachsenenalter schon in der Kindheit gelegt. Die körperliche und psychische Entwicklung vollzieht sich in einem komplexen Zusammenspiel von biologischen Reifungsvorgängen und einem die Entwicklung fördernden sozialen Umfeld. Durch ungünstige Bedingungen in der kindlichen Umgebung können schwere Entwicklungsschäden auftreten, die zu psychischen Störungen führen. Je nach angeborener Veranlagung wirken schädigende Einflüsse unterschiedlich stark.

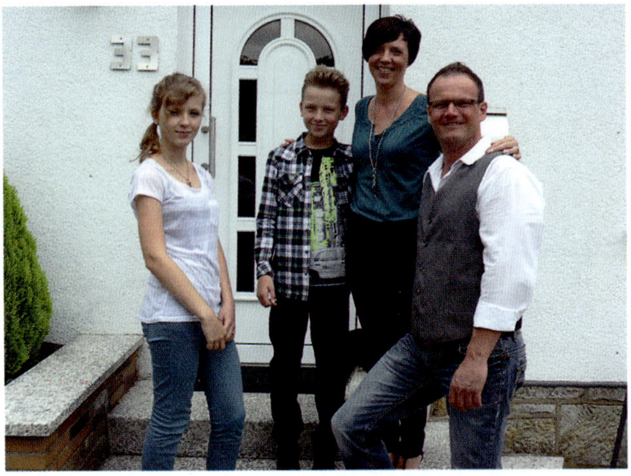

20 Pflege in der Kinder- und Jugendpsychiatrie

Abb. 20.1 Das **soziale Umfeld** ist entscheidend für die gesunde Entwicklung von Kindern und Jugendlichen. Demzufolge nimmt bei der psychotherapeutischen Behandlung von Kindern und Jugendlichen die Elternarbeit einen zentralen Stellenwert ein. [M322]

Psychoanalytische Entwicklungstherorie nach Freud ➤ 13.6.3

> Alle Kinder besitzen von Natur aus eine große **Anpassungsfähigkeit,** die ihnen das psychische Überleben oder gar Gesunden auch nach schwersten psychosozialen Belastungen ermöglicht.

20.1 Besonderheiten der Pflege in der Kinder- und Jugendpsychiatrie

In der stationären Kinder- und Jugendpsychiatrie bildet das Mit- und Nebeneinander von Therapie, Pflege und Erziehung eine wesentliche Grundlage. Dies begründet sich vor allem darin, dass sich die Kinder und Jugendlichen in einem ausgeprägten Entwicklungsprozess befinden und auf Unterstützung, Begleitung, Erziehung und Lenkung angewiesen sind.

> **Pflege- und Erziehungsdienst (PED)**
> Die enge Verzahnung von Pflege und Erziehung drückt sich sprachlich im Begriff **Pflege- und Erziehungsdienst** (PED) aus. Der PED übernimmt in der Pflege und Erziehung der Kinder viele unterschiedliche Rollen (➤ 20.1.1). Auf den Stationen arbeiten sowohl Gesundheits- und Kinderkrankenpfleger als auch Erzieher. Beide Berufsgruppen nehmen dabei in der Regel sowohl pflegerische als auch erzieherische Aufgaben wahr. Dies stellt eine Besonderheit gegenüber der Pflege von psychisch kranken Erwachsenen dar.

Die Arbeit der Mitarbeiter des PED in der Kinder- und Jugendpsychiatrie stellt einen zentralen Teil des Behandlungsprozesses dar, da sie den größten Teil der Zeit mit den jungen Patienten verbringen und erster Ansprechpartner bei Problemen sind. Auch erleben sie die Kinder und Jugendlichen im Alltag, wo sie sich in der Regel ungezwungener verhalten als in der Therapie. So können Auffälligkeiten im Verhalten gut beobachtet werden.

Eine sehr wichtige Rolle spielt die Arbeit mit der Familie und auch dem sozialen Umfeld des Patienten. Besonders bei schwierigem familiärem Hintergrund fällt es den Mitarbeitern des PED oft schwer, einfühlsam auf die Eltern einzugehen. Eine gute Beziehung ist aber auch hier unerlässlich, da Kinder und Jugendliche nicht alleine leben und eine positive Änderung im Verhalten oder eine Verbesserung der Problematik nur dann möglich ist, wenn die Familie ebenfalls bereit ist mitzuarbeiten. Veränderungen werden erfahrungsgemäß nur dann akzeptiert und als positiv empfunden, wenn die gesamte Familie diese wünscht. Sollte dies nicht der Fall sein, ist ein Rückfall in destruktive Verhaltensweisen nach der Entlassung sehr wahrscheinlich.

Eine weitere Grundlage und nicht zuletzt Voraussetzung für den Erfolg der stationären Behandlung eines Kindes oder Jugendlichen ist ein standardisiertes **Pflege- und Erziehungskonzept.** Dies wird in Kooperation mit allen am Pflege- und Behandlungsprozess beteiligten Berufsgruppen erstellt und orientiert sich an Alter, Geschlecht und Problematik des Patienten. Wichtig ist, dass sich alle Mitarbeiter der Station an diesem Konzept orientieren und danach handeln, was individuelle Abweichungen allerdings nicht ausschließt. Ein zu starres Festhalten daran kann genauso wenig förderlich für die Therapie der Kinder und Jugendlichen sein wie zu häufige Abweichungen. Wichtig ist natürlich, dass die jeweiligen Stationskonzepte regelmäßig evaluiert und je nach Ergebnis verändert werden. (1)

> Die stationäre Aufnahme eines Kindes oder Jugendlichen ist in den meisten Fällen eine erzwungene Loslösung vom Elternhaus. Nicht außer Acht zu lassen ist hierbei, dass Kinder auch dann eine enge Bindung zu ihren Eltern haben, wenn diese unzulänglich oder nicht liebevoll handeln, ihre Kinder vernachlässigen, misshandeln oder sogar (sexuell) missbrauchen.

20.1.1 Die Rolle von Pflege und Erziehung im stationären Alltag

Die verschiedenen Rollen der Mitarbeiter des PED in der Kinder- und Jugendpsychiatrie sind vielfältig und orientieren sich individuell an den Bedürfnissen des Kindes oder Jugendlichen. Während sie bei jüngeren Kindern häufig die Rolle einer Ersatzmutter oder eines Ersatzvaters einnehmen müssen, ohne in Konkurrenz zu den eigentlichen Eltern zu treten, wünschen sich Jugendliche eher einen verständnisvollen Zuhörer, zu dem sie jederzeit mit ihren Sorgen und Problemen kommen können.

Hierbei müssen die Mitarbeiter auch beachten, inwieweit Nacherziehung in der Klinik sinnvoll ist. Bei einem Kind im Grundschulalter sind Defizite in der Erziehung eventuell auszugleichen, bei einem 17-jährigen Jugendlichen wäre ein solcher Versuch eher kontraindiziert, da dies sicherlich auf Ablehnung stoßen würde und den Erfolg der Therapie negativ beeinflussen könnte. Das bedeutet natürlich nicht, dass störende

Verhaltensweisen von Patienten geduldet werden. (> 20.1.3, *Probleme und Konfliktsituationen*)

Der Aufbau von persönlichen Beziehungen zu den Kindern und Jugendlichen (> 20.1.2, *Beziehungsgestaltung und Bezugssystem*) beginnt bereits am Tag der Aufnahme und ist entscheidend für den Erfolg der Therapie. Aus diesem Grund sollte das Erstgespräch des PED gut vorbereitet sein. Ängste, Unsicherheiten oder auch ablehnendes Verhalten des Patienten sollten möglichst früh ab- und Vertrauen aufgebaut werden.

In die **Pflege- und Erziehungsplanung** sollten alle für das Kind oder den Jugendlichen wichtigen Personen aus dem sozialen Umfeld einbezogen werden, die für eine Stabilisierung und Lösung des Pflege- oder Erziehungsproblems von Bedeutung sind. Eine besondere Rolle spielen hierbei die Eltern, die auch in die pflegerisch-erzieherische Arbeit einbezogen werden sollten.

In kinder- und jugendpsychiatrischen Kliniken ist es üblich, dass alle Berufsgruppen, die mit dem Patienten und seiner Familie arbeiten, an der Pflege- und Erziehungs- bzw. Therapieplanung mitwirken. Die Zusammenarbeit im multiprofessionellen Team gibt allen Beteiligten die Möglichkeit, ein genaues Bild über die Problematik des Patienten zu bekommen und gezielte Maßnahmen zu entwickeln.

Wenn möglich, sollten auch die Kinder oder Jugendlichen in die Planung einbezogen werden. Die Erfahrung hat gezeigt, dass sie oft sehr genau wissen, wo ihre Probleme liegen und was für sie hilfreich ist. Sollte dies in Ausnahmefällen aufgrund des Alters des Kindes oder in Krisensituationen nicht möglich sein, ist es auf jeden Fall wichtig, ihnen die Maßnahmen genau zu erläutern.

> **Elternarbeit**
>
> Eine zentrale Rolle in der Kinder- und Jugendpsychiatrie spielt die Angehörigen- bzw. **Elternarbeit.** Besonders bei Kindern und jüngeren Jugendlichen wird eine Therapie nur dann erfolgreich sein, wenn es gelingt, alle Beteiligten mit einzubeziehen.
> Bei den Zielvereinbarungen sollten nicht nur die Wünsche des Patienten eine Rolle spielen, sondern die aller Familienmitglieder. Besonders günstig ist es, wenn alle gemeinsam an der Lösung des Problems arbeiten und mögliche Strategien entwickeln, die zu ihrer Familie passen.
> Die Mitarbeiter des PED sollten sich von Beginn an um eine gute und vertrauensvolle Beziehung zu den Eltern bemühen und sie, wenn möglich, in alle Entscheidungen mit einbeziehen.
> Gute Möglichkeiten für Elternkontakte bieten Gespräche vor und nach Belastungserprobungen am Wochenende. Auch die Etablierung eines Familienkaffees oder -frühstücks in regelmäßigen Abständen gibt allen Beteiligten die Möglichkeit, sich besser kennenzulernen. Außerdem vermitteln diese festen Termine den Eltern das Gefühl, auf der Station willkommen zu sein.

Absprachen und Regelungen

Die meisten Kliniken haben eine **Hausordnung,** in der allgemeine Regeln und Absprachen festgelegt sind. Diese wird dem Patienten und seinen Eltern im Aufnahmegespräch vorgestellt und auch von diesen unterschrieben. Hierbei geht es in der Regel um:

- **Schulbesuch:** Da eine kinder- und jugendpsychiatrische Behandlung in der Regel mehrere Monate dauert, ist es üblich, dass die Patienten die Klinikschule besuchen, damit sie nicht zu viel versäumen. Außerdem besteht hier auch die Möglichkeit, in geschützter Umgebung an bestimmten schulischen Problemen zu arbeiten. In Ausnahmefällen kann dort sogar ein Schulabschluss erreicht werden
- **Alltagsgestaltung:** Neben verschiedenen therapeutischen Angeboten hat die Gestaltung der Freizeit einen hohen Stellenwert. Viele Kinder und Jugendliche haben nicht mehr gelernt, sich sinnvoll zu beschäftigen. Neben Gruppenangeboten wie Sport-, Koch-, Musikgruppen u. Ä. sollen die jungen Patienten auch wieder lernen, z. B. zu spielen oder zu malen.
- **Taschengeld:** Wie viel sinnvoll und angemessen ist, muss im Einzelfall mit dem Patienten und dessen Erziehungsberechtigten besprochen werden. Hier spielen Aufnahmegrund und Krankheitsbild, aber auch die Kooperationsbereitschaft des Kindes oder Jugendlichen eine entscheidende Rolle. Möglich sind auch festgesetzte Taschengeldbeträge, die für alle Patienten gleich sind und ausgezahlt werden
- **Soziale Kontakte:** Die bestehenden sozialen Kontakte zur Familie, zu Freunden, zur Wohngemeinschaft oder zu Heimen sind wichtig. Wenn keine therapeutischen Gründe dagegensprechen, werden diese Kontakte aufrechterhalten und unterstützt bzw. gefördert. Zu Beginn des Klinikaufenthalts finden aus therapeutischen Gründen die ersten Besuchskontakte meist auf den Stationen statt. Danach sind auch Tagesbeurlaubungen außerhalb der Station möglich. Zu einem späteren Zeitpunkt können über das Wochenende (in der Regel von Samstag auf Sonntag) Belastungserprobungen zu Hause stattfinden. Diese werden im Vorfeld mit den Kindern und Jugendlichen gemeinsam geplant und nach ihrer Rückkehr reflektiert

> **VORSICHT!**
> Bei erfolgtem (sexuellem) Missbrauch oder körperlichen Misshandlungen durch nahe Angehörige im Elternhaus sind Besuche nur in Begleitung eines Mitarbeiters erlaubt oder auch gar nicht möglich.

- **Umgang mit Regelverstößen:** Die Erziehungsberechtigten und der Patient verpflichten sich, sich an bestimmte Regeln (wie keine körperliche Gewalt, keine Drogen oder Alkohol, keine Waffen auf der Station u. Ä.) zu halten. Falls das Kind oder der Jugendliche nicht in der Lage ist, sich an diese Regeln zu halten, hat dieses Verhalten Konsequenzen, die die Eltern oder Erziehungsberechtigten mit tragen müssen. Dies kann in schweren Fällen auch eine kurzfristige, zeitlich begrenzte Entlassung nach Hause oder eine Unterbringung auf einer geschützten Station zur Folge haben.

20.1.2 Beziehungsgestaltung

Die wichtigste und bedeutungsvollste Aufgabe des PED in der Kinder- und Jugendpsychiatrie ist die **Beziehungsgestaltung.**

Sie ist die Grundlage für die pflegerisch-therapeutische Arbeit und beginnt schon bei der Aufnahme des Patienten.

Bewährt hat sich das Bezugspflege- oder -betreuersystem (➤ 13.4.3). In der Regel hat ein Mitarbeiter zwei bis drei Bezugspatienten, für die er in erster Linie verantwortlich ist. Hierbei kann die Beziehung je nach Problematik des Patienten sehr eng werden, was eine hohe Anforderung an den PED stellt (➤ Abb. 20.2).

Um ein gutes Maß von Nähe und Distanz einzuhalten, ist die Unterstützung durch das Team sehr wichtig. Dies gilt insbesondere für die Betreuung von bindungsgestörten Patienten. Die Heranwachsenden haben häufig sehr negative Beziehungserfahrungen gemacht und übertragen diese auf ihre Bezugsperson.

Wie schon beschrieben ist es auch möglich, dass der PED die Rolle einer „Ersatzmutter" oder eines „Ersatzvaters" einnimmt. Hierbei ist es sehr wichtig, darauf zu achten, nicht in Konkurrenz zu den leiblichen Eltern zu kommen, damit die Kinder nicht in einen Loyalitätskonflikt geraten.

Es hat sich als günstig erwiesen, mit den Heranwachsenden feste Termine für Aktivitäten oder Gespräche zu vereinbaren, da der Arbeitsalltag es nicht immer zulässt, spontan etwas mit dem Kind zu unternehmen oder mit ihm zu sprechen. Natürlich müssen Gespräche in Krisensituationen immer möglich sein.

Bei jüngeren Kindern haben sich feste Rituale wie Vorlesen oder Spielen vor dem Zubettgehen bewährt.

Eine weitere wichtige Aufgabe der Bezugsperson ist die Anwesenheit bei Familiengesprächen. Viele Patienten haben Angst vor diesen Gesprächen, da ihnen die angesprochenen Themen oft sehr nahegehen. Die Anwesenheit der Bezugsperson gibt Sicherheit. Außerdem besteht so die Möglichkeit, das Gespräch zu reflektieren oder mit Emotionen wie Angst, Wut usw. umzugehen.

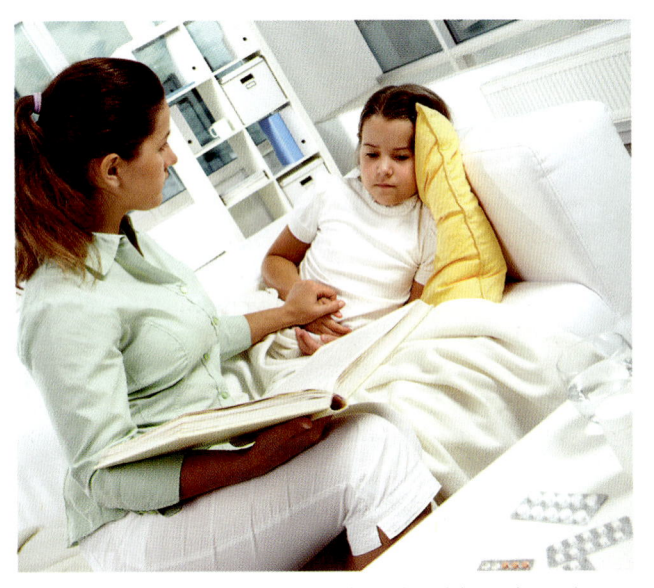

Abb. 20.2 Das **Bezugspflegesystem** hat sich auch besonders in der Kinder- und Jugendpsychiatrie bewährt. [J787]

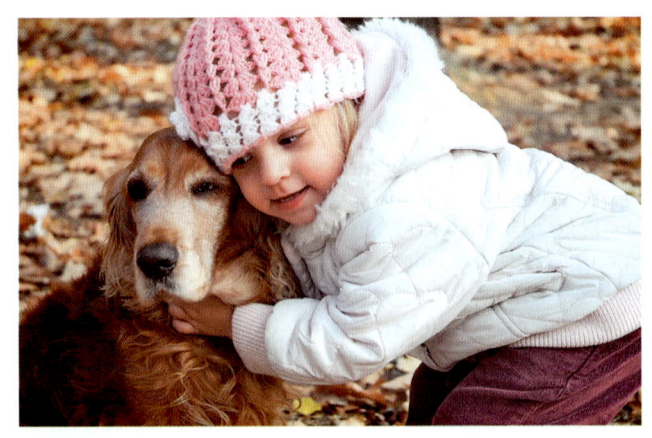

Abb. 20.3 Haustiere vermitteln Geborgenheit und häufig bekommen Pflegende erst über den „Umweg" der gemeinsamen Tierbetreuung Zugang zu den Kindern und Jugendlichen. [J787]

Die Bezugsperson stellt auch die Verbindung zu den Mitarbeitern der anderen Berufsgruppen dar. Besonders mit dem Einzel- und Familientherapeuten sollte sie eng zusammenarbeiten und seine Ziele in die Pflege- und Erziehungsplanung einbeziehen.

Auch wenn die jungen Patienten oft nicht freiwillig in die Klinik kommen, leben sie sich in der Regel schnell ein. Besonders bei Kindern mit schweren familiären Problemen bietet die Klinik einen geschützten Raum, in dem sie mit viel Unterstützung an ihren Problemen arbeiten können. Eine enge, vertrauensvolle Beziehung zur Bezugsperson tut ihr Übriges, dass sie sich auf der Station wohlfühlen.

Dies kann aber auch zu Schwierigkeiten führen, wenn die Patienten entlassen werden. Hier ist es Aufgabe der Bezugsperson, sie behutsam auf die anstehende Entlassung und Trennung vorzubereiten.

Viele Kliniken legen schon am Aufnahmetag einen provisorischen Entlassungstermin fest, um den Kindern und Jugendlichen zu verdeutlichen, dass die Zeit in der Klinik begrenzt ist. Auch wenn dieser Termin je nach Therapieverlauf flexibel ist, stellen sich die Patienten schon von Beginn der Behandlung auf die bevorstehende Entlassung ein.

> In einigen Einrichtungen gibt es mittlerweile **Haustiere,** wie z. B. Hunde (➤ Abb. 20.3), Katzen, Kaninchen, Meerschweinchen, Fische oder Wellensittiche.
> Fest etabliert hat sich in fast allen Kliniken die **Reittherapie.** Vielen Kindern und Jugendlichen fällt es gerade zu Beginn der Therapie sehr viel leichter, zu einem Tier Kontakt aufzunehmen, als zu fremden Menschen. Sie können ihnen ihre Sorgen anvertrauen, ohne Angst haben zu müssen, dass sie ihr Vertrauen missbrauchen. Außerdem lernen sie, für das Tier Verantwortung zu übernehmen. Die Reittherapie bietet auch eine gute Möglichkeit, das Selbstwertgefühl der Kinder und Jugendlichen zu stärken, da sie häufig sehr schnell Erfolge beim Reiten erzielen können. Das gilt auch für das Gefühl, ein so großes Tier beherrschen zu können. Besonders für misshandelte oder missbrauchte Kinder ist dies eine gute Erfahrung, da sie häufig mit dem Gefühl leben, dass der Täter übermächtig ist, während sie selbst hilflos und ohnmächtig sind. Die Kontrolle über ein großes Tier kann das Gefühl der Macht- und Hilflosigkeit mindern.

20.1.3 Probleme und Konfliktsituationen

Ambivalenzkonflikte

Kinder und Jugendliche stellen an die Mitarbeiter des PED und an die Therapeuten andere Erwartungen als erwachsene psychisch Erkrankte. Einerseits benötigen sie noch pädagogische Anleitung und Unterstützung, andererseits geht es im pubertierenden Alter auch um Verselbstständigung und Loslösung des Jugendlichen vom Elternhaus. Daraus ergibt sich häufig ein **Ambivalenzkonflikt** des Jugendlichen im Umgang mit den Erwachsenen: die benötigte Anleitung und Unterstützung auf der einen Seite und der Wunsch, möglichst frei und selbstständig zu sein, auf der anderen Seite. Beiden Anforderungen müssen die Mitarbeiter des PED gerecht werden. Sie müssen über den Grad der Fürsorge und den Grad der Selbstständigkeit entscheiden, was nicht immer leicht ist. Entscheidungen sollten daher in gemeinsamen Teambesprechungen mit den Therapeuten erfolgen, immer orientiert an den individuellen Bedürfnissen der Kinder und Jugendlichen.

Regelverstöße

Regelverstöße sind häufig ein Zeichen von Machtkämpfen, dem Austesten von Grenzen oder auch von Überforderung. Hierbei kann es sich sowohl um einfache Verstöße gegen die Regeln der Station wie auch um schwerwiegende Verstöße handeln. Typische Beispiele aus dem Stationsalltag sind:
- Rauchen im Zimmer, Überziehen des Ausgangs, Nichteinhalten des Sichtkontakts
- Drogen- und Alkoholkonsum
- Verweigerung von Schule, Therapien, Gruppenstunden
- Beschaffen und Verstecken von verbotenen Gegenständen, z. B. Feuerzeugen, Waffen, Alkohol oder Glasscherben
- Diebstahl
- Körperliche Gewalt gegen Mitpatienten oder Personal
- Gravierende verbale Beschimpfungen
- Entweichen (➤ 13.4.7).

In der Therapie wird ein solches Verhalten analysiert und mit dem Patienten werden Strategien für konstruktiveres Verhalten erarbeitet.

Da auf der Station nicht nur der einzelne Patient, sondern die ganze Gruppe gesehen werden muss, hat ein solches Verhalten in der Regel Konsequenzen. Diese sollten, wenn möglich, schon bei der Aufnahme besprochen werden, sodass sich sowohl das Kind oder der Jugendliche wie auch die Erziehungsberechtigten darauf einstellen können.

Bei schwerwiegenden Regelverstößen sollte das ganze Team entscheiden, wie mit der Situation umgegangen wird und ob der Patient auf der Station noch tragbar ist, da diese Entscheidung von allen mit getragen werden muss.

Impulsdurchbrüche

Eine besondere Herausforderung für das Pflege- und Erziehungsteam stellen **Impulsdurchbrüche** mit körperlich aggressiven Übergriffen auf Mitpatienten oder Mitarbeiter dar.

Als hilfreich hat sich in solchen Situationen, insbesondere bei jüngeren Kindern, die sogenannte Externalisierung des Problems erwiesen. Sie sollte, wenn möglich, mit den Kindern besprochen werden, bevor sie ihren ersten Ausbruch auf der Station haben, damit sie von Anfang an in die Pflege und Betreuung mit eingebunden werden kann. Bei der Externalisierung wird der Wutausbruch zu einem eigenständigen Wesen, wie z. B. ein „Wüterich" oder ein „Wutmonster", das Macht über den Patienten übernimmt. Alle an der Therapie Beteiligten sollen dem Kind helfen, das Monster zu bekämpfen. Außerdem wird der Patient aufgefordert, vergangene Situationen zu analysieren, sodass er frühzeitig erkennt, was das Wutmonster ärgert und wie es sich ankündigt. Das Positive bei der Externalisierung ist, dass es hier weniger zu Schuldzuweisungen gegenüber den Patienten kommt, da das Problem getrennt vom Kind gesehen wird.

Bei älteren Jugendlichen haben sich bestimmte Deeskalationsstrategien als förderlich erwiesen. Diese beinhalten nicht nur Sicherheitstechniken, die in Krisensituationen Anwendung finden, sondern in erster Linie eine spezielle Gesprächsführung, wie z. B. „Ich-Botschaften" und „Talking-down" (➤ 13.4.7), um eine Eskalation zu verhindern.

Neben dem Umgang mit akuten aggressiven Impulsdurchbrüchen spielen präventive Maßnahmen eine große Rolle. Diese orientieren sich in erster Linie an der Problematik des Patienten und werden in der Therapie erarbeitet.

Es ist aber auch möglich, in kleinen Gruppen mit Kindern und Jugendlichen zu arbeiten. Das „Faustlos Curriculum", das für Kindertagesstätten und Grundschulen entwickelt wurde, könnte eine Grundlage dafür bieten. Das Curriculum ist eine Maßnahme zur Gewaltprävention. Die Ziele sind: Empathieförderung, Impulskontrolle sowie Umgang mit Ärger und Wut. Wichtig ist dabei, dass es nicht darum geht, negative Emotionen zu unterbinden, sondern darum, konstruktiv mit diesen Gefühlen umzugehen. Im „Faustlos Curriculum" wird davon ausgegangen, dass diese Fähigkeiten erlernbar sind. (📖 2)

Zimmerkontrolle

Bestimmte Gegenstände sind auf den Stationen in der Regel nicht erlaubt. Dazu zählen v. a. Drogen und Alkohol. Außerdem dürfen die Patienten keine Feuerzeuge, Streichhölzer, Scherben aller Art, Taschenmesser und sonstige scharfe Gegenstände in ihren Zimmern aufbewahren. Bei Verdacht, z. B. auf Alkohol- oder Drogenmissbrauch und bei Suizidalität, kann ohne vorherige Ankündigung eine **Zimmerkontrolle** erfolgen.
- Durchsucht werden dabei persönliche Gegenstände, Taschen, Schränke und das Bett. Dabei muss auf Besonderheiten des Zimmers geachtet werden, z. B. auf abgelöste Tapeten, Matratzenritzen, lockere Teppichecken oder Fußleisten. Bei akutem Verdacht werden alle Zimmer, Toiletten und

Bäder und manchmal auch Mitpatienten kontrolliert. Es darf nicht außer Acht gelassen werden, dass auch Mitpatienten oder Besucher solche verbotenen Gegenstände mitbringen
- Grundsätzlich gilt, dass die Durchsuchung der Zimmer nur in Anwesenheit der Patienten erfolgt. Gegenstände, die den Kindern oder Jugendlichen abgenommen werden, werden schriftlich erfasst und kommen unter Verschluss oder werden den Eltern mitgegeben
- Wichtig bei einer Zimmerkontrolle ist auch, dass immer zwei Mitarbeiter anwesend sind. So lassen sich sowohl massive Auseinandersetzungen mit dem Patienten wie auch Schuldzuweisungen des Kindes oder Jugendlichen, etwas beschädigt oder entwendet zu haben, vermeiden.

20.2 Indikationen zur stationären Aufnahme, Anamnese und Behandlung

20.2.1 Ätiologie psychischer Störungen im Kindes- und Jugendalter

Psychische Störungen im Kindes- und Jugendalter entstehen – wie bei Erwachsenen auch – durch das Zusammenspiel unterschiedlicher Faktoren.
- **Biologische Faktoren:** Geschlecht, genetische Veranlagung, wie z. B. Down-Syndrom, Schizophrenie (➤ 20.3.9), Depression (➤ 20.3.10)
- **Somatische Faktoren:** Angeborene oder erworbene Schädigungen des ZNS, chronische Erkrankungen, Suchtmittel- und Alkoholkonsum während der Schwangerschaft
- **Konstitutionelle Faktoren:** Unterschiede in Temperament, Aktivität, Empfindsamkeit (Sensibilität), Anpassungsfähigkeit, Regulation vegetativer Funktionen wie Essen, Trinken und Ausscheiden
- **Psychosoziale Faktoren:** Lieblose, überfordernde oder unterfordernde Eltern-Kind-Beziehung, inkonsequente Erziehung, mangelnde oder ungünstige Freundschaften mit Gleichaltrigen, Suchtmittelkonsum und Delinquenz in der Altersspeergruppe, Trennungs- und Verlusterfahrungen, Vernachlässigung, Bedrohungen, chronische familiäre Konflikte, körperlicher oder sexueller Missbrauch, psychische Erkrankungen oder Kriminalität eines Elternteils
- **Akute Belastungsfaktoren:** Krankenhausaufenthalte, Umzüge, Trennung, Tod oder auch Geburt von Familienmitgliedern, schwere und belastende Lebensereignisse (Katastrophen, Krieg etc.).

20.2.2 Stationäre Aufnahme

Kinder und Jugendliche, die in eine kinderpsychiatrische Klinik eingewiesen werden, kommen oft aus einem belasteten familiären Umfeld und nach z. T. bereits langer Vorgeschichte. Die jüngsten Patienten sind im Säuglings- oder Kleinkindalter

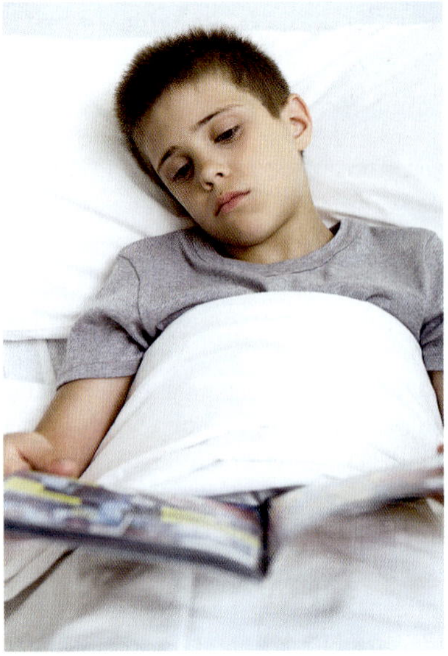

Abb. 20.4 Für eine Einweisung eines Kindes in eine kinderpsychiatrische Klinik müssen schwerwiegende Gründe vorliegen. Ist im Fall einer behandlungsbedürftigen, schwerwiegenden Störung das Wohl des Kindes gefährdet, kann eine Einweisung auch unter Beteiligung des Amtsgerichts erfolgen. [J787]

(Regulationsstörungen, die ein besonderes Behandlungssetting mit Einbezug der primären Bezugsperson[en] bedürfen), die älteren bis 18 Jahre, in Ausnahmefällen auch älter. Oft sind die Familien durch mehrere psychiatrische Erkrankungen und soziale Faktoren belastet. Für die stationäre Aufnahme müssen normalerweise eine Einwilligung des/der Sorgeberechtigten und eine ärztliche Einweisung vorliegen (➤ Abb. 20.4).

Einweisung durch das Gericht

Die stationäre Aufnahme erfolgt zumeist mit Einverständnis und auf Wunsch des Patienten selbst sowie der Sorgeberechtigten. Bei Vorliegen einer Gefahr für den Betroffenen kann die stationäre Aufnahme auch gegen den Willen des Kindes oder Jugendlichen erfolgen, dann in der Regel auf Antrag der Sorgeberechtigten mit Genehmigung durch das zuständige Amtsgericht (§ 1631b BGB).

Nur wenn die Sorgeberechtigten nicht erreichbar oder mit der Behandlung nicht einverstanden sind, kann bei entsprechender Gefährdung die Behandlung nach den Landesgesetzen für die Unterbringung von psychisch Kranken (PsychKG) oder unter (zumindest teilweisem) Sorgerechtsentzug (§ 1666 BGB) durch einen Amtsvormund, meist das zuständige Jugendamt, erfolgen. In jedem Fall ist die Belastung einer zwangsweisen Unterbringung gegen den zu erwartenden Nutzen abzuwägen.

> **Inobhutnahme:** Möchte ein Jugendlicher aus triftigen Gründen nicht mehr nach Hause, kann er nach § 42 Kinder- und Jugendhilfegesetz (KJHG) durch Vermittlung des Jugendamts aufgenommen und geschützt untergebracht werden. Willigen die Eltern ein, lassen sich vormundschaftsgerichtliche Maßnahmen vermeiden.

Notfälle

In folgenden Situationen erfordert die psychische Verfassung des Kindes bzw. Jugendlichen sofortige Aufnahme und Betreuung:

- Akute Suizidalität (> 23.2), Zustand nach Suizidversuch (> 23.3) (*Cave:* Abklärung zur akuten Intoxikation mit der Notwendigkeit intensivmedizinischer Überwachung)
- Affektiver Durchbruch mit Fremdgefährdung
- Schwere Manien, schwere Psychosen, Verwirrtheitszustände, Halluzinationen, Wahn
- Stuporöse Zustände
- Panikzustände (> 18.1.2)
- Lebensbedrohlicher Mangelzustand des Körpers bei Verdacht auf eine Ess-Störung (> 20.3.11) (*Cave:* Abklärung der zunächst somatischen Behandlung, insbesondere bei körperlich erheblicher Kachexie mit Stoffwechselentgleisungen und kardialen Komplikationen)
- Akute Dekompensation nach traumatischen Erfahrungen
- Gegebenenfalls schwere depressive Zustände (> 20.3.10)
- Gegebenenfalls schwere Zwangsstörungen (> 20.3.7).

Hier ist meistens eine entsprechende Krisenintervention notwendig und sofortige ärztliche Hilfe angesagt. Sorgeberechtigte, Amtsvormund oder Pfleger werden über die Behandlung baldmöglichst informiert.

> Bei einer **Akutreaktion nach Traumatisierung** ist eine stationäre Aufnahme besonders kritisch zu hinterfragen, da der plötzliche Wechsel in die Klinik als erneute Traumatisierung erlebt werden kann. Wenn möglich, ist hier (zunächst) eine intensive ambulante Behandlung im gewohnten Umfeld zu bevorzugen.

Unterbringung

Die **Unterbringung** der Kinder und Jugendlichen erfolgt in den meisten Einrichtungen nach Alter getrennt (> Abb. 20.5). Stationen in der Kinder- und Jugendpsychiatrie sind grundsätzlich in kleine Gruppen von ca. 8–12 Patienten eingeteilt. Bei Selbst- oder Fremdgefährdung kann eine solche Gruppe oder auch eine ganze Station geschlossen werden. Die jungen Patienten müssen also nicht auf eine fremde geschlossene Station verlegt werden.

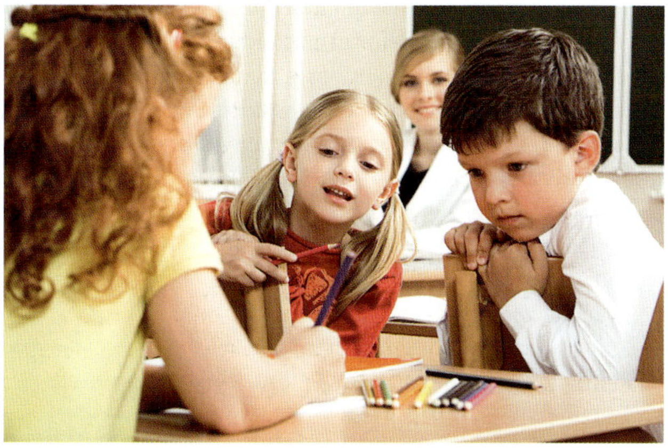

Abb. 20.5 Werden Kinder oder Jugendliche aus ihrem gewohnten sozialen Umfeld herausgenommen, erfolgt die Unterbringung in der entsprechenden kinder- und jugendpsychiatrischen Einrichtung in einer altersgemäßen Gruppe, die dem jungen Patienten Geborgenheit und Unterstützung vermitteln soll. [J787]

Als sinnvoll und praktikabel hat sich folgende Einteilung erwiesen:
- Kinder < 3 Jahre (möglichst im tagesklinischen Setting) mit Einbezug/Mitaufnahme der primären Bezugsperson
- Kleine Kinder: 3–10 Jahre
- Kinder: 10–13 Jahre
- Jugendliche: 14–18 Jahre
- Spezielle Settings (z. B. Suchtstation im Jugendbereich).

Auch bei Kindern > 3 Jahren und Jugendlichen kann in manchen Fällen die Mitaufnahme von Eltern(teilen) sinnvoll sein, z. B. in Elternappartements.

20.2.3 Anamnese und Diagnostik

Das anamnestische Gespräch

Grundlage der Diagnostik sind eine ausführliche Anamnese und die Beobachtung. Im **anamnestischen Gespräch** mit den Eltern unter Anwesenheit des Kindes und im separaten Gespräch ohne Eltern (insbesondere bei älteren Kindern und Jugendlichen) werden verschiedene Aspekte erfragt:
- Vorstellungsanlass
- Krankheiten in der Familie (psychische und somatische), aktuelle psychosoziale Lebenssituation der Familie (Familienanamnese)
- Probleme bei der Geburt: prä-, peri- und postnatale Risikofaktoren
- Krankheiten und Impfungen des Kindes/Jugendlichen
- Bei älteren Kindern/Jugendlichen: Suchtmittelkonsum, Sexualität
- Statomotorische und sprachliche Entwicklung, Sauberkeitsentwicklung
- Psychosoziale Entwicklung.

Bei der psychosozialen Entwicklung ist neben der sozialen Einbindung (Gestaltung von Freundschaften, soziale Stellung der Familie) besonders das Verhalten des Kindes in Schwellen- und Krisensituationen bedeutsam. Dazu zählen die Geburt von Geschwisterkindern, die Eingewöhnung in den Kindergarten, die Einschulung, der Schulverlauf (Leistungen, Problemfächer), Hobbys und Freizeitgestaltung. Bei Jugendlichen sollte auch über den Konsum von legalen und illegalen Drogen sowie über Sexualität gesprochen werden. Letztere Punkte sollten ggf. auch zusätzlich mit den Jugendlichen alleine thematisiert werden.

Weitere anamnestische Quellen sind das kinderärztliche Vorsorgeheft (U-Heft), Berichte von Kindergarten, Schule, Jugendamt oder Gericht oder bereits bestehende Krankenhausakten.

Während des Gesprächs wird die Interaktion zwischen Eltern und Kind beobachtet: Wie ist die Stimmung der Eltern? Sind sie aufmerksam dem Kind gegenüber? Können sie auf ihr Kind eingehen und seine Anregungen kreativ aufgreifen? Können sie ihm Grenzen setzen und seine Grenzen achten? Können sie mit ihm spielen?

Körperliche Untersuchung des Kindes

Bei der allgemeinkörperlichen und neurologischen Untersuchung werden Körperlänge, Gewicht, Grob- und Feinmotorik, Geschlechtsentwicklung und Organbefund beurteilt. Oft ist zusätzlich eine Untersuchung des Gehörs (Audiometrie) und des Sehvermögens notwendig. Darüber hinaus werden anhand von sogenannte Somatogrammen (> Abb. 20.6) Körpergröße und Gewicht im Vergleich zum durchschnittlichen kindlichen Entwicklungsstand beurteilt. Außerdem werden Kopf- und Halsumfang gemessen und ggf. die Handwurzelknochen geröntgt, um das Wachstumsstadium des Skeletts beurteilen zu können.

Je nach Indikation werden außerdem durchgeführt:
- Chromosomenanalyse
- Stoffwechseluntersuchungen (z. B. Aminosäurenscreening)
- EEG *(Elektroenzephalografie)* und EMG *(Elektromyografie)* (> 1.9.4)
- Röntgennativaufnahmen, CT und Kernspintomografie (> 1.9.3)
- Liquoranalyse (> 1.9.2)
- NLG *(Nervenleitgeschwindigkeit,* > 1.9.4).

Psychologische Anamnese des Kindes

Der **psychopathologische Befund** wird wie beim Erwachsenen erhoben (> 13.5). Bei seiner Beurteilung wird auch der Entwicklungsstand beachtet. Beispielsweise sind das Anschmiegen von Kindern an die Eltern und das Verstecken des Gesichts beim 3-Jährigen normal, beim 14-Jährigen hingegen sehr auffällig.

Sofern erforderlich, kommen psychologische Untersuchungen zur Feststellung des Entwicklungsstands, der allgemeinen Lern- und Leistungsmöglichkeiten, spezieller Teilleistungsstörungen und zum Erfassen der Persönlichkeitsentwicklung hinzu. Eine testpsychologische Basisdiagnostik (Intelligenz, Persönlichkeit, Emotionalität) ist sinnvoll und sollte ergänzend durchgeführt werden. Bei Auffälligkeiten in den testpsychologischen Befunden sollten weitergehende Testungen erfolgen, um z. B. Teilleistungsstörungen, die Bedeutung bei der Entwicklung von psychischen Belastungen und Störungen haben könnten, ausschließen oder bestätigen zu können.

> Um Kinder oder Jugendliche genauer kennenzulernen, gibt es je nach Alter und Entwicklungsstand unterschiedliche Möglichkeiten, wie die Verhaltensbeobachtung, gemeinsames Spielen, Gespräche und gezielte psychologische Untersuchungen.

20.2.4 Therapieformen bei Kindern und Jugendlichen

Multiprofessionelles Vorgehen

Typisch für die Therapie in der Kinder- und Jugendpsychiatrie ist das **multiprofessionelle Vorgehen.** Vertreter aus folgenden Berufsgruppen werden in die Therapie mit einbezogen:
- Kinder- und Jugendpsychiater, die zusätzlich über eine kinder- und jugendpsychotherapeutische Ausbildung verfügen
- Gesundheits- und Krankenpfleger
- Gesundheits- und Kinderkrankenpfleger
- Erzieher
- Heilerziehungspfleger
- Spezialisierte Psychotherapeuten (i. d. R. Psychologen mit psychotherapeutischer Zusatzausbildung)
- Kinder- und Jugendlichenpsychotherapeuten (Psychologen und Pädagogen mit psychotherapeutischer Zusatzausbildung)
- Kinderärzte
- Sozialpädagogen
- Heilpädagogen
- Pädagogen
- Logopäden
- Motopäden, Physiotherapeuten
- Reittherapeuten, Musiktherapeuten, Kunsttherapeuten, Tanztherapeuten, Theatertherapeuten
- Ergotherapeuten.

Außerhalb des medizinischen Versorgungssystems stehen als Anlaufstellen noch Erziehungsberatungsstellen, Jugendämter und Drogenberatungen zur Verfügung. Eventuell muss ein „Casemanager" (engl. *case* = Fall) benannt werden, der die

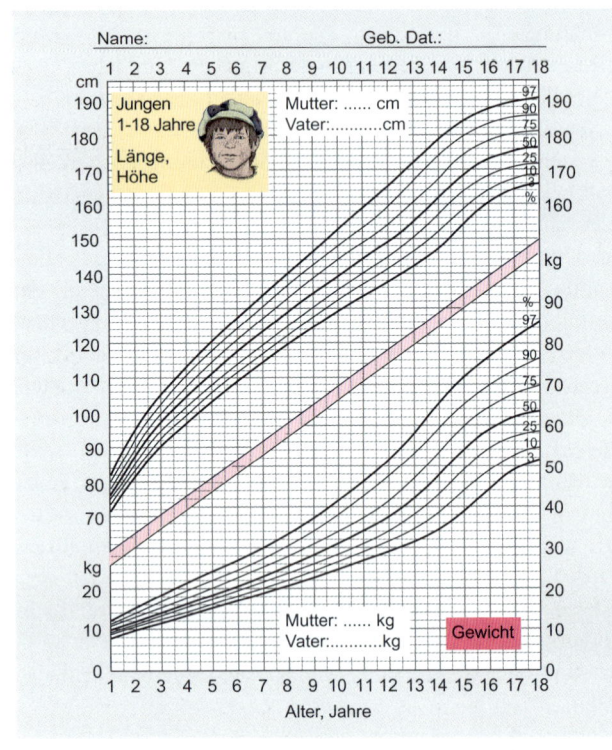

Abb. 20.6 Somatogramm zur Beurteilung von Körpergröße und Körpergewicht bei Kindern. Liegt z. B. die Körpergröße eines Kindes auf der 50 %-Kurve (50 %-Perzentile), so bedeutet dies, dass die Hälfte aller Kinder dieses Alters größer und die andere Hälfte kleiner ist. Als abnorm werden Werte oberhalb der 97 %- und unterhalb der 3 %-Perzentile angesehen. [L157]

Therapien in Zusammenarbeit mit den Eltern koordiniert und Widersprüche zwischen einzelnen Therapeuten abklärt.

Ziele einer Therapie
Wenn möglich, erfolgt die **Therapie** ambulant, da Klinikaufenthalte das Kind durch Deprivation (> 20.5.1) zusätzlich schädigen können. In schwerwiegenden Fällen und bei akuter Gefährdung ist die stationäre Aufnahme auch bei kleinen Kindern indiziert (> 20.2.2).

Ein Ziel der Therapie ist, das Kind und sein psychosoziales Umfeld zu verändern. Durch Psychotherapien und Übungsbehandlungen werden die individuellen Fähigkeiten des Kindes beeinflusst. Medikamente kommen bei Indikation ergänzend zur Anwendung.

Eine stationäre Behandlung in der Kinder- und Jugendpsychiatrie dauert in der Regel länger als ein Aufenthalt in der Erwachsenenpsychiatrie. Die durchschnittliche Verweildauer liegt bei zwei bis sechs Monaten.

Elterngespräch und Elternberatung

Grundsätzlich werden **Elterngespräche/Familiengespräche** gemeinsam mit dem Kind/Jugendlichen und den behandelnden Therapeuten durchgeführt. Bei Indikation können am Behandlungsprozess beteiligte Personen (Bezugspflegende/Bezugspädagoge) einbezogen werden.

Eltern fühlen sich durch die psychische Störung ihres Kindes verunsichert und in ihrer elterlichen Kompetenz angegriffen. Sie verstehen ihr Kind nicht mehr. Oft reagieren sie daher ängstlich, gekränkt, misstrauisch oder aggressiv. Besonders schwierig ist die Situation, wenn die Behandlung des Kindes nicht von ihnen, sondern von der Schule oder der Behörde eingeleitet wird. Darum muss von Beginn an auch ein therapeutisches Bündnis mit den Eltern gesucht werden, ohne sich dabei gegen das Kind zu wenden. Eine ressourcenorientierte, wertschätzende und empathische Haltung ist erforderlich. Die ganze Familie muss den Umgang mit psychischen Problemen erst lernen. Die Eltern werden, falls möglich, von Schuldgefühlen entlastet, ohne dass problematisches Verhalten gutgeheißen wird.

Im Gespräch wird die Situation zunächst aus Sicht der Eltern erfasst. Dabei kommt auch zur Sprache, was die Eltern über die kindliche Entwicklung wissen und was sie von ihrem Kind erwarten. Oft sind ihre Laienkonzepte falsch. Einnässen oder Einkoten ist z. B. nicht als gezielte Provokation gegen die Eltern zu werten. Bei der Aufnahme gerade von Jugendlichen ist oft auch schon ein Gesprächsbeginn über die Vorstellungen der Betroffenen möglich, was auch zu einer Entlastung der Eltern führen kann.

Sollte deutlich werden, dass Eltern selbst professionelle Hilfe benötigen, sollten sie bei der Suche nach geeigneten Psychotherapeuten/Psychiatern unterstützt werden. Es sollte verdeutlicht werden, dass Selbsthilfe auch Hilfe für das Kind ist. Spezielle Literatur zum Thema „Kinder psychisch kranker Eltern" sollte für Eltern und Kind vorgehalten werden.

> Das Team achtet darauf, die Eltern nicht zu verunsichern, auch nicht z. B. durch Andeutungen, Anspielungen oder „schiefe Blicke". Unsicherheit macht Angst und führt zu Spannungen und Aggressionen, unter denen letztlich vor allem das Kind leidet. Immer wertschätzend, empathisch und ressourcenorientiert auftreten!

Aus den Elterngesprächen ergeben sich Perspektiven für das weitere Vorgehen:
- Spontane Entwicklung des Kindes abwarten
- Pädagogisch sinnvolle Veränderungen planen
- Weitere Therapien einleiten
- Geeignete (sonder)pädagogische Einrichtungen suchen
- Therapie für die Eltern einleiten (Psychotherapie, Paartherapie usw.).

Aufklärung des Kindes
Mit den betroffenen Kindern oder Jugendlichen wird offen über die Gründe des Arztbesuchs oder der stationären Aufnahme gesprochen. Sie sollen sich in ihren Wünschen und Befürchtungen angenommen fühlen und die Möglichkeit haben, ihrem Entwicklungsstand gemäß die Behandlung mitzubestimmen.

Psychotherapie

Voraussetzung für jede **Psychotherapie** ist das therapeutische Bündnis. Es kann besonders bei Jugendlichen schwierig werden, ein solches Bündnis aufzubauen, weil diese der Welt der Erwachsenen oft insgesamt ablehnend gegenüberstehen und nach Unabhängigkeit streben. Hier sollten pubertätstypische Dynamiken beachtet und nicht pathologisiert werden. Die Jugendlichen befürchten, dass ihre mühsam errungene Eigenständigkeit durch das Eindringen eines Psychotherapeuten oder Bezugspflegenden gefährdet werden könnte. Hierbei ist besonders wichtig, den Jugendlichen in seinen bereits erreichten Erfolgen und Ängsten ernst zu nehmen.

Die therapeutische Kommunikation findet im Kindesalter vor allem über das Spiel *(Spieltherapie)* statt (> Abb. 20.7), bei Jugendlichen über Gespräche. Jede Psychotherapie mit Kindern wird parallel durch beratende Elternarbeit begleitet. Manchmal ist es auch erforderlich, die Eltern zu einer eigenen Therapie zu bewegen.

- **Tiefenpsychologische Verfahren** und **Gesprächstherapien** (> 13.6.3): Diese Verfahren sind indiziert bei emotionalen Störungen, Schulproblemen, Anpassungsstörungen und zur Bewältigung belastender familiärer Entwicklungen. Kontraindiziert sind tiefenpsychologische Verfahren bei frühkindlichem Autismus und Psychosen
- **Kognitive Therapien** (> 13.6.3): Sie helfen Kindern, systematisch Problemlösungen, Selbstinstruktionen und Selbstkontrolle zu üben. Die Gedankengänge werden zunächst besprochen, anschließend wird das „innere Sprechen" trainiert. Indikationen sind z. B. das hyperkinetische Syndrom, aggressive Verhaltensauffälligkeiten, depressive Störungen, Schulschwierigkeiten und mangelnde Compliance bei chronischen Erkrankungen und Ess-Störungen

- **Verhaltenstherapien** (> 13.6.3): Für diese Therapieform gibt es zahlreiche Indikationen. Sie lässt sich gut in den Erziehungsalltag einbinden und zeigt auch bei lern- oder geistig behinderten Kindern Erfolg. Ältere Kinder können mit ihren Eltern einen sogenannten *Therapievertrag* abschließen, der von beiden Seiten genau eingehalten werden muss. Eltern dürfen z. B. Belohnungen, die bei Erfüllen einer bestimmten Aufgabe versprochen wurden, auch dann nicht verweigern, wenn sie sich aus anderen Gründen über ihr Kind geärgert haben. Andererseits darf das Kind seine Belohnung nicht erhalten, ohne seinen Vertragsteil vollständig erfüllt zu haben, z. B. weil „es sich doch schon sehr angestrengt hat". Gegebenenfalls müssen die Anforderungen neu formuliert werden, wenn das Kind nicht mit ihnen zurechtkommt
- **Systemische Therapie** (> 13.6.3): Hier ist Ziel, eine Störung im Kontext eines Systems, z. B. der Familie, zu betrachten, v. a. aber dabei Ressourcen und Lösungen zu sehen. Ein systemischer familientherapeutischer Ansatz sollte in der Kinder- und Jugendpsychiatrie in allen Fällen einbezogen werden; er ist besonders hilfreich bei Interaktionsstörungen. Familientherapeutische Interventionen sollen das familiäre Gesamtgefüge ressourcenorientiert verändern, um so positive Veränderungen zu bewirken. Hier kommen verschiedene Familienmitglieder zu Wort. Therapeutische Instrumente wie das Familienbrett oder die Familienaufstellung können ebenfalls zum Einsatz kommen.

Bei stationären Behandlungen kommt in der Regel eine Kombination verschiedener Richtungen zur Anwendung. Insofern ist es folgerichtig, die verschiedenen, psychotherapeutischen Ansätze zu kombinieren und „schulenübergreifend" zu arbeiten. Auch körperorientierte und erfahrungsorientierte Verfahren (**Körperorientierte Gestalttherapie, Psychodrama, Snoezelen**) sind in der Kinder- und Jugendpsychotherapie sinnvoll. Kunsttherapie, Musiktherapie oder tiergestützte Therapie (z. B. Pferd/Hund, > 20.1.2) sind als alternative Zugangs- und Expressionswege gerade im Kindes- und Jugendalter sinnvolle Therapieverfahren.

Erwünschtes Verhalten

Durch kontrollierte Lernprozesse wird beim Kind **erwünschtes Verhalten** auf- und unerwünschtes Verhalten abgebaut. Indikationen können z. B. Defizite in Spracherwerb, Selbstversorgung oder Sauberkeitsentwicklung, Ängste, Zwangsverhalten und Phobien sein. Für den Aufbau eines erwünschten Verhaltens bieten sich verschiedene Strategien an:

- **Verhaltensformung:** Schrittweises Annähern an das Wunschverhalten, z. B. wird bei dissozialen Kindern jede positive Hinwendung zu anderen Menschen verstärkt
- **Verhaltensverkettung:** Einüben einzelner Verhaltenselemente, anschließend Verkettung, z. B. wird mit geistig behinderten Kindern zuerst jeder Einzelschritt des Toilettengangs eingeübt. Erst wenn das Kind damit zurechtkommt, werden sie zu einer Sequenz zusammengebaut.
- **Verstärker:** Bei Kindern eignen sich neben Lob z. B. auch gemeinsames Spielen, Geld, Gutscheine, Sammelbilder, Lieblingsessen
- **Konsequentes Verhalten:** Es setzt psychisch auffälligen Kindern einen beschützenden Rahmen, der ihnen Sicherheit zum Handeln gibt.

Ergänzende Therapien

Funktionelle Therapien

Die **funktionellen Therapien** nutzen den Zusammenhang zwischen Sinneswahrnehmung, psychischem Erleben und motorischem Ausdruck. Behandelt werden Störungen wie Langsamkeit, Ungeschicklichkeit, Koordinationsschwierigkeiten, Wahrnehmungs- und Lernstörungen.

Zu den funktionellen Therapien gehören die Ergotherapie (z. T. auch mit arbeitstherapeutischen Inhalten), die Logopädie, die sensomotorische und psychomotorische Übungsbehandlung, die sensorisch-integrative Therapie sowie das *Wahrnehmungstraining nach Marianne Frostig*.

Heilpädagogik

Ziel der **Heilpädagogik** ist es, selbsttätige Aktivität herauszufordern. Im Jugendalter geht es in erster Linie um eine selbstständige Bewältigung des Alltags und der Lebenspraxis. Heranwachsende mit Entwicklungsrückständen oder -hemmnissen werden so weit gefördert, dass sie die Anforderungen bewältigen können, die sich ihnen bei der Entwicklung zu ausgebildeten, kulturell und sozial integrierten Menschen stellen.

Entwicklungsförderndes Spielen

Im Kindesalter liegt der Schwerpunkt auf **entwicklungsförderndem Spielen**. Auf diese Weise werden bei geistig oder

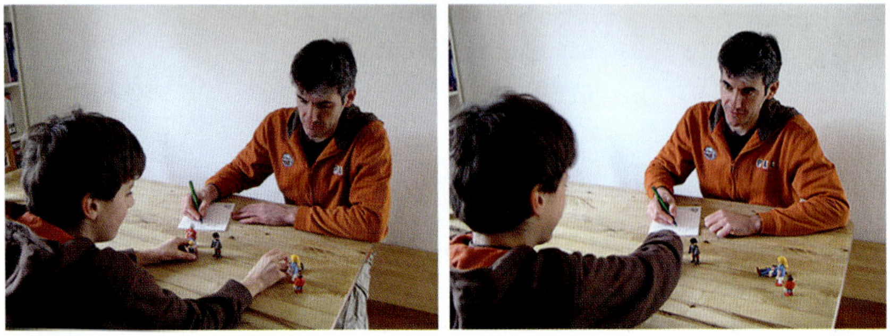

Abb. 20.7 Bis zum Jugendlichenalter erfolgt die therapeutische Kommunikation in erster Linie über das Spiel. Der junge Patient im Bild hat sich und sein soziales Umfeld mit Spielfiguren nachgestellt und erklärt dem Therapeuten die einzelnen Figuren und ihre Beziehungen zueinander. Dies gibt Aufschluss über die Bedeutung der einzelnen Bezugspersonen für das Kind. [O408] (3)

körperlich behinderten oder emotional gestörten Kindern kognitive und emotionale Entwicklungsprozesse angeregt.

Psychopharmaka in der Kinder- und Jugendpsychiatrie

Der Einsatz von **Psychopharmaka** bei Kindern sollte nur als gut abgewogener Teil eines Gesamtbehandlungsplans erfolgen. Bei einigen Störungen, z. B. beim ausgeprägten hyperkinetischen Syndrom (HKS, ➤ 20.3.5), bei Manien, schweren Depressionen und bipolaren Störungen (➤ 20.3.10), Psychosen oder Schizophrenien (➤ 20.3.9), gehören Psychopharmaka allerdings in der Regel als wichtiger Bestandteil zum Behandlungskonzept. Aber auch Störungen der Impulssteuerung (➤ Abb. 20.8) und dissoziative Störungen (➤ 18.4) können effektiv begleitend psychopharmakologisch behandelt werden. Im Rahmen von Suchtmittelentzug (➤ 20.3.12) kommen Psychopharmaka zur Linderung von Entzugserscheinungen oder zur Krampfprophylaxe zum Einsatz.

Psychopharmaka (➤ 13.6.1) werden bei Kindern und Jugendlichen nur nach strenger Indikation verabreicht. Wichtig ist immer, vor einer längeren Medikation eine fundierte Diagnostik vorzunehmen und immer auch alterstypisches Verhalten zu beachten und nicht als Symptom fehlzudeuten. In der Regel benötigen minderjährige Patienten geringere Dosierungen als Erwachsene, bezogen auf das Körpergewicht, aber ggf. auch höhere aufgrund einer anderen Stoffwechselrate. Sie entwickeln oft auch bei geringeren Dosierungen bereits Nebenwirkungen.

Immer ist durch den Arzt eine genaue Aufklärung der Patienten und auch der Eltern über möglichen Nutzen und Risiken einer Medikamentengabe sowie den Stellenwert der Medikation im Gesamtbehandlungsplan notwendig, um den Sorgeberechtigten und Betroffenen eine verantwortungsvolle Entscheidung über die Medikation zu ermöglichen. Nur im unmittelbaren Notfall darf vorher bereits gehandelt werden.

Kinder fühlen sich manchmal durch die Einnahme der Medikamente stigmatisiert. Die Pflegenden betonen darum die Normalität von Krankheiten und der Medikamenteneinnahme („Jeder kann mal krank werden, und dann braucht er vielleicht auch Tabletten"). Auch bei Kindern muss die Compliance systematisch und dem Alter entsprechend durch Informationen und Einnahmeübungen gefördert werden.

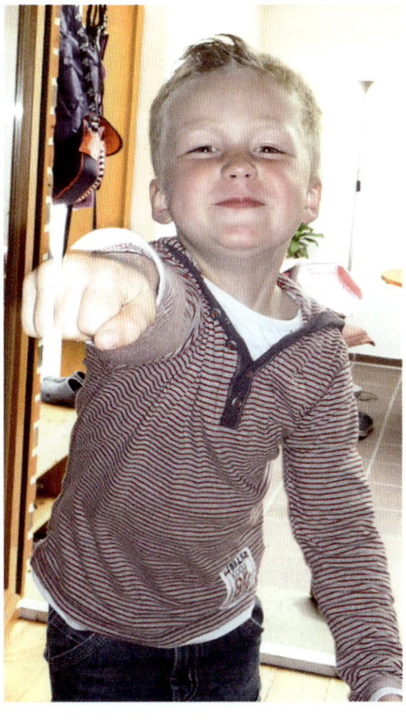

> **Familienberatung**
> Bei Kindern und Jugendlichen, die Psychopharmaka erhalten, versuchen die Pflegenden, auf die Ängste der Familie vor Nebenwirkungen oder Suchtentwicklung einzugehen.

20.3 Häufige Krankheitsbilder im Kindes- und Jugendalter

Im Folgenden werden häufige **Krankheitsbilder** vorgestellt, die zur Einweisung von Jugendlichen und Kindern in psychiatrische Kliniken führen können. Bei leichteren Störungen sollten der stationären Behandlung zunächst ambulante oder teilstationäre Optionen vorgezogen werden. Auch gravierende Störungen des Sozialverhaltens können Grund für eine stationäre psychiatrische Behandlung sein, wobei hier intensive Jugendhilfemaßnahmen vorrangig indiziert sein können, die auch im Rahmen stationärer Jugendhilfe erfolgen können.

Steht bei einer gravierenden kombinierten Störung des Sozialverhaltens und der Emotionen die emotionale Störung im Vordergrund, ist eine stationäre kinder- und jugendpsychiatrische Behandlung sinnvoll. Bei Kindern und Jugendlichen geht in leichteren Fällen der stationären Einweisung ein ambulantes Gespräch voraus. Nachdem das Kind/der Jugendliche die Station kennengelernt hat, mag es ihm leichter fallen, sich für einen stationären Aufenthalt zu entscheiden bzw. mögen zumindest vorhandene Ängste reduziert sein.

20.3.1 Frühkindlicher Autismus

> **Frühkindlicher Autismus:** Nach *Leo Kanner* (1896–1981) schwere, durch die Unfähigkeit zum Aufbau sozialer Beziehungen gekennzeichnete Störung mit Sprachretardierung, gemindertem Sprachverständnis und gestörter Wortwiedergabe *(Echolalie)* sowie Ritualen und zwanghaften Phänomenen. Zusätzlich Störung der Intelligenzentwicklung.

Abb. 20.8 Kinder können ebenso wie Erwachsene unter starken Aggressionen leiden. Dennoch verfügen sie oft über weniger Strategien, diese Aggressionen gezielt abzubauen. Solche Strategien können im Rahmen einer Therapie trainiert werden. [M322]

Krankheitsentstehung

Als **Ursache** wird eine Funktionsschwäche des ZNS angenommen, bei der die Wahrnehmungen zwischen den einzelnen Sinnesbereichen nicht richtig verknüpft werden können. Die

Eltern dieser Kinder zeigen oft selbst autistische Wesenszüge, die Familienatmosphäre ist emotional „kühl".

Symptome

Babys reagieren kaum auf visuelle oder akustische Reize, obwohl Gehör und Sehvermögen intakt sind. Das soziale Lächeln nach dem dritten Monat bleibt aus. Andere Menschen werden nicht nachgeahmt. Oft sind die Babys sehr ruhig, manchmal haben sie auch lange und unerklärliche Schreiphasen.

Leitsymptome etwas älterer Kinder sind:
- Unfähigkeit zum Aufbau sozialer Beziehungen (Patienten sind stark in sich gekehrt)
- Vermeidung von Blickkontakt
- Mangelhafte Mimik
- Abkehr von den eigenen Eltern
- Verbale Kommunikationsprobleme, z. B. gestörtes Sprachverständnis, Wortwiederholungen und -neuschöpfungen, Verwendung von „du" statt „ich"
- Erkundung der nahen Umwelt durch Schmecken, Riechen und Betasten mit Händen und Mund
- Desinteresse an der ferneren Umwelt.

Auf jegliche Veränderungen reagieren die Kinder oft panisch bzw. mit autoaggressivem Verhalten. Sie schlagen sich z. B. selbst oder rammen wiederholt den Kopf gegen die Wand.

Bei autistischen Patienten sind häufig ritualisiertes Verhalten, wiederholte gleichförmige Bewegungen und sehr eng umrissene, isoliert stehende Interessen zu beobachten.

Oft liegen begleitend geistige Entwicklungsstörungen vor. Ausnahmebegabungen und außergewöhnliche Spitzenleistungen in einzelnen Gebieten sind ebenfalls möglich.

Behandlungsstrategie

Die **Behandlungsstrategie** erfolgt interdisziplinär unter Einsatz von Verhaltenstherapie, Heilpädagogik, sensomotorischer Übungsbehandlung, Musiktherapie und Familienbetreuung. Auch Psychopharmaka (z. B. Neuroleptika, > Pharma-Info 14.1) können eine sinnvolle Ergänzung darstellen, z. B. zur besseren Impulskontrolle und Spannungsreduktion. Schwerpunkte der Behandlung liegen in der Förderung sozialer Kontakte und sprachlicher Fähigkeiten. Viele Patienten bleiben aber dauerhaft auf Hilfe angewiesen.

20.3.2 Autistische Psychopathie nach Asperger

> **Asperger-Syndrom** (nach dem Wiener Kinderarzt *Hans Asperger*, 1906–1980): Schwere Kontaktbehinderung im Kindesalter gegenüber der Umwelt; im Gegensatz zum frühkindlichen Autismus jedoch bei meist normaler Sprachentwicklung und durchschnittlicher, oft sogar überdurchschnittlicher Intelligenz.

Symptome

Bei diesen Kindern steht die **Kontaktstörung zur Umwelt** im Vordergrund. Sie erscheinen extrem introvertiert, können sich ihrer Umwelt nicht emotional zuwenden, sind in sich zurückgezogen. Nach Asperger sind nur Jungen von dieser Störung betroffen.

Erste Symptome treten meist im 2.–3. Lebensjahr auf. Mitmenschen werden von den Patienten als Störung empfunden, Blickkontakt wird meist gar nicht aufgenommen. Insgesamt ist die motorische Entwicklung verzögert. Das betroffene Kind spricht, bevor es läuft.

Häufig fallen diese Kinder durch besondere Interessen auf, beschäftigen sich z. B. weit über das Interesse eines gesunden, gleichaltrigen Kindes hinaus mit technischen Dingen. Dieses besondere Wissen wird gespeichert und im Gespräch oft wiederholt. Eine logische Verknüpfung des Spezialwissens findet dabei nicht statt, es werden nur Informationen gesammelt. Deshalb ist eine Regelbeschulung dieser Kinder, trotz normaler Intelligenz, nicht möglich.

Auch beim Spielen können sich diese Kinder in auffälliger Weise stundenlang einseitig beschäftigen, z. B. ordnen und sammeln sie Bauklötzchen, ohne etwas daraus zu bauen.

Behandlungsstrategie

Eine allgemein anerkannte **Therapie** für autistische Kinder gibt es nicht. Grundsätzlich hat eine Therapie zum Ziel, autistische Kinder gemeinschaftsfähiger zu machen. Alle Berufsgruppen einer Station müssen daran beteiligt sein. Aus heilpädagogischer Sicht empfiehlt sich ein Beziehungsaufbau über Musik oder Bewegung. Reittherapie (> Abb. 20.9) hat sich in letzter Zeit als gute Therapieform herausgestellt, da autistische Kinder zu einem Tier besser den Kontakt halten können als zu Menschen (> 20.1.2).

Die Eltern müssen unbedingt in die Therapie mit einbezogen werden, um emotional Zugang zu ihrem Kind zu bekommen. Es sollten möglichst wenige Wechsel bei den Bezugspersonen

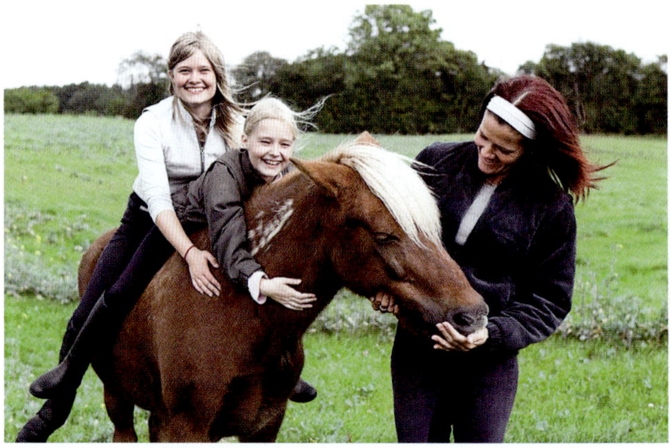

Abb. 20.9 Die **Reittherapie** ist eine Möglichkeit, autistische Kinder aus ihrer emotionalen Isolation herauszulösen. [J787]

erfolgen. Veränderungen werden nur in kleinen Schritten versucht. Auch Psychopharmaka (z. B. Neuroleptika, > Pharma-Info 14.1) können eine sinnvolle Ergänzung darstellen, z. B. zur Impulskontrolle und Spannungsreduktion.

Pflege und Erziehung

Zielsetzungen in der **Pflege- und Erziehungsplanung** sind insbesondere die Förderung der Selbstständigkeit im lebenspraktischen Alltagsbereich, die Verbesserung der sozialen Fertigkeiten sowie der Kommunikationsfähigkeiten. Diese können durch zielgerichtete und geplante Aktivitäten in Kleingruppenarbeiten geübt und erarbeitet werden. Sowohl das Schaffen von transparenten, verlässlichen und überschaubaren Strukturen im Stationsalltag sind hierbei notwendig als auch der offene und empathische Umgang mit den Patienten. Die Bezugsperson gibt je nach Situation klare Verhaltensrückmeldungen an den Patienten. Ein Verstärkersystem in kleinen Schritten kann hilfreich sein, um Veränderungen zu erreichen. Da autistische Kinder durch Veränderungen häufig sehr stark verunsichert werden, sollte die Bezugsperson, wenn möglich, konstant bleiben.

Wichtig bei der Pflege und Betreuung von Kindern mit einem Asperger-Syndrom ist zu bedenken, dass bei einem begrenzten Klinikaufenthalt nur kleine Erfolge erzielt werden können. Eine langfristige Verbesserung ist meist nur über Jahre zu erreichen.

20.3.3 Enuresis

> **Enuresis:** Unwillkürliches Einnässen ohne organische Ursache nach dem abgeschlossenen 4. Lebensjahr. Bei der primären Enuresis war das Kind nie trocken, bei der sekundären Enuresis nässt es erneut ein, nachdem es mindestens sechs Monate trocken war. Meist tritt eine Enuresis im 5. oder 6. Lebensjahr auf.
> **Enuresis nocturna:** Nächtliches Einnässen, häufigste Form.
> **Enuresis diurna:** Einnässen am Tag.

Krankheitsentstehung

Die **primäre Enuresis** geht oft auf eine genetisch bedingte verzögerte Reifung des ZNS zurück. Sehr viel seltener ist eine zu frühe Reinlichkeitserziehung die Ursache. Versuchen die Eltern, dem Kind z. B. schon im ersten Lebensjahr die Windeln abzugewöhnen, macht das Kind möglicherweise die einschneidende Erfahrung, dass es seine Blase nicht wie verlangt kontrollieren kann. Auch belastende Lebensbedingungen, allgemeine und emotionale Retardierung können zur primären Enuresis führen.

Die **sekundäre Enuresis** ist meist ein Zeichen für regressive Tendenzen in aktuellen Konflikten, z. B. bei Geburt eines Geschwisterkindes oder Ehescheidung der Eltern. Sie kann auch Symptom neurotischer Entwicklungen, depressiver Störungen oder einer Traumafolgeerkrankung sein.

Diagnostik und Differenzialdiagnose

Häufiges oder regelmäßiges Einnässen findet sich auch bei Diabetes mellitus und Diabetes insipidus, neurologischen oder urogenitalen Fehlbildungen sowie einer Fehlsteuerung der Blasenmuskulatur. Gelegentliches nächtliches Einnässen findet sich bei nächtlichen epileptischen Anfällen. Die Diagnose stützt sich daher auf die angemessene Anamnese und den Ausschluss körperlicher Störungen.

Behandlungsstrategie und Prognose

In vielen Fällen kann die **Behandlung** ambulant erfolgen. Wichtig ist in erster Linie, die Eltern über den richtigen Umgang mit dem Einnässen zu beraten. Die Eltern dürfen das Kind weder bestrafen noch nachts planlos für einen vorbeugenden Toilettengang wecken. Auf keinen Fall dürfen dem Kind abends Getränke verweigert werden, denn Flüssigkeitsentzug bessert die Symptomatik nicht und kann zu organischen Schäden führen.

Die typischen Sonnen-Wolken-Kalender, auf denen die Kinder täglich Erfolg oder Misserfolg eintragen müssen, sind als erzieherische Maßnahme nur bedingt geeignet. Sie können die Insuffizienzgefühle des Kindes bei defizitorientierter Wahrnehmung verstärken, können bei ressourcenorientierter Wahrnehmung aber als Verstärker wirken. Es nützt sicher nichts, über das Problem zu schweigen. Am besten ist eine sachliche, emotional neutrale Haltung. Gehen mit der Enuresis emotionale Störungen oder Verhaltensauffälligkeiten einher, werden zunächst diese psychotherapeutisch behandelt.

Bei monosymptomatischem nächtlichem Einnässen ist ab dem 6.–7. Lebensjahr bei motivierten Kindern und Eltern eine verhaltenstherapeutische apparative Konditionierung indiziert. Das Kind erhält hierbei einen Weckapparat, bei dem durch Befeuchtung der Kontaktzone im Augenblick des Einnässens ein Klingelton ausgelöst wird (sog. **Klingelhose** oder -matte). So wird das Kind frühzeitig auf die Blasenentleerung aufmerksam und ist meistens schon im zweiten Behandlungsmonat „trocken".

Des Weiteren ist eine medikamentöse Therapie mit dem ADH-Analogon Desmopressin möglich (z. B. Minirin®), da bei mehr als 70 % der betroffenen Kinder ein Mangel an antidiuretischem Hormon (ADH) festzustellen ist, das die Harnproduktion hemmt. Bei der Mehrzahl der Patienten kann mit der Behandlung eine Reduktion der Enuresis erreicht werden. Nach Absetzen erleiden die meisten jedoch einen Rückfall.

> **VORSICHT!**
> Bei Überdosierung von Desmopressin kann es zu einer **Wasserretention** kommen, d. h., der Harn wird nicht in ausreichendem Maße ausgeschieden!

Als Mittel zweiter Wahl sind trizyklische Antidepressiva (> Pharma-Info 15.1) zu nennen, deren Wirkungsmechanismus noch nicht restlos geklärt ist und die nur unter ärztlicher Überwachung verschrieben werden dürfen, da Nebenwirkungen am Herzen auftreten können. Die Besserungsraten liegen hierbei zwar zwischen 53 und 100 %, die Rückfallrate nach Absetzen des Medikaments ist jedoch ebenfalls hoch.

Auch ohne Behandlung remittiert die Enuresis mit zunehmendem Lebensalter. Die jährliche Spontanheilungsquote liegt durchschnittlich bei etwa 10–15 %.

> In besonderen Situationen wie Klassenfahrten kann die Enuresis zumindest kurzfristig mit Desmopressin behandelt werden, was die Symptomatik vorübergehend bessert.

20.3.4 Enkopresis

> **Enkopresis:** Regelmäßige, nicht organisch bedingte Stuhlentleerung in die Kleidung oder an andere, nicht dafür vorgesehene Orte bei Kindern ab 4 Jahren. Jungen sind häufiger betroffen als Mädchen.
> **Primäre** und **sekundäre** Enkopresis (Kriterien wie bei *Enuresis*) treten im Verhältnis 1:1 auf.

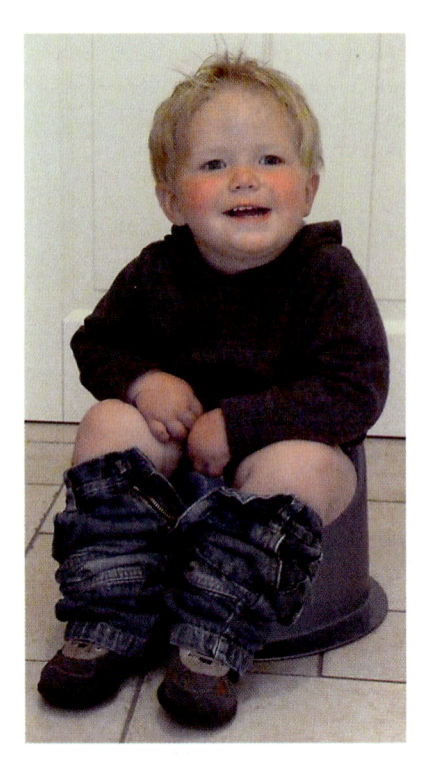

Abb. 20.10 Mit dem **Toilettentraining** sollte spielerisch und nicht zu früh begonnen werden, da dies beim Kind u. U. erst eine Enuresis auslösen kann. [M322]

Krankheitsentstehung

Psychische **Ursachen** für eine Enkopresis sind z. B. zwanghafte Reinlichkeitserziehung, intrafamiliäre Beziehungsstörungen, sozioökonomische Deprivation (> 20.5.1), Trennungserfahrungen oder unzureichendes Toilettentraining. Oft ist eine Enkopresis Ausdruck verdeckter Aggressionen.

Diagnostik und Differenzialdiagnose

Die **Diagnose** wird wie bei der Enuresis durch Anamnese und Ausschluss organischer Erkrankungen wie Sphinkterschwäche, Wurmbefall, Analfissuren oder neurologischer Erkrankungen gestellt. Oft leiden die Kinder an weiteren emotionalen Auffälligkeiten, Verhaltensstörungen oder geistigen Entwicklungsstörungen, nach denen bei der Diagnosefindung systematisch gesucht wird.

Behandlungsstrategie

Bei chronifizierter Enkopresis wird das Kind meistens stationär aufgenommen und psychotherapeutisch, verhaltenstherapeutisch mit Toilettentraining (> Abb. 20.10) sowie heilpädagogisch betreut. Begleitend erfolgt die Elternberatung. Die zusätzlich oft bestehende Obstipation wird symptomatisch durch ballaststoffreiche Ernährung, ausreichende Trinkmenge, im Bedarfsfall auch kurzzeitig medikamentös behandelt.

Prognose

Obwohl die Enkopresis in der Regel bis zur Pubertät spontan ausheilt, ist sie eine schwerwiegende Erkrankung mit hohem Leidensdruck für die Kinder, die später oft in eine depressive Störung mündet oder zu sozialer Isolation führt.

20.3.5 Aufmerksamkeitsdefizit-Hyperaktivitäts-Syndrom (ADHS)

> **Aufmerksamkeitsdefizit-Hyperaktivitäts-Syndrom** (ADHS, „Zappelphilipp"), auch **Hyperkinetisches Syndrom** *(HKS,* engl.: *attention deficit hyperactivity disorder, ADHD):* Krankheitsbild bestehend aus Aufmerksamkeits- und Konzentrationsstörungen, verbunden mit Hyperaktivität, Impulsivität und leichter Erregbarkeit. Beginnt meist vor dem 6. Lebensjahr und betrifft überwiegend Jungen. Davon abgegrenzt wird das einfache ADS (ohne Hyperaktivität, ADS, „Träumer"), das betroffene Mädchen eher aufweisen.

Häufig sind diese Störungsbilder ambulant behandelbar. Eine stationäre Aufnahme kann bei schwieriger diagnostischer Einschätzung, v. a. aber bei bereits eingetretener sekundärer Neurotisierung mit Depressivität und/oder einer Störung des Sozialverhaltens notwendig werden. Oft werden die Patienten mit Hyperaktivität schneller vorgestellt und diagnostiziert als die Kinder/Jugendlichen mit einer reinen Aufmerksamkeitsstörung (ADS), da diese nicht expansiv in Erscheinung treten, sondern eher „träumen", uninteressiert oder faul wirken.

Krankheitsentstehung

Die **Ursache** des hyperkinetischen Syndroms ist vermutlich multikausal; diskutiert werden insbesondere leichte frühkindliche Hirnschädigungen (z. B. durch Geburtstraumen), eine genetische Veranlagung sowie Nahrungsmittelallergien, toxische Einflüsse und Milieufaktoren. Neurobiochemisch wird am ehesten ein Dopaminmangel im ZNS vermutet, auch das noradrenerge Transmittersystem scheint beteiligt.

Symptome

Die Kinder zeigen folgende **Verhaltensauffälligkeiten:**
- Ziellose motorische Überaktivität
- Schnelle Ablenkbarkeit bei reduzierter Konzentration und Aufmerksamkeit
- Geringe Frustationstoleranz
- Impulsivität aufgrund mangelnder Selbstkontrolle
- Distanzminderung
- Rasche Stimmungswechsel
- Wutanfälle.

Da die Kinder Gefahren nicht rechtzeitig erkennen oder nicht angemessen darauf reagieren, werden sie leicht in Unfälle verwickelt. Bei ihnen besteht eine höhere Gefährdung, körperlich misshandelt oder missbraucht zu werden. Auch eine höhere Gefährdung für eine spätere Suchtentwicklung scheint bei Nichtbehandlung vorhanden zu sein.

Es liegt auf der Hand, dass sich die Betroffenen in Kindergarten und Schule sehr schwertun und den Ablauf stören. Sie werden häufig sozial isoliert und dadurch weiter in ihrer Entwicklung und ihrem Verhalten geschädigt. Nicht selten kommt es sekundär zu emotionalen Störungen und intrafamiliären Beziehungsstörungen.

Diagnostik und Differenzialdiagnose

Die Diagnostik eines ADHS ist immer eine Ausschlussdiagnostik, d.h., alternative Erkrankungen sollten ausgeschlossen werden. Basis für die Diagnose ist die Verhaltensbeobachtung durch Therapeuten, Pflegende, Eltern und Lehrer.

Eine wichtige Bedeutung bei der Diagnostik haben **Beurteilungsskalen,** in denen die Kriterien für das Vorliegen eines ADHS nach Schweregrad beurteilt und ausgewertet werden (z.B. *Conners-Skalen,* > Abb. 20.11). Ein entsprechendes Formular wird zwei Wochen lang täglich zweimal von den Pflegenden ausgefüllt und danach von einem Psychologen ausgewertet. Das Ergebnis gibt einen Hinweis, ob ein hyperkinetisches Syndrom vorliegt. Erkrankungen mit ähnlicher Symptomatik (hirnorganische Psychosyndrome, Intoxikationen, einige Oligophrenien, aber auch depressive Störungen im Kindesalter) werden ausgeschlossen. Eine ergänzende testpsychologische Diagnostik (Leistungsprofil, Konzentrationsverlaufstestung, Persönlichkeit, Emotionalität) ist sinnvoll. Auch die **soziale Situation** muss geprüft werden:
- Hat das Kind zu Hause so viel Bewegungsraum, dass es seinen kindlichen Bewegungsdrang austoben kann?
- Wird motorische Bewegung angemessen gefördert?
- Liegen der Hyperaktivität vielleicht emotionale Spannungen, chronische Konflikte, fehlende Anregung von außen oder Depressionen zugrunde?
- Sind die Eltern vielleicht überbesorgt und halten ihr temperamentvolles und aktives Kind nur für überaktiv?

Behandlungsstrategie

Die **Behandlung** des hyperkinetischen Syndroms verläuft stets multimodal. Sowohl Eltern als auch Lehrer werden über die Krankheit umfassend beraten. In Verhaltenstherapien werden Konzentration und ruhiges Arbeiten systematisch verstärkt, auch Gesprächstherapien und das Erlernen von Entspannungstechniken helfen vielen Kindern.

In schweren Fällen, etwa wenn trotz der oben genannten Therapien die Symptome und damit verbundene Schulschwierigkeiten und sekundäre Probleme persistieren oder sogar zunehmen, werden zusätzlich Stimulanzien wie etwa **Methylphenidat** (z. B. Ritalin®, Medikinet®, Equasym®) gegeben. Methylphenidat steigert die Dopaminfreisetzung im Gehirn und führt bei Kindern mit hyperkinetischem Syndrom zu einer Verminderung der Unruhe und Besserung der Konzentrationsfähigkeit. Häufige Nebenwirkungen sind (vor allem zu Therapiebeginn) Appetitminderung und Schlafstörungen.

Bei üblicher Dosierung macht Methylphenidat nicht abhängig. Auslassphasen (in den Schulferien oder am Nachmittag) sollten zunächst unterbleiben, da durch die Symptomatik auch das soziale Lernen beeinträchtigt ist. Im Verlauf kann, wenn die Gesamtsituation sich stabilisiert hat und therapeutische Strategien greifen oder das Kind in die Pubertät kommt, ein Auslassversuch klären, ob ein Kind das Medikament noch braucht oder ob die medikamentöse Behandlung beendet werden kann. Wichtig ist allerdings eine erneute testpsychologische Beurteilung der Konzentrations- und Aufmerksamkeitsleistung ohne Medikation. Nicht selten reduziert sich in der Pubertät lediglich die motorische Unruhe, die Konzentrationsstörung verbleibt, sodass ohne Testpsychologie Folge eine Fehlbeurteilung sein kann.

Ob Methylphenidat zu Langzeitveränderungen des Gehirns führt, ist umstritten. Es wird diskutiert, ob das Medikament insbesondere bei Kindern, die zwar „zappelig" sind, aber nicht an einem hyperkinetischen Syndrom leiden, durch Hemmung der Entwicklung bestimmter Axone das Risiko für ein späteres Parkinson-Syndrom erhöhen könnte. Vor diesem Hintergrund erscheinen eine korrekte Diagnostik des hyperkinetischen Syndroms und eine strenge Indikationsstellung für den Einsatz von Methylphenidat umso wichtiger, wobei aber beachtet werden sollte, dass ein nichtbehandeltes ADHS fatale Folgen für die Entwicklung des Kindes haben kann.

Als Alternative zum Methylphenidat steht der Wirkstoff **Atomoxetin** (Strattera®) zur Verfügung. Die Hauptwirkung wird hier über den Neurotransmitter Noradrenalin vermittelt. Hier ist zu beachten, dass bei regelmäßiger Einnahme die Wirkung erst nach mehreren Wochen eintritt. Häufige Nebenwirkungen in den ersten Tagen bzw. Wochen sind Magen-Darm-Beschwerden. Darüber hinaus sollte auf das Auftreten von Suizidgedanken geachtet und das Medikament ggf. abgesetzt werden.

Conners 3® ADHS-Index (C3-AI)
Elternfragebogen

Name des Kindes/Jugendlichen: _____ Geschlecht: ☐ Mädchen ☐ Junge

Datum: ___.___._____ Geburtsdatum: ___.___._____ Alter: ____ Jahre Klasse: ____

Wer füllt den Bogen aus? _____ Name: _____ ☐ Vater ☐ Mutter ☐ andere Bezugsperson _____

Im Folgenden lesen Sie einige Aussagen, die Eltern über ihre Kinder machen könnten. Bitte berichten Sie uns über *Ihr* Kind und darüber, wie es sich im **letzten Monat** verhielt. Lesen Sie bitte jede Aussage sorgfältig durch, und kreuzen Sie dann an, wie gut diese Aussage Ihr Kind beschreibt oder wie **oft** das beschriebene Verhalten im **letzten Monat** vorkam.

0 = Im letzten Monat traf dies **überhaupt nicht** auf mein Kind zu. Es kam nie/selten vor.

1 = Im letzten Monat traf dies **nur ein wenig** auf mein Kind zu. Es kam manchmal vor.

2 = Im letzten Monat traf dies **ziemlich genau** auf mein Kind zu. Es kam häufig vor.

3 = Im letzten Monat traf dies **ganz genau** auf mein Kind zu. Es kam sehr häufig vor.

Bitte kreuzen Sie für jede Aussage nur eine Antwort an. Es ist wichtig, dass Sie jede Aussage bearbeiten.
Bei Aussagen, die Sie schwierig zu beurteilen finden, entscheiden Sie sich für die am ehesten passende Antwort.

Beispiel:

Im letzten Monat traf das ... zu.	0 = überhaupt nicht (nie/selten) 1 = nur ein wenig (manchmal) 2 = ziemlich genau (häufig) 3 = ganz genau (sehr häufig)
B. Spielt Karten	0 1 ☒ 3

Im letzten Monat traf das ... zu.	0 = überhaupt nicht (nie/selten) 1 = nur ein wenig (manchmal) 2 = ziemlich genau (häufig) 3 = ganz genau (sehr häufig)
1. Ist zappelig.	0 1 2 3
2. Scheint nicht zuzuhören, wenn man etwas zu ihm/ihr sagt.	0 1 2 3
[...]	0 1 2 3
	0 1 2 3
	0 1 2 3
	0 1 2 3
	0 1 2 3
	0 1 2 3
	0 1 2 3
	0 1 2 3

Abb. 20.11 Conners-Skalen. Fragebogen zur Erfassung von Symptomen bei Aktivitäts- und Aufmerksamkeitsstörungen. Der Fragebogen wird von Eltern, Lehrern, Pflegenden und/oder Erziehern unabhängig voneinander ausgefüllt, damit sich ein unbeeinflusstes Bild ergibt. [G092, L190]

20.3 Häufige Krankheitsbilder im Kindes- und Jugendalter 355

Pharma-Info 20.1

Methylphenidat

Methylphenidat ist nur unter strengen Voraussetzungen als Arzneimittel zugelassen!
Kinder und Jugendliche, die hyperaktiv sind und sich schlecht konzentrieren können, werden in Deutschland häufig falsch behandelt. Ein Drittel der Kinder und Jugendlichen, bei denen ADHS diagnostiziert wird, erhält keine spezifische Behandlung: über 40 Prozent werden ausschließlich mit Stimulanzien wie z. B. Methylphenidat behandelt.

Das Bundesinstitut für Arzneimittel und Medizinprodukte (BfArM) hat zum 1. September 2009 die Bedingungen für den Einsatz von Methylphenidat verschärft, da es im Zuge der Behandlung zu schweren unerwünschten Nebenwirkungen (z. B. Herzinfarkt, Schlaganfall, Depression) gekommen ist. Nach den geänderten Zulassungsbedingungen ist Methylphenidat nur noch im Rahmen einer therapeutischen Gesamtstrategie bei der Behandlung von ADHS indiziert. Es darf erst dann verordnet werden, wenn sich andere therapeutische Maßnahmen allein als unzureichend erwiesen haben.

Pflege und Erziehung

Zu Beginn der Therapie steht eine genaue **Verhaltensbeobachtung** im Vordergrund (> Abb. 20.12). Die verschiedenen Verhaltensauffälligkeiten wie motorische Unruhe, geringe Aufmerksamkeitsspanne, Konzentrationsstörungen, mangelnde Frustrationstoleranz, Distanzminderung und starke Impulsivität bis hin zu massiven Wutausbrüchen bereiten den Kindern häufig große Probleme in der Schule und mit Gleichaltrigen. Aufgrund dessen benötigen sie eine enge Begleitung und Unterstützung.

Für Kinder mit ADHS sind **klare Regeln** für jede Situation, besonders in Gruppen, und zeitnahe Konsequenzen für unangemessenes Verhalten sehr wichtig. Da die Patienten häufig nicht wissen, was von ihnen erwartet wird und was angemessen ist, werden sie durch unbekannte Situationen stark verunsichert. Klare Regeln geben ihnen Sicherheit und verhindern Eskalationen.

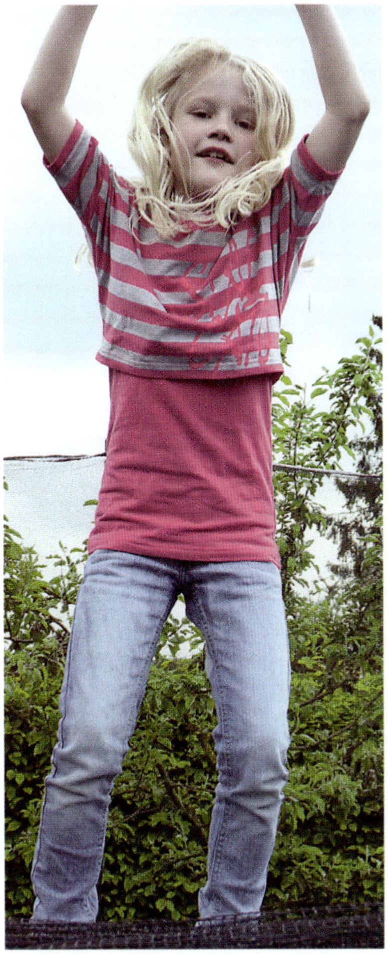

Aufgrund der geringen Aufmerksamkeitsspanne stellen die Schule und die Erledigung der Hausaufgaben ebenfalls ein großes Problem dar. Wichtig ist dabei, in erster Linie auf die motorische Unruhe und die geringe Aufmerksamkeitsspanne einzugehen. Oft können sich die Kinder zu Beginn nicht länger als ca. 20 Min. konzentrieren. Um Eskalationen zu verhindern, empfiehlt es sich, den Kindern immer wieder Zeit für **Bewegung** zu ermöglichen. Eine gute Maßnahme sind z. B. „Laufdiktate", oder „Laufhausaufgaben". Dabei wird die zu erledigende Aufgabe an die Tür geklebt, und das Kind muss jedes Mal vom Schreibtisch zur Tür laufen, um etwas dort abzulesen oder abzuschreiben. Hilfreich kann es auch sein, das Kind, wenn es unruhig wird, mit einem kleinen Auftrag (z. B. etwas aus dem Dienstzimmer holen) wegzuschicken, damit es sich unterwegs austoben kann. Danach kann es sich erfahrungsgemäß wieder besser konzentrieren. Auch in der Schule lassen sich solche Maßnahmen einbinden.

Im Alltag ist es ebenfalls empfehlenswert, auf den Bewegungsdrang der Kinder einzugehen. Dies können geplante Aktivitäten oder auch spontane Spiele, wie z. B. ein kurzes „Fangenspiel" („Ich krieg dich!"), sein, um die Situation zu entspannen.

Familienberatung. Eltern, deren Kinder ADHS haben, sind häufig ebenfalls in einer sehr schwierigen Situation, da ihnen von vielen Seiten Erziehungsfehler unterstellt werden. Auf der Station sollten sie verständnisvolle Zuhörer und Berater finden, die sie unterstützen. Außerdem sollten sie über die Erkrankung ihres Kindes ausführlich informiert werden.

20.3.6 Angstsyndrome

Neurotische Störungen > 18.2
Posttraumatische Belastungsreaktionen > 18.3

Angstsyndrome sind Angstzustände, die zwar prinzipiell zur normalen Entwicklung gehören (kleine Kinder haben z. B. Angst vor Schmerzen, Gewitter oder Dunkelheit), aber über-

Abb. 20.12 Haben Kinder ein besonders großes Bedürfnis an Bewegung, gibt eine Verhaltensbeobachtung die ersten Hinweise auf ein möglicherweise vorliegendes hyperkinetisches Syndrom. Sicherheit gibt die diagnostische Auswertung der Conners-Skalen. [M322]

mäßig stark ausgeprägt sind und bei denen ein ausgeprägtes Vermeidungsverhalten vorliegt (> Tab. 20.1).

Bei **Phobien** wird die Angstreaktion durch bestimmte Objekte oder Situationen hervorgerufen. So beginnen z. B. **Tierphobien** im Vorschulalter und verschwinden meist spontan. **Soziale Phobien** (Angst unter Menschen zu gehen, öffentlich zu sprechen) beginnen in der frühen, **Agoraphobien** (> 18.1.1) mit schlechterer Prognose in der späteren Adoleszenz.

Als **generalisierte Angststörung** *(Angstneurose)* bezeichnet man eine unspezifische, generalisierte, anhaltende, frei flottierende Angst. Bei der **Panikstörung** kommt es zu plötzlich auftretenden Panikattacken, die nicht an besondere Umstände oder Situationen gebunden sind. Der Patient klagt in einem solchen Fall über Atemnot, Beklemmungsgefühle, Schweißausbrüche und Herzrasen bis zur Todesangst.

Angst kann aber auch Anzeichen für Psychosen, Autismus, geistige Entwicklungsstörungen oder schwer gestörte familiäre Verhältnisse sein. Auch kann Angst Teil einer unbewussten dysfunktionalen Konfliktlösestrategie sein, z. B. wenn das Kind Sorge um ein Elternteil hat und glaubt, zu Hause bleiben zu müssen, damit es dem Elternteil gut ergeht. Wenn sich das Kind dieser Dynamik nicht bewusst ist, kann ihm die Angstsymptomatik ein „Alibi" geben, aufgrund dessen es zu Hause bleiben muss.

Symptome

Die **Symptome** der Phobien entsprechen weitgehend dem Störungsbild im Erwachsenenalter (> 18.1), d. h., die Angst richtet sich auf einen Auslöser, der dann vermieden wird.

Ein häufiges Störungsbild ist unter dem Namen **Schulphobie** bekannt. Dabei ist die beängstigende Situation weniger der Schulunterricht selbst als vielmehr die tägliche Trennung von den Eltern, in der Regel von der Mutter. Die Jugendlichen sind typischerweise morgens zu müde, um aufzustehen, und leiden unter körperlichen Symptomen, die den Besuch der Schule oder Ausbildungsstätte unmöglich machen.

Die **Angstneurose** äußert sich als diffuse innere Spannung und Unruhe, die von vegetativen Symptomen begleitet wird (Tachykardie, Schwitzen). Vermeidungsstrategien stehen bei beiden Formen im Vordergrund.

Behandlungsstrategie

Eine ausreichende Einbeziehung und Stärkung der Eltern ist bedeutsam, da Patienten mit einer Angststörung oft von der Sicherheit des Gegenübers profitieren können. V. a. ängstliche Eltern benötigen deshalb oft selbst Unterstützung in der Begleitung ihres Kindes. Für den Verlauf sind das Verhalten und die Kooperationsbereitschaft der Bezugspersonen äußerst wichtig.

Oft ist es Teil der Behandlung, angstauslösende Situationen mit Unterstützung und wohldosiert zu bewältigen und darüber zunehmende Erfolgserlebnisse zu erfahren (Angstexposition in aufsteigender Reihenfolge einer Angsthierarchie).

Tab. 20.1 Typische Angststörungen bei Kindern und Jugendlichen.

Alter	Art der Angststörung
Baby- und Kleinkindalter	Trennungsangst, „Achtmonatsangst"
Vorschul- und Grundschulalter	Tierphobie, Dunkelangst
Mittlere Kindheit, frühe Adoleszenz	Schulphobie (Trennungsangst)
Adoleszenz	Generalisierte Angststörung, Panikstörung

Bei Trennungsangststörungen ist insgesamt auf eine altersentsprechende Autonomieentwicklung zu achten.

Gleichzeitig wird eine Stärkung der Familie oft für die Betroffenen als entlastend wahrgenommen, weil sie einen Abbau von unangemessenen Parentifizierungen der Patienten (Übernahme von Erwachsenenfunktionen oder Verantwortung in der Familie) ermöglicht. Eine Einbeziehung des Jugendamtes ist in einigen Fällen hilfreich.

Bei schweren Krankheitsbildern kann eine medikamentöse Behandlung mit einem selektiven Serotonin-Wiederaufnahmehemmer (SSRI) sinnvoll sein (> Pharma-Info 15.1), sollte aber immer mit einer effektiven Psychotherapie kombiniert werden.

Pflege und Erziehung

Zu Beginn der Behandlung ist meist eine engmaschige Begleitung durch die Bezugsperson notwendig. Sie hilft dem Kind/Jugendlichen, sich in die Gruppe zu integrieren, bietet Gespräche an und erarbeitet einen Hilfeplan mit ihm aus. Angstauslösende Faktoren werden gemeinsam mit dem Patienten dokumentiert. Psychosomatische Beschwerden sollten zuerst von einem Arzt abgeklärt werden, bevor entschieden wird, wie mit der Problematik umgegangen wird. Das Kind (oder der Jugendliche) kann mit seiner Bezugsperson eine „Angsttabelle/-hierarchie" erstellen, in der bestehende Ängste aufgezählt und nach Schweregrad von „klein" nach „groß" bearbeitet werden. Hierbei wird der Patient zu Anfang begleitet und die Angstsituationen werden mit ihm reflektiert.

Dem Kind/Jugendlichen sollten Entscheidungen auf keinen Fall abgenommen werden. Nach einer Zeit der Eingewöhnung, in der sehr viel Rücksicht auf die Ängste des Patienten genommen wird, werden langsam Anforderungen gestellt, die immer mehr gesteigert werden. Natürlich spielen Motivation und Lob durch die Bezugsperson eine große Rolle. Bei manchen Kindern und Jugendlichen können Entspannungsübungen, die sie auf Dauer selbstständig durchführen können, hilfreich sein.

20.3.7 Zwangsstörungen

Zwangsstörungen > 18.2

Zwangsstörungen treten gehäuft in der Pubertät auf. Sie sind insbesondere dann stationär behandlungsbedürftig, wenn Zwangsgedanken oder -handlungen einen regulären Schulbesuch unmöglich machen und das tägliche Leben stark einschränken. Häufig sind andere Familienmitglieder in fantasievolle bis groteske Zwangshandlungen eingebunden, was eine enorme Belastung bedeuten und nicht selten zum Auseinanderbrechen der Familien führen kann. In den meisten Fällen sind Zwangshandlungen Vermeidungsstrategien, mit deren Hilfe der Patient einer angsteinflößenden Situation aus dem Weg geht, d. h. Ängste gebannt werden können. Zwänge können aber auch Prodromalsymptome einer Psychose sein und sind dann verzweifelter Strukturierungsversuch.

Behandlungsstrategie

Zunächst werden eventuell begleitende Störungen therapiert. Eine verhaltenstherapeutische **Behandlung** zielt darauf ab, dem Patienten einen gedanklichen Umgang und später ein möglichst angstfreies Erleben einer zuvor zwanghaft gemiedenen Situation zu ermöglichen. Zwangsgedanken sind in der Regel schwerer zu behandeln als Zwangshandlungen.

Neben der klassischen Verhaltenstherapie hat sich neuerdings auch EMDR (*Eye Movement Desensitization and Reprocessing.* Wörtlich auf Deutsch: "Augenbewegungs-Desensibilisierung und Wiederaufarbeitung"), ein Verfahren in der Traumatherapie, als erfolgreiche Methode bei Zwangsstörungen gezeigt.

Medikamentös kann mit dem Antidepressivum Clomipramin (z. B. Anafranil®) oder mit Antidepressiva aus der Gruppe der SSRI (selektive Serotonin-Wiederaufnahmehemmer), z. B. Fluvoxamin (z. B. Fevarin®), therapiert werden (> Pharma-Info 15.1).

Bei der Medikation ist wichtig zu beachten, dass bei Zwangsstörungen häufig im hohen Bereich dosiert werden muss (SSRI) und auch bis zu 8 Wochen gewartet werden sollte, um eine Wirksamkeit beurteilen zu können.

Ein wichtiger Bestandteil der Behandlung liegt in der Aufklärung der Eltern. Sollte der Zwang im Rahmen einer psychotischen Entwicklung auftreten, ist eine typische verhaltenstherapeutische Behandlung des Zwangs mit Reaktionsverhinderung (Unterbindung des Zwangs) kontraindiziert, da hier das Zwangsverhalten als Strukturierungsversuch des Patienten verstanden werden sollte. Hier steht dann eine antipsychotische Behandlung im Vordergrund.

Pflege und Erziehung

Aufgabe der Mitarbeiter des PED ist es, die Probleme des Patienten, die er im Alltag durch seine Zwangserkrankung hat, zu erfassen, um Hilfestellung und Unterstützung im Stationsalltag geben zu können. Die Ressourcen des Kindes und des Jugendlichen spielen hier eine wesentliche Rolle, denn die Patienten können hiermit positiv in Alltagssituationen motiviert und auch von Zwangshandlungen abgelenkt werden.

Die Zwangshandlungen werden zu Beginn der stationären Behandlung zugelassen und dokumentiert. Die Bezugsperson ermutigt den Patienten, Zwangsgedanken und Ängste zu äußern. So können Pflege und Therapie auf die individuellen Probleme des Kindes/Jugendlichen abgestimmt werden. Es ist wichtig, dass die Kontakte mit den Patienten in freundlicher, wertschätzender Haltung geschehen und die Zwangsstörungen keinesfalls belächelt oder kritisiert werden.

Im weiteren Verlauf des Klinikaufenthalts werden in Absprache mit dem Team Zwangsgedanken und -handlungen unterbrochen, und es wird mit dem Kind/Jugendlichen nach alternativen Lösungsmöglichkeiten gesucht. Entscheidend ist dabei, dass Ängste, die durch das Verhindern der ritualisierten Handlung entstehen, entsprechend aufgefangen werden.

Entspannungstraining und Trainingsübungen zur Steigerung des Selbstwertgefühls sind wichtige Bausteine der pflegerisch-erzieherischen Maßnahmen bei den jungen Patienten. Es ist jedoch wichtig, darauf zu achten, den Patienten nicht mit zu hohen Ansprüchen zu überfordern.

20.3.8 Hysterische Störungen

Hysterische Störungen können sich zum einen körperlich im Sinne einer **dissoziativen Störung** (> 18.4) mit den typischen Symptomen Schmerzen, Lähmungen, Beeinträchtigung der Sinneswahrnehmungen, psychogene Krampfanfälle usw. äußern. Zum anderen treten sie als **psychogene Einengung** des Bewusstseins durch Dämmerzustände bis hin zum Stupor in Erscheinung. Obwohl die Symptomatik den Patienten stark beeinträchtigt, findet er sich mit der „Perspektive", krank zu sein, auf eine seinem Alter absolut unangemessene Art und Weise ab. Organische Ursachen sind nicht bekannt. Differenzialdiagnostische organische Erkrankungen (z. B. Epilepsie) sollten aber unbedingt vorher ausgeschlossen werden!

Behandlungsstrategie und Pflege

Je nach Ausprägung der Störungen sind verschiedene stationäre Psychotherapien erfolgversprechend. Zur Vorbeugung von Kontrakturen und Haltungsschäden kann krankengymnastisch behandelt werden. In der Therapie wird versucht, die auslösende Konfliktsituation zu bearbeiten. Der Patient hat somit auch Gelegenheit, ohne „Gesichtsverlust" seine körperlichen Symptome abzulegen. Sinnvoll ist es, dem Patienten „Brücken" zu bauen und mit ihm alternative Konfliktlösestrategien zu entwickeln. Die Mitarbeiter aus dem PED akzeptieren die Symptome als bewusstseinsfern und unterstellen dem Patienten weder, dass er mit Absicht handele, noch, dass er simuliere. Der Patient wird mit seiner Symptomatik ernst genommen und empathisch behandelt, was nicht bedeutet, dass ihm signalisiert wird, dass er unter einer somatischen Erkrankung leidet.

20.3.9 Schizophrenie

Erkrankungen des schizophrenen Formenkreises ➤ Kapitel 14

Symptome

Der Hauptteil der Erstmanifestationen liegt zwischen dem 20. und 30. Lebensjahr. Schizophrenien können jedoch auch schon im Kindesalter auftreten. Dies ist sehr selten und kann sich dann in der Ausprägung sehr von den Erkrankungen Erwachsener unterscheiden. Häufiger beginnt die Krankheit in der kritischen Zeit der Adoleszenz. Die Prodromalphase (Zeit vom Auftreten erster unspezifischer Anzeichen oder negativer Symptome, wie Leistungsstörungen, bis zum Auftreten erster Positivsymptome, wie Wahn oder Halluzinationen) dauert durchschnittlich fünf Jahre. Die psychotische Vorphase, in der die Psychose vorhanden ist, aber noch nicht als solche erkannt wurde, kann zusätzlich etliche Monate dauern.

Kinder
Typisch ist bei Kindern das Auftreten von **Vorläufererscheinungen.** Die jungen Patienten sind verstimmt, regredieren im Verhalten, wirken ängstlich, aggressiv oder mutistisch (stumm). Die Symptomatik bei Kindern unterscheidet sich von der bei Erwachsenen dadurch, dass selten produktive Symptome wie Wahn oder Halluzinationen auftreten, sondern eher Störungen des Antriebs, der Emotionalität und der Motorik.

Jugendliche
Erst in der Adoleszenz nähert sich das Symptombild der Schizophrenie dem der Erwachsenen. Im Jugendalter kommt es zu Leistungseinbrüchen, Verlust von Interesse an Hobbys und Schule, Antriebsverminderung und depressiven Verstimmungen. Häufig tritt Drogenmissbrauch auf, entweder als Versuch der Selbstmedikation oder auch als Auslöser für die Entwicklung einer Psychose. Ein soziales Abrutschen, verbunden mit dem Wechsel der Clique (engl. *peer group*) und Verwahrlosung, sind oft die Folge. Häufig entsteht dabei auch eine Verzögerung der pubertären Entwicklung.

Diagnostik und Differenzialdiagnose

Die **Diagnose** ist nur im Verlauf möglich. Es gibt viele Krankheiten, die differenzialdiagnostisch abgegrenzt werden müssen, u. a. entzündliche und degenerative ZNS-Erkrankungen (➤ Kapitel 5), Autismus (➤ 20.3.2), eine akute vorübergehende psychotische Störung, Borderline-Störungen (➤ 17.1.8), affektive Störungen (➤ 20.3.10), Zwangsstörungen (➤ 20.3.7) und die häufig drogeninduzierten psychotischen Störungen.

Behandlungsstrategie

Die **Behandlungsstrategie** ist mehrdimensional und umfasst u. a. Tagesstrukturierung, Reizabschirmung, Pharmakotherapie, Heilpädagogik, stützende Psychotherapie und Elternberatung (auch Psychoedukation im Mehrfamilienkontext), Heranführen an das Alltagsleben sowie Fördermaßnahmen bei kognitiven Defiziten und Problemen in der Schule.

Pflege und Erziehung

In den meisten Fällen werden Jugendliche mit einer Schizophrenie im akuten Krankheitsschub stationär in der Kinder- und Jugendpsychiatrie aufgenommen. Sie sind häufig nicht vollständig orientiert, leiden unter Wahnvorstellungen und Halluzinationen und haben starke Ängste. Aufgrund dessen benötigen sie zu Beginn der Therapie eine intensive und schützende Begleitung durch die Bezugsperson. Es sollten keinerlei Anforderungen an sie gestellt werden, um eine Verschlimmerung der Symptomatik zu verhindern. Gleichzeitig ist es wichtig, nicht mit den Patienten in den „Wahn zu gehen", da dies die Symptomatik ebenfalls verstärken kann. Eine sanfte und vorsichtige Überprüfung der Realität mit den Jugendlichen kann diese dabei unterstützen, sich besser zu orientieren und Ängste abzubauen.

Erst nach einer Besserung der Symptomatik durch die Therapie können leichte Anforderungen, die mit der Zeit gesteigert werden, an den Patienten gestellt werden.

Wichtig ist natürlich auch hier ein intensives Einbeziehen der Angehörigen und des sozialen Umfelds des Jugendlichen. Besonders die Eltern sollten genau über die Erkrankung und Therapiemöglichkeiten ihres Kindes informiert werden.

Nach einem schizophrenen Krankheitsschub benötigen die Patienten häufig sehr lange, um im Alltag und im Umgang mit Gleichaltrigen wieder zurechtzukommen. Sie sind verwirrt über das, was während ihrer Erkrankung passiert ist, und müssen sich erst wieder zurechtfinden. Auch hier kommt der Bezugsperson des PED eine große Bedeutung zu, da sie den Alltag mit den Jugendlichen gestaltet.

> **Patienten- und Elternberatung**
> Die Aufklärung über Wirkungen und Nebenwirkungen der Medikamente, der Umgang mit den Medikamenten, die Wichtigkeit der regelmäßigen und pünktlichen Einnahme der Medikation sind ein wichtiger Baustein der Therapie.

> **VORSICHT!**
> Bei Jugendlichen treten die **Nebenwirkungen** von Neuroleptika oft viel stärker auf als bei Erwachsenen! Die Pflegenden achten besonders auf Schlund- und Blickkrämpfe.

20.3.10 Affektive Störungen

Affektive Störungen ➤ Kapitel 15

Symptome

Affektive Störungen können bei Kindern auftreten, werden aber selten diagnostiziert. Auch bei Kindern verlaufen affektive

Störungen mono- oder bipolar, wobei depressive Phasen deutlich häufiger sind als manische. Insbesondere manische Episoden werden im Zusammenhang mit der Pubertät und den in diesem Alter typischen Gedankenwelten oft nicht erkannt. Kleine Kinder sind oft noch nicht in der Lage, ihre depressive Verstimmung wahrzunehmen und mitzuteilen, weshalb sie bei ihnen für Außenstehende oft schwer erkennbar ist.

Hinweise auf eine **depressive Störung** sind:
- Traurigkeit, Freudlosigkeit und Unsicherheit
- Nachlassen der Eigeninitiative
- Kontaktabbrüche zu Freunden, Rückzug
- Häufiges Weinen
- Angst
- Gereiztheit, Aggressivität
- Verzweiflung
- Schulprobleme, Leistungseinbrüche.

Kleinkinder können nicht mehr spielen, manchmal entwickeln sie motorische Stereotypien, z. B. Schlagen des Kopfes gegen die Wand.

Schulkinder haben aufgrund von Konzentrationsstörungen, Lernhemmungen, geringer Ausdauer und Interessenlosigkeit oft Schwierigkeiten im Unterricht. Schnell werden sie als faul abgestempelt. Auch dissoziale Verhaltensauffälligkeiten wie Aggressivität, motorische Unruhe oder Zündeln können Ausdruck einer Depression sein.

Ältere Kinder und Jugendliche beginnen, ständig an ihrem Selbstwert und dem Sinn des Lebens zu zweifeln. Typische Symptome depressiver Störungen des Erwachsenenalters – Niedergeschlagenheit, Minderwertigkeitsgefühle, Grübeln, Leistungsabfall in der Schule (bzw. bei der Arbeit) und suizidale Impulse – treten neben aggressiver Anspannung, Reizbarkeit und einer Veränderung der alterstypischen Entwicklung auf.

Typische Anzeichen einer **Manie** im Jugendalter sind:
- Deutlich grenzüberschreitende freche Sprüche, regelbrechendes Verhalten
- Promiskuität *(sexuelle Kontakte mit relativ häufig wechselnden verschiedenen Partnern oder parallel mit mehreren Partnern)*
- Überheblichkeit
- Selbstüberschätzung
- Auffälliger Drang zur Selbstbestimmung
- Vermehrter Antrieb, Umtriebigkeit
- Gedankensprünge
- Verbale oder tätliche Aggressionen
- Schlaf- und Ess-Störungen. Manche Kinder haben so ausgeprägten Heißhunger, dass sie Essen klauen, andere verhalten sich anorektisch.

> Die genannten typischen Anzeichen der Manie sollten stets mit dem alterstypischen Verhalten der Betroffenen abgeglichen werden und auch dynamische Gründe, die sich z. B. aus dem Stationsalltag ergeben können, sollten beachtet werden. Auch Drogen können zu pseudomanischer Symptomatik führen.

Der Wechsel zwischen depressiven und manischen Phasen sowie symptomfreien Intervallen ist häufig.

Krankheitsentstehung

Die **Ursachen** für emotionale Störungen sind dieselben wie bei Erwachsenen. Neben diesen allgemeinen Ursachen kann auch die Identifikation eines Kleinkinds mit einer depressiven Mutter zum Ausbruch der Erkrankung führen. Eine genetische Prädisposition sollte hier ebenfalls Beachtung finden.

Als auslösende Faktoren finden sich bei Jugendlichen typischerweise psychische Belastungen durch Beginn oder Auflösung von Freundschaften, Prüfungen, Berufsfindung oder Ablösung vom Elternhaus. Auch überstandene Infektionen oder forcierte Diäten können Krankheitsphasen auslösen.

Diagnostik und Differenzialdiagnose

Die **Diagnose** ist problematisch, da die Symptome unspezifisch sind und z. T. auch in der normalen Entwicklung auftreten. Auch gesunde Jugendliche leiden oft unter „depressiven Symptomen" wie ausgeprägten Stimmungsschwankungen und -einbrüchen oder Selbstwertproblemen. Pubertätsbedingte, affektive Schwankungen müssen von affektiven Schwankungen mit Krankheitswert abgegrenzt werden. Die Diagnose sollte nur nach fundierter Diagnostik und nicht leichtfertig gestellt werden (➤ Abb. 20.13).

> **VORSICHT!**
> Schon Kinder, besonders aber Jugendliche sind in depressiven Phasen suizidgefährdet! Selbstmord ist nach Verkehrsunfällen die zweithäufigste Todesursache im Jugendalter. (📖 4)

Suizidalität ➤ Kapitel 23

Behandlungsstrategie

Bei akuter Selbstgefährdung oder unbefriedigendem ambulantem Behandlungsversuch ist ein stationärer Aufenthalt unumgänglich, ansonsten sollte mit Rücksicht auf das Alter des Kindes möglichst ambulant behandelt werden.

Abb. 20.13 Auch Kinder (sogar auch Kleinkinder) können unter schweren **Depressionen** leiden. Im Gegensatz zu Erwachsenen sind sie jedoch noch nicht in der Lage, dies zu verbalisieren. Somit kommt der Verhaltensbeobachtung bei der Diagnose große Bedeutung zu. [M322]

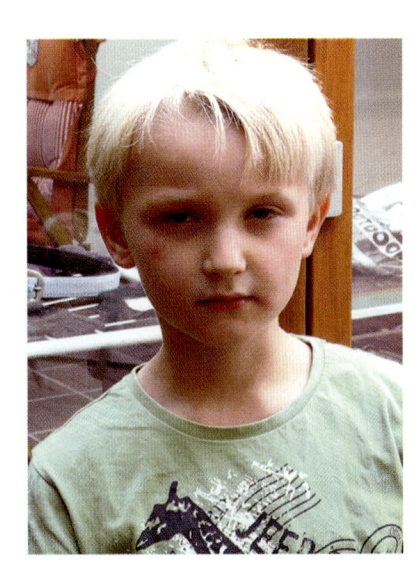

Eine stationäre **Behandlung** ist insbesondere bei Jugendlichen notwendig, da in depressiven Phasen eine hohe Selbstgefährdung besteht und den Patienten in manischen Episoden jegliche Krankheitseinsicht fehlt.

Neben Psychotherapie, Musik- und Ergotherapie kann unterstützend mit Antidepressiva behandelt werden. Das Ziel der psychotherapeutischen Behandlung ist es, sich selbst akzeptierend anzunehmen (dies ist spielerisch auch Kindern vermittelbar), die soziale Kompetenz und Beziehungsfähigkeit zu verbessern und das Selbstwertgefühl zu stärken. Dabei lernen die jugendlichen Patienten insbesondere Techniken wie Selbstkontrolle und systematische Planung von Aktivitäten.

Eine medikamentöse Behandlung mit einem Antidepressivum (➤ Pharma-Info 15.1) kann bei ausgeprägten Störungsbildern unterstützend wirksam sein. Auch der Einsatz von Neuroleptika (➤ Pharma-Info 14.1) kann, insbesondere in Kombination mit Antidepressiva, sinnvoll sein.

Als Rezidivprophylaxe haben sich bei Jugendlichen neben Lithium (➤ Pharma-Info 15.2) zunehmend Carbamazepin und Valproinsäure (➤ Pharma-Info 9.1) bewährt. Lithium erfordert eine hohe Einnahmedisziplin, die oft durch Bezugspersonen unterstützt werden muss. Zudem kann auch mit Atypika (Antipsychotika) medikamentös behandelt werden. Die Prognose ist überschattet durch das Rezidivrisiko von ungefähr 50 % und das erhöhte Suizidrisiko.

Pflege und Erziehung

Den Bezugspflegenden kommt im Umgang mit depressiven und manischen Jugendlichen eine besondere Rolle zu. Sie gewinnen das Vertrauen des Jugendlichen und helfen bei der Organisation von Wiedereingliederungsmaßnahmen. Die Mitarbeiter des PED sollten sich bewusst sein, dass auch hinter dem destruktiven oder überdrehten Verhalten bei älteren Kindern und Jugendlichen eine psychiatrische Erkrankung und nicht die Verweigerung der Therapie steht.

20.3.11 Ess-Störungen

Anorexia nervosa ➤ 19.2.1
Bulimia nervosa ➤ 19.2.2

Adipositas *(Fettleibigkeit)* im Kindes- und Jugendalter ist je nach Land unterschiedlich weitverbreitet. Der englische Begriff der *Binge Eating Disorder* (engl. *binge* = schlingen) ist mit Adipositas in Zusammenhang zu bringen und beschreibt Heißhungerattacken, nach denen aber – im Gegensatz zur Bulimie – nicht erbrochen wird.

In Deutschland sind etwa 20 % aller Kinder wesentlich dicker als der Durchschnitt in ihrer Altersgruppe. Die Tendenz ist steigend. Abgesehen von gesundheitlichen Problemen haben gerade junge adipöse Patienten mit einer sozialen Stigmatisierung zu kämpfen. Sie werden vielfach als willensschwach dargestellt, gehänselt und rangieren in der Beliebtheitsskala unter Gleichaltrigen noch hinter körperlich behinderten Kindern.

Neben familiärer Belastung kommt als Ursache für die Fettleibigkeit auch unangemessenes Zufüttern im Babyalter infrage. Letzteres führt beim Säugling zu einer Störung der Wahrnehmung von Hunger und Sättigung.

Verhaltenstherapeutische Maßnahmen haben die Gewichtsabnahme zum Ziel. Dabei werden sowohl Kinder als auch Eltern über gesunde Ernährung aufgeklärt mit dem Ziel, das Essverhalten langfristig zu verändern. Gleichzeitig werden für die Art der Essensaufnahme bestimmte Regeln festgelegt. Dies sind z. B. Vereinbarungen über Ort und Zeitpunkt der Mahlzeiten, richtige Benutzung von Besteck und ausreichendes Kauen.

20.3.12 Abhängigkeitserkrankungen

Abhängigkeitserkrankungen ➤ Kapitel 22

Abhängigkeitsstörungen werden in stoffgebundene (z. B. Alkohol, Cannabis, Heroin) und nichtstoffgebundene (Glücksspiel, Onlinesucht) Abhängigkeiten unterteilt. In der Altersgruppe der Jugendlichen, die unter Suchtstörungen leiden, finden sich etwa 60–70 %, die unter einer zusätzlichen, behandlungsbedürftigen, komorbiden jugendpsychiatrischen Störung leiden. Häufig zu beobachten sind Störungen des Sozialverhaltens und der Emotionen, depressive Störungen, ADHS, Angststörungen, posttraumatische Belastungsstörungen, beginnende psychotische Störungen und beginnende Persönlichkeitsentwicklungsstörungen. Schulvermeidung, Delinquenz und Prostitution treten bei länger anhaltendem, chronifiziertem Konsum auf. Alkohol und Nikotin spielen im Jugendalter als Einstiegssubstanzen eine Rolle bei der Entstehung von Abhängigkeitsstörungen.

Zu beachten ist, dass die Adoleszenz wie kein anderer Lebensabschnitt mit Risikobereitschaft und Experimentierfreude verbunden ist. Die Mehrzahl der Suchtmittel konsumierenden Adoleszenten versuchen, mit dem Konsum zur Lösung typischer Entwicklungsaufgaben in dieser Lebensphase beizutragen (z. B. Lösung von Eltern, Sexualität, Entwicklung eigener Moral und Wertvorstellungen, Stellung in der Peergruppe). Häufig wird daher nach erfolgreicher Bewältigung der genannten Entwicklungsaufgaben der Konsum illegaler psychotroper Substanzen eingestellt. Können aufgrund diverser Belastungen diese Entwicklungsaufgaben aber *nicht* erfolgreich bewältigt werden, kann daraus eine dauerhafte Abhängigkeitsentwicklung resultieren, die wiederum ungünstig und sich gegenseitig verstärkend mit psychischen Störungen interagiert. Auch Schulleistungsstörungen, delinquente Entwicklungen und psychosoziales Abgleiten sind häufig zu beobachten. (📖 5)

Diagnostik

Zur **Diagnostik** gehört eine umfassende Anamnese und Familienanamnese inklusive der Suchtanamnese und der psychiatrischen Anamnese. Häufig finden sich Abhängigkeitsstörungen generationenübergreifend. Ein Drogenscreening gehört zum Standard und sollte während der Behandlung regelmäßig wiederholt werden (Kontrolle zur Erfassung von Rückfällen). Augenmerk sollte immer auf komorbide psychiatrische Störungen und Belastungen gelegt werden.

Behandlungsstrategie

Bei der **Behandlung** von Suchtstörungen im Jugendalter stehen psychotherapeutische, jugendpsychiatrische und pädagogische Behandlungsoptionen im Vordergrund. Die Suchtstörung ist von der psychiatrischen Störung entkoppelt häufig nicht effektiv behandelbar, sodass beide Störungen im Fokus der Behandlung stehen müssen. Die Integration von Jugendhilfe ist zur Planung von Perspektiven in vielen Fällen notwendig.

Die Behandlung ist multimodal und umfasst zu Beginn eine qualifizierte Entzugsbehandlung (> 22.3). Da im Jugendalter polyvalenter Konsum häufig ist, kann eine abrupte Suchtmittelabstinenz mehrgipflige Entzugsverläufe mit stark schwankenden Symptomen zur Folge haben. Häufig sind die Entzüge im Jugendalter im Vergleich zu Entzügen bei Erwachsenen jedoch somatisch mit wenigen Komplikationen verbunden. Liegen komorbide Störungen vor, wird der Jugendliche zur Weiterbehandlung motiviert.

In der Behandlung kommen einzel- und gruppentherapeutische Psychotherapie (> 13.6.3), adjuvante, psychopharmakologische Entzugssymptomtherapie (z. B. niederpotente Neuroleptika, Doxepin, aber auch Phytopharmaka) und soziales Kompetenztraining sowie psychomotorische, ergotherapeutische und arbeitstherapeutische Maßnahmen (> 13.6.7) zur Anwendung. Entspannungstechniken (> 13.6.4) und Akupunktur können ergänzende Optionen sein.

Eine Abschirmung von suchtdruckauslösenden Triggern kann im Rahmen des Entzugs sinnvoll sein. Beschulung sollte im Verlauf der Therapie in Kleingruppen angeboten werden, um einen Wiedereinstieg in den Schulalltag anzubahnen.

Im Anschluss an den Entzug sollte eine weitergehende Diagnostik von komorbiden Störungen stattfinden, die dann nach Möglichkeit im Rahmen eines spezialisierten Settings störungsspezifisch behandelt werden. Hier können weitere Therapieangebote (z. B. Musiktherapie, Reittherapie) zum Einsatz kommen (*Musiktherapie,* > 13.6.5). Alternativ, insbesondere bei Ausschluss gravierender und akuter psychischer Störungen, oder im Anschluss bietet sich eine Entwöhnungsbehandlung mit Fokus auf pädagogische und psychosoziale Maßnahmen an, um die Wiedereingliederung in ein drogenfreies Leben zu ermöglichen. Spezialisierte Nachsorgeangebote können für die Anschlussperspektive sinnvoll sein und werden über die Jugendhilfe finanziert.

> Die Begriffe **„Mediensucht"**, „Medienabhängigkeit" und „Medienmissbrauch" tauchen immer häufiger in der Fachliteratur, aber auch in der Laienpresse auf. Allerdings steckt die Forschung hierzu noch in den Anfängen.

> Zeichnen sich typische Abhängigkeitsmuster ab, kann das Phänomen als „nichtstoffgebundene Sucht" mit einem tatsächlich zunehmenden Handlungs- und Behandlungsbedarf bezeichnet werden. Die Mediensucht wird unterteilt in Internetsucht, Fernsehsucht, Handysucht, Pornografiesucht und PC-Spiele-Sucht. Häufig finden sich hier komorbid depressive und Angsterkrankungen (Sozialphobie), aber auch schizotype oder psychotische Störungsbilder.
> 3–7 % der Internetnutzer gelten laut Suchtbericht 2009 als onlinesüchtig. Ebenso viele gelten als gefährdet. (📖 6) Laut Suchtbericht 2012 steigt die Zahl.
> Problematisch bei dieser Störung sind insbesondere der soziale Rückzug mit Abbruch üblicher Sozialkontakte, Schulversagen und das Abgleiten in künstliche Realitäten. Ein spezielles Behandlungssetting mit bifokalem Ansatz *(Abhängigkeitsstörung und komorbide, jugendpsychiatrische Störung)* bietet sich an, wird aber bisher im teilstationären oder stationären Rahmen kaum oder gar nicht angeboten. Hier bleibt zu hoffen, dass sich – durch Forschungsergebnisse vorangetrieben – entsprechende Behandlungsangebote entwickeln.

20.4 Geistige Behinderung

> **Geistige Behinderung** (Oligophrenie, Intelligenzminderung): Störung der Entwicklung geistiger Fähigkeiten (z. B. Sprache, Kognition, motorische und soziale Fertigkeiten) und dadurch gemindertes Intelligenzniveau sowie geminderte soziale Anpassungsfähigkeit.

Geistige Entwicklungsstörungen (> Tab. 20.2) führen zu Beeinträchtigungen von Verhalten, Problemlösefertigkeiten und sozialen Fertigkeiten. Eine Lebensbewältigung ohne fremde Hilfe, für die u. a. ein gewisses Maß an Intelligenz erforderlich ist, ist geistig Behinderten in vielen Fällen nicht möglich.

> **Intelligenzquotient** – Intelligenz setzt sich aus einer Vielzahl verschiedener psychischer Fähigkeiten zusammen wie z. B. Konzentration, Vorstellungskraft, Gedächtnis, schlussfolgerndem Denkvermögen, Lernfähigkeit, sprachlichem Ausdruck und dem Umgang mit Zahlen und Symbolen. Eine Möglichkeit, das Maß der Intelligenz zu beurteilen, bieten Intelligenztests.
> Als Ergebnis dieser Tests wird der **IQ** *(Intelligenzquotient)* bestimmt. Er vergleicht die Leistung des Probanden mit anderen seiner Altersgruppe. Man unterscheidet bei einigen Intelligenztests einen verbalen und einen handlungsorientierten Teil. Aus der Summe beider Testergebnisse wird der IQ errechnet.

Intelligenzminderungen kommen nicht nur bei geistigen Entwicklungsbeeinträchtigungen, sondern auch bei Demenzen (> 21.3) vor. Klinisch sind die Patienten aber leicht zu unterscheiden, z. B. anhand des Lebenslaufs, ihrer Sprache und anderen Hinweisen auf früher vorhandene geistige Fähigkeiten.

Bei mittelgradigen und schweren Beeinträchtigungen bestehen oft, bei schwersten eigentlich immer auch körperliche Behinderungen und/oder epileptische Tendenzen. Auch begleitende psychische Erkrankungen sind häufig, besonders organische Psychosyndrome, Psychosen, Unruhezustände, Stereotypien, hyperkinetische Störungen und Autismus (> 20.3.1).

Ursachen

Es wird angenommen, dass die Intelligenz polygen vererbt wird und zusätzlich Milieufaktoren bei ihrer Entwicklung eine Rolle spielen. Insgesamt entspricht die Intelligenzverteilung in der Bevölkerung in etwa einer Gauß-Kurve, d. h., niedrige und hohe Werte verteilen sich bergförmig um einen „Gipfel", der bei einem IQ von 100 liegt. Leichte Intelligenzminderungen sind also zu einem gewissen Prozentsatz auch ohne sonstige schädigende Einflüsse zu erwarten und als Normvariante aufzufassen. Typischerweise haben die Betroffenen keine weiteren Auffälligkeiten wie etwa Fehlbildungen.

> **Epidemiologie**
> Der Anteil geistig Behinderter an der Gesamtbevölkerung liegt bei 1–3 %, wobei die Häufung auf dem Land und in der Unterschicht größer ist als in der Stadt und in der Mittelschicht. Jungen sind häufiger betroffen als Mädchen. Leichte Formen der Behinderung kommen wesentlich öfter vor als schwere.

Ansonsten können geistige Entwicklungsstörungen die verschiedensten prä-, peri- und postnatalen Ursachen haben. Oft sind sie genetisch bedingt, etwa bei Chromosomenanomalien (z. B. *Trisomie 21*, > Abb. 20.14), anderen Fehlbildungssyndromen oder zahlreichen Stoffwechselstörungen (z. B. Phenylketonurie und einem Teil der angeborenen Hypothyreosen). Auch pränatale Infektionen (z. B. Röteln, Toxoplasmose, Zytomegalie), toxische Einflüsse (z. B. Alkohol oder Strahleneinwirkung) können zu einer angeborenen Intelligenzminderung führen. Perinatal sind z. B. ein Sauerstoffmangel unter der Geburt oder Hirnblutungen mögliche Ursachen, postnatal z. B. frühe ZNS-Infektionen oder Traumen. Im Einzelfall bleibt die Ursache aber häufig unklar.

> Das **Down-Syndrom** *(Trisomie 21, Mongolismus)* gehört zu den genetisch bedingten geistigen Entwicklungsstörungen (Chromosom 21 ist dreimal anstatt nur zweimal vorhanden). Neben der geistigen Behinderung sind beim Down-Syndrom auch charakteristische äußere Merkmale wie z. B. Kurzschädel, breiter Nacken, schräge Lidachsen, flache Nasenwurzel, große Zunge sowie eine Deformierung der Ohrmuschel feststellbar.

Tab. 20.2 Einteilung geistiger Entwicklungsstörungen (nach ICD-10: Intelligenzminderungen).

Intelligenzminderung	Entwicklungsstand der geistigen Fähigkeiten
Leichte (IQ 50–69)	Geistige Fähigkeiten bei Abschluss der geistigen Entwicklung entsprechen denen bei einem 8- bis 12-jährigen Kind
Mittelgradige (IQ 35–49)	Entsprechend einem 5- bis 7-jährigen Kind
Schwere (IQ 20–34)	Entsprechend einem 3- bis 5-jährigen Kind
Schwerste (IQ 0–19)	Entsprechend einem Säugling

Symptome

Die **Symptome** variieren je nach Schwere der geistigen Behinderung und Art der körperlichen Begleiterkrankungen.

Abstraktionsvermögen

Geistig Behinderte haben Schwierigkeiten, abstrakt zu denken. Sie wissen z. B. vielleicht, was ein Haus und eine Kirche ist, den Begriff „Gebäude" verstehen sie aber nicht mehr. Sie können Wichtiges von Unwichtigem nicht unterscheiden. Erlerntes kann nicht auf neue Situationen übertragen werden. Eine Patientin hat z. B. gelernt, warum sie nicht über eine befahrene Straße gehen darf. Trotzdem hindert sie ein kleines Kind nicht daran, auf die Straße zu laufen. Ihr war nicht klar, dass auch andere Menschen auf Straßen gefährdet sind.

Wahrnehmung und Gedächtnis

Die Wahrnehmung geistig Behinderter ist langsam und lückenhaft, beim Spaziergang wird z. B. eine Katze bemerkt, die sich nähernde Straßenbahn aber nicht.

Auch Aufmerksamkeit und Konzentration sind oft beeinträchtigt, viele Patienten sind leicht ablenkbar. Der Erfahrungsschatz ist klein und reicht meist nicht, um die Anforderungen des täglichen Lebens zu bewältigen. Allerdings können geistig Behinderte manchmal ein sehr gutes Gedächtnis haben. Wie andere Menschen auch können sie sich aber Dinge, die sie nicht interessieren oder die sie nicht richtig verstanden haben, nicht merken.

Orientierung

Viele Patienten können sich gut in Raum und Zeit orientieren, manchmal haben die Patienten aber auch keinen Zeitbegriff. Schwierig ist die Orientierung in neuen Situationen, die sie oft nicht durchschauen. Das kann z. B. dazu führen, dass sie im Krankenhaus zunächst jegliche Mitarbeit verweigern.

Emotionen und Sexualität

Die Gefühle geistig Behinderter können flach, aber auch intensiv sein. Ihre Stimmung wechselt häufig, sie sind häufig leicht zu verärgern. Dabei sind ihre Möglichkeiten zur Affektkontrolle oft eingeschränkt, was sich in Wutausbrüchen oder Kurzschlusshandlungen äußert. Allerdings sind geistig Behinderte gut über ihre Emotionen erreichbar.

Störungen im Antrieb zeigen sich als Apathie oder als übermäßige, oft aggressive Erregung *(Erethie)*. Erethische Patienten sind unruhig und neigen u. U. zu Gewalttaten oder sexueller Hemmungslosigkeit.

Sexuelle Triebe und Gefühle können schwach, aber auch stark ausgeprägt sein. Viele Patienten haben keine Möglichkeit, auf geeignetem Wege Partner kennenzulernen und ihre Sexualität zu entwickeln. Dann kann es z. B. zum Versuch, durch Exhibitionismus einen Partner zu gewinnen (> 17.2.1), und u. U. auch zu Gewalttätigkeiten kommen.

Alltagsbewältigung in Abhängigkeit vom Schweregrad der Behinderung

Bei **leichten geistigen Behinderungen** ist der Spracherwerb zwar verzögert, das erreichte Sprachniveau aber so gut, dass Unterhaltungen über Alltägliches möglich sind. Die meisten Kinder sind imstande, eine Förderschule mit dem Schwerpunkt „Lernen" zu besuchen. Wenngleich sie sich insgesamt langsamer entwickeln, können sie sich in vielen Fällen letztendlich selbst versorgen, ihren Haushalt führen, einfache Berufe ausüben und soziale Kontakte aufbauen.

Mittelgradige geistige Behinderungen lassen nur eine eingeschränkte Sprachentwicklung zu. Einfache Bedürfnisse können aber formuliert werden. Die Patienten sind imstande, sich ein Stück weit selbst zu versorgen. Sie sind „praktisch bildbar" (engl. *trainable*) und können durch gute Betreuung größerer Selbstständigkeit erlangen. Trotzdem bleiben sie meistens von familiärer oder institutioneller Versorgung abhängig.

Patienten mit **schwerer geistiger Behinderung** erlernen in der Regel die Sprache nicht oder nur in ganz geringem Umfang. Sie können aber oft über Gesten kommunizieren. Die Kontrolle einfacher Körperfunktionen, wie z. B. der Ausscheidung, kann in manchen Fällen durch gezieltes Training verbessert werden. Meist bestehen zusätzlich ausgeprägte motorische Behinderungen und psychische Begleiterkrankungen wie Autismus (> 20.3.2) oder Stereotypien (> 13.5.10).

Schwerste geistige Entwicklungsstörungen führen zu umfassender Pflegebedürftigkeit. Die Patienten können nicht sprechen. Im günstigsten Fall verstehen sie einfache Aufforderungen und Gesten. Meistens sind sie inkontinent, müssen gewaschen werden und benötigen Hilfe bei der Nahrungsaufnahme. Aufgrund begleitender körperlicher Behinderungen sind sie meistens immobil. Auch bei diesen Patienten tritt oft zusätzlich Autismus (> 20.3.2) auf.

> **Geistige Entwicklungsstörungen** werden durch soziale Ablehnung, innerfamiliäre Störungen, Störungen der sozialen Beziehung und institutionelle Deprivation (> 20.5.1) verschlimmert.

Diagnostik und Differenzialdiagnose

Zur **Diagnose** führen (familiäre) Anamnese, körperliche Untersuchung, psychologische Tests, Laboruntersuchungen auf entzündliche- und Stoffwechselkrankheiten sowie apparative Diagnostik mit kranialer CT und NMR (> 1.9.3) sowie EEG (> 1.9.4).

Geistige Behinderungen können mit Lernbehinderungen (IQ 70–85), frühkindlichem Autismus, Hörbehinderungen und schweren Sprachentwicklungsstörungen verwechselt werden.

Behandlungsstrategie

Eine kausale **Therapie** ist nur selten möglich, z. B. bei einigen Stoffwechselerkrankungen. Entscheidend ist daher die optimale sonderpädagogische und therapeutische Entwicklungsförderung.

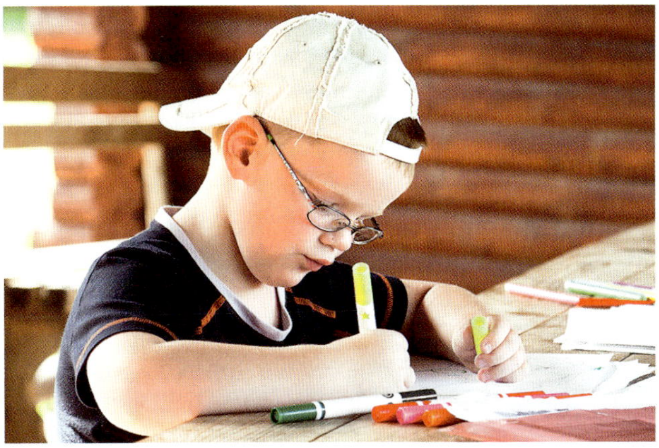

Abb. 20.14 Die **Förderung geistig behinderter Kinder** muss individuell auf das Entwicklungsniveau abgestellt sein. Sowohl eine Über- als auch eine Unterforderung sollten vermieden werden. [J787]

Entwicklungsförderung

Die pädagogisch-therapeutische **Entwicklungsförderung** (> Abb. 20.14) beginnt als Frühförderung in den ersten Lebensjahren. An Zentren für Frühförderung werden die Kinder von einem Therapeutenteam betreut. Dieses besteht meist aus Heilpädagogen, Ergo- und Physiotherapeuten sowie Psychologen.

Wichtig ist später die **sonderpädagogische Betreuung** in geeigneten Kindergärten und Schulen. Dabei gehen die Meinungen über die Strukturierung dieser Einrichtungen auseinander. Hochspezialisierte Einrichtungen erscheinen auf der einen Seite als besonders geeignet, führen allerdings zwangsläufig zu Isolation. Kommen andererseits geistig behinderte mit nicht behinderten Kindern in **integrativen Kindergärten** und Schulen zusammen, können beide Seiten voneinander profitieren. Die einen kommen in Kontakt mit gesunden Gleichaltrigen, von denen sie oft besser lernen als von Erwachsenen. Die anderen lernen auf spielerische Weise, was die Begriffe Toleranz und Rücksicht bedeuten. Besuchen geistig behinderte Kinder normale Schulen, besteht allerdings auch die Gefahr, dass sie überfordert werden. Zudem sind die meisten Lehrer nicht sonderpädagogisch ausgebildet.

Verhaltenstherapien

Verhaltenstherapien können eingesetzt werden, um sogenannte Verhaltensexzesse, z. B. Aggressionen oder Selbstverstümmelungen, abzubauen. In der Therapie kann auch schrittweise an der Bewältigung von Aufgaben des täglichen Lebens gearbeitet werden. Oft sind weitere Spezialtherapien notwendig wie Logopädie, Physiotherapie, Reittherapie.

Bei aggressiven Impulsdurchbrüchen ist **pharmakologisch** durch den Einsatz atypischer Neuroleptika (> Pharma-Info 14.1) als Ergänzung weiterer Therapieansätze oft eine deutliche Besserung zu erreichen.

Betreuung der Familien

Die meisten Eltern ahnen schon lange vor der Diagnose, dass mit ihrem Kind irgendetwas „nicht stimmt". Trotzdem ist die

Diagnose einer geistigen Behinderung ein Schock. Die Eltern brauchen Hilfe, um mit Trauer, Zorn und Verzweiflung zurechtzukommen. Viele Eltern machen sich auch Vorwürfe, dass sie in irgendeiner Form an der Behinderung schuld sein könnten.

Während die körperliche Versorgung der Kinder meistens gut gelingt, brauchen die Eltern oft Ideen, wie sie mit ihnen spielen oder sie geistig anregen können. Für die spezielle Sauberkeitserziehung, Körperpflege, selbstständiges Essen und für den Spracherwerb gibt es verhaltenstherapeutisch orientierte Manuale mit genauen Erläuterungen.

Die familiäre Belastung wirkt sich auch auf die gesunden Geschwister aus, die in vielen Bereichen zurückstecken müssen. Im Vergleich zu den Problemen des entwicklungsgestörten Kindes wirken deren Sorgen gering, und den Eltern fehlt es an Kraft, auch darauf noch einzugehen. Oft haben die Eltern deshalb Schuldgefühle, was die Situation weiter verschlechtert. Um dem vorzubeugen, ist es wichtig, dass auch das behinderte Kind lernt, sich in die Familie einzuordnen und Rücksicht auf die anderen zu nehmen. Größere Akzeptanz und damit mehr Zuwendung vonseiten der Geschwister ist die Belohnung für diesen manchmal schwierigen Anpassungsprozess.

Neben Familienberatung und Elterngesprächen sind Selbsthilfegruppen von großer Bedeutung für die Eltern.

Besonderheiten in der Pflege und Erziehung geistig behinderter Kinder

Grundsätzlich gilt, dass es keine allgemeinen Handlungsempfehlungen für den Umgang mit geistig behinderten Kindern und Jugendlichen gibt und auch nicht geben kann. Pflege und Erziehung müssen sich noch stärker als im Umgang mit nicht geistig behinderten Patienten auf die Fähigkeiten und Bedürfnisse der Betroffenen einstellen. Nur die individuelle und auf jeden einzelnen Patienten neu abgestimmte Förderung ermöglicht eine optimale Betreuung.

Aufnahmesituation
Geistig behinderte Kinder brauchen vielfältige Hilfen. Ihre Behinderung allein ist jedoch noch kein Grund für eine stationäre Behandlung. Ist die Aufnahme jedoch einmal dringend notwendig, ist der schnelle Aufbau einer vertrauensvollen Beziehung, aber auch eine möglichst baldige Rückkehr des Patienten in seine gewohnte Umgebung oberstes Gebot.

Gerade geistig Behinderte fühlen sich durch Ortsveränderungen stark verunsichert und durch die vielen unbekannten Menschen überfordert. Vor Untersuchungen, Apparaten und ihnen nicht verständlichen Erklärungen haben sie genauso Angst wie vor einer langen Trennung von zu Hause. Verbote und Anordnungen können sie oft nicht nachvollziehen, mit den Emotionen ihnen unbekannter fremder Menschen können sie nicht umgehen. Der geistig Behinderte reagiert möglicherweise aggressiv oder gelangweilt, kann nachts nicht schlafen und ist tagsüber müde.

Beziehungsaufbau
Zur Unterstützung des **Beziehungsaufbaus** erkundigen sich die Mitarbeiter des PED bei den Angehörigen, welche Hilfestellungen das Kind gewohnt ist, welche Eigenarten und Angewohnheiten es hat. Wichtig sind Fürsorge, Geborgenheit und ein strukturierter Tagesablauf. Der Beziehungsaufbau ist bei nur leicht geistig behinderten Patienten, die oft anhänglich und voll Vertrauen auf die Mitarbeiter zugehen, relativ einfach. Probleme können bei aggressiven und schwer lenkbaren Patienten entstehen. Wichtig für den PED ist es, die Aggressionen nicht auf sich persönlich zu beziehen, sondern auf das Handycap des Kindes oder Jugendlichen.

Spezielle Förderung
Die **gezielte Pflege und Förderung** orientiert sich am individuellen Entwicklungsniveau des Kindes/Jugendlichen. Mögliche Ziele sind:
- Sauberkeitsentwicklung
- Selbstständige Körperpflege
- Selbstständiges Essen
- Sprachentwicklung
- Lebenspraktisches Training (z. B. hauswirtschaftliche Tätigkeiten).

Zur **Sprachanregung** werden z. B. alle Lautäußerungen des Patienten belohnt. Die wichtigsten alltäglichen Gegenstände, besonders solche, die für den geistig Behinderten wichtig sind, werden immer wieder deutlich benannt.

Handlungsabläufe können in einzelne Teile zerlegt und mit dem Patienten Schritt für Schritt trainiert werden. Die Mitarbeiter des PED können das gewünschte Verhalten vormachen und es den Patienten imitieren lassen (z. B. das Anziehen von Gummistiefeln). Sie können die Hand des Patienten zunächst führen und dann nach und nach die Hilfestellung reduzieren. Manche geistig Behinderte können auch Selbstinstruktionen lernen. Dies sind Anweisungen, die sie sich zunächst laut und dann leise vorsagen, während sie die entsprechenden Handlungen durchführen (z. B.: „Tasse und Teller holen. Löffel holen. Brot in den Korb legen. Milch holen. Milch einschenken.").

Besonders wichtig ist es, den Betroffenen **angemessene Beschäftigung** zu bieten, damit sie sich nicht langweilen. Gut geeignet sind gemeinsame Spiele, Sport, Spaziergänge, gemeinsames Musizieren mit Orff-Instrumenten, Tanzen usw. Auch leicht verständliche Fernsehsendungen wie Kinder- und Sportsendungen oder Tierfilme können gezeigt werden. Da es den Patienten schwerfällt, schnelle Handlungsfolgen nachzuvollziehen, sollte nach Möglichkeit über die Filme gesprochen werden. Geeignete Filme können in kurzen Abständen mehrmals hintereinander angesehen werden.

> **Lob motiviert**
> Auch wenn Patienten nicht sichtbar auf Worte reagieren, sollten die Pflegenden sie z. B. bei jedem Fortschritt und jeder Anstrengung verbal loben.

20.5 Gewalt gegen Kinder und ihre Folgen

> **Deprivation** *(Kindesvernachlässigung):* Verhaltensweise der Eltern, die wesentliche Bedürfnisse des Kindes nicht befriedigt.
> **Kindesmisshandlung:** Mutwillige körperliche Verletzungen oder Zufügen von Gesundheitsschäden.
> **Sexueller Kindesmissbrauch:** Sonderform der Kindesmisshandlung, bei der sexuelles Verhalten zwischen einem Kind und einem bedeutend älteren Menschen erzwungen wird. Hieraus können verschiedene Traumafolgeerkrankungen entstehen:
> - Akute Belastungsreaktion
> - Posttraumatische Belastungsstörung
> - Persönlichkeitsveränderung nach anhaltender Traumatisierung.

„Kinder haben ein Recht auf gewaltfreie Erziehung. Körperliche Bestrafungen, seelische Verletzungen und andere entwürdigende Maßnahmen sind unzulässig." (§ 1631, Abs. 2 Bürgerliches Gesetzbuch [BGB])

20.5.1 Deprivation

Als **Deprivation** *(Vernachlässigung)* wird das Fehlen beständiger Zuwendung bezeichnet. Kinder sind in ihrer Entwicklung besonders während der ersten Jahre auf einen zuverlässigen, ständigen liebevollen Kontakt zu Erwachsenen, in erster Linie zu ihren Eltern, angewiesen. Deprivation kann z. B. auftreten, wenn das Kind ohne seine Eltern ins Krankenhaus aufgenommen wird, wenn es in ein Heim kommt, aber auch, wenn es von seinen Eltern zu Hause vernachlässigt oder misshandelt wird.

Deprivierte Kinder sind uninteressiert an ihrer Umwelt, zeigen wenig Initiative und entwickeln sich verzögert. Babys schreien bei Beginn der Deprivation viel und verzweifelt, dauert sie länger an, werden sie apathisch und gedeihen schlecht. Größere Kinder verfallen in kleinkindliche Verhaltensweisen (sie regredieren), nässen und koten vielleicht wieder ein (➤ 20.3.3 und ➤ 20.3.4). Sie verlieren das Vertrauen in die Zuverlässigkeit zwischenmenschlicher Beziehungen und damit die Voraussetzung für soziales Lernen. Diese Störungen sind reversibel, wenn die deprivierende Situation rechtzeitig geändert wird.

Schutz vor Deprivation im Krankenhaus

Die Aufnahme eines Kindes im **Krankenhaus** sollte vom PED gut vorbereitet und mit den Eltern (wenn möglich) besprochen werden. Die Bezugsperson zeigt dem Kind (und den Eltern) die Station, erklärt den Stationsablauf, geht auf das Kind offen und empathisch zu und versucht, durch regelmäßige gezielte Kontakte ein Vertrauensverhältnis aufzubauen.

Das Kind darf vertrautes Spielzeug, Kleidung, Kuschel- und Schmusetiere u. Ä. mitbringen.

Das Besuchsrecht wird für das Kind individuell besprochen, so können z. B. ein uneingeschränkter Besuchskontakt oder Hospitationstage durch die Eltern sinnvoll sein.

20.5.2 Kindesmisshandlung

Laut polizeilicher Kriminalstatistik wurden im Jahr 2008 in Deutschland 4.102 Kinder Opfer von körperlicher Misshandlung (2.321 Jungen, 1.781 Mädchen). (📖 7, 8)

Warum misshandeln manche Eltern ihre Kinder?

Nicht „erziehungserfahrene" Menschen können sich oft gar nicht vorstellen, wie anstrengend die Erziehung von Kindern sein kann. Schlafstörungen der Babys, provokantes Verhalten von Kleinkindern in der Trotzphase, Belastung durch mehrere Kinder und psychosoziale Probleme wie Armut, Arbeitslosigkeit oder Spannungen in der Partnerschaft – oft sind es viele Gründe, die zusammenkommen, wenn Eltern ihr Kind schlagen, schütteln oder auf andere Weise misshandeln (➤ Abb. 20.15). Solchen Eltern fehlt die erzieherische Kompetenz, z. B. weil sie selbst aus Problemfamilien stammen, misshandelt wurden und keine anderen Verhaltensmuster kennen.

Neben körperlicher Misshandlung gibt es auch seelische oder emotionale Misshandlung, die z. B. durch Überforderung, unangemessene Zurückweisung oder Parentifizierung entstehen kann.

> Von **Parentifizierung** spricht man, wenn es zwischen Eltern und Kind zu einer Rollenumkehr kommt: Die Eltern erfüllen ihre Elternfunktion unzureichend und weisen dem Kind eine nicht kindgerechte „Elternrolle" zu, die das Kind überfordert und in seiner angemessenen Entwicklung hemmt.

Manchmal werden Kinder durch Partner der allein erziehenden Mutter misshandelt, die zum Kind keine emotionale Bindung haben, es als Störung und geeignetes Opfer für brutale Impulse erleben.

Viele misshandelnde Eltern leiden unter psychischen Störungen, z. B. Persönlichkeitsstörungen oder Suchtkrankheiten. Es gibt aber auch kalte, grausame Menschen, denen das Quälen von Kindern einfach „Spaß" macht.

> Trotz aller denkbaren und begründbaren Ursachen für Gewalt an Kindern gibt es keine Entschuldigung für dieses Verhalten und keine Situation, in der sie zu rechtfertigen wäre.

Symptome und Untersuchungsbefunde

Je nach Schwere der Misshandlung finden sich als **körperliche Indizien:**
- Narben
- Schwellungen
- Hämatome, evtl. in Form einer Hand, eines Riemens, Gürtels oder Stocks
- Fingerabdrücke nach Kniffen
- Bisswunden, Bissabdrücke
- Kreisförmige Verbrennungsmale durch Zigaretten

- Verbrennungen in Handflächen und Gesäß (durch Pressen auf eine heiße Herdplatte)
- Frakturen in unterschiedlichen Heilungsstadien
- Augenverletzungen
- Störungen in der Beziehungsgestaltung zu den Eltern.

Die Kinder sind in ihrem Verhalten häufig auffällig. Sie sind ängstlich, überangepasst und verschüchtert. Sie suchen bei ihren Eltern keinen Schutz in kritischen Situationen. Säuglinge zeigen keine Trennungsangst. Kleinkinder können meistens nicht richtig spielen. Häufig bestehen weitere Auffälligkeiten wie Enkopresis (> 20.3.4) oder aggressives Verhalten.

Im Kontakt mit den Kindern fällt oft auf, dass sie schnell Freundschaften schließen, wenn man sich ihnen liebevoll nähert. Manchmal sind sie jedoch auch übermäßig misstrauisch und verschlossen, in jedem Fall besteht kein adäquates Maß für Nähe und Vertrauen.

Diagnostik

Die **Diagnose** stützt sich auf die körperliche Untersuchung und Widersprüche in der Anamnese:
- Unerklärliche Pause, bevor der Arzt aufgesucht wird
- Der geschilderte Unfallmechanismus erklärt die Verletzung(en) nicht
- Zahlreiche „Unfälle" zu verschiedenen Zeitpunkten
- Unwahrscheinliche Beschuldigungen von Geschwistern oder Dritten.

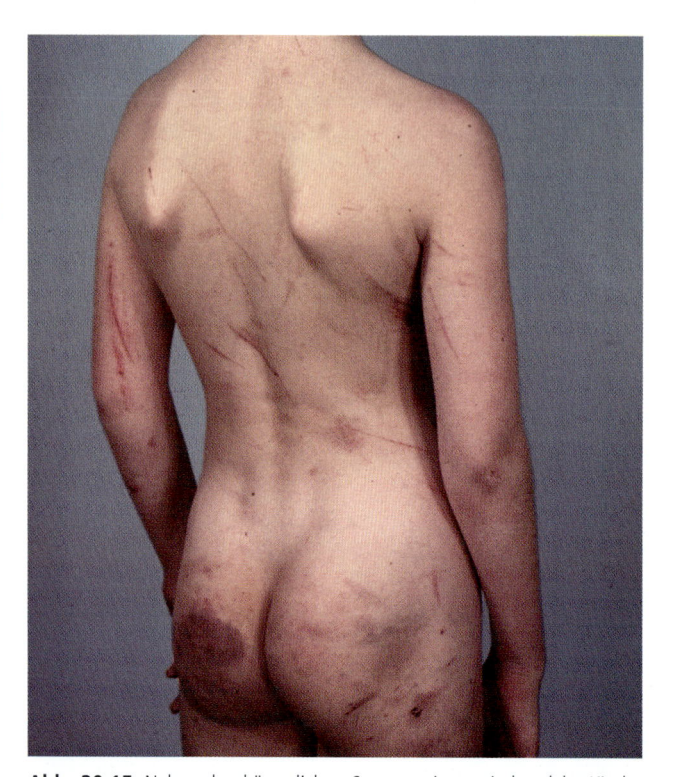

Abb. 20.15 Neben den körperlichen Spuren zeigen misshandelte Kinder auch starke Verhaltensauffälligkeiten wie z.B. Überängstlichkeit, Schüchternheit, Unfähigkeit zu spielen oder auch Enkopresis. Oft treten dann mehrere dieser Verhaltensauffälligkeiten kombiniert auf. [T112]

Es ist wichtig, auch die Geschwister zu untersuchen, denn oft werden in einer Familie mehrere Kinder misshandelt.

Behandlungsstrategie

Der erste Impuls des Teams ist, Kinder solchen Eltern zu entreißen. Aber Kinder lieben auch misshandelnde Eltern. Deshalb ist eine Entfernung aus der Familie nur indiziert, wenn die Gefährdung des Kindes groß ist.

Die **Therapie** zielt darauf ab, das familiäre Umfeld zu stabilisieren. Grundpfeiler sind Elternarbeit mit Krisenintervention, Aufwertung des Selbstvertrauens der Eltern, die Analyse kritischer Situationen, die zum „Ausrasten" führen, sowie Erziehungsberatung einschließlich der Frage „Wann und wie strafe ich mein Kind in angemessener Weise?". Oft müssen die Eltern grundlegend über die kindliche Entwicklung informiert werden. Gegebenenfalls werden Schlafstörungen bei den Kindern behandelt, damit dauernde Störungen der Nachtruhe als Stressoren entfallen.

Gut geeignet sind Spieltherapien für Eltern und Kinder: Sie lernen ihr Kind besser kennen und können eine neue Art von Beziehung entwickeln.

Liegt bei den Eltern eine psychische Störung vor, muss eine entsprechende Therapie eingeleitet werden. Das Kind wird bei entsprechender Indikation psychotherapeutisch, heilpädagogisch oder sonderpädagogisch betreut. Sinnvoll kann es sein, das Jugendhilfesystem konstruktiv zu integrieren, z.B. durch Installation einer sozialpädagogischen Familienhilfe.

Pflege und Erziehung

Im Umgang mit den Eltern sollte kein vorschneller Verdacht geäußert werden, denn falls sich dieser als haltlos erweisen sollte, können Fragen oder Andeutungen vonseiten der Mitarbeiter die therapeutische Bindung empfindlich stören. Bestätigt sich allerdings der Verdacht, besteht die Gefahr, dass die Eltern versuchen, das Kind der Behandlung zu entziehen. Daher sollte das Team sich aktiv um ein gutes Verhältnis zu den Eltern bemühen und versuchen, die Beziehung zwischen ihnen und dem Kind zu verbessern. Das ist schwer, weil die meisten Menschen sich automatisch mit dem Kind identifizieren und den Eltern gegenüber Rache oder Hassgefühle empfinden. Letztlich hängt aber die Prognose davon ab, ob es gelingt, Eltern *und* Kind in der Behandlung zu erreichen.

Sollte eine Zusammenarbeit mit den Eltern, die verständlicherweise Angst vor strafrechtlicher Verfolgung haben, nicht möglich sein, steht eventuell eine Fremdunterbringung des Kindes an.

Wie schon beschrieben, lieben Kinder ihre Eltern auch, wenn sie sie nicht adäquat behandeln. Der PED muss sich daher darauf einstellen, dass das Kind sich trotz der Misshandlung auf die Seite der Eltern stellen wird und Aussagen über die körperlichen Misshandlungen wieder zurücknimmt. Die Erfahrung hat gezeigt, dass es in einer solchen Situation wenig sinnvoll ist, das Kind davon zu überzeugen, die Wahrheit zu sagen. Viel hilfreicher ist es, auf die Ängste des jungen Patienten vor dem Verlust der Familie und der Unterbringung in einer fremden Umgebung einzugehen.

20.5.3 Sexueller Kindesmissbrauch

Sexuelle Übergriffe auf Kinder können die unterschiedlichsten Formen haben:
- Vorführen pornografischer Abbildungen und Filme
- Exhibitionismus vor dem Kind
- Berührungen der Genitalien oder Masturbation
- Vaginaler, oraler oder analer Sexualverkehr
- „Sonstige" Handlungen; dies umfasst alle nicht fest definierten Handlungen, bei denen sich Betroffene sexuell missbraucht fühlen, auch wenn kein Körperkontakt oder Exhibitionismus vorliegt. Dies können z. B. das unter Gewaltandrohung erzwungene Entkleiden der Opfer, aber auch verbale sexuelle Belästigungen sein.

> **Im Grundsatz gilt:** Für sexuellen Missbrauch gibt es keine Definition. Kein Fall ist wie der andere und lässt sich einfach in eine Schublade stecken. Es gilt, dass jegliche sexuelle Handlung als Missbrauch anzusehen ist, die gegen den Willen des Betroffenen vollzogen wird, vom Betroffenen als Missbrauch empfunden wird oder – falls der Betroffene seinen Willen (noch) nicht äußern kann (z. B. Kinder oder geistig behinderte Menschen) – gegen als allgemeingültig anerkannte gesellschaftliche Normen und Moralvorstellungen verstößt.

Missbrauch kommt in allen Altersstufen vor, am häufigsten in der Zeit der Vorpubertät. Wie weit sexueller Kindesmissbrauch wirklich verbreitet ist, ist unklar. Die polizeiliche Kriminalitätsstatistik des Bundeskriminalamtes für das Jahr 2008 weist 12.052 bekannt gewordene Fälle von sexuellem Missbrauch an Kindern aus. (📖 7) Wie viele Fälle im Verborgenen bleiben, ist jedoch ungewiss. Täter und Opfer können beiderlei Geschlechts sein. Der Missbrauch durch weibliche Täter wird häufig noch unterschätzt. (📖 9, 10, 11)

Sexueller Missbrauch von Kindern und Jugendlichen unter 18 Jahren ist u. a. in den Paragrafen 174, 176 und 176a **Strafbesetzbuch** (StGB) unter Strafe von bis zu 10 Jahren Gefängnis gestellt.

Umstände von sexuellem Missbrauch

Die Täter kommen meistens aus der Familie oder dem näheren familiären Umfeld, Väter sind als Täter vermutlich seltener als Stiefväter oder neue Partner der Mutter. Chronischer Missbrauch ist nur bei deutlich gestörten Familienverhältnissen möglich. Die Täter leiden häufig selbst an psychischen Störungen wie Beziehungsschwierigkeiten oder Persönlichkeitsstörungen. Oft hatten sie eine schwierige Kindheit und leben aktuell in einer problematischen Partnerschaft.

Ort des Missbrauchs

Meistens wird das Kind in der elterlichen Wohnung missbraucht. Die Opfer werden bedroht, belohnt oder gewalttätig gezwungen. In vielen Fällen droht ihnen der Täter auch für den Fall, dass sie etwas über den Missbrauch erzählen („Dann bring ich dich um!", oder: „Dann merken sie, dass du eine kleine Nutte bist und du kommst ins Heim!", oder: „Dann zerstörst *du* deine Familie!").

Zwar ist es unmöglich, kleinere Kinder zu konsequentem Lügen zu bringen, da ihr Verstand noch nicht weit genug entwickelt ist und sie ungefiltert einfach erzählen, was sie erlebt haben. Allerdings sind missbrauchte Kinder in ihrem Verhalten oft stark eingeschüchtert, haben keine neutralen Ansprechpartner außerhalb der Familie und können sich auf diese Weise keine Hilfe holen. Ältere Kinder und Jugendliche sind durch Drohungen und Anschuldigungen erpressbar.

> Besonders belastend ist es für Kinder, wenn andere Familienmitglieder, meist die Mutter, zwar von den sexuellen Übergriffen wissen, aber nichts dagegen unternehmen, hilfesuchende Äußerungen des Kindes nicht ernst nehmen oder nicht hören wollen („Das glaube ich nicht, das hast du dir nur eingebildet.").

Symptome

Körperliche **Symptome** sind genitale/rektale/orale Verletzungen, Hämatome an Oberschenkel, Gesäß oder Brust, aber auch Infektionen (sexuell übertragbare Krankheiten, genitale Pilzinfektionen, rezidivierende Harnwegsinfekte) und selten Schwangerschaften.

Missbrauchte Kinder sind in vielen Fällen verhaltensauffällig, allerdings gibt es keine „spezifischen" Störungen. Gehäuft tritt depressives, regressives, z. B. Enuresis, Enkopresis (> 20.3.3 und > 20.3.4), oder ängstliches Verhalten auf. Daneben kommt es zu Schlafschwierigkeiten, Beziehungsstörungen, altersunangemessener Trennungsangst (möglicherweise auch gegenüber dem Täter), zu suizidalen Impulsen und Ess-Störungen. Manche Kinder versuchen, von zu Hause wegzulaufen oder sich möglichst viel außerhalb des Elternhauses aufzuhalten. Oft haben sie keine Freunde, weil sie Kontakte zu anderen Kindern vermeiden. Häufig besteht bei betroffenen Kindern eine unangemessene Nähe-Distanz-Regulierung, sie tragen Reizwäsche und verhalten sich in altersuntypisch erotischer Weise. Jugendliche verhalten sich z. T. promiskuitiv, d. h., sie haben häufig wechselnde sexuelle Partner – hier besteht zusätzlich die Gefahr durch Infektion mit Geschlechtskrankheiten. Teilweise kommt es zu Substanzkonsum (z. B. Drogen, Alkohol), um die belastenden Erlebnisse zu „vergessen". Manche Betroffenen sind auch auffällig verschlossen, misstrauisch und abweisend. Auffällig sind auch ungeklärte Geldquellen des Kindes oder die Verweigerung der körperlichen Untersuchung des Kindes durch die Eltern.

> Vernachlässigung, Misshandlung und sexueller Missbrauch sind schreckliche Geschehnisse, die in der Gesellschaft immer wieder vorkommen. Sie sind aber keine psychischen Erkrankungen, sondern Gesetzesverstöße! Um die Opfer nicht auch noch vonseiten der Sozialberufe unangemessen zu stigmatisieren, muss hier sorgfältig unterschieden werden.

Posttraumatische Belastungsstörung

Nach einem traumatisierenden Ereignis wie einem Missbrauch kann eine psychische Störung entstehen: Bis zu 40 bis 50 % der missbrauchten Kinder/Jugendlichen entwickeln nach einem erlittenen sexuellen Missbrauch Symptome einer posttraumatischen Belastungsstörung. Das bedeutet aber auch: Nach erlittenem sexuellem Missbrauch bleiben die Hälfte der Opfer psychisch gesund und sollten jede notwendige Hilfe bekommen, aber sich nicht automatisch dem Vorurteil der psychischen Krankheit aussetzen müssen.

Im Einzelfall ist jede Störung als Folge einer subjektiv als Belastung oder Trauma erlebten Situation möglich, unabhängig vom objektiven Geschehen. **Traumafolgeerkrankungen** können insofern unterschiedliche Ausprägungen erreichen:

- Die **akute Belastungsreaktion** ist ein oft gemischtes, wechselndes, akut mit oder nach der Belastung entstehendes Bild mit Depression, Ärger, Angst, Verzweiflung, Hyperaktivität und Rückzug. Wenn eine Entfernung aus der belastenden Situation möglich ist, klingen die Symptome in der Regel innerhalb von Stunden oder wenigen Tagen ab
- Die **posttraumatische Belastungsstörung** (PTBS) (> 18.3.1) entsteht in der Regel innerhalb von sechs Monaten nach einem als erheblich traumatisch erlebten Ereignis mit wiederholtem unausweichlichem Wiedererleben des Erlebnisses in Gedächtnis, Tagträumen, Träumen und oftmals szenischem Wiedererleben von verschiedenen Sinnesqualitäten und Emotionen (*Flashbacks*, dissoziatives Erleben)
- Vermeidung von auslösenden Reizen (*Triggern*)
- Emotionaler Rückzug, Gefühlsabstumpfung, Veränderung der Stimmung
- Übererregung des autonomen Nervensystems (*Hyperarousal*)
- Häufig treten bei schweren posttraumatischen Belastungsstörungen, v. a. bei Jugendlichen (auch bei Erwachsenen, weniger bei Kindern), selbstverletzendes Verhalten und/oder Suizidalität auf (> 23.1)
- In schweren Fällen, v. a. nach fortgesetztem traumatischem Erleben, kann die Symptomatik chronifizieren und zu einer **anhaltenden Veränderung der Persönlichkeitsentwicklung** führen. Diskutiert wird ein Zusammenhang zwischen Traumatisierungen und der Entstehung einer Borderline-Persönlichkeit (> 17.1.8). Auch ein regelmäßiger Drogen- oder Alkoholkonsum, um die Symptome der PTBS selbst zu „behandeln", kann Folge sein
- Von einer **Anpassungsstörung** spricht man bei emotionalem Leid und subjektiver Beeinträchtigung, die die Lebensgestaltung beeinträchtigen und während des Anpassungsprozesses an eine entscheidende Lebensveränderung auftreten. Die Störung kann die Emotionalität, v. a. Angst und Depression, sowie das Sozialverhalten betreffen. Je nach Ausprägung werden entsprechende Untergruppen unterschieden.

Einflüsse auf die Schwere der Traumatisierung

Ob beim einzelnen Menschen nach einem traumatischen Erlebnis eine der genannten psychischen Störungen entsteht, hängt von unterschiedlichen Faktoren ab.

Positiv auf den Betroffenen wirken sich u. a. aus:
- Verständnisvolle und sensible Reaktionen der Umgebung
- Das Bestehen von stabilen und stützenden Beziehungen
- Die vollständige Entfernung der Belastung
- Vorherige stabile Umfeldfaktoren
- Resilienzfaktoren (*die Widerstandsfähigkeit des Betroffenen gegenüber Belastungen*).

Negativ wirken sich u. a. aus:
- Zusätzliche Stigmatisierung
- Bereits bestehende andere psychische Störungen
- Mehrfache Traumatisierungen.

Diagnostik

Die **Diagnose** kann am ehesten ein erfahrener Kinder- und Jugendpsychiater oder Psychiater stellen. Sie stützt sich auf Angaben zu den Belastungen sowie die Beobachtung und das Gespräch mit den betroffenen Patienten sowie Gespräche mit den Angehörigen. Wichtig dabei ist die Erfassung von Veränderungen im Vergleich zur Situation *vor* der Traumatisierung. Vor allem Aussagen von kleineren Kindern sollten im Gespräch nicht durch suggestives Fragen beeinträchtigt werden.

> **VORSICHT!**
> Im Gespräch mit betroffenen Kindern/Jugendlichen muss immer daran gedacht werden, dass ungeschütztes Reaktualisieren der Erinnerungen eine erneute Traumatisierung hervorrufen kann. Die Anleitung zur Stabilisierung ist oft wichtiger als das Erfragen von Details!

Behandlungsstrategie

Die **Behandlungsstrategie** richtet sich nach Art und Ausmaß der Störung. Die Kinder werden psychotherapeutisch und eventuell spieltherapeutisch betreut. Verhaltenstherapie ist erfolgversprechend bei Ängsten und Ess-Störungen. Weiterhin werden Elternberatung und Familientherapie angestrebt. Bei Fällen von intrafamiliärer Gewalt werden, falls irgend möglich, der Täter und unter Umständen auch die duldende Mutter zu einer Behandlung motiviert.

In der stationären Kinder- und Jugendpsychiatrie werden häufig Patientinnen und auch Patienten mit einer komplexen posttraumatischen Belastungsstörung behandelt. Bei der akuten Belastungsreaktion ist oft eine stützende Begleitung notwendig, während die Störung innerhalb von Stunden oder Tagen abklingt. In der Regel ist hier v. a. eine Beratung der Bezugspersonen zu einem Setting in der Familie mit tragender Normalität sinnvoll, denn oft sind auch die Angehörigen stark verunsichert.

Zur Behandlung von dissoziativen Anteilen *(Flashbacks)* kann eine Medikation mit einem atypischen Neuroleptikum (➤ Pharma-Info 14.1) unterstützend sinnvoll sein. Zur Stimmungsstabilisierung können in schweren Fällen Antidepressiva (➤ Pharma-Info 15.1) eingesetzt werden.

Als erfolgversprechende Methode, insbesondere bei Monotraumatisierung, hat sich **EMDR** *(Eye Movement Desensitization and Reprocessing,* wörtlich auf Deutsch: „Augenbewegungs-Desensibilisierung und Wiederaufarbeitung") etabliert. Die Methode des EMDR ist eine spezielle Therapieform, die auch bei kleineren Kindern mit entsprechenden Anpassungen durchgeführt werden und zügig zu Symptomverbesserungen führen kann. Klassische Traumatherapie kann mit EMDR kombiniert werden. Bei chronischer/serieller Traumatisierung ist eine Stabilisierungsphase sinnvoll, die aber alleine auf Dauer nicht reicht, sondern eher als Vorbereitung für z. B. eine EMDR-Behandlung gesehen werden sollte. Ein Fehler, der hier gemacht werden kann und z. T. auch mit Unsicherheiten des Behandlers zu tun hat, ist ein „Steckenbleiben" in der Stabilisierungsphase.

Zu **Komplikationen** führt in der stationären Behandlung oft das Auftreten von massiven Dissoziationen, Selbstverletzungen oder Suizidgedanken/-absichten/-handlungen. Selbstverletzungen dienen dabei aus Sicht der Betroffenen dem Aufbrechen der Abgestumpftheit („sich wieder spüren") oder der Beendigung von dissoziativem Erleben („wieder zu sich kommen"). Erhebliche Selbstgefährdungen müssen z. T. durch Ausübung von Zwang verhindert werden. Dabei ist unbedingt darauf zu achten, dass erneute Traumatisierungen so weit wie möglich vermieden werden. Oftmals erfolgt in der Übertragung eine Reinszenierung des traumatischen Erlebnisses, die immer professionell gehandhabt werden muss. Supervision der Betreuenden ist hier sinnvoll und hilfreich.

Wenn das Bezugssystem die Betreuung und Förderung der Patientinnen nicht ausreichend gewährleisten kann und dabei Hilfe benötigt, wird mit Einverständnis der Sorgeberechtigten das zuständige Jugendamt hinzugezogen, um eine tragfähige Perspektive für die Betroffenen sicherzustellen. Bei einer Gefährdung des Kindeswohls kann das Jugendamt auch ohne Einverständnis der Sorgeberechtigten einbezogen werden. In diesen Fällen wird man das Vorgehen gegenüber den Betroffenen und den Sorgeberechtigten transparent machen, was sehr behutsam geschehen muss.

Prognose

Bei vielen Traumafolgeerkrankungen ist eine effektive Behandlung möglich, die zumindest zu einer deutlichen Verbesserung der Symptomatik und der Lebensqualität führt. Oftmals werden die Betroffenen frei von psychischer Störung. Wenn auch die objektive Vergangenheit nicht verändert werden kann, so kann doch eine Verarbeitung der belastenden Emotionen erfolgen und das Geschehen in die eigene Lebensgeschichte integriert werden, sodass die Erinnerungen nicht mehr traumatisierend erlebt werden oder zumindest kontrolliert werden können.

> Sexueller Missbrauch ist besonders traumatisch, wenn er mit Gewalt oder Beischlaf verbunden ist, in frühem Alter beginnt, lange andauert und wenn der Täter der Vater oder Stiefvater ist. Viele Betroffene haben ihr Leben lang mit den Folgen der Ereignisse zu kämpfen.

Vermutlich gibt es keine spezifischen psychischen Störungen von Erwachsenen, die durch sexuellen Kindesmissbrauch entstehen. Ein erhöhtes Risiko für die Entwicklung von Verhaltensauffälligkeiten (z. B. Kontaktstörungen), Angstsyndromen, Depressionen, Drogenabhängigkeit und Persönlichkeitsfehlentwicklungen besteht dennoch.

Sexueller Missbrauch ist häufig in der Anamnese von Patientinnen mit **Borderline-Syndrom** (➤ 17.1.8) und **Bulimie** (➤ 19.2.2) zu finden.

Pflege und Erziehung

Sexueller Missbrauch bei Kindern und Jugendlichen kommt häufiger vor als vermutet. Oft kommt erst im Lauf der Therapie zutage, dass ein Kind oder Jugendlicher in seinem Vorleben sexuell missbraucht worden ist. Anzeichen für sexuellen Missbrauch in der Vorgeschichte können sein:
- Depressivität
- Mangelndes Selbstwertgefühl
- Weglauftendenzen
- Verwahrlosung
- Mangelnde Körperpflege
- Drogenkonsum
- Sexualisiertes Verhalten oder übertriebene Schamhaftigkeit
- Dissoziationen
- Flashbacks
- Albträume
- Schlafstörungen
- Ess-Störungen.

Sollte im Verlauf der Therapie der Verdacht auf sexuellen Kindesmissbrauch aufkommen, ist es für die Mitarbeiter wichtig, damit vorsichtig und professionell umzugehen. Jedem Verdacht sollte nachgegangen werden, gleichzeitig sollte aber auch nicht bei jeder Verhaltensauffälligkeit *nur* darauf geschlossen werden.

Erhärtet sich der Verdacht oder wird er konkret von dem Kind oder Jugendlichen geäußert, muss das sehr ernst genommen werden.

Oft versuchen die Patienten auch, einen Mitarbeiter ins Vertrauen zu ziehen mit der Option, es niemandem zu erzählen. Darauf darf sich der PED auf keinen Fall einlassen! Besser ist es, dem Kind oder Jugendlichen zu signalisieren, dass sie verstehen, in welcher Zwickmühle sie sich befinden, und alles, was weiter geschieht, mit ihm besprochen wird. Verpflichtungen zur Geheimhaltung wären nur eine Fortsetzung der Situation zu Hause und würden aus dem sexuellen Missbrauch wieder ein „Tabuthema" machen.

Bei der Pflege und Betreuung von sexuell missbrauchten Kinder oder Jugendlichen neigen die Mitarbeiter des PED häufig dazu, die Patienten nur als Opfer zu sehen und sie dementsprechend zu behandeln. Ein Mensch ist aber nie nur Opfer und sollte auch nicht nur darüber identifiziert werden.

Ein weiteres Problem besteht oft darin, dass Opfer zu Tätern werden. Dies kann so weit gehen, dass Jugendliche Mitarbeiter oder Patienten sexuell belästigen oder sich ihnen gegenüber aggressiv verhalten. In solchen Situationen muss der PED trotz allem Verständnis für die Situation des Patienten klare Grenzen setzen.

> Nicht selten kommt es vor, dass auf ein und derselben Station Täter und Opfer behandelt werden. Dies ist eine sehr ungünstige Konstellation und sollte auf jeden Fall vermieden werden. Besonders wenn Täter und Opfer sich kennen, müssen sie getrennt untergebracht werden.

In der Arbeit mit Kindern und Jugendlichen, die Gewalt, Vernachlässigung oder andere Belastungen erfahren haben, ist ein berechenbarer, gut überschaubarer Tagesablauf mit festen Eckpunkten (z. B. gemeinsame Mahlzeiten, Gesprächs- und Gruppenrunden, Schule) ebenso wichtig wie transparente Regeln und Grenzen, die zur Orientierung für den Umgang unter- und miteinander hilfreich sein können. Der strukturierte Stationsalltag wird so zu einem verlässlichen Routinealltag, in dem die Patienten, aber auch die Erwachsenen (PED) sich Regeln und Grenzen stellen müssen.

Am Anfang ist durch die Bezugsperson eine engmaschige Begleitung und Beobachtung notwendig, diese sollte durch eine wertschätzende Grundhaltung gekennzeichnet sein. Im weiteren Verlauf sollte eine Tages- und Situationsreflexion mit dem Jugendlichen (z. B. der Patient zieht sich oft aus Gruppenaktionen zurück) durch den Pflege- und Erziehungsdienst erfolgen.

Hilfreich können während der Therapie individuelle „Wohlfühlprogramme" (Körperwahrnehmung, z. B. Berührung mit Igelbällen auf der Hand, am Arm etc.) sein. Dies sollte nur in Absprache mit dem Therapeuten und dem Team geschehen.

Literatur und Kontaktadressen

LITERATURNACHWEIS

1. Kuchenbecker, Andreas: Pädagogisch-pflegerische Praxis in der Kinder- und Jugendpsychiatrie. Verlag Modernes Lernen, Dortmund 2002.
2. Schick, A.; Cierpka, M.: FAUSTLOS – Ein Gewaltpräventions-Curriculum für Grundschulen und Kindergärten – Praktische Anwendung und Effektivität. Verfügbar unter: http://www.roth-programmierung.de/red_upload/8053/documents/epd-Dokumentation.pdf
3. Gauda, Gudrun: Theorie und Praxis des therapeutischen Puppenspiels. Lebendige Psychologie C. G. Jungs. Verlag Modernes Lernen, Dortmund 2001.
4. The Lancet, Vol. 374, 2009, S. 881–892.
5. Klein, M.: Kinder und Suchtgefahren. Schattauer Verlag, 2008.
6. Drogen- und Suchtberichte 2009 und 2012. Herausgegeben von der Drogenbeauftragten der Bundesregierung (www.drogenbeauftragte.de).
7. www.bka.de
8. http://www.polizei-beratung.de/presse/downloads/infografiken/index/content_socket/infografiken/display/217/
9. Steinhage, Rosemarie: Sexueller Mißbrauch an Mädchen. Ein Handbuch für Beratung und Therapie. Rowohlt Verlag, Reinbeck 2002.
10. Elliot, Michele (Hrsg.): Frauen als Täterinnen. Sexueller Missbrauch an Mädchen und Jungen. Verlag Mebes & Noack, Köln 1995.
11. Bange, Dirk; Enders, Ursula: Auch Indianer kennen Schmerz. Sexuelle Gewalt gegen Jungen. Verlag Kiepenheuer und Witsch, Köln 1995.

KONTAKTADRESSEN

- „Die Nummer gegen Kummer"
  (kostenfreie Beratung für Kinder und Jugendliche)
  Telefon: 08 00/1 11 03 33
  www.nummergegenkummer.de
- Die Kinderschutz-Zentren
  Bonner Str. 145
  50968 Köln
  Telefon: 02 21/56 97 53
  www.kinderschutz-zentren.de
- Bundesvereinigung Lebenshilfe für Menschen mit geistiger Behinderung e. V.
  Raiffeisenstraße 18
  35043 Marburg
  Telefon: 0 64 21/49 10
  www.lebenshilfe.de
- Autismus Deutschland e. V.
  Bebelallee 141
  22297 Hamburg
  Telefon: 0 40/5 11 56 04
  www.autismus.de
- Bundesverband Arbeitskreis Überaktives Kind e. V.
  Postfach 410724
  12117 Berlin
  Telefon: 0 30/85 60 59 02
  www.adhs-deutschland.de
- Kindernetzwerk e. V.
  für kranke und behinderte Kinder und Jugendliche
  in der Gesellschaft
  Hanauer Str. 8
  63739 Aschaffenburg
  Telefon: 0 60 21/1 20 30
  www.kindernetzwerk.de
- Zartbitter e. V.
  Kontakt- und Informationsstelle gegen sexuellen Missbrauch an Mädchen und Jungen
  Sachsenring 2–4
  50677 Köln
  Telefon: 02 21/31 20 55
  www.zartbitter.de

KAPITEL 21

Giulio Calia, Matthias Schulte

Pflege in der Gerontopsychiatrie

21.1	Einführung in die Pflege von alten Menschen	372
21.1.1	Ganzheitlich orientierte und aktivierende Pflege	373
21.1.2	Zentralnervöse und psychische Veränderungen im Alter	374
21.2	Diagnostik und Therapie bei alten Menschen	376
21.2.1	Diagnostik bei alten Menschen	376
21.2.2	Medikamentöse Therapie bei alten Menschen	376
21.3	Demenz	378
21.3.1	Alzheimer-Demenz	379
21.3.2	Vaskuläre Demenz	381
21.3.3	Lewy-Körperchen-Demenz	382
21.4	Pflege bei Demenz	383
21.4.1	Bezugspflege	384
21.4.2	Milieutherapie und Milieugestaltung	384
21.4.3	Pflegekonzepte	385
21.4.4	Pflegeinterventionen	388
21.4.5	Angehörigenarbeit	394
21.4.6	Beobachten, Beurteilen und Intervenieren	394
21.5	Depressive Zustände: Involutionsdepression	398
21.6	Paranoide Symptomatik	399
	Literatur und Kontaktadressen	400

Gerontopsychiatrie: Teilgebiet der Psychiatrie, das sich mit seelischen Krankheiten älterer Menschen beschäftigt.
Gerontologie (*Altersforschung,* von griech. *geron* = Alter, Greis und griech. *logos* = Lehre): Wissenschaft von den körperlichen, psychischen und sozialen Vorgängen des Alterns.
Geriatrie (*Altersheilkunde):* Lehre von den Krankheiten des alternden und des alten Menschen einschließlich ihrer Prävention und Behandlung sowie der Rehabilitation des älteren Menschen. Gewissermaßen der medizinische Zweig der Gerontologie.
Allerdings: Es gibt (fast) keine „Alterskrankheiten" – alle scheinbar „typisch" geriatrischen Erkrankungen können auch schon in früheren Jahren auftreten, und umgekehrt muss nicht jeder ältere Mensch zwangsläufig daran erkranken.

Die Geriatrie berührt *alle* medizinischen Fachgebiete, in besonderem Maße jedoch neben der Inneren Medizin auch die Psychiatrie. Daher benötigen Pflegende, die in der Psychiatrie tätig sind, nähere Kenntnisse von den sozialen, psychischen und körperlichen Problemen älterer Menschen. Ein solches Wissen nimmt an Bedeutung zu, denn **Gerontologie, Geriatrie** und **Gerontopsychiatrie** werden in Zukunft aufgrund der Veränderung der Alterspyramide und der Zunahme der Lebenserwartung eine immer größere Rolle spielen: Zu Beginn des Jahrhunderts entsprach der Altersaufbau der deutschen Bevölkerung einer Pyramide, wobei die zahlreichen Kinder und Jugendlichen die Basis und die wenigen alten Menschen die Spitze der Pyramide bildeten. Waren damals nur 5% der Deutschen über 65 Jahre alt, sind es heute mehr als 15% und ihr Anteil wird bis zum Jahre 2030 auf über 30% ansteigen (> Abb. 21.1).

Die meisten chronischen psychischen Krankheiten, die bei einem Menschen schon früher aufgetreten sind, bestehen im Alter weiter, z. B. neurotische Störungen und Persönlichkeitsstörungen sowie chronifizierte Psychosen. Oft lassen psychische Störungen allerdings in der Symptomatik nach, so z. B. bei der Schizophrenie, die im Alter oft keine akut-wahnhafte Symptomatik mehr aufweist, sondern in ein Residuum (> 14.1.7) mündet. Umgekehrt kann es aber auch zu einer Verschärfung einzelner problematischer Charakterzüge oder Symptome kommen. Einige psychische Störungen und Phänomene treten im Alter gehäuft und in besonderer Ausprägung auf. Hier sind vor allem zu nennen:
- Demenz (> 21.3)
- Depressive Zustände (> 21.5, > 15.1)
- Schlafstörungen (> 9.1.2)
- Pathologische Trauerreaktion (*Anpassungsstörungen,* > 21.5)
- Schmerzsyndrom (Kapitel > 12)
- Delirien, akute organische Psychosyndrome (> 16.2.1)
- Suizidalität (Kapitel > 23).

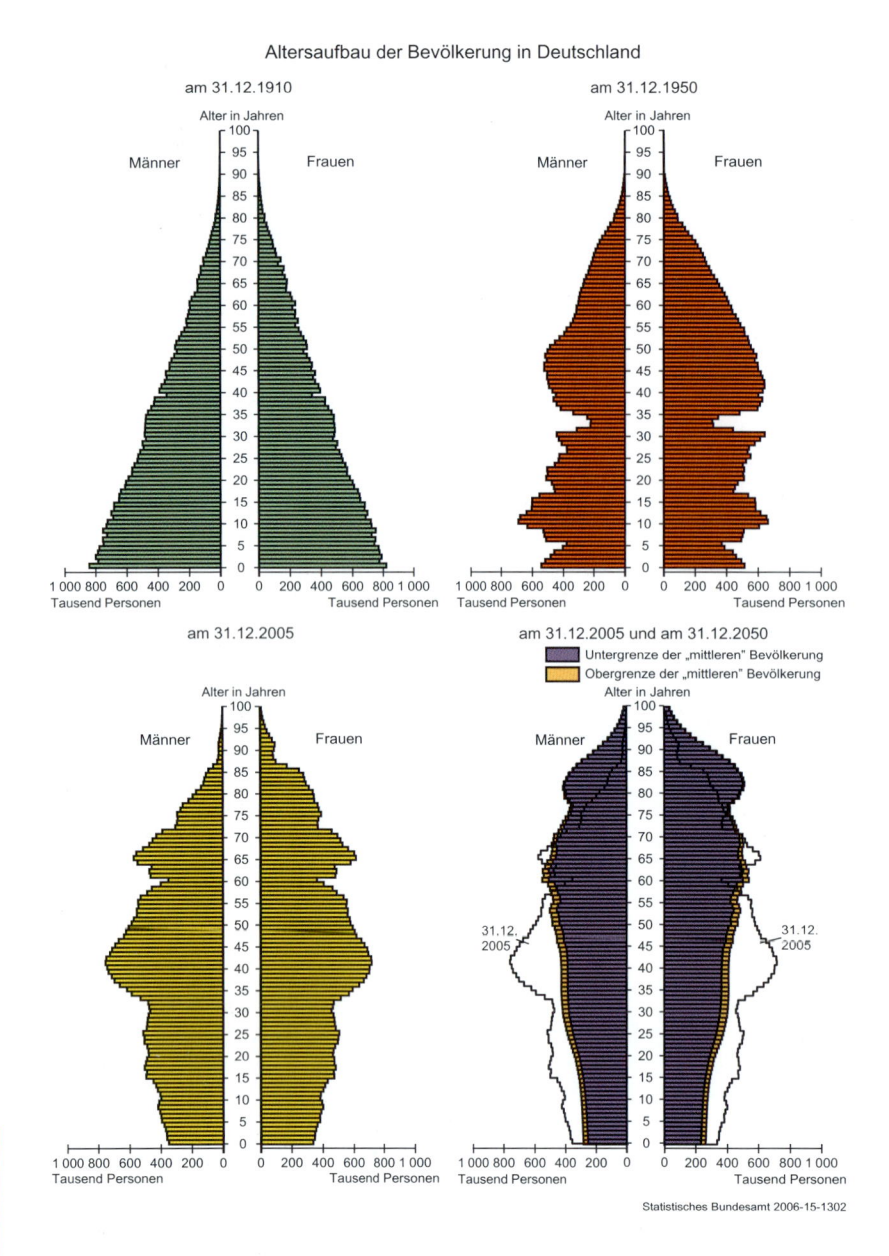

Abb. 21.1 Es wird geschätzt, dass der Anteil der Kinder und Jugendlichen bis zum Jahre 2050 stetig zurückgehen und sich der Anteil der über 60-Jährigen erhöhen wird. [W193]

Mehr als zwei Drittel der Menschen sind auch im Alter von über 65 Jahren psychisch gesund, nur bei einer – wenn auch großen – Minderheit liegen psychische Störungen im weitesten Sinn vor. Die häufigsten psychischen Krankheiten bei älteren Menschen sind Depressionen und Demenzen.

21.1 Einführung in die Pflege von alten Menschen

Altern ist keinesfalls immer gleichzusetzen mit geistigem Abbau oder Pflegebedürftigkeit; die Mehrzahl der alten Menschen ist zufrieden mit ihrer Gesundheit und Lebensqualität (> Abb. 21.3).

Dennoch sind bei vielen älteren Menschen infolge natürlicher oder krankhaft beschleunigter Alterungsvorgängen nicht nur *ein*, sondern *viele* Organe in ihrer Leistung oder Leistungsreserve eingeschränkt (sog. *Multimorbidität*). So leidet ein typischer multimorbider Patient gleichzeitig an Herzinsuffizienz, Bluthochdruck, Niereninsuffizienz, Diabetes mellitus und Gelenkbeschwerden, z. B. durch eine Arthrose (> Abb. 21.2).

Diese **Multimorbidität** kann die Behandlung des Patienten erheblich erschweren. Beispielsweise können einige Arzneimittel nur in niedriger Dosierung oder überhaupt nicht gegeben werden, wenn die Nieren des Patienten nicht mehr ausreichend arbeiten. Oder ein Arzneimittel kann zwar die eine Erkrankung verbessern (z. B. Hypertonie), dafür aber eine andere verschlechtern, z. B. eine gleichzeitige arterielle Durchblutungsstörung. Nicht selten erhalten Patienten in diesem Altersspektrum mehrere Medikamente, sodass es zu ungünstigen Wechselwirkungen kommen kann. Manche Medikamente können auch psychische Symptome als unerwünschte Begleitwirkungen auslösen.

21.1.1 Ganzheitlich orientierte und aktivierende Pflege

Altern, Gesundheit und Krankheit erfassen den Menschen in der Ganzheit seines Daseins. Dennoch können die Veränderungen und Auswirkungen in den einzelnen Bereichen vom Patienten unterschiedlich wahrgenommen und erlebt werden. Um einen Menschen als *ganzheitliches Wesen* und als *gewordene Persönlichkeit* kennenzulernen, bedarf es sowohl der Information über seine sozialen Beziehungen, über besondere Lebensereignisse als auch über das persönliche Erleben und den Umgang damit. (📖 1)

Die *ganzheitliche Unterstützung* bei alltäglichen pflegerischen Verrichtungen stellt die Hauptaufgabe in der geriatrischen Pflege dar. Gleichzeitig berücksichtigt sie die zunehmende Multimorbidität der alten Menschen (➤ Tab. 21.1). **Ganzheitlich orientierte und aktivierende Pflege** umfasst:

- Anleitung zur oder Ermöglichung von Selbstpflege – z. B. durch Schaffung günstiger Bedingungen, Begleitung bei den alltäglichen Verrichtungen
- Beratung und Betreuung
- Unterstützung bei eingeschränkter Selbstpflege – z. B. Aktivierung von Ressourcen und gesunden Anteilen, rehabilitative Maßnahmen, Anleitung zur Pflege
- Übernahme der Pflege bei alters- oder krankheitsbedingt ausgefallener Selbstpflege – Überwachung der Vitalfunktionen, Durchführung von Prophylaxen, Übernahme von Pflegehandlungen
- Begleitung des einsamen, leidenden oder ängstlichen Patienten – Zuwendung, Anteilnahme, Verständnis
- Begleitung des sterbenden oder unheilbar kranken Patienten – menschliche Nähe und Zuwendung, Förderung von Ressourcen (Glaube, soziale Beziehungen), palliative Maßnahmen.

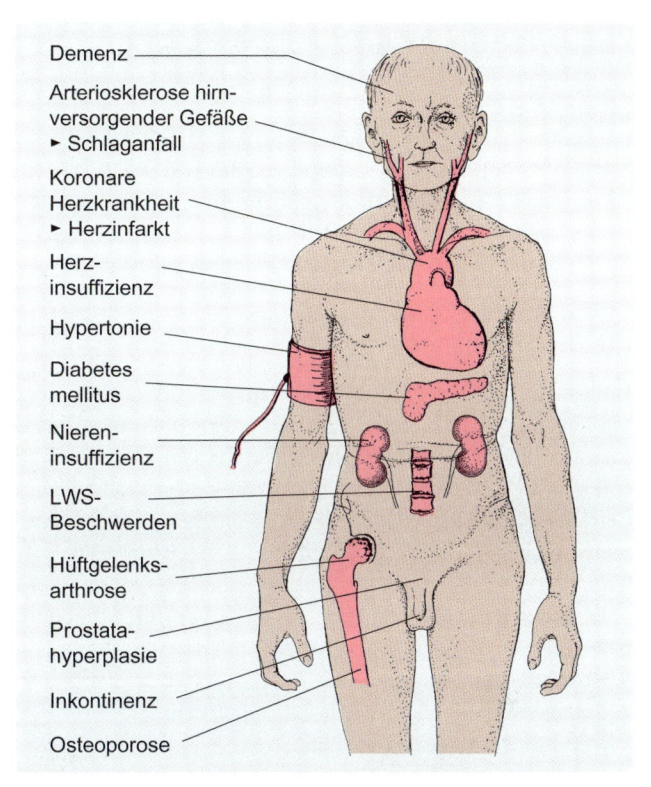

Abb. 21.2 Häufige medizinische Probleme des älteren Menschen, von denen oft mehrere gleichzeitig vorliegen *(Multimorbidität)*. [L190]

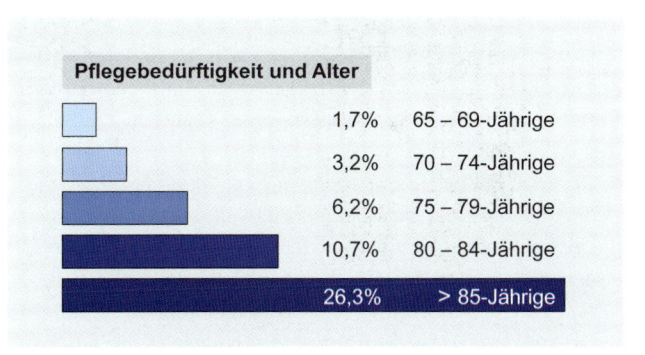

Abb. 21.3 Pflegebedürftigkeit und Alter stehen in einem Zusammenhang. Der Anteil der Pflegebedürftigen im Alter nimmt zu. [A400]

Tab. 21.1 Oft treten bei älteren Patienten gleichzeitig mehrere Pflegediagnosen auf. *Hallal* ermittelte bereits 1985 in einer Untersuchung durchschnittlich 5,06 Pflegediagnosen. Die Tabelle zeigt die häufigsten. *(Nach Corr u. Corr, 1992)*

Pflegediagnose	Häufigkeit [%]
Eingeschränkte körperliche Mobilität	80
Veränderungen beim Wohlbefinden: Schmerz	41
Veränderungen bei der Ernährung: unzureichende Nahrungszufuhr	41
Angst	30
Veränderungen beim Stuhlgang: Verstopfung	26
Veränderungen beim Urinieren	26
Hautprobleme	24
Negative Veränderungen beim Selbstbild	23
Schlafstörungen	22
Defizite bei der Selbstversorgung	22

Pflegende von älteren Menschen benötigen **besondere Kompetenzen**. Diese umfassen das Wissen um:
- Den physiologischen Alterungsprozess
- Die vielschichtigen Probleme bei Erkrankungen im Alter, besonders das der Multimorbidität
- Psychische und soziale Einflüsse bei der Entstehung und Bewältigung von Krankheit und Behinderung im Alter
- Spezielle geriatrische Probleme, z. B. Immobilität, Stürze, Verwirrtheit (➤ 21.3)
- Besonderheiten diagnostischer und therapeutischer Maßnahmen bei älteren Menschen (➤ 21.2)
- Soziale und rechtliche Aspekte im Alter.

21.1.2 Zentralnervöse und psychische Veränderungen im Alter

Das Gehirn ist ein gutes Beispiel dafür, wie Training das Altern beeinflusst: Ein geistig aktiver und geübter alter Mensch kann ein besseres Gedächtnis haben als ein durchschnittlich trainierter junger Mensch und auch im hohen Alter ist Lernen (etwa das Neuerlernen einer Fremdsprache) noch möglich.

Alterungsvorgänge des Gehirns

Die Zahl der Nervenzellen im Gehirn nimmt während des ganzen Lebens ab. Doch dieser Schwund erklärt nicht den deutlichen Abfall *messbarer* intellektueller Leistungen, da das Gehirn eine große „Reservekapazität" besitzt. Von diesem Abfall sind Gedächtnisleistung, Konzentrationsfähigkeit, Schreibgeschwindigkeit und zahlreiche weitere Gehirnleistungen betroffen.

Es finden sich vielfältige feingewebliche **Veränderungen im Gehirn:**
- Abnahme von Ganglienzellen und Astrozyten
- Einlagerung des „Alterspigments" Lipofuszin
- Verschmälerung der Hirnwindungen
- Verdickung der Hirnhäute.

Kognitive Funktionen

Nach heutigem Kenntnisstand lassen sich bei den **kognitiven Funktionen** (*Kognition* = Sammelbegriff für Wahrnehmen, Denken, Erkennen und Erinnern) zwei Gruppen bilden, die sich im Alter unterschiedlich verändern:
- Die erste Gruppe, *die kristallinen Funktionen (oder: kristalline Intelligenz)*, beinhaltet bildungs- und übungsabhängige Leistungen wie Allgemeinwissen oder Sprachschatz. Sie nehmen mit dem biologischen Alter kaum ab und lassen sich durch Aktivität und Training sogar steigern
- Die zweite Gruppe, *die flüssigen Funktionen (oder: fluide Intelligenz)*, umfasst die Flüssigkeit der Umstellung und Wendigkeit in neuen Situationen, z. B. die schnelle Orientierung in neuen Umgebungen. Sie hängen von einer flexiblen und raschen Informationsverarbeitung ab und nehmen im Alter vor allem in ihrer Geschwindigkeit kontinuierlich ab. Die Betroffenen klagen insbesondere über eine nachlassende Gedächtnisbildung, also zunehmende Schwierigkeiten, neue Informationen aufzunehmen und zu behaltet (➤ Abb. 21.4).

> **Informationsmenge pro Zeiteinheit reduzieren**
> Die Verlangsamung aller informationsverarbeitenden Prozesse im Alter hat Auswirkung auf die Pflege: In allen Verständnis- und Anleitungssituationen reduzieren die Pflegenden die Informationsmenge pro Zeiteinheit, auch wenn dies viele ältere Patienten aus Stolz nie von sich aus erbitten.

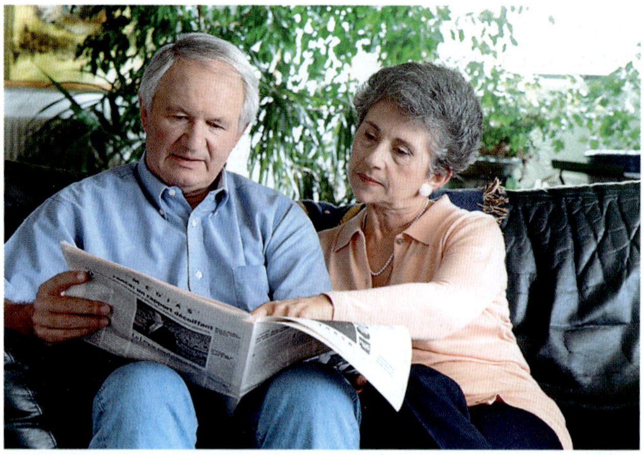

Abb. 21.4 Das regelmäßige Lesen der örtlichen Tageszeitung trainiert die kognitiven Funktionen und wirkt dem sozialen Altern durch Teilnahme am Geschehen in der Gesellschaft entgegen. [J787]

Veränderungen der Emotionalität

Mit **Emotionalität** werden sowohl kurzfristige Gefühle wie Ärger oder Freude als auch längerfristige Stimmungen und Eigenschaften wie Wohlbefinden und Lebenszufriedenheit bezeichnet.

Die Annahme, dass alte Menschen wesentlich häufiger traurig, depressiv oder (lebens)unzufrieden sind, konnte in Untersuchungen nicht bestätigt werden. Allenfalls lässt sich eine geringere „Auslenkung" emotionaler Reaktionen im Alter nachweisen – also keine Schwankungen zwischen „himmelhoch jauchzend und zu Tode betrübt" innerhalb kurzer Zeit.

> Für die *Emotionalität* der alten Menschen sind Faktoren wie Gesundheit, Aktivitätsniveau und sozialer Status von größerer Bedeutung als das biografische Alter. Mit zunehmender kognitiver Einschränkung nehmen die Emotionalität und der emotionale Gehalt von Aussagen eine zentrale Rolle ein.

Veränderungen der Persönlichkeit

Persönlichkeitsmerkmale (*Charaktereigenschaften*) sind Eigenschaften, die sich bis ins hohe Alter kaum ändern. Allerdings nimmt extrovertiertes (offenes, entgegenkommendes) Verhalten eher ab, während introvertiertes (sich abschirmendes, zögernd-abwartendes) Verhalten zunimmt. Bei vielen älteren Menschen verstärken sich auch diejenigen Charaktereigenschaften, die sie schon vorher auszeichneten. Beispielsweise kann aus einem sparsamen Menschen ein geiziger, aus einem leicht Unzufriedenen ein ständig nörgelnder Querulant werden.

Verwirrtheit

> **Verwirrtheit:** Bei der Verwirrtheit stehen Störungen der Aufmerksamkeit, des qualitativen Bewusstseins, der Wahrnehmung, der Erinnerung, des Affektes, des Verhaltens, Orientierungsstörungen

(*räumlich:* Wo bin ich?; *zeitlich:* Welcher Tag ist heute?; *zur eigenen Person:* Wer bin ich?; *situativ:* Was passiert hier?) und Denkstörungen (inkohärentes, zusammenhangloses Denken) im Vordergrund.

Bei älteren Patienten können **Verwirrtheitszustände** zu einem erheblichen Problem werden, aber auch für Angehörige und die an der Therapie beteiligten Berufsgruppen. Die Verwirrtheit ist nicht als eigenständiges Krankheitsbild, sondern als Symptomenkomplex zu betrachten.

Verwirrtheitszustände treten zumeist akut im Rahmen eines Delirs auf, können aber auch subakut bei einer schweren Psychose oder chronisch im fortgeschrittenen Stadium einer Demenz auftreten.

Leicht verwirrte Personen sind auf den ersten Blick unauffällig, zeigen erst im Gespräch, dass ihr Denken wenig Realitätsbezug aufweist und dass Orientierungsstörungen bestehen. Schwer Erkrankte dagegen erkennen nicht einmal mehr die nächsten Angehörigen, laufen rast- und ziellos durch den Raum und zeigen ernste Störungen des Schlaf-Wach-Rhythmus mit nächtlicher Wachheit und langen Schlafperioden über Tag.

Besondere Aufmerksamkeit und Einfühlungsvermögen wird von den Pflegenden verlangt, wenn die verwirrten Patienten, z. B. aus Angst oder Wahnvorstellungen heraus, aggressiv werden und ihre Mitmenschen wiederholt beleidigen oder sogar mit Gegenständen bedrohen.

Leicht werden Patienten aber auch zu Unrecht als verwirrt bezeichnet, etwa wenn sie sich nicht immer der Situation angemessen verhalten, sich nicht in den Krankenhausalltag einfügen oder aufgrund einer Hörstörung unverständlich reagieren.

Akute Verwirrtheit

Delir (von lat. *delirare*; entstanden aus dem ursprünglich landwirtschaftlich gemeinten *de lira ire*: „von der geraden Furche abweichen" bzw. „aus der Spur geraten"): Ein plötzlich einsetzender, **akuter Verwirrtheitszustand** mit Bewusstseins- und Orientierungsstörungen sowie kognitiven Defiziten. Früher (mittlerweile veraltete) gebräuchliche Begriffe waren: Durchgangssyndrom, akuter exogener Reaktionstyp, hirnorganisches Psychosyndrom.

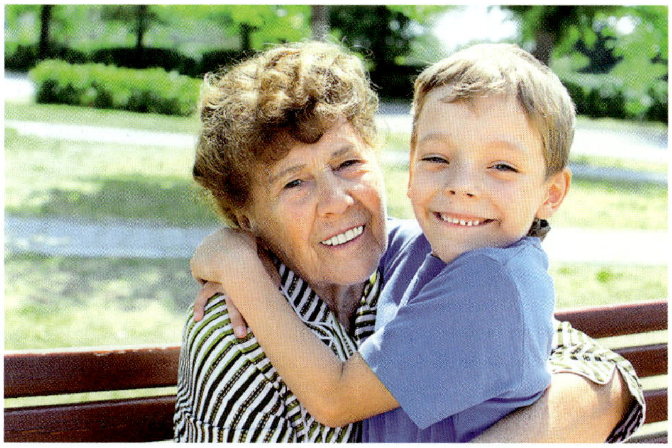

Ein Delir dauert oft nur Stunden oder Tage (selten mehrere Wochen) und wird meist durch ein Zusammenspiel mehrerer ungünstiger Faktoren hervorgerufen. Als Ursachen sind unter anderem zu benennen:

- **Medizinische Ursachen** wie Hormonstörungen oder Dehydratation (manchmal äußerlich nicht erkennbar), Störungen des Elektrolythaushalts (insbesondere *Hyponatriämie*), Sauerstoffmangel des Gehirns (z. B. bei TIA oder Schlaganfall, > 2.1), außerdem zu niedriger Blutdruck, eine Herzschwäche oder Ateminsuffizienz bei Lungenentzündung oder Asthma, akute Infekte wie z. B. Atem- oder Harnwegsinfekte (wobei lokale Symptome völlig fehlen können) oder Stoffwechselentgleisungen (z. B. bei Diabetes mellitus)
- **Iatrogene Ursachen** wie Arzneimittelunverträglichkeiten, unerwünschte Arzneimittelwirkungen oder längere Narkosen
- **Vergiftungen,** insbesondere durch Alkohol oder Arzneimittel
- **Substanzentzug,** z. B. von Alkohol und Benzodiazepinen
- **Soziale Ursachen,** z. B. ein Ortswechsel (Umzug in ein Altersheim oder Einweisung in ein Krankenhaus).

Risikofaktoren für die Entstehung eines Delirs:
- Höheres Lebensalter
- Männliches Geschlecht
- Zerebrale Vorschädigungen (Demenzen erhöhen das Delirrisiko um das Dreifache)
- Multimorbidität, Polypharmazie
- Delir in der Vorgeschichte
- Visus- und Gehöreinschränkungen
- Schlafentzug
- Chronische Schmerzen
- Ortswechsel
- Umfangreiche chirurgische Eingriffe mit langer Narkosedauer.

Diese Faktoren gilt es durch eine sorgfältige Anamnese (meist Fremdanamnese) sowie körperliche und technische Untersuchungen herauszufinden. Können die Ursachen beseitigt werden, verschwindet die akute Störung oftmals. Allerdings beruht ein großer Teil der akuten Verwirrtheitszustände auf einer bis dahin maskierten Demenz.

VORSICHT!
Akut verwirrte Menschen sind Notfallpatienten

Akute Verwirrtheitszustände sind medizinische Notfälle, die sorgfältiger Klärung, Überwachung und Betreuung bedürfen. Nahrungsverweigerung, Unfähigkeit zur Kooperation, Weglauftendenzen und aggressive Handlungen sind häufig und gefährden den Patienten. Sie begründen ggf. eine Zwangseinweisung und -behandlung.

Abb. 21.5 Enkel sind für viele ältere Menschen eine Quelle der Lebenszufriedenheit. Auch die Enkelkinder profitieren von der Zeit und Zuwendung, die ihnen ihre Großeltern schenken. [J787]

21 Pflege in der Gerontopsychiatrie

Akute Verwirrtheit als Folge einer Krankenhauseinweisung

Vielen älteren Menschen bereitet vor allem die unvorbereitete **Einweisung in ein Krankenhaus** große Probleme. Als Reaktion auf die zur Einweisung führende Grundkrankheit *und* den Umgebungswechsel kommt es zu einer Phase akuter Verwirrtheit. Zur Vorbeugung empfehlen sich daher folgende **Pflegemaßnahmen:**

- Günstig sind wenige, dafür jedoch konstante Bezugspersonen. Zimmer- bzw. Bezugspflege ist der Funktionspflege daher in jedem Fall vorzuziehen. Die Pflegenden sollten sich dem Patienten nicht nur namentlich vorstellen, sondern auch ein Namensschild tragen (hier bietet sich an, größere Namensschilder zu tragen, damit eine ausreichende große Schrift möglich ist) und ihren Namen auf einen Zettel schreiben, damit der Patient ihn sich bei Abwesenheit der Pflegenden in Erinnerung rufen kann
- Je unruhiger die Umgebung, desto mehr Stress bedeutet dies für den Patienten und desto höher ist das Risiko, dass eine gerade noch kompensierte Verwirrtheit manifest wird. Die Pflegemaßnahmen müssen aus diesem Grund gut geplant werden, um die Ruhephasen des Patienten nicht durch häufige, wenn auch kurz andauernde Pflegetätigkeiten unterbrechen zu müssen
- Die älteren Patienten sollten ihre Brille oder ihr Hörgerät immer bei sich haben und auch tragen, da der Umgebungswechsel bei unzureichendem Seh- oder Hörvermögen noch schwerer zu verkraften ist.

Chronische Verwirrtheit

Im Verlauf einer demenziellen Entwicklung kann es in einem fortgeschrittenen Stadium zu einer chronischen Verwirrtheit des Patienten kommen. Diese ist als nicht mehr reversibel zu betrachten. Die Behandlung der chronischen Verwirrtheit erfolgt symptomorientiert.

21.2 Diagnostik und Therapie bei alten Menschen

21.2.1 Diagnostik bei alten Menschen

Bei der **Diagnostik** psychischer Krankheiten im Alter muss angesichts der Multimorbidität alter Menschen besonderer Wert auf eine umfassende Abklärung körperlicher Beschwerden gelegt werden, um mögliche organische Ursachen psychischer Veränderungen nicht zu übersehen.

Anamneseerhebung und Untersuchung erfordern bei älteren Patienten aufgrund der oft zahlreichen Vorerkrankungen und der häufig eingeschränkten geistigen und körperlichen Fähigkeiten meist viel Zeit.

Schwerhörige Patienten sollten ihr Hörgerät tragen. Wichtig ist, sich dem Patienten namentlich vorzustellen (Namen evtl. aufschreiben) und ihm zu erklären, was man vorhat und warum so viele Fragen nötig sind. Mangelnde Konzentrationsfähigkeit des Kranken darf nicht zu Ungeduld verleiten. Es ist dann besser, sich zunächst auf die aktuelle Anamnese zu beschränken und die frühere Anamnese später zu erheben oder einer alten Krankenakte zu entnehmen. Ausschweifende Erzählungen können taktvoll durch genaue Fragen beendet werden. Häufig wird die *Eigenanamnese* durch eine *Fremdanamnese* ergänzt.

Wichtige **Inhalte der Anamnese** bei älteren Patienten sind:
- Der körperliche Zustand des Patienten *vor* der aktuellen Erkrankung (Hat er sich noch selbst versorgt oder war er schon längere Zeit kaum noch in der Lage zu gehen?)
- Die soziale Situation (Wohnt er alleine oder bei Angehörigen, ist jemand da, der sich um ihn kümmert?)
- Die bisher eingenommenen Arzneimittel (am besten mitbringen lassen).

Bei gerontopsychiatrischen Patienten stößt man zudem in der Anamnese gehäuft auf einschneidende Veränderungen der Lebenssituation und des privaten Umfelds:
- Veränderung der sozialen Stellung, z. B. durch Pensionierung
- Verlust von Freunden und Bekannten durch Tod
- Verlust des Lebenspartners
- Verlassen des eigenen Heims.

Die **körperliche Untersuchung** entspricht den üblichen Richtlinien.

Technische Untersuchungen und insbesondere auch invasive Untersuchungen sollten bei einem älteren Patienten nur angeordnet werden, wenn die Untersuchung für ihn zumutbar ist und angesichts der Gesamtsituation des Kranken Konsequenzen hat.

> **Angehörige bei der Aufklärung einbeziehen**
>
> Auch wenn insbesondere verwirrte ältere Patienten ärztlichen und pflegerischen Informationen sowie Aufklärungsgesprächen kaum zu folgen scheinen, ist bei ihnen genauso die Einwilligung zu invasiven Maßnahmen einzuholen wie bei anderen Patienten. Hier ist es sinnvoll, zur Aufklärung älterer Patienten **Angehörige** hinzuzubitten, die dem Patienten später unklare Sachverhalte noch einmal erklären können. Auch die Pflegenden können durch gezieltes Nachfragen überprüfen, ob Unsicherheiten bestehen. Bestehen begründete Zweifel daran, dass der Patient seine Entscheidungen selbst überblicken und beurteilen kann, muss der behandelnde Arzt ggf. einen Antrag beim Vormundschaftsgericht auf Genehmigung einer geplanten und notwendigen medizinischen Maßnahme stellen *(Betreuungsgesetz).*

21.2.2 Medikamentöse Therapie bei alten Menschen

Die **medikamentöse Therapie** psychischer Störungen ist durch die potenziellen Wechselwirkungen mit anderen notwendigen Medikamenten erschwert. In der gerontopsychiatrischen Therapie liegen die Schwerpunkte deshalb neben der medikamentösen Therapie zusätzlich im Bereich somato-, sozio- und immer häufiger auch psychotherapeutischer Verfahren jeglicher Art.

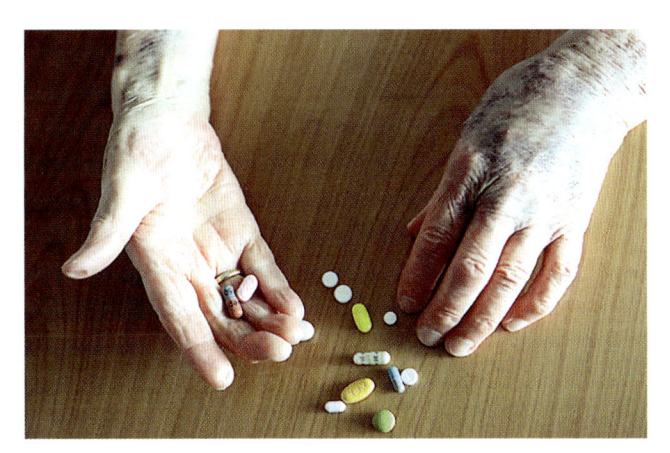

Abb. 21.6 Zum Alltag vieler alter Menschen gehört die regelmäßige Einnahme verschiedener Arzneimittel. [K115]

Aufgrund ihrer höheren Erkrankungshäufigkeit und Multimorbidität nehmen alte Menschen durchschnittlich mehr Arzneimittel ein als jüngere, und zwar meist mehrere Präparate nebeneinander (> Abb. 21.6). Gleichzeitig reagieren Ältere *quantitativ* und *qualitativ* anders auf zahlreiche Arzneimittel, sodass sich die Probleme mit *Arzneimittelnebenwirkungen* und *Arzneimittelinteraktionen* (-wechselwirkungen) häufen.

Physiologische Einflüsse auf die Pharmakotherapie im Alter

Der Stoffwechsel des alten Menschen verlangsamt sich. So werden auch Medikamente langsamer verstoffwechselt und müssen daher niedriger dosiert werden als bei jüngeren Patienten (> Abb. 21.7).

Bei den meisten alten Menschen ist der Anteil des Körperfetts höher und der Anteil des Körperwassers sowie der Muskelmasse niedriger als bei jüngeren Menschen vergleichbaren Körpergewichts. Arzneimittel mit ungleichmäßiger Verteilung in den Körpergeweben können also im Alter anders verteilt sein als in jungen Jahren und somit stärker oder schwächer wirken.

Viele Arzneimittel werden im Blut an Eiweiße gebunden. Bei alten Menschen sind weniger Eiweiße vorhanden als bei jüngeren. Deshalb kann es bei gleichzeitiger Gabe mehrerer Arzneimittel durch die „verschärfte" Konkurrenz um diese Eiweiße zu Wirkungserhöhungen kommen. Besonders typisch ist die Wirkungsverstärkung von oralen Antidiabetika wie Euglucon® mit nachfolgender Hypoglykämiegefahr.

Durch die Alterungsvorgänge der Nieren werden nierengängige Arzneimittel verzögert ausgeschieden. Bei diesen Arzneimitteln ist die Gefahr einer Anreicherung *(Kumulation)* mit Nebenwirkungen bis hin zur Arzneimittelvergiftung erhöht.

> **Verzögerte Arzneimittelausscheidung**
>
> Die Pharmakokinetik ist beim älteren Menschen sowohl in Bezug auf die **Arzneimittelausscheidung** *(Elimination)* als auch in Bezug auf die erzielte klinische Wirkung (abgeschwächt oder – weitaus häufiger – verstärkt) verändert.

Manche Arzneimittel, z. B. Beruhigungsmittel, wirken nicht nur *stärker,* sondern bei einigen alten Menschen auch *qualitativ* anders. Es kann durchaus sein, dass die Gabe eines Schlafmittels (z. B. einer Valium®-Tablette) nicht zum Einschlafen, sondern zu Erregungszuständen führt (paradoxe Wirkung).

Praktische Konsequenz: besondere Vorsicht

Durch einige praktische **Vorsichtsmaßnahmen** kann meist verhindert werden, dass Arzneimittel dem älteren Patienten mehr schaden als nützen:
- Oft ist weniger mehr: Viele ältere Patienten bekommen zu viele Medikamente. Durch Absetzen überflüssiger Medikation kann manchmal schon eine Besserung des Allgemeinzustands erreicht werden
- Werden Arzneimittel neu verordnet oder ihre Dosierung erhöht, wird der Patient sorgfältig beobachtet, um unerwünschte Wirkungen frühzeitig zu erfassen. Günstig ist,

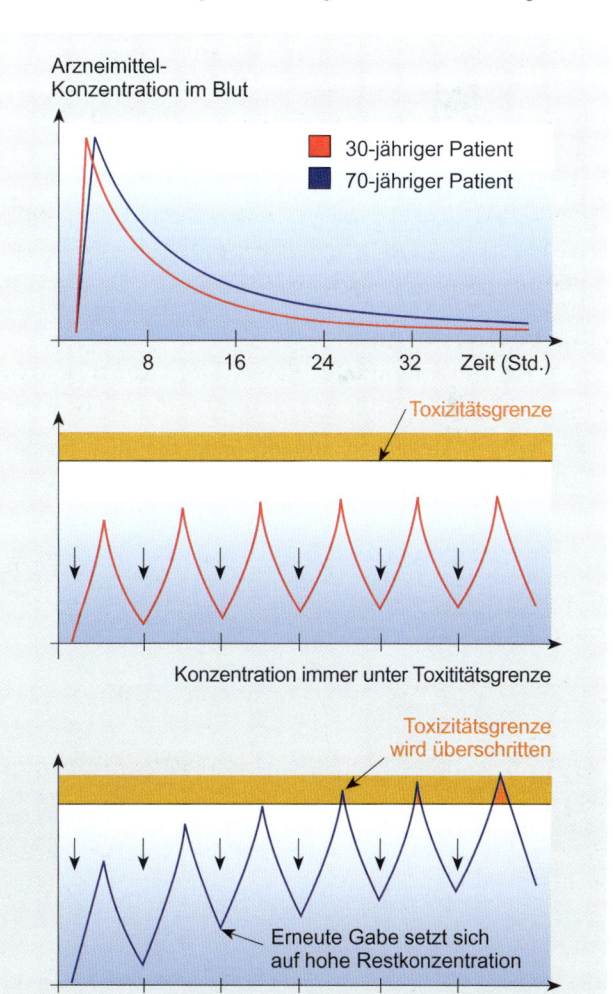

Abb. 21.7 Die verlängerte Ausscheidungszeit von Arzneimitteln bei älteren Menschen ist bei der einmaligen Gabe eines Arzneimittels unwichtig (oben). Gefährlich ist jedoch die Anreicherung des Arzneimittels, wenn regelmäßig Einzeldosen gegeben werden – beim jüngeren Menschen reicht das z. B. achtstündige Intervall, um die Substanz weitgehend abzubauen (Mitte), beim Älteren jedoch nicht (unten). [A400]

immer nur ein Arzneimittel zu verändern, um den „Verursacher" besser feststellen zu können
- Bei vielen Arzneimitteln lässt sich die Blutkonzentration laborchemisch messen (engl. *drug monitoring*)
- Werden einem Patienten Hypnotika (Schlafmittel), Sedativa (sogenannte Beruhigungsmittel) oder andere das ZNS beeinflussende Präparate abends gegeben (z. B. gegen Erbrechen), sollte der Patient nachts nicht alleine aufstehen, da die Sturzgefahr durch die Arzneimittelwirkung erheblich erhöht ist.

Faustregel für den Medikamenten-Tagesplan (> Abb. 21.3)
Möglichst wenige Arzneimittel zu möglichst wenigen Tageszeiten.

VORSICHT!
Hochbetagte psychisch Kranke brauchen weniger Medikamente! In der Regel kommen sie mit der Hälfte oder weniger der Vergleichsdosis eines jüngeren Patienten aus.

21.3 Demenz

Demenz: Organisch bedingte, erworbene, über Monate bis Jahre sich verschlimmernde degenerative Veränderungen des Gehirns mit Verlust von kognitiven Fähigkeiten, Verhaltensdefiziten und einer Einschränkung der Alltagskompetenz. In Deutschland sind etwa 1 Million Menschen betroffen.
Bei einer Demenz sollten die vorhandenen Einschränkungen ein bestimmtes Ausmaß erreicht haben. Sind die alltagspraktischen Fähigkeiten noch nicht oder kaum beeinträchtigt, spricht man eher von einer **leichten kognitiven Störung (mild cognitive impairment, MCI).**

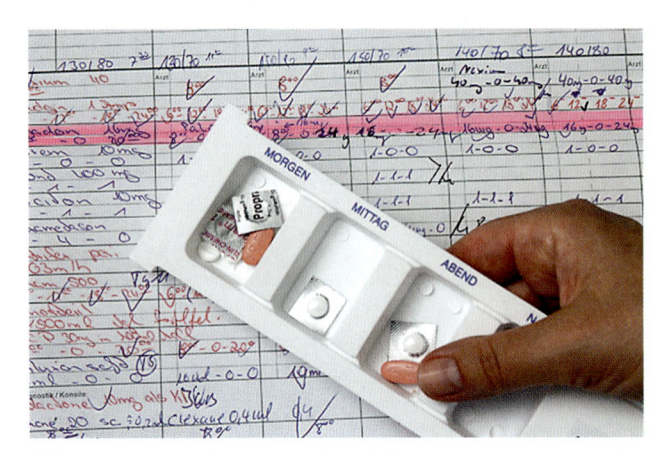

Abb. 21.8 Vor der Entlassung sollte geklärt werden, wie zu Hause eine zuverlässige Arzneimitteleinnahme erreicht werden kann. Evtl. müssen die Angehörigen des Kranken auf dieses Problem angesprochen werden. Mobile Hilfsdienste können z. B. morgens den Tagesbedarf in Dosierhilfen bereitstellen. Dosierhilfen, die einen kompletten Wochenbedarf enthalten, können ebenfalls – bei entsprechend selbstständigen Patienten – eine Hilfe sein. Auf jeden Fall sollte ein schriftlicher Arzneimittelplan bei der Entlassung mitgegeben werden. [K115]

Die Wahrscheinlichkeit für eine Demenz steigt mit zunehmendem Alter. Bei 60-Jährigen beträgt sie 1 %, bei 90-Jährigen über 30 %. Trotzdem ist die Demenz keine „normale Alterserscheinung", sondern eine spezifische Erkrankung.

Formen und Einteilung

- Circa 50–60 % der Betroffenen leiden an einer **Alzheimer-Demenz,** der häufigsten Form der **primär degenerativen Demenzen**
- Etwa 15–20 % der Demenzen sind **vaskuläre Demenzen.** Sie werden teils als eigene Gruppe geführt, teils zu den **sekundären Demenzen,** d. h. zu den durch andere Grunderkrankungen bedingten Demenzen, gezählt
- Weitere 15 % sind **Mischformen** aus Alzheimer- und vaskulärer Demenz
- Die übrigen verteilen sich auf zahlreiche eher seltene Ursachen (> Tab. 21.2)
- Seit einigen Jahren zunehmend diskutiert wird die sogenannte **Lewy-Körperchen-Demenz,** eine relativ neue Diagnose, der ca. 15–35 % aller Demenzen zugeschrieben werden.

Die ICD-10 klassifiziert die Demenz unter den „organischen, einschließlich symptomatischen psychischen Störungen" (> Kapitel 16) und unterscheidet die Demenz bei Alzheimer-Krankheit, die vaskuläre Demenz, die Demenz bei sonstigen andernorts klassifizierten Krankheiten und die nicht näher bezeichnete Demenz.

Typische Symptome einer Demenz

Demenzen zeigen unabhängig von ihrer Verursachung ein relativ gleichförmiges Bild. Zur Symptomatik der Demenz gehören:

- **Gedächtnisstörungen:** Zunächst tritt eine abnehmende Lernfähigkeit für Neues auf **(Merkschwäche),** später wird auch das Altgedächtnis beeinträchtigt. Die zeitliche Einordnung vergangener Ereignisse fällt dem Kranken zunehmend schwerer **(Zeitgitterstörungen),** später kommt es zu ausgeprägten **Orientierungsstörungen** bezüglich des Raums, der Zeit, der Situation und der eigenen Person
- **Denkstörungen:** Informationsverarbeitung und Konzentration sind zunehmend gestört. Darunter leiden besonders Abstraktions- und Urteilsvermögen. Das Denken wird langsam und haftend, Wiederholungen **(Perseverationen)** treten auf, kritisches Abwägen wird zunehmend schwieriger. Schließlich schwinden **Kritik- und Urteilsfähigkeit**
- **Affektive Störungen:** Viele Patienten sind **depressiv,** manche auch mürrisch-dysphorisch. Die **Euphorie** des Demenzkranken wirkt oberflächlich, leer und nicht ansteckend, ganz im Gegensatz zur Manie (> 15.2), deren Heiterkeit oft mitreißt. Der Affekt kann vom Demenzkranken oft nicht mehr ausreichend gesteuert werden und schwankt hin und her **(Affektlabilität).** Man spricht von **Affektinkontinenz,** wenn bereits kleinste Anlässe genügen, um

den Patienten z. B. in unangemessenes Weinen ausbrechen zu lassen
- **Antriebsstörungen:** Eigeninitiative und Spontaneität lassen nach, der Lebensraum engt sich ein, soziale Kontakte werden nicht mehr gepflegt. Insgesamt ist eine **Antriebsverarmung** zu beobachten
- **Psychomotorische Störungen:** Gestik und Mimik des Dementen sind eingeschränkt **(Hypokinese, Hypomimie)** sowie die Lebhaftigkeit und deren Ausdruck insgesamt nachlassend. Die Sprache wird modulationsarm und eintönig, Reaktionszeiten im Gespräch verlängern sich, die Bewegungen sind langsam und schwunglos
- **Neuropsychologische Symptome:** Bei diesen sogenannten „Werkzeugstörungen" sind Handlungsabläufe gestört, typischerweise treten sie bei Demenzerkrankungen auf. Die **Apraxie** beschreibt die Unfähigkeit zu bestimmten Bewegungsfolgen (z. B. das Zuknöpfen eines Hemdes), die **Akalkulie** die Unfähigkeit zum Rechnen. **Alexie** und **Agrafie** sind Lese- bzw. Schreibunfähigkeit. Bei fortgeschrittener Demenz können die Sprache **(Aphasie)** und das Erkennen von Personen oder Gegenständen **(Agnosie)** verloren gehen.

21.3.1 Alzheimer-Demenz

Alzheimer-Demenz *(Demenz vom Alzheimer-Typ, kurz DAT)*: Im Jahre 1907 beschrieb der deutsche Psychiater Alois Alzheimer (1864–1915) als Erster die klinische Symptomatik und die charakteristischen Hirnveränderungen dieser Krankheit. Ursache ist eine fortschreitende degenerative Veränderung des Hirngewebes aufgrund von pathologischen Eiweißablagerungen im Gehirn.

Früher wurde eine *Alzheimer-Krankheit (präsenile Demenz, präsenile Demenz vom Alzheimer-Typ)* mit einem Krankheitsbeginn vor dem 65. Lebensjahr von der *senilen Demenz (senile Demenz vom Alzheimer-Typ)* mit einem Beginn nach dem 65. Lebensjahr unterschieden. Heute werden diese beiden Demenzformen als zwei Varianten der gleichen Erkrankung aufgefasst. Die ICD-10 unterscheidet diesbezüglich eine *Alzheimer-Demenz mit frühem Beginn* (vor dem 60. Lebensjahr) und eine *Alzheimer-Demenz mit spätem Beginn* (nach dem 60. Lebensjahr).

Krankheitsentstehung

Die eigentliche Krankheitsursache ist unbekannt. Aus diesem Grund werden unterschiedliche Faktoren diskutiert. Nur in ca. 5–10 % der Fälle tritt die Alzheimer-Demenz familiär gehäuft auf, selten liegt eine autosomal-dominant vererbbare Form vor. Mikroskopisch typisch sind *neurofibrilläre Veränderungen* **(Alzheimer-Fibrillen)** und *Amyloidablagerungen* **(amyloide Plaques,** *senile Plaques;* Amyloid ist eine Eiweißstruktur) im Gehirn. Durch den Untergang von Neuronen kommt es zur *Hirnatrophie*. Pathobiochemisch ist eine Verminderung des Neurotransmitters Azetylcholin am auffälligsten. Als Hauptrisikofaktor für die Entwicklung einer Demenz gilt das Alter. Weitere Faktoren sind: familiäre Häufung, Parkinson-Krankheit, Down-Syndrom, Schädel-Hirn-Trauma, vaskuläre Risiken (Diabetes mellitus, Hypertonus, Übergewicht), Alkoholmissbrauch, Inaktivität, geringe Schulbildung.

Symptome und Untersuchungsbefund

> Typisch für die Alzheimer-Demenz sind schleichend fortschreitende Gedächtnisstörungen bei relativ lange gut erhaltener Persönlichkeit ohne neurologische Herdsymptome.

Nach uncharakteristischen Anfangssymptomen wie etwa Konzentrationsschwäche und Schwindel treten als erstes richtungsweisendes Symptom Merkfähigkeitsstörungen auf. Sie sind zunächst kaum wahrnehmbar und werden oft als altersbedingte Vergesslichkeit fehlgedeutet, schreiten jedoch immer weiter fort und übersteigen das Maß „normaler" Vergesslichkeit deutlich. Als Erstes ist das Kurzzeitgedächtnis betroffen (der Patient weiß z. B. nicht mehr, was genau tags zuvor geschehen ist), erst später werden auch lange zurückliegende Ereignisse vergessen. Häufig treten in der Frühphase einer Demenz auch depressive Symptome auf, einhergehend mit zunehmender Interessenlosigkeit, sozialem Rückzug und Inaktivität. Typischerweise bleibt die Persönlichkeit lange erhalten *(soziale Fassade)*. Wortfindungsstörungen häufen sich. Nicht selten spitzen sich frühere Charaktereigenschaften zu.

Die Reaktion der Kranken auf ihren Zustand ist sehr unterschiedlich. Im Anfangsstadium bemerken viele Betroffene ihre Defizite und versuchen, sie z. B. durch „Merkzettelchen" zu kaschieren. Andere verleugnen die Krankheitssymptome sowohl vor sich selbst als auch anderen gegenüber. Antriebsmangel kommt ebenso häufig vor wie Unruhe. Darüber hinaus treten reaktive depressive Zustände relativ häufig auf.

Zunehmend wird der Kranke auch zu Ort, Zeit und Personen desorientiert, sprachliche Fähigkeiten gehen verloren. Rechnen, Lesen und Schreiben fallen immer schwerer und werden schließlich unmöglich (> Abb. 21.9). Hinzu kommt, dass auch Alltagstätigkeiten wie etwa Einkaufen, Ankleiden oder Waschen Schwierigkeiten bereiten. Ratlosigkeit, Unruhe (evtl. gepaart mit aggressiv-abwehrenden Tendenzen) und

Abb. 21.9 Zeichnung einer Alzheimer-Patientin, die aufgefordert wurde, ein Haus zu zeichnen. [K183]

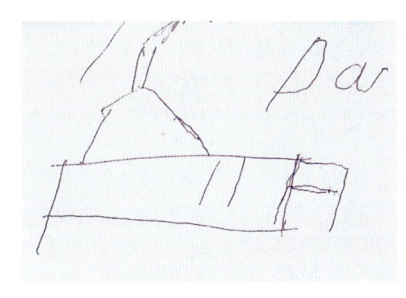

Wahnvorstellungen können sich entwickeln. Im Prinzip können alle neuropsychologischen Symptome vorkommen. Im Endstadium ist der Patient oft völlig hilflos. In Abhängigkeit von Symptomausprägung und Hilfsbedürftigkeit des Patienten werden meist drei Demenzstadien unterschieden.

Schweregrade einer Demenz
- **Leichte Demenz:** Störungen des Kurzzeitgedächtnisses, Wortfindungsstörungen, Unmöglichkeit anspruchsvoller Tätigkeiten. Beginnende Schwierigkeiten in fremder Umgebung und eingeschränktes Urteilsvermögen. Vielfach Stimmungsschwankungen. Die meisten Alltagstätigkeiten sind in vertrauter Umgebung aber noch möglich
- **Mittelgradige Demenz:** Störungen auch des Langzeitgedächtnisses, Orientierungsstörungen auch in vertrauter Umgebung und Verkennen vertrauter Personen, zunehmender Verlust von Alltagskompetenzen. Unruhe und ungerichtete Umtriebigkeit. Beginnende Hilfs- und Aufsichtsbedürftigkeit. Die Krankheit kann nach außen nicht mehr verleugnet werden
- **Schwere Demenz:** Hilfe bei allen Lebensaktivitäten nötig, Sprechen allenfalls noch weniger Wörter, fortschreitender Verlust motorischer Fähigkeiten, zunehmend neurologische Symptome und körperliche Komplikationen.

Diagnostik und Differenzialdiagnose

> Die Diagnose der Alzheimer-Demenz ist eine **Ausschlussdiagnose!**

Die körperliche und neurologische Untersuchung ist in frühen Krankheitsstadien unauffällig. Erst in fortgeschrittenen Stadien fallen z.B. Reflexdifferenzen oder Parkinson-Symptome (v.a. Rigor oder Akinese ➤ 5.2.1) auf. Psychometrische Tests wie etwa der *Mini-Mental-Status-Test* (MMST) zeigen das Ausmaß der Defizite. In diesem MMST werden Patienten vom Arzt kurz (ca. 10 Min.) zu Orientierung, Rechenfähigkeit, Merkfähigkeit etc. befragt. Die dabei erreichte Punktzahl ergibt dann einen groben Hinweis auf das anzunehmende Ausmaß der Demenz.

Durch Blutuntersuchungen und technische Untersuchungen müssen behandelbare Demenzursachen stets ausgeschlossen werden. Bei der Alzheimer-Demenz erbringen Laborbefunde ebenso wie EEG (➤ 1.9.4) und Liquordiagnostik (➤ 1.9.2) allerdings nur unspezifische Befunde, im kranialen CT (➤ 1.9.3) ist eine in Abhängigkeit vom Krankheitsstadium unterschiedlich ausgeprägte, fronto-temporal betonte globale Hirnatrophie beobachtbar, die allerdings oftmals noch in der normalen interindividuellen Schwankungsbreite liegt.

Mit all diesen Untersuchungen kann also eine Alzheimer-Demenz *nicht* nachgewiesen werden, es handelt sich vielmehr um eine sogenannte *klinische Diagnose*, also eine Diagnose, die aus der klinischen Beobachtung heraus gestellt wird.

Definitiv gestellt werden kann die Diagnose Alzheimer-Demenz erst postmortal durch Nachweis der Eiweißablagerungen im Gehirn.

Oftmals sehr schwierig ist die Abgrenzung zur Depression (➤ 15.1), in deren Rahmen gerade bei alten Menschen das Bild einer sogenannten *Pseudodemenz* entstehen kann.

Behandlungsstrategie

Eine kausale **Therapie** für die Alzheimer-Demenz steht bislang nicht zur Verfügung. Im Vordergrund stehen die *Milieu- und Umfeldgestaltung, psychotherapeutische Verfahren, kognitives Training* („Gehirnjogging"), *Ergo-, Musik-, Tanz-* und *Bewegungstherapie* (➤ 13.6.5, ➤ 13.6.7). Ziel dieser Behandlungsstrategien ist es, den Patienten zu geistigen und körperlichen Anstrengungen zu motivieren und seine intellektuellen und sozialen Fähigkeiten zu fördern, um ein Mindestmaß an alltagspraktischen Fähigkeiten so lange wie möglich zu erhalten. Alle Angebote müssen dabei individuell auf den Patienten zugeschnitten sein, um ihm nicht durch Überforderung seine Defizite immer wieder vor Augen zu führen und seine Lage so zu verschlimmern.

Grundsätzlich sollten ältere Menschen regelmäßige körperliche Aktivität durchführen. Schon mäßige körperliche Aktivität im Alter schützt vor kognitiven Leistungseinbußen. Sie schützt ältere Menschen vor einem Abbau der geistigen Fähigkeiten. In den letzten Jahren wurden spannende Arbeiten publiziert, die nachwiesen, dass körperliche Aktivität bei Mäusen die Stammzellproduktion anregt und die kognitive Leistungsfähigkeit verbessert. Nun gibt es erste Befunde, dass auch beim Menschen vermehrte körperliche Aktivität zu besserem Erhalt der Kognition im Alter führt.

Da die meisten Demenzkranken zu Hause von ihren Angehörigen versorgt werden, gilt es, auch diese gut mitzubetreuen, ihnen Möglichkeiten und Grenzen einer Behandlung aufzuzeigen, Strategien mit ihnen abzustimmen und den Angehörigen Möglichkeiten der Entlastung aufzuzeigen (z.B. Inanspruchnahme einer Kurzzeitpflege etc.).

Medikamentöse Therapie
Zur Verbesserung der Hirnleistung sollten **Antidementiva** versucht werden (➤ Pharma-Info 21.1), die vor allem in frühen Krankheitsstadien wirken.

Zudem können symptomorientiert weitere Medikamente eingesetzt werden, die zwar nicht die Hirnleistung verbessern, aber den Leidensdruck für den Patienten und seine Angehörigen vermindern und so die Lebensqualität steigern können.

Ein wichtiges Ziel bei der Behandlung von Menschen mit Demenzen besteht in der Therapie der demenzassoziierten Verhaltensstörungen:
- Bei Unruhe und psychotischen Symptomen Neuroleptika, insbesondere niederpotente Neuroleptika wie etwa Melperon (z.B. Eunerpan®) und Pipamperon (z.B. Dipiperon®) sowie zunehmend atypische Neuroleptika wie z.B. Risperidon (z.B. Risperdal®) (➤ Pharma-Info 14.1)

- Bei Ängsten, evtl. auch als Schlafmittel Benzodiazepine (> Pharma-Info 15.3), wobei beim Einsatz von Benzodiazepinen der negative Einfluss auf die Kognition und eine zunehmende Sturzgefährdung unbedingt berücksichtigt werden müssen
- Bei depressiven Symptomen Antidepressiva, nach heutigem Kenntnisstand am besten selektive Serotonin-Wiederaufnahmehemmer, da diese keine anticholinergen Nebenwirkungen entfalten (> Pharma-Info 15.1).
- Bei aggressiven Verhaltensstörungen kommen Neuroleptika, Stimmungsstabilisierer, aber auch Antidepressiva zum Einsatz
- Es gibt auch Hinweise auf die Wirksamkeit von Antidementiva (> Pharma-Info 21.1) bei demenzassoziierten Verhaltensstörungen.

Prognose

Die Alzheimer-Demenz schreitet letztlich immer weiter fort. Es vergehen zwischen Diagnosestellung und Tod durchschnittlich 7–9 Jahre.

21.3.2 Vaskuläre Demenz

Vaskuläre Demenz: Sammelbegriff für demenzielle Erkrankungen, deren Ursache in Veränderungen der Gefäße besteht. Nach der Alzheimer-Erkrankung zweithäufigste Form der Demenz.

Krankheitsentstehung

- Die **vaskuläre Demenz** ist auf Störungen im Herz-Kreislauf-System zurückzuführen. Eine generalisierte Arteriosklerose kann die großen Hirngefäße (Makroangiopathie, z. B. A. carotis interna) ebenso wie die kleinsten Endgefäße (Mikroangiopathie) betreffen. Wiederholte Hirninfarkte (mit folgender Demenz) können durch Herzrhythmusstörungen, Herzschwäche etc. ausgelöst werden. Risikofaktoren sind Nikotinabusus, arterielle Hypertonie, Diabetes mellitus
- Die **Multiinfarktdemenz** infolge vieler kleiner Schlaganfälle *(multiple Territorialinfarkte)* hat ihre Ursache oft in einer ausgeprägten Arteriosklerose mit Makroangiopathie. Auch können Herzkrankheiten mit embolischen Ereignissen (z. B. bei Vorhofflimmern) nach und nach zu einer solchen Demenz führen. Ein einziger Schlaganfall führt nur bei einem großen Infarktareal und in bestimmten Lokalisationen zu einer Demenz. Symptomatisch stehen häufig Gedächtnisstörungen im Vordergrund
- Die **Binswanger-Krankheit** *(subkortikale arteriosklerotische Enzephalopathie,* kurz *SAE)* wird oft durch eine Mikroangiopathie, meist bei lang dauernder arterieller Hypertonie, hervorgerufen. Kennzeichnend ist hier eine Störung von Aufmerksamkeit und Wachheit, die Patienten sind verlangsamt, haftend und zeigen wenig Eigeninitiative. Gedächtnisstörungen sind weniger ausgeprägt. Die Binswanger-Krankheit betrifft im Gehirn eher die subkortikalen Strukturen.

Pharma-Info 21.1

Antidementiva

Unter dem (nicht einheitlich verwendeten) Begriff **Antidementiva** *(Nootropika)* werden chemisch und vom Wirkprinzip her völlig unterschiedliche Arzneimittel zur Verbesserung der Hirnleistung zusammengefasst. Am häufigsten eingesetzt wurden bis vor einigen Jahren und z. T. noch immer:
- Ginkgo-biloba-Präparate aus Extrakten des Gingko- bzw. Fächerblattbaums
- Dihydroergotoxin (z. B. Circanol®)
- Nicergolin (z. B. Duracebrol®)
- Piracetam (z. B. Nootrop® oder Normabrain®)
- Kalziumantagonisten wie etwa Cinnarizin (z. B. Cinnacet®) oder Nimodipin (z. B. Nimotop®).

All diese Medikamente sind jedoch wegen ihrer fraglichen Wirkung umstritten. Den wissenschaftlich fundiertesten Nachweis einer Besserung hat man für **Cholinesterasehemmer** wie z. B. Donepezil (Aricept®), Rivastigmin (Exelon®) oder Galantamin (Reminyl®) gefunden. Sie greifen in den Azetylcholinhaushalt ein und suchen ein Defizit dieses Neurotransmitters an den *Synapsen* (Nervenendigungen) auszugleichen. Aufgrund ihres Wirkmechanismus führten vor allem ältere Präparate wie Tacrin (Cognex®) zu cholinergen Nebenwirkungen insbesondere am Magen-Darm-Trakt (Übelkeit, Erbrechen, Diarrhö) oder zu reversiblen Leberenzymerhöhungen. NMDA-Rezeptor-Antagonisten (Memantin, z. B. Ebixa®) werden ebenfalls allein oder in Kombination mit Cholinesrasehemmern bei mäßigen bis schweren Demenzen eingesetzt.

Keines der genannten Präparate vermag das Fortschreiten einer Demenz zu stoppen oder sie gar zu heilen und auch nicht alle Patienten sprechen auf ein bestimmtes Präparat an. Realistisch sind aber ein Erhalt der zerebralen Funktionen und damit letztlich auch der Alltagskompetenzen für ca. 6–12 Monate sowie eine Verlangsamung der Krankheitsprogredienz insbesondere bei leichter bis mäßiger Demenz. Bei einem Teil der Patienten ist sogar eine (temporäre) Zustandsverbesserung zu beobachten.

Da die zerebrale Leistungsfähigkeit der Betroffenen auch ohne medikamentöse Therapie fluktuieren kann, wird ein Präparat 3–6 Monate gegeben und dann erst über Erfolg oder Fehlschlagen der Therapie geurteilt. Auch eine Kombinationstherapie kann versucht werden.

Symptome und Untersuchungsbefund

Aufgrund der verschiedenen Ursachen sind **Symptomatik** und Verlauf der vaskulären Demenzen nicht einheitlich. Generell kann aber folgendes Bild gezeichnet werden:
- Störungen von Merkfähigkeit, Aufmerksamkeit und Konzentration, wobei die Gedächtnisstörung meist nicht so im Vordergrund steht wie bei Anfangsstadien der Alzheimer-Demenz
- Im Untersuchungsbefund neurologische Auffälligkeiten, insbesondere Gangstörungen und Zeichen eines Parkinson-Syndroms
- Bereits im Anfangsstadium Verhaltensauffälligkeiten und affektive Veränderungen mit Affektlabilität, oft depressive Grundstimmung und Reizbarkeit
- Später nächtliche Verwirrtheitszustände und Delirien
- Oft schubweise Verschlechterung (z. B. durch wiederholte embolische Ereignisse).

Diagnostik und Differenzialdiagnose

Bei entsprechendem Verdacht wird durch Doppler- und Duplexsonografie (➤ 1.9.5) nach Zeichen einer zerebrovaskulären Erkrankung gesucht. Außerdem wird durch entsprechende kardiologische Diagnostik (Langzeit-EKG, Echokardiografie) geklärt, ob die zerebrale Minderdurchblutung durch Herzrhythmusstörungen mit unzureichendem Herzzeitvolumen oder kardiale Embolien bedingt sein kann. Anamnese und Blutuntersuchungen decken kardiovaskuläre Risikofaktoren auf. Eine kraniale Computer- und/oder Kernspintomografie (➤ 1.9.3) kann Aufschluss über Art und Ausmaß der Schädigung geben.

Behandlungsstrategie

Therapeutisch steht die Behandlung der Risikofaktoren im Vordergrund:
- Behandlung einer Herzrhythmusstörung und – besonders wichtig – einer arteriellen Hypertonie, jedoch nur langsame und mäßige Blutdrucksenkung zur Vermeidung von Hypotonien mit nachfolgender Minderdurchblutung des Gehirns
- Gabe von Thrombozytenaggregationshemmern (z. B. Azetylsalizylsäure, etwa in Aspirin 100®) im Rahmen der Sekundärprophylaxe von ischämischen Insulten, um eine Thromben-(Embolie-)bildung in den hirnversorgenden Arterien zu verhindern. Marcumar®, bzw. neuere Antikoagulanzien (z. B. Rivaroxaban) sind bei hoher Emboliegefahr (z. B. Vorhofflimmern) indiziert
- Die Gabe von Antidementiva wird kontrovers diskutiert, es gibt mittlerweile einige wissenschaftliche Untersuchungen, die eine Wirksamkeit der Cholinesterasehemmer auch bei vaskulären Demenzen nahelegen.

Wie bei der Alzheimer-Demenz erfolgt außerdem eine symptomorientierte medikamentöse Behandlung z. B. depressiver oder paranoider Begleitsymptome.

Prognose

Die vaskuläre Demenz schreitet im Gegensatz zur Alzheimer-Demenz nicht zwangsläufig immer weiter fort.

21.3.3 Lewy-Körperchen-Demenz

> **Lewy-Körperchen-Demenz** (engl. *dementia with Lewy bodies*, DLB): In den letzten Jahren zunehmend diskutierte Demenzform, bei der pathologische Eiweißverklumpung in den Nervenzellen, sogenannte Lewy-Körperchen, gefunden werden. Der Anteil der DLB an den Demenzen insgesamt wird auf 15–35 % geschätzt.

Krankheitsentstehung

Die Ursache der pathologischen Eiweißverklumpung in den Nervenzellen ist bisher unbekannt. Die Lewy-Körperchen sind mikroskopisch nachweisbar.

Symptome und Untersuchungsbefund

Im Vordergrund steht eine **Symptomtrias** von Demenz, optischen Halluzinationen und Parkinsonismus. Die Aufmerksamkeit, Vigilanz und demenziellen Defizite sind schwankend und äußern sich oft als episodische Verwirrtheit mit orientierten Intervallen und wechselnder Bewältigungsfähigkeit im Alltagsleben. Visuelle Halluzinationen kommen häufig vor, ebenso extrapyramidal-motorische Störungen im Sinne einer Parkinson-Symptomatik. Letztere tritt besonders nach Gabe klassischer Neuroleptika (➤ Pharma-Info 14.1) wie z. B. Haloperidol oder Fluphenacin auf (*neuroleptisches Hypersensitivitätssyndrom* bei DLB). Stürze oder vorübergehende Bewusstseinsstörungen gehören ebenfalls zu diesem Krankheitsbild.

Diagnostik und Differenzialdiagnose

Die **Diagnose** wird vor allem aufgrund der klinischen Beobachtung gestellt, oft ist die Abgrenzung zu anderen Demenzformen, besonders der Alzheimer-Demenz, schwierig.

Behandlungsstrategie und Prognose

Die Lewy-Körperchen-Demenz spricht gut auf Cholinesterasehemmende Antidementiva (➤ Pharma-Info 21.1) an; die Beeinflussbarkeit einer parkinsonistischen Symptomatik mit L-Dopa ist sehr variabel. Wichtig in der medikamentösen Behandlung ist die rasche Entwicklung extrapyramidal-motorischer Nebenwirkungen unter den typischen Neuroleptika, die ein bedrohliches Ausmaß erreichen können. Daher sollte bei paranoid-halluzinatorischer Symptomatik nur ein atypisches Neuroleptikum wie Clozapin oder Quetiapin gegeben werden.

Andere Ursachen einer Demenz

Es gibt eine Vielzahl weiterer Erkrankungen, die zu den Symptomen einer Demenz führen können und z. T. behandelbar sind. Die nachfolgende Tabelle gibt einen Überblick.

Tab. 21.2 Überblick über Erkrankungen, die zu den Symptomen einer Demenz führen können.

Primär degenerative Erkrankungen
• Alzheimer-Demenz ➤ 21.3.1
• Chorea Huntington ➤ 5.2.4
• Parkinson-Demenz-Komplex ➤ 5.2.1
• Pick-Krankheit ➤ 16.3.7
• Lewy-Körperchen-Demenz ➤ 21.3.3

Kardiovaskuläre Erkrankungen
• Vaskuläre Demenz ➤ 21.3.2

Hormonelle, Stoffwechsel- und Ernährungsstörungen
• Enzephalopathie bei schweren Leber- oder Nierenfunktionsstörungen
• Schilddrüsen- und Nebenschilddrüsenfunktionsstörungen
• Hypophysenvorderlappenunterfunktion
• Speicherkrankheiten, z.B. M. Wilson
• Vitaminmangelsyndrome, z. B. Vit.-B-Mangel

Infektionen und Entzündungen
• AIDS ➤ 6.4
• Creutzfeldt-Jakob-Erkrankung ➤ 6.9
• Neurolues ➤ 6.7
• Meningoenzephalitiden anderer Ursache ➤ 6.1

Toxische Schädigungen
• Alkoholabusus (Korsakow-Syndrom ➤ 16.2.2)
• Drogen ➤ 22.4.4
• Medikamente ➤ 22.4.3
• Kohlenmonoxid
• Organische Lösungsmittel
• Schwermetalle, z. B. Blei, Aluminium, Quecksilber

Liquorzirkulationsstörungen
• Hydrocephalus communicans (Normaldruck-Hydrozephalus) ➤ 10.3.1

Traumata
• Subduralhämatom ➤ 8.3
• Schwere oder rezidivierende Hirntraumata ➤ 8.1

Tumoren
• Frontobasale Hirntumoren ➤ 7.1

Sonstige Ursachen
• Zerebrale Hypoxie

21.4 Pflege bei Demenz

Der **Umgang mit dementen Patienten** erfordert viel *Geduld* und *Einfühlungsvermögen* und ist eine große Herausforderung für alle Pflegenden. Die Pflegenden versuchen dem Patienten zu vermitteln, dass er sich angenommen und wertgeschätzt fühlt. Dies geschieht durch eine ruhige Atmosphäre und einen freundlich zugewandten Umgang. Durch regelmäßige Gespräche, Verlässlichkeit und feste Bezugspersonen soll eine Vertrauensbasis zum Patienten aufgebaut werden, die ihm hilft, sich auf die neue Umgebung und auf mögliche Veränderungen einzulassen. Gerontopsychiatrische Pflege beinhaltet *Beziehungspflege* (➤ 13.4), die sich besonders mit der Steuerung und Begleitung von Lebensprozessen beschäftigt. Dies geschieht im multiprofessionellen Team. Alle therapeutischen und pflegerischen Bemühungen richten sich auf eine Verlangsamung der Progredienz, auf eine Verminderung der Begleitsymptome, auf eine Entlastung des demenziell erkrankten Menschen und auf die Unterstützung Angehöriger durch die Sicherung von Hilfesystemen. Das Behandlungskonzept muss multiprofessionell abgestimmt sein und bedarf einer engmaschigen Zusammenarbeit und eines stetigen Austauschs.

Die Aufgabe der Pflegenden ist es, die aktuelle Situation des Patienten mit seinen Ressourcen und Defiziten zu erfassen und sich ein *Gesamtbild* einschließlich der Biografie, der prägenden Erfahrungen und besonderen Vorlieben zu machen. Die Pflege richtet sich nach dem aktuellen Befinden und dem Krankheitsstadium des Patienten. Ziel ist es, einen strukturierten, möglichst auf die individuellen Bedürfnisse des Patienten abgestimmten Tagesablauf einzurichten. Als wichtigste Elemente innerhalb des Tagesablaufs sind die pflegetherapeutischen Angebote zu sehen (Einzel- bzw. Gruppenangebote, Gespräche, Gedächtnistraining etc.). Der Patient soll dadurch seine verbliebenen Fähigkeiten und Ressourcen stärken und Unterstützung in notwendigen Bereichen erhalten. Durch die damit verbundene Vermeidung von Über- und Unterforderung werden beim Patienten Frustrationserleben und Langeweile vorgebeugt.

Sehr oft wird die *geistige Leistungsfähigkeit* von dementen Patienten von ihrer Umwelt falsch eingeschätzt. Angehörige und auch Bezugspersonen verfälschen das „Nicht-mehr-Können" eines alten Menschen in ein „Nicht-mehr-Wollen". Hier kommt der Pflege eine entscheidende Rolle bei der Bewertung zu. Durch Hirnleistungsstörungen geht das erworbene Wissen, das im Laufe des Lebens gespeichert wurde, verloren. Die emotionale Ebene, die Gefühle, bleiben erhalten. Daher sind für einen demenziell erkrankten Menschen die Gefühle wichtiger als Fakten, die gefühlsmäßigen Erinnerungen sind anders als die realen Erinnerungen gespeichert. Oft wird die erlebte Realität als fremd und bedrohlich empfunden.

Der (demente) Patient reagiert auf seine Umwelt mit Unsicherheit und Angst
- Weil er Dinge verkennt, die ihm Angst machen
- Weil er glaubt, sich in Gefahr zu befinden und sich nicht wehren zu können
- Weil er Informationen bekommt, die er nicht einordnen kann
- Weil er Vergangenheit und Gegenwart durcheinanderbringt
- Weil er sich schnell überfordert fühlt
- Weil er sich bestimmter Dinge beraubt fühlt
- Weil er von Reizen überflutet wird, die er nicht versteht.

Pflegende haben hier die Aufgabe, eine Brücke zur emotionalen Erlebniswelt der erkrankten Menschen aufzubauen, ihre Gefühle ernst zu nehmen und sie wertschätzend zu begleiten.

Gleichzeitig sehen sie sich im Alltag mit herausforderndem Verhalten konfrontiert. Herausforderndes Verhalten bei Demenz meint ein Verhalten, auf das Menschen aus der Umgebung reagieren. Der Blickwinkel liegt hier auf der Reaktion der

Menschen aus der Umgebung auf das Verhalten des Betroffenen (Patienten). Es geht nicht darum, bestimmte Verhaltensweisen von vornherein als herausfordernd zu definieren.

Beispiele für herausforderndes Verhalten
- Zielloses Herumwandern
- Verbal und tätlich abwehrendes Verhalten
- Schreien und permanentes Rufen
- Schlafstörungen
- Apathie.

Bei herausforderndem Verhalten können verschiedene Pflegeinterventionen hilfreich sein (➤ 21.4.4).

Die Demenz ist eine Krankheit, die nicht nur den einzelnen Patienten betrifft, sondern das gesamte psychosoziale Umfeld des alten Menschen, vor allem aber seine nächsten Angehörigen und Bezugspersonen. Sie wird auch als „Krankheit der Angehörigen" bezeichnet. Daher ist die Einbeziehung der Angehörigen in die gesamte Therapie und Betreuung des Patienten unerlässlich. Die Pflege bei Demenz verfolgt folgende **Ziele**. Der (demente) Patient
- Fühlt sich in seiner Person wertgeschätzt und angenommen
- Erfährt Akzeptanz seiner Person und auch seines Verhaltens
- Hat aufbauende Erlebnisse und ein positives Selbstwertgefühl
- Kann seine lebenspraktischen Fähigkeiten so lange wie möglich erhalten
- Findet angemessene Beschäftigung (➤ Abb. 21.10)
- Ist so lange wie möglich in sein psychosoziales Umfeld integriert
- Hat eine sichere Umgebung und kommt zumindest phasenweise zur Ruhe.

21.4.1 Bezugspflege

Bezugspflege ➤ 13.4.3

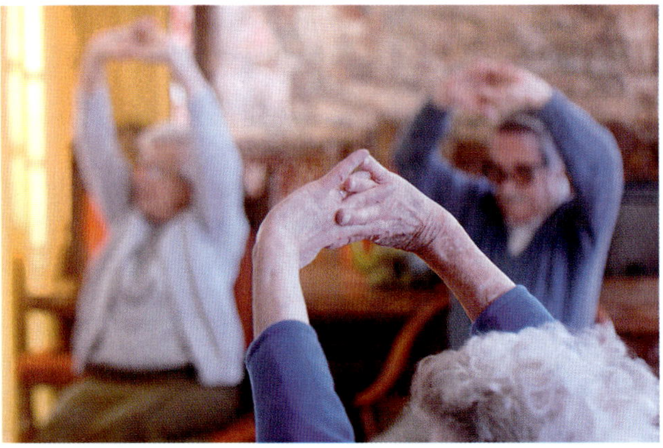

Abb. 21.10 Die Förderung des Demenz-Patienten durch **aktivierende Maßnahmen** wie z. B. Bewegungsübungen kann den Verlauf der Erkrankung u. U. verlangsamen. [J787]

Wichtig für desorientierte Patienten ist eine feste **Bezugsperson,** um auf dieser Ebene Kontinuität zu schaffen. Je besser die Pflegenden die Gewohnheiten, Ängste, Einschränkungen und Fähigkeiten der Patienten kennen, desto ruhiger verläuft deren Alltag und desto ausgeglichener sind sie. Zudem hat sich gezeigt, dass Pflegende innerhalb der Bezugspflege ihren Blick weniger auf die Defizite des Patienten und mehr auf seine Stärken richten als bei funktionsorientierten Pflegeformen. Die Bezugspflegende ist für die gesamte Zeit des Aufenthalts, von der Aufnahme bis zur Entlassung, für den an Demenz erkrankten Patienten zuständig. Sie begleitet den desorientierten Patienten im Alltag und führt die pflegerischen Interventionen durch. Daneben ist sie zuständig für die Steuerung des Pflegeprozesses und ist „Sprachohr" des Patienten zu den Angehörigen und den Kollegen des multiprofessionellen Teams.

Die Bezugspflegende versucht, eine *vertrauensvolle Beziehung* zum dementen Patienten aufzubauen. Dies geschieht durch eine ruhige, zugewandte und geduldige Haltung. Tragende Säulen in der Beziehungsarbeit sind Empathie und Einfühlungsvermögen: sie beinhalten die Bereitschaft und die Fähigkeit, sich in den Patienten einzufühlen, seine Gefühle wahrzunehmen und auch mitzuteilen. Gleichzeitig wird durch Echtheit und Ehrlichkeit das Vertrauensverhältnis gestärkt. Die Bezugspflegende begleitet den Patienten wertschätzend, sie nimmt den Menschen so an, wie er ist, und stärkt und fördert dadurch seinen Selbstwert. Sie erkennt den Patienten mit seinen Prägungen und Eigenarten an und nimmt Anschuldigungen und Beschimpfungen nicht persönlich, sondern sieht sie als das, was sie sind: nämlich ein Teil des Krankheitsbildes. Unterstützt wird die vertrauensvolle Beziehung durch einen individuellen, auf die Bedürfnisse des Patienten ausgerichteten *Tagesablauf,* der auf die kognitiven Fähigkeiten und Vorlieben Rücksicht nimmt.

21.4.2 Milieutherapie und Milieugestaltung

Der Patient wird durch seine Verlegung in das Krankenhaus oder in eine andere stationäre Einrichtung aus seiner *gewohnten Umgebung* herausgerissen. Dies verunsichert ihn, ruft Ängste hervor und führt zu verschiedenen psychoreaktiven Störungen. Auf der einen Seite können sich seine Orientierungseinschränkung und seine Reizbarkeit steigern. Andererseits kann er sich zunehmend in sich zurückziehen.

Die **Milieutherapie** verfolgt das Ziel, das zwischenmenschliche und situative Milieu den kognitiven Ausfällen und noch vorhandenen Fähigkeiten des dementen Patienten anzupassen. Dabei wird auch die Lebensgeschichte mit prägenden Erfahrungen und Vorlieben einbezogen. Die **Milieugestaltung** versucht, dem Patienten eine Umgebung zu bieten, in der er sich sicher und wohlfühlen kann. Die Umgebung soll wohnlich eingerichtet sein, private Gegenstände können als Orientierungshilfe dienen.

Die *Wohnlichkeit* einer Station oder eines Krankenzimmers ist nicht immer leicht zu gestalten. Neben geeigneten, angenehmen Farben, Bildern und Pflanzen soll die Möglichkeit bestehen, im Zimmer (zumindest auf dem Nachtschränkchen) private Gegenstände aufzustellen. Die Maßnahmen zur Herstellung einer sicheren Umgebung haben sowohl strukturellen als auch individuellen Charakter. Dabei sollte jedoch der Freiraum des Patienten aufgrund des Sicherheitsdenkens nicht zu sehr beschnitten werden.

Die Milieugestaltung berücksichtigt, dass der Patient möglichst viele Aspekte seines bisherigen Alltags und häuslichen Umfelds weiterführen kann (z. B. Spaziergänge, Mittagsschlaf, gewohnter Tagesablauf). Sämtliche Hilfestellung und Unterstützung bei alltäglichen Verrichtungen, die Gestaltung des Wohn- und Lebensumfelds, die Erstellung eines strukturierten Tagesablaufs sowie die Durchführung von Beschäftigungsangeboten fallen in den Bereich der Milieutherapie. Es geht darum, das neue Milieu dem Patienten anzupassen und dadurch ein hohes Maß an Zufriedenheit, Selbstständigkeit und Kontinuität zu erlangen.

21.4.3 Pflegekonzepte

Der person-zentrierte Ansatz nach Kitwood

Tom Kitwood (1937–1998), englischer Sozialpsychologe, entwickelte Mitte der 1980er Jahre zusammen mit *Kathleen Bredin* einen person-zentrierten Ansatz zum Umgang mit Menschen mit einer Demenz. Er unterstreicht besonders die Haltung, die Pflegende und Bezugspersonen diesen Menschen gegenüber einnehmen, als bedeutsam für deren Wohlbefinden und Krankheitsverlauf. Erst wenn Pflegende eine Grundhaltung entwickeln, die den erkrankten Menschen so akzeptiert, wie er ist, können sie sein Verhalten verstehen und sein **„Personsein"** akzeptieren. (📖 2)

Kitwood sieht jedoch bei Pflegenden entpersonalisierende Tendenzen, die die Person des dementen Menschen untergraben. Diese Verhaltensweisen implizieren kein bewusst böswilliges Verhalten seitens der Pflegenden: Das Verhalten ist nach Kitwood Teil eines kulturellen Erbes, einer ererbten Pflegetradition, die den an Demenz erkrankten Menschen ausgrenzt und ihn seines „Personseins" beraubt. Kitwood beschreibt insgesamt siebzehn entpersonalisierende Verhaltensweisen von Pflegenden gegenüber an Demenz erkrankten Menschen. Hier einige Beispiele:

- **Betrug:** Durch Täuschung wird der demenzkranke Mensch abgelenkt, manipuliert oder zum Mittun gezwungen
- **Zwang:** Der demenzkranke Mensch wird zu einer Handlung gezwungen, ohne seine Anliegen zu berücksichtigen bzw. ihm Wahlmöglichkeiten offenzuhalten
- **Entwerten:** Das subjektiv Erlebte und die Gefühle des demenzkranken Menschen werden nicht anerkannt
- **Zur Machtlosigkeit verurteilen:** Der demenzkranke Mensch darf seine vorhandenen Fähigkeiten und Ressourcen nicht nutzen
- **Infantilisieren:** Der demenzkranke Mensch wird väterlich bzw. mütterlich autoritär behandelt
- **Einschüchtern:** Durch Drohung und körperliche Gewalt wird der demenzkranke Mensch verängstigt
- **Etikettieren:** Der Einsatz der Kategorie „Demenz" bildet die Hauptgrundlage für Verhaltenserklärungen und Interaktionen mit demenzkranken Menschen
- **Stigmatisieren:** Der demenzkranke Mensch wird behandelt wie ein Ausgestoßener
- **Überholen:** Der demenzkranke Mensch wird mit Informationen und Wahlalternativen in einem Tempo konfrontiert, das er nicht angemessen nachvollziehen kann
- **Zum Objekt erklären:** Der demenzkranke Mensch wird wie ein totes Objekt behandelt, das angestoßen, angehoben und gereinigt wird.

Gerade für Menschen mit einer Demenzerkrankung, die emotionalen Erlebnisinhalten immer mehr Bedeutung zusprechen als Gesunde, spielt das personale Wohlbefinden eine entscheidende Rolle. Demenzkranke sind von sich aus nicht in der Lage, gezielt Kontakt zu anderen aufzunehmen, um so ihr Wohlbefinden und das Gefühl des eigenen „Personseins" zu stärken.

Person-zentrierte Pflege

Die person-zentrierte Pflege möchte die Bedürfnisse des demenzkranken Menschen nach dem „Personsein" befriedigen. Die Pflegenden nehmen dabei eine wohlwollende und wertschätzende Grundhaltung ein, die auch die eigenen Ängste vor einer Demenz wahrnimmt und daraus resultierende eigene Abwehrmechanismen abbauen hilft.

Kitwood spricht von **fünf Grundbedürfnissen,** die sich im zentralen Bedürfnis nach Liebe vereinen. Diese Grundbedürfnisse sind bei allen Menschen vorhanden, jedoch nicht immer sichtbar. Bei demenzkranken Menschen, die weniger in der Lage sind, ihre Bedürfnisse zu befriedigen und die dazu nötigen Initiativen zu ergreifen, sind diese Bedürfnisse deutlicher sichtbar:

- **Trost:** Dieses Gefühl ist bei demenzkranken Menschen besonders hoch, da sie mit vielfältigen Verlusterfahrungen umgehen müssen (Verlust von geliebten Menschen, Fähigkeiten)
- **Primäre Bindung:** Aufgrund des Verlusts von Sicherheit und Vertrautheit in der Gegenwart spielen bei demenzkranken Menschen primäre Bindungen (ähnlich wie in der Kindheit) eine starke Rolle
- **Einbeziehung:** Der Wunsch nach einer Einbeziehung in einer Gruppe stellt für den demenzkranken Menschen ein großes Bedürfnis dar, das im Gegensatz zu seiner zunehmenden Isolation steht
- **Beschäftigung:** Das Bedürfnis nach Beschäftigung hilft dem demenzkranken Menschen, seine Fähigkeiten zu erhalten und sein Selbstwertgefühl zu stärken (➤ Abb. 21.11). Beschäftigung als Brücke zur Vergangenheit kann zu einer Quelle tiefer Befriedigung werden (Anknüpfung an frühere lieb gewordene Tätigkeiten)

- **Identität:** Das Wissen um die Lebensgeschichte des demenzkranken Menschen und der empathische Umgang seitens der Pflegenden helfen dem Erkrankten, seine Identität zu bewahren.

Wird eines dieser Hauptbedürfnisse befriedigt, so hat dies auch positive Auswirkungen auf die anderen Bedürfnisse.

Die Hauptaufgabe der person-zentrierten Pflege liegt in der Erhaltung des „Personseins", durch die dem demenzkranken Menschen Wertschätzung und Achtung entgegengebracht und sein Selbstwertgefühl und sein Wohlbefinden gesteigert werden.

Durch gezielt angewendete positive Interaktionsformen werden die Bedürfnisse der erkrankten Menschen berücksichtigt.

Das psychobiografische Pflegemodell nach Böhm

Der österreichische Pflegewissenschaftler *Erwin Böhm* (*1940) ist der Begründer des psychobiografischen Pflegemodells und der sich daraus ergebenden **„re-aktivierenden und thymopsychischen Pflege"**. Gleichzeitig begründete er die „Übergangspflege" im geriatrischen Bereich. Er hat mit seinem psychobiografischen Pflegemodell einen **ganzheitlichen Ansatz** für die Pflege und Betreuung von dementen Patienten geschaffen, der sich intensiv mit der Biografie der Betroffenen befasst. Das Modell wurde von anderen Wissenschaften beeinflusst. Böhm verwendete für sein Pflegemodell Anteile der Tiefenpsychologie von *Freud* (> 13.6.3), der Individualpsychologie von *Adler* und der Verhaltens- und Sozialtherapie. (📖 3)

Böhms Pflegemodell ist kein Modell im klassischen Sinne, da es nicht auf wissenschaftlich empirischen Untersuchungen aufbaut, sondern aus den jahrzehntelangen Erfahrungen des Autors entstanden ist und sich weiterentwickeln darf und soll.

Schon 1965 begann Böhm, einen rehabilitativen Pflegeansatz zu entwickeln. Statt der damals verbreiteten defizitorientierten Versorgungspflege entwarf er ein Reaktivierungsmodell, das es dem dementen Patienten ermöglichen sollte, Alltagshandlungen eigenständig durchzuführen.

Wichtig beim psychobiografischen Pflegemodell ist, über die Biografiearbeit Aktivitäten zu ermitteln, die dem Patienten von früher bekannt sind und die eine Motivation für ihn bilden, aktiv zu werden. Hierdurch möchte Böhm für den Menschen ein Höchstmaß an Normalität herstellen, das zur psychischen Stabilisierung, zur Förderung vorhandener Ressourcen und zur Anerkennung der psychobiografisch gewachsenen Identität führt.

Thymopsychische Biografie

Die Pflegenden erheben zunächst eine **thymopsychische Biografie** des Patienten, in der prägende Faktoren und Erfahrungen des Patienten erfasst und beschrieben werden. Dies können gewohnte Umgangsformen und Verhaltensweisen sein, vertraute Abläufe im Alltagsgeschehen, Redewendungen, Dialekte, persönliche Lebensanschauungen und Bewältigungsstrategien.

Unter **Thymopsyche** versteht Böhm jenen Anteil der Seele, der vorwiegend mit den Gefühlen zu tun hat. Sie betrifft die Bereiche Emotionen, Befindlichkeiten und Triebe und hilft dem Menschen zu entscheiden, was für ihn intuitiv-emotional angemessen und richtig ist.

Eine Prägung des Menschen findet nach Böhm vor allem in den ersten 25 bis 30 Lebensjahren statt: Alle Erlebnisse und Erfahrungen, die für einen Menschen hier bedeutungsvoll waren und ihn, sein Verhalten und seine Gefühlswelt geprägt haben, haben im Alter wieder einen stärkeren Einfluss auf sein Verhalten. Normalität ist für demente Patienten das, was sie in dieser Lebensphase als normal erlebt haben und was sie geprägt hat.

Pflegeziel seines Modells ist die **„Wiederbelebung der Altersseele"**, die für ihn den Ursprung des Lebendigen und der menschlichen Motivation darstellt. Aktivierung und körperliche Mobilisierung sind für Böhm erst in zweiter Linie wichtig.

Sieben Erreichbarkeitsstufen

Böhm unterscheidet in seinem Modell **sieben Erreichbarkeits- bzw. Interaktionsstufen.** Er wird dabei der Tatsache gerecht, dass sich die Patienten im fortschreitenden Krankheitsverlauf in unterschiedliche frühere Entwicklungsstufen zurückentwickeln. Dies hat Auswirkungen auf die erlebte Gefühlswelt des Patienten und auf die Zugangsweisen bzw. die Erreichbarkeit des Patienten durch Kommunikation mit außenstehenden Bezugspersonen.

- **Erreichbarkeitsstufe 1 – Tertiäre Sozialisation:** Jeder Mensch durchläuft in seinem Sozialisationsprozess verschiedene Entwicklungsstufen. Sozialisation als lebenslanger Prozess des Lernens von Normen und Verhaltensweisen findet primär durch die Familie, das Milieu und die nähere Umgebung statt. Später sind gleichaltrige Freunde im Kindergarten oder der Schule, dann Arbeitskollegen und Vorgesetzte im beruflichen Alltag prägend für die Entwicklung.

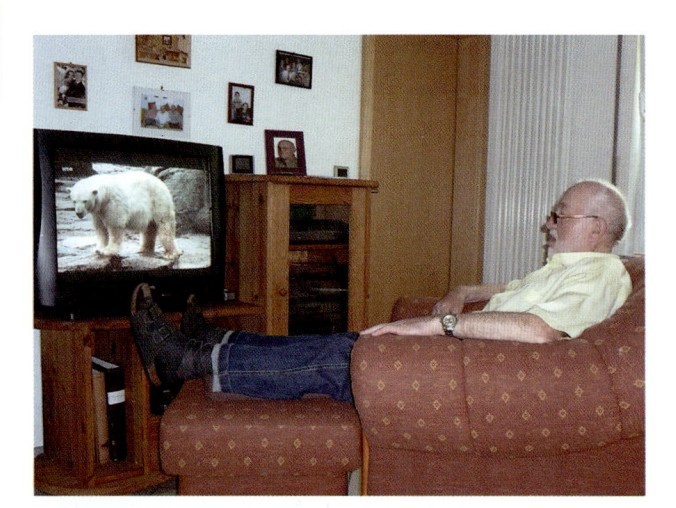

Abb. 21.11 Demenzkranke Menschen haben ebenso wie Gesunde ein Bedürfnis nach Beschäftigung. Passives Herumsitzen jedoch fördert weder die Ressourcen des alten Menschen, noch befriedigt es sein Bedürfnis nach menschlicher Interaktion. [M322]

Die Erreichbarkeitsstufe der tertiären Sozialisation entspricht der eines Erwachsenen. Die Patienten können noch kognitiv ausgerichtete Gespräche auf der Inhalts- und Beziehungsebene führen. Gleichzeitig sind sie noch zugänglich für eine aktivierende Pflege. Für die Kommunikation mit den Patienten von Bedeutung sind hierbei Kenntnisse über individuelle Verhaltensmuster und Motive sowie über emotional prägende Lieblingsthemen

- **Erreichbarkeitsstufe 2 – Mutterwitz:** Mutterwitz ist eine Form des Volkstums, in der offen gesprochen wird, „wie einem der Schnabel gewachsen ist". Von den Müttern und Frauen haben die Kinder den emotionalen, fröhlich-humorvollen Anteil erworben. In einer Zeit, in der viele Väter im Krieg oder in der Gefangenschaft waren, sind es die Mütter, die den „Hauswitz" und emotionale Erfahrungen weitergeben und damit die rationalen Anteile im Leben mitprägten. Oft werden vom Patienten Strategien entwickelt, dem Gefühl des Älterwerdens zu entkommen: Dies kann durch Scheinanpassung (Rückzug) oder durch Überkompensation geschehen. In dieser Entwicklungsstufe sind die Patienten durch humorvolle Redewendungen, mit Witz, Einfallsreichtum und Fantasie zu erreichen, aber auch durch vertrauten regionalen Dialekt
- **Erreichbarkeitsstufe 3 – Seelische, soziale Grundbedürfnisse:** Während in den ersten beiden Erreichbarkeitsstufen die Patienten durch das gesprochene Wort erreicht und mithilfe der aktivierenden Pflege betreut werden können, erhalten sie in dieser Stufe Sicherheit durch reaktivierende Pflege. Die Patienten finden sich oft in Situationen wieder, die sie nicht verstehen können, die ungewohnt oder beängstigend sind und Unsicherheiten auslösen. Gefühle spielen ab dieser Phase für den Patienten eine zentrale Rolle: Oft sind starke Stimmungsschwankungen zu beobachten, der Patient wird ängstlich und unsicher. Die reaktivierende Pflege setzt hier auf die Befriedigung der seelischen und sozialen Grundbedürfnisse. Unterschieden wird zwischen primären Bedürfnissen wie Hunger, Durst und Schlaf und den sekundären oder reaktiven Bedürfnissen, die sich auf eine erlernte Situation (z. B. sich zu Hause fühlen) beziehen
- **Erreichbarkeitsstufe 4 – Prägung:** Unter Prägungen versteht Böhm vor allem sich wiederholende, eingespielte Verhaltensnormen, die als Rituale dem Menschen Sicherheit vermitteln. Diese Verhaltensweisen sind in einer Volksgruppe tief verwurzelt und nicht änderbar: Sie umfassen alle prägenden Rituale, Eigenarten und Ereignisse, die als Kinder erlernt und ritualisiert wurden. Die Rituale kommen z. T. aus der christlichen Religion und Mythologie (Weihnachten, Ostern etc.) oder sind Zeremonien des Alltags (die Art, zu essen, zu schlafen, sich zu kleiden, zu grüßen, zu kommunizieren usw.). Ein demenziell erkrankter Mensch agiert wieder mit den ihm vertrauten Mechanismen und Ritualen, die er in der Kindheit erlernt hat und die ihm durch wiederholtes Tun das Gefühl von Sicherheit vermitteln. In dieser Phase kommt es zur Zunahme der depressiven Grundstimmung. Für den Patienten werden altbewährte Weisen der Alltagsbewältigung zunehmend wichtiger: jegliche Veränderung empfindet er als bedrohlich. Die Aufgabe der Pflegenden ist das Anerkennen und Zulassen dieser stabilisierenden Verhaltensweise, auch wenn ihnen deren Sinn unverständlich erscheint
- **Erreichbarkeitsstufe 5 – Höhere Antriebe:** In dieser Erreichbarkeitsstufe sind die Triebe, Tagträume und Fantasien entscheidend für die Motivation und das Verhalten der Patienten. Als Trieb beschreibt Böhm Antriebserlebnisse, die auf etwas Bestimmtes gerichtet sind. Er unterscheidet zwischen allgemeinen, leiblichen (Nahrung, Sexualität, Schlaf, Bewegung) und seelischen Trieben (Macht, Geltung, Schönheit). Patienten in dieser Phase sind kognitiv stärker eingeschränkt. Kommunikation ist nur noch in kurzen Sätzen möglich und zunehmend erschwert. Die Patienten handeln eher ohne Reflexion und richten ihr Handeln auf das Befriedigen von Bedürfnissen aus. Gleichzeitig treten in dieser Phase agitiertes, unruhiges Verhalten oder Antriebsminderung auf
- **Erreichbarkeitsstufe 6 – Intuition:** Die Patienten haben in dieser Phase schwere kognitive Einbußen, die nonverbale Kontaktaufnahme steht im Vordergrund. Der Patient läuft ziellos umher und verwendet stereotype Bewegungen. Intuition ist nach Böhm die Fähigkeit, sich in den Menschen und seine Situation hineinzuversetzen, diese in einer Gesamtheit zu erfassen und entsprechend zu reagieren. Rationale Verhaltensweisen spielen hier keine Rolle. Auch der demente Patient kann seine Umwelt intuitiv erfassen und entsprechend reagieren. Er erlebt sich und seine Umgebung intuitiv und reagiert gefühlsmäßig auf sie, ohne dieses Erleben zu reflektieren. Dabei werden sein Gefühlsleben und seine Reaktionen beeinflusst durch Mythen, durch magisches Denken (vor allem aus der Kindheit) und durch abergläubische oder religiöse Denkweisen. Pflegende sollten hier im Umgang und Kontakt Symbole und Rituale verwenden, z. B. Gebete, Gesänge
- **Erreichbarkeitsstufe 7 – Urkommunikation:** Bei der Urkommunikation geht es nach Böhm um Basisstimulation. Kommunikationsformen laufen in dieser Phase nur noch non-verbal über Geräusche, Stimmen, Gerüche, Mimik, Gestik und Berührung. Der Patient ist in dieser letzten Lebensphase oft immobil und bedarf mehr Reizanflutung als der mobile Patient, da es sonst zu einem seelischen Stillstand kommt, der zerstörend auf die letzten Lebenskräfte wirkt. Über die Haut können Pflegende einen ersten Kontakt zum Patienten aufbauen. Die Urkommunikation sollte nicht nur während anderer Pflegeverrichtungen ausgeübt werden, sondern zu einer eigenständigen Pflegeintervention werden, die das Wohlbefinden des Patienten entscheidend fördert.

21.4.4 Pflegeinterventionen

Erinnerungspflege und Biografiearbeit

Nur wer sich an sein Leben erinnern kann, weiß, wer er ist. Erinnerungspflege und Biografiearbeit haben bei der Begleitung und Betreuung von demenzkranken alten Menschen eine zentrale Bedeutung. Als Begriffe werden sie oft synonym verwendet.

- **Biografiearbeit** bedeutet Beschäftigung mit der Lebensgeschichte und ist grundsätzlich in jedem Lebensalter möglich. In der gesprächsorientierten Biografiearbeit finden Einzel- und Gruppengespräche zu vorgegebenen Themen statt. Die aktivitätsorientierte Biografiearbeit zeichnet sich durch aktive Tätigkeit aus: Neben Singen und Basteln gehört hierzu u. a. das Ausführen von Alltagshandlungen, z. B. Tisch decken (📖 4).
- **Erinnerungspflege** ist eine Arbeits- und Kommunikationsweise, die versucht, an die Lebenserfahrungen und Erinnerungen des alten Menschen anzuknüpfen. Die Menschen werden in Kontakt mit ihren Erinnerungen gebracht. Dies geschieht durch sogenannte Trigger: Dieser englische Begriff *(deutsch „Anstoß", „Auslöser")* bezeichnet alles, was unmittelbar hilft, vergangene Gefühle und Erinnerungen zu vergegenwärtigen. Dieses können u. a. Bilder, Gegenstände, Gerüche, Geräusche sein.

Erinnerungspflege und Biografiearbeit ermöglichen einen neuen Zugang zur eigenen Lebensgeschichte des demenziell erkrankten Menschen und bestärken dadurch das Selbstvertrauen und die Individualität. Wenn aufgrund von nachlassenden kognitiven Fähigkeiten und körperlichen Ressourcen alte Menschen auf fremde Hilfe angewiesen sind, brauchen sie eine Unterstützung bei der Vergewisserung der eigenen Identität.

Je kleiner der Aktivitätsradius der Patienten ist, umso wichtiger wird für sie die Vergangenheit und umso mehr benötigen sie Anknüpfungspunkte für ein Gespräch über die Vergangenheit. Beide Vorgehensweisen stellen als **ganzheitliche Begleitungs- und Kommunikationsansätze** den einzelnen Menschen mit seinen Erfahrungen, Erlebnissen und Prägungen in den Mittelpunkt und bringen ihm dadurch Wertschätzung entgegen. Mit zunehmendem Verlust der Gedächtnisleistungen spielen der emotionale Gehalt einer Aussage und die Gefühle eine entscheidende Rolle. Erleben und Erinnern als grundlegende Fähigkeiten des Menschen bleiben auch bei einer Demenz erhalten und bilden die Grundlage für eine persönliche Orientierung.

Grundsätzlich sind Erinnerungspflege und Biografiearbeit nicht defizitorientiert, sondern berücksichtigen besonders die Fähigkeiten und Eigenschaften, über die ein Mensch noch verfügt. Ziel ist nicht primär ein perfektes Ergebnis, sondern das gemeinsame Tun und Erleben.

> Viele Einrichtungen haben sogenannte **Erinnerungszimmer** eingerichtet: Sie sind ganz im Stil der 50er-Jahre eingerichtet mit alten Polstermöbeln, Schränken, Vitrinen, Bildern und einer Fülle von Alltagsgegenständen, die zum Erinnern und Erzählen anregen.

Ziele von Biografiearbeit:
- Stärkung von Selbstvertrauen und Respektierung des alten Menschen in seiner Persönlichkeit
- Wertschätzung der biografischen Erlebnisse und Prägungen
- Verbesserung der Kommunikationsfähigkeit und der Eigeninitiative
- Vorbeugung von Isolation und Vereinsamung durch erlebtes Gemeinschaftsgefühl in der Gruppe
- Aktivierung und Förderung von kognitiven Fähigkeiten
- Erleben von positiven Emotionen durch die Beschäftigung mit der Vergangenheit

Reminiszenztherapie

Das Konzept der „Life Reviews" (zu deutsch „Lebensrückschau") wurde in den 1970er-Jahren von dem amerikanischen Psychiater *Robert N. Butler* (1927–2010) entwickelt. Es richtet sich an Menschen mit psychiatrischen Störungen. Butler bezieht in seine medizinische Anamneseerhebung insbesondere biografische Daten ein. Menschen schauen am Ende ihres Lebens auf ihre Vergangenheit zurück und bilanzieren ihre Lebenserinnerungen. Diese Grundannahme wird in der **Reminiszenztherapie** (*Reminiszenz,* lat. reminisci, „sich erinnern") genutzt. Das Konzept der „Life Reviews" hat zum Ziel, in der strukturierten Form des Erinnerns (reminiszieren) diesen Akt oder Prozess psychotherapeutisch nutzbar zu machen. Die Reminiszenztherapie wurde später als Therapieform für Menschen mit Demenz entwickelt. Sie wird eingesetzt in einfacheren und weniger belastenden Situationen in der Begleitung von demenziell erkrankten Menschen.

Pflegetherapeutische Gruppenangebote im Rahmen eines strukturierten Tagesablaufs

Im Rahmen eines milieutherapeutischen Pflegekonzepts nimmt die *psychosoziale Betreuung* der dementen Patienten neben der körperlichen und der medizinischen Versorgung einen sehr hohen Stellenwert ein. Sie stellt ein Kernstück der Pflege und Betreuung von dementen Patienten im stationären Rahmen dar.

Dem Patienten werden durch die Strukturierung des Tages, orientiert an festen Zeiten für die Mahlzeiten, durch ausgewogene Ruhe- und Aktivitätsphasen und durch **pflegetherapeutische Gruppenangebote** Sicherheit, Vertrautheit und Kontinuität vermittelt. (📖 5)

Der Patient hat in einer Atmosphäre der Offenheit die Möglichkeit, sich mit seinen Ressourcen, Erfahrungen und der ihm eigenen Biografie einzubringen. Die abwechslungsreichen Angebote sollen alle Sinne sowie die geistigen und sozialen Fähigkeiten ansprechen und auch die körperliche Aktivität fördern. Durch die gleichzeitige Vermittlung von Freude, Bestätigung, Humor und Geselligkeit tragen die pflegetherapeutischen Gruppenangebote zum *physischen* und *psychischen* Wohlbefinden der Patienten bei und bieten vielseitige Möglichkeiten der Kommunikation.

Inhalte von pflegetherapeutischen Gruppenangeboten
- Übungen und Spiele zum Gedächtnis- und Konzentrationstraining
- Biografiearbeit
- Seniorengymnastik
- Ball- und Kegelspiele
- Gesellschaftsspiele
- Musik, Gesang und Tanz
- Lesen und Erzählen, Zeitungsrunde
- Basteln und Gestalten
- Hauswirtschaftliche Tätigkeiten.

Es bietet sich an, die Angebote thematisch und auch jahreszeitlich orientiert zu gestalten.

Die Einrichtung und Durchführung eines festen *pflegetherapeutischen* Angebots innerhalb des stationären Rahmens führt zu Ruhe und Ausgeglichenheit bei vielen Patienten, da es zu einer Fokussierung der Aufmerksamkeit führt.

Eine Herausforderung für die inhaltliche Gestaltung und Durchführung von pflegetherapeutischen Gruppenangeboten ist die heterogene Zusammensetzung von Patientengruppen, insbesondere bezogen auf den Grad der demenziellen Erkrankung und der damit verbundenen Defizite.

Neben diesen Gruppenangeboten ist oft eine Einzelbeschäftigung und Einzelbetreuung von (z. B. unruhigen) Patienten angezeigt.

Bisher orientierten sich die Angebote eher an traditionell weiblichen Tätigkeiten. Seit einigen Jahren wird der Fokus auch auf die männlichen Patienten gelegt. Hier werden entsprechende Konzepte und Angebote entwickelt. Männer definieren sich häufig über ihren Beruf und die damit verbundenen Tätigkeiten. Mögliche Themen für männliche Patienten können sein: Beruf (Handwerk, Landwirtschaft), Film und Fernsehen, Sport (alte Fußballzeitschriften), Politik und Geschichte, jahreszeitlich orientierte Feste und Feiern (Weihnachten, Schützenfest), Freizeit (Musik, Autos, Karten spielen, Urlaube).

ROT (Realitätsorientierungstraining)

Das **ROT** *(Realitätsorientierungstraining)* ist ein 24-Stunden-Konzept, das desorientierten oder verwirrten Patienten helfen soll, sich in Bezug auf Ort, Zeit, Situation und Person zu orientieren, also zu erinnern. Voraussetzung ist, dass die Betroffenen sich (noch) an der Realität orientieren möchten, an dem Jetzt interessiert sind. Gleichzeitig sollen Selbstständigkeit, Wohlbefinden, Kommunikation, Gedächtnisleistung und der Erhalt der persönlichen Identität gefördert werden. (6)

Wichtigster Grundsatz ist ein wertschätzender, freundlicher und einfühlsamer Umgang mit dem Patienten. Es darf kein Leistungsdruck entstehen. Notwendig ist auch eine besondere Ausstattung der Räumlichkeiten. Zum ROT gehören:
- In der Umgebung des Patienten befinden sich ausreichend Uhren und Kalender, an denen sich die Patienten zeitlich orientieren können
- Ein gleichbleibender Tagesablauf und sich wiederholende Abläufe bieten ebenfalls zeitliche Orientierung und geben dadurch Sicherheit
- Namensschilder an den Türen erleichtern das Wiederfinden des eigenen Zimmers
- Gut lesbare Namensschilder an der Kleidung aller Mitglieder des Teams helfen bei der Erinnerung an Personen
- Farbliche oder piktografische Markierungen, z. B. für den Weg zwischen Zimmer, WC und Speisesaal, helfen auch noch dem Patienten mit Leseschwierigkeiten, sich zurechtzufinden (> Abb. 21.12)
- Der Patient erhält bei jedem Kontakt Informationen über Zeit, Ort und seine Person
- Desorientierte Äußerungen werden taktvoll korrigiert, orientiertes Verhalten positiv verstärkt
- Wann immer möglich, nutzen die Pflegenden die Vergangenheit als Brücke zur Gegenwart
- Sprachlich sind einfache, kurze Sätze für das Verständnis am besten geeignet.

Bei zunehmendem Abbau der kognitiven Funktionen lässt sich der tagesstrukturierende Teil des ROT weiter nutzen, der Schwerpunkt auf der Erhaltung kognitiver Fähigkeiten nimmt jedoch zugunsten von sinnvollen körperlichen Angeboten ab.

Validation

Die aus den USA übernommene Methode der **Validation**, die von *Naomi Feil* (*1932) begründet wurde, bezeichnet eine grundsätzliche Haltung im Umgang mit dementen Patienten. Sie verbindet therapeutische Ansätze aus der Tiefenpsychologie, der Gesprächs-, Gestalt- und Familientherapie sowie dem Neurolinguistischen Programmieren (NLP) praxisnah zu einem wertschätzenden lösungsorientierten Umgang mit demenzkranken alten Menschen. Naomi Feil benutzt für die validierende Kommunikation das Bild vom „in den Schuhen des anderen gehen": Der emotionale Gehalt einer Aussage wird aufgegriffen und *validiert* (für gültig erklärt), ohne zu analysieren, zu bewerten oder zu korrigieren. Wer die Validation anwendet, akzeptiert die innere Realität verwirrter alter Menschen mit all ihren gefühlsmäßigen Anteilen als deren ganz persönliche Sicht- und Erlebnisebene. (7, 8)

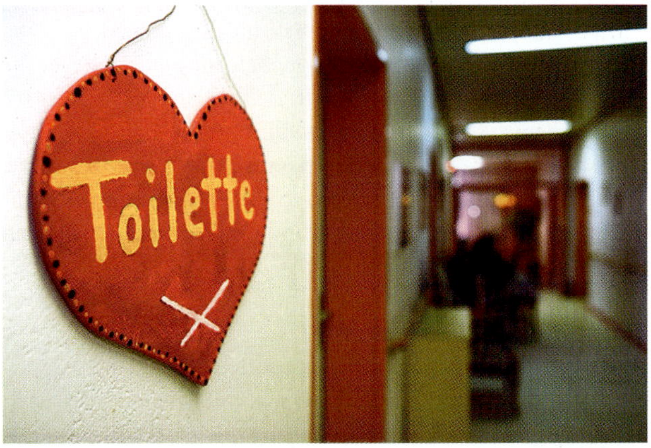

Abb. 21.12 Zum ROT gehören als Orientierungshilfen auch gut erkennbare Schilder. [K157]

Die betroffenen alten Menschen müssen nicht mehr „verbessert" und die Symptome nicht behoben werden. Vielmehr kommt es darauf an, den demenzkranken alten Menschen in seiner gerade aktuellen Gefühlswelt und seinen Lösungsversuchen wertschätzend zu begleiten.

> **Validationsziele (nach Naomi Feil)**
> - Wiederherstellen des Selbstwertgefühls
> - Reduktion von Stress
> - Rechtfertigung des gelebten Lebens
> - Lösen der unausgetragenen Konflikte aus der Vergangenheit
> - Reduktion chemischer und physikalischer Zwangsmittel
> - Verbesserung der verbalen und nonverbalen Kommunikation
> - Verhindern eines Rückzugs in das Vegetieren
> - Verbesserung des Gehvermögens und des körperlichen Wohlbefindens

Basis der Validation
Die Validation nach Naomi Feil hat eine ihrer Grundlagen in der **Theorie der Lebensstadien und -aufgaben** des Psychologen *Erik Erikson* (1902–1994). Hiernach gliedert sich das menschliche Leben in acht Zeitphasen, während deren im optimalen Falle jeweils spezifische Aufgaben bewältigt werden. Gelingt dies nicht oder – was meistens der Fall ist – nicht vollständig, so taucht die unvollendete Aufgabe im späteren Leben ein zweites und evtl. ein drittes Mal auf und kann dann gewissermaßen „nachgeholt" werden.

Naomi Feil fügt den Phasen Eriksons noch eine weitere hinzu, die des *hohen Alters* (ab ca. 80 Jahren). Im hohen Alter häufen sich körperliche wie soziale Verluste (z. B. Nachlassen von Seh- und Hörvermögen, Einschränkung des Kurzzeitgedächtnisses, Tod des Partners), so wie die Kontrolle des Menschen über sich selbst nachlässt.

Die demenzkranken Menschen durchlaufen nach Feil **vier Aufarbeitungsphasen des Lebens,** denen sie jeweils einige der weiter unten aufgeführten Validationstechniken als besonders angemessen und hilfreich zuordnet:
- Stadium der mangelhaften oder unglücklichen Orientierung
- Stadium der Zeitverwirrtheit
- Stadium der sich wiederholenden Bewegungen
- Stadium des Vegetierens/Vor-sich-hin-Dämmerns.

Bei der Aufarbeitung der Vergangenheit spielen **Symbole** eine ganz besondere Rolle. Der sehr alte, zunehmend desorientierte Mensch benutzt Symbole, um Gefühle und Bedürfnisse aus der Vergangenheit auszudrücken. Naomi Feil bezeichnet diese Symbole deshalb als „Fahrkarten in die Vergangenheit". Symbole können Personen, Gegenstände oder Verhaltensweisen sein.

Zielgruppen der Validation
Nach Erfahrungen Naomi Feils profitieren sehr alte, desorientierte Menschen (also diejenigen mit sogenannter spät einsetzender Alzheimer-Demenz) am meisten von Validation. Validation kann auch bei jüngeren Menschen mit einer (Alzheimer-)Demenz angewandt werden und zeigt vielfach positive Effekte über eine gewisse Zeit. Sehr alte, jedoch im Wesentlichen orientierte Menschen benötigen hingegen keine Validation.

Validationstechniken
Validation ist nicht an eine bestimmte Berufsgruppe gebunden. Neben unmittelbaren Bezugspersonen (Pflegenden und Angehörigen) können alle, die mit dem alten Menschen Kontakt haben, Validation anwenden. Im Folgenden wird vom **Validationsanwender** oder *Validierenden* gesprochen. Der alte Mensch wird meist als **Klient** bezeichnet.

Die Validation wird individuell auf den alten Menschen angewandt. Es haben sich aber aus der Erfahrung gewisse Techniken herauskristallisiert, die sich in bestimmten Stadien als meistens erfolgreich erwiesen haben:
- **Validationstechniken bei mangelhaft oder unglücklich orientierten Menschen.** Sogenannte mangelhaft oder unglücklich orientierte Menschen nach Naomi Feil sind weitgehend orientiert. In ihrer Orientierung sind diese Menschen aber unglücklich, da sie die im hohen Alter zwangsläufigen Verluste nicht akzeptieren und viele Gefühle nicht eingestehen können und wichtige Lebensaufgaben nicht vollendet worden sind. Die kognitiven Fähigkeiten sind weitgehend erhalten. Allenfalls treten gelegentliche Lücken im Kurzzeitgedächtnis auf, die dem Betroffenen bewusst sind und zu Scham, Verleugnung und Konfabulationen (> 16.2.2) führen. Sie können ihre verleugneten Gefühle und Konflikte nur als Symbole äußern. Typischerweise geschieht dies, indem sie andere beschuldigen und anklagen, sich ständig beschweren oder Gegenstände horten. Gefühle und Berührungen sind dem mangelhaft oder unglücklich orientierten Menschen in aller Regel unangenehm. Deshalb hält der Validationsanwender einen Abstand von ca. 50 cm ein und beschränkt Berührungen auf das gesellschaftlich bei Fremden übliche Maß (also z. B. Händeschütteln zum Abschied). Die folgenden Validationstechniken können in Kombination angewendet werden, wobei in einem Gespräch nicht alle Techniken zum Einsatz kommen müssen. Gleichzeitig können in diesem Stadium auch noch Methoden des ROT (s. o.) angewendet werden.
  - **Zentrieren:** Zentrieren nach Naomi Feil bezeichnet eine bestimmte Art des Validationsanwenders, sich auf seine Atmung zu konzentrieren, um sich von den eigenen Gefühlen zu distanzieren und für die Gefühle des Gegenübers zu öffnen. Er ist der erste Schritt jeder Validation
  - **Verwenden eindeutiger Wörter:** Demenzkranke Menschen interessieren sich nicht für das „Warum" ihrer Gefühle und ihres Verhaltens. Daher können Fragen nach dem „Warum" zu einem Rückzug des Patienten führen. Günstig sind Fragen nach Tatsachen in einem sachlichen Sprachstil (*Wer* klopft ständig gegen die Wand? *Was* haben Sie gesehen? *Wo* hat er gestanden? *Wann* ist das passiert? *Wie* sieht die Frau aus, die da kommt?). Dies vermittelt am ehesten das Gefühl von Respekt und Ernst-Genommen-Werden und erhält die Kommunikation

- **Umformulieren/Wiederholen:** Der Validationsanwender wiederholt mit eigenen Worten, was der Klient gesagt hat. Das Wiederholen erfolgt dabei mit ehrlichem Mitgefühl
- **Ansprechen des bevorzugten Sinnesorgans:** Die meisten Menschen bevorzugen ein bestimmtes Sinnesorgan, etwa Augen, Ohren, Nase oder Haut. Dies lässt sich aus der Wortwahl, wie der Klient erzählt, erschließen. Erzählt z. B. ein Mensch von einem Spaziergang über eine Blumenwiese am Wald und beschreibt, wie schön es war, spricht ein visuell orientierter Mensch (Auge) z. B. von dem „farbigen Blumenmeer", der auditiv orientierte (Ohren) vom „leisen Rauschen der Blätter im Wind", und wer den Geruchssinn bevorzugt (olfaktorische Orientierung), erinnert sich an die eindrücklichen Düfte auf der Wiese. Der Validationsanwender benutzt vermehrt Schlüsselwörter des bevorzugten Sinnesorgans
- **Polarität – Fragen nach dem Extrem:** Die Frage nach dem Extrem („Wo war es am schlimmsten?") soll dazu führen, dass der Klient seine Gefühle stärker ausdrückt und dadurch Erleichterung erfährt
- **Sich das Gegenteil vorstellen:** Beschuldigt, klagt oder jammert der Patient, so fragt ihn der Validationsanwender ganz gezielt, ob und wann die schlimmen Ereignisse einmal nicht eintreten. Beschwert sich ein Patient z. B. immer wieder über das miserable Essen, so fragt er nach Zeiten, zu denen das Essen besser war. Dies kann evtl. Lösungsansätze aus früheren Zeiten andeuten, die dem Patienten auch in der aktuellen Situation helfen
- **Erinnern:** Diese Technik dient sowohl dem Vertrauensaufbau als auch dem Aufdecken früherer Lösungsstrategien des Patienten. Erinnerungen können erfahrungsgemäß am ehesten durch Fragen mit „nie" und „immer" provoziert werden („War das schon immer so?")
- **Validationstechniken bei Menschen im Stadium der Zeitverwirrtheit:** Zeitverwirrte Menschen leben in der Vergangenheit, sie können z. B. mit der Uhrzeit nichts mehr anfangen und verwechseln Personen der Gegenwart mit solchen aus der Vergangenheit. Kommunikationsfähigkeit, Kontrolle, Sprache und sprachnahe Leistungen lassen deutlich nach, die Betroffenen können sich nicht mehr an soziale Konventionen halten und möchten eine sofortige Befriedigung ihrer Bedürfnisse. Gefühle spielen bei Menschen im Stadium der Zeitverwirrtheit eine große Rolle, die Menschen kehren zu den Gefühlen der Vergangenheit zurück. Neben den oben genannten Techniken sind folgende besonders hilfreich:
  - **Mehrdeutigkeit:** Häufig kommt es vor, dass Außenstehende die Wortschöpfungen des Patienten nicht verstehen und daher Probleme haben zu antworten. Hier ist es sinnvoll, Fürwörter (er, sie, es, jemand) anstelle der nicht verstandenen Wörter zu benutzen, eine Technik, die Feil als „Mehrdeutigkeit" bezeichnet
  - **Berührung:** Im Gegensatz zum ersten Stadium reagieren zeitverwirrte Menschen sehr gut auf Berührung. Oft weckt Berührung, zusammen mit Augenkontakt und einer einfühlsamen, liebevollen Stimme, angenehme Erinnerungen. Bemerkt der Validationsanwender jedoch, dass der Betroffene Berührung nicht mag, respektiert er dies
  - **Anpassen an die Gefühle des Klienten:** Der Validationsanwender beobachtet unter anderem Haltung, Mimik, Augen und Extremitäten des Klienten und passt sich diesen an. So fühlt der alte Mensch sich sicherer und viele Validationsanwender können sich besser in den Klienten hineinversetzen
  - **Verbindung Verhalten – Bedürfnis:** Feil geht davon aus, dass sich auffällige Verhaltensweisen demenzkranker alter Menschen zu drei menschlichen Grundbedürfnissen in Beziehung setzen lassen: dem Bedürfnis nach Liebe, dem Bedürfnis, nützlich zu sein, und dem Bedürfnis, eigene Gefühle auszudrücken. Diese Bedürfnisse äußern sich oft in einem Verhalten, das dem orientierten, in der Gegenwart lebenden Außenstehenden zunächst sinnlos erscheint, sich aber häufig bei Kenntnis der Biografie des Zeitverwirrten erschließt
  - **Musik:** Zeitverwirrte Menschen können trotz Nachlassen der übrigen sprachlichen Fähigkeiten oft gut altbekannte Lieder singen. Das gemeinsame Singen alter Lieder ist eine Möglichkeit, Kommunikation aufrechtzuerhalten
- **Validationstechniken bei Menschen im Stadium der sich wiederholenden Bewegungen:** Im Stadium der sich wiederholenden Bewegungen haben die sprachlichen Fähigkeiten so weit nachgelassen, dass der Betroffene keine für einen Außenstehenden sinnvollen Sätze mehr spricht, sondern nur noch einzelne oder sogar unverständliche Wörter. Mittel zum Gefühlsausdruck, aber auch zur Eigenstimulation sind nunmehr vor allem Klänge, Laute und Bewegungen aus der Vergangenheit, die evtl. über Stunden und bis zur Selbstschädigung wiederholt werden. In diesem Stadium gelten im Wesentlichen die Grundsätze der Validation bei zeitverwirrten Menschen. Verbale Techniken können benutzt werden, solange der Betroffene noch spricht. Entsprechend dem Zustand des Betroffenen nehmen aber Berührungen einen noch größeren Raum ein. Sinnvoll ist es, ihm Gegenstände zur Verfügung zu stellen, die in Bezug zu seinem früheren Leben stehen und mit denen er „arbeiten" kann. Eine weitere Technik ist das Spiegeln, bei dem die Pflegende die Bewegungen des alten Menschen einschließlich z. B. seiner Mimik und Atmung wiederholt, um sich besser in den alten Menschen hineinzuversetzen und zu ihm Kontakt aufnehmen zu können. Der Validationsanwender kann dem Betroffenen dann seine Gefühle mitteilen („Das ist sehr mühsam") und so auf dessen Bedürfnisse eingehen
- **Validationstechniken bei Menschen im Stadium des Vegetierens:** Im Stadium des Vegetierens liegen die alten Menschen typischerweise fast regungslos mit geschlossenen Augen im Bett, sie werden künstlich ernährt und es ist von

außen nicht erkennbar, was sie noch wahrnehmen und empfinden. Validation in diesem Stadium setzt vor allem Berührungen und von früher bekannte Musik ein.

Gruppenvalidation

Validation ist auch in Gruppen möglich, wobei sich die **Gruppenvalidation** für zeitverwirrte Menschen und Menschen im Stadium der sich wiederholenden Bewegungen eignet. Bei den regelmäßigen Treffen werden verschiedene Aktivitäten (z. B. Singen, Gespräch, Bewegung) in immer gleicher Reihenfolge und eingebettet in ein Begrüßungs- und Abschiedsritual angeboten. Der Validationsanwender findet dabei möglichst für jede Person eine feste Rolle, die zu ihrem früheren Leben passt und in der sie sich glücklich und geachtet fühlt. Gruppenvalidation schafft ein Gemeinschaftsgefühl und regt die Betroffenen zur Kommunikation an.

Positive Interaktionen nach Tom Kitwood

Tom Kitwood (1937–1998) entwickelt und benennt **zwölf verschiedene Arten von positiver Interaktion,** die auf den Grundannahmen seines person-zentrierten Ansatzes basieren (> 21.4.3). Sie bilden den Hintergrund für die pflegerische Intervention. (📖 2)

Anerkennen

Der demenzkranke Mensch wird als Person anerkannt, geachtet und in seiner Einzigartigkeit wertgeschätzt. Pflegende können dies durch einen einfachen Akt des Grüßens (mit Namen und Handschlag), durch zugewandtes Zuhören oder durch das Erzählen von prägenden Lebensereignissen erreichen. Anerkennen geschieht nicht nur verbal, auch die innere Haltung und die zugewandte äußere Haltung (Blickkontakt) sind wichtig.

Verhandeln

Der demenzkranke Mensch wird nach seinen Vorlieben, Wünschen und Bedürfnissen gefragt. Pflegende verhandeln dabei sowohl die einfachen Angelegenheiten des Alltags (Kleidungswünsche, Lieblingsspeisen) als auch Fähigkeiten und Fertigkeiten („Können Sie alleine aufstehen?" „Möchten Sie nach draußen gehen?"). Dabei werden die Unsicherheiten und Ängste des demenzkranken Menschen berücksichtigt und die Informationen in einem angemessenen langsamen Tempo weitergegeben. Hierdurch entwickelt auch ein fortgeschritten demenzkranker Mensch eine Kontrolle und damit eine gewisse Macht über seine Alltagshandlungen zurück.

Zusammenarbeiten

Der demenzkranke Mensch wird in alle Tätigkeiten aktiv eingebunden und nicht als Objekt behandelt. Er wird in seiner Eigeninitiative und in seinen Fähigkeiten gestärkt. Dies kann durch gemeinsames hauswirtschaftliches Tun (Kochen, Putzen, Backen) und durch aktives Einbeziehen in die Pflege geschehen. Pflegende räumen dem erkrankten Menschen einen Handlungsspielraum ein und beziehen ihn ohne Druck aktiv mit ein.

Spielen

Der demenzkranke Mensch lernt wieder, zweckungebunden, kreativ und spielerisch zu sein. Pflegende agieren frei und spontan, ohne bestimmte Ziele zu verfolgen.

Timalation

Der demenzkranke Mensch wird primär sinnbezogen oder sensorisch angesprochen und erfährt so Vergnügen, Kontakt und Sicherheit, ohne dass er intelektuell gefordert wird.

Der Begriff setzt sich aus dem griechischen Wort *timao* (= ich halte in Ehre, ich würdige) und dem lateinischen Wort *Stimulatio* (= Anregung, Reiz) zusammen. Pflegende können dies z. B. durch eine Aromatherapie oder Massagen erreichen.

Feiern

Der demenzkranke Mensch erfährt Freude und Geselligkeit durch gemeinsame Feiern, die von den Pflegenden angeboten werden. Dabei verschwinden oft die Grenzen zwischen den demenzkranken Menschen und den Pflegenden im gemeinsamen Erfahren einer stimmungsvollen Atmosphäre.

Entspannen

Der demenzkranke Mensch kann in der Nähe anderer Menschen gut entspannen. Pflegende helfen dabei, das Tempo zu drosseln (Ruhe, Reizabschirmung) und eventuell durch unmittelbaren Körperkontakt (Hand halten, Berührung) Entspannung zu ermöglichen.

Validation

Der demenzkranke Mensch wird in seinen Erfahrungen und in seiner subjektiven Wirklichkeit bestärkt und wertgeschätzt. Die Pflegenden nehmen die Emotionen dieser Menschen wahr, antworten auf der Gefühlsebene und stärken dadurch ihre Identität und ihr Selbstwertgefühl.

Halten

Der demenzkranke Mensch fühlt sich auch in schweren und emotional belasteten Situation gehalten. Die Pflegenden halten die Gefühle (Wut, Trauer) aus und vermitteln durch ihre zugewandte Präsenz Sicherheit.

Erleichtern

Der demenzkranke Mensch wird in die Lage versetzt, etwas zu tun, was er eigentlich nicht machen könnte. Pflegende übernehmen diskret teil- oder vollkompensatorisch einzelne Handlungsabläufe, sodass der demenzkranke Mensch Erleichterung in seinem Tun erfährt. Durch die Erleichterung kann auch eine Entwicklung seiner vorhandenen Fähigkeiten stattfinden.

Schöpferisch sein

Der demenzkranke Mensch bietet durch spontane Impulse und Fertigkeiten eine Möglichkeit zu gemeinsamem schöpferischem Tun. Pflegende greifen diese spontanen Impulse auf und bestärken sie (Singen, Tanzen).

Geben

Der demenzkranke Mensch bringt Freude, Dankbarkeit oder Besorgnis gegenüber den Pflegenden zum Ausdruck. Vielleicht macht er auch ein Geschenk (Süßigkeit) oder bietet Hilfe an. Pflegende können dies dankbar annehmen.

> Kitwood stellt heraus, dass im alltäglichen Umgang mit den demenzkranken Menschen die verschiedenen Interaktionsarten miteinander verschmelzen und ineinander übergehen.

Die 10-Minuten-Aktivierung nach Schmidt-Hackenberg

Das von *Ute Schmidt-Hackenberg* entwickelte Konzept der 10-Minuten-Aktivierung möchte demenziell erkrankte Menschen im Tagesverlauf aktivieren und auf verschiedenen Ebenen ansprechen. Hierbei orientiert sie sich an der Biografie und an früheren Lebens- oder Alltagserfahrungen der dementen Patienten. Diese können sich oft nur kurzzeitig konzentrieren und einer Beschäftigung nachgehen. (📖 9)

Die **10-Minuten-Aktivierung** möchte Leben in den Alltag bringen und verschiedene Bereiche fördern (z. B. Feinmotorik und Mobilität, Stärkung des Selbstbewusstseins und der Kommunikation, ➤ Abb. 21.13).

Das Angebot wird in *kleinen homogenen Gruppen* im Tagesverlauf, am besten regelmäßig zu einem festen Zeitpunkt, durchgeführt. Das Angebot kann aber auch im Tagesverlauf spontan eingebaut werden, wenn sich Zeitkorridore ergeben, ohne dass es einer großen Vorbereitung bedarf.

Die Pflegenden orientieren sich an der Biografie sowie den Erfahrungen und Interessen der Patienten und versuchen möglichst viele Sinne anzusprechen. Dabei werden alle Beiträge der teilnehmenden Patienten wertschätzend gewürdigt und aufgegriffen.

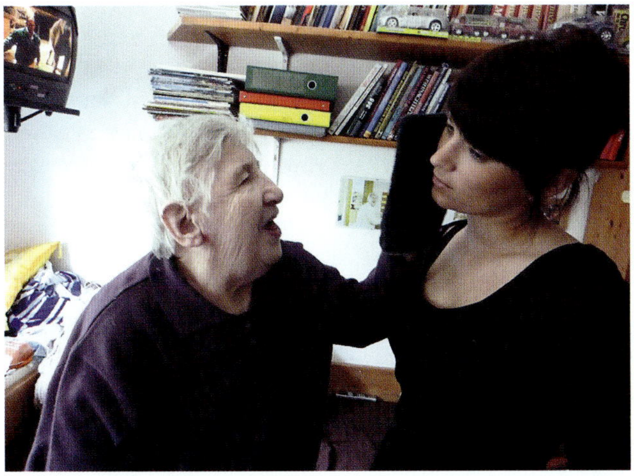

Es bietet sich an, mit Alltagsgegenständen und Materialien zu arbeiten, die den dementen Patienten von früher bekannt sind. Durch diese **„Türöffner"**, welche die Patienten anfassen oder ausprobieren können, werden längst verschüttete Erinnerungen, aber auch Handlungsabläufe des Alltags aktiviert und vergegenwärtigt. Gleichzeitig werden die Patienten angeregt, sich in der Gruppe auszutauschen. Mögliche „Türöffner" können sein:

- Alte Haushaltsgegenstände, z. B. Bügeleisen, Waschbrett, Fleischwolf, Milchkanne, Sammeltasse
- Handwerksgegenstände, z. B. Bohrer, Hammer, Holzschuh
- Verschiedene Wäschestücke, Hüte, Schuhe
- Bilder, Bücher, alte Zeitungen.

Es bietet sich an, **Erinnerungs- oder Themenkisten** zu erstellen. In einem Schuhkarton werden thematisch zusammengehörige Materialien gesammelt, z. B. eine Kiste mit Haushaltsgegenständen, mit Tüchern, mit alten Bildern, mit Handwerkszeug, mit Kleinkram zum Nähen oder Stricken, mit Wollresten. Gleichzeitig befindet sich im Deckel der Kiste eine kurze Anleitung für eine mögliche 10-Minuten-Aktivierung, die mögliche Handlungsabläufe, Fragen oder Gruppenanregungen und Übungen enthält. Neben wiederverwertbaren Gegenständen kommen auch jahreszeitlich bedingte Materialien zum Tragen, z. B. Heu, Maiskolben, Kastanien.

Kreative therapeutische Ansätze

Sprache, Musik und Kunst sind die Grundkommunikationsinstrumente des Menschen. Da bei vielen demenziell erkrankten Menschen die sprachliche Ausdrucksfähigkeit zunehmend nachlässt, sind kreative Ansätze, die sich mit Musik oder Kunst beschäftigen, umso wichtiger.

Musikalische Fähigkeiten und Erinnerungen bleiben deutlich länger erhalten. In der Musiktherapie wird hier bewusst angeknüpft: Selbst bei sprachverarmten Patienten werden durch das Singen alter Lieder oder Gedichte Erinnerungen geweckt und das Sprachvermögen aktiviert. Dabei haben ältere Menschen einen guten Zugang zu Musik. Das aktive Musizieren und Singen hatte in der ersten Hälfte des 20. Jahrhunderts einen deutlich höheren Stellenwert als heute.

Daneben können sich Demenzerkrankte in der Kunsttherapie unter Anleitung kreativ betätigen und eine andere Form der Kommunikations- und Ausdrucksfähigkeit wahrnehmen.

Abb. 21.13 Zusammenarbeiten. Der demenzkranke Mensch wird in alle Aktivitäten aktiv eingebunden. Warum nicht einmal im Rollentausch herausfinden, wie es sich anfühlt, jemanden zu waschen und gewaschen zu werden? [M322]

> **Umgang mit den verschiedenen Pflegeinterventionen und -konzepten**
>
> Es ist deutlich geworden, dass es heute eine Vielzahl von Pflegeinterventionen und -konzepten für den Umgang mit demenziell erkrankten Menschen gibt.
> Es geht im Pflegealltag primär aber nicht darum, „irgendwelche Techniken" anzuwenden oder sich zu fragen, welche Technik besser geeignet ist. Vielmehr stellt sich die Frage, ob es dem einzelnen Pflegenden gelingt, in Kontakt zu kommen und an die Welt des demenzkranken Menschen „anzudocken".

> Die **Grundhaltung der Akzeptanz** dieser Erkrankung mit allen ihren Ausprägungen ist eine wichtige Einstellung im pflegerischen Umgang mit dementen Patienten. Das Verhalten der Pflegenden kann, wenn es durch Empathie, Ehrlichkeit und Echtheit geprägt ist, beim dementen Patienten das Gefühl der Wertschätzung und des Angenommenseins auslösen. Die Pflegenden wählen hierzu je nach Situation und Patienten individuell die gewünschten Angebote und Strategien passend aus.

21.4.5 Angehörigenarbeit

Die Einbeziehung von **Angehörigen** in die Pflege und Betreuung von dementen Patienten ist unerlässlich, da sich der Patient vielfach nicht adäquat äußern kann (> Abb. 21.14).

Angehörige sind auf der einen Seite eine wichtige Informationsquelle, vor allem im Hinblick auf die Gewohnheiten, biografisch prägende Erfahrungen oder die Ressourcen des Patienten. Auf der anderen Seite leiden die Angehörigen mitunter viel stärker unter der Krankheit als der Patient selbst. Die Demenzerkrankung stellt einen Prozess des langsamen geistigen Verfalls dar und bedeutet letztlich nichts anderes als einen nicht aufhaltbaren Beziehungstod. Es ist für die Angehörigen sehr schmerzhaft mitzuerleben, wie ein vertrauter und geliebter Mensch immer weniger derjenige ist, den sie einmal kannten.

Fast 70 % der dementen Patienten werden von Angehörigen betreut und gepflegt. Dies bedeutet eine große Belastung für sie. Viele fühlen sich schuldig oder meinen, versagt zu haben, wenn sie fremde Hilfe beanspruchen müssen. Sie geben ihre Angehörigen meist erst in professionelle Hände, wenn sie mit ihren eigenen Kräften völlig am Ende sind.

Ziele von Angehörigenarbeit
- Aufbau eines Vertrauensverhältnisses zu den Angehörigen durch regelmäßige Gespräche
- Vermeidung von Überforderung
- Entlastung anbieten (Motivation zur Selbstpflege)
- Würdigung der erbrachten Leistung der Angehörigen
- Verbesserung des Wissens der Angehörigen bezüglich der Krankheit
- Stärkung und Förderung von Hilfsbereitschaft und Ressourcen der Angehörigen
- Einbeziehen der Angehörigen in die Betreuung und Pflege der Patienten
- Einbeziehen in weitere Perspektivenplanung (Einsatz professioneller Dienste)
- Anbieten weiterer Hilfs- und Entlastungsangebote, z. B. Tagespflege, Angehörigengruppen.

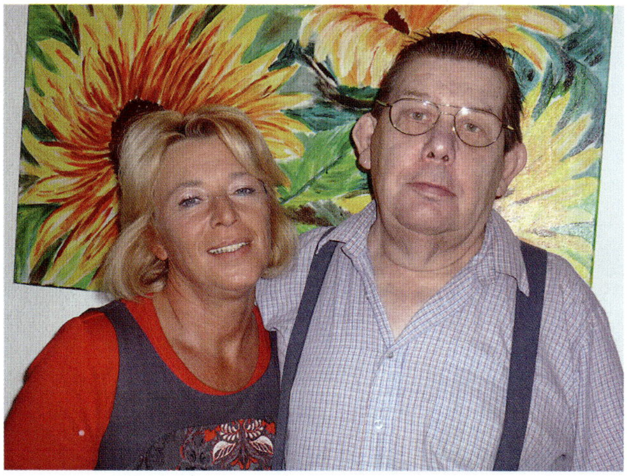

> Ein gutes **Angehörigenkonzept** mit festen Gesprächszeiten und Möglichkeiten des gegenseitigen Austauschs wirkt entlastend auf die Angehörigen und ist bereichernd für die pflegerische Betreuung der Patienten.

21.4.6 Beobachten, Beurteilen und Intervenieren

Die **Pflege** des an Demenz erkrankten Menschen ist weniger vom Typ der Demenz als vielmehr vom jeweiligen Stadium abhängig, da sich die Verläufe sehr ähneln. Je fortgeschrittener die Demenz ist, desto mehr Unterstützung benötigt der Patient bei den alltäglichen Verrichtungen (z. B. Waschen, Essen anreichen, künstliche Ernährung, Positionierung). Hier gelten alle Maßnahmen der Grundpflege sowie der Prophylaxe, z. B. von Dekubitus, Pneumonie, Thrombose, Soor und Parotitis, Intertrigo und Obstipation. Die Übergänge der Schweregrade sind fließend, es gibt nicht *die* Pflege bei schwerer, mittelgradiger oder leichter Demenz. (📖 10, 11, 12, 13, 14, 15)

Körper- und Kleiderpflege und Körpertemperatur

Die **Körper- und Kleiderpflege** sollte zur Unterstützung des Selbstwertgefühls so lange wie möglich von den Patienten alleine ausgeführt werden. Wichtigste Aufgabe der Pflegenden ist die geduldige Anleitung und Hilfestellung zur Erhaltung der Selbstständigkeit. Sie begleiten die Patienten zu den Pflegehandlungen, legen die benötigten Utensilien in der richtigen Reihenfolge bereit. Bei fortgeschrittener Erkrankung geben sie konkrete verbale Anleitung, die vom Patienten umgesetzt werden kann. Bei zunehmender Einschränkung werden einzelne Pflegehandlungen, später die gesamte Pflege von den Pflegenden teil- bzw. vollkompensatorisch übernommen.

Kleidungsstücke mit Gummizug und Schuhe mit Klettverschluss können z. B. länger vom Patienten selbst gehandhabt werden als solche mit Knöpfen bzw. Schnürsenkeln. Allerdings sollte immer auf ein gepflegtes Äußeres und den Kleidungsstil des Patienten Rücksicht genommen werden. Kleidung hat auch etwas mit Würde zu tun!

Abb. 21.14 Angehörige, wie hier die Tochter, stellen eine der wichtigsten Ressourcen bei der Pflege und Betreuung von dementen Patienten dar. [M322]

Das Nachlassen der Fähigkeit, die **Körpertemperatur** zu regulieren, führt dazu, dass die Patienten zeitweise unangemessen gekleidet sind. Durch die Situationsverkennung bei fortgeschrittener Demenz können sie nicht mehr auf eine der Temperatur angemessene Kleidung achten. Dies kann dazu führen, dass sich die Patienten unbekleidet oder nur leicht bekleidet im stationären Bereich aufhalten. Regelmäßige Kontrollen sind notwendig, um einer Unterkühlung vorzubeugen.

Ernährung

Viele demente Patienten haben ein gestörtes **Ess- und Trinkverhalten.** Gründe dafür können sein:
- Verweigerung der Nahrungsaufnahme, z. B. infolge des Verkennens der Situation
- Vergessen der Essenszeiten
- Antriebsmangel, z. B. aufgrund einer Depression
- Vergessen, *wie* man isst oder trinkt (Apraxie).

Trinkt oder isst ein Patient zu wenig, fragen die Pflegenden ihn nach den Gründen für sein Verhalten, denn Flüssigkeitsmangel und schlechte Ernährung verschlimmern die Symptome der Demenzerkrankung. Aus diesem Grund muss auf eine ausgewogene, ausreichende Ernährung geachtet werden. Hilfreich ist es, die Angehörigen zu bitten, die Lieblingsgetränke oder -speisen des Patienten beim nächsten Besuch mitzubringen.

Die Pflegenden gewährleisten einen übersichtlichen Ablauf der Mahlzeit. Ihre Aufgabe ist es, die Nahrungsmittel- und Getränkeaufnahme zu kontrollieren, ggf. die Nahrung mundgerecht vorzubereiten und das Essen und die Getränke anzureichen. Eine ruhige Atmosphäre bei der Mahlzeit und auch das Essen in Gemeinschaft können sich förderlich auf das Essverhalten auswirken (> Abb. 21.15).

Es bietet sich an, dem Patienten im Tagesverlauf häufiger Getränke anzubieten, da dadurch eine ausreichende Flüssigkeitszufuhr gewährleistet werden kann.

Ist der Patient nicht mehr in der Lage, adäquat mit Messer und Gabel umzugehen, kann durch Umstellung auf **Fingerfood** die selbstständige Nahrungsaufnahme noch länger aufrechterhalten werden. Hierbei werden warme Speisen so zubereitet, dass der Patient sie in kleinen Häppchen mit den Fingern zum Mund führen kann.

Oft stellt sich bei dementen Patienten die Frage nach einer Zwangsernährung, da sie auf oralem Wege nicht mehr ausreichend Nahrung und Flüssigkeit zu sich nehmen. Hier ist eine **PEG-Sonde** *(perkutane endoskopische Gastrostomie)* eher zu befürworten als eine nasale Magensonde. Die Frage einer künstlichen Ernährung wird zusammen mit den Angehörigen im multiprofessionellen Team auf den jeweiligen Patienten orientiert besprochen.

Ausscheidung

Mit fortschreitender Erkrankung kann es zu **Harninkontinenz** kommen (Stuhlinkontinenz ist eher selten), wobei jedoch geprüft werden muss, ob diese nicht durch äußere Umstände gebessert werden kann, wie z. B. ein konsequentes Toilettentraining/Kontinenztraining.

Neben den bekannten Ursachen der verschiedenen Inkontinenzformen (Stress-, Urge-, Reflexinkontinenz etc.) spielen gerade bei dementen Patienten folgende Faktoren eine Rolle:
- Die Patienten vergessen, zur Toilette zu gehen
- Der Weg zur Toilette ist zu weit
- Die Geschwindigkeit, mit der sich der Patient zur Toilette begibt, ist zu gering.

Diese Faktoren können durch eine aktivierende Pflege gut beeinflusst und eine drohende Inkontinenz kann lange kompensiert werden.

Bewegung

Körperliche Betätigung und **Bewegung** sind wichtig zur Prophylaxe von Komplikationen wie z. B. Thrombose, Pneumonie, Kontrakturen oder Obstipation. Sie sind deshalb ein wichtiger Bestandteil der Pflege.

Die Pflegenden gewährleisten jederzeit die **Sicherheit,** damit der Patient keinen Schaden erleidet. Demente leiden oft unter Stand- und Gangunsicherheit und laufen ständig Gefahr zu stürzen. Hier ist ein differenziertes Sturzmanagement wichtig. Bei der Anamneseerhebung sollte eine Risikoerfassung erfolgen. Entsprechend der erhobenen intrinsischen und extrinsischen Sturzrisikofaktoren werden individuelle Interventionen zur Sturzprophylaxe durchgeführt. Patienten mit einem erhöhten Sturzrisiko erhalten eine individuelle Sturzprophylaxe, die Stürze verhindern oder Sturzfolgen minimieren soll.

Darüber hinaus sollten z. B. die Böden rutschfest und die Wände mit Handläufen versehen sein. In der Praxis hat sich außerdem häufig gezeigt, dass Bodenbeläge mit unterschiedlichen Farben wenig geeignet sind. Die Patienten halten die Bereiche, an denen zwei verschiedene Farben aufeinandertreffen, für hohe Kanten und stürzen bei dem Versuch, diese zu über-

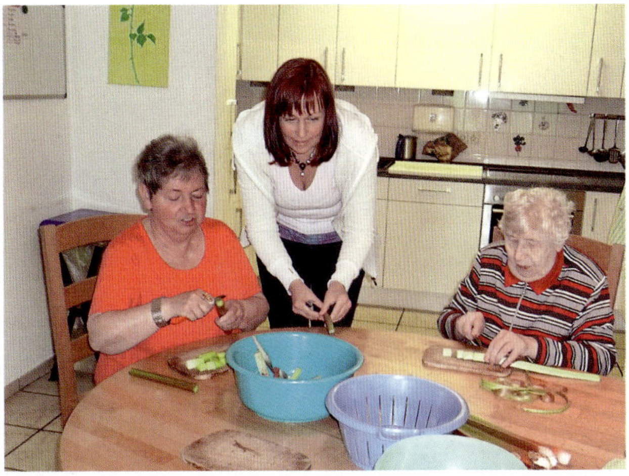

Abb. 21.15 In der **Ernährung** des älteren Menschen sind ausreichend frisches Obst und Gemüse von großer Bedeutung. Besonders sinnvoll ist es, wenn die Betroffenen im Rahmen der aktivierenden Pflege selbst bei der Zubereitung helfen. [M322]

winden. Auf Teppichläufer ist – wegen der Rutschgefahr – nach Möglichkeit ebenfalls zu verzichten.

Gleichzeitig ist bei der Medikamentengabe eine intensive Patientenbeobachtung nötig, da der Patient als Nebenwirkung von Neuroleptika und Psychopharmaka verstärkte Gangunsicherheit zeigen kann. Bei ganggestörten dementen Patienten mit eingeschränkter Urteilsfähigkeit lohnt es sich, die Vorteile der vollen Mobilisation sorgfältig gegenüber den Nachteilen abzuwägen. Eine rechtzeitige Rückstufung der Mobilität kann in diesem Fall die Sturzgefahr deutlich verringern.

Ein Unfallrisiko besteht weiter durch scharfe Gegenstände, Streichhölzer, Feuerzeuge und Haushalts-Chemikalien, die daher am besten in abschließbaren Schränken aufbewahrt werden. Elektrogeräte sollten mit speziellen Sicherungen versehen sein.

Pflege bei Unruhe und Agitiertheit
Als Begleitsymptomatik einer Demenzerkankung können **Unruhe**- und **Agitiertheitszustände** auftreten. Der Patient ist aufgeregt, verbal und tätlich abwehrend, er schimpft und ruft. Dazu kommt oft psychomotorische Unruhe mit dem quälenden Drang davonzulaufen. Verstärkt wird dieses Verhalten durch mangelnde örtliche, zeitliche und autopsychische Orientierung. Der Patient weiß nicht, in welcher Zeit er lebt, wo er ist und was die Betreuungspersonen von ihm möchten. Für das Ausmaß ihres Verhaltens fehlt den Patienten während eines Impulsdurchbruchs jegliches Gefühl.

In diesen Situationen gilt der Grundsatz, dass Unruhe nur mit Ruhe und Unsicherheit nur mit Sicherheit begegnet werden kann. Pflegende versuchen, den Patienten zu beruhigen. Entscheidend ist dabei, ob es gelingt, eine ruhige, entspannte und damit Geborgenheit vermittelnde Atmosphäre zu schaffen. Oft ist es hilfreich, den Patienten in diesen Phasen einzeln zu betreuen und aus der Gemeinschaft zu separieren.

Bei Unruhezuständen besteht die Möglichkeit in der Umlenkung der Energien, etwa durch Spaziergänge. In immer mehr Einrichtungen werden heute sogenannte Demenzgärten integriert, die dem Patienten durch Endloswege die Möglichkeit zu langen Spaziergängen bieten und gleichzeitig seine Sicherheit gewährleisten.

> Soll der Patient mithilfe von Medikamenten zur Ruhe kommen, wird dies zuvor mit ihm oder seinen Angehörigen besprochen.

Pflege bei Orientierungsstörungen
Räumliche und zeitliche **Orientierungsstörungen** sind Symptome vieler Demenzerkrankungen. Die Betroffenen kennen sich zwar in ihrer gewohnten Umgebung noch gut aus, in einem neuen Umfeld finden sie jedoch mitunter nicht einmal die Tür wieder, durch die sie hereingekommen sind. Sie vergessen ihren Namen, wann sie geboren sind und wo sie wohnen.

Auf der Station ist es wichtig, an Türen, Schränken und Zimmern einfache, große Symbole anzubringen, damit die Patienten ihren Bereich wiedererkennen. Der Weg zu Toiletten, Essräumen und zum Stationszimmer muss durchgehend jeweils in einer Farbe gekennzeichnet sein. Durch dieses simple Farbleitsystem können die Patienten Wege besser verfolgen. Die Pflegenden können dem Patienten durch persönliche Begleitung zu den täglichen Aktivitäten ein hohes Maß an Sicherheit vermitteln.

Pflege bei apraktischen Störungen
Dinge des täglichen Lebens, wie z. B. sich waschen und ankleiden, können Patienten in fortgeschrittenem Stadium der Demenz nicht mehr oder nur noch langsam bzw. unvollständig erledigen. Sie können keine räumliche Beziehung mehr zwischen einem Objekt und ihrem Körper aufbauen. Hierbei gilt:
- Geduld bewahren und den Patienten keinesfalls drängen
- Nur so viel Hilfestellung geben wie gerade eben nötig
- Bei praktischen Dingen den Patienten „machen lassen"
- Angehörige zu Hilfestellungen anleiten

Kommunikation

Jeder kommunikative Austausch erfolgt in einfachen, kurzen Sätzen, ist aber unbedingt an die kognitiven Fähigkeiten des einzelnen Patienten anzupassen. Wenn möglich, sollten die Worte des Patienten mitbenutzt werden. Dabei beschränken die Pflegenden sich auf die konkreten und gegenwärtigen Situationen und versuchen nicht, Dinge zu erklären, die erst zu einem späteren Zeitpunkt relevant sind. Vielfach wirkt körperlicher Kontakt unterstützend. Demente brauchen feste Regeln und Orientierungshilfen, die den Tagesablauf strukturieren helfen. Versprechungen der Pflegenden werden selbstverständlich immer eingehalten (Verlässlichkeit, Vertrauen).

> **Kommunikation mit dementen Patienten**
> - Den Patienten immer ernst nehmen, ihm mit Würde und Respekt begegnen (keine Verniedlichungen)
> - Eine vereinfachte Sprache verwenden, die keine oder nur wenige Nebensätze enthält oder mehrschrittige Kommandos nutzen
> - Einfache Fragen stellen
> - Sich unterstützend der Körpersprache bedienen (Mimik und Gestik)
> - Durch vermehrt auf beziehungsmäßige und weniger auf inhaltlich gerichtete Botschaften zum besseren Verständnis beitragen
> - Vornehmlich über erlebbare und vertraute Gedächtniseindrücke sprechen (emotional positiv Erlebtes).

Bei allen Beschäftigungsangeboten wird darauf geachtet, dass der Patient weder über- noch unterfordert wird (sorgfältige Einschätzung der **Ressourcen**). Dem Patienten sollten verschiedene Angebote gemacht werden, die evtl. mehrmals wiederholt werden. Immer sollte er dabei genügend Bedenkzeit erhalten. Kleine Schritte und Ziele lassen schnell erkennen, in welchen Bereichen die Grenzen und Fähigkeiten des Patienten liegen. Wenn man bemerkt, dass der Patient Fortschritte macht, sollten die Anforderungen zügig gesteigert werden – Unterforderung demotiviert.

Es gilt, die Kompetenzen des alten Menschen zu erhalten oder zu reaktivieren. Lebenspraktische Tätigkeiten sind hierzu besonders gut geeignet (z. B. Tisch decken, Wäsche sortieren, kochen). Hierbei ist eine Einbeziehung der Biografie des einzelnen Patienten von größter Wichtigkeit. Gruppenaktivitäten fördern die soziale Integration des Patienten auf der Station.

Pflege bei Sprachstörungen

Sprachstörungen gehören bei vielen Demenzerkrankungen zu den typischen Symptomen. Bei der Alzheimer-Demenz (> 21.3.1) treten sie schon in einem frühen Stadium auf. Es kommt zur Verarmung der Sprache und des Wortschatzes sowie zu Störungen des Sprach- und Begriffsverständnisses. Die Pflegenden sollten mit dem Patienten generell langsam sprechen und ihn auf falsch verwendete Wörter respektvoll hinweisen. Findet der Patient nicht das richtige Wort, ist es hilfreich, ihm mehrere Wortmöglichkeiten anzubieten. Beispiel: Der Patient zeigt in Richtung Stuhl und Tisch, kommt aber nicht auf die richtige Bezeichnung. Die Pflegenden helfen ihm und fragen z. B.: „Meinen Sie den Tisch oder den Stuhl?", oder reagieren auf das vom Patienten zuvor Gesagte und fragen gezielt nach dem Tisch oder nach dem Stuhl.

Pflege bei mnestischen Störungen

Merkfähigkeitsstörungen (**mnestische Störungen**) betreffen das Kurz-, aber auch das Langzeitgedächtnis und sind die üblichen Erstsymptome einer beginnenden Alzheimer-Demenz (> 21.3.1). Auch bei vaskulärer Demenz (> 21.3.2) gehören Merkfähigkeits- und Aufmerksamkeitsstörungen sowie mangelnde Konzentration zu den typischen Symptomen des Anfangsstadiums. Die Patienten sind vergesslich, können sich nicht an Namen, Begebenheiten oder Lebensumstände erinnern. In einigen Fällen ersetzen sie Wörter, die sie nicht mehr präsent haben, durch Umschreibungen, Ersatzwörter („Ding") oder Floskeln („Sie wissen schon").

Die Pflegenden begegnen dem Patienten mit viel Geduld und wiederholen Gesagtes, damit der Patient es sich einprägen kann. Gleichzeitig fallen sie ihm nicht ins Wort, sondern geben ihm die notwendige Zeit, den Begriff selbst zu finden.

Die Vergesslichkeit lässt sich bis zu einem bestimmten Schweregrad durch einen Tagesplan und ein Notizbuch, die der Patient bei sich tragen kann, kompensieren. Eine gute Möglichkeit ist es auch, Notizzettel dort anzubringen, wo sie benötigt werden (z. B. am Badezimmerspiegel).

Kognitives Training kann helfen, vorhandene Ressourcen zu erhalten. Gerade hier ist es aber ganz wichtig, den Patienten nicht zu überfordern oder Leistungen von ihm zu verlangen, die er aufgrund seiner Erkrankung einfach nicht mehr erbringen kann und die ihm nur immer wieder aufs Neue seine Defizite vor Augen führen.

Pflege bei formalen Denkstörungen

Viele Demenz-Patienten haben **Denkstörungen**, z. B. Probleme, bestimmte Gegenstände oder Situationen zu präzisieren. Sie denken umständlich, handeln wenig praxisorientiert und können sich kaum verständlich ausdrücken. Im Gespräch verlieren sie häufig den Faden und wissen nicht mehr, was sie eigentlich sagen wollten. Hier hilft:
- Ruhig zuhören, Patienten nicht drängen
- Ausreden lassen
- Zum besseren Verständnis freundlich nachfragen und das Gesagte ggf. wiederholen und vom Patienten bestätigen lassen.

> **Fördern durch Fordern** – gemäß diesem Pflegegrundsatz wird jede sinnvolle selbstständige Aktivität des Kranken unterstützt.

Pflege bei Antriebsstörung

Ein antriebsgestörter Patient verliert jegliche Eigeninitiative, hat kaum mehr Interesse an seiner Umwelt und zieht sich in sich zurück. Zwischenzeitlich erlebt er aber auch unruhige, geschäftige Phasen.

Um die *Teilnahmslosigkeit* des Patienten zu durchbrechen, können die Pflegenden ihn z. B. bei der täglichen Körperpflege gut in ein Gespräch einbeziehen und zu eigenen Erzählungen ermuntern. Gemeinsames Singen oder bekannte Karten- und Gesellschaftsspiele fördern die Aktivität der Patienten und sollten zum Stationsprogramm gehören (> Abb. 21.16).

Schlaf

Charakteristisch für demente Patienten ist eine vermehrte Schlafneigung am Tage, verbunden mit Unruhezuständen gegen Abend. Dies führt vielfach zu einer Tag-Nacht-Umkehr und einem gestörten Schlafrhythmus. Die Patienten stehen nachts immer wieder auf, rufen laut nach den Pflegenden, sprechen schlafende Mitpatienten an oder legen sich zu ihnen ins Bett. Tagsüber schlafen sie immer wieder kurz ein, wenn sie keine Ansprache erfahren.

Eine Korrektur des gestörten Tag-Nacht-Rhythmus ist schwierig und im stationären Bereich personalintensiv. Hilfreich sind hier eine Strukturierung des Tagesablaufs und eine Beschränkung des Tagschlafs.

Leichte Unruhezustände lassen sich gut durch das Ermöglichen von Einschlafritualen wie z. B. einer ruhigen Atmosphäre, ein beruhigendes Gespräch oder ein späteres Zu-Bett-Gehen auffangen. Bei starken Unruhezuständen und Schlaflosigkeit wird nicht auf das Einhalten der Bettruhe bestanden. Vielmehr wird dem Patienten die Gelegenheit gegeben, seinen Bewegungsdrang auszuleben. Die Einrichtung von Beschäftigungsangeboten in den Abendstunden oder die Einrichtung von Nachtcafés in stationären Einrichtungen hat sich hier als sinnvoll erwiesen.

Unsicherheit und Ängstlichkeit können durch erhöhte persönliche Zuwendung (ruhiges Gespräch, Halten der Hand) gemindert werden. Erst wenn alle genannten Maßnahmen nicht zu einer Besserung führen und der Patient nicht aus dem belastenden Zustand gelöst werden kann, ist die Gabe von Schlafmitteln (nach Rücksprache mit dem Arzt) sinnvoll.

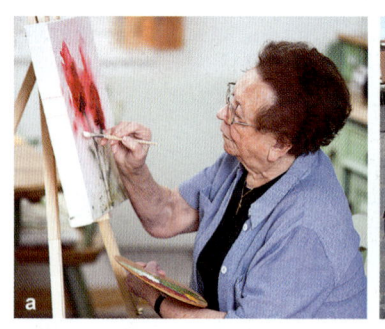

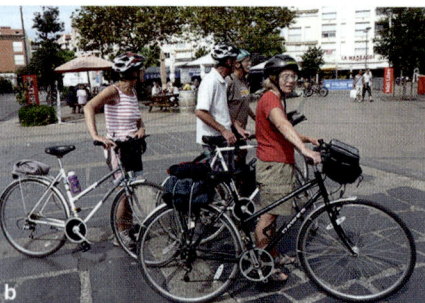

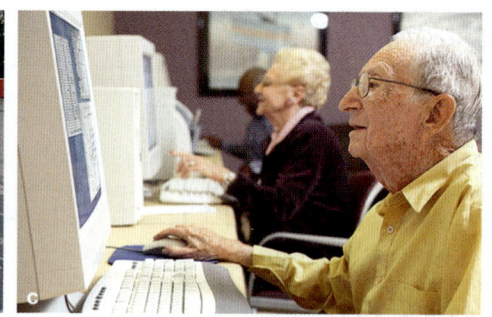

Abb. 21.16 Ob Malen, (mäßiger) Sport in einer Gruppe oder Seniorenakademie – wichtiger noch als die Art der Aktivität ist, dass der ältere Mensch überhaupt Interessen hat und aktiv bleibt. In jedem Fall können Angehörige und Pflegende versuchen, lenkend einzugreifen, damit sowohl Körper als auch Geist beweglich bleiben. [J787]

> **Schlafmittel sind die letzte Wahl**
>
> Mit der Gabe von **Schlafmitteln** äußerst zurückhaltend sein! Bei älteren Menschen werden die Wirksubstanzen nur sehr langsam abgebaut, der Schlaf-Wach-Rhythmus wird bei regelmäßigem Gebrauch nachhaltig gestört oder er führt schlimmstenfalls zu Abhängigkeiten.

Atmen

Ältere Menschen sind anfälliger für Erkrankungen der Atemwege als jüngere. Daher sind Maßnahmen der Pneumonieprophylaxe und ein angemessenes Raumklima von besonderer Bedeutung. Aufkeimende Infekte bedürfen einer raschen Behandlung durch Inhalationen, sekretlösende Arzneimittel und evtl. Antibiotika, da die Häufigkeit schwerer Komplikationen im Alter stark zunimmt.

21.5 Depressive Zustände: Involutionsdepression

> **Involutionsdepression** *(Spätdepression):* In höherem Lebensalter auftretende Depression. Sie kann, muss aber nicht mit einer beginnenden Demenz vergesellschaftet sein. Frauen sind häufiger betroffen als Männer (> Abb. 21.17).

Krankheitsentstehung

Die typische Involutionsdepression scheint multifaktoriell, d. h. durch genetische und exogene Faktoren, bedingt zu sein. Eine beginnende Demenz kann hier ebenso Grund für die depressive Symptomatik sein wie eine erneute Phase einer schon länger bestehenden endogenen Depression. Darüber hinaus wirken oft verschiedene für diesen Lebensabschnitt typische psychosoziale und körperliche Umstände auslösend:
- Verlust von Ehepartner und Freunden
- Isolierung, Vereinsamung, Auszug aus gewohntem Umfeld
- Pensionierung mit materiellen Einbußen, Verlust von gesellschaftlichem Status
- Nachlassen der körperlichen Leistungsfähigkeit

Symptome

Zu den **Symptomen** einer Involutionsdepression gehören der soziale Rückzug und zunehmende Schwierigkeiten, Beziehungen einzugehen. Oft können die Patienten wegen ausgeprägter Grübelneigung nachts nicht schlafen, manche greifen zu Schlafmitteln. Die Traurigkeit äußert sich oft in körperlichen Beschwerden, z. B. Obstipation, Kopfschmerzen, Magendruck oder Rückenproblemen und wird als sehr quälend erlebt. Es sind aber auch Formen mit ängstlicher Erregung als Leitsymptom oder demenzähnliche Bilder *(Pseudodemenz)* möglich.

Bei der **Pseudodemenz** stehen Gedächtnis- und Orientierungsstörungen im Vordergrund, die aber – anders als bei der echten Demenz – nur vorübergehender Natur sind und sich mit Besserung der Depression wieder zurückbilden. In der akuten Krankheitsphase ist es aber oft selbst dem erfahrenen Arzt oder der Pflegekraft nicht möglich, eine depressive Pseudodemenz von einer echten Demenz zu unterscheiden.

> Gerade die **Involutionsdepression** kann sich durch verschiedenste Symptome zeigen, z. B. auch durch körperliche Beschwerden, Schlafstörungen, Unruhe, Gedächtnis- und intellektuelle Störungen. Am wichtigsten ist, auch bei nicht „depressionstypischen" Symptomen, wie z. B. Gedächtnis- und Orientierungsstörungen, an eine Involutionsdepression zu denken!

Diagnostik und Differenzialdiagnose

Die **Diagnose** wird durch Anamnese und Erhebung des psychopathologischen Befunds gestellt. Körperliche Untersuchung, Blutuntersuchungen und bei Bedarf technische Untersuchungen sollen körperliche Erkrankungen wie eine Schilddrüsenunterfunktion ausschließen.

Behandlungsstrategie

Zunächst wird eine **medikamentöse Therapie** mit Antidepressiva (> Pharma-Info 15.1), Neuroleptika (> Pharma-Info 14.1), Benzodiazepinen (> Pharma-Info 15.3) und ggf. auch Schlafmitteln durchgeführt. Nebenwirkungsarme Medikamente wie z. B. selektive Serotonin-Wiederaufnahmehemmer scheinen dabei am besten geeignet. Trizyklische Antidepressi-

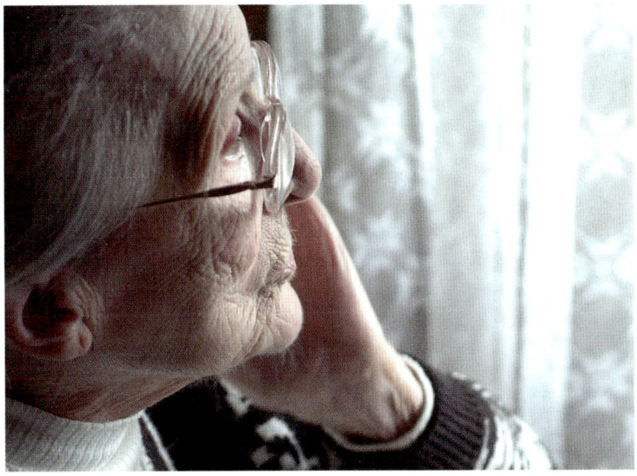

Abb. 21.17 Die **Involutions- oder Spätdepression** betrifft wesentlich häufiger Frauen als Männer. Bei der Entstehung dieser Depression können die für dieses Alter typischen körperlichen Faktoren ebenso wie einschneidende Veränderungen der Lebenssituation krankheitsauslösend sein. [J787]

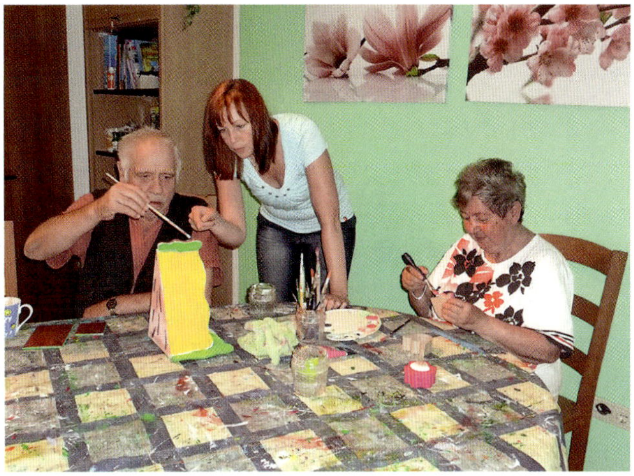

Abb. 21.18 Spätdepressiven Patienten zeigen die Pflegenden Möglichkeiten auf, Freude zu empfinden. Dies können z. B. neu oder wieder entdeckte Hobbys oder der Aufbau neuer Kontakte sein. [M322]

va wie Amitriptylin können wegen ihrer anticholinergen Nebenwirkungen kognitive Defizite noch weiter verstärken und sind daher nur zurückhaltend einzusetzen.

Ebenso wichtig ist eine **milieutherapeutische Behandlung** (> 21.4.2) mit einem festen, strukturierenden Tagesablauf. **Soziotherapeutische Maßnahmen** (> 13.6.8) bezüglich der Wohnsituation und erforderlicher Hilfen (z. B. ambulante Pflege, Essen auf Rädern) ergänzen das Programm.

In der Klinik können neben Gruppen-, Beschäftigungs- und Arbeitstherapie (> 13.6) auch Elektrokrampfbehandlungen (> 13.6.2), Wachtherapie (> 13.6.2) und Lichttherapie (> 13.6.2) zum Einsatz kommen.

Pflege

Für den Umgang speziell mit spätdepressiven Patienten ist die Kenntnis folgender Zusammenhänge sehr hilfreich:
- Die depressive Stimmung ist meistens morgens am stärksten und nimmt im Laufe des Tages ab. Die Pflegenden ermuntern die Patienten, sich selbst auf tageszeitabhängige Stimmungsschwankungen hin zu beobachten. Ihnen soll bewusst gemacht werden, dass sie nicht durchgehend depressiv sind, sondern noch Freude empfinden können
- Depressive Patienten unterschätzen in ihrem negativen Selbstwertgefühl ihre tatsächlichen Fähigkeiten. Die Pflegenden sollten den Patienten kleine Erfolgserlebnisse ermöglichen (z. B. durch Aktivitäten, die an frühere Fähigkeiten des Patienten anknüpfen, > Abb. 21.18). In diesem Punkt ist die Zusammenarbeit mit Angehörigen besonders wichtig
- Depressive Patienten neigen dazu, übermäßig viel von sich zu fordern. Deshalb schaffen die Pflegenden Möglichkeiten, in denen sie überhöhte Ansprüche an sich selbst auf ihren Realitätsgehalt prüfen können
- Depressive Patienten wollen es häufig unbedingt jedem recht machen und passen sich uneingeschränkt an. Deshalb ermuntern die Pflegenden sie dazu, ihre eigenen Rechte wahrzunehmen und – ggf. auch gegen Widerstand – das zu tun, was sie selbst gerne möchten
- Die Pflegenden versuchen, den Patienten Möglichkeiten aufzuzeigen, wie sie ihre Zeit sinnvoll nutzen können, und helfen ihnen, neue und v. a. eigene Ziele zu finden.

21.6 Paranoide Symptomatik

Krankheitsentstehung

Im Alter entwickelt sich eine **paranoide Störung** z. B. bei zunehmender *Schwerhörigkeit*. Hören ist zur Orientierung in der Umwelt unerlässlich. Ist dieser Sinn beeinträchtigt, kommt es oft zu einer Fehlinterpretation der Realität. Die Patienten bekommen Gespräche nur unvollständig oder gar nicht mit. Dadurch entsteht bei ihnen das Gefühl, dass über sie geredet oder gar gelacht wird. Diese paranoiden Empfindungen können sich bis zu einem unbeeinflussbaren Wahn (> 14.3) steigern.

Auch Demenzkranke entwickeln wegen zunehmender Orientierungsstörungen und der damit verbundenen Verunsicherung oft eine paranoide Symptomatik. Die demenzkranke ältere Frau vergisst z. B., wohin sie ihre Geldbörse in der Wohnung gelegt hat, und beschuldigt schließlich ihre Tochter, von der sie regelmäßig zu Hause aufgesucht wird, diese gestohlen zu haben.

Behandlungsstrategie

Das Vorgehen hängt von der Schwere der paranoiden Symptome, vom Alter und geistigen Zustand des Patienten ab:
- Liegt eine Grunderkrankung vor, so wird diese zunächst behandelt (z. B. *vaskuläre Demenz* > 21.3.2)
- Gleichzeitig ist auf möglichst optimale Versorgung, z. B. mit Hörgeräten bzw. Sehhilfen, zu achten
- Zur medikamentösen Therapie in schweren Fällen eignen sich Neuroleptika (> Pharma-Info 14.1)

- Wichtig zur Förderung der sozialen Fähigkeiten ist in jedem Fall eine Beschäftigungs- oder Arbeitstherapie (> 13.6.7).

Pflege

Wenn Patienten Geräusche wie Rufen, Hupen, Schritte und Autolärm nicht mehr hören, schrecken sie oft durch eine unerwartete Aktion in ihrer Umgebung zusammen und werden vor Gefahren nicht gewarnt. Schon beim Aufwachen vermissen sie die gewohnten Hintergrundgeräusche, die ihnen zeigen, wo sie sich befinden und dass alles in Ordnung ist. Im Gespräch mit anderen entgeht ihnen nicht nur der reine Wortlaut des Gesagten. Auch Gefühle, die sich im Tonfall ausdrücken, dringen nicht zu ihnen durch. Die Patienten verlieren das Vertrauen in die Umwelt. Ihnen im täglichen Leben Sicherheit zu geben ist Aufgabe der Pflegenden:
- Immer von vorne auf den Patienten zugehen, um Erschrecken zu vermeiden; ihn nicht plötzlich von hinten anfassen
- Im Gespräch immer vor dem Patienten stehen/sitzen und auf gute Beleuchtung des eigenen Gesichts achten, damit der Betroffene leichter vom Mund ablesen kann
- Langsam und deutlich kurze, klare Sätze formulieren
- Über alle Maßnahmen informieren, im Zweifel wiederholen
- Fragen stellen, die erkennen lassen, ob alles verstanden wurde
- Soziale Kontakte durch gemeinsame Aktivitäten fördern
- Bei wahnhaften Äußerungen deutlich machen, dass man seine Ansicht akzeptiert, selbst aber anderer Meinung ist
- Angehörige aufklären und einbinden
- Anbindung an Selbsthilfegruppen anregen.

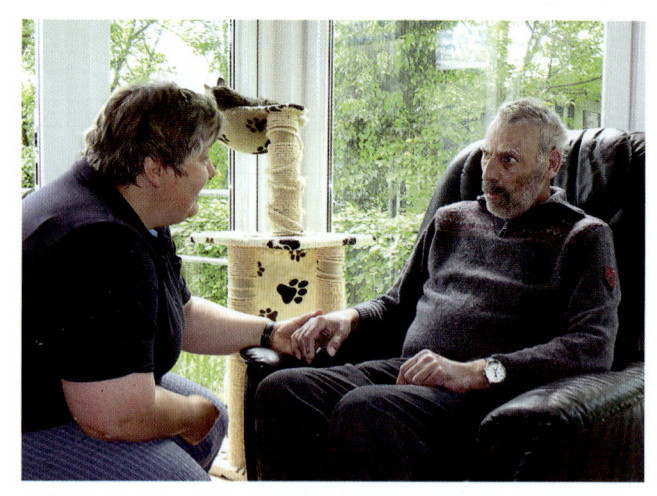

Abb. 21.19 Schwerhörigen oder blinden Menschen nähert man sich am besten von vorne und stellt mit einer kleinen Berührung den nötigen Kontakt her. Gespräche hinter ihrem Rücken sind zu unterlassen, da dies verunsichern und zu paranoiden Gefühlen führen kann. [M322]

> Nicht jeder alte Mensch ist schwerhörig: Nicht mit jedem alten Menschen muss laut gesprochen werden!

Literatur und Kontaktadressen

LITERATURNACHWEIS
1. Lindner, Elfriede (Hrsg.): Aktivierung in der Altenpflege. Arbeitsmaterialien für die Praxis (mit Gedichte-Hörbuch). Urban & Fischer Verlag, München 2005.
2. Kitwood, Tom: Demenz. Der person-zentrierte Ansatz im Umgang mit verwirrten Menschen. 5. A., Huber Verlag Bern, 2008.
3. Böhm, Erwin: Psychobiografisches Pflegemodell nach Böhm. Band 1: Grundlagen. 4. A., Maudrich Verlag Wien, 2009.
4. Neulist, Annette; Moll, Wolfgang (Hrsg.): Die Jugend alter Menschen. Gesprächsanregungen für die Altenpflege. Urban & Fischer Verlag, München 2005.
5. Gold, Kai; Gühne, Martina (Hrsg.): Einzel- und Gruppenaktivitäten in der psychiatrischen Pflege. Urban & Fischer Verlag, München 2008.
6. Maier, Vera: Kognitiv aktivierende Methoden bei Alzheimer Demenz: Gedächtnistraining, Realitätsorientierungstraining, Erinnerungstherapie, Selbst-Erhaltungs-Therapie & Validationstherapie. Verlag Dr. Müller, Saarbrücken 2008.
7. Feil, Naomi; Klerk-Rubin, Vicki: Validation. Ein Weg zum Verständnis verwirrter alter Menschen. 8. A., Verlag E. Reinhardt, München 2005.
8. Feil, Naomi: Validation in Anwendung und Beispielen. 4. A., Verlag E. Reinhardt, München 2004.
9. Schmidt-Hackenberg, Ute: Wahrnehmen und Motivieren: Die 10-Minuten-Aktivierung für die Begleitung Hochbetagter. Vincentz Verlag, Hannover 1996.
10. Grond, Erich: Pflege Demenzkranker. 3. A., Schlütersche Verlagsgesellschaft, Hannover 2005.
11. Grond, Erich: Die Pflege verwirrter alter Menschen. 9. A., Lambertus Verlag, Freiburg 2004.
12. Kastner, Ulrich; Löbach, Rita: Handbuch Demenz, Urban & Fischer, München 2007.
13. Kors, Bernd; Seunke, Wim: Gerontopsychiatrische Pflege. 2. A., Urban & Fischer Verlag, München 2001.
14. Gümmer, Martine; Döring, Joachim: Im Labyrinth des Vergessens. Hilfen für Altersverwirrte und Alzheimer-Kranke. 3. A., Psychiatrie-Verlag, Bonn 2002.
15. Dtsch Arztebl 2011; 108(34–35): A-1796/B-1534/C-1526

KONTAKTADRESSEN
- Alzheimer Gesellschaft München e.V.
  Josephsburgstraße 92
  81673 München
  Telefon: 0 89/47 51 85
  www.agm-online.de
- Kuratorium Deutsche Altershilfe (KDA)
  Wilhelmine-Lübke-Stiftung e.V.
  An der Pauluskirche 3
  50677 Köln
  Telefon: 02 21/9 31 84 70
  www.kda.de

KAPITEL 22

Giulio Calia, Kai Gold

Pflege von Menschen mit Abhängigkeitserkrankungen

22.1	Einführung und Begriffsklärung 401	22.4.2	Alkoholentgiftung 409
		22.4.3	Medikamentenentgiftung 412
22.2	Entstehung von Abhängigkeitserkrankungen 402	22.4.4	Drogenentgiftung 413
		22.5	Folgeerkrankungen infolge von Drogenkonsum 416
22.3	Behandlung von Abhängigkeitserkrankungen 404	22.5.1	Körperliche Folgeerkrankungen 416
		22.5.2	Psychische Erkrankungen und Komorbidität 417
22.4	Entgiftung/Entzugsbehandlung 405		
22.4.1	Pflegerischer Umgang mit Patienten in der Entgiftungsbehandlung 406		Literatur und Kontaktadressen 417

> **Abhängigkeitserkrankung:** Der starke, gelegentlich übermächtige Wunsch oder eine Art Zwang, psychotrope Substanzen zu konsumieren. Dieser Konsum hat für die betroffene Person Vorrang erhalten gegenüber anderen Verhaltensweisen, die früher von ihr höher bewertet wurden (Definition gem. ICD-10).

22.1 Einführung und Begriffsklärung

Psychotrope Substanzen

Psychotrope Substanzen (*-trop* = auf etwas einwirkend) sind Stoffe mit zentralnervöser Wirkung, welche die psychischen Funktionen (Denken, Fühlen, Wahrnehmen) von Organismen beeinflussen. Das können z. B. antipsychotisch oder antidepressiv wirkende Medikamente sein, aber auch Stoffe wie Alkohol, Nikotin, Opioide, Cannabinoide, Sedativa, Hypnotika, Kokain und Halluzinogene. Bei diesen Stoffen handelt es sich um Substanzen, bei denen der Organismus nach längerem Konsum eine sogenannte *Toleranz* entwickelt, d. h., dass die Dosierung erhöht werden muss, um die Wirkung zu erhalten.

Droge

Stoffe mit hohem *Abhängigkeitspotenzial*, d. h. Stoffe, die zu Toleranzentwicklung und Dosissteigerung führen, werden als **Droge** bezeichnet (ursprünglich Bezeichnung für getrocknete Heilpflanzen oder plattdeutsch *dröge* = trocken). Im klinischen und suchttherapeutischen Alltag wird die Bezeichnung Droge meist auf Stoffe wie Heroin, Kokain, Cannabis und Designerdrogen bezogen, weniger auf Alkohol, Nikotin und Medikamente. Entsprechend wird auch in diesem Kapitel verfahren.

> **Abhängigkeitserkrankt** ist eine Person nach der ICD-10, wenn mindestens drei der folgenden Kriterien im Zeitraum eines Jahres erfüllt wurden:
> - Ein starker Wunsch, eine Art Zwang, psychotrope Substanzen zu konsumieren
> - Verminderte Kontrollfähigkeit bezüglich des Beginns, der Beendigung und der Menge des Konsums
> - Ein körperliches Entzugssyndrom bei Beendigung oder Reduktion des Konsums
> - Nachweis einer Toleranz: Um die ursprünglich durch niedrigere Dosen erreichten Wirkungen der psychotropen Substanz hervorzurufen, sind zunehmend höhere Dosen erforderlich
> - Fortschreitende Vernachlässigung anderer Vergnügungen oder Interessen zugunsten des Substanzkonsums, erhöhter Zeitaufwand, um die Substanz zu beschaffen, zu konsumieren oder sich von den Folgen des Konsums zu erholen
> - Anhaltender Substanzkonsum trotz Nachweis eindeutig schädlicher psychischer, physischer und sozialer Folgen und u. U. trotz des Wissens um die Folgen.

Sucht

Der Begriff **Sucht** leitet sich aus dem Altdeutschen „siech" ab und bedeutet Krankheit wie z. B. im Englischen das Wort „*sick*" (entgegen vieler Annahmen kommt der Begriff „Sucht" nicht von „suchen"!). In diesem Kapitel werden die Begriffe *Sucht* und *Abhängigkeitserkrankung* gleichwertig und austauschbar benutzt. Manche bevorzugen den Begriff Abhängigkeitserkrankung für den klinischen Alltag, weil ihrer Meinung nach mit dem Begriff Sucht eher negative Assoziationen verbunden sind.

Krankheit

Die Menschen haben mit dem Wort „Sucht" oder „süchtig" die Symptome, die wir bei einer Abhängigkeitserkrankung beobachten, bereits zu einem Zeitpunkt als krank bezeichnet, als diese Symptomatik sozialrechtlich noch gar nicht als Krankheit anerkannt war. Erst Ende der 60er-Jahre des letzten Jahrhunderts wurde nach Rechtsprechung des Bundessozialgerichts (BSG, 1968) „die Sucht" als „ein regelwidriger Körper- und Geisteszustand" angesehen. Damit wurde die Sucht zu einer **Krankheit** im Sinne des Sozialgesetzbuchs. Seit dieser Entscheidung steht den erkrankten Personen die Behandlung in einem Krankenhaus oder einem Rehabilitationszentrum zu Lasten der Krankenkassen oder der Rentenversicherungsträger zu, was zuvor nicht der Fall war.

Ein wichtiges Kriterium dieser Krankheit ist es, dass ab irgendeinem Zeitpunkt der Konsum nicht mehr der willentlichen Kontrolle unterliegt *("point of no return")*, obwohl der Betroffene um die schädigenden Folgen weiß oder diese ahnt (Kontrollverlust). Wie eine Art Zwang unterliegt er dem Druck zum Konsum. Einem Zwang, der umso stärker werden kann, je mehr die Person versucht, sich diesem zu widersetzen. Wissen und Wille der Person allein genügen ab diesem Zeitpunkt nicht mehr, um die Symptomatik unter Kontrolle zu bekommen, die Person braucht Hilfe, um die Sucht kontrollieren zu können.

Ein weiteres Merkmal von Krankheit ist, dass über Zeiten und Nationalitäten hinweg ähnliche Verläufe und Ähnlichkeiten in der Erscheinung des langjährig Erkrankten zu beobachten sind – so z. B. beim „Alkoholiker" oder beim „Opiatabhängigen".

Wissenschaftliche Hinweise auf eine typische prämorbide Persönlichkeit, die aufgrund bestimmter Charakterzüge abhängig werden kann, hat man international nicht gefunden.

> Eine **Abhängigkeitserkrankung** ist eine chronische Krankheit, sie heilt nicht aus, kann aber durch Abstinenz zum Stillstand gebracht werden.

Missbrauch

Neben der Abhängigkeit von einem Stoff kann auch dessen **Missbrauch** diagnostiziert werden. Ein Missbrauch eines Stoffs liegt nach der ICD-10 dann vor, wenn es durch den Konsum zu körperlichen oder psychischen Schäden kommt, die stärker als z. B. ein einmaliger „Kater" sind. Die genaue Unterscheidung zur Abhängigkeit ist schwer zu treffen, da die Übergänge mitunter fließend sind. Im Grunde muss man beim Missbrauch eines Stoffes davon ausgehen, dass ein kontrollierter Umgang mit diesem Stoff durchaus noch möglich sein kann, dass die Gefahr einer Abhängigkeitsentwicklung bei weiterem Missbrauch jedoch besteht.

Ein Missbrauch kann z. B. vorliegen, wenn eine Person in einer depressiven Phase immer mehr Alkohol trinkt und sich so die Depression nicht bessert, weil aufgrund des verstärkten Alkohol-, Benzodiazepin- oder Cannabiskonsums weder die medikamentösen noch die verbal-therapeutischen Maßnahmen wirken können. Grundsätzlich müsste man in einem solchen Missbrauchsfall davon ausgehen, dass die Person nach Besserung der depressiven Symptomatik den Alkoholkonsum wieder unter Kontrolle bekommt oder die Benzodiazepine ohne größere Schwierigkeiten weglassen kann.

Ein Missbrauch wird im klinischen Alltag jedoch auch diagnostiziert, wenn keine körperlichen oder psychischen Schäden vorhanden sind und es aufgrund eines übermäßigen Substanzkonsums zu sozialen Schwierigkeiten kommt (z. B. Ärger am Arbeitsplatz wegen Verspätung nach Alkohol-, Medikamenten- oder Drogenkonsum am Vorabend).

22.2 Entstehung von Abhängigkeitserkrankungen

Zur **Entstehung von Abhängigkeitserkrankungen** gibt es unterschiedliche Theorien unterschiedlicher therapeutischer Schulen. Die *psychoanalytischen Schulen* vermuten bei Abhängigkeitserkrankten eine Fixierung auf der „oralen" Entwicklungsstufe, einer Phase im Kleinstkindalter, in der die „Triebe" besonders durch Stimulation im Mundbereich befriedigt werden. Die *verhaltenstherapeutische Schule* nimmt an, dass das spätere Suchtmittel anfänglich belohnend gewirkt und so den Konsum verstärkt und aufrechterhalten hat.

Letztlich hat sich wie in vielen psychiatrischen und psychotherapeutischen Bereichen ein multifaktorielles Entstehungsmodell als praktikabel erwiesen. Danach spielen bei der Krankheitsentwicklung neben der Lebens- und Lerngeschichte einer Person gleichermaßen deren genetische Anlage sowie Umweltfaktoren eine Rolle.

Nach einem grob zusammenfassenden (pragmatischen) verhaltenstherapeutischen Modell könnte man formulieren, dass Abhängigkeitserkrankungen entstehen können, wenn für eine Person der Konsum eines Stoffes über längere Zeit „irgendwie" verstärkend wirkt. Die Verstärkung kann z. B. ein gutes Gefühl sein oder die Beendigung eines negativen Gefühls.

Wenn es sich bei dem betreffenden Stoff um einen Stoff mit Abhängigkeitspotenzial handelt, muss bei anhaltendem Konsum die Dosis erhöht werden, um die Wirkung zu erhalten *(Toleranz)*. Bei zunehmender Dosissteigerung zeigen sich bei Unterbrechung des Konsums Entzugssymptome. Diese werden durch erneuten Konsum beendet. Es entsteht ein Teufelskreis aus Konsum und Verstärkungen, der aufgrund zunehmender Entzugssymptome immer schwerer zu unterbrechen ist. Der Prozess gewinnt an Eigendynamik und wird immer unabhängiger von der Ausgangssituation.

Je nach Abhängigkeitspotenzial eines Stoffes verläuft dieser Erkrankungsprozess schneller (z. B. bei Opiaten, ➤ 22.4.4) oder langsamer (wie z. B. beim Alkohol, ➤ 22.4.2). (📖 1) Anfänglich schaffen es die Betroffenen noch, den Anforderungen des täglichen Lebens gerecht zu werden, irgendwann schaffen sie es weder mit noch ohne „Stoff".

Von therapeutischem Interesse ist, *warum* ein Stoff über längere Zeit für eine Person verstärkend wirkt. Es ist die Frage nach der Lebens- und Lerngeschichte, der genetischen Anlage und der Umwelt (➤ Abb. 22.2):
- Lebte die Person zur Zeit des Konsums in einer Krise?
- Verträgt sie aufgrund konstitutioneller Gegebenheiten mehr Alkohol als andere?
- Hatte sie Schmerzen und bedurfte Tabletten?
- Befand sich die Person in der Pubertät?
- Hatte sie nicht die nötigen Fähigkeiten und Fertigkeiten, um Probleme anders als durch Drogenkonsum zu regeln?
- Hat sie Alkohol- und Drogenkonsum zu Hause modellhaft erlebt?
- Unterlag sie einem Gruppendruck?
- Hatte sie keine anderen Freunde als diejenigen, die Drogen oder Alkohol konsumierten?
- Konnte sie nicht anders als durch Stoffe Verstärkung zu erhalten?
- Hat sie den Stoff als so verstärkend erlebt, weil sie keine vergleichbaren Gefühle kannte, d. h., weil sie nie etwas Positiveres erlebt hat? (➤ Abb. 22.1)
- Versuchte die Person Symptome anderer psychischer Erkrankungen (Psychose, Depression) durch den Konsum psychotroper Substanzen zu unterdrücken?

Aus therapeutischer Sicht ist es für den Patienten, seine Angehörigen und die Therapeuten wichtig, über ein **Modell der Krankheitsentstehung** zu verfügen. Dies zum einen, um therapeutische Schritte daraus abzuleiten. Zum anderen jedoch auch, weil gerade bei den stoffgebundenen Abhängigkeitserkrankungen Schuldgefühle der Patienten eine große Rolle spielen. Viele glauben, selbst an der Erkrankung schuld zu sein, weil es sich bei den Substanzen meist um Genussmittel handelt, deren Konsum man in unserer Gesellschaft nach gängiger Meinung eigentlich als „willensstarker Mensch" kontrollieren können müsste. Manche der Betroffenen sprechen jedoch auch von einem Eigenverschulden, weil ihnen dieses Genussmittel nicht von außen aufgezwungen wurde, sondern sie es sich selbst zugeführt haben.

Die Annahme von der Schuld des Patienten an der Erkrankung spiegelt sich mitunter auch in der Haltung von Behandlern, Kostenträgern, Arbeitgebern oder den Mitmenschen wider. Dies wurde lange Zeit noch dadurch verstärkt, dass sogar manch „ältere" therapeutische Strategie Abhängigkeitserkrankte als willensschwach, labil oder charakterlos ansah, die mehr pädagogischer als psychotherapeutischer Hilfe bedurften.

Die heutigen Theorien der **Suchtforschung** sollen den Patienten von Schuldgefühlen befreien und wollen die Entstehung ihrer Krankheit in den großen Gesamtkontext ihrer Lebens- und Lerngeschichte setzen. Für seine Lebensgeschichte ist ein Mensch nicht immer allein verantwortlich. Niemand kann sich aussuchen, wo er geboren wird und welche Schicksalsschläge ihn im Leben treffen. Wichtig ist die Behandlungseinsicht des Patienten und dass er sich auf das Suchthilfesystems einlässt. Beachtet werden sollte zudem, dass zu Beginn der Suchtentwicklung nicht selten ein psychisches Problem oder eine psychische Erkrankung stand, der Suchtmittelkonsum dann als dysfunktionaler Selbstmedikationsversuch verstanden werden sollte. Ohne effektive Behandlung der zugrunde liegenden Problematik kann in solch einem Fall die Suchtbehandlung häufig nicht erfolgreich gelingen.

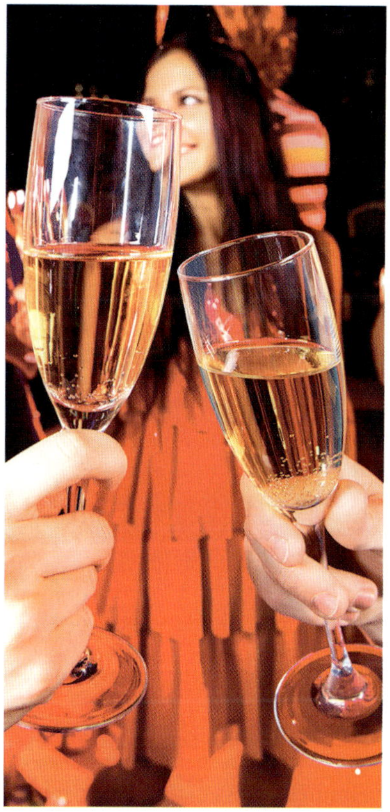

Abb. 22.1 Alkoholkonsum ist in den meisten westlichen Ländern Bestandteil des sozialen Lebens. [J787]

> **Missbrauch von nicht abhängigkeitserzeugenden Substanzen**
>
> Stoffe, die eigentlich kein abhängigkeitserzeugendes Potenzial haben (z. B. Antidepressiva, Naturheilmittel, Diuretika), aber missbraucht werden, sind in der ICD-10 unter Kapitel F55 „Missbrauch von nicht abhängigkeitserzeugenden Substanzen" eingeordnet. Die Therapie dieses Missbrauchs oder einer sich entwickelnden Abhängigkeit orientiert sich an den Therapien, die bei Alkohol-, Medikamenten- und Drogenabhängigkeit durchgeführt werden.
> Zudem gibt es nichtstoffgebundene Süchte, z. B. Internetsucht oder Spielsucht. Diese Süchte werden in der ICD-10 unter Kapitel F63 „Abnorme Gewohnheiten und Störungen der Impulskontrolle" (➤ 17.4) codiert.

Epidemiologie

Wenn man die Zahlen der Bundesregierung und der Hauptstelle gegen Suchtgefahren in Hamm (Nordrhein-Westfalen) grob zusammenfasst, kann man in der Bundesrepublik Deutschland von ca. 200.000 drogenabhängigen Patienten ausgehen, von denen zwischen 1.500 bis 2.000 jährlich an den Folgen dieser Erkrankung sterben. Die Zahlen beim Alkoholismus

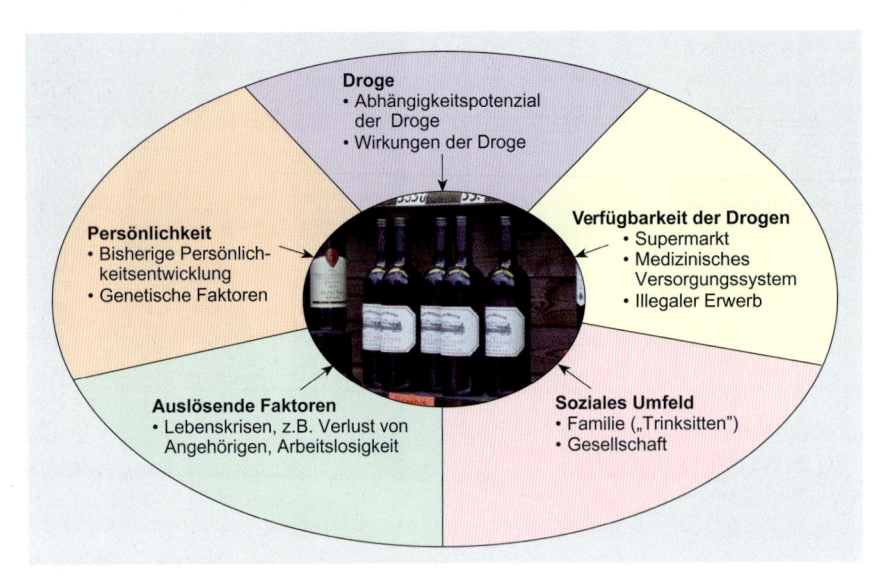

Abb. 22.2 Ob und welche Abhängigkeit sich entwickelt, hängt von vielen Faktoren ab. [K115]

schwanken zwischen 4 und 6 Millionen Menschen. Die Todesrate liegt hier zwischen 40.000 und 60.000 Menschen im Jahr. Bei den medikamentenabhängigen Patienten geht man von einer Zahl um ca. 2 Millionen aus. (2)

Diese Zahlen sind grobe Anhaltspunkte, die Dunkelziffer ist schwer zu erfassen. Wichtig ist in jedem Fall, den Eindruck zu vermitteln, dass es sich bei der Abhängigkeitserkrankung nicht um eine seltene Erkrankung handelt.

22.3 Behandlung von Abhängigkeitserkrankungen

Im Laufe der letzten Jahrzehnte hat sich in Deutschland ein umfangreiches **Suchthilfesystem** mit Beratungsstellen, Selbsthilfegruppen, ambulanten und vollstationären Therapien sowie tages- und nachtklinischen Angeboten entwickelt.

Suchtberatungsstellen

Die Mitarbeiter von **Suchtberatungsstellen** sind in der Regel Sozialarbeiter mit suchttherapeutischer Zusatzausbildung. Sie erstellen Sozialberichte zum Beantragen von Entwöhnungstherapien oder betreuten Wohnformen. Sie müssen den Patienten in sozialrechtlichen Fragen unterstützen, da aus krankheitsbedingten Gründen behördliche und finanzielle Angelegenheiten in den meisten Fällen nicht mehr ausreichend geregelt werden können. Sie begleiten den Patienten und dessen Angehörige oft über Jahre, führen suchttherapeutische Gespräche, führen suchtprophylaktische Maßnahmen an Schulen und in Städten und Gemeinden durch oder vermitteln im Bedarfsfall zwischen dem Patienten und seinem Arbeitgeber.

Selbsthilfegruppen

Selbsthilfegruppen sind insbesondere im Rahmen der Alkoholabhängigkeit von großer Bedeutung. Sie haben eine lange Tradition, so z. B. die Anonymen Alkoholiker (AA), entstanden in den 1930er Jahren, also einer Zeit, als Alkoholismus noch nicht als Krankheit anerkannt war und die Betroffenen auf ehrenamtliche Hilfe und Selbsthilfe angewiesen waren.

Hausarzt

Viele Patienten konsultieren ihren **Hausarzt**, jedoch nicht primär aufgrund der Abhängigkeitserkrankung, sondern aufgrund der physischen und psychischen Folgeerscheinungen, wie z. B. Schlaflosigkeit, Depressionen, familiärer Konflikte, Schmerzen im Umfeld der Leber, Bluthochdruck, Unruhe. Die Hausärzte sind dann eine wichtige Stelle, um die Abhängigkeit anzusprechen und die notwendigen medizinischen und therapeutischen Schritte einzuleiten.

Entwöhnung

Nach abgeschlossener *Entgiftung/Entzugsbehandlung* (➤ 22.4) folgen entweder ambulante Behandlungsmaßnahmen durch Suchtberatung, Psychotherapeuten oder Selbsthilfegruppen oder aber auch stationäre, in der Regel von der Rentenversicherung finanzierte Maßnahmen zur Rehabilitation, die sogenannten **Entwöhnungstherapien**.

Entwöhnungstherapien dauern im Alkohol- und Medikamentenbereich in der Regel vier, im Drogenbereich sechs Monate. Der Faktor Zeit spielt eine große Rolle, weil nach Wochen und Monaten der Abstinenz „wie von selbst" vergessen geglaubte Fertigkeiten, Interessen und Gefühle wieder auftreten können, ohne dass es eines eigentlich therapeutischen Eingreifens bedurfte. Darüber hinaus stellt der Abstand vom Konsum einen bedeutenden Faktor für eine zukünftige Abstinenz dar.

In der Therapie wird bei der Frage nach der Krankheitsentstehung nach dem Verstärkerpotenzial des Suchtstoffs gesucht: Warum hat ein bestimmter Stoff zu einer bestimmten Zeit so verstärkend gewirkt und welche Schlüsse lassen sich daraus für die Therapie ziehen? Wer mutiger durch Alkohol wurde, muss

z. B. ohne Alkohol mutiger und kompetenter werden. Dazu kann z. B. die Teilnahme an einem sozialen Kompetenztraining dienen oder das Üben des offenen Gesprächs in der Gruppe. Viele Suchttherapien arbeiten im Sinne einer therapeutischen Gemeinschaft. Es wird zusammen gegessen, gearbeitet und die Freizeit gestaltet. Der Schwerpunkt der Behandlung liegt auf Gruppen- und Einzelgesprächen. Zum Standard gehören neben bewegungstherapeutischen und sportlichen Angeboten gleichermaßen ergotherapeutische Maßnahmen sowie Freizeitaktivitäten.

In **Gruppengesprächen** lernen die Patienten, über ihre Erkrankung zu sprechen. Ziele gruppentherapeutischer Angebote sind zudem die Entlastung des Einzelnen durch den Austausch mit anderen Betroffenen, die Entwicklung individueller Konfliktlösungsstrategien sowie die Aufklärung und Information über die Erkrankung. Durch die Gruppe wird im übertragenen Sinn eine Art Öffentlichkeit hergestellt. Dies stellt für viele Betroffene ein großes Problem dar, da die meisten von ihnen die Abhängigkeitserkrankung entweder lange Zeit verheimlicht oder als solche gar nicht wahrgenommen und akzeptiert haben. Das „offen zur Krankheit stehen" kostet viele Betroffene Überwindung und verlangt respektablen Mut.

Die Patienten leben und arbeiten miteinander, damit sie sich in verschiedenen Situationen des täglichen Lebens gut kennenlernen und so gegenseitige Rückmeldung geben können.

Die meisten Therapien fordern eine anfängliche Kontaktsperre zu Angehörigen und Freunden, damit sich der Patient richtig einleben und auf die therapeutischen Maßnahmen einlassen kann. Nicht selten ist nach einer konfliktreichen Krankheitsgeschichte der Abstand für alle Beteiligten erholsam. Später werden in der Regel Angehörigengespräche oder Seminare für Angehörige angeboten.

Die **Sozialarbeit** (> 13.6.8) spielt wie in der Entgiftung/Entzugsbehandlung auch in der Entwöhnung eine große Rolle, da behördliche oder finanzielle Probleme sowie Fragen der Nachsorge in der Regel von Sozialarbeitern fachkundiger geregelt werden können. Meist arbeiten Vertreter dieser Berufsgruppe mit entsprechender Zusatzausbildung neben ärztlichen und psychologischen Psychotherapeuten auch als Therapeuten in der Entwöhnung.

Adaptions- und Übergangseinrichtungen

Das therapeutische Konzept von Entwöhnungstherapien wird vielfach als „Käseglocke" bezeichnet, da es zu wenig Realitäts- und Alltagsnähe berücksichtigt. Um diesem z. T. begründeten Vorwurf zu begegnen, wurden in den letzten Jahren immer mehr **Übergangseinrichtungen** für abhängigkeitskranke Menschen eingerichtet. Diese Einrichtungen bieten auf der einen Seite noch einen gewissen regelmäßigen Kontakt zu professionellen Mitarbeitern oder auch bestimmte Kontrollmaßnahmen zur Überprüfung von Suchtmittelkonsum (z. B. stichprobenartige Atemalkoholtests oder Drogen- und Medikamentenscreenings). Andererseits wird den Bewohnern jedoch schrittweise wieder zu mehr Eigenverantwortung und Alltagskompetenz verholfen, indem sie z. B. individuell bei der Arbeitssuche oder aber der Freizeitgestaltung (Beitritt zu einem Sportverein, öffentliche oder kirchliche Aktivitäten) unterstützt werden.

22.4 Entgiftung/Entzugsbehandlung

Ein Großteil der **Entgiftungen/Entzugsbehandlungen** findet in Allgemeinkrankenhäusern statt, manchmal geplant, manchmal zufällig. Zufällig insofern, als vielfach zunächst andere somatische Erkrankungen behandelt werden sollten und dabei eine beginnende Entzugssymptomatik erkennbar wurde, die einer systematischen Entgiftung/Entzugsbehandlung bedurfte. Der Schwerpunkt der Behandlung liegt in der Regel auf der körperlichen Entgiftung bzw. auf der Behandlung der Entzugssymptome, wobei auch in somatischen Häusern über Sucht und mögliche Lösungswege gesprochen werden sollte.

Qualifizierte Entgiftung/Entzugsbehandlung

Entgiftungen/Entzugsbehandlungen finden zunehmend in psychiatrischen Kliniken statt. Sie bieten aufgrund ihrer bestehenden Strukturen bessere Möglichkeiten, neben dem körperlichen Entzug ein mehrdimensionales Behandlungsprogramm anzubieten. Im Rahmen einer solchen Behandlung kann über die Erkrankung gesprochen und können die organisatorischen Schritte zur Weiterbehandlung initiiert und organisiert werden. Entgiftungen/Entzugsbehandlungen, die ein solches mehrdimensionales und multiprofessionelles Behandlungsprogramm anbieten, werden **qualifizierte Entgiftungen/qualifizierte Entzugsbehandlungen** genannt.

Es gibt qualifizierte Entgiftungen/Entzugsbehandlungen sowohl für alkohol- und medikamentenabhängige als auch für drogenabhängige Patienten. Das Programm umfasst neben der medizinisch-pflegerischen Grundversorgung Gruppen-, Einzel- und Angehörigengespräche, Sozialarbeit, Ergo- und Bewegungstherapie (> 13.6).

In der Regel werden alkohol- und medikamentenabhängige Patienten zusammen auf derselben Station behandelt, da sie sich hinsichtlich des durchschnittlichen Alters (zwischen 35 und 55 Jahren) und des sozialen Status (Beruf, Familie) ähneln. Von diesen Patienten unterscheiden sich die drogenabhängigen Patienten aufgrund der schnellen Abhängigkeitsentwicklung von Heroin und Kokain. Sie sind jünger (zwischen 20 und 30 Jahren) und haben meist einen anderen sozialen Status (keine abgeschlossene Berufsausbildung, ledig, keine Kinder). Auch entstehen aufgrund der Illegalität des Suchtstoffs Besonderheiten, die bei der Entgiftung berücksichtigt werden müssen.

Zum Standardprogramm der Entgiftungen gehören neben den bereits genannten therapeutischen Maßnahmen regelmäßige Kontrollen auf Suchtmittel durch Alkoholtests sowie Drogen- und Medikamentenscreenings. Entgiftungsstationen sollten einen suchtmittelfreien Behandlungsrahmen ermöglichen.

Dazu ist die korrekte Durchführung dieser Tests von Bedeutung. Bei Rückfällen sollten Konsequenzen folgen, die dem Patienten bekannt sind.

Zu Beginn der Entgiftungsbehandlung ist die **Rückfallgefahr** *bei* und *aufgrund* mangelnder Kontrolle sehr hoch. Patienten können unter starkem Suchtdruck leiden und rückfällig werden, obwohl sie es eigentlich nicht wollten. Sie haben daher die Kontrollfunktion auf das Behandlungsteam übertragen. Mögliche Konsequenzen bei Rückfällen dienen nicht der Bestrafung der Patienten, sondern der Eingrenzung der Sucht, die sich gegen den Willen der Patienten und wider besseres Wissen „wie eine Art Zwang" durchsetzen kann. Über Rückfälle muss gesprochen und es müssen Erkenntnisse daraus gewonnen werden – sie gehören zur Suchterkrankung und sind als Symptom der Suchterkrankung zu verstehen. Durch Rückfälle werden Chronizität und Schwere der Erkrankung deutlich.

> Es gilt zu unterscheiden: Nicht der Patient ist schwach, sondern die Krankheit ist so stark!

Wichtige Ziele der Behandlung sind neben der physischen und psychischen Stabilisierung die Förderung von Krankheitseinsicht und Behandlungsmotivation und diese – falls vorhanden – nicht zu löschen. Die Entgiftung/Entzugsbehandlung kann der Ort sein, an dem ein Patient nach längerer Intoxikation bei klarem Bewusstsein seine (Lebens-)Situation überdenken und ggf. sogar neu planen kann.

22.4.1 Pflegerischer Umgang mit Patienten in der Entgiftungsbehandlung

Beziehungen gestalten

Das erste Ziel einer pflegerischen Beziehungsgestaltung ist es, das **Vertrauen** der Patienten zu gewinnen. Viele Betroffene schämen sich wegen ihrer Abhängigkeit, besonders wenn es zu einer wiederholten stationären Aufnahme kommt. (📖 3)

Die pflegerische Grundhaltung im Umgang mit Abhängigkeitserkrankten sieht vor, dem Patienten vorurteilsfrei und empathisch zu begegnen und sein Selbstwertgefühl zu kräftigen. Dem Patienten wird das Gefühl vermittelt, als der Mensch angenommen zu sein, der er ist. Hierzu gehört z. B., sich Zeit für ihn zu nehmen, auf ihn und seine Probleme einzugehen und ihn nicht wie ein unmündiges Kind zu behandeln. Pflegende müssen oft von sich aus das Gespräch suchen und sollten dabei auch über nicht krankheits-, sucht- und problembezogene Themen in Kontakt mit dem Patienten treten.

Die pflegerische Beziehungsgestaltung erweist sich durch häufige Wiederaufnahmen oft als ein prozesshaftes Geschehen, das bei wiederholten Behandlungen an Vertrauen und Tiefe noch gewinnen kann. Das Pflegesystem der **Bezugspflege** (▶ 13.4.3) eignet sich daher auch für die pflegerische Begleitung abhängiger Patienten besonders gut. Idealerweise werden auch bei Wiederaufnahmen dieselben Bezugspflegepersonen wie schon beim Voraufenthalt eingesetzt. Die Einhaltung der pflegerischen **Schweigepflicht** gegenüber sämtlichen außenstehenden Personen (insbesondere auch gegenüber der Polizei und der Justiz) ist selbstverständlich und ist so den Patienten zu vermitteln.

Pflegende sorgen für ein angemessenes und professionelles **Nähe-Distanz-Verhältnis**. Patienten sind es häufig gewohnt, von Mitarbeitern in Entgiftungen oder der Suchthilfe geduzt zu werden. Der Vorteil darin wird vielfach in einer größeren Nähe zum Patienten gesehen, da er sich persönlicher angesprochen fühlt. Immer mehr Einrichtungen sind jedoch zum gegenseitigen Siezen übergegangen. Dies vor allem, um dem Patienten gegenüber den ihm zustehenden Respekt zu signalisieren, jedoch auch zum beiderseitigen Schutz vor einer zu intensiven Beziehung.

Der Umgangston kann in der Entgiftungsbehandlung durchaus gereizt sein. Die Pflegenden lassen sich auch bei unfreundlichem, anmaßendem oder provozierendem Verhalten nicht darauf ein oder sich zu einer abschätzigen Bewertung hinreißen, bringen jedoch verbale Entgleisungen oder Fehlverhalten immer auf der Sachebene zur Sprache.

„Heimliche" Absprachen mit einzelnen Patienten sind wegen möglicher Spaltungsgefahr unbedingt zu vermeiden. Innerhalb eines Pflege- oder Behandlungsteams sind Kongruenz und Transparenz daher unerlässlich. Ein festes Regelwerk und Absprachen für den Umgang mit bestimmten Patienten werden innerhalb des Teams diskutiert und kommuniziert und sollten von allen Beteiligten konsequent mitgetragen und eingehalten werden. Die **Kommunikation** mit dem Patienten ist klar, offen und eindeutig, lange Erklärungen und Diskussionen sind in der Regel nicht förderlich (▶ 13.4.5, *Kommunikation in der Beziehungsgestaltung*).

Rückfall und Behandlungsabbruch vermeiden

Abhängigkeit ist eine chronische Erkrankung mit hohem **Rezidivrisiko**. Rückfälle sind daher ein Krankheitssymptom und sollten keinesfalls als therapeutischer oder gar persönlicher Misserfolg angesehen werden. Da die Gefahr eines Rückfalls während der Entgiftungsphase/Entzugsphase besonders hoch ist, bedarf es der **kontinuierlichen Beobachtung** des Patienten auf Auffälligkeiten wie Intoxikationsanzeichen oder plötzlicher Verhaltensveränderungen. Ein Rückfall oder Rückfallverdacht muss immer offen angesprochen werden. Für den Fall, dass sich ein solcher Verdacht bestätigt, erfolgen entsprechende Konsequenzen, über die der Patient meist zu Beginn der Behandlung informiert wurde. Dazu kann neben verschiedenen Einzelfallentscheidungen gleichermaßen die unmittelbare disziplinarische Entlassung gehören.

In Einzel- und Gruppengesprächen können mit Patienten individuelle Möglichkeiten zur Rückfallprophylaxe nach der stationären Entlassung, wie z. B. die Erstellung eines „Notfallplans" mit Telefonnummern von im Krisenfall erreichbaren Personen oder geeigneten Ablenkungsmaßnahmen, erarbeitet werden.

Die regelmäßige **Kontrolle** der Patienten durch Atemalkoholtests und Urin-Drogenscreenings (Urinabgabe unter Aufsicht, um Manipulationen und Vertauschen der Urinproben zu vermeiden) und die Schaffung eines **suchtmittelfreien Raums** innerhalb des Krankenhauses bzw. auf der Station sind unverzichtbar und stellen in der Entgiftungsbehandlung eine der wichtigsten pflegerischen Aufgaben dar (> Abb. 22.3). Die Schaffung des suchtmittelfreien Raums wird in den verschiedenen Häusern sehr unterschiedlich umgesetzt. Je nach Konzept können Entgiftungsstationen zum Schutz der Patienten geschlossen („geschützt") geführt werden, damit möglichst keine Suchtmittel auf die Station gelangen können. Darüber hinaus variieren die entsprechenden Maßnahmen zwischen einer allgemeinen Beobachtung, engmaschigen und zeitaufwendigen Maßnahmen wie z. B. Leibesvisitationen („Filzen"), intensiven Kontrollen des Patienteneigentums auf Suchtstoffe oder Zubehör für den Suchtkonsum, Ausgangseinschränkungen und Kontaktsperren zu Freunden und Angehörigen.

Das aktuelle Befinden ist für entzügige Menschen manchmal wesentlich wichtiger als die Vergangenheit oder Zukunft. Vor allem beim Auftreten körperlicher Entzugssymptome kann der „**Suchtdruck**" (stark ausgeprägtes Verlangen nach dem Suchtstoff) besonders groß werden. Demzufolge brechen viele Patienten die Entgiftungsbehandlung in deren Verlauf ab, da es ihnen aktuell schlecht geht und das Fernziel Abstinenz für sie aufgrund des momentanen körperlichen und psychischen Befindens eine geringere Bedeutung bekommen hat. Bei Abbruchgedanken weisen die Pflegenden immer wieder auf das individuelle Ziel des Patienten und die Konsequenzen eines Abbruchs hin. Es gilt, schon von vornherein auf Anzeichen eines Behandlungsabbruchs zu achten. Dazu zählen z. B. plötzliche Veränderungen im Verhalten (z. B. starke Gereiztheit oder auffällige Heiterkeit), eine auffällig zunehmende Kleingruppendynamik (Cliquenbildung, die oft zum gleichzeitigen Abbruch mehrerer Patienten führt) oder aber offensichtliche Motivationseinbußen. Bei solchen Auffälligkeiten wird der Patient konkret auf Abbruchgedanken angesprochen, und es erfolgt, sofern möglich, eine entsprechende pflegerische Intervention in Form von motivierenden Gesprächen oder individuellen Ablenkungsmöglichkeiten. Ist der Suchtdruck besonders groß, greifen Maßnahmen dieser Art jedoch meist nicht.

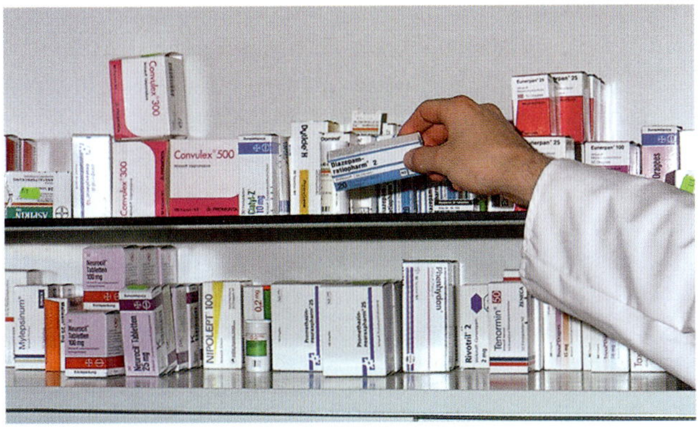

Steht der Entschluss des Patienten, die Behandlung abzubrechen, erst einmal fest, sollten Pflegende nicht versuchen, ihn zum Bleiben zu überreden. Der Patient ist in dieser Situation meist für sachliche Argumente nicht mehr zugänglich, sodass „gut gemeinte" Motivationsversuche eher in einem Vertrauensbruch oder zunehmender Gereiztheit des Patienten enden. Pflegende akzeptieren grundsätzlich die Entscheidung des Patienten und sorgen für seine rasche und reibungslose Entlassung, auch um nicht noch weitere Patienten von den Abbruchgedanken zu „infizieren". Statt dem abbrechenden Patienten Vorwürfe zu machen, signalisieren sie ihm die Möglichkeit der Wiederaufnahme.

Entzugsbeschwerden lindern

Während der Entgiftungs- bzw. Entzugsbehandlung treten in aller Regel verschiedene **psychische** und **körperliche Entzugssymptome** auf, die in ihrem Ausmaß individuell sehr unterschiedlich sein können. Pflegerische Aufgabe ist es, dem Patienten zur **psychischen** und **physischen Stabilisierung** zu verhelfen. Eine gute Patientenbeobachtung, individuelle Unterstützung und Ermutigung sind während der Entgiftung unverzichtbar. Je nach Beschwerdebild werden dem Patienten symptombezogene pflegerische **Linderungsmaßnahmen** angeboten. Immer häufiger werden dabei auch alternative bzw. naturheilkundliche Maßnahmen eingesetzt. Dazu gehören z. B. Ohrakupunktur (nach Erwerb entsprechender fachlicher Kenntnisse), entspannende Bäder bei Unruhe und Verspannungen, beruhigende Kräutertees bei Schlafstörungen oder Einreibungen mit unterschiedlichen Salben, Cremes oder Ölen bei verschiedenen Schmerzformen. Bewährt hat sich vor allem Pfefferminzöl bei Kopf- und Nelkenöl bei Zahnschmerzen.

Der Therapieplan der Patienten bietet ihnen **Tagesstruktur und Ablenkung.** Viele Suchtstationen beginnen den Tagesablauf mit einer morgendlichen Gruppenrunde, in der das aktuelle Befinden, Aspekte des Zusammenlebens und Organisatorisches für den Tag oder die Woche besprochen werden können. Das Therapieprogramm kann in den verschiedenen Einrichtungen sehr unterschiedlich ausfallen und wird neben Gesprächsgruppen, Ergo- und Bewegungstherapie häufig durch pflegerische Gruppen- und Einzelangebote wie z. B. Freizeitgruppen und lebenspraktisches Training ergänzt (> 13.4.5). Weitere Ablenkungsstrategien werden individuell mit dem Patienten erarbeitet und je nach Bedarf in Form von entlastenden Gesprächen, Spaziergängen, Sport- oder Freizeitangeboten durch Pflegende begleitet. Dabei sind der pflegerischen Fantasie kaum Grenzen gesetzt.

Abb. 22.3 Die genaue **Kontrolle des Medikamentenschranks** sowie ein sparsamer Umgang mit Bedarfsmedikation sind zwei wichtige Aspekte der Pflege Suchtkranker. [K183]

Komplikationen verhindern

Um entzugsbedingte **Komplikationen** zu vermeiden, müssen die Patienten kontinuierlich beobachtet werden. Dazu gehört neben der regelmäßigen Messung der Vitalparameter gleichermaßen auch die sorgfältige Verhaltensbeobachtung, die z. B. auch Rückschlüsse auf das Orientierungsvermögen des Patienten und seine Bewusstseinslage zulässt.

> **NOTFALL!**
> **Stark erhöhte Vitalwerte** trotz verabreichter, ärztlich verordneter Bedarfsmedikation und ein **veränderter Bewusstseinszustand** bis hin zur Somnolenz (Benommenheit) stellen immer einen Notfall dar! Es muss unverzüglich ein Arzt hinzugezogen werden, damit schnellstmöglich entsprechende Hilfsmaßnahmen eingeleitet werden können!

Körperliches Wohlbefinden wiederherstellen

Als Folgeerscheinung übermäßigen Substanzmittelmissbrauchs, krankheitsbedingter Antriebsstörungen oder auch aufgrund bestehender Obdachlosigkeit befinden sich einige Patienten zum Aufnahmezeitpunkt in einem **schlechten (körperlichen) Allgemeinzustand.** Dieser ist meist zurückzuführen auf eine mangelhafte Körperpflege und auf eine nicht ausreichende oder regelmäßige Ernährung. Pflegende motivieren Patienten unter Berücksichtigung ihres Schamgefühls dazu, ihrer Körper- und Kleiderpflege wieder nachzukommen, unterstützen sie dabei und geben bei Bedarf teilkompensatorische oder sogar komplette Hilfestellung.

Neben den regelmäßigen Mahlzeiten ist es wichtig, den Patienten zusätzlich verschiedene gesunde Zwischenmahlzeiten (z. B. Obst, Joghurt) anzubieten. Zudem ist während des Entzugs in besonderem Maße auf eine ausreichende Flüssigkeitszufuhr zu achten, weshalb Pflegende die Patienten regelmäßig zum Trinken anhalten. Aus diesem Grund sollten dem Patienten jederzeit Mineralwasser und verschiedene Teesorten (idealerweise Kräutertees wegen der besseren Magenverträglichkeit) in ausreichendem Maße zur Verfügung stehen. Ebenso ist es sinnvoll, über eine ausgewogene und vitaminreiche Ernährung aufzuklären.

Krankheitseinsicht und Motivation schaffen

Mit dem Patienten wird zu Beginn oder während der Behandlung ein individuelles Behandlungsziel festgelegt. Dabei stellt dauerhafte Abstinenz für viele Patienten zwar ein Fernziel dar, sollte jedoch nicht zwangsläufig und in jedem Fall den pflegerischen oder therapeutischen Interventionsschwerpunkt ausmachen. Weitaus wichtiger ist es, ihn zu einer aktiven Auseinandersetzung mit seiner aktuellen Lebenssituation zu motivieren und seine **Krankheitseinsicht** zu schärfen. Dazu gehört es auch, ihm die Vorteile eines abstinenten Lebens zu veranschaulichen, nicht jedoch, ihn durch zu hoch gesteckte Ziele zu desillusionieren oder zu demotivieren. Pflegende sollten sich daher stets der Prognose des Patienten, also der realistischen Perspektivenplanung unter Berücksichtigung seiner familiären, sozialen, beruflichen, finanziellen, juristischen und gesundheitlichen Situation, bewusst sein und eine entsprechend kleinschrittige Planung mit ihm besprechen.

Poststationäre Perspektiven werden individuell mit dem Patienten besprochen. Zuvor werden innerhalb des multiprofessionellen Teams die persönlichen und sozialen Möglichkeiten des Patienten sorgfältig abgewogen, um eine für ihn passende Vorauswahl an Anlaufstellen oder komplementären Einrichtungen zu treffen. Hier spielt vor allem der Sozialdienst der Station eine große Rolle. Zu den Aufgaben der (Bezugs-)Pflegenden gehört es dann z. B. auch, den Patienten dabei zu unterstützen, Kontakt zur Therapieeinrichtung aufzunehmen oder ihn zur Teilnahme an einem längerfristig orientierten Entwöhnungsprogramm zu motivieren.

Sozialverhalten fördern

Die Behandlung dieser Patientenklientel erfordert ein **umfassendes Regelwerk,** das bestenfalls schriftlich festgehalten ist. Die Einhaltung der Regeln durch das gesamte Team ist unverzichtbar, wobei berechtigte Ausnahmen nach Absprache im Team mit Nennung der Gründe für die jeweilige Ausnahme möglich sein müssen und aus verschiedenen Gründen auch sinnvoll sein können. Wenn seitens des Patienten gegen bestimmte Regeln verstoßen wird, sollten zuvor besprochene **Konsequenzen** erfolgen. Diese können je nach Regelverstoß zwischen einschränkenden Maßnahmen (wie z. B. ein temporäres Rauchverbot, Ausgangsbeschränkungen), Gruppensanktionen, Verwarnungen und disziplinarischen Entlassungen variieren.

Durch eine Szenebindung haben sich viele Drogenabhängige ein bestimmtes Vokabular angeeignet. Pflegende sollten es unbedingt vermeiden, ebenfalls Gebrauch von diesem Jargon zu machen. Zwar gehört es nicht zum pflegerischen Auftrag, die Patienten im klassischen Sinne zu erziehen, dennoch achten sie darauf, dass das von ihnen vorgelebte Stationsmilieu und vor allem auch Stationsklima von den Patienten mitgetragen wird. Die Pflegenden übernehmen hier eine Vorbildfunktion und tragen damit sozusagen die Verantwortung für die Einhaltung bestimmter Stationsregeln und unterstützen die Patienten dabei. Dazu zählt auch die Einhaltung bestimmter **Kommunikations- und Verhaltensregeln.** Konkret bedeutet dies, dass Pflegende darauf achten, dass der Umgang untereinander respektvoll und wertschätzend ist, dass ein Mindestmaß an Ordnung und Sauberkeit auf der Station eingehalten wird oder dass z. B. eine bestimmte Tischkultur gepflegt wird.

Im Rahmen des **lebenspraktischen Trainings,** das durch Pflegende begleitet wird, übernehmen Patienten oft bestimmte hauswirtschaftliche oder Reinigungstätigkeiten wie z. B. Ordnungs-, Küchen-, Tisch- oder Blumendienst. Weiterhin können dazu Tätigkeiten wie einkaufen, kochen und backen gehören. Viele Abhängige sind einen geregelten Tagesablauf nicht (mehr) gewohnt. Während der Entgiftungsbehandlung ist es umso wichtiger, darauf zu achten, dass die durch Therapien und Mahlzeiten vorgegebene Tagesstruktur eingehalten wird und die Patienten pünktlich sind. Die eigene Vorbildfunktion sollte auch hier nicht außer Acht gelassen werden. Die (sinnvolle) Nutzung von zeitlichen Freiräumen und die Motivation zu gemeinsamen **Freizeitaktivitäten** und deren Begleitung ist ebenso eine wichtige Aufgabe für Pflegende in der Entzugs-/Entgiftungsbehandlung.

Im Entzug reagieren Patienten häufig emotional und gereizt. Dies kann sich beim Einzelnen z. B. in verbaler Aggressivität und innerhalb der bestehenden Patientengruppe möglicherweise sogar in einer erhöhten körperlichen Gewaltbereitschaft äußern. Neue Strategien zur **Konfliktbewältigung** müssen oft erst erarbeitet werden. Die Pflegenden geben bei der Konfliktlösung entsprechende Ratschläge und Hilfestellungen. Im Einzelkontakt spiegeln die Pflegenden dem Patienten Fehlverhalten, während sie bei Konflikten innerhalb der Patientengruppe in erster Linie eine moderierende Rolle einnehmen und der Gruppe dabei helfen, eigene Lösungen und Kompromisse zu finden. Gewalt wiederum darf niemals toleriert werden.

> **Konsequent handeln**
> Der Gesprächston bleibt auch in kritischen Momenten ruhig, sachlich und erklärend. Aus Gründen der Glaubwürdigkeit müssen Warnungen oder angedrohte **Konsequenzen** im Bedarfsfall immer auch in die Tat umgesetzt werden. Dies setzt seitens der Pflegenden ein hohes Maß an Konfliktfähigkeit und Belastbarkeit voraus.

Häufig entdecken Patienten im Entzug auch andere Emotionen (wieder), wie Verliebtsein und sexuelle Bedürfnisse. Diese Thematik ist für Pflegende sicherlich schwierig, da **Sexualität** in der Pflege oft noch ein Tabuthema ist. Wichtig ist es, mit diesem Thema offen, sensibel und selbstverständlich umzugehen sowie Gespräche darüber keinesfalls zu unterbinden. Sexuelle Belästigung (verbal oder tätlich) gegenüber anderen ist strikt zu unterbinden. Dabei sind insbesondere Patientinnen, die nicht selten Erfahrungen mit Prostitution oder Missbrauch gemacht haben, zu schützen, und es ist von allen ein angemessenes Vokabular zu wählen. In vielen Kliniken sind zudem Pärchenbildung und sexuelle Handlungen von Patienten untereinander verboten. Dieses Verbot gilt grundsätzlich auch zwischen Patienten und Mitarbeitern des Behandlungsteams. Deshalb müssen Pflegende bei Bedarf deutliche Grenzen setzen, den Balanceakt zwischen Nähe und Distanz halten und selbst keinesfalls dem Patienten Signale von Verliebtsein oder sexuellem Begehren senden.
Gewalt in der Psychiatrie ➤ 13.4.7
Kommunikation in der Beziehungsgestaltung ➤ 13.4.5

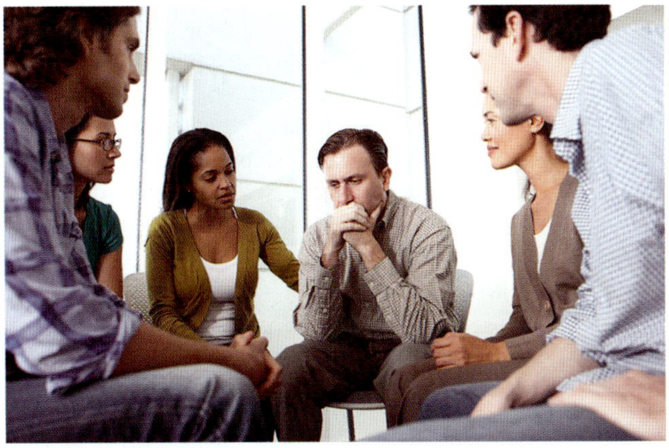

Angehörige begleiten und beraten

Angehörigenarbeit nimmt in der Behandlung abhängiger Menschen einen unterschiedlich hohen Stellenwert ein. Kommt es zu einem Gesprächskontakt zwischen Angehörigen eines Patienten und einem Mitglied des multiprofessionellen Teams, bedarf es unbedingt der vorherigen Zustimmung des Patienten, inwieweit Einzelheiten über seinen Zustand bekannt gegeben werden dürfen oder nicht. Unbedingt ist auch eine mögliche Ablehnung zu akzeptieren und seinem Wunsch nach Einhaltung der **Schweigepflicht** Rechnung zu tragen.

Angehörige suchen in ihrer Verzweiflung und Sorge um den Patienten oftmals professionellen Rat und Hilfestellung bei den Pflegenden oder dem Therapeuten. Pflegende bringen grundsätzlich Verständnis auf für die Situation der Hilfe suchenden Angehörigen und geben ihnen allgemeine praktische Tipps im Umgang mit der Suchterkrankung oder nennen ihnen Anlaufstellen für Angehörige Betroffener (z. B. Selbsthilfegruppen, Beratungsstellen ➤ Abb. 22.4).
Umgang mit Angehörigen ➤ 13.4.5

22.4.2 Alkoholentgiftung

Bei der **Alkoholentgiftung** gilt es in erster Linie, mögliche vital bedrohliche Entzugssymptome wie z. B. ein Delir oder einen Krampfanfall zu verhindern.

Delir

Grobschlägiger Tremor der Hände, quälende Unruhe, Reizbarkeit, Schweißausbrüche, Verkennungen der Realität sowie Halluzinationen (kleine Tierchen oder szenische Halluzinationen) können Symptome eines Delirs sein. In diesem Stadium ist die *Suggestibilität* (Beeinflussbarkeit) eines Patienten bemerkenswert. Beispielsweise bindet der Patient Knoten in eine nicht vorhandene Schnur, wenn man ihn dazu auffordert. Verlässt der Patient das Bett, besteht Gangunsicherheit, der Gleichgewichtssinn ist gestört und es drohen Stürze. Manchmal beginnt das **Delir** innerhalb von 24 Stunden nach abruptem Alkoholentzug, manchmal erst 3 bis 6 (und bis zu 14) Tage nach Ende der Alkoholzufuhr.

Zur Verhinderung eines Delirs wird bei drohender psychischer und physischer Dekompensation im Alkoholentzug z. B. Clomethiazol (Distraneurin®) verschrieben (➤ 16.2.1, *Demenz* und *Delir*). Die Halluzinationen hingegen werden mit antipsychotisch wirkenden Neuroleptika behandelt. Leichte Unruhe kann mit niederpotenten oder atypischen Neuroleptika gelindert werden (➤ Pharma-Info 14.1).

Abb. 22.4 In **Selbsthilfegruppen** finden Betroffene Halt, Orientierung und Hilfe. [J787]

Eine weitere Komplikation im Alkoholentzug stellt der Krampfanfall dar. Patienten können während eines Krampfanfalls schwer stürzen und sich verletzen. Zur Verhinderung von Krampfanfällen verordnet man Antikonvulsiva wie z. B. Carbamazepin® (➤ Pharma-Info 9.1) oder ein antikonvulsiv wirkendes Benzodiazepinpräparat (➤ Pharma-Info 15.3). Die Medikation muss nach Abklingen der akuten Krampfgefährdung (ca. 3–5 Tage) schrittweise reduziert und abgesetzt werden.

In der Regel wird eine Vitamin-B-Substitution durchgeführt, um der sogenannten Wernicke-Enzephalopathie mit Augenmuskellähmungen, Gangunsicherheit, Reflex- und Bewusstseinsstörungen vorzubeugen.

Während des Alkoholentzugs schwitzen die Patienten stark und es muss auf eine entsprechende Flüssigkeitszufuhr geachtet werden, um den Elektrolythaushalt zu stabilisieren.

> **Abhängigkeitsphasen nach Jellinek**
>
> Mäßiger, z. T. auch regelmäßiger Alkoholkonsum gilt in breiten Teilen unserer Gesellschaft als normal. Umso schwerer fällt es vielen, bei sich selbst oder anderen die Zeichen einer (beginnenden) Alkoholkrankheit zu erkennen und einzugestehen.
> - **Präalkoholische Phase:** Die meisten Alkoholkranken trinken täglich Alkohol, wobei die Menge langsam, aber kontinuierlich gesteigert wird. Phasen absoluter Alkoholkarenz kommen nicht mehr vor
> - **Prodromalphase:** Angesprochen auf ihren Alkoholkonsum, beteuern viele Kranke, sie „hätten alles unter Kontrolle und könnten jederzeit aufhören". Andere wiederum reagieren gereizt oder werden aggressiv. Die meisten trinken heimlich und verstecken ihre Flaschen
> - **Kritische Phase:** Scheinbar grundlose Verhaltensänderungen und -schwankungen (z. B. Depressivität, nachlassendes Verantwortungsgefühl) können auf eine Alkoholkrankheit hinweisen. Es kommt zu Kontrollverlust und sozialen Konflikten. Durch den Alkoholkonsum treten Probleme am Arbeitsplatz auf, die zur Arbeitslosigkeit führen können
> - **Chronische Phase:** In fortgeschrittenen Krankheitsstadien wechseln viele zu höherprozentigen Alkoholika und/oder trinken regelmäßig schon am Vormittag, z. B. zum Frühstück. Morgendliches Zittern, verlängerter Rausch, allgemeiner geistiger und körperlicher Abbau und Abnahme der Alkoholtoleranz sind weitere Kennzeichen dieser Phase.
>
> Viele Alkoholiker sind äußerlich und bei nur flüchtigem Kontakt völlig unauffällig, und häufig bleibt die Fassade der Normalität bis kurz vor dem Zusammenbruch erhalten.
>
> **Alkoholkrank** ist, wer länger als ein Jahr größere Mengen an Alkohol konsumiert, die Kontrolle über den Alkoholkonsum verloren hat und dadurch körperlich, psychisch und in seiner sozialen Stellung geschädigt ist. (📖 4)
>
> **Einteilung der Trinkmuster nach Jellinek**
>
> **Alpha-Trinker** *(Erleichterungstrinker)* trinken, um zu entspannen, um Angst oder Verstimmungen zu beseitigen oder Ärger hinunterzuspülen. Sie bauen so Hemmungen ab. Es besteht durchaus eine psychische Abhängigkeit vom Alkohol, die Betroffenen können aber noch jederzeit aufhören. Alpha-Trinker sind nicht alkoholkrank, aber gefährdet.
>
> Das Trinkverhalten von **Beta-Trinkern** *(Gelegenheitstrinker)* wird oft vom sozialen Umfeld mitbestimmt. Anlass sind Familienfeiern, Jubiläen, Verabredungen. Das Trinken wird so zur Gewohnheit. Beta-Trinker haben einen alkoholnahen Lebensstil: Beliebt ist z. B. das Trinken beim Fernsehen. Beta-Trinker bekommen selten Organschädigungen. Sie sind weder körperlich noch psychisch abhängig, aber gefährdet.
>
> **Gamma-Alkoholiker** *(Rauschtrinker)* können ihren Alkoholkonsum nicht mehr steuern. Sie erleiden den Kontrollverlust, das eigentliche Merkmal der Alkoholkrankheit. Sie müssen trinken, weil ihr Körper nach Alkohol verlangt. Zwischendurch haben sie allerdings auch völlig alkoholfreie Perioden (bis hin zu mehreren Monaten). Gamma-Alkoholiker sind krank.
>
> **Delta-Alkoholiker** *(Spiegeltrinker)* entwickeln sich von Gelegenheitstrinkern (Beta-Trinkern) zu Spiegeltrinkern: Sie müssen einen ständigen Blutalkoholspiegel aufrechterhalten, um sich wohlzufühlen und sozial unauffällig zu sein. Delta-Alkoholiker sind nicht abstinenzfähig und deshalb krank.
>
> **Epsilon-Alkoholiker** *(Quartalstrinker)* verspüren in zeitlichen Abständen einen unwiderstehlichen Drang nach Alkohol, der sich tagelang vorher durch Ruhelosigkeit und Reizbarkeit ankündigt. Sie veranstalten dann regelrechte Trinkexzesse und leben oft tagelang in einem Rauschzustand. In dieser Trinkphase erleiden sie den Kontrollverlust: Sie trinken hemmungslos und haben Gedächtnislücken. Zwischen diesen Trinkphasen leben sie oft wochenlang ohne Alkohol und haben auch kein Bedürfnis danach. Sie sind ebenfalls krank.

Langfristige körperliche und psychische Folgererkrankungen

Alkohol ist Gift für die Zellen. Es verhindert zum einen den Sauerstofftransport im Organismus, zum anderen entstehen beim Abbau vom Alkohol durch die Leber Gifte, die ihrerseits wieder toxisch auf den Organismus einwirken.

Leber

Endstadium der Alkoholabhängigkeit ist die **Leberzirrhose** (➤ Abb. 22.6) mit Übelkeit, Fettintoleranz, Gelbsucht und Spider-Nävi, den typischen Hautzeichen (➤ Tab. 22.1). Zur

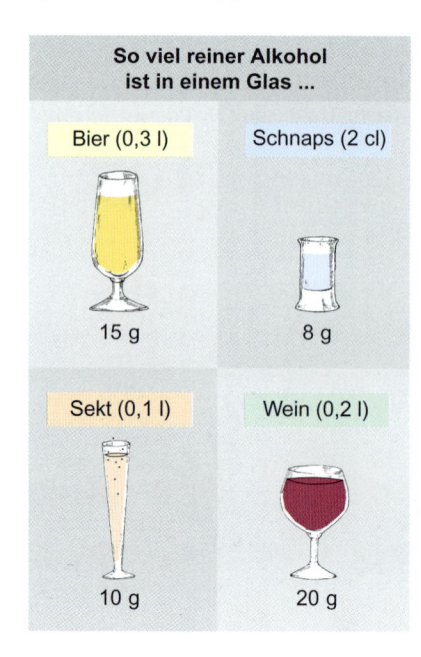

So viel reiner Alkohol ist in einem Glas ...

Bier (0,3 l)	Schnaps (2 cl)
15 g	8 g

Sekt (0,1 l)	Wein (0,2 l)
10 g	20 g

Abb. 22.5 Durchschnittlicher **Alkoholgehalt** verschiedener Getränke. [A400]

Ausbildung einer Fettleber mit gestörtem Fettstoffwechsel kann es bei Männern schon durch einen täglichen Alkoholkonsum von > 60 g (≈ 1,5 l Bier) kommen. Bei Frauen reichen bereits > 25 g (≈ 0,6 l Bier). In 30 % der Fälle geht die Fettleber in eine Alkoholhepatitis über. Auslöser ist oft ein Alkoholexzess bei chronischem Alkoholkonsum (➤ Abb. 22.5).

Speiseröhre
Als Folge der Leberzirrhose kann es – lange unbemerkt – zu **Ösophagusvarizen** kommen. Erbrechen von Blut und Teerstühle weisen auf Varizenblutungen hin, die lebensbedrohlich sind.

Nervensystem
Abgesehen vom Entzugsdelir mit den Symptomen einer akuten Psychose (➤ 16.2) leiden manche chronischen Alkoholiker nach langjährigem Alkoholkonsum am sogenannten **amnestischen Syndrom** mit alkoholbedingter **Demenz** (➤ 16.2, *Organisch bedingte psychische Syndrome*). Akut kann es auch zu einer **Wernicke-Enzephalopathie** (Schädigung des Gehirns) kommen mit Augenmuskellähmungen, Gangunsicherheit, Reflex- und Bewusstseinsstörungen. Ein häufiges Krankheitsbild stellt die sich langsam entwickelnde Polyneuropathie (➤ 4.4) dar, die sich in einem typisch ataktischen Gangbild der Patienten widerspiegelt.

Blutbildung
Viele Alkoholiker leiden unter einer makrozytären **Anämie** und **Gerinnungsstörungen.** Wichtige Laborparameter: GOT, Gamma-GT, GPT, Bilirubin, MCV, Amylase und Lipase, Glukose, Thrombozyten.

Herz
Lebensbegrenzend kann auch eine irreversible **Herzinsuffizienz** infolge alkoholbedingter dilatativer Kardiomyopathie, ausgelöst durch eine toxische Schädigung der Herzmuskelfasern durch Alkohol („Münchener Bierfahrerherz"), sein. Zudem leiden viele Patienten infolge der alkoholbedingten Gefäßveränderungen unter Bluthochdruck.

Stoffwechsel
Alkohol zerstört das Pankreas. Dadurch kann es bei hochgradiger Pankreaszerstörung zu exokriner **Pankreasinsuffizienz** und zu **Diabetes mellitus** kommen. Gefährlich ist auch die Neigung zu Hypoglykämien, die bei alleinstehenden Alkoholikern eine nicht seltene Todesursache darstellt.

Immunsystem
Es besteht ein stark erhöhtes Risiko für **Pilzerkrankungen, Tuberkulose, Pneumonien** und **Meningitiden** (➤ 6.1).

Pflege und Patientenberatung

Während der Alkoholentgiftung spielt die körperliche Gesunderhaltung und Genesung eine große Rolle.

Noch alkoholisierte Patienten müssen engmaschig betreut werden. Die **Vitalzeichen** werden nach Arztverordnung und der Atemalkoholgehalt bis zu einem Promillegehalt von 0,00 engmaschig (und danach auch weiterhin in regelmäßigen Abständen) gemessen und dokumentiert.

Da die gegebene **Sturzgefahr** minimiert werden muss, werden Patienten im Bedarfsfall auch zu Toilettengängen usw. begleitet. Sie werden immer wieder zum **Trinken** (vorzugsweise Mineralwasser und Kräutertee) aufgefordert, um den Elektrolythaushalt stabil zu halten. Zudem erfolgt eine kontinuierliche Beobachtung der Patienten auf akute körperliche Beschwerden wie z. B. Übelkeit und Erbrechen. Ein Händetremor kann Patienten in ihrer Feinmotorik so stark beeinträchtigen, dass sie in der akuten Entgiftungsphase mitunter pflegerischer Unterstützung bedürfen (z. B. beim Essen und Trinken oder Ankleiden).

Oft ist es ratsam, alkoholisierte Patienten zu bitten, sich in ihr Bett zu legen, um ihren „Rausch auszuschlafen". In manchen Fällen ist es notwendig, Patienten wegen möglicher Fremd- oder Eigengefährdung (z. B. akute Sturzgefahr) nach ärztlicher Anordnung zu fixieren (➤ 13.4.8). Die **Kommunikation** mit alkoholisierten Patienten erfolgt durch klare und gut verständliche Erklärungen und Anleitungen, sie bleibt immer freundlich, beruhigend und mit dem notwendigen Respekt vor dem Menschen.

Im weiteren Entgiftungsverlauf sind die Vermeidung von Komplikationen und die **gesundheitliche Aufklärung** von großer Bedeutung. Patienten werden über die erhöhte Gefahr eines Krampfanfalls oder Delirs und das entsprechende Verhalten informiert und kontinuierlich auf diesbezügliche Anzeichen und Auffälligkeiten hin visuell und anhand der Vitalparameter beobachtet.

> **NOTFALL!**
> **Krampfanfall** und das **Delir** stellen Notfallsituationen dar, es muss unter Hinzuziehen eines Arztes eine sofortige Intervention erfolgen (➤ 9.2.4).

> **VORSICHT!**
> Vor jeder sedierenden Medikamentengabe mit Clomethiazol (Distraneurin®) müssen zwingend die Vitalwerte gemessen werden, denn bei hypotonen Werten ist eine Gabe dieses Präparats kontraindiziert. Die korrekte Einnahme der Medikamente muss von den Pflegenden gut überwacht werden.

Tab. 22.1 Stadien der Leberschädigung durch Alkohol. Stoppt der Betroffene die Alkoholzufuhr nicht, schreitet die Leberschädigung bis zum Tod fort.

Stadium	Leberveränderung	Reversibel
0	Leberzellverfettung	Ja
I	Fettleber	Ja
II	Alkoholhepatitis	Ja
III	Alkoholbedingte Leberzirrhose	Nein
Komplikationen der Zirrhose: Aszites, Ösophagusvarizenblutung, Enzephalopathie		

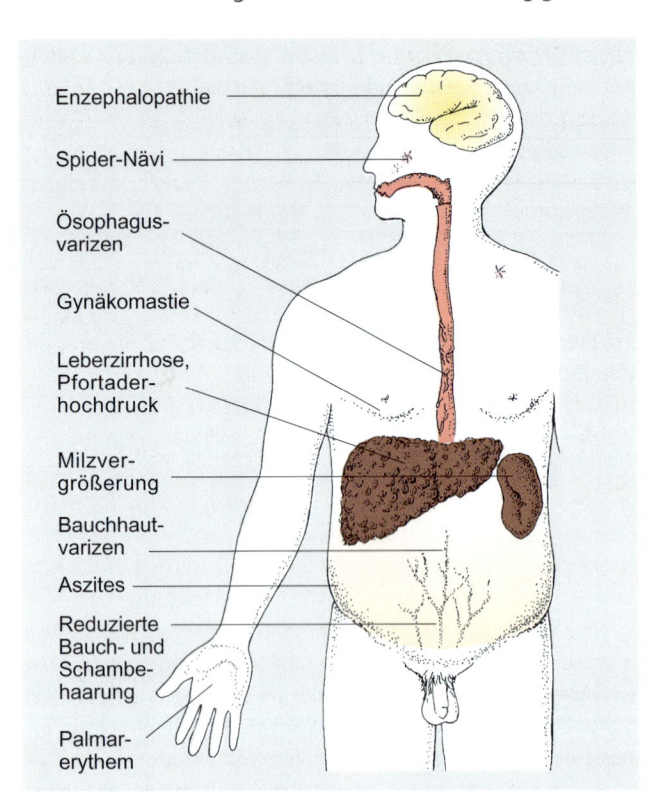

Abb. 22.6 Typische Symptome eines Patienten mit **Leberzirrhose.** Durch den Pfortaderhochdruck entwickeln sich Ösophagusvarizen, es kommt zu einer Milzvergrößerung, Aszites und Bauchhautvarizen. An der Haut sieht man Spider-Nävi, Palmarerytheme (gerötete Handinnenflächen) und verminderte Achsel-, Scham- und Bauchbehaarung. Beim Mann kann sich die Brust vergrößern (Gynäkomastie). [L190]

Pflege von Menschen mit einem Delir ➤ 16.2.1

22.4.3 Medikamentenentgiftung

Benzodiazepine

Die Benzodiazepinabhängigkeit ist in Mitteleuropa die häufigste Medikamentenabhängigkeit. **Benzodiazepine** (➤ Pharma-Info 15.3) wirken angstlösend und entspannend. Sie werden verschrieben bei Angst- und Spannungszuständen, Schlafstörungen, zur Prophylaxe von Krampfanfällen, in der Anästhesie zur Prämedikation und Muskelrelaxation. Aufgrund ihres Abhängigkeitspotenzials dürfen sie eigentlich nur gezielt für einen bestimmten Zeitraum verordnet werden und auch nur bei Patienten, die keine Abhängigkeitsproblematik in der Vorgeschichte haben. Ausnahmen von der strengen Indikationsstellung sind z. B. Psychosen (➤ Kapitel 14), insbesondere im akuten Stadium, oder schwere Depressionen (➤ 15.1), verbunden mit starken Ängsten.

Bei der Entgiftung von Benzodiazepinen ist es (ähnlich wie bei der Alkoholentgiftung) wichtig, zerebrale Krampfanfälle zu vermeiden, die infolge eines zu schnell sinkenden Benzodiazepinspiegels auftreten können. Daher wird meist zu Beginn der Entgiftung weiterhin ein Benzodiazepinpräparat verordnet und vorsichtig ausschleichend reduziert.

Es besteht jedoch auch die Möglichkeit, sofort nach stationärer Aufnahme die Benzodiazepine abzusetzen und einen Krampfschutz mit einem Antikonvulsivum (Carbamazepin®, Oxcarbazepin®, Valproinsäure®) zu geben (➤ Pharma-Info 9.1), bis das Benzodiazepinscreening unauffällig ist. Dann wird der Krampfschutz ausschleichend abgesetzt. Krampfanfälle können bis zu zwei bis drei Wochen nach Absetzen des Benzodiazepins auftreten.

Benzodiazepine sind, je nach Präparat und Dauer der Einnahme, Wochen (selten Monate) nach Absetzen im Urin nachweisbar. Daher müssen regelmäßige Medikamentenscreenings durchgeführt werden, um die Reduktion des Stoffes beobachten und ggf. Neukonsum feststellen zu können.

Die Patienten leiden im Entzug an vegetativen Entzugssymptomen wie Schwitzen und Kälteschauern, an Magen-Darm-Problemen und Schlaflosigkeit sowie Ängsten und Niedergeschlagenheit. Zur Linderung der Schlaflosigkeit kann ein Antidepressivum (➤ Pharma-Info 15.1) oder ein niederpotentes oder atypisches Neuroleptikum (➤ Pharma-Info 14.1) gegeben werden.

Pflege
Die pflegerische Begleitung benzodiazepinabhängiger Patienten ist ähnlich wie bei alkoholabhängigen Patienten. Bei stark intoxikierten Patienten gilt es in erster Linie, die Sturzgefahr z. B. durch einen „verordneten" Bettaufenthalt zu minimieren. Die Vermeidung eines Krampfanfalls hat ebenfalls eine große Priorität und kann daher nur durch eine kontinuierliche Beobachtung des Patienten erreicht werden. Besonders beim Auftreten von Ängsten und gedrückter Stimmung sind die pflegerische Begleitung und beruhigende Einwirkung wichtig.

Schmerzmittel

Primär wirken **Schmerzmittel** *(Analgetika)* schmerzlindernd, davon abgesehen aber auch stimulierend oder sogar euphorisierend. Ein besonderes Abhängigkeitspotenzial besteht bei Opioiden, Tilidin, Mischungen mit Kodein oder Koffein sowie Paracetamol.

Bei chronischer Einnahme können Analgetika die Schmerzen sogar verstärken. Abhängig von der Art des Wirkstoffes (Azetylsalizylsäure, Pyrazolon oder Phenazetin und Paracetamol) besteht die zusätzliche Gefahr von Gastritis, Ulkus oder Spasmen. Der Nachweis im Urin ist aufgrund schneller Halbwertszeit nur schwer möglich.

Die Entgiftung kann je nach Befinden des Patienten sowohl durch sofortiges Absetzen als auch durch ein schrittweises Ausschleichen des Präparats erfolgen. Krampfanfälle sind im Entzug bei Opioiden und Opiaten nicht bekannt, wohl aber bei einer zu schnellen Einnahme einer sehr hohen Dosis Tilidin. Blutdruckveränderungen müssen beobachtet werden und insbesondere bei der Entgiftung von Opioiden ist neben einer stark vegetativen Symptomatik, verbunden mit Schlafproblemen, auch mit Stimmungsschwankungen zu rechnen. Zur Lin-

22.4 Entgiftung/Entzugsbehandlung

mittelabhängigen Tätern – und wenn diese Tat im Zusammenhang mit dieser Abhängigkeit steht – zugunsten einer Therapie zurückgestellt werden kann. Die Patienten müssen ihren Richtern und Staatsanwälten regulär abgeschlossene Entgiftungen und Therapien vorweisen können.

> Der Begriff **polyvalente Abhängigkeit** (oder auch *Polytoxikomanie*, griech. *poly* = viel, zahlreich), der als Diagnose bei Drogenabhängigkeit Verwendung findet, soll verdeutlichen, dass der Drogenkonsum oft nicht auf eine einzige Substanz beschränkt ist, sondern dass unterschiedliche Drogen, die sich in ihrer Wirkung beeinflussen, konsumiert werden. Auch die in der medikamentengestützten Entgiftung eingesetzten Opioide Methadon und Polamidon werden als Droge missbraucht, in immer höherer Dosierung eingenommen und auf dem Schwarzmarkt verkauft.

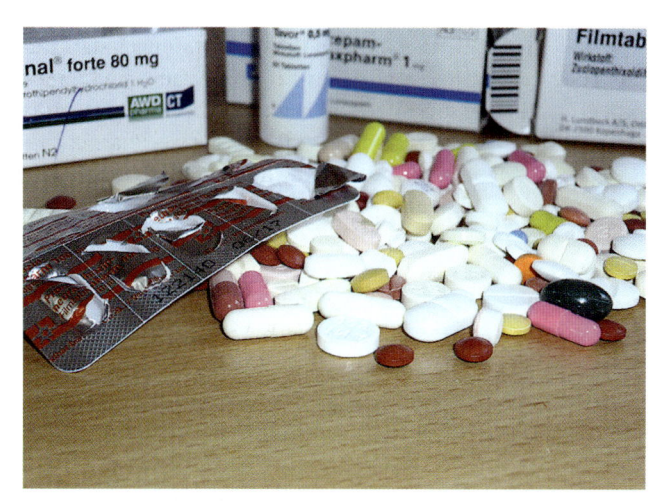

Abb. 22.7 Die **Medikamentenabhängigkeit** gehört zu den unauffälligsten Süchten. Im Gegensatz zur Alkoholabhängigkeit merkt man den Betroffenen auch äußerlich nichts an. [M322]

derung von Schlafproblemen und Stimmungsstabilisierung können niederpotente oder atypische Neuroleptika (> Pharma-Info 14.1) oder Antidepressiva (> Pharma-Info 15.1) gegeben werden.

Pflege und Patientenberatung
Bei der Entgiftung ist mit der Bedarfsmedikation von Schmerzmitteln vorsichtig und nur nach Arztanordnung umzugehen. Dem Patienten werden vorzugsweise alternative Maßnahmen wie Einreibungen mit Salben oder ätherischen Ölen angeboten. Beim Auftreten von Schmerzen verschafft oftmals auch Bewegung oder Entspannung Linderung. Aufgabe der Pflegenden ist es, Patienten zur entsprechenden Bewegung anzuhalten oder sie zu Entspannungsübungen zu motivieren und bestimmte Angebote zu begleiten. Stützende und entlastende Gespräche helfen bei emotionalen Einbrüchen.

22.4.4 Drogenentgiftung

Substanzen wie Cannabis, Heroin, LSD und Kokain dürfen nach § 1 Deutsches Betäubungsmittelgesetz (BtmG) nicht verschrieben, verabreicht oder zum unmittelbaren Verbrauch überlassen werden. Zuwiderhandlungen werden mit Freiheitsstrafen bis zu fünf Jahren bestraft. Die Beschaffung dieser Stoffe ist aufgrund der Gesetzeslage illegal. Zudem ist der Preis für die genannten Substanzen sehr hoch. Da den Patienten in der Regel die hohen Beträge (täglich bis zu 100 Euro und mehr) auf legale Weise nicht zur Verfügung stehen, besorgen sie sich das nötige Geld oft illegal durch Diebstähle oder Drogenhandel (Beschaffungskriminalität). Sie werden durch den Besitz der Drogen und deren Beschaffung justiziell auffällig und entsprechend bestraft.

Die Tatsache, dass eine Krankheit eine wesentliche Rolle bei der Straftat spielt, wird in § 35 des BtmG berücksichtigt. Darin heißt es, dass eine Strafe von bis zu zwei Jahren bei betäubungs-

Heroin und Methadon

Bei den Opiaten unterscheidet man zwischen den synthetisch hergestellten Substanzen und dem natürlich gewonnenen Opium des Schlafmohns. Eine Ausnahme bildet das halbsynthetisch hergestellte **Heroin**, das durch Acetylisierung aus dem Rohopium gewonnen wird. Heroin wird von den drogenabhängigen Patienten auch „*Shore*" genannt. Es wird meist intravenös konsumiert, kann aber auch inhaliert und geraucht werden.

Heroin wurde im 19. Jahrhundert synthetisiert und von der Firma Bayer unter diesem Namen in den Handel gebracht. Es stellte sich bald heraus, dass Heroin ein hohes Abhängigkeitspotenzial besitzt. Daher wurde es zunächst als verschreibungspflichtiges Betäubungsmittel eingestuft und schließlich in den meisten Ländern verboten.

Die Wirkung von Heroin wird als entspannend und euphorisierend beschrieben. Aktuelle Sorgen und Probleme treten in den Hintergrund, es entsteht eine gewisse Leichtigkeit, ein Glücksgefühl.

Der Heroinentzug ist für die meisten Patienten schmerzhaft, verbunden mit Schlaflosigkeit, vegetativen Entzugssymptomen wie Schwitzen, Kälteschauern sowie Unruhe und dysphorisch gereizter Stimmung. Seit Anfang der 1990er-Jahre ist es laut BtmG erlaubt, das Opioid **Methadon** zur Linderung der Entzugssymptomatik bei Heroinentzug mit Erlaubnis des Bundesgesundheitsamtes als Betäubungsmittel zu verschreiben. Seither wird diese Substanz als Medikament verschrieben und hat sich zur medikamentengestützten Entgiftung auf den *qualifizierten Entgiftungsstationen* (> 22.4) etabliert.

Methadon wird in der Regel zu Beginn der Behandlung so dosiert, dass die ersten Entzugssymptome abklingen und sich das Befinden des Patienten stabilisiert. Nach erfolgter Stabilisierung wird die Dosis täglich um eine gewisse Menge reduziert. Wenn das Methadon (oder auch *Polamidon*® oder *Subutex*®) vollständig abgesetzt ist, müssen die Patienten noch einige Tage stationär verbleiben. In dieser Zeit zeigen sich oft die stärksten Entzugssymptome, insbesondere Schlafprobleme. Ursache der Entzugssymptome sind u. a. die Schmerzrezeptoren, an die die Opiate „andocken". Im Entzug bleiben die Rezeptoren zunehmend unbesetzt und melden infolgedessen dem Gehirn „Schmerz". Im Laufe der Zeit lässt der Funkimpuls nach *(Habituation)*, sodass der Schmerz abklingt. Der Körper hat an vielen Stellen Schmerzrezeptoren, so z. B. auch in den Muskeln, wodurch die typischen Muskelschmerzen beim Heroinentzug zu erklären sind.

Eine mögliche Erklärung der Schlafprobleme und der gereizten Stimmung im Entzug kann u. a. in der verminderten Produktion von Endorphinen im Organismus liegen. Der Körper hat deren Eigenproduktion vermindert oder eingestellt, weil ihm während der Zeit des Heroinkonsums genügend „verwandte" Stoffe (Heroin, Methadon) zugeführt wurden.

Die Endorphine sind an vielen Stoffwechselprozessen und auch am Biorhythmus, z. B. dem Schlaf-Wach-Zyklus, beteiligt. Ihre Produktion wird wieder angeregt, wenn sich die Konzentration von Opiaten und Opioiden im Körper senkt. Zwei bis drei Tage nach Absetzen des Methadons können oft ein verbesserter Schlaf und eine Stimmungsaufhellung festgestellt werden; bei vielen Patientinnen kann nach langer Zeit erstmals die Regelblutung wieder einsetzen. Die vollständige Regulation des Biorhythmus dauert mitunter Monate.

Zur Linderung der Schlafprobleme können niederpotente oder atypische Neuroleptika (➤ Pharma-Info 14.1) oder Antidepressiva (➤ Pharma-Info 15.1) verschrieben werden.

Substitution

Heroinabhängige Patienten können ambulant mit Methadon substituiert werden, d. h., sie bekommen täglich eine gleichbleibend hohe Dosis Methadon. Die *Einstellung auf Substitution* erfolgt oft stationär. Die **Substitutionsbehandlung** soll es langjährig abhängigen Patienten ermöglichen, „Ruhe" in ihr Leben zu bekommen. Sie sollen vom Druck des täglichen Heroinkonsums befreit werden und sich so psychisch, physisch und sozial stabilisieren. Grundsätzlich sollten sie während der Substitutionsbehandlung psychosozial betreut werden. Zudem müssen Drogenscreenings durchgeführt werden, um einen Beigebrauch mit anderen Drogen oder Benzodiazepinen feststellen zu können. Ein Beigebrauch mit Alkohol oder Benzodiazepinen kann in Kombination mit Methadon zu Atemlähmung führen und somit einen lebensbedrohlichen Zustand herbeiführen. Nicht selten werden Beigebrauchsentgiftungen notwendig. Im Rahmen dieser Entgiftungen wird das Methadon unverändert weiterverordnet, während das Benzodiazepin und/oder der Alkohol unter Beachtung von Krampfprophylaxe und Delirgefahr (➤ 22.4.2) abgesetzt werden.

Pflege

Bei der pflegerischen Begleitung opiatabhängiger und substituierter Patienten stehen vor allem die Linderung und die Behandlung körperlicher Entzugssymptome im Vordergrund. Da die Entzugssymptomatik sehr unterschiedlich ausfallen kann, muss individuell entschieden werden, welche pflegerischen Unterstützungsmöglichkeiten gewählt werden.

Die meisten Patienten, die von Opiaten entgiften, leiden unter verschiedenen massiven Schmerzen. Da Schmerz eine typische Begleiterscheinung beim Opiatentzug darstellt, sollten die Pflegenden dem Patienten zunächst verschiedene schmerzlindernde (z. B. naturheilkundliche) Angebote machen, bevor sie zur ärztlich verordneten Bedarfsmedikation greifen. Patienten, die bereits zum wiederholten Male von Opiaten entgiften, können mitunter recht gut differenzieren zwischen „normalen", d. h. dazugehörenden, und unerträglichen, d. h. medikamentös unterstützungsbedürftigen, Schmerzen und wissen meist sehr gut, was ihnen helfen kann.

Da auch die als Drogenersatzstoffe eingesetzten Opiate (z. B. Methadon) von vielen Abhängigen als Suchtstoff konsumiert werden, veranlasst der Suchtdruck einzelne Patienten mitunter dazu, eine Dosiserhöhung dieses Medikaments zu erzielen. So kann es z. B. vorkommen, dass Patienten ein nach Einnahme unmittelbares Erbrechen der Medikamente angeben. Pflegende sollten sich daher in jedem Fall das Erbrochene zeigen lassen, bevor sie dem Patienten das Medikament erneut verabreichen. Ist dies nicht möglich oder sind sich die Pflegenden bei der Entscheidung unsicher, informieren sie zu ihrer Sicherheit den behandelnden bzw. diensthabenden Arzt.

Stark intoxikierte Patienten sollten vorübergehend möglichst von den anderen Patienten getrennt werden, da sie durch ihren Zustand bei den anderen Patienten einen erhöhten Suchtdruck auslösen können. Pflegende tragen dafür Sorge, dass die Patienten sorgfältig beobachtet werden, und stellen sicher, dass sie sich und andere nicht gefährden, indem sie z. B. im intoxikierten Zustand mit brennender Zigarette einschlafen.

Umgang mit Drogenersatzstoffen

Da es sich bei **Polamidon®** und **Subutex®** um Medikamente nach dem Betäubungsmittelgesetz (BtMG) handelt, bedarf es eines besonders sorgfältigen und gewissenhaften Umgangs damit. Dabei muss unbedingt auf eine korrekte Einnahme und Dokumentation geachtet werden.

Jede Bestandsveränderung von Medikamenten nach BtMG, so also auch von Drogenersatzstoffen wie Methadon, muss lückenlos in einem **BtM-Buch** oder einer BtM-Kartei mit Unterschrift dokumentiert werden. Diese gesetzliche Regelung bezieht sich sowohl auf Abgänge wie auch auf Zugänge, sodass anhand des im BtM-Buch ermittelten Soll-Bestandes jederzeit der tatsächliche Ist-Bestand zu ermitteln ist. Die Betäubungsmittel-Verschreibungsverordnung (BtMVV) sieht vor, dass der Name des verschreibenden Arztes dokumentiert wird und dass BtM-Zugänge mit der Nummer des Betäubungsmittelanforderungsscheins zu versehen sind (➤ Abb. 22.8).

Neben den Regelungen zur Dokumentation werden auch bestimmte Anforderungen an die Lagerung solcher Medikamente gestellt. Der BtM-Schrank, der grundsätzlich verschlossen sein muss, ist in der Regel ein besonders gesicherter Schrank oder Tresor. Je nach Krankenhausregelung haben entweder nur bestimmte autorisierte Personen einen Schlüssel zum BtM-Schrank oder aber der Schlüssel ist an einer für nicht berechtigte Pflegende unzugänglichen Stelle deponiert, da allen examinierten Pflegenden auf Entgiftungsstationen der Zugang zu diesen Medikamenten jederzeit möglich sein muss.

22.4 Entgiftung/Entzugsbehandlung

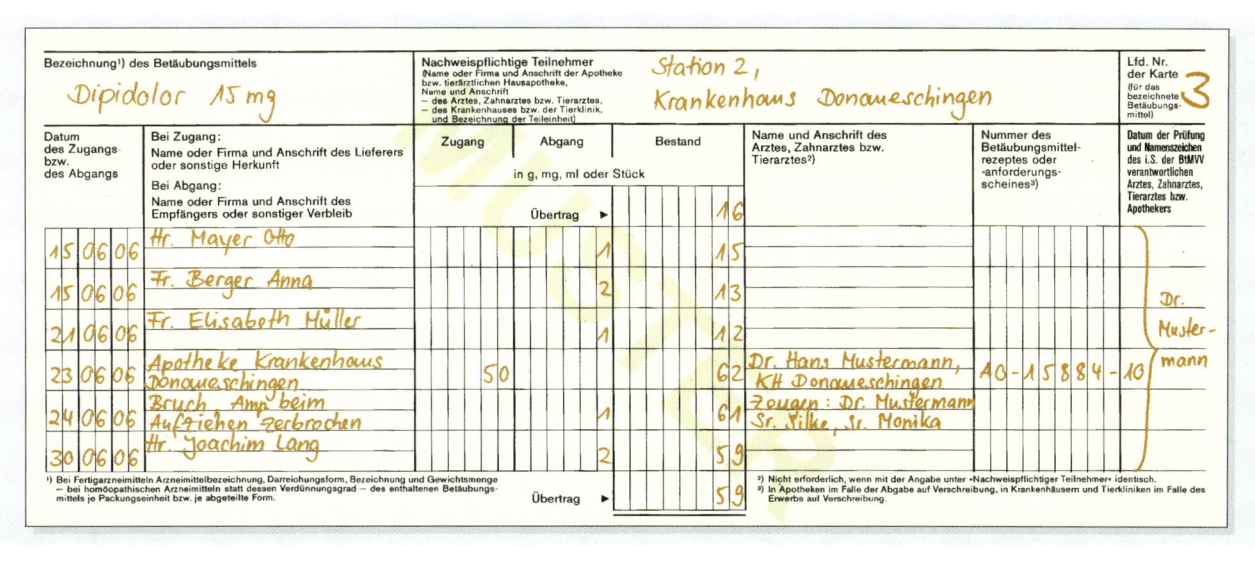

Abb. 22.8 BtM-Karte, in die alle durch die Apotheke gelieferten und auf der Station verabreichten (oder verworfenen) Betäubungsmittel eingetragen werden. [W188]

Kokain

Das aus den Blättern der Koka-Pflanze gewonnene weiße Pulver aus der Substanzgruppe der Alkaloide, **Kokain,** wird über die Nase „gesnifft" und auch intravenös konsumiert oder geraucht. Auch über die Drogenszene hinaus ist es unter dem Namen „Koks" bekannt. Es kann euphorisierend wirken und zu einer Steigerung der Aktivität führen.

Den Kokainentzug kennzeichnen keine speziellen körperlichen Entzugssymptome. Vielfach kommt es zu eher allgemeinen körperlichen Entzugserscheinungen wie Kopfschmerzen, Schlafproblemen oder allgemeiner Unruhe. Als sehr quälend empfinden die meisten Betroffenen ihre psychische Erschöpfung. Sie fühlen sich „ausgelaugt" und leiden unter massivem Suchtdruck. Bei langjährig abhängigen Patienten kann sowohl im intoxikierten Zustand als auch während der Entgiftung paranoides Erleben auftreten (viele Patienten sprechen in diesem Zusammenhang von einer Art „Kopfkino").

Die medikamentöse Begleitung beim Entzug von Kokain erfolgt in der Regel symptombezogen. Je nach Vorerfahrung des Patienten und individueller Symptomatik können auch niederpotente oder atypische Neuroleptika (**>** Pharma-Info 14.1) oder Antidepressiva (**>** Pharma-Info 15.1) verabreicht werden.

Cannabis

Bei **Cannabis** handelt es sich um aus Teilen des indischen Hanfs *(Cannabis sativa)* hergestellte Substanzen mit dem Wirkstoff Tetrahydrocannabinol (THC), das in der Regel auf unterschiedliche Weise geraucht wird. Weitere „Szenebezeichnungen" sind *Gras, Shit* oder *Pott.* Man unterscheidet:

- **Haschisch:** getrocknetes, gemahlenes und gepresstes Harz aus den Blättern
- **Marihuana:** getrocknete Blätter, Blüten und Stängel
- **Haschischöl:** aus der Hanfpflanze gewonnenes Öl.

Symptome des Cannabiskonsums können eine gelockerte Stimmung sein, unbegründbare Heiterkeit mit „Kicheranfällen", räumliche und zeitliche Desorientierung sowie Verstärkung optischer, akustischer und taktiler Sinneseindrücke. Der Dauergebrauch hingegen kann zum sogenannten *amotivationalen Syndrom* führen, d. h., die Betroffenen leiden unter zunehmender Antriebslosigkeit.

Physiologisch betrachtet lagern sich Cannabinoide im Fettgewebe an und können dadurch, dass sie verhältnismäßig lange Zeit im Körper verbleiben, entsprechend lange (bis zu mehreren Wochen) im Urin nachgewiesen werden. Eine spezifische Entzugssymptomatik beim Cannabisentzug gibt es nicht. Relativ häufig treten verschiedene vegetative Symptome, Schlafprobleme und Unruhe auf. Im Bedarfsfall können bei Reizbarkeit, Schlafstörungen oder Angst – ähnlich wie beim Kokainentzug

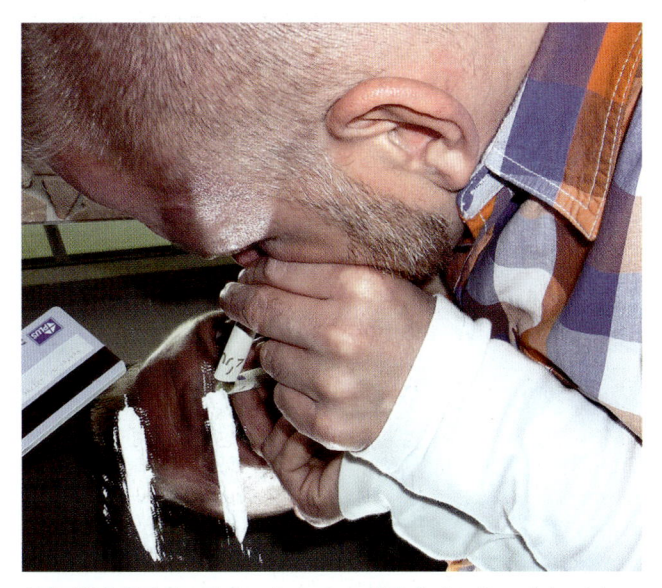

Abb. 22.9 Kokain wird auch als eine „High-Society-Droge" bezeichnet. [K342]

– atypische oder niederpotente Neuroleptika (> Pharma-Info 14.1) verordnet werden.

Pflege und Patientenberatung

Cannabiskonsum wird von den Patienten selbst, aber vor allem auch von den Konsumenten „härterer Drogen" oft bagatellisiert und unterschätzt. Hier müssen Pflegende gut aufklären und immer wieder auf die Gefahren und möglichen Folgen des Cannabiskonsums hinweisen und zur Abstinenz motivieren.

Stimulanzien

Stimulanzien gehören zur Stoffgruppe der anregenden bis aufputschenden Substanzen. Das vermutlich bekannteste Stimulans ist unter dem Begriff „*Ecstasy*" bekannt, das zur Gruppe der Amphetamine zählt. Stimulanzien erhöhen die körperliche und geistige Leistungsfähigkeit, steigern kurzfristig die Konzentration und unterdrücken dabei gleichzeitig Müdigkeit und Appetit. Der Konsum erfolgt meist in Tablettenform („Pillen").

Es kommt zu Komplikationen, wenn der Konsument aufgrund erhöhter Leistungsfähigkeit die Grenzen seines Körpers nicht mehr wahrnimmt und sich überfordert. Bekanntestes Beispiel für die körperliche Überforderung ist das nächtelange Durchtanzen auf sogenannten *Techno-Partys*, bei denen es in der Vergangenheit aufgrund von Herz-Kreislauf-Versagen und Dehydrierung der Konsumenten sogar Todesfälle gegeben hat.

Die häufigsten Symptome im Stimulanzienentzug sind Tachykardie, Tremor und Schlaflosigkeit. Langjähriger Konsum kann zudem zu Persönlichkeitsveränderungen und schlimmstenfalls zu verändertem Denken und Wahrnehmen führen.

Pflege

Aufgrund der lebensbedrohlichen Komplikationen werden mit Stimulanzien intoxikierte Patienten nicht selten somatisch auf der Intensivstation behandelt. Die Pflegenden kontrollieren engmaschig Bewusstseinszustand, Wach- und Schlafphasen, Blutdruck und Puls. Der den körperlichen Zusammenbruch verursachenden Dehydration ist in vielen Fällen nur mit parenteraler Flüssigkeitszufuhr erfolgreich entgegenzuwirken. Dennoch sollten die Pflegenden zunächst versuchen, den Patienten durch wiederholte Aufforderung zu einer eigenständigen Flüssigkeitszufuhr anzuhalten. Bei akuter Intoxikation ist unbedingt für eine reizarme und störungsfreie Umgebung zu sorgen. Unter Berücksichtigung einer eventuell veränderten Wahrnehmung ist die Kommunikation mit dem Patienten eindeutig und ruhig.

Halluzinogene

LSD, Pilze oder auch andere psychotrop wirkende Pflanzen gehören zu den halluzinogenen Substanzen. **Halluzinogene** werden in Tablettenform oder verflüssigt eingenommen. In erster Linie beeinflussen sie die optische Wahrnehmung, es kann jedoch auch zu Veränderungen des Denkens und der Stimmungslage kommen. So leiden Betroffene z. B. unter der Vorstellung, gelbe Bäume zu sehen, die laufen und dabei grunzen. Halluzinationen dieser Art führen nicht selten zu massiver Angst und können mitunter auch recht lange andauern. In der akuten Entgiftungsphase fürchten daher viele Patienten, regelrecht „verrückt" zu werden.

22.5 Folgeerkrankungen infolge von Drogenkonsum

22.5.1 Körperliche Folgeerkrankungen

Diejenigen drogenabhängigen Patienten, die ihre Drogen intravenös konsumieren (z. B. Heroin, Kokain, aber auch Benzodiazepine und Methadon), unterliegen dem Risiko, sich mit dem **HI-Virus** oder mit **Hepatitis C** zu infizieren (durch die sogenannte Blut-zu-Blut-Übertragung). Die Durchseuchung mit Hepatitis C liegt im Drogenbereich bei ca. 50–75 %, wohingegen die Durchseuchung mit dem HI-Virus geringer ist. Zwar haben staatliche Aufklärungsprogramme über „safer use" Erfolge aufweisen können, jedoch wurde die „Hartnäckigkeit" des Hepatitis-C-Virus, das sowohl im Spritzbesteck als auch in den Zusatzutensilien (Glas, Filter, Löffel) lange überlebt, massiv unterschätzt. Langfristige Folge der Hepatitis-C-Infektion kann eine **Leberzirrhose** sein. Die Heilungschancen durch eine Therapie mit Interferon und Zusatzpräparaten darf heute, je nach Virustyp und bei relativ gesunder Lebensführung, dennoch als recht gut bezeichnet werden.

Da die meisten Substanzen schmerzhemmend wirken, empfinden die Patienten vielfach keine körperlichen Schmerzen oder körperliches Unwohlsein. Heroin wirkt zudem entmineralisierend auf den Zahnschmelz und den Knochenbau, sodass der Zahnstatus heroinabhängiger Patienten meist überaus schlecht ist und mitunter sogar eine **Osteoporose** diagnostiziert wird. Darüber hinaus birgt die Vielzahl an Einstichstellen ein erhöhtes Abszessrisiko. **Abszesse** müssen in der Regel chirurgisch versorgt und antibiotisch behandelt werden. Über- und Fehldosierungen in Kombination mit hohen Dosen Methadon, Alkohol oder Benzodiazepinen führen schlimmstenfalls zu **Atemlähmungen** – nicht selten mit **Todesfolge.**

Pflege und Patientenberatung

Neben der konsequenten Einhaltung spezieller Hygienemaßnahmen auf der Station erfolgt eine individuelle Behandlungspflege der jeweiligen Beschwerden oder Kernsymptome. Aufgrund der recht häufig vorkommenden Spritzenabszesse sollten Pflegende über gute Kenntnisse in der Wundbehandlung und des Verbandsmanagements verfügen. Nicht selten ist nach ärztlicher Anordnung auch ein fachärztliches Konsil erforderlich.

In Einzel- und Gruppengesprächen werden Patienten über die Vielzahl mit dem Drogenkonsum einhergehenden Begleiterkrankungen aufgeklärt und über gesundheitsförderndes Verhalten beraten. Einige Kliniken bieten auch ein sogenanntes *Safer-Use-Training* an, bei dem der sichere Gebrauch von Spritzen gelehrt wird. (📖 5)

22.5.2 Psychische Erkrankungen und Komorbidität

In Kombination mit einer Alkohol-, Medikamenten- und Drogenabhängigkeit können Psychosen, Ängste, Depressionen, Panikattacken und eine Vielzahl psychosomatischer Beschwerden auftreten. Erstaunlich häufig kommt es sogar vor, dass insbesondere bei alkohol- und medikamentenabhängigen Patienten nicht die Abhängigkeit den Anstoß gegeben hat für die Behandlung, sondern in erster Linie eines der genannten psychischen bzw. psychosomatischen Phänomene.

Als Folge von Kokain- und Amphetamin-, Halluzinogen- oder Cannabiskonsum können zudem psychotische Reaktionen wie paranoide Verkennungen, Wahrnehmungsverzerrungen oder optische und akustische Halluzinationen auftreten. Schwierig wird es, wenn diese nach Absetzen der Drogen bestehen bleiben. In diesen Fällen spricht man von einer drogeninduzierten Psychose. Dabei geht man davon aus, dass die Droge im Sinne eines Stressors bei einer entsprechend vulnerablen Person gewirkt hat und so zum Auslöser der psychischen Erkrankung geworden ist. Ebenso ist jedoch denkbar, dass die betroffene Person bereits vor der Suchterkrankung psychisch erkrankt war und den Suchtstoff in erster Linie als psychotrope Substanz – z. B. zur Symptomlinderung – eingesetzt hat. Die differenzialdiagnostische Krankheitserkennung und entsprechend symptomatische Behandlung ist jedoch unabhängig davon, ob eine psychische Erkrankung bereits vor oder erst nach langjährigem Drogenkonsum bestanden hat bzw. diagnostiziert wird.

Der Drogenkonsum bei Patienten mit einer sogenannten Doppeldiagnose sollte sofort eingestellt werden, da Alkohol-, Medikamenten- oder Drogenkonsum die Effektivität medikamentöser und verbaltherapeutischer Maßnahmen zur Behandlung der psychischen Erkrankung einschränkt. Bei Komorbidität muss die Abhängigkeitserkrankung entweder primär oder doch zumindest gleichwertig mitbehandelt werden. Der differenzialdiagnostische Blick ist daher im suchtmedizinischen Bereich von ebenso großer Bedeutung wie im allgemeinpsychiatrischen Bereich.

Pflege

Besonders die kontinuierliche Patientenbeobachtung auf Auffälligkeiten und psychische Veränderungen stellt eine große Aufgabe dar. Beobachtungen werden transparent an das gesamte Team weitergegeben, damit eine entsprechende Behandlung und Pflege je nach Symptomatik erfolgen kann.

Literatur und Kontaktadressen

LITERATURNACHWEIS

1. Feuerlein, W.; Küfner, H.; Soyka, M.: Alkohol: Missbrauch und Abhängigkeit. Entstehung – Folgen – Therapie. 5. A., Thieme Verlag, Stuttgart 1998.
2. Jahrbuch Sucht 2009 der Deutschen Hauptstelle für Suchtfragen e. V. (www.dhs.de)
3. Loth, Chris et al. (Hrsg.): Professionelle Suchtkrankenpflege. Verlag Hans Huber, Bern 2002.
4. Jellinek, E. M.: Phases in the Drinking History of Alcoholics: Analysis of a Survey Conducted by the Official Organ of Alcoholics Anonymous. Quarterly Journal of Studies on Alcohol, Vol.7, (1946), 1–88.
5. Heudtlass, J.-H.; Stöver, H.: „Harm reduction-Strategien" für intravenös applizierende Drogenkonsumenten und Bedienstete – auch im Strafvollzug. Ein safer-use-Trainingsprogramm. In: Zeitschrift für Strafvollzug und Straffälligenhilfe 47, H.3, 1998, 155–163.

KONTAKTADRESSEN

- Deutsche Hauptstelle für Suchtfragen e. V.
  Westenwall 4
  59065 Hamm
  Telefon: 0 23 81/90 15–0
  www.dhs.de
- Bundeszentrale für gesundheitliche Aufklärung
  Ostmerheimer Str. 220
  51109 Köln
  Telefon: 02 21/89 92–0
  www.bzga.de

KAPITEL 23

Giulio Calia, Martina Gühne

Pflege von suizidgefährdeten Menschen

23.1	**Erkennen suizidaler Tendenzen** 419	**23.3**	**Vorgehen nach einem Suizidversuch** 424
23.1.1	Suizidgefährdete Personen 420	23.3.1	Erstversorgung 424
23.1.2	Präsuizidales Syndrom 420	23.3.2	Behandlungsstrategien nach Suizidversuch ... 425
23.1.3	Beobachten, Beurteilen und Intervenieren 421	23.3.3	Umgang mit Selbsttötungen auf der Station 426
23.2	**Maßnahmen bei akuter Eigengefährdung** 423		Literatur und Kontaktadressen 426

Suizid (*Selbstmord*): Die absichtliche Selbsttötung ist in Deutschland eine der häufigsten Todesursachen. Bei Erwachsenen gehören Suizide zu den zehn häufigsten Todesursachen, bei Jugendlichen und jungen Menschen unter 35 Jahren sind sie nach Unfällen sogar *die* häufigste Todesursache.
Um ein Vielfaches höher ist die Zahl der **Suizidversuche** (*Parasuizide*): Auf einen gelungenen oder „vollendeten" Suizid kommen schätzungsweise hundert Suizidversuche.

Von einem **gemeinsamen Suizid** spricht man, wenn mehrere Menschen zusammen Selbstmord begehen.

Bei einem **erweiterten Suizid** tötet der suizidale Mensch zuerst noch andere Personen. Meist handelt es sich hierbei um nahestehende Menschen (häufig die eigenen Kinder und/oder den Ehepartner), denen der Betroffene ein Weiterleben „ersparen" will.

23.1 Erkennen suizidaler Tendenzen

Menschen können suizidal werden, wenn sie ihre Lebenssituation als unerträglich oder ihre aktuellen Probleme als unlösbar wahrnehmen. Der Betroffene sieht zu diesem Zeitpunkt keinen anderen Ausweg, als sein Leben zu beenden – es kommt zu einem Tunnelblick.

Häufig sind Suizidhandlungen daher **Kurzschlussreaktionen** im Rahmen von Lebenskrisen oder psychischen Störungen (besonders Depressionen und Schizophrenien), bei denen die Zeitspanne zwischen ersten Suizidgedanken und der Ausführung oft nur wenige Stunden beträgt (➤ Abb. 23.1).

Selten handelt es sich bei Suiziden um sogenannte **Bilanzsuizide**, bei denen der Betroffene nach rationaler Überlegung eine negative Bilanz seines Lebens zieht, die schließlich zur Selbsttötung führt, oder um rituelle Suizide bei Sekten. Da es fraglich ist, ob in einer Krisensituation tatsächlich der freie Wille des Betroffenen zum Suizid führt, ist der Begriff des Bilanzsuizids mittlerweile umstritten. Da Suizidversuche häufig ohne genaue Planung durchgeführt werden, ist glücklicherweise in vielen Fällen eine Rettung möglich oder wahrscheinlich. Oftmals entsteht dann in der Umgebung des Patienten der Eindruck, dieser habe den Suizidversuch nicht wirklich „ernst gemeint". Ein Beispiel: Ein Patient trinkt einige Gläser Sekt, nimmt fünf Kopfschmerztabletten und ruft sofort danach seine Freundin an, um sich von ihr zu verabschieden (= sogenannte *parasuizidale Handlung,* die häufig im Zusammenhang mit Lebensschwierigkeiten auftritt). Obwohl solche Selbstmordversuche „harmlos" wirken, darf das Ereignis nicht bagatellisiert werden, sondern muss zumindest als dringender Ruf nach Hilfe verstanden werden.

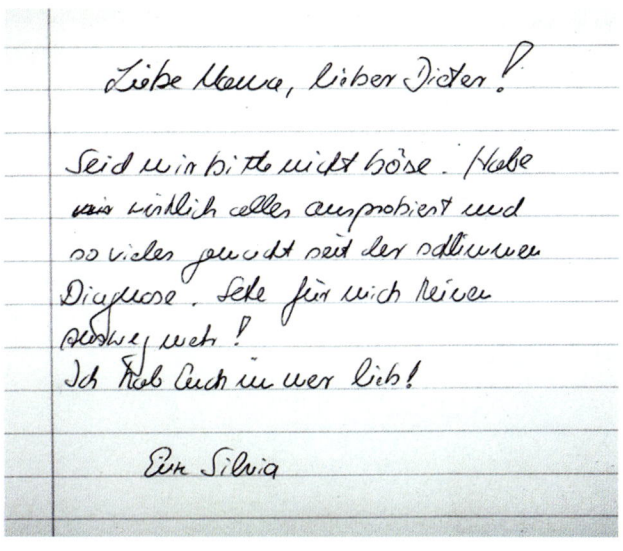

Abb. 23.1 Ein Großteil der Suizidhandlungen sind Kurzschlussreaktionen: Die Betroffenen befinden sich in einer schwierigen Lebensphase und/oder leiden unter psychischen Störungen; Situationen, aus denen sich ihnen in diesem Moment kein Ausweg mehr öffnet. [K183]

Mit einem Suizidversuch können neben autoaggressiven Tendenzen, einer Flucht aus der Realität oder Aggressionen gegenüber nahestehenden Personen auch dringende Hilferufe an die Umwelt verbunden sein.

Hinter einem Suizidversuch, z. B. mit Schlaftabletten, muss nicht unbedingt der Wunsch nach Beendigung des Lebens stehen. Oftmals kann das Bedürfnis, Ruhe zu haben, nicht denken und leiden zu müssen, im Vordergrund stehen.

VORSICHT!
Jeder Suizidversuch muss unbedingt ernst genommen werden, ebenso jede Ankündigung eines Suizids.

23.1.1 Suizidgefährdete Personen

Untersuchungen haben gezeigt, dass Menschen in bestimmten Lebenssituationen ein erhöhtes **Suizidrisiko** aufweisen:
- Die Geschlechterrelation zeigt bei den Suiziden ein deutliches Überwiegen der Männer, wobei bei den Suizidversuchen der Frauenanteil führend ist (> Abb. 23.1)
- Bei den Suiziden überwiegt der Anteil der Menschen über 50 Jahre, bei den Suizidversuchen der Anteil der Menschen zwischen dem 15. und 35. Lebensjahr
- Menschen mit Suiziden in der Familienanamnese
- Menschen in biologischen Krisen, z. B. Pubertät, Wechseljahre
- Ältere (einsame) Menschen
- Menschen mit schweren körperlichen Erkrankungen, chronisch oder unheilbar Kranke (gerade bei Menschen über 60 Jahre spielen schwere körperliche Erkrankungen häufig eine Rolle)
- Flüchtlinge und aus ethnischen, religiösen oder politischen Gründen Verfolgte
- Alleinstehende ohne enge Beziehungen, besonders ohne familiäre Bindungen
- Menschen, die schon einmal mit Suizid gedroht oder einen Suizidversuch unternommen haben – besonders in den ersten Monaten nach einem Suizidversuch ist statistisch gesehen die Wahrscheinlichkeit für einen erneuten Versuch hoch
- Menschen mit psychischen Krankheiten:
  - Depressive, die noch bzw. wieder genug Antrieb zum Suizid haben
  - Menschen mit Wahnideen und Halluzinationen. Bei solchen Patienten kann der Suizidversuch z. B. auch durch Stimmen, die den Suizid befehlen, ausgelöst werden
  - Alkoholkranke, Medikamenten- und Drogenabhängige
- Inhaftierte
- Menschen in schwierigen Lebenssituationen (Arbeitslosigkeit, Verschuldung etc.).

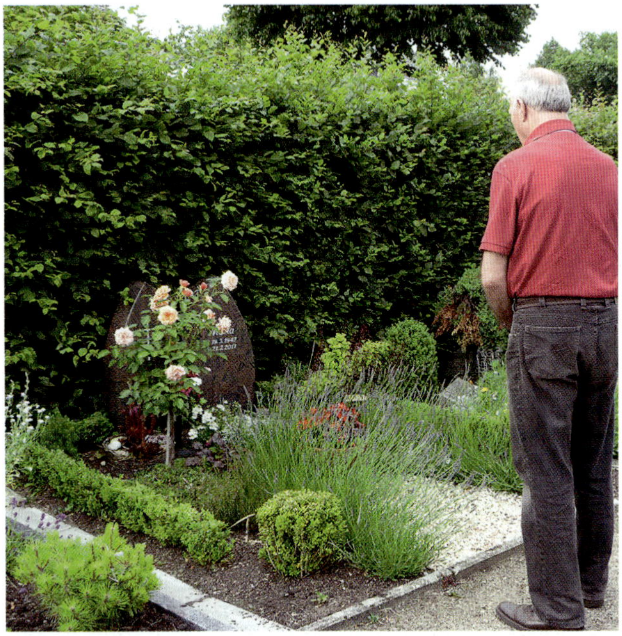

Mehr als die Hälfte aller gelungenen Suizide wird von psychisch Kranken verübt.

VORSICHT!
Versuche, sich das Leben zu nehmen, sind immer Ausdruck extremer Verzweiflung. Um diese Krise zu meistern, bedarf es der Hilfe von außen.

23.1.2 Präsuizidales Syndrom

Einem Selbsttötungsversuch von nicht psychotischen Patienten geht häufig ein sogenanntes **präsuizidales Syndrom** voran. Die Betroffenen fühlen sich einsam und ziehen sich von ihrer Umwelt zurück. Sie entwickeln Aggressionen gegen ihre Mitmenschen, die sie aber nicht äußern können. Schließlich wenden sie ihre aggressiven Gefühle gegen sich selbst. In der Fantasie beschäftigen sie sich mit dem Suizid und mit den Folgen für ihre Angehörigen.

Bei psychotischen Patienten kann es dagegen völlig überraschend ohne Vorankündigung zum Suizid kommen.

Suizidauslösende oder -fördernde Erlebnisse

In der Vorgeschichte suizidgefährdeter Patienten finden sich in vielen Fällen einschneidende **Verlust- und Entbehrungserlebnisse,** die ihnen das Leben wertlos erscheinen lassen. Oft liegen die Ereignisse erst kurze Zeit zurück. Aber auch bevorstehende Situationen, mit denen der Patient sich überfordert fühlt, können Auslöser für Suizidgedanken sein:
- Finanzielle Probleme
- Verlust der Arbeit oder Wohnung
- Fehlende Aufgaben und Lebensziele
- Verlust/Fehlen mitmenschlicher Kontakte
- Liebesenttäuschung, Scheidung, Tod des Partners (> Abb. 23.2)

Abb. 23.2 Das Fehlen enger Beziehungen oder familiärer Bindungen sowie der Tod des Partners können zu Suizidgedanken führen. [M322]

- Kränkung
- Vorschnelle Entlassung aus der Klinik bzw. das Gefühl, nicht ausreichend Unterstützung zu bekommen
- Suizide im Umfeld des Betroffenen oder in den Medien *(Modellfunktion)*. So kam es z. B. nachweislich zu höheren Suizidraten nach Veröffentlichung von Goethes Buch „Die Leiden des jungen Werther" *(Werther-Effekt)* und nach Ausstrahlung der deutschen Fernsehserie „Tod eines Schülers" im Jahr 1981.

23.1.3 Beobachten, Beurteilen und Intervenieren

Eine der wichtigsten Aufgaben der Pflegenden auf psychiatrischen Stationen ist das aufmerksame Beobachten und rechtzeitige **Erkennen suizidaler Tendenzen** bei den von ihnen betreuten Patienten. Viele Patienten sprechen nicht über ihr Vorhaben, weil sie befürchten, dass dann z. B. eine Ausgangseinschränkung verhängt wird. Besonders gefährliche Krankheitsphasen sind akute Depressionen sowie Schizophrenien in der Rehabilitationsphase, während deren sich die Kranken mit ihren Defiziten und Verlusten auseinandersetzen müssen. (📖 1) Nach einem Suizidversuch kommen Probleme durch die oft mangelhafte Compliance des Suizidpatienten hinzu. Manche Patienten weigern sich, über den Selbstmordversuch zu sprechen, sie drängen auf sofortige Entlassung. Dies kann bei den Helfern das Gefühl auslösen, abgelehnt zu werden, was wiederum zu einer ungünstigen Dynamik führen kann.

Suizidalität mit dem Patienten abklären

Wenn Unsicherheit über die **Selbstmordabsichten** eines Patienten besteht oder Anzeichen und Risikofaktoren vorliegen, hält man heute die direkte Ansprache von Suizidgedanken für richtig. Früher wurde das Thema im Gespräch ausgeklammert, um einen möglicherweise suizidalen Patienten nicht in seinem Vorhaben zu bestärken. Ein Gespräch über Todeswünsche und -gedanken entlastet den Patienten aber in der Regel, wirkt vorübergehend befreiend und vermittelt ihm zudem das Gefühl, ernst genommen zu werden in seiner Verzweiflung oder Phase der Ausweglosigkeit. Es befreit ihn aus seiner Isolation, er traut sich wieder, seine Gedanken und Gefühle mitzuteilen.

Eine bestehende Suizidgefährdung kann mithilfe des Fragenkatalogs von *Professor Dr. W. Pöldinger* (1929–2002) grob eingeschätzt werden (> Abb. 23.3). Im Rahmen eines vertraulichen Gesprächs wird erfragt, wie die Gedanken und Empfindungen hinsichtlich der Selbsttötung aussehen und wie konkret diese sind. Je konkreter eine Antwort ist, desto eher kann man sich in den meisten Fällen auf sie verlassen. Am Ende eines solchen Gespräches sollte noch folgende Frage stehen: „Können Sie uns versprechen, dass nichts passiert, dass Sie zu uns kommen, wenn die Suizidgedanken Sie quälen?" Die Beantwortung dieser Frage kann zum einen Hinweise auf die Absprachefähigkeit des Patienten geben, zum anderen vermittelt sie dem Patienten jedoch auch ein Gefühl von Verbindlichkeit. Wichtig dabei ist auch, dem Patienten die Sorge um ihn zu ver-

Je mehr Fragen im Sinne der angegebenen Antwort beantwortet werden, um so höher muss das Suizidrisiko eingeschätzt werden.

	Ja	Nein
1. Haben Sie in letzter Zeit daran denken müssen, sich das Leben zu nehmen?	X	
2. Häufig?	X	
3. Haben Sie auch daran denken müssen, ohne es zu wollen? Haben sich Selbstmordgedanken aufgedrängt?	X	
4. Haben Sie konkrete Ideen, wie Sie es machen wollen?	X	
5. Haben Sie Vorbereitungen getroffen?	X	
6. Haben Sie schon zu jemandem über Ihre Selbstmordabsichten gesprochen?	X	
7. Haben Sie einmal einen Selbstmordversuch unternommen?	X	
8. Hat sich in Ihrer Familie oder in Ihrem Freundes- und Bekanntenkreis schon jemand das Leben genommen?	X	
9. Halten Sie Ihre Situation für aussichts- und hoffnungslos?	X	
10. Fällt es Ihnen schwer, an etwas anderes als an Ihre Probleme zu denken?	X	
11. Haben Sie in letzter Zeit weniger Kontakte zu Ihren Verwandten, Bekannten und Freunden?	X	
12. Haben Sie noch Interesse daran, was in Ihrem Beruf und in Ihrer Umgebung vorgeht?		X
13. Haben Sie jemanden, mit dem Sie offen und vertraulich über Ihre Probleme sprechen können?		X
14. Wohnen Sie zusammen mit Familienmitgliedern oder Bekannten?		X
15. Fühlen Sie sich unter starken familiären oder beruflichen Verpflichtungen stehend?		X
16. Fühlen Sie sich einer religiösen bzw. weltanschaulichen Gemeinschaft verwurzelt?		X

Anzahl der entsprechend beantworteter Fragen ____   Endzahl maximal 16

Abb. 23.3 Fragenkatalog zur Abschätzung der Suizidalität nach Pöldinger. [G048]

deutlichen. Die Pflegenden (und Therapeuten) übertragen dem Patienten die Verantwortung für sein Verhalten und bringen damit gleichzeitig ihre jederzeitige Hilfsbereitschaft zum Ausdruck. Wichtig ist auch, dem Patienten zu verdeutlichen, dass er sich jederzeit an das Personal wenden *darf* und nicht nur kann, dass er nicht stört oder belastet.

Je nachdem, wie die Antwort vom Arzt oder von den Pflegenden eingeschätzt wird, müssen Sicherheitsmaßnahmen ergriffen werden. Die Fragen werden sensibel ins Gespräch eingeflochten und dürfen nicht alle hintereinander gestellt werden. Der Patient empfindet die Situation sonst womöglich als Test und verweigert die Auskunft.

Stadien der suizidalen Entwicklung nach Pöldinger
Bei nichtpsychotischen Patienten muss der Entschluss zur Selbsttötung erst „reifen". Der Suizidgefährdete durchläuft dabei verschiedene Phasen und verliert immer mehr die Fähigkeit, seine Gedanken und sein Handeln zu steuern. (📖 2)

- **Erwägungsstadium:** Distanzierung und Steuerungsfähigkeit sind noch voll erhalten. Der Selbstmord wird in dieser Phase als mögliche Problem- oder Konfliktlösung in Betracht gezogen. Bei der gedanklichen Auseinandersetzung spielen einerseits psychodynamische Faktoren eine Rolle, wie z. B. soziale Isolierung und Aggressionen, die sich gegen die eigene Person wenden, weil sie nicht nach außen geleitet werden können. Andererseits können aber auch Einflüsse von außen den Gedanken an einen Suizid als mögliche Problemlösung anstoßen (Suizide in der Familie oder der Umgebung, Zeitungsmeldungen). Die Pflegenden achten auf Aussprüche wie „Das Leben hat keinen Sinn für mich" oder „Ich wäre lieber tot". Hinter solchen Bemerkungen können ernsthafte Suizidgedanken stecken
- **Suizidimpulse** *(Ambivalenz):* Im Stadium der Ambivalenz sind Distanzierung und Steuerungsfähigkeit bereits eingeschränkt. Der Patient durchlebt eine Phase, in der selbsterhaltende und selbstzerstörerische Kräfte gegeneinander wirken und er sich nicht sicher ist, was er tun will. So kann es zu direkten oder indirekten Suizidankündigungen kommen (Andeutungen, Drohungen, Voraussagen), die als Hilferufe und Kontaktsuche zu interpretieren sind – jede Ankündigung von Suizidgedanken muss mit Patient und Arzt besprochen werden. Die Vorstellung „Wer von Selbstmord spricht, tut dies nicht, und wer es tun will, spricht nicht davon" hat sich in der Praxis als falsch erwiesen
- **Suizidvorbereitung** *(Entschluss):* Distanzierung und Steuerungsfähigkeit sind aufgehoben. Im dritten Stadium kommt es zu einem Entschluss. Entweder entscheidet sich der Betroffene für das Weiterleben oder für die Selbstmordhandlung. Letzteres führt zu Suizidvorbereitungen. Den Pflegenden fällt häufig auf, dass sich der Patient scheinbar beruhigt hat und nicht mehr über seine Selbstmordabsichten spricht. Aus diesem Verhalten den Schluss zu ziehen, dass die Selbstmordgefährdung nun nicht mehr bestehe, ist sehr gefährlich, da es sich um die „Ruhe vor dem Sturm" handeln kann. Bei stillen, resignativen Phasen sofort den Arzt benachrichtigen! Trügerische Ruhe nach Anspannung bzw. Suizidandrohung oder auch kurzzeitige Stimmungsaufhellung deuten meist auf den letzten Entschluss zur Selbsttötung hin! In einem solchen Fall ist es unbedingt notwendig, den Patienten, der vorher von Selbstmord gesprochen hat, zu fragen, warum er jetzt keine Gedanken mehr an einen Suizid hegt, und ihm ein Gespräch über seine derzeitigen Gefühle anzubieten. Möglicherweise stellt sich heraus, dass er wieder Hoffnung geschöpft hat oder dass er kurz davor war bzw. ist, den Suizid durchzuführen. In solchen Situationen gehen die Pflegenden mit äußerster Vorsicht vor, um die Mitteilungsbereitschaft des Patienten nicht schon im Ansatz zu ersticken.

> **VORSICHT!**
> **Hinweise auf eine besondere Suizidgefährdung** sind:
> - Plötzliche, unerklärliche Ruhe und Freude nach vorangegangener Phase der Verzweiflung („präsuizidale Aufhellung", Erleichterung über den Entschluss zur Selbsttötung)
> - Plötzliche Besserung von Symptomen
> - Verfassen eines Testaments
> - Verschenken von persönlichem Eigentum
> - Sammeln von Medikamenten (➤ Abb. 23.4)
> - Heftige Schuldvorwürfe oder Schuldwahn
> - Aussagen über Sinnlosigkeit des Lebens
> - Reden über Suizid, besonders bei Angabe konkreter Vorstellungen und Pläne
> - Berichte über drängende Impulse, sich umzubringen
> - Angabe von imperativen Stimmen, die den Suizid befehlen
> - Antriebssteigerung durch Medikamente bei weiterbestehender depressiver Verstimmung
> - Frühere Suizide, Suizide in der Familie.

Jede Beobachtung, die auf akute Suizidgefahr hinweist, muss schnellstmöglich an das Team und an den behandelnden Arzt weitergegeben werden!

Vertrauensaufbau zum Suizidgefährdeten

Die richtigen Worte zu finden gehört zu den schwierigsten Aufgaben in der Betreuung suizidaler Menschen. Auf der einen Seite darf der Patient in seiner Todessehnsucht nicht noch bestärkt werden, indem ihm die Pflegenden vermitteln, sie würden in seiner Situation ähnliche Überlegungen anstellen. Auf der anderen Seite gilt es, ein leichtfertiges Herunterspielen der den Patienten quälenden Sorgen und Nöte zu verhindern –

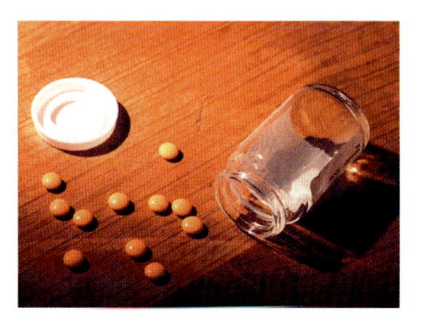

Abb. 23.4 Etwa ⅔ aller Suizidversuche werden mit Tabletten verübt. [K183]

denn damit nähme man die Verzweiflung des Patienten nicht ernst und ließe ihn mit seinen Sorgen und Ängsten allein.

Im täglichen Umgang machen die Pflegenden dem Patienten auch niemals den Vorwurf, gegenüber seinen Mitmenschen (v. a. Familienmitgliedern) verantwortungs- und rücksichtslos zu sein. Richtig ist es, empathisch auf seine Sorgen einzugehen, zu versuchen, ihn zu verstehen, und gleichzeitig zu verdeutlichen, dass es für ihn auch andere Perspektiven geben kann.

Es kann ebenso vorkommen, dass Patienten gereizt auf pflegerische oder therapeutische Gesprächs- oder Hilfsangebote reagieren und jegliche Hilfestellung ablehnen. Pflegende akzeptieren die Abwehrhaltung des Patienten zunächst, machen ihm aber wiederkehrend Gesprächsangebote und lassen ihn spüren, dass sie im Bedarfsfall jederzeit ansprechbar sind.

Es gibt jedoch auch Situationen, in denen es sinnvoller ist, den Patienten Zeit zum Trauern und Nachdenken zu lassen, als z. B. fortwährend nachzufragen und die lebensmüden Gedanken zu thematisieren. Oft werden Patienten dadurch offener und gewinnen Vertrauen.

Im Umgang mit suizidalen Patienten wird den Pflegenden viel Sensibilität abverlangt und Ankündigungen suizidaler Handlungen lösen bei ihnen unterschiedlichste Reaktionen aus. Auf der einen Seite drängt sich ihnen mitunter ein Gefühl von Erpressung auf (Schrei nach Aufmerksamkeit und Zuwendung), während auf der anderen Seite der Behandlungsauftrag sowie die eigenen Gefühle stehen. Nicht selten machen sich Wut und Ärger über die „Erpressungsversuche" der Patienten bei den Pflegenden breit oder aber sie entwickeln ein lähmendes Gefühl von Ohnmacht, Hilflosigkeit und Überforderung. In beiden Fällen leiden sowohl die Professionalität ihrer Arbeit und die Beziehung zum Patienten als auch der Behandlungs- bzw. Versorgungsauftrag.

Wird eine Beziehung von Empfindungen wie Wut, Ärger oder aber auch Mitleid begleitet, geht dies unweigerlich zu Lasten der Objektivität der Krankenbeobachtung, sodass möglicherweise wichtige Zusammenhänge zwischen aktuellem Verhalten des Patienten (z. B. Verbalisieren von Todesfantasien) und seiner persönlichen Lebenssituation übersehen oder nicht erkannt werden.

Aus diesem Grund sollten sich die Pflegenden ihrer eigenen Gefühle bewusst werden und Fallbesprechungen oder Teamsitzungen (➤ 13.4.3) regelmäßig dazu nutzen, die eigene Arbeit zu reflektieren und den damit verbundenen Gefühlen Ausdruck zu verleihen. Nur so gelingt es ihnen, den Belastungen im Umgang mit dieser schwierigen Patientenklientel dauerhaft standzuhalten.

Soziale Kontakte anbieten

Der Aufbau zwischenmenschlicher Beziehungen ist für selbstmordgefährdete Patienten, die oft jeglichen Kontakt zu ihrer Umwelt abgebrochen haben, eine schwierige, aber unerlässliche Aufgabe. Pflegende suchen aktiv Gespräche und signalisieren deutlich ihre Bereitschaft zum Kontakt. Sie können die Patienten motivieren, ermutigen und mit ihnen gemeinsam nach Werten suchen, die dem Leben des Patienten einen Sinn geben. Auf Wunsch stellen sie den Kontakt mit einem Seelsorger her.

Enge Verwandte oder Freunde werden informiert und in Absprache mit dem Patienten in den Betreuungsprozess einbezogen. Auch gemeinsame Aktivitäten (Spaziergänge, sportliche Betätigung, kleinere Arbeiten auf der Station) können ihn entlasten oder ablenken.

> Als beste **Suizidprophylaxe** und als noch viel wichtiger als sämtliche Sicherheitsvorkehrungen gilt die Beziehung, die der suizidale Patient zum Behandelnden eingeht. Deshalb müssen Pflegende auf eine kontinuierlich vertrauensvolle und empathische Beziehungsgestaltung achten, idealerweise im Bezugspflegesystem (➤ 13.4.3).

23.2 Maßnahmen bei akuter Eigengefährdung

Für akut suizidale oder nicht absprachefähige Patienten muss das Team Sicherheit schaffen.

Nach einem Urteil des Bundesgerichtshofs (BGH) muss jedes Krankenhaus, obwohl oder gerade weil es keine einheitlichen medizinischen oder technischen Sicherheitsstandards für die Mindestanforderungen an die Sicherheit suizidaler Patienten gibt, individuelle Sicherheitsvorkehrungen für selbstmordgefährdete Patienten treffen (BGH, Urteil vom 20.6.2000, Aktenzeichen VI ZR 377/99, 📖 3). Zur Einhaltung der allgemeinen Verkehrssicherungspflicht eines jeden Krankenhauses gehört es daher, alle potenziellen Gefahrenquellen auszuschalten. Dazu gehört neben der Einhaltung unten stehender Sicherheitsvorkehrungen z. B. auch die Art der Unterbringung eines suizidalen Menschen.

Patienten, die sich im Aufnahmegespräch nicht von den Gedanken an eine Selbsttötung distanzieren können, sollten daher zunächst auf einer geschützten Station aufgenommen werden, da hier die allgemeinen Sicherheitsstandards von vornherein höher sind als auf offenen Stationen. Stimmt der Patient der Unterbringung auf einer geschützten Station nicht zu, muss zum Schutze des Patienten ggf. sogar über eine Einweisung gegen seinen Willen nachgedacht werden (➤ 13.4.8, *Rechtliche Grundlagen von Zwangseinweisungen*).

Auch im Verlauf einer Behandlung kann die Verlegung auf eine geschützte Station erforderlich werden. Diese Notwendigkeit muss dem Patienten ausführlich erklärt werden, damit er dies nicht als Strafe empfindet, sondern das höhere Maß an Schutz und Sicherheit als Entlastung und Halt in dieser für ihn quälenden Phase sieht und als Verantwortungsübernahme zu seinem Wohle versteht. Für die Pflege-Patienten-Beziehung ist es sinnvoll, trotz der Behandlung auf einer anderen Station den Kontakt zum Patienten z. B. durch kurze Besuche zu halten.

Zu den allgemeinen **Sicherheitsmaßnahmen** gehören z. B. folgende Maßnahmen:

- Patienten in Sichtweite des Stationszimmers oder in ein Beobachtungszimmer verlegen

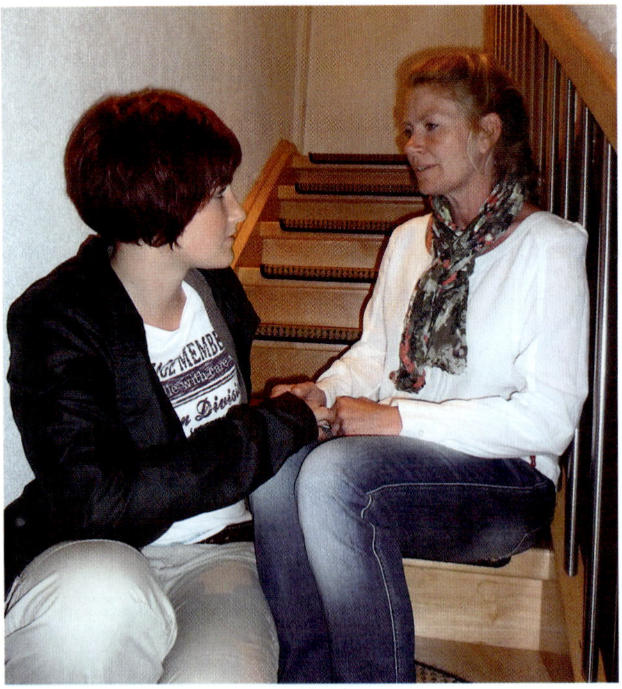

Abb. 23.5 Der Aufbau eines Vertrauensverhältnisses zu einem suizidalen Menschen ist oft ein wichtigerer Schritt zur Verhinderung eines Suizids, als lediglich restriktive Maßnahmen zu ergreifen. [M322]

- Auf Medikamenteneinnahme achten (Sammeln von Medikamenten verhindern)
- Häufig nach dem Patienten sehen (bis hin zur 1 : 1-Betreuung)
- Dem Patienten ständigen Blickkontakt ermöglichen (oft auf eigenen Wunsch)
- Dem Patienten intensive Zuwendung geben
- Gefährliche Gegenstände vorübergehend sicher verwahren (z. B. Kabel, Besteck, Gläser, Spiegel, Rasierklingen, Tücher, Schals, Gürtel, Hosenträger, ggf. auch Schnürsenkel), dabei aber individuell vorgehen und dem Patienten die Gründe dafür nennen
- Ausgang stark einschränken oder ggf. sogar untersagen bzw. Ausgänge nur in Begleitung einer Pflegenden gewähren
- Bei hochsuizidalen Patienten kann eine (Teil-)Fixierung nötig sein. Dabei jedoch unbedingt die rechtlichen Voraussetzungen beachten (> 13.4.8).

> Die **Überwachung** des suizidalen Patienten darf niemals in einer Weise geschehen, die ihn kränkt oder verletzt! Bloße Überwachung ohne weitere vertrauensbildende Maßnahmen ist außerdem kein Weg aus der Suizidalität.

Vielfach schützen Absprachen über einen bestimmten Zeitraum vor einem Selbsttötungsversuch. Der Patient verspricht, sich während des Aufenthalts in der Klinik (oder auch nur in den nächsten 24 Stunden) nichts anzutun und drängende Impulse sofort mitzuteilen. Solche Absprachen sind unbedingt in der Dokumentation festzuhalten. Sie bieten jedoch nur ausreichend Sicherheit, wenn sie mit einem Teammitglied (Pflegende oder Therapeut) besprochen werden, das den Patienten gut kennt und bei dem eine Vertrauensebene besteht (> Abb. 23.5). Nur so lassen sich derartige Vereinbarungen auch als verlässlich einstufen. Es bietet sich auch ein schriftlicher „Antisuizidvertrag" an, der vom Patienten und einem Teammitglied unterschrieben wird.

23.3 Vorgehen nach einem Suizidversuch

23.3.1 Erstversorgung

Nach einem **Suizidversuch** werden die meisten Patienten zunächst in somatischen Kliniken behandelt, bis sicher ist, dass keine lebensgefährlichen Organkomplikationen mehr drohen. Die Maßnahmen sind dabei von der gewählten Tötungsmethode abhängig: Bei Vergiftungen ist oft eine Magenspülung oder medikamentöse Entgiftung notwendig, eventuell auch eine Beatmung. Stich- oder Schusswunden müssen chirurgisch versorgt werden. Folgende Punkte sollten nach einem Suizidversuch beachtet werden:

- Herstellen einer Beziehung zum Patienten: Effektives Erstgespräch, Vermitteln von Präsenz, Verständnis, Hilfsbereitschaft und Zuversicht, Entängstigung und Beruhigung. Keine verurteilende, vorwurfsvolle Haltung
- Abschätzen des Zustands des Patienten, des Schweregrads der Problematik und der Suizidalität. Offenes Erfragen und Ansprechen
- Klären der eigenen Fähigkeiten und Möglichkeiten, dementsprechend weiterleiten an eine geeignetere Organisation (aber kein „Wegschicken"!)
- Erstellen eines Hilfsplans gemeinsam mit dem Patienten, der möglichst viele Kurzetappen umfasst, da die Ziele der Intervention zeitnah umsetzbar und realisierbar sein sollten. Diese Hilfe zur Selbsthilfe wird über verschiedene Wege vermittelt: Der Patient soll vom emotionalen Druck durch Aus- und Besprechen von Ängsten, Schuldgefühlen, Aggressionen und Suizidgedanken entlastet werden. Eine Distanzierung von der Krisensituation kann durch Reflexion des auslösenden Ereignisses sowie der damit verbundenen Gefühle, Vorstellungen und möglichen Konsequenzen angestrebt werden. Es kann versucht werden, eine andere Sicht auf die Dinge zu vermitteln, ohne aber dem Patienten das Gefühl zu geben, man nehme ihn und seine Sichtweise nicht ernst. Die Eigeninitiativen des Patienten sollten gefördert werden. Die soziale Reintegration ist zügig anzustreben
- Ein vorbereitender Verhaltensplan für eventuelle neue Krisenanlässe ist auszuarbeiten (Krisenplan/Notfallkoffer).

Psychiatrische Begutachtung
Zur Abschätzung des noch bestehenden Suizidrisikos wird in vielen Fällen ein Psychiater hinzugezogen. Besteht nach einem

Suizidversuch der dringende Verdacht, dass der Patient weiterhin selbstmordgefährdet ist (z. B. aufgrund von Äußerungen wie „Schade, dass es nicht geklappt hat!"), und ist er nicht bereit, sich freiwillig behandeln zu lassen, so wird der Psychiater im Bedarfsfall eine Unterbringung in einer psychiatrischen Klinik gegen den Willen des Patienten veranlassen (➤ 13.4.8). Das Gleiche gilt, wenn sich bei der Begutachtung Hinweise für das Vorliegen einer psychiatrischen Erkrankung finden (z. B. depressive oder schizophrene Symptome). Beim Minderjährigen ist auch eine Einweisung gegen den Willen des Patienten auf Antrag der Eltern beim zuständigen Familiengericht möglich (➤ 13.4.8).

Kann sich der Patient im Gespräch mit dem Psychiater ausreichend vom Suizidgedanken und von seinem Selbstmordversuch distanzieren, wird der Psychiater ihm ggf. zu einer ambulanten psychotherapeutischen Behandlung raten.

> Bei vielen Patienten bleibt im Gespräch mit dem Psychiater unklar, ob sie weiterhin Suizidgedanken haben. Nach Abklingen der somatischen Beschwerden werden sie entlassen. Es ist ihre freie Entscheidung, ob sie sich in psychotherapeutische Behandlung begeben oder nicht. Rechtlich gibt es keine Grundlage, einen solchen Patienten gegen seinen Willen zu therapieren.

23.3.2 Behandlungsstrategien nach Suizidversuch

Eine Krise tritt ein, wenn ein wichtiges Lebensziel eines Menschen bedroht ist und er ohne fremde Hilfe keinerlei Möglichkeiten zur Bewältigung der Situation sieht.

Nach dem Suizidversuch eines Menschen ohne psychiatrische Erkrankung ist die **psychotherapeutische Krisenintervention** das Mittel der Wahl. Sie ist gekennzeichnet durch schnelles Handeln, großes Engagement der Helfenden, Flexibilität der Maßnahmen und aktives Einbeziehen des Umfelds. Die folgenden Maßnahmen sind in der Regel Bestandteil einer Krisenintervention:

- **Problemanalyse:** Im Rahmen der psychotherapeutischen Krisenintervention wird die Suizidalität offen angesprochen, was den Patienten von möglichen Schuldgefühlen entlastet. Es wird analysiert, was zum Selbstmordversuch geführt hat. War der Auslöser nicht „nur" eine momentane Krise, müssen mit dem Patienten vor allem auch die zugrunde liegenden dauerhaft belastenden Probleme bearbeitet werden
- **Zukunftsperspektiven:** Zukunftsperspektiven sollen erarbeitet werden, für deren Umsetzung der Patient manchmal seine Lebensgestaltung tief greifend ändern muss. Häufig benötigt er auch sozialpsychiatrische Hilfe (z. B. Unterstützung beim Beantragen von Sozialhilfe). Oft baut der Betroffene nach einem Suizidversuch schnell wieder eine Fassade auf, hinter der er seine Probleme vor sich und den anderen verbirgt. Dadurch wird es aber unmöglich, langfristige Lösungen zu suchen. Daher sollte die Krise nicht abgeschwächt („Wie gut, dass Sie jetzt alles anders sehen!", „Sehen Sie, eigentlich haben Sie doch alles im Griff!"), sondern mit dem Patienten ausgehalten werden
- **Konfliktlösungsstrategien:** Für den Fall eines erneuten suizidalen Impulses können mit dem Patienten Konfliktlösungsstrategien besprochen werden
- **Vertrauensaufbau:** Insbesondere bei stationären Patienten wird, wenn nicht schon geschehen, eine enge Anbindung an einzelne Teammitglieder angestrebt, um seine Einsamkeit und Isolation zu durchbrechen. Wo der Patient krankheitsbedingt nicht in der Lage ist, ein therapeutisches Bündnis einzugehen, muss ggf. eine vorübergehende geschützte Unterbringung des Betroffenen erfolgen
- **Familiäres Umfeld:** Angehörige werden abhängig von der Einwilligung des Patienten über die Situation aufgeklärt und in Paar- oder Familiengespräche einbezogen. Bei der Weiterbetreuung des Patienten spielen sie eine wichtige Rolle
- **Medikamentöse Behandlung:** Ergänzend zu psychotherapeutischen Maßnahmen kann eine medikamentöse Behandlung erfolgen. Sie hat zum Ziel, dem Patienten Ruhe zu verschaffen, seine Angst zu lösen und ihm zu Entspannung zu verhelfen. Hierzu sind Benzodiazepine (➤ Pharma-Info 15.3) oder niederpotente Neuroleptika (➤ Pharma-Info 14.1) angezeigt. Nach neueren Erkenntnissen wirken Lithium (➤ Pharma-Info 15.2) und Clozapin (➤ Pharma-Info 14.1) antisuizidal.

Bei **psychischen Erkrankungen** erfolgt zunächst die Behandlung der Grunderkrankung. Medikamentös kommen dann meist Antidepressiva und Neuroleptika zum Einsatz, vorübergehend sind ebenfalls häufig Benzodiazepine indiziert. Der Versuch, während einer psychotischen Krise auch Lebensprobleme zu bearbeiten, ist kontraindiziert, denn die Patienten haben durch die Erkrankung in diesem Augenblick keine ausreichenden Reserven, um ihre Lebensprobleme zu lösen. In diesem Fall ist eine stützende und strukturierende Begleitung des Betroffenen unentbehrlich.

Ein am Anfang der Behandlung mit Antidepressiva stehender antriebssteigernder Effekt, der mögliche suizidale Impulse verstärken könnte, wird kontrovers diskutiert. Sicher ist, dass sowohl im Rahmen einer medikamentösen Neueinstellung als auch im gesamten Behandlungsverlauf eine enge Patientenbeobachtung und -begleitung dringend erforderlich ist.

> **Gibt es ein Recht auf Suizid?**
> Oft wird diskutiert, ob Ärzte und Pflegende überhaupt das Recht haben, einen suizidalen Menschen an der Selbsttötung zu hindern, da dieser doch seine Entscheidung frei getroffen habe und keine anderen Menschen schädige. Die meisten Psychiater und auch der Gesetzgeber gehen aber sowohl bei psychotischen als auch bei zuvor (scheinbar) gesunden Patienten davon aus, dass zumindest im Rahmen der akuten Krise die freie Willensbestimmung des Patienten eingeschränkt ist und deshalb auch Zwangsmaßnahmen (➤ 13.4.8) gerechtfertigt sind, um das Leben des Betroffenen zu retten. Hierfür spricht auch die Tatsache, dass es nach einem (oder auch mehreren) Suizidversuch(en) nur selten zum vollendeten Suizid kommt und die Betroffenen oftmals ihre Erleichterung über die erfolgte Rettung zum Ausdruck bringen.

23.3.3 Umgang mit Selbsttötungen auf der Station

Der Behandlung suizidaler Menschen sind – wie jeder psychiatrischen Behandlung – Grenzen gesetzt: Nicht jeder Suizid lässt sich verhindern. Auch in der Behandlung psychiatrisch erkrankter Menschen gibt es – wie in der Somatik – Todesfälle.

Aufarbeiten des Suizids im Team

In der Zeit nach einem erfolgten Suizid braucht das Team Zeit und Raum für Gespräche, in denen es sich mit Trauer, Angst und Schuldgefühlen auseinandersetzen kann; hilfreich ist hier eine Supervision (➤ 13.4.3). Vor allem die Bezugspflegenden brauchen viel Unterstützung in einem solchen Fall *(Psychohygiene)*. Des Weiteren sollte das Team sich selbstkritisch mit der Frage nach der eigenen Aufmerksamkeit in Bezug auf suizidale Patienten auseinandersetzen und nach möglichen Verbesserungen suchen. Jeder Suizidversuch oder Suizid sollte konstruktiv in einer „Suizidkonferenz" bearbeitet werden, an der das gesamte Team inklusive der Ärzte und Psychotherapeuten teilnehmen sollte.

Aufarbeiten des Suizids mit der Patientengruppe

Auf der Station lässt sich ein Suizid vor den anderen Patienten nicht verheimlichen. Es kann vorkommen, dass sich einzelne Mitpatienten – je nachdem, wie eng sie mit ihm in Kontakt standen – mitverantwortlich oder sogar schuldig fühlen für den Suizid. Um unnötigen Spekulationen und auch Selbstvorwürfen der übrigen Patienten wenig Raum zu bieten, sollte das Team einen Suizid mit den übrigen Patienten offen besprechen. Dies gibt allen die Gelegenheit, ihrer Angst, Unsicherheit und Betroffenheit Ausdruck zu verleihen. Besonders suizidgefährdete Mitpatienten tendieren in solchen Situationen ebenfalls zum Suizid (➤ 23.1.2). Hier ist oft eine Krisenintervention durch das gesamte Team und speziell durch die Bezugspflegenden nötig, die der Stabilisierung des betroffenen Patienten dient.

Aufarbeiten des Suizids mit den Angehörigen

In gleicher Weise wichtig wie die Reflexion des Selbstmords innerhalb des Teams und der Patientengruppe ist die **Betreuung der Angehörigen** des Toten. Zu ihren vermutlich schmerzhaftesten Aufgaben gehört es, das Gepäck mit den persönlichen Dingen des Toten auf der Station abzuholen. Aus dieser anfänglichen Verzweiflung und Trauer heraus kann es daher durchaus vorkommen, dass die Schuld für den vollzogenen Suizid beim Team gesucht wird. Pflegende begegnen den trauernden Angehörigen mit sehr viel Rücksicht und Empathie und reagieren auf mögliche Schuldzuweisungen verständnisvoll.

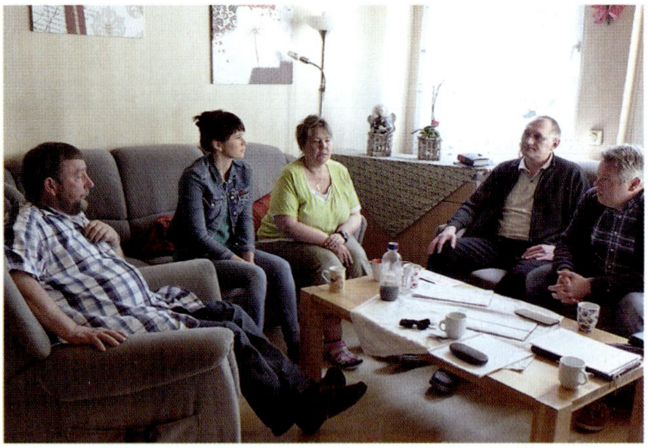

Abb. 23.6 Nicht jeder Suizid lässt sich verhindern. In der Zeit nach einem gelungenen Suizid braucht das Team Zeit und Raum für Gespräche, in dem es sich mit Trauer, Angst und Schuldgefühlen auseinandersetzen kann – wie hier in einer „Suizidkonferenz". [M322]

> Die Selbsttötung eines Patienten gehört zu den sensibelsten Bereichen der psychiatrischen Pflege. Bei aller persönlichen Betroffenheit sollte man jedoch auch die Tatsache respektieren, dass ein Mensch im Suizid seine ihm eigene Selbsthilfe gefunden hat.

Literatur und Kontaktadressen

LITERATURNACHWEIS
1. Kiehne, W.: Suizidalität und Umgang mit suizidalen Patienten. Psych Pflege 2005; 11: 17–22.
2. Pöldinger, Walter: Die Abschätzung der Suizidalität. Huber Verlag, Bern 1969.
3. Arztrecht, Heft 8, 2001, S. 208 ff.
4. Geisler, Linus: Arzt und Patient – Begegnung im Gespräch. 3. erw. Auflage, Pharma Verlag, Frankfurt a. Main 1992.

KONTAKTADRESSEN
- AGUS e. V. (Betreuung für Angehörige und Betroffene von Suizidfällen)
  Markgrafenallee 3 a
  95448 Bayreuth
  Telefon: 09 21/1 50 03 80
  www.agus-selbsthilfe.de
- Deutsche Gesellschaft für Suizidprävention (DGS)
  Nikolsburger Platz 6
  10717 Berlin
  Telefon: 0 30/4 17 28 39 52
  www.suizidprophylaxe.de

Register

Symbole
10-Minuten-Aktivierung nach Schmidt-Hackenberg 393

A
Abhängigkeit, polyvalente 413
Abhängigkeitserkrankungen 401
– Angehörigenarbeit 409
– Behandlung 404
– Drogenentgiftung 413
– Entgiftung 405
– Entstehung 402
– Entwöhnung 404
– Epidemiologie 403
– Gruppengespräche 405
– Kindes- und Jugendalter 360
– Medikamentenentgiftung 412
– Missbrauch 402
– Pflege 406
– Rückfallgefahr 406
Abhängigkeitsphasen nach Jellinek 410
Abhängigkeitspotenzial 401
Abnorme Variationen seelischen Wesens 231
Absence 175
Abstinenz, Beziehungsgestaltung 236
Abstraktionsvermögen, geistige Behinderung 362
Abwehrmechanismen, nach Freud 261
Acquired immunodeficiency syndrome 139
Adaptionseinrichtungen 405
ADHS 352
Adiadochokinese 41
Adipositas, Kindes- und Jugendalter 360
Adjuvantien 214
Adversiv-Anfälle 176
Affektarmut 254
Affektinkontinenz, Demenz 378
Affektive Störungen
– bipolare 297
– Demenz 378
– Ursachen und Verlauf 287
Affektive Symptome, Depressionen 288
Affektivität 254
Affektlabilität 254
Affektstarre 254
Affektstörung
– psychopathologischer Befund 254
– Überblick 254
Affektstörungen, Schizophrenie 276
Affolter-Konzept, taktil-kinästhetische Wahrnehmung 31
Aggressionen
– frühzeitig erkennen 244
– Talking down 244
– Umgang mit 243
– verringern 244
Agitiertheitszustände, Demenz 396
Agnosie 45
– Demenz 379
Agoraphobie 262

Agrafie, Demenz 379
Agrafie 46
AIDS 139
– antiretrovirale Therapie 141
– definierende Erkrankungen 140
– Diagnostik 141
– Manifestationen, neurologische 140
– Prävention 140
– Prognose 141
AIDS-Demenz-Komplex 140
– Demenz 379
Akalkulie 46
Akathisie 279
Akinese 41
– Parkinson-Syndrom 119
Akinetische Krise 120
– Notfall 120
Akromegalie 161
Akrophobie 263
Aktionstremor 40
Aktivierende Pflege 373
Aktivierung, geistige und körperliche 237
Akupunktur 219
Akustisch evozierte Potenziale 59
Akute idiopathische Polyneuritis 116
Alexie 46
– Demenz 379
Alkohol, Cluster-Kopfschmerz 224
Alkoholentgiftung 409
Alkoholgehalt von Getränken 410
Alkoholkrankheit
– Abhängigkeitsphasen nach Jellinek 410
– Entgiftung 409
– Folgererkrankungen 410
– Trinkmuster nach Jellinek 410
Allgemeinuntersuchung, neurologische 46
Allodynie 39
Allparteilichkeit 266
Alltagsbewältigung 236
– geistige Behinderung 363
Alpha-Trinker 410
ALS 128
Alter
– Anamnese 376
– Arzneimittelausscheidung 377
– Arzneimittelinteraktionen 377
– Emotionalität 374
– medikamentöse Therapie 377
– paranoide Störungen 399
– Persönlichkeitsmerkmale 374
– Pflegebedürftigkeit 373
– Pflegediagnosen 373
– psychische Veränderungen 374
– Untersuchung, körperliche 376
– Verwirrtheit 375
Alternsforschung 371
Altersheilkunde 371
Alterungsvorgänge
– Gehirn 374
– kognitive Funktionen 374

Alzheimer-Demenz 379
– Diagnostik 380
– Medikamente 381
– Schweregrade 380
– Symptome 379
– Therapie 380
Alzheimer-Fibrillen 379
Ambivalenz 254, 276
Ambivalenzkonflikt 343
– Kinder- und Jugendpsychiatrie 343
Ameisenlaufen, Multiple Sklerose 149
Amenorrhoe 335
Amnesie 164
– anterograde 165
– psychopathologischer Befund 251
– retrograde 165
– Schädel-Hirn-Trauma 165
Amnestische Aphasie 45
Amnestisches Syndrom 301
Amygdalo-Hippokampektomie 180
Amyloidablagerung 379
Amyloide Plaques 379
Amyotrophe Lateralsklerose 128
Analgesie, Patienten-kontrollierte (PCA) 216
Analgetika 208
– Abhängigkeit/Missbrauch 208
– Abhängigkeitserkrankungen 412
– Co-Analgetika 214
– periphere 208
Analgetika-Kopfschmerz 208, 222
Analgosedierung, Hirndrucktherapie 192
Anal-sadistische, Entwicklungsphase 260
Anamnese 46
– Gespräch 242
– im Alter 376
– psychisch Kranke 248
– Schmerzen 204
Anco 209
Aneurysma, zerebrales 81
Anfälle
– astatische 177
– fokale 176
– klonische 177
– myoklonische 177
– primär generalisierte 177
– psychogene 178
– psychomotorische 176
– tonische 177
– tonisch-klonische 177
Angehörige
– Aufklärung Alter 376
– Demenz 394
– psychiatrische Pflege 239
Angehörigenarbeit, Abhängigkeitserkrankungen 409
Angehörigenbegleitung, Schizophrenie 282
Angehörigengruppen 239
Angiografie 54
– Blutungen, intrakranielle 82
– Epilepsie 178
– Risiken 54

Angst
– Depression 289
– Drogenkonsum 417
– Kinder- und Jugendpsychiatrie 355
– Schmerzverarbeitung 220
– Störungen 317
Ängste 252
Angstforschung 318
Angstneurose, Kindes- und Jugendalter 356
Angststörungen 317
– Behandlung 320
– generalisierte 322
– Kindes- und Jugendalter 355
– organisch bedingte 303
– Pflege 319, 323
Angstsymptome, Schizophrenie 276
Anhidrose 43
Anorexia nervosa 334
– Behandlung 335
– Gewichtskontrollen 336
– Krankheitssymptome 335
– Pflege 336
Anosognosie 45
Anpassungsstörungen 325
Anschlussheilbehandlung 3
Antidementiva 381
Antidepressiva 290, 292
– Akkomodationsstörungen 293
– Indikationen 293
– MAO-Hemmer 293
– Nebenwirkungen 293
– Schmerztherapie 214
– Schwangerschaft 306
– Serotoinin-Wiederaufnahme-Hemmer 293
– tetrazyklische 293
– trizyklische 293
Antiepileptika 181
– Behandlungsstrategie 179
– Schlaganfall 68
Anti-Freezing-Stock 123
Antikoagulation
– Blutungen, intrazerebrale 80
Antikonvulsiva 181
Antiphlogistika, nichtsteroidale 209
Antiretrovirale Therapie 141
Antithrombosestrümpfe, Querschnittslähmung 91
Antrieb 255
– verminderter 288
Antriebe, höhere 387
Antriebsarmut 255
Antriebshemmung 255
– Depression 289
Antriebssteigerung 255
Antriebsstörung 255
– Demenz 397
– Schizophrenie 277
Apallisches Syndrom 171
Aphasie 44
– amnestische 45
– Demenz 379
– Formen 45
– globale 45
– motorische 45

– Schlaganfall 65, 77
– sensorische 45
Aphasiker, Kommunikation 78
Apraxie 46
– Demenz 379, 396
– Schlaganfall 75
Arbeitstherapie 268
Argyll-Robertson-Phänomen 145
Armführung, bilaterale 73
Armplexus 110
Armplexusläsion 111
Armplexusneuritis 111
Arteriitis temporalis 222
Arzneimittel
– im Alter 377
– paradoxe Wirkung 377
Arzneimittelmissbrauch, Schmerzen 208
ASE 19
Asperger-Syndrom 350
Asthma bronchiale 330
Astrozytom 156
Ataxie 40
– Hinterstrang 40
– Kleinhirn 40
– Multiple Sklerose 149
– psychogene 40
– spinale 40
– zerebellare 40
Atemstimulierende Einreibung 19
Atemtherapie 330
Athetose 127
Attention deficit hyperactivity disorder 352
Auditive Stimulation 17
Aufklärung, Kindesalter 347
Aufmerksamkeitsdefizit-Hyperaktivitäts-Syndrom 352
Aufmerksamkeitsstörung 249
Aufnahme
– geistige Behinderung 364
– Gespräch 242
– Kinder- und Jugendpsychiatrie 344
– Psychiatrie 241
Aufwach-Epilepsie 177
Aura
– Epilepsie 176
– Migräne 221
Autismus
– frühkindlicher 349
– Schizophrenie 276
Autoerotismus 260
Autogenes Training 267
Autostimulation 13
Axonotmesis 112
Azetylcholin
– Alzheimer 379
– Parkinson-Syndrom 119
Azetylcholinrezeptor-Antikörper, Myasthenia gravis 196
Azetylsalizylsäure 208, 209

B

Babinski-Reflex, Schlaganfall 65
Babinski-Zeichen 37
Ballismus 41, 127

Bandscheibenentfernung, endoskopische 102
Bandscheibenoperation 102
Bandscheibenprolaps 99
Bandscheibenvorfall 99
– konservative Therapie 101
– neurologische Ausfälle 101
– operative Therapie 101
– Prognose 104
– Stufenbettlagerung 103
Bannwarth-Syndrom 143
Barbiturate, Hirndruckerhöhung 193
Barthel-Index 69
Basale Stimulation 12
– Angebote 16
– Biografie 14
– Initialberührung 17
– Körpererfahrung 18
– Wahrnehmungsstörungen 12
– zentrale Ziele 14
Basilarismigräne 221
Becker-Kiener-Muskelatrophie 198
Bedarfsmedikation, Schmerztherapie 216
Beeinträchtigungswahn 277
Befragungen 266
Befund, psychopathologischer 247
Befundung, Bobath-Konzept 24
Begriffszerfall 276
Behandlungsvereinbarung 242
Behandlungsverträge, psychiatrische Station 242
Behinderung, geistige 361
Beinplexus 110
Beinplexusläsion 111
Belastungsreaktionen 324
– akute 325
– Behandlung 325
– Pflege 325
Bell-Lähmung 107
Bell-Zeichen, Fazialisparese 107
Belohnungen
– Konditionierung, operante 262
Benommenheit 43, 47
Benzodiazepine 298
– Abhängigkeitserkrankungen 412
– Schmerztherapie 214
– Schwangerschaft 306
– Suchtpotenzial 297
– Suizidalität 425
Beschäftigungstherapie 268
Beta-Trinker 410
Betreuungsrecht 245
Bewegung, Prüfung 46
Bewegungen, bizarre 255
Bewegungsarmut 41
Bewegungsstörung, dystone 41
Bewegungsstörungen 40
– dystone 127
– hyperkinetische, choreatische 126
Bewegungstherapie, konzentrative 267
Bewegungsübungen, Parkinson-Syndrom 123
Bewusstlosigkeit 43
Bewusstsein 248
– Prüfung 46
Bewusstseinseinengung 249

Bewusstseinsstörung 248, 42
Bewusstseinsstörungen, Schädel-Hirn-Trauma 165
Bewusstseinstrübung 249
Bewusstseinsverschiebung 249
Beziehungsaufbau
– geistige Behinderung 364
– psychisch Kranke 233
Beziehungsgestaltung 4, 233, 235
– Abstinenzgebot 236
– Depressionen 291
– Manie 295
– Schizophrenie 281
Beziehungswahn 252, 277
– sensitiver 286
Bezugspflege
– Abhängigkeitserkrankungen 406
– Demenz 384
Bibliotherapie 265
Bilanzsuizid 419
Bildgebende Verfahren 52
Bing-Horton-Syndrom 223
Binswanger-Krankheit 381
Biografie
– Arbeit 388
– Basale Stimulation 14
– thymopsychische 386
Biografiearbeit, Ziele 388
Biopsien 61
Bipolare affektive Störungen 297
– Phasenprophylaxe 298
Blase
– autonome 44
– denervierte 44
– kortikal ungehemmte 44
– spastische 44
Blasenareflexie 89
Blasenentleerungsstörungen 44
Blasenhyperreflexie 89
Blasenlähmung 44, 93
Blasenstörung, hypotone 93
– Querschnittslähmung 93
Blepharospasmus 42, 127
Blitz-Nick-Salaam-Krämpfe 177
Blockaden, Parkinson-Syndrom 123
Blutungen
– chronisch subdurale 169
– epidurale 168
– intrakranielle/intrazerebrale 78
– intrazerebrale/intrakranielle 164
– Notfall 78
– Operative Blutungsausräumung 80
– Therapie, invasive 80
Blutungsdrainage 80
Blutzucker, Schlaganfall 67
BNS-Krämpfe 177
Bobath-Konzept 20
– 90°-Seitenlagerung 27
– Anheben des Beckens 25
– Bewegen auf die Bettkante 25
– Gehen mit dem Patienten 30
– Gestaltung von Bewegungsübergängen 25
– Gleichgewicht 23

– Grundlagen 21
– Haltungstonus 23
– Lagerungen 27
– normale Bewegung 22
– pflegerische Befundung 24
– Plastizität 21
– Propriozeption 21
– Rückenlagerung 28
– Schlaganfall 71
– Schlüsselpunkte 23
– Sitzen im Stuhl 29
– Stabilität für Mobilität 22
– Transfer aus dem Bett 26
– Unterstützungsfläche 23
Bodenpflege 8
Borderline-Persönlichkeitsstörung 312
Borrelia burgdorferi 134, 143
Bradykinese, Parkinson-Syndrom 119
Bridging 25, 68
Brillenhämatom 165
Broca-Aphasie 45
Brudzinski-Zeichen 134
Brustmarkverletzung 88
Brustwirbelsäule, Frakturen 98
BSE-Erreger 148
Bulbärparalyse 129
Bulimie 337
– Behandlung 337
– Gewichtskontrollen 338
– Pflege 338
Buprenorphin 211

C

Cannabis, Abhängigkeitserkrankungen 415
Carbamazepin 181
Carotis-PTA, Schlaganfall 70
Carotis-Thrombendarteriektomie (TEA), Schlaganfall 70
Case-Management 271
CCT, Schädel-Hirn-Trauma 166
Charcot-Trias 150
Chemoprophylaxe, Meningitis 135
Cholinerge Krise 197
Cholinesterasehemmer, Myasthenia gravis 196
Chorea
– benigne, hereditäre 126
Chorea Huntington 126
– gravidarum 126
– minor 126
– psychische Störungen 305
Choreatische Bewegungsstörungen 126
Choreatisches Syndrom 41
CJK 148
Clozapin 280
– Suizidalität 425
Cluster-Kopfschmerz 222, 223
– chronischer 224
– episodischer 224
Coiling 83
Coma vigile 171
Coma-Score 43
Commotio
– cerebri 164
– psychische Störungen 304

– spinalis 95
Compliance, Anorexia nervosa 336, 337
Compressio spinalis 95
Computertomografie 55
Conners-Skalen 354
Contre coup 169
Contusio
– cerebri 164
– psychische Störungen 304
Contusio spinalis 95
Convulex 181
Coping 269
Cranial perfusion pressure (CPP) 186
Creutzfeldt-Jakob-Krankheit 148
CT, Schlaganfall 66
Curschmann-Steinert-Myotonie 199
Cushing-Reflex, Hirndruckerhöhung 187
Cushing-Syndrom, psychische Störungen 305
Cyclophosphamid 151

D

Dämmerattacken 176
Darmentleerungsstörungen 44
Darmmanagement 93
Deep-Brain-Stimulation (DBS) 121, 217, 224
Dehydrierung 42
Déjerine-Klumpke-Lähmung 111
Dekontraktionshemmung 199
Dekubitusprophylaxe, Bobath-Konzept 27
Delir, *siehe* Verwirrtheit, akute
– organisch bedingtes psychisches Syndrom 300
– Pflege 301
Delirium, Alkohol 409
Delta-Alkoholiker 410
Demenz 378
– Alkoholkrankheit 411
– andere Ursachen 383
– Angehörigenarbeit 394
– Antriebsstörungen, Pflege 397
– Apraxie 396
– Ausscheidung 395
– Bewegung 395
– Denkstörungen, Pflege 397
– Depressionen 398
– Ernährung 395
– HIV 140
– Kommunikation 396
– Körpertemperatur 394
– Lewy-Körperchen 120, 382
– Merkfähigkeitsstörungen 397
– mnestische Störungen 397
– organisch bedingtes psychisches Syndrom 300
– Orientierungsstörungen 396
– Pflege 383
– Pflegeinterventionen 388
– Pflegekonzepte 385
– Pflegetherapeutische Gruppenangebote 388
– präsenile 379

– Schlaf 397
– Sicherheit 395
– Sprachstörungen 397
– Symptome 378
– Validation 389
– vaskuläre 381
– vom Alzheimer-Typ 379
Demyelinisierende Erkrankungen 149
Denken
– Einengung 251
– umständliches 251
– zerfahrenes 251
Denkhemmung 251
– Depression 289
Denkstörung 251
– Demenz 378
– Depressionen 289
– formale 251
– inhaltliche 252
– Schizophrenie 276
Denkverlangsamung 251
Depersonalisation 254
– Schizophrenie 277
Depressionen 288
– affektive Symptome 288
– agitierte 289
– Aktivierung, sanfte 291
– Alltagsbewältigung 291
– Alter 398
– Angehörigenberatung 293
– Behandlung 290
– Denkstörungen 289
– Diagnostik 289
– Drogenkonsum 417
– Elektrokrampftherapie 257
– Fingertremor 293
– Gesprächsführung 291
– Jugendalter 359
– Krankheitsentstehung 288
– larvierte 290
– Lichttherapie 258
– neurotische 289
– organisch bedingte 302
– Patientenberatung 293
– Pflege 290
– Pseudo-Demenz 398
– reaktive 289
– Rückfallprophylaxe 290
– SAD 290
– saisonal abhängige 290
– Schlafstörungen 292
– Schmerzen 220
– Somatische Symptome 289
– Suizid 292
– Suizidgefahr 420
– Wachtherapie 258
– Wahn 289
Deprivation 365
Derealisation 254
– Schizophrenie 278
Dermatomyositis 199
Desensibilisierung, systematische 263
Designerdrogen 401
Desinfektion, Lumbalpunktion 50
Desmopressin 351
Desorientiertheit 8, 249

Deutungen, Gruppentherapie 266
Déviation conjuguée 79
Diabetes mellitus, Alkoholkrankheit 411
Diapedeseblutung 85
Diffusionswichtung 56
Diskusprolaps 99
Dissoziale Persönlichkeitsstörung 311
Dissoziative Amnesie 326
Dissoziative Fugue 326
Dissoziative Störung 326
Dissoziative Störung, Pflege 326
Dissoziative Störungen, Behandlung 326
Distanz 235
Dopamin 121
– Parkinson-Syndrom 119
Dopaminhypothese 274
Dopa-Psychosen 121
Doppelcharakter, Problemlösungsprozess 236
Doppler-Sonografie 60
Down-Syndrom 362
Drainage
– Blutungen, intrazerebrale 80
Drehschwindel 39
Drei-Gläser-Probe 82
Drogen 401
– Designerdrogen 401
– Folgeerkrankungen 416
– Pflege 416
– point of no return 402
– Psychische Erkrankungen 417
– Safer-Use-Training 417
Drogenentgiftung 413
– Substitution 414
Drogenentwöhnung, gerichtlich angeordnete 245
Drogenersatzstoffe 414
Drop attacks 64
Druck, intrakranieller 185
Druckerhöhung
– akute 191
– chronische 187
– intrakranielle 186
– Schädel-Hirn-Trauma 165
Druckpuls, Hirndruckerhöhung 187
Druck-Volumen-Kurve, intrakranielle 186
DSM 5 230
Duchenne-Erb-Lähmung 111
Duchenne-Muskeldystrophie 198
Duplex-Sonografie 60
Dura-Plastik 193
Dysarthrie 42
– Multiple Sklerose 150
– Polymyositis 199
Dysästhesie 39
– Bandscheibenvorfall/-prolaps 100
Dyskinese 41
Dyskinesie
– durch Neuroleptika 279
– tardive 279
Dysphagie 42
– Myasthenia gravis 196
– Polymyositis 199
Dystone Bewegungsstörungen 127
Dystoner Schreibkrampf 127
Dystonie, zervikale 42

E
Echolalie, Schizophrenie 283
Echopraxie, Schizophrenie 283
Ecstasy 416
ED 149
EEG 57
– Epilepsie 177
– Hirntod 172
Eifersuchtswahn 277
Eigengefährdung
– Maßnahmen 423
– Zwangsmedikation 245
Einengung, psychogene 357
Einklemmung
– Hirndruckerhöhung 185
– obere/untere 185
– Schädel-Hirn-Trauma 165
– Zeichen 187
Einnässen 351
Einschlusskörperchen-Myositis 199
Einsicht, mangelnde 245
Einweisung, Vormundschaftsgericht 344
Elektroenzephalografie 57
Elektrokrampftherapie (EKT) 257
Elektromyografie 59
– Muskeldystrophie, progressive 198
– Myasthenia gravis 196
– Polymyositis 199
– Polyneuropathie 115
Elektroneurografie 60
Elternarbeit 341
Elternberatung 347
Embolie
– arterio-arterielle 63
– kardiale 63
Emotional instabile Persönlichkeit 311
Emotionalität 254
– im Alter 374
Emotionen, geistige Behinderung 362
Empfindungslosigkeit 254
Empty sella 194
Empty-triangle-Zeichen 85
Empyem
– parafalxiales 136
– subdurales 136
En-bloc-Aufsetzen 36
En-bloc-Aufstehen, Bandscheibenvorfall 103
Encephalomyelitis disseminata 149
Encounter-Gruppen 265
End-of-dose-Akinese 121
Endorphinrezeptoren 210
Enkopresis 352
Enquete-Kommission 230
Entgiftung 405
– Alkoholentgiftung 409
– qualifizierte 405
Entkatastrophisieren 328
Entlassung
– frühzeitige 239
– plötzliche 239
Entmarkung 149
Entspannungsverfahren 266
Entwicklung, psychosexuelle 260
Entwicklungsförderndes Spielen 348

Entwicklungsförderung, geistige Behinderung 363
Entwicklungsphasen nach Freud 260
Entwicklungsstadien, Suizidalität 422
Entwicklungsstörungen 362
– Autismus 350
Entwöhnungstherapien 404
Entzugsbeschwerden lindern 407
Enuresis 351
– diurna 351
– Konditionierung 351
– nocturna 351
– primäre 351
– sekundäre 351
Enzephalitis 136
– bakterielle 137
– Behandlung 138
– Diagnostik 137
– para-/postinfektiöse 137
– psychische Störungen 303
– virale 137
Enzephalomyelitis 137
Enzephalopathie
– HIV 140
– spongiforme 147
– subkortikale, arteriosklerotische 381
Epiduralanästhesie 217
Epiduralhämatom 164, 168
Epilepsie 176
– Anamnese 177
– Anfallsbeobachtung 181
– Antiepileptika 179
– Aura 176
– EEG 177
– Einteilung 176
– invasive Therapieverfahren 179
– Krankheitsentstehung 176
– Medikamenten-Einnahmetraining 184
– Patientenberatung 182
– Pflege 180
– Prävention 182
– psychische Störungen 304
– Schwangerschaft 182
– Selbstkontrolle 182
– Sicherheit des Patienten 180
– symptomatische 177
– Terminalschlaf 177
– Vagusnerv-Stimulation 180
Epilepsie
– idiopathische 176
– syptomatische 176
epileptische Anfälle, siehe Krampfanfälle, zerebrale
Epsilon-Alkoholiker 410
Erb-Lähmung 111
Erbrechen, induziertes 337
Ergotherapie 268
Erinnerung 250
Erinnerungskisten 393
Erinnerungspflege 388
Erinnerungszimmer 388
Erregungsphase 334
Erreichbarkeitsstufen, Böhm 386
Erstgespräch, psychiatrische Station 242
Erstkontakt, Psychiatrie 241
Erythema chronicum migrans 143

Es 231
Ess-Störungen 334
– Anorexia nervosa 334
– Bulimie 337
– Kinder und Jugendliche 360
– Nachsorge 338
Esstraining, Bulimie 338
European Stroke Score 69
Evozierte Potenziale 59
Exhibitionismus 315
Expanded Disability Status Skala 151
Expertenstandard, Schmerzmanagement 207
Exposition, graduierte 320
Exposition in vivo
– Angststörungen 320
– Anorexia nervosa 336
– Panikstörungen 322
Expositionsbehandlung 320
Extrembelastung 315

F
Fachliche Kompetenz, Bezugspflege 234
Fallhand 113
Familienbetreuung, geistige Behinderung 363
Familientherapie, Formen 266
Farbduplex-Sonografie 60
Fazialisparese
– periphere 107, 108
– Pflege 108
Fechterstellung 176
Feedback-Feedforward-System 21
Feil, Naomi 390
Femoralislähmung 113
Fentanyl-Membranpflaster 211
Fetischismus 314
Fettleibigkeit, Kindes- und Jugendalter 360
Fibrinolyse 68
Fibrinolytika 68
Filterstörung 275
Finger-Nase-Versuch 40
Fingertremor, Depressionen 293
Fingolimod 151
Fisher-Syndrom 116
Fixierung
– Dauer 247
– Durchführung 246
– rechtliche Grundlagen 245
Flaschenzeichen, positives 113
Flash-backs 368
Flexibilitas cerea, Schizophrenie 283
Flimmerskotom, Migräne 221
Flooding 320
Flupirtin 209
Fokaltherapie 262
Folie a deux 286
Fördern durch Fordern 397
Förderung, geistige Behinderung 364
FOTT 75
Frakturen
– Brust- und Lendenwirbelsäule 98
– Halswirbelsäule 97
Freezing, Parkinson-Syndrom 123

Freizeitaktivitäten, Abhängigkeitserkrankungen 408
Freizeitgestaltung 237
Fremdanamnese 242
Fremdbeeinflussungserlebnisse 254
Fremdgefährdung, Zwangsmedikation 245
Fressattacken 337
Fressflashs 338
Freud, Sigmund 259
Froment-Zeichen 113
Frontalhirnsyndrom 304
Frontallappentumor 155
Frotteurismus 315
Frühförderung, geistige Behinderung 363
Frühkindliche Konflikte 261
Frühreha Index 69
Frührehabilitation 3
– Schlaganfall 68
Frühsommer-Meningoenzephalitis 142
FSME 142
Funikuläre Myelose, Hinterstrangataxie 41
Funktionelle Therapie, Kindes- und Jugendalter 348
Funktionshand 92

G
Gabapentin 181
Gadolinium 56
Gamma-Alkoholiker 410
Gangataxie 40
Ganzheitlich orientierte Pflege 373
GBS 116
Gedächtnis, geistige Behinderung 362
Gedächtnislücken 251
Gedächtnismodell 250
Gedächtnisstörung 250
Gedächtnisstörungen, Demenz 378
Gedankenabreißen 276
Gedankenausbreitung 254, 278
Gedankeneingebung 254, 278
Gedankenentzug 254, 276, 278
Gedankenlautwerden 278
Gedankensperre/-abreißen 251
Gedankenzwänge 323
Gefahr, Zwangsmaßnahmen 245
Gefühl der Gefühllosigkeit 288
Gegenübertragung, Depressionen 291
Gehirn, Alterungsvorgänge 374
Gehirnentzündung 136
Gehirnerschütterung 164
Gehirnjogging 380
Gehirnquetschung 164
Gehirntumoren, intrakranielle 155
Gehtraining, Parkinson-Syndrom 123
Geistige Behinderung 361
– Abstraktionsvermögen 362
– Aufnahmesituation 364
– Beziehungsaufbau 364
– Familienbetreuung 363
– Verhaltenstherapien 363
geistige Behinderungen, Schweregrad 363
Geistige Entwicklungsstörungen 363
Gelegenheitsanfall, zerebraler 175
Gelegenheitstrinker 410
Gepäckkontrolle, Aufnahme 242
Geriatrie 371

Gerinnungsstörungen, Alkoholkrankheit 411
Gerontopsychiatrie 228, 371
Geruchshalluzinationen 253
Geschlechtsidentität, Störung 315
Geschlechtsumwandlung 315
Gesichter-Rating-Skalen 206
Gesichtsrose 146
Gesichtsschädelfrakturen 163
Gesichtsschmerzen
– Cluster-Kopfschmerz 224
– Multiple Sklerose 149
Gesprächs(psycho)therapie
– Ablauf 264
– nach Rogers 264
Gesprächsführung
– Depressionen 291
– Manie 295
– Schizophrenie 281
Gestaltungstherapie 268
Gewalt, gegen Kinder 365
Gewichtskontrollen
– Anorexia nervosa 336
– Bulimie 338
Gewichtszunahmevertrag 335
Gilles-de-la-Tourette-Syndrom 128
Glasgow-Koma-Skala (GKS) 43, 163
Glaukomanfall 222
Gleichgewicht 23
Glioblastom 159
Glioblastoma multiforme 156
Gliome 159
Globale Aphasie 45
Glukokortikoide
– Hirnödem 193
– Multiple Sklerose 151
– Myasthenia gravis 197
– Schmerztherapie 214
Grand-mal-Epilepsie 177
Grenzüberschreitungen 236
Grenzziehungen 266
Größenwahn 252, 277
Großhirninfarkt 64
Grübeln 251
Grundbedürfnisse
– Kitwood 385
– seelische/soziale 387
Gruppentherapie 265
Gruppenvalidation 392
Guillain-Barré-Syndrom 116
Gürtelrose 146

H
Habituation 13, 320
Halbseitenlähmung, Schlaganfall 64
Halluzination 253
– akustische 253, 277
– gustatorische 253
– Körper 277
– olfaktorische 253
– optische 253, 277
– Schizophrenie 277, 283
– Übersicht 253
Halluzinationen
– Drogenkonsum 417
– organisch bedingt 302

Halluzinogene, Abhängigkeitserkrankungen 416
Halo-Fixateur, Pflege 98
Halsmarkverletzung 88
Halswirbelsäule, Frakturen 97
Haltetremor 40
Haltungstonus 23
Haltungstraining, Nacken- und Rückenschmerzen 218
Hämatom, epidurales 164
Hämatome, Spinalkanal 89
Handlungabläufe, geistige Behinderung 364
Handlungskompetenz, psychiatrische Pflege 233
Handlungszwänge 323
Handmuskelatrophie 113
Handnerven 112
Harninkontinenz 44
– Demenz 395
– Schlaganfall 77
Harnverhalt 44
Haschisch 415
Haschischöl 415
Haustiere, Kinder- und Jugendpsychiatrie 342
Hauswirtschaftstraining, Bulimie 338
Hautveränderungen, trophische
– Polyneuropathie 115
HC 126
Heidelberger-Schmerz-Tagebuch 205
Heilkrampfbehandlung 257
Heilpädagogik, Jugendalter 348
Heimbeatmung, Querschnittslähmung 94
Hemiballismus 41
Hemikallotektomie, Hirndruckerhöhung 193
Hemiparkinson 120
Hemiplegie 38
– Bobath-Konzept 22
– Großhirninfarkt 64
– Schlaganfall 64
Hemmungspädophilie 315
Herdenzephalitis
– embolische 137
– metastatische 138
Herniation, Hirndruckerhöhung 185
Heroin, Abhängigkeitserkrankungen 413
Herpes zoster 146
Herpes-simplex-Enzephalitis 137
Herzinsuffizienz, Alkoholkrankheit 411
Hexenschuss 100
Hinterstrangataxie 40
Hirnabszess 138
Hirnarterienaneurysma, Subarachnoidalblutung 81
Hirnarterienverschluss, thrombotischer 63
Hirndruck 185
– Werte, pathologische 185
Hirndruckbehandlung, Schlaganfall 67
Hirndruckerhöhung 186
– Barbiturate 193
– Cushing-Reflex 187
– Diagnostik 191
– Druckpuls 187
– Glukokortikoide 193

– Hemikallotektomie 193
– Hirndruckmessung 192
– Hypothermie 193
– Liquordrainage 192
– Osmotherapie 192
– Therapie 192
Hirndruckmessung
– Hirndruckerhöhung 192
– intraparenchymatöse 192
– Schädel-Hirn-Trauma 167
– ventrikuläre 192
Hirndrucksonde 192
Hirndrucktherapie 192
Hirndruckzeichen 165
Hirnhautentzündung 133
Hirninfarkt 63
Hirnischämie 63
Hirnmetastasen 156
Hirnnerven
– Erkrankungen 107
– Funktionsprüfung 46
– Schädigungsmuster 109
– Überblick 108
Hirntumoren
– Glukokortikoide 193
– Hirndruckerhöhung 191
Hirnprellung 164
Hirnsinus 85
Hirnstamminfarkt 64
Hirnstimulation, tiefe 121
Hirntod 172
– Diagnostik 172
– Null-Linien-EEG 172
– Organspende 173
– Pflege 173
– Protokoll 172
Hirntumoren
– Angiographie 156
– gutartige 156
– Herdsymptome 155
– intrakranielle 155
– maligne 157
– Pflege 157
– Prognose 158
– psychische Störungen 304
Hirnvenenthrombose 85
Histrionische Persönlichkeitsstörung 310
HIV-Enzephalitis, psychische Störungen 304
HIV-Enzephalopathie 140
HIV-Infektion 139, 140
– antiretrovirale Therapie 141
– Diagnostik 141
– Patientenberatung 141
– Prävention 140
HI-Virus 140
HKS 352
Homöopathie 219
Homöostase 329
Hormonstörungen, psychische Störungen 305
Horner-Syndrom 111
Huber-System, triadisches 231
Hüftkomplikationen 73
Human immunodeficiency virus 139
Hunt und Hess-Klassifikation 81

Hydrozephalus 188
Hygiene, psychiatrische Pflege 238
Hygrom, subdurales 170
Hypalgesie 39
Hypästhesie 39
– Bandscheibenvorfall/-prolaps 100
Hyperalgesie 39
Hyperästhesie 39
Hyperhidrose 43
Hyperkapnie 193
– Hirndrucktherapie 192
Hyperkinese 41
Hyperkinetische choreatische Bewegungsstörungen 126
Hyperkinetisches Syndrom 352
Hyperparathyreoidismus, psychische Störungen 305
Hypertonie
– Kopfschmerzen 222
– Massenblutung, intrazerebrale 78
Hyperventilation, Hirndruckerhöhung 192
Hypnose 268
Hypochondrie 252
Hypochondrische Störungen 327
Hypochondrischer Wahn 252
Hypohidrose 43
Hypokapnie 193
Hypokinese 41
– Parkinson-Syndrom 119
– Schizophrenie 283
Hypophysenadenom 156, 161
Hypophysenadenome 160
Hypothermie, Hirndruckerhöhung 193
Hysterische Persönlichkeitsstörung 310
Hysterische Störungen, Kindes- und Jugendalter 357

I
ICD-10 230
Ich 231
Ich-Aktivität 278
Ich-Demarkation 278
Ich-Erleben, Störungen 254
Ich-Erleben-Störungen 277
Ich-Identität 278
Ich-Konsistenz 278
Ich-Störungen 278
Ich-Vitalität 278
ICP 185
Ideal-Ich 260
Ideenflucht 251, 294
IICP 185
Illusionäre Verkennung 277
Illusionen 254
Imigran 222
Immunschwäche, ZNS-Infektionen 140
Impressionsfraktur 164
Impulsdurchbrüche 343
Impulsivität 311
Impulskontrolle, gestörte 316
Increased intracranial pressure 185
Indometacin 209
Infektionsschutzgesetz 133
Infiltrationsanästhesie 217
Initialberührung 17

Initialschrei 177
Inkontinenz, paradoxe 44
Inobhutnahme, Kinder- und Jugendpsychiatrie 344
Instanzenmodell 260
Insuffizienzgefühle 288
Integrative Kindergärten 363
Intelligenz 361
– fluide 374
– kristalline 374
Intelligenzminderung 361
Intelligenzquotient 361
Intentionstremor 40
– Multiple Sklerose 149
Interaktionen, positive nach Kitwood 392
Interferon 151
Intermediate Care 157
Interventionen, Gruppentherapie 266
Intraarterielle Lyse 68
Intracranial pressure 185
Intrakranielle Druckmessung 61
Intrakranieller Druck 61
Intraspinale Blutungen 89
Intuition 387
Involutionsdepression 398
IQ 361
Ischämie, spinale 87
ischämische Penumbra 67
Ischiadicusschädigung 113
Isolieren 261
Isolierung 247
– Meningitis 136
ITP 269

J
Jackson-Anfälle 176
Jacobson-Muskelrelaxation 266
Jarisch-Herxheimer-Reaktion 145
Jellinek 410

K
Kachexie, Anorexia nervosa 335
Kalottenfrakturen 164
Kaposi-Sarkom 140
Karpaltunnelsyndrom 113
Kastrationsangst 260
Katadolon 209
Katalepsie 255
– Schizophrenie 283
Katatone Schizophrenie 283
Katatonie
– Elektrokrampftherapie 257
– perniziöse 283
– Schizophrenie 283
Kaudasyndrom 87
– Bandscheibenvorfall 101
Kaudaverletzung 88
Kennmuskeln 100
Keppra 181
Kernig-Zeichen 134
Kernspintomografie 56
– Epilepsie 178
– Multiple Sklerose 150
Kinaesthetics 32
– 6 Konzepte 33
– an die Bettkante setzen 36

– Gehendes Bewegen im Sitzen 36
– Gehendes Bewegen zum Kopfende 35
– im Bett an die Seite bewegen 33
– im Bett auf die Seite drehen 34
Kinästhetik, *siehe* Kinaesthetics
Kinder- und Jugendpsychiatrie 339
– affektive Störungen 358
– Alltagsgestaltung 341
– Ambivalenzkonflikt 343
– anamnestische Gespräch 345
– Aufklärung 347
– Beziehungsgestaltung 341
– Bezugspflege 342
– Elternarbeit 339
– Elterngespräche 347
– funktionelle Therapie 348
– Inobhutnahme 344
– Konfliktsituationen 343
– körperliche Untersuchung 346
– multiprofessionelles Vorgehen 346
– Notfälle 344
– Pflege und Erziehung 340
– Probleme 343
– psychische Störungen 344
– psychologische Anamnese 346
– Psychopharmaka 349
– Psychotherapie 347
– Schizophrenie 358
– Schulbesuch 341
– stationäre Aufnahme 344
– Talking-Down 343
– Taschengeld 341
– Therapieformen 346
– Zwangsstörungen 356
Kinderlähmung, *siehe* Poliomyelitis
Kindesmissbrauch, sexueller 365, 367
Kindesmisshandlung 365
Kindesvernachlässigung 365
Kitwood, Tom 385
Klassisch konditionierte Lernprozesse 327
Klassisches Konditionieren 318
Kleinhirnataxie 40
Kleinhirnsymptome, Multiple Sklerose 149
Kleinhirntumor 155
Kleptomanie 316
Klingelhose 351
Kognitionen 263
– dysfunktionale 264
Kognitive Funktionen, im Alter 374
Kognitives Training 380
Kokain, Abhängigkeitserkrankungen 415
Kokainpsychose 303
Koma 43, 47, 249
Kommunikation
– Abhängigkeitserkrankungen 406
– Demenz 396
– Gruppentherapie 266
– Pflege 236
Kommunikationsstörungen 9
Komorbidität 417
Konditionieren
– klassisches 318
– operantes 318

Konditionierung
– apparative 351
– Enuresis 351
– Schmerztherapie 220
– Verhaltenstherapie 262
Konfabulationen 251
Konfabulieren 301
Konflikte
– frühkindliche 261
– Problemlösungsprozess 236
Konfliktsituationen, Kinder- und Jugendpsychiatrie 343
Konflikttrinker 410
Konsens im Dissens 282
Kontinenztraining 9
Kontrakturprophylaxe, Bobath-Konzept 27
Kontrastmittel, Röntgenaufnahmen 53
Kontrastmittelallergie 53
Kontrastmittelaufnahme 53
Kontrolle
– Abhängigkeitserkrankungen 407
– persönliches Eigentum 242
– Zimmer 343
Kontusion 169
Konussyndrom 87
Konusverletzung 88
Konversion 261
Konversionsstörung 326
Konzentrationsstörung 249
Konzentrative Bewegungstherapie 267
Konzept der normalen Bewegung 22
Koordinationsprufung 46
Kopfschmerzen
– Analgetika-induzierte 208
– Cluster 223
– Hypertonie 222
– Patientenberatung 223
– postpunktionelle 50
– primäre 221
– sekundäre 221
Koprolalie, Gilles-de-la-Tourette-Syndrom 128
Kopropraxie, Gilles-de-la-Tourette-Syndrom 128
Körperhalluzinationen 253, 277
Körperliche Untersuchung, Kindesalter 346
Körperschema-Störung 335
Korsakow-Psychose 301
Korsakow-Syndrom 301
Krallenhand 113
– Ulnarislähmung 114
Krampfanfall, klonischer 177
Krampfanfälle, zerebrale 175
Krankenbeobachtung
– Objektivität 240
– psychiatrische Pflege 240
– psychisch Kranke 248
– Subjektivität 240
– Vorurteile 240
Krankenhauseinweisung, Alter 376
Krankheit der Angehörigen, siehe Demenz
Krankheitsbegriff, psychiatrischer 229

Krankheitseinsicht
– Abhängigkeitserkrankungen 408
– psychisch Kranke 248
Kreative Therapieverfahren 267
Kreislaufstabilisierung, Hirndrucktherapie 192
Krisen 310
Krisenintervention, psychotherapeutische 425
Kritikminderung 295
Krückenlähmung 113
KTS 113
Kulturspezifische Besonderheiten 240
Kunsttherapie 267
Kurzschlussreaktionen, Suizidalität 419
Kurztherapie 262

L

Lagerung, Bandscheibenvorfall 103
Lagerungsschwindel, paroxysmaler 39
Lagophthalmus 107
Lähmung 38
– Einteilung 38
– motorische 37
– myogene 37
– periphere 37
– sensible 39
– spastische 37
– zentrale 37
Lähmungen, Polyneuropathie 115
Landesunterbringungsgesetze 245
Landry-Guillain-Barré-Strohl-Syndrom 116
Landry-Paralyse 116
Langzeit-EEG, Epilepsie 177
Langzeitgedächtnis, Störungen 250
Langzeitpflege 3
Langzeitrehabilitation 3
Larvierte Depression 290
Lasègue-Zeichen 134
Latenzphase 260
Lateralsklerose, amyotrophe 128
Lateropulsion, Parkinson-Syndrom 120
Le Fort 163
Lebenspraktisches Training 236
– Abhängigkeitserkrankungen 408
Leberfunktionsstörungen, psychische Störungen 305
Leberkoma 305
Leberschädigung, Stadien 411
Leberzirrhose
– Alkoholkrankheit 410
– Drogenkonsum 416
Leibhalluzination 253
Leitungsanästhesie
– periphere 217
– rückenmarksnahe 217
Lendenwirbelsäule, Frakturen 98
Leukoenzephalopathie progressive multifokale 140
Lewy-Körperchen-Demenz 120, 382
Lhermitte-Zeichen, Multiple Sklerose 149
Lichttherapie 258
Liebeswahn 277

Liftschwindel 39
Liquordrainage, Hirndruckerhöhung 192
Liquorfistel, Schädelbasisfraktur 164
Liquoruntersuchung, Meningitis 135
Lithium 296
– Schwangerschaft 306
– Suizidalität 425
Lithiumausweis 297
Lithiumintoxikation 296
Locked-in-Syndrom 171
Logopädie 10
Lokalanästhetika 216
LP 49
LSD 416
Lues 144
– cerebrospinalis 145
– Jarisch-Herxheimer-Reaktion 145
Lumbalmarkverletzung 88
Lumbalpunktion 49
– Blutungen, intrakranielle 82
– Durchführung 49
– Lagerung 49, 50
– Marcumar- oder Heparin-Therapie 49
– Risiken 50
– Set 49
– Vorbereitung 49
Luminal 181
Lyme-Borreliose 134, 143
Lymphom 156
Lymphome, maligne
– AIDS 140
Lysetherapie, Pflege 68

M

M. Cushing 161
Magengeschwür, Behandlung 332
Magersucht, *Siehe* Anorexia nervosa
Major tranquilizer 279
Mangelernährung 42
Manie 294
– Behandlungsstrategie 295
– Gesprächsführung 295
– Jugendalter 359
– Pflege 295
– Schlafstörungen 297
– Symptome 294
– Umgang mit Antriebssteigerung 296
Maniforme Störungen, organisch bedingt 302
Maniriertheit 276
MAO-Hemmer 293
March of convulsion 176
Marcumar, Sinus(venen)thrombose 86
Marihuana 415
Maskengesicht 41, 119
Masochismus 315
Massenverschiebung, Hirndruckerhöhung 185
Massage, Schmerztherapie 218
Maßregelvollzug 245
Matratzenlager, Phasen 8
Medianuslähmung 113
Medienabhängigkeit 361
Medienmissbrauch 361
Mediensucht 361

Medikamente
– Psychiatrie 255
– Umgang mit, psychiatrische Pflege 238
Medikamentenabhängigkeit 412
Medikamentenblatt 238
Medikamenteneinnahme 257
Medikamentenentgiftung 412
Medulloblastom 156
Melancholie 287
Meningeales Syndrom 134
Meningeom 156
Meningeosis carcinomatosa 135
Meningeosis leucaemica 135
Meningismus 134
– Subarachnoidalblutung 81
Meningitis 133
– Alkoholkrankheit 411
– bakterielle 134
– bakterielle: Sepsis 135
– Chemoprophylaxe 135
– frühluetische, akute 145
– Hydrozephalus 136
– Hygienemaßnahmen/Isolierung 136
– Intensivpflege 136
– Komplikationen 136
– Liquoruntersuchung 135
– Pflege 136
– psychische Störungen 303
– Schmerztherapie 221
– tuberkulöse 134
– virale 134
Meningoenzephalitis 137
– HIV-Infektion 140
Merkfähigkeit 250
Merkfähigkeitsstörungen 250
– Demenz 397
Metabolische Myopathien 200
Metastasen 106, 159
Methadon 413
– BTM-Buch 414
Methodische Kompetenz, Bezugspflege 234
Migraine
– accompagnée 221
– sans Migraine 222
Migräne 221
– Anfall, akuter 223
– Auslöser 221
– Begleitsymptome 221
– Behandlungsstrategie 222
– chronische 222
– Diagnose 222
– Differenzialdiagnose 222
– einfache 221
– klassische 221
– Kopfschmerzkalender 223
– ophthalmoplegische 222
– Pflege 223
– Schmerztherapie 221
Mikrographie 41, 120
Milieugestaltung 237, 384
Milieutherapie 384
Mini-Mental-Status-Test 380
Minor-Schweißtest 44
Minussymptome 278
– Parkinson-Syndrom 120

Miosis, Cluster-Kopfschmerz 224
Missbrauch 402
– nicht abhängigkeitserzeugenden Substanzen 403
– sexueller 367
Misshandlung, Kinder 365
Mitochondriale Myopathien 200
Mitoxantron 151
Mittelgesichtsfrakturen 163
MMST 380
Mnestische Störungen, Demenz 397
Mobilisation
– Parkinson-Syndrom 124
– en bloc Aufsetzen 36
Mongolismus 362
Monoaminoxidase-Hemmer 293
Monokelhämatom, Schädelbasisfraktur 164
Monoparese 38
Monoplegie 38
Monroe-Kellie-Doktrin 185, 188
Morbus
– Menière 39
– Parkinson 119
Morphin 210
– nicht retardiertes 211
– retardiertes 211
Morphin-slow-releasing(MST-)-tablet 216
Motoneuronerkrankungen 128
Motorische Lähmung 37
Motorisch evozierte Potenziale 59
motorische Aphasie 45
MR-Angiographie
– Blutungen, intrakranielle 82
MS 149
MSA 125
Multiinfarktdemenz 381
Multimorbidität 372
Multiple Sklerose 149
– Ausscheidung 153
– Behandlung 151
– Bewegung 153
– Charcot-Trias 150
– Diagnose 150
– Differenzialdiagnose 151
– Ernährung 153
– Glukokortikoide 151
– Hinterstrangataxie 41
– Pflege 152
– Prognose 152
– Schub 150
– Sexualfunktionsstörungen 44
– Sexualität 154
– Symptomatik 149
– Verlaufsformen 150
Multiprofessionelles Team 234
Multisystematrophie 125
Münchener Bierfahrerherz 411
Münzenzählertremor 40, 120
Musik, Validation 391
Musiktherapie 267
– Schmerzen 220
Muskelatrophie 37
– spinale 130
Muskeldystrophie, progressive 198
Muskeleigenreflexe 37

Muskelerkrankungen 195
– entzündliche 198
– metabolische 200
– Myasthenia gravis 195
– Myotonie 199
– Progressive Muskeldystrophie 198
Muskelhypertonie 41
Muskelrelaxation
– nach Jacobson 266
– progressive 266
Muskelschwund 37
Muskeltonus 22
Muskeltonusminderung, Chorea Huntington 126
Mutismus 255
– Schizophrenie 283
Mutterwitz 387
Myasthene Krise 197
Myasthenia gravis 195
– Behandlung 196
– Diagnostik 196
– Flupirtin 209
– Klassifikation 196
– Pflege 197
– pseudoparalytica 195
– Symptome 196
Myatrophische Lateralsklerose 128
Myelo-CT 54
Myelografie 53
Myelopathie, HIV-Infektion 140
Myoklonie 42
Myopathie
– metabolische 200
– mitochondriale 200
Myopathien 195
Myotonie 199

N

N. abducens, Schädigung 109
N. accessorius, Schädigung 109
N. facialis, Schädigung 109
N. femoralis, Schädigung 113
N. glossopharyngeus, Schädigung 109
N. hypoglossus, Schädigung 109
N. ischiadicus, Schädigung 113
N. medianus, Schädigung 113
N. oculomotorius, Schädigung 109
N. olfactorius, Schädigung 109
N. opticus, Schädigung 109
N. peronaeus, Schädigung 114
N. radialis, Lähmung 113
N. tibialis, Schädigung 114
N. trigeminus, Schädigung 109
N. trochlearis, Schädigung 109
N. ulnaris, Schädigung 113
N. vagus, Schädigung 109
N. vestibulocochlearis, Schädigung 109
Nackenschmerzen, Haltungstraining 218
Narzissmus 313, 314
Narzisstische Persönlichkeitsstörungen 313
Negativismus, Schizophrenie 283
Neglect-Phänomen 46, 74
Neologismen 276
Nervenbiopsie, Polyneuropathie 115
Nervenleitgeschwindigkeit 60

Nervenschädigungen, periphere 112
Nervensystem 21
– peripheres (PNS) 21
– zentrales 21
Nervenwurzelsyndrom 100
Nervenstimulation
– transkutane, elektrische 219
Neue Antidepressiva 293
Neurapraxie 112
Neurinom 105, 156
Neuroborreliose 143
Neurochirurgie 1
Neuroleptika 279
– atypische 280
– hoch- und mittelpotente 279
– Nebenwirkungen 280
– niederpotente 280
– Parkinson-Syndrom 119
– Schmerztherapie 214
– Schwangerschaft 305
– Suizidalität 425
Neuroleptisches Syndrom 279
Neurologie 1
– Pflege 2
Neurologische Ausfälle
– Bandscheibenvorfall/-prolaps 101
– Schädel-Hirn-Trauma 165
– Schlaganfall 64
Neurolues 144, 304
– asymptomatische 145
Neuronale Verbindungen 21
Neuronale Vernetzungen 21
Neuropathie, HIV-Infektion 140
Neuropsychologische Syndrome 44
Neuropsychologische Untersuchungen 47
Neurosen 231
Neurosyphilis 144
Neurotisches Symptom 231
Neurotmesis 112
Neurotropika 381
Neurotransmitter, Parkinson-Syndrom 119
Nicht-Opioid-Analgetika 208
– Hauptwirkung 210
Nichtopioide 208
Nichtsteroidale Antiphlogistika 209
Niereninsuffizienz 305
Nierenversagen, Kontrastmittel 53
Ninhydrin-Test 43
Nootropika 381
Normaldruckhydrozephalus 188
Notfall
– akinetische Krise 120
– Drogenentzug 408
– Status epilepticus 180
– Verwirrtheit 375
Notstand, rechtfertigender
– Fixierung 246
– Zwangsmedikation 245
Notwehr, Fixierung 246
Novalgin 209
Novaminsulfon 209
NPP 99, 104
NRS 206
NSAR 208, 209
Nukleotomie 102

Numerische Rangskala 206
nvCJK 148
Nystagmus 39
– Multiple Sklerose 149

O

Oberflächenanästhesie 217
Occipitallappentumor 155
Ödipale Phase 260
Ödipus-Komplex 260
Off-Dystonie 121
Okkasionskrampf, *Siehe* Gelegenheitsanfall, zerebraler
Olfaktorische Stimulation 16
Oligodendrogliom 156
Oligophrenie 361
Oneiroid 249
On-off-Phänomen 121
Operante Konditionierung 262
Operantes Konditionieren 318
Operationsverfahren, mikrochirurgische
– Bandscheibenvorfall/-prolaps 102
Operative Therapien, Schmerzen 217
Opiate 210
Opiatrezeptoren 210
Opiatvergiftung, Naloxon 212
Opioid-Analgetika 210, 211
– starke 210
– Wirkungen 210
Opioide 210
– Abhängigkeitserkrankungen 412
– Abhängigkeitspotenzial 211
– Atemdepression 211
– Dosissteigerungen 212
– Kontraindikationen 211
– Nebenwirkungen 211
– Pflege 212
– Pharma-Info 211
– schwache 211
– Sedierung 212
– starke 210
– Toleranzentwicklung 210
– Vergiftung 212
– Wirkung 210
Opisthotonus 134
Opium 210
Orale Entwicklungsphase 260
Orale Stimulation 16
Organspende 173
Orgasmusphase 334
Orientierung 249
– geistige Behinderung 362
Orientierungsstörung 249
– Überblick 250
Orientierungsstörungen, Demenz 378, 396
Osmotherapie, Hirndruckerhöhung 192
Ösophagusvarizen, Alkoholkrankheit 411
Oxigenierung, Hirndrucktherapie 192

P

Paartherapie 265
– Formen 266
Pädophilie 315
Panikattacken, Drogenkonsum 417
Panikstörungen 321
– Kindes- und Jugendalter 356

Pankreasinsuffizienz, Alkoholkrankheit 411
Paper-Pencil-Verfahren 308
Paracetamol 209
– Abhängigkeitserkrankungen 412
Paradoxe Inkontinenz 44
Parafalxiales Empyem 136
Paralyse 37
– Neurolues 145
Paralysis agitans 119
Paranoia 286
Paranoide Persönlichkeitsstörung 310
Paranoide Störungen, im Alter 399
Paranoid-halluzinatorische Schizophrenie 282
Paraparese 38, 87
Paraplegie 38
Parästhesie 39
Parästhesien, Polyneuropathie 114
Parasuizidale Handlung 419
Parasuizide 419
Parathymie 254, 276
Parentifizierung 365
Parese 37, 87
Paresen, Multiple Sklerose 149
Parkbanklähmung 113
Parkinson-Erkrankung, psychische Störungen 305
Parkinson-Syndrom 119
– Behandlung 121
– Behandlungsprobleme 121
– Bewegungsübungen 123
– Diagnostik 120
– Gehtraining 123
– Körperhaltung 120
– Mobilisation 124
– Neurotransmitter 119
– Patientenberatung 122
– Pflege 121
– Prävention 122
– Salbengesicht 120
– symptomatisches (sekundäres) 119
– Symptome 119
Patellarsehnenreflex 46
– Femoralislähmung 113
Patientenberatung, Schlaganfall 71
Patientenverfügung 157
Patient controlled analgesia 216
Pawlowscher Hund 318
PCA 216
PCA-Pumpe 216
PDA 217
Peak-dose-Hyperkinesen 121
Peer group 358
PEG-Sonde 75
Perfusionswichtung 56
Periduralanästhesie 217
– Injektionsorte 217
Periinfarktgebiet 67
Periphere Lähmung 37
Peritonealkatheter, Hydrozephalus 190
Peronaeuslähmung 114
Perseveration 304
Persönliche Kompetenz, Bezugspflege 233
Persönlichkeit 307
Persönlichkeitstests, psychologische 308

Persönlichkeitsmerkmale, im Alter   374
Persönlichkeitsstörungen   307
– Borderline   312, 314
– Diagnostik   308
– dissoziale   311
– emotional instabile   311
– Entstehung   307
– histrionische   310
– multiple   326
– narzisstische   313
– organisch bedingte   303
– paranoide   310
– Pflege   309
– schizoide   310
– Selbstverletzungen   312
– Therapie   308
– zwanghafte   310
Persönlichkeitsveränderung, nach Extrembelastung   315
Person-zentrierter Ansatz nach Kitwood   385
PET   56
Petit-mal-Epilepsie   177
Pfefferminzöl   225
Pflanzenheilkunde   219
Pflegebedürftigkeit, im Alter   373
Pflegediagnosen, im Alter   373
Pflege, therapeutisch aktivierende   2
Pflegetherapeutische Gruppenangebote   388
Pflege- und Erziehungsdienst   340
Phallische Phase   260
Phantomschmerz   112
Pharma-Info, Antidementiva   381
Pharmakotherapie   228
– Alter   377
Phasenmodell der psychosexuellen Entwicklung   260
Phasenprophylaxe   298
Phobie   319
– Pflege   321
– soziale   319
Phobien   253
– Kindes- und Jugendalter   356
Physiotherapie
– Bandscheibenvorfall   103
– Rückenschmerzen   218
Phytopharmaka   220
Pick-Krankheit   305
Pillendrehertremor   40, 120
Placebos, Schmerztherapie   214
Plastizität   21
Plateauphase   334
Plegie   37, 87
Pleozytose, Multiple Sklerose   150
Plexus
– cervicobrachialis   110
– lumbalis-Läsion   111
– lumbosacralis   110
– sacralis-Läsion   111
Plexusläsionen   110
– Armplexus   111
– Beinplexus   111
Plexus pudendus-Läsion   111
Plus-Symptom, Parkinson-Syndrom   120
Pneumonien, Alkoholkrankheit   411

Pneumonieprophylaxe
– Bobath-Konzept   27
– Querschnittslähmung   94
PNP   114
PNS   21
Point of no return   402
Pöldinger, Siehe Selbstmordabsichten
Poliomyelitis   143
Polio, Siehe Poliomyelitis
Polymyositis   199
Polyneuritis, akute idiopathische   116
Polyneuropathie   114
– Diagnostik   115
– Pflege   115
– Ursachen   114
Polyradikulitis   116
– Herpes zoster   147
Polytoxikomanie   413
Positive Interaktionen nach Tom Kitwood   392
Positronen-Emissions-Tomografie   56
Post-Borreliose-Syndrom   143
Post-Polio-Syndrom   144
Postpunktionelles Syndrom   50
Posttraumatische Belastungsstörung   368
Prädelir   300
Prägung   387
Präsuizidales Syndrom   420
Prävention, Schlaganfall   71
Prionenerkrankungen   147
Probleme, Kinder- und Jugendpsychiatrie   343
Problemanalyse, Suizid   425
Problemlöseverhalten, Gruppentherapie   266
Progressive Muskeldystrophie   198
Progressive Muskelrelaxation nach Jacobson   266
Progressive Paralyse, Neurolues   145
Projektion   261
Prolaktinom   161
Prophylaxe, Schlaganfall   71
Propriozeption   21
Propulsion, Parkinson-Syndrom   120
Propulsiv-Petit-Mal   177
Prostaglandine, Schmerzen   210
Prostaglandinsynthesehemmer   210
Provokationsmethoden   177
Proxen   209
Pseudodemenz   398
– Depression   289
Pseudoerinnerungen   251
Pseudotumor cerebri, empty sella   194
Psyche   227
Psychiatrie   227
– Durchsuchen des Gepäcks   242
– Entweichen   243
– Erstkontakt   241
– forensische   228
– ganzheitlicher Ansatz   235
– Spezialisierung   228
– Station, geschlossene   241
– Station, offene   241
– Therapie, somatische Verfahren   257
Psychiatrie-Personal-Verordnung   234

Psychiatrische Begutachtung, Suizidalität   424
Psychiatrische Pflege
– Arbeitsfelder   232
– Aufgaben   235
– Besonderheiten   232
– Beziehungsgestaltung   233
– Handlungskompetenz   233
– Hygiene   238
– Kommunikation   236
– Krankenbeobachtung   240
– Medikamentenumgang   238
– Multiprofessionelles Team   234
– Nähe und Distanz   235
– Ziele   235
– Zwangsmaßnahmen   244
Psychisch Kranke
– Anamnese   248
– Behandlung gegen ihren Willen   245
– Krankenbeobachtung   248
Psychische Erkrankungen   227
– Einteilung   230
– Entstehungstheorien   229
– Gesellschaft   227
Psychische Störung
– Chorea Huntington   126
– Cushing-Syndrom   305
– Epilepsie   304
– hirnorganische   299
– Hirntumoren   304
– Hormonstörungen   305
– Instanzenmodell   260
– Kindes- und Jugendalter   344
– Leberfunktionsstörungen   305
– Multiple Sklerose   150
– organisch bedingt   299
– Schädel-Hirn-Trauma   304
– Schilddrüsenfunktionsstörungen   305
– symptomatische   300
– Wochenbettpsychosen   306
Psychische Veränderungen, im Alter   374
Psychoanalyse   259
– Ablauf   261
– große   261
– orientierte Therapieformen   261
– Widerstände   261
Psychoanalytisch orientierte Therapieformen   261
Psychobiografisches Pflegemodell nach Böhm   386
Psychodrama   265
Psychoedukation   265, 266
– Schizophrenie   269
Psychoedukative Verfahren   264
Psychogener Anfall   178
Psychologie, klinische   228
Psychologische Anamnese, Kindesalter   346
Psychomotorikstörungen, Schizophrenie   277
Psychomotorische Anfälle   176
Psychomotorische Störung   255
Psychomotorische Störungen, Demenz   379

Psychopathie
- autistische 350
- nach Asperger 350
Psychopathologie 247
Psychopathologischer Befund 247
Psychopharmaka 255
- Akzeptanz des Patienten 256
- Aufbewahrung und Verabreichung 256
- Compliance 256
- Dosierung 256
- Einnahme trainieren 257
- Kindes- und Jugendalter 349
- Schmerztherapie 214
Psychophysiologie 329
Psychophysiologische Erkrankungen 329
- Asthma bronchiale 330
- Entstehung 329
- Pflege 329
- Schlafstörungen 330
- sexuelle Funktionsstörungen 333
- Ulcus ventriculi 332
Psychose
- Alkoholkrankheit 411
- Drogenkonsum 417
Psychosen 231
- endogene 231
- exogene 231
- schizoaffektive 285
- schizodepressive 285
- schizomanische 285
Psychosexuelle Entwicklung 260
Psychosoziale Betreuung, Querschnittslähmung 91
Psychotherapie 259
  auf der Station 259
- Kindes- und Jugendalter 347
- klientenzentrierte 264
- Schizophrenie 278
- Schmerzen 220
- tiefenpsychologisch fundierte 261
Psychotrope Substanzen 401
PsychPV 234
Ptosis, Cluster-Kopfschmerz 224
Punktionsnadel nach Sprotte 51
Pupillenkontrolle 46
Pupillenreaktion 47
- Kontrolle 48
Pupillenreflexe 46
Pupillenstarre
- reflektorische, Neurolues 145
Pusher-Syndrom 73
- Rehabilitation 74
Pyknolepsie 177
Pyramidenbahn 37
Pyramidenkreuzung 37
Pyromanie 316

Q
Quadrizepsparese, Femoralislähmung 113
Quartalstrinker 410
Qualifizierte Entgiftung 405
Queckenstedt-Versuch 50
Querschnittslähmung 38, 87
- Ausscheidung 93
- Blasenstörung 93
- Diagnose 89

- Ernährung 92
- Halsmarkverletzung 88
- Heimbeatmung 94
- hohe 88
- Impotenz 95
- Komplikationen 90
- Körperpflege 91
- Körpertemperatur regulieren 94
- Lagerung 90
- Leitsymptome 87
- Mobilisation 91
- Multiple Sklerose 149
- nicht-traumatische 87
- Pflege 90
- psychosoziale Betreuung 91
- Rollstuhltraining 92
- Sexualfunktionsstörungen 44
- Sexualität 95
- traumatische 87
- Verletzungsgefahr 94
- Zwerchfelllähmung 88
Querschnittsläsion 87
Querschnittssyndrom 87
- komplettes 88
- Leitsymptome 88

R
Radialislähmung 113
Radikuläres Syndrom 100
Rapid-cycler-Syndrom 297
Rationalisierung 261
Rauschtrinker 410
Reaktionsbildung 261
Realität 231
Realitätsorientierungstraining 389
recombinant tissue plasminogen activator (rt-PA) 68
Reflektorische Pupillenstarre, Neurolues 145
Reflex, trigemino-vaskulärer 221
Reflexblase 44
- Querschnittslähmung 93
Reflexe
- pathologische 37
- Prüfung 46
Regelverstöße, Kinder- und Jugendpsychiatrie 343
Regression 261
Rehabilitation 3
- Angehörige 10
- Angehörigenarbeit 7
- Aufnahme 6
- Bewegungseinschränkungen 11
- Bezugspflege 5
- desorientierte Patienten 8
- Entlassung 6
- Entlassungsmanagement 12
- Interdisziplinäre Zusammenarbeit 6
- Kommunikationsstörungen 9
- Leitgedanken 4
- Matratzenlager Bodenpflege 8
- Pflege 3
- Psychiatrie 269
- Psychische Begleitung 4
- Pusher-Syndrom 74
- Schlafstörungen 11

- Schlaganfall 70
- Schluckstörungen 10
- Therapeutische Beziehung 4
- Ziel 4
Rehabilitationsphasen 3
Reittherapie 350
Reiz-Reaktionstheorie 262
Reizüberflutung 263
Reklination 177
Reminiszenztherapie 388
REM-Phase 331
Residuen, schizophrene 284
Restless-legs-Syndrom 115, 125
Retropulsion, Parkinson-Syndrom 120
Reye-Syndrom 209
Rezidivrisiko 406
Riesenpotentiale
- Lateralsklerose, amyotro 129
Rigor 41
- Parkinson-Syndrom 120
Ritalin 353
Ritualisiertes Verhalten, Autismus 350
RLS 125
Rogers, Carl 264
Rollendenken, geschlechtsspezifisches 240
Rollstuhltraining, Querschnittslähmung 92
Röntgenaufnahmen, Kontrastmittel 53
Röntgenleeraufnahme 52
ROT 389
Rückbildungsphase 334
Rückenmarkischämie, Querschnittslähmung 89
Rückenmarkssyndrom, zentrales 88
Rückenmarkverletzung 95
- Postprimärphase 96
- Wirbelsäulenfraktur 96
Rückenschmerzen
- Bandscheibenvorfall/-prolaps 100
- Haltungstraining 218
- Stufenlagerung 219
Rückenschule 103, 218
Rückfallrisiko, Abhängigkeitserkrankungen 406
Ruhetremor 40
Rumpfataxie 40

S
SAB 81
Sadismus 315
Sadomasochismus 315
SAE 381
Saisonal abhängige Depressionen 290
Salbengesicht 120
Salzverlustsyndrom, zerebrales 167
Schädeldeckenimpressionsfraktur 164
Schädelbasis 165
Schädelbasisfrakturen 164
Schädelfraktur, Epiduralblutung 168
Schädel-Hirn-Trauma 163
- Anamnese 166
- Erstversorgung 165
- gedecktes (geschlossenes) 163
- Grad I 167
- Grad II – III 167
- Hirndruckerhöhung 191

– offenes 163
– Pflege 167
– Prognose 167
– psychische Störungen 304
– Sofortdiagnostik 166
– Symptome 164
– Weiterbehandlung 167
Scheitellappentumor 155
Schilddrüsenfunktionsstörungen, psychische Störungen 305
Schizoaffektive Psychose 285
Schizoide Persönlichkeitsstörung 310
Schizodepressive Psychose 285
Schizomanische Psychose 285
Schizophrene Residuen 284
Schizophrenia simplex, Pflege 284
Schizophrenie 273
– Affektstörungen 276
– Alltagsbewältigung 281
– Angehörige 282
– Angstsymptome 276
– Antriebsstörungen 277
– Behandlungsstrategie 278
– Denkstörungen 276
– Dopaminhypothese 274
– Filterstörung 274
– Gesprächsführung 281
– hebephrene 282
– katatone 283
– Kindes- und Jugendalter 358
– Krankheitsentstehung 273
– Krankheitsverlauf 275
– Minussymptome 278
– paranoid-halluzinatorische 282
– Pflege 281
– Plussymptome 278
– Psychoedukation 269
– Psychomotorikstörungen 277
– Psychotherapie 278
– Residuen 284
– Soziotherapie 278
– Symptome 275
– Therapie, medikamentöse 281
– wahnhafte Störungen, anhaltende 286
– Wahrnehmungsstörungen 277
– zönästhetische 284
Schlafdauer 331
Schlaf, Demenz 397
Schläfenlappentumor 155
Schlafentzug 258
– Epilepsie 178
– kompletter 258
– partieller 258
Schlafprotokoll 332
Schläfrigkeit, abnorme 43
Schlafstörungen
– Behandlung 331
– Depressionen 292
– Manie 297
– Pflege 332
– psychopyhsiologisch 330
Schlaganfall 63
– An- und Ausziehtraining 75
– Babinski-Reflex 65
– Basistherapie 67
– Bewegung 71

– Bewertungsskalen 69
– Bridging 68
– Carotis-Thrombendarteriektomie 70
– Diagnostik 65
– Ernährung 75
– Erstmaßnahmen 67
– Hemiparese 64
– Hüftkomplikationen 73
– Kommunikation 77
– Komplikationen 68
– Körperpflege 74
– Lyse 68
– Mundpflege 74
– neurologische Ausfälle 64
– Notfall 67
– Patientenberatung 71
– Pflege 70
– Prävention 71
– Psychosoziale Begleitung 78
– Rezidivprophylaxe 69
– Schulter-Hand-Syndrom 73
– Sekundärprophylaxe 69
– spastische Muster 65
– subluxierte Schulter 71
– Symptome 64
– Warnzeichen 66
– Wernicke-Mann-Muster 65
Schlaganfallskala der NIH 69
Schluckdiagnostik 76
Schluckstörung
– Rehabilitation 10
– Schlaganfall 75
– Ursachen 42
Schlucktraining 10
Schlüsselpunkte, Bobath-Konzept 23
Schmerzassessment 203
Schmerzbedeutung 201
Schmerzbeobachtung 204
Schmerzeinschätzungsinstrumente 205
Schmerzen 201
– akute Therapie 214
– akute 202
– Anamnese 204
– Chronifizierung 215
– chronische Therapie 215
– chronische 202
– Depressionen 220
– körperliche Untersuchung 204
– Polyneuropathie 114
– Prostaglandine 210
– psychische Einflüsse 203
– Psychotherapie 220
– unverstandene 203
Schmerzerleben 201
Schmerzfragebogen, deutscher 205
Schmerzhafte Schulter 72
Schmerzkranke, Umgang 202
Schmerzkonzepte, individuelle 203
Schmerzmanagement, Expertenstandard 207
Schmerzmessinstrumente, mehrdimensionale 207
Schmerzmittel
– Abhängigkeitserkrankungen 412
– Beratung 210
Schmerzmitteldosierung 216

Schmerzprophylaxe 216
Schmerzprotokoll/-tagebuch 204
Schmerzskala
– Gesichter-Rating-Skala 206
– numerische Rangskala 206
– visuelle Analogskala 206
Schmerzsskalen 206
Schmerztherapie 207
– Akupunktur 219
– Bedarfsmedikation 216
– Biofeedback 220
– Blutungen, intrazerebrale 80
– Entspannungstechniken 220
– interdisziplinäre 207
– Kälte 218
– kausale 207
– körperliches Training 218
– lokale 216
– Massage 218
– medikamentöse Grundsätze 214
– medikamentöse 208
– physikalische 217
– Phytotherapie 219
– psychologische 220
– Psychopharmaka 214
– Strom 219
– symptomatische 207
– Wärme 218
Schmerzwahrnehmung 204
Schmidt-Hackenberg, Ute 393
Schock, spinaler 88, 95
Schreibkrampf, dystoner 127
Schuldwahn 252
Schulphobie 356
Schulteramyotrophie, neuralgische 111
Schultersubluxation 71
Schulter-Hand-Syndrom 73
Schulterschmerzen 72
Schüttellähmung 119
Schwangerschaft, Epilepsie 182
Schwankschwindel 39
Schwarz-Bartter-Syndrom 167
Schweigepflicht
– Abhängigkeitserkrankungen 409
– psychiatrische Pflege 240
Schweißsekretionsstörungen 43
Schwindel 39
– pathologischer 39
– peripher-vestibulärer 39
– physiologischer 39
– systematischer 39
– unsystematischer 39
– zentral-vestibulärer 39
Schwingungsfähigkeit, emotionale 254
Schwurhand 113
– Medianuslähmung 114
SCS 219
Seelisches Wesen, abnorme Variationen 231
Selbstgefährdung, Depressionen Kinder und Jugendliche 359
Selbsthilfegruppen 404
Selbstmordabsichten 421
Selbstmord 419
Selbstverletzungen, Borderline-Syndrom 312

Senile Plaques 379
Sensibilitätsausfälle 39
Sensibilitätsprüfung 46
Sensibilitätsstörungen 38
– Multiple Sklerose 149
– peripher bedingte 38
– Polyneuropathie 114
– Schlaganfall 65
– zentral bedingte 38
Sensible Lähmungen 39
Sequester, Bandscheibenvorfall/-prolaps 99
Serotoninrezeptoragonisten, selektive 222
Serotonin-Wiederaufnahme-Hemmer
– selektive 293
– SSRI 293
Sexualfunktionsstörungen 44
Sexualpräferenz, Störungen 314
Sexualität
– geistige Behinderung 362
– Querschnittslähmung 95
Sexualstörungen, psychophysiologisch 333
Sexuelle Funktionsstörungen 333
Sexueller Missbrauch 367
– Behandlungsstrategie 368
– Ort 367
– Pflege 369
– Prognose 369
– Symptome 367
– Umstände 367
– Verhaltensauffälligkeiten 367
Sexueller Reaktionszyklus 334
SHT 163
Shunt
– Komplikationen 190
– Nachsorge 189, 190, 191
– ventrikulo-peritonealer 190
SIADH 167
Single-Photon-Emissions-Computertomografie 56
Sinnestäuschung 253
Sinus, durae matris 85
Sinusthrombose 85
Sinusvenenthrombose 85
– blande 85
– septische 85, 86
– Symptome 85
Skandierende Sprache 42
Skills 313
Somatische Stimulation 16
Somatische Symptome, Depressionen 289
Somatische Verfahren 257
Somatisierungsstörungen 327
– Pflege 328
Somatisierungstörungen, Behandlung 327
Somatogramm 346
Somatoforme Störungen 327
Somatosensibel evozierte Potenziale 59
Somnolenz 43, 47, 248
Sonderpädagogische Betreuung, geistige Behinderung 363
Sonnenuntergangsphänomen 188
Sopor 43, 47, 248
Sozialarbeit 268
Sozialdienst 269
Soziale Kompetenz, Bezugspflege 233

Soziale Kontakte, Kindes- und Jugendalter 341
Sozialisierungsdefizit, abhängige Patienten 408
Sozialpsychiatrie 228
Soziotherapie 237
– Schizophrenie 278
Spaltungsphänomene 309
Spannungskopfschmerz 221, 224
Spastik 41
Spastische Lähmung 37
Spastische Spinalparalyse 130
Spätdepression 398
– Pflege 399
SPECT 56
Spiegeln 264
Spiegeltrinker 410
Spielen, entwicklungsförderndes 348
Spinale Muskelatrophie 130
Spinale Tumoren, Querschnittslähmung 89
Spielsucht 316
Spinalanästhesie, Injektionsorte 217
Spinal cord stimulation 219
Spinale Entzündungen, Querschnittslähmung 89
Spinale Ischämie 87
Spinale Tumoren 105
Spinalkanal, Hämatome 89
Spinalkanaleinengung, Querschnittslähmung 89
Spinalkanalstenose 104
Spinalparalyse, spastische 130
Spongiforme Enzephalopathien 147
Sprachanregung, geistige Behinderung 364
Sprachentwicklungsstörungen 44
Sprachstörung, zentrale 44
Sprachstörungen, Demenz 397
Sprechmotorik, Störungen 42
Sprechstörungen 44
Starthemmung 120
Startverzögerung, Parkinson-Syndrom 123
Status epilepticus 180
Stauungsblutung 85
Stauungspapille, Hirndruckerhöhung 187
Steele-Richardson-Olszewski-Syndrom 120
Steppergang 114
Stereotaktische Eingriffe 61
Stereotypien 255
Stifneck 97
Stimulantien, Abhängigkeitserkrankungen 416
Störungen
– affektive 287
– Angst 317
– Anpassung 325
– dissoziative 326
– Essen 334
– Geschlechtsidentität 315
– hypochondrische 327
– Impulskontrolle 316
– Panik 321
– psychische, Kindes- und Jugendalter 344
– Schlaf 330
– Sexualpräferenz 314

– sexuelle Funktion 333
– somatoforme 327
– Zwang 323
Strahlen, ionisierende 219
Strahlentherapie, Schmerzen 219
Stress, Spannungskopfschmerz 225
Stroke Unit 67
Strom, Schmerztherapie 219
Stufenbettlagerung 103
Stufenlagerung, Rückenschmerzen 219
Stuhlinkontinenz 44
– Schlaganfall 77
Stupor 255, 289
– Schizophrenie 283
Stuhlretention 44
Stuhlverhalt 44
Sturzprophylaxe, Parkinson-Syndrom 123
Subarachnoidalblutung 81
– Hunt-Hess-Klassifikation 81
– Kalziumantagonisten 83
– Liquordrainage 83
– Pflege 84
– Schmerztherapie 221
– spinale 89
Subdurales Empyem 136
Subduralhämatom, akutes 169
Subduralhämatom, chronisches 169
Sublimierung 261
Substitutionsbehandlung 414
Sucht 401
– Benzodiazepine 297
– Kindes- und Jugendalter 360
Suchtberatungsstellen 404
Suchtdruck 407
Suchthilfesystem 404
Suchtmittelfreier Raum 407
Suizid 419
– Abklärung 421
– auf der Station 426
– auslösende und fördernde Erlebnisse 420
– Behandlungsstrategien 425
– Borderline-Persönlichkeitsstörung 312
– Depressionen 292
– Eigengefährdung, akute 423
– Erstversorgung 424
– Erwägung 422
– erweiterter 419
– Gefährdete Patienten 420
– gemeinsamer 419
– Kurzschlussreaktionen 419
– Manie 296
– Pflege 421
– psychotherapeutische Krisenintervention 425
– Sicherheitsmaßnahmen 423
– soziale Kontakte 423
– Vertrauensaufbau 422
– Warnzeichen 422
Suizidale Tendenzen, Erkennen 419
Suizidalität 419
Suizidimpuls 422
Suizidprophylaxe 423
Suizidrisiko 419
Suizidversuch 419
Suizidvorbereitung 422
Supinator(logen)syndrom 113

Symbiontischer Wahn 286
Symbole, Validation 390
Sympathikusblockaden 217
Symptom, neurotisches 231
Syndrom
– choreatisches 41
– maligne neuroleptisch 279
– der unruhigen Füße 115
Syndrom der inadäquaten ADH-Freisetzung 167
Synkopen 178
Syphilis, Siehe Lues
Systemische Lyse 68

T
Tabes dorsalis 145
Taboparalyse 145
Tagesstrukturierung 237
Taktile Abwehr 13
Taktil-haptische Stimulation 17
Taktil-kinästhetische Wahrnehmung 31
Talking-down 244
Tanztherapie 267
Taschenmesserphänomen 41
Teamsitzung, psychiatrische Pflege 234
Teamsupervision 235
Temporallappenepilepsie 176
Tendenzen, suizidale 419
TENS 219
Terminalschlaf, Epilepsie 177
Territorialinfarkte, multiple 381
Terson-Syndrom 82
Tertiäre Sozialisation 386
Tetraparese 38, 87
– Guillain-Barré-Syndrom 116
Tetraplegie 38
– Querschnittslähmung 88
Teufelskreis der Angst 319
Themenkisten 393
Theorie der Lebensstadien und -aufgaben, Validation 390
Therapeutisch aktivierende Pflege 2
Therapeutische Führen nach Affolter 31
Therapeutisches Milieu 309
Therapie
– Kindes- und Jugendalter 346
– kognitive 264
– kreative Verfahren 267
Therapiekonferenz, psychiatrische Pflege 234
Thrombolyse 68
Thrombolytika 68
Thrombose, Kontrastmittel 53
Thromboseprophylaxe
– Bobath-Konzept 27
– Schlaganfall 67
Thromboxan A_2 209
Thrombozytopenie 68
Thymoleptika 292
Thymopsychische Biografie 386
Thyreotoxische Krise, Kontrastmittel 53
Tibialisschädigung 114
Tics 128
Tiefenpsychologische Verfahren 259
Tiefer Transfer 26
Todd-Lähmung 176

Token-System 262
Toilettentraining 352
Toleranzentwicklung 401
– Opioid-Analgetika 210
Tönnis und Loew 164
Torsionsdystonie 42
Torticollis spasticus 42, 127
Training, autogenes 267
Training, lebenspraktisches 236
Transfer
– tiefer 26
– über den Stand 26
Transsexualität 315
Transvestitismus 315
– fetischistischer 314
Traumabewältigung 325
Tremor 39
– Aktion 40
– essenzieller 40
– Parkinson-Syndrom 120
– Ruhe 40
Trendelenburg-Zeichen 198
Treponema pallidum 144, 304
Triade, depressive 288
Triadisches System 231
Trigeminus, Äste 110
Trigeminusneuralgie 109, 222
– idiopathische 109
– Multiple Sklerose 149
– symptomatische 109
Trinkmuster nach Jellinek 410
Triple H-Behandlung 84
Triptane 222
Trisomie 21 362
Trugwahrnehmung 253
TS (Tourette-Syndrom) 128
Tuberkulose, Alkoholkrankheit 411
Tumoren
– spinale 105
– intrakranielle 155
Tumorschmerzen 215
Türöffner 393
TZI 265

U
Übergangseinrichtungen 405
Über-Ich 231
Überlaufinkontinenz 44
Übertragung 261
Überwertige Ideen 277
U-Heft 345
Ulcus ventriculi, Siehe Magengeschwür
Ulnarislähmung 113
Ultra-rapid-cycler-Syndrom 298
Umstrukturierung, kognitive 322
Unruhe, Demenz 396
Unterstützendes Begreifen 18
Urkommunikation 387

V
Vagusnerv-Stimulation, Epilepsie 180
Vakuummatratze, Wirbelsäulenfraktur 96
Validation 389
– im Stadium der sich wiederholenden Bewegungen 391
– im Stadium des Vegetierens 391

– in Gruppen 392
– Musik 391
– Symbole 390
– Techniken 390
– Theorie der Lebensstadien und -aufgaben0 39
– Zeitverwirrtheit 391
– Zielgruppen 390
Valproinsäure 181
VAS 206
Vaskuläre Demenz 381
– Behandlung 382
– Diagnostik 382
– Symptome 382
VDRL-Test 145
Vegetative state 171
Vegetative Syndrome 43
Ventrikeldrainage
– Pflege 189
– externe 80, 189
– Blutungen, intrakranielle 83
Ventrikelkatheter, Hydrozephalus 190
Ventrikulo-peritonealer Shunt 190
Ventrikulozisternostomie 189
Verarmungswahn 252
Verbale Rating-Skala 206
Verdrängung 261
Verfahren
– somatische 257
– tiefenpsychologische 259
Verfolgungswahn 252
Verhalten
– erwünschtes 348
– konsequentes 348
– situationsangemessenes 321
Verhaltenstherapie 262, 265
– geistige Behinderung 363
– Schmerztherapie 220
Verfolgungswahn 277
Verhaltensauffälligkeiten, sexueller Missbrauch 367
Verhaltenstherapie, Konditionierung 262
Verkennungen, illusionäre 277
Verletzungen, Rückenmark 95
Verleugnung 261
Vermeidungsverhalten 327
Vernachlässigung, Kinder 365
Verschiebung 261
Verschlusshydrozephalus 188
Verschreibungen 266
Verstärkung
– negative 318
– positive 262, 318
– negative 262
Versündigungswahn 277
Vertigo 39
Vertrauensaufbau, Suizidalität 422
Verwirrtheit 8, 374
– akute 375
– chronische 376
– Krankenhauseinweisung 376
– Notfall 375
– Schlaganfall 65
Vestibuläre Stimulation 16
Vibrationen 18
Vibrationstherapie, Schmerzen 218

Vibratorische Stimulation 16
Video-EEG, Epilepsie 177
Vigilanz 11
Vigilanzstörung 248
Vigilanzstörungen 42
Visuelle Analogskala 206
Visuell evozierte Potenziale 59
Visuelle Stimulation 17
Vitamin-B-12-Mangel 305
Vollheparinisierung,
  Sinus(venen)thrombose 85
Vorsorgevollmacht 157
Voyeurismus 315
Vulnerabilitätskonzept, Schizophrenie 275

W

Wachheit, Minderung 248
Wachkoma, *Siehe* Apallisches Syndrom
Wachtherapie 258
Wahn 252, 276
– Depressionen 289
– Dermatozoenwahn 286
– Dermatozoenwahn 303
– Dysmorphophobie 286
– Folie a deux 286
– hypochondrischer 277
– Manie 294
– nihilistischer 289
– organisch bedingt 302
– Paranoia 286
– Querulantenwahn 286
– Schwerhörigkeit 286
– Themen 277
Wahnhafte Störungen
– anhaltende 286
– Depression 289
Wahninhalte 252
Wahnstimmung 276
Wahnthemen 252, 277
Wahnwahrnehmung 254, 276
Wahrnehmung, geistige Behinderung 362

Wahrnehmungsstörung 12, 253
Wahrnehmungsstörungen, Schizophrenie 277
Wallenberg-Syndrom 64
Warnblutung 81
Wasserkopf 187
Wasserkopf, *Siehe* Hydrozephalus
Waterhouse-Friderichsen-Syndrom 136
Wearing-off-Phänomen 121
Werdnig-Hoffmann-Erkrankung 130
Werkzeugstörung 44
Werkzeugstörungen, Demenz 379
Wernicke-Aphasie 45
Wernicke-Enzephalopathie,
  Alkoholkrankheit 411
Wernicke-Mann-Muster 65
Werthereffekt 421
West-Syndrom 177
WHO-Stufenschema 215
Widerstände, Psychoanalyse 261
Wirbelsäulenfraktur 95
– Rehabilitation 98
– Rückenmarkverletzung 96
Wochenbettpsychosen 306
Wortfindungsstörungen 45
Wrapping 83

Z

Zahnradphänomen 41
– Parkinson-Syndrom 120
Zeckenbedingte ZNS-Infektionen 142
Zeitdehnung 289
Zeitverwirrtheit, Validation 391
Zentrale Lähmung 37
Zerebrales Salzverlustsyndrom 167
Zerfahrenheit 276
Zervikalstütze 97
Zimmerkontrolle, Kinder- und Jugendpsychiatrie 343
Zirkadiane Störung 289
Zirkuläres Fragen 266

ZNS 21
ZNS-Infektionen 133
– HIV 140
– Zeckenbedingte 142
Zönästhesie, Schizophrenie 284
Zönästhesien 277
Zoster
– generalisatus 147
– ophthalmicus 147
– oticus 147
Zosterenzephalitis 147
Zostermeningitis 147
Zostermyelitis 147
Zosterneuralgie 147
Zosterradikulitis 146
Zoster sine herpete 147
Zungenbiss, Epilepsie 180
Zurich Observation Pain Assessment 207
Zwang 253
– Kinder- und Jugendpsychiatrie 356
– Persönlichkeitsstörung 310
– Störungen 323
Zwanghafte Persönlichkeitsstörung 310
Zwangsaufenthalt 245
Zwangseinweisung 244, 245
– aus juristischen Gründen 245
Zwangsgedanken 323
Zwangshandlungen, Unterbinden 263
Zwangsmaßnahmen 244
– Dokumentation 247
– Durchführung 246
– Umgang der Pflegenden 247
Zwangsmedikation 245
– Durchführung 246
Zwangsstörungen 323
– Behandlung 324
– Kinder- und Jugendpsychiatrie 356
– Pflege 324
Zytoalbuminäre Dissoziation 116

Notfälle in der Neurologie und Psychiatrie

Aggressionen/Impulsdurchbrüche > 13.4.7, > 20.1.3
Akinetische Krise bei Parkinson > 5.2.1
Atemnot bei Querschnittsläsion > 3.1.3
Belastungsstörungen, akute > 18.3.1
Delir/akute Verwirrtheit > 16.2.1, > 21.1.2, > 22.4.2
Entweichen > 13.4.7
Ileus bei Querschnittsläsion > 3.1.3
Intrakranielle Druckerhöhung, akute > 10.4.3
Herpes zoster, generalisiert, bei immunsupprimierten Patienten > 6.8
Hirnblutung > 2.2, > 2.3, > 8.3
Katatonie, perniziöse > 14.1.5
Kauda- und Konussyndrom > 3.3.1
Lithiumintoxikation > 15.2.2
Myasthene oder cholinerge Krise > 11.1.2
Opiatvergiftung > 12.3.4
Panikattacken > 18.1.2
Schlaganfall > 2.1
Selbstverletzungen > 17.1.7
SHT Grade II–III > 8.1.3
Sinusthrombosen und andere venöse Thrombosen des Gehirns > 2.4
Status epilepticus > 9.2.4
Suizidgefahr, Suizid > 15.1.4, > 23
Zerebraler Krampfanfall > 9.1